区域麻醉与疼痛治疗并发症

Complications in Regional Anesthesia and Pain Medicine

原书第 2 版

主编　Joseph M. Neal　James P. Rathmell

主译　王俊科　刘　进

科学出版社

北　京

图字：01-2013-1879 号

内 容 简 介

　　《区域麻醉与疼痛治疗并发症》是美国当今临床麻醉和疼痛治疗主要的参考用书之一，2007 年第 1 版在美国出版发行，本书为其第 2 版中文翻译版。本书搜集整理了现今关于麻醉并发症领域最权威的研究结果，以及全球著名临床麻醉专家著作中的理论，共分三篇，38 章，是一本详细阐述区域麻醉和疼痛治疗并发症的书籍。

　　此书是受科学出版社的委托，由中国医科大学附属第一医院王俊科教授和四川大学华西医院刘进教授联合组织有关人员进行翻译的。翻译中力求保持原意之精华，还保留了各章的推荐阅读文献及英汉名词对照。本书的翻译出版，将对我国区域麻醉及疼痛治疗并发症的防治大有裨益，也是相关领域专著缺乏的补充。

　　全书密切联系实际，内容丰富、连贯，对区域麻醉和疼痛治疗并发症的发生、病理生理、临床特征、危险因素、预防、诊断评价、治疗等进行了详尽的阐述；在疼痛治疗篇，对椎管内神经阻滞、外周神经阻滞、椎间盘及关节腔内注射神经阻滞、腔镜技术、射频治疗、神经毁损技术等慢性疼痛治疗相关并发症的处理做了系统论述；同时对镇痛药物应用的有关法律及管理做了系统介绍；还涵盖知情同意权和责任相关细节的内容。

　　本书可作为相关内、外科医师及各级麻醉医师、疼痛治疗医师、住院医师、进修医生及医学生实习的参考用书。

图书在版编目 (CIP) 数据

　　区域麻醉与疼痛治疗并发症：原书第 2 版 /（美）尼尔·J.M.（Joseph M. Neal），（美）拉思梅尔·J.P.（James P. Rathmell）主编；王俊科等译 . —北京：科学出版社，2016.9
　　书名原文：Complications in Regional Anesthesia and Pain Medicine
　　ISBN 978-7-03-049828-1

　　Ⅰ . 区… Ⅱ .①尼… ②拉… ③王… Ⅲ .①麻醉 - 并发症 - 研究②疼痛 - 治疗 - 并发症 - 研究 Ⅳ .① R614 ② R441.1

　　中国版本图书馆 CIP 数据核字（2016）第 212392 号

责任编辑：戚东桂 / 责任校对：张小霞　何艳萍

责任印制：赵　博 / 封面设计：陈　敬

科 学 出 版 社 出版

北京东黄城根北街 16 号
邮政编码：100717
http://www.sciencep.com

北京通州皇家印刷厂 印刷
科学出版社发行　各地新华书店经销
*

2016 年 8 月第　一　版　　开本：787×1092　1/16
2017 年 5 月第二次印刷　　印张：34 1/2
字数：798 000

定价：**168.00 元**
（如有印装质量问题，我社负责调换）

《区域麻醉与疼痛治疗并发症》翻译人员

主　译　王俊科　刘　进

译　者　（按姓氏汉语拼音排序）

艾春雨　曹学照　陈　皎　陈晓光　崔　湧　崔文瑶

海克蓉　黄　焜　姜　鹤　雷晓红　李　崎　李敬娴

李晓倩　刘　钢　刘文勋　吕沛林　马增瑞　宋　涛

孙喜家　谭文斐　唐　冰　滕　翼　王　俊　王　云

王昆鹏　王玲玲　王秋石　王以亮　吴滨阳　吴超然

肖　红　阳　慧　叶青山　叶振海　虞建刚　喻　洁

袁冶国　张　翔　张冬颖　赵芸慧　周小红

秘　书　唐　冰　朱　涛

致　谢

谨以此书献给患者的健康事业，供年轻后辈们学习及同行们参阅。

在此，要对我们的家人表示衷心的感谢，感谢他们无私的关爱和支持。

Kay、Erin 和 Pete Neal Bobbi、Lauren、James 和 Cara Rathmell

并以此纪念 Christopher M. Bernards 博士

一位学者、科学家、导师、医生……一位博学多才的人，更重要的是，他是我们的朋友。

"不要想当然"

"你所想的，不一定是对的"

Contributors

Stephen E. Abram, MD
Professor of Anesthesiology
Department of Anesthesiology
Medical College of Wisconsin
Milwaukee, Wisconsin

José Aguirre, MD, MSc, DESRA
Consultant Anesthetist
Balgrist University Hospital
Zürich, Switzerland

Yves Auroy, MD, PhD
Professor, École du Val-de-Grace
Chief, Departement of Anesthesiology
and ICU,
Hôpital d'Instruction des Armées du
Val-de-Grâce
Paris, France

Jane C. Ballantyne, MD, FRCA
UW Medicine Professor of Education
and Research
Department of Anesthesiology and
Pain Medicine
University of Washington
Seattle, Washington

Dan Benhamou, MD
Professor of Anesthesia and Intensive
Care
Chairman
Département d'Anesthésie-
Réanimation
Université Paris-Sud, Hôpital Bicêtre,
Le Kremlin-Bicêtre cedex, France

Honorio T. Benzon, MD
Professor
Department of Anesthesiology
Associate Chair of Academic Affairs
and Promotions
Northwestern University Feinberg
School of Medicine
Attending Staff
Department of Anesthesiology
Northwestern Memorial Hospital
Chicago, Illinois

Christopher M. Bernards, MD[‡]
Anesthesiology Faculty
Virginia Mason Medical Center
Clinical Professor of Anesthesiology
University of Washington
Seattle, Washington

**Nikolai Bogduk, BSc(Med), MBBS,
PhD, MD, DSc, Mmed, Dip Anat.**
Professor of Pain Medicine

University of Newcastle
Department of Clinical Research
Newcastle Bone and Joint Institute
Royal Newcastle Centre
Newcastle, New South Wales,
Australia

Alain Borgeat, MD
Professor and Head of the Division of
Anesthesiology
Balgrist University Hospital
Zurich, Switzerland

David L. Brown, MD
Professor and Chair
Department of Anesthesiology
Cleveland Clinic
Lerner College of Medicine
Chair
Anesthesiology Institute
Cleveland Clinic
Cleveland, Ohio

John F. Butterworth, MD
Professor and Chair
Department of Anesthesiology
Virginia Commonwealth University
School of Medicine
Richmond, Virginia

Kenneth D. Candido, MD
Chairman
Department of Anesthesiology
Advocate Illinois Masonic Medical
Center
Clinical Professor of Anesthesiology
University of Illinois-Chicago
Chicago, Illinois

Adam J. Carinci, MD
Department of Anesthesia, Critical
Care and Pain Medicine
Massachusetts General Hospital
Instructor in Anaesthesia
Harvard Medical School
Boston, Massachusetts

John D. Cassidy, Esq.
Partner
Ficksman & Conley, LLP
Boston, Massachusetts

Matthew T. Charous, MD
Regional Anesthesiology Fellow
Department of Anesthesiology
University of California
San Diego
San Diego, California

Steven P. Cohen, MD
Professor
Department of Anesthesiology
Uniformed Services University of the
Health Sciences
Director of Chronic Pain
Research
Walter Reed National Military
Medical Center
Bethesda, Maryland
Associate Professor
Johns Hopkins School of
Medicine
Baltimore, Maryland

Oscar A. de Leon-Casasola, MD
Professor of Anesthesiology and
Medicine
Vice-Chair for Clinical
Affairs
University at Buffalo
Chief
Division of Pain Medicine and
Professor of Oncology
Roswell Park Cancer Institute
Buffalo, New York

Timothy R. Deer, MD
Clinical Professor
Anesthesiology Department
West Virginia University School of
Medicine
President and CEO
The Center for Pain Relief, Inc.
Charleston, West Virginia

Karen B. Domino, MD, MPH
Professor
Department of Anesthesiology and
Pain Medicine
University of Washington
Seattle, Washington

Kenneth Drasner, MD
Professor of Anesthesia and
Perioperative Care
University of California
San Francisco, California

Michael A. Erdek, MD
Assistant Professor
Anesthesiology, Critical Care
Medicine, and Oncology
Johns Hopkins University
Baltimore, Maryland

F. Michael Ferrante
Director
UCLA Pain Management Center
Professor of Clinical Anesthesiology
and Medicine
David Geffen School of Medicine at
UCLA
Los Angeles, California

Dermot R. Fitzgibbon, MD
Professor
Department of Anesthesiology and
Pain Medicine
University of Washington
Seattle, Washington

Halena M. Gazelka, MD
Senior Associate Consultant
Department of Anesthesiology and
Pain Medicine
Mayo Clinic College of
Medicine
Rochester, Minnesota

Brian E. Harrington, MD
Staff Anesthesiologist
Billings Clinic Hospital
Billings, Montana

**James E. Heavner, DVM, PhD,
FIPP(Hon)**
Professor and Research Director
Department of Anesthesiology and
Cell Physiology and Molecular
Biophysics
Texas Tech University Health Sciences
Center
Lubbock, Texas

James R. Hebl, MD
Associate Professor of Anesthesiology
Mayo Clinic College of Medicine
Rochester, Minnesota

James M. Hitt, MD, PhD
Associate Professor
Department of Anesthesiology
University at Buffalo
Staff Physician
Department of Anesthesiology
Roswell Park Cancer Institute
Buffalo, New York

Diane E. Hoffmann, JD, MS
Professor of Law
School of Law
University of Maryland
Baltimore, Maryland

Quinn H. Hogan, MD
Professor of Anesthesiology
Director of Pain Research
Anesthesiology Research
Medical College of Wisconsin
Milwaukee, Wisconsin

Terese T. Horlocker, MD
Professor of Anesthesiology and
Orthopaedics

Department of Anesthesiology
Mayo Clinic
Rochester, Minnesota

Karlo Houra, MD, PhD
Neurosurgeon
Orthopedics, Surgery, Neurology,
and Physical Medicine and
Rehabilitation
St. Catherine Specialty Hospital
Zabok, Croatia

Marc A. Huntoon, MD
Professor of Anesthesiology
Chief
Division of Pain Medicine
Vanderbilt University
Nashville, Tennessee

Brian M. Ilfeld, MD, MS
Associate Professor in Residence
Department of Anesthesiology
University of California
San Diego, California

Leonardo Kapural, MD, PhD
Director
Pain Medicine Center
Wake Forest University Baptist Health
Carolinas Pain Institute
Professor of Anesthesiology
Wake Forest University, School of
Medicine
Winston-Salem, North Carolina

Farooq Khan, MD
Fellow
Pain Medicine
Northwestern University Feinberg
School of Medicine
Chicago, Illinois

Lorri A. Lee, MD
Associate Professor
Department of Anesthesiology and
Pain Medicine
University of Washington
Seattle, Washington

Gregory A. Liguori, MD
Anesthesiologist-in-Chief
Hospital for Special Surgery
Clinical Associate Professor in
Anesthesiology
Weill Medical College of Cornell
University
New York, New York

Smith C. Manion, MD
Assistant Professor
Department of Anesthesiology
University of Kansas Medical Center
Kansas City, Missouri

Joseph M. Neal, MD
Department of Anesthesiology
Virginia Mason Medical Center
Clinical Professor of Anesthesiology
University of Washington
Seattle, Washington

Adam D. Niesen, MD
Instructor
Department of Anesthesiology
Mayo Clinic College of Medicine
Rochester, Minnesota

Jean-Pierre P. Ouanes, DO
Assistant Professor
Anesthesia and Critical
Care Medicine
Johns Hopkins University
Anesthesiologist
Anesthesia and Critical
Care Medicine
The Johns Hopkins Hospital
Baltimore, Maryland

Mehmet S. Ozcan, MD, FCCP
Assistant Professor of Anesthesiology
Department of Anesthesiology
Divisions of Critical Care Medicine
and Neuroanesthesia
University of Illinois College of
Medicine at Chicago
Chicago, Illinois

Julia E. Pollock, MD
Chief of Anesthesiology
Virginia Mason Medical Center
Seattle, Washington

Jason E. Pope, MD
Napa Pain Institute
Napa, California
Assistant Professor of
Anesthesiology
Vanderbilt University Medical
Center
Nashville, Tennessee

Gabor B. Racz, MD, FIPP
Professor and Chairman Emeritus of
Anesthesiology
Department of Anesthesiology
Texas Tech University Health Sciences
Center
Lubbock, Texas

Andrej Radic, MD
Orthopaedic Surgeon
Orthopaedics, Surgery, Neurology
and Physical Medicine and
Rehabilitation
St. Catherine Specialty Hospital
Zabok, Croatia

James P. Rathmell, MD
Vice Chair and Chief
Division of Pain Medicine
Department of Anesthesia, Critical
Care and Pain Medicine
Massachusetts General Hospital
Professor of Anaesthesia
Harvard Medical School
Boston, Massachusetts

Richard L. Rauck, MD
Executive Medical Director
Carolinas Pain Institute
Pain Fellowship Director
Wake Forest University Health
Sciences

Center for Clinical Research
Winston-Salem, North Carolina

Richard Rosenquist, MD
Chairman
Pain Management Department
Cleveland Clinic
Cleveland, Ohio

John C. Rowlingson, MD
Cosmo A. DiFazio Professor of
  Anesthesiology
Department of Anesthesiology
University of Virginia Health School
  of Medicine and Health System
Charlottesville, Virginia

Stephen M. Rupp, MD
Medical Director
Perioperative Services
Department of Anesthesiology
Virginia Mason Medical Center
Seattle, Washington

Thomas H. Scott, MD
Fellow
Pain Medicine

Department of Anesthesia and Critical
  Care
University of Pennsylvania and
  Hospital of the University of
  Pennsylvania
Philadelphia, Pennsylvania

Linda S. Stephens, PhD
Research Scientist/Engineer
Department of Anesthesiology and
  Pain Medicine
University of Washington
Seattle, Washington

William F. Urmey, MD
Clinical Associate Professor of
  Anesthesiology
Weill Medical College of Cornell
  University
Attending Anesthesiologist Hospital
  for Special Surgery
New York, New York

Denise J. Wedel, MD
Professor
Department of Anesthesiology
Mayo Clinic College of Medicine
Rochester, Minnesota

Guy Weinberg, MD
Professor of Anesthesiology
University of Illinois and Jesse Brown
  VA Medical Center
Chicago, Illinois

M. Kate Welti, RN, JD
Associate
Ficksman & Conley, LLP
Boston, Massachusetts

Indy M. Wilkinson, MD
Department of Anesthesiology
Walter Reed National Military
  Medical Center
Bethesda, Maryland

Christopher L. Wu, MD
Professor
Department of Anesthesiology
The Johns Hopkins University
Chief
Division of Obstetrics and Regional
  Anesthesia and Acute Pain
Department of Anesthesiology
The Johns Hopkins Hospital
Baltimore, Maryland

前　言

　　此书是在我们两位医生的密切合作下完成，在事业中很长的一段时间里，我们倾力于如何提高手术室内麻醉和疼痛治疗手段的安全性。从如何在区域麻醉实施过程中使用"实验剂量"，到颈椎椎间孔和硬膜外药物注射所导致的潜在的严重神经损伤机制的讨论，我们都出版过相关论著。

　　在过去的数十年时间里，我们一起从事 *Regional Anesthesia and Pain Medicine* 杂志的编辑工作，在这个过程中，我们发表了很多关于局麻药新的和始料未及的并发症的报告。美国区域麻醉和疼痛医学协会致力于培养能够安全有效地使用区域麻醉和疼痛治疗技术的医师，为了制定使用该技术的安全规范条例，他们也付出了巨大的努力。实际上，大量的病例报告已作为指导我们实施区域神经阻滞的参考，帮助我们提高对不良事件的预见性，如患者服用抗凝药；了解局麻药的全身毒性和治疗措施；以及区域麻醉和疼痛治疗相关的感染和神经系统并发症的预防和控制。

　　我们经常讨论道，要是能编写一本详细阐述这些并发症发生、认识、治疗和预防的书是最好的，这个想法生根发芽之后就有了本书的第 1 版。当我们着手编写这本关于区域麻醉和疼痛治疗并发症的书时，有两个目标：第一，搜集现今关于我们附属学科的并发症最权威的知识；第二，在我们所讨论的领域里从全球最受认可的专家手上获得相关理论。自 2007 年我们的第 1 版图书出版后，这两个目标从未改变过，过去的 5 年里，我们对于并发症的了解有很大的提高。这些提高涉及很多方面，包括新的成像方式（尤其是超声引导）、新的治疗手段（如局麻药全身中毒的脂质治疗，越来越多的强效抗凝药）、新的以系统为基础的主动措施（包括程序性暂停和外部设置的标准化）。与此同时，我们对于相关损伤机制的认识也越来越清楚（严重的神经损伤可能与血管内注射特定的类固醇有关），提高安全性的技术更新也得到实现（血管动态摄影技术和数字减影技术的使用），鉴于这些变化，我们认为有必要编写本书第 2 版。

　　本书的内容由几个明确的部分组成。关于区域麻醉和疼痛治疗的部分被人为地分开了，但其实我们发现很多并发症在这两方面都存在。首先，篇幅最大的一部分用来讨论已报告的特定技术和药物相关常见和不常见的不良反应，最后一部分则是阐明知情同意权和责任的相关细节。

　　我们再次感到非常荣幸，能够得到这些值得尊敬的朋友和同行的帮助，是他们自愿奉献了宝贵的时间和经验，才使本书的内容得到细致和缜密的编写。我们相信，任何智慧的从业者都会将书写某一部分并发症的作者当成该方面的权威专家。我们编辑的目的是确保各个章节组织框架的连贯性，要求作者尽可能地实事求是，并提供给读者更具吸引力的表格和图表以有助他们对各部分内容的理解。

　　没有其他专家的帮助，我们同样不能出版本书。来自佛蒙特大学的插图画家 Gary Nelson 是本书的美术编辑，和他一起工作非常愉快，让我很期待再次合作。没有一个全力奉献和支持的团队，此书也不会诞生。最后，让我们诚挚地感谢威科集团 Lippincott

Williams & Wilkins 出版社的 Brian Brown、 Nicole Dernoski、Tom Conville、Keith Donnellan 以及 SPi Global 的 Deepika Bhardwaj。最后但同样重要的是，我们要感谢所有肯定《区域麻醉与疼痛治疗并发症》第 1 版价值的人们，是他们对这本书的使用和鼓励，促使了第 2 版的诞生。

如果您赞同希波克拉底的格言"善待彼此"，那么，预防区域麻醉和疼痛治疗中的并发症并且有效地治疗这些并发症对于医生和患者来讲都至关重要。

Joseph M. Neal, MD Seattle, Washington

James P. Rathmell, MD Boston, Massachusetts

目　　录

第三篇　医　疗　文　书

第1章 风险分析概述

David L.Brown

一、背　　景

了解"风险"一词字面定义的演变过程有助于我们深刻理解它的含义。风险，字典里解释为：伤害或损失发生的可能性，与某种危险（威胁）有关的因素或过程[1]。扩展到我们的医学领域，首先应该了解风险的社会含义。由于专业的相关性，麻醉医师更能有效地定义"风险"（框1-1）。

框1-1　麻醉医师与风险：基本概念

• 平衡病人的麻醉风险和收益	• 对待病人周到细致
• 理解风险的情感层面	• 了解风险分析

二、概　　念

我们生活的社会中充斥着各种各样的风险。追溯其起源，风险分析实际上就是决策分析，决策指导行为以均衡相关的风险。例如，尽管商业飞行是世界上最安全的交通方式，许多人仍然对乘坐飞机充满恐惧。社会上许多人吸烟、暴食[2]。尽管统计结果表明，个人不良卫生习惯造成的风险远远超出商业飞行，但人们对飞行事故的担忧远甚于吸烟和暴食。

我们有必要对风险和危险加以区分。许多人认为这两个词是同义词，其实事实并非如此，风险不仅仅意味着潜在的非预期的结果，也意味着这些结果发生的可能性。相反，危险表达的是潜在的非预期的结果，但并不表达这种结果发生的可能性[3]。大多数人以为他们表达的是风险，但实际上关注的却是危险。例如，《魔鬼经济学》（*Freakonomics*）的作者指出，假设一个学龄女孩到朋友家玩，而这位朋友的父母拥有一个游泳池或是一把手枪，女孩的父母会认为在有游泳池的朋友家里玩的风险较小[4]。实际上风险分析往往比上面的实例更加深奥，为了更准确地进行分析，我们必须考虑到风险分析中的情感部分。Sandman 认为，当愤怒成为风险分析的一部分时，愤怒原则就开始起作用了[5]。

我相信这种理解或感知（是医疗质量的一部分）对于患者来说十分重要，但是很多医师并没有很好地把握。Morgan 指出要进行风险分析，则需要将问题的风险置于两个重要概念所组成的网格中，而这两个重要概念会对决策的制定造成影响。如图 1-1，两个坐标轴分别代表可控 / 不可控和可观察 / 不可观察。这两个概念使我们深入了解了一个人对于风险是如何反应的[6]。例如，当我们讨论现实生活中一种常见威胁（风险），如恐怖主义时，大多数人非常恐惧。我们无法控制恐怖分子的活动，而且我们对其了解甚少。我们将这类风险归在风险分析表格的右上象限（图 1-1）。当我们讨论区域麻醉风险时，常常设想患者及家属对穿刺针和手术十分害怕，而且对区域麻醉不甚了解。不难想象，一位不善沟通的麻醉医师为一位非常紧张的患者实施区域麻醉，这样的风险被置于风险分析网格图表的右上象限（恐惧）。也不难想象，在对慢性疼痛缺乏了解的情况下，长期疼痛使患者对于疼痛产生不可控制的恐惧，所以这种风险也被置于右上象限。

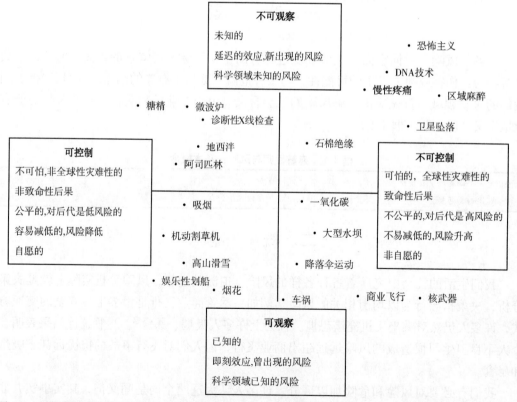

图 1-1 根据危险程度和了解程度进行风险空间分区。右上象限内的风险应引起政府关注并加以调控（由 Morgan MG 修改，Risk analysis and management. Sci Am. 1993，269：32-41）

我们回头用另外一种观点来看待风险分析。de Gondi（一位早期的法国政界人士）对此有深刻理解。他概括了所有风险分析的本质，即所有必需的行为都不存在风险[7]。在风险决策中，真正的问题是究竟哪些是必需的行为，现行的技术有哪些特定的风险（危险＋发生率）和备选措施。目前，西方国家医学专业化分科越来越精细，造成了风险及收益难以均衡。而且，专科医师对患者的风险／收益不能总体把握，致使患者难以进行风险分析。这对于麻醉医师是一个根本性的问题，有待我们进一步寻求患者风险与收益的平衡。

正因如此，当麻醉医师致力于麻醉亚专业领域时，我们必须对医学有整体的了解和把握而不仅仅局限于亚专业的技术要求。例如，为了熟练掌握超声操作和区域神经阻滞而忽略了其他医疗操作，这是我们应该避免的一个陷阱。规避这样的陷阱是许多人的共同看法。1979 年，Roy Vandam 在旧金山美国麻醉医师年会上的讲演中回应 Rovenstine 医师并指出，Rovenstine 医师是一位治疗患者耐心细致、技术全面的好医师，这也正是疼痛治疗所需要的[8]。疼痛治疗并不是需要我们继续深入发展临床经验的唯一领域，在手术患者中开展区域麻醉也是如此。医师善于决策，这方面能力的最终体现形式是真正地了解风险所带来的后果（图 1-2）。

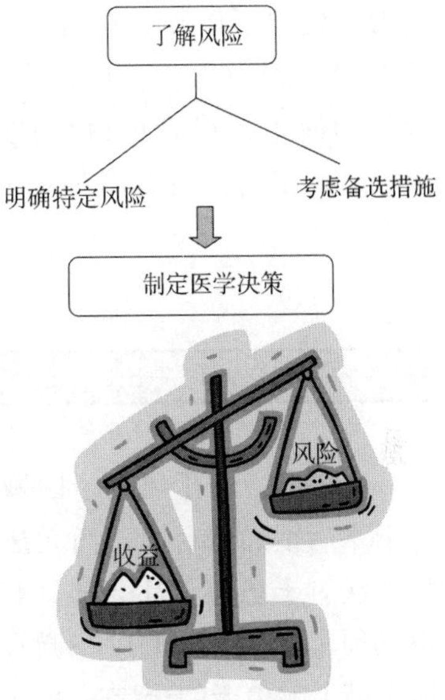

风险／收益的判定受医学专业化的影响，对决策分析具有指导作用。在麻醉医师访视和评估麻醉风险之前，外科医师就已经针对手术操作进行了风险／收益判定。如果麻醉医师和外科医师之间没有良好的沟通，这样会使患者非常混乱。麻醉医师决定患者适合哪种麻醉方式，但对手术操作的预期收益并没有明确的理解，这样的风险／收益分析往往会走入困境，切断了外科医师和麻醉医师之间的双向沟通。

图 1-2　理解风险可以提高医疗决策能力。通过了解风险的组成因素，判定医疗操作的必要性，我们才能达到最佳的医学决策能力

我们将风险分析的一种有趣的影响因素称为"风险稳态"。加拿大心理学家 Gerald Wild 通过调查 20 世纪创伤和死亡资料，提出了"社会性风险稳态"的概念[9]。他和其他学者指出，假设我们当前生活中某些方面的安全性显著提高，而另一些方面的风险就会增加，所以总体风险（他们研究的是死亡率）会大致保持不变。就如同我们下丘脑存在风险反馈环路，将创伤死亡率维持在某种特定水平。

例如，1987 年，戴姆勒奔驰汽车公司在底特律刹车组件展览中展示了由微传感器控制的刹车装置。在湿滑路面测试中，该刹车系统表现完美。许多人认为此种防抱死刹车系统是继安全玻璃发明以来最好的创意。消费者也深有同感。今天，几乎绝大多数汽车都安装了防抱死刹车，耗资 500 美元／台[10]。美国国家高速公路交通安全委员会的数据表明，防抱死刹车系统成功地降低了某些事故的发生率，但总体事故发生率却有所上升。此种技术革新并没有给司机和乘客带来真正的收益[11]。另一个例子是 Wilde 指出，高山滑雪项目自从引入头盔后安全性有所改进，但由于运动员摔倒时的拥抱样动作并未能降低死亡

率，使滑雪的风险保持在稳定水平[12]。

随着更先进的监测仪器和技术手段如脉搏血氧仪、呼气末二氧化碳监测仪，更安全的麻醉术中管理方案，采用注射泵持续应用局麻药神经轴连续输注，对慢性疼痛患者进行介入下有创神经轴操作，我们在围术期和慢性疼痛治疗中还会面临哪些风险？在麻醉操作中我们是否受到风险稳态的影响？例如，与硬膜外镇痛技术难以实施的过去相比，现今接受持续镇痛的患者术后运动和感觉阻滞评估难度增加了，有时即便我们只用阿片类药物进行硬膜外持续输注镇痛，也可能由于硬膜外作用的影响造成肌肉无力，延误了硬膜外血肿的及时发现与救治。另一个风险稳态的例子是，现在麻醉医师对局麻药中毒救治的准备更加不足，原因在于医院对于门诊患者的要求比住院患者更为简单，尽管可以应用乳剂来解救，但乳剂并不是常备药物，不能及时得以应用[13]。我相信，所有医师均应认识到风险稳态的确会影响我们的麻醉和疼痛治疗（框1-2）。

框1-2　风险内稳态

我们降低一种风险从而使安全性得以提高，但常常同时面临其他风险的增加，总体而言风险未发生改变

我相信，对于热衷于区域麻醉或术后镇痛的医疗团队，所面临的真正挑战是介入条件下术后镇痛。目前，尚无法实现在医院外或患者家中进行持续局麻药输注，但这种治疗方法对于患者和社会都具有相当大的优势。治疗费用和收益作为风险分析的一部分，也必须考虑到。我们进行调查时，可能因过度偏重技术方面而降低了调查的有效性。应该全面了解患者的诊疗过程，而不仅仅局限于镇痛操作技术本身。

三、区域麻醉及疼痛治疗的风险

（一）小概率事件分析

医学的发展非常重视麻醉风险分析。通常，麻醉医师只是在术前很短时间内访视患者，且术后患者很快离开我们的监护范围，这就限制麻醉医师无法彻底理解患者围术期的感受。外周血氧饱和度及呼气末二氧化碳监测、短效麻醉药（如丙泊酚）的应用使手术过程很安全。但除了在某些特定条件下，尚不能明确判定手术过程中全麻和区域麻醉哪个更安全。

整个社会和患者都需明确的另一个概念是小概率事件及其对决策分析的影响。在笔者担任《区域麻醉和疼痛医学杂志》主编期间，很多文章声称对50例患者进行研究，结果表明某种新技术比备选技术更为安全，而且没有并发症。审阅者并不会赞同上述观点，虽然50例患者未出现并发症，但如果采用95%可信区间进行分析，则意味着16例患者中就可能会有1例出现严重并发症（图1-3）。在《区域麻醉和疼痛医学杂志》中就有一篇文章专门提到这个问题。笔者希望热衷于区域麻醉的医师应该清楚50例患者中没有发生并发症究竟意味着什么[14]（框1-3）。

框 1-3　"*n* 例患者中并发症发生率为零"究竟意味着什么：95% 可信区间的上限

95% CI=3/n^*
$^*n$= 病例数（$n > 30$）

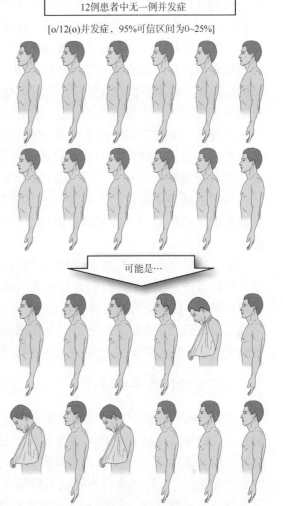

12例患者中无一例并发症

[o/12(o)并发症，95%可信区间为0~25%]

可能是…

图 1-3　研究报道"12 例患者中没有并发症发生"，如果采用 95% 可信区间上限计算，并发症的发生率可能高达 4 例患者中就有 1 例（25%）。注意，选取 12 例患者只是为了计算方便。当 $n > 30$ 时，3/n 定律才最准确

我们可以用另一种观点来解释小概率事件。若已知某种麻醉方式的死亡率，如果组间比较存在差异，则需要多少研究病例？统计学表明研究例数会相当大。例如，随机选取行颈动脉内膜剥脱术的患者（假定死亡率为 1%），区域麻醉下死亡率为 1% ～ 0.5%，如果采用自由统计法，检验标准 α=0.1，power 为 80%，所需样本为 7400 例[15]。

当评价单个麻醉医师临床麻醉能力时可选用另一种小概率事件分析方法。若别的医师质疑你的麻醉方法造成的风险是他（她）的 2 倍，假定与麻醉相关的死亡风险为 1 ：2000，那需要多少病例才能证明呢？如果检验标准 α=0.05，power 为 95%，则每组病例需要 77 935 例，而事实上每位麻醉医师一年最多也就 1000 例患者，那需要 2 位麻醉医师毕生的精力来进行这项研究。当样本数确定后，只能采用多中心的研究方法，或者不选用死亡率这个指标。可以选择其他指标来衡量麻醉技术的高低（Trmper KT，personal communication，2010）[16]。

当我们对麻醉结果进行分析后，发现麻醉学已经发展到一个新的阶段，应该考虑区域麻醉和镇痛对整个围术期的影响。作为医师，不就应该从全面的角度看待医疗（患者诊疗）过程，以及观察患者个体和整体的动态变化吗？只有这样，我们才能更准确地平衡患者在手术、麻醉以及慢性疼痛治疗过程中的风险和收益。

（二）穿刺针、刺激器和超声引导的推崇或反对

目前，麻醉风险分析的另一个组成因素是对穿刺针（造成损伤的原因）、外周神经刺激器和超声引导（预防损伤的措施）的推崇或反对。患者围术期预后不良常常被归咎于使用区域麻醉。一旦患者术后出现神经功能异常，而且麻醉中使用了穿刺针，我们可

能会反射性地认为穿刺针是引起损伤的主要原因。通过对这类事件的汇总，我们发现似乎只要在病志中有使用穿刺针的记录，往往就不再深入探寻了。现在回到麻醉风险分层图表，这是否是因为患者及其家属位于右上象限（对区域麻醉恐惧，缺乏了解）？也可能是那些声称自己是经验丰富的麻醉医师，但实际上对区域麻醉并不精通，却愿意对自己的操作技术做出不恰当地评价。上述问题并不仅限于区域麻醉，而是存在于整个医学领域。

没有任何一种穿刺针或者操作技术，包括辅用刺激器和超声引导，能确保减少损伤。相反，也没有任何一种穿刺针或操作技术能明确地增加损伤。资料提示，钝性斜面穿刺针可减轻神经损伤[17-19]。这名麻醉医师认为该研究结果是真实的，但该研究只是在特定的环境中完成的。笔者认为，将穿刺针置于神经周围的关键是操作者。根据笔者观察，操作轻柔、恰当调整进针方向似乎可以降低损伤，但这种观点仍需进一步验证。

区域麻醉中使用刺激器或经超声引导可减少神经损伤发生率，这种观点也是老生常谈，但仍需进一步明确。我们有时也会听到这样的言论："正是因为使用了神经刺激器或超声引导，就不会再造成神经损伤。" 但正如穿刺针的斜面设计，尚无明确资料证实神经损伤与刺激器或超声引导之间存在相关性。事实上，分析显示应用超声引导技术的术后神经症状发生率与 10 年前应用外周神经刺激器并无差异[20]。

（三）阶段性疼痛治疗

平衡疼痛医学诊疗中的风险也需要引起我们的重视（框 1-4）。我们应用有创的和更有风险的慢性疼痛诊疗技术逐年增加，技术上的进步使患者获益，但缺乏相关的随机对照研究加以证实。例如，选择患者施行鞘内置管并与阿片类药物缓释泵相连接，可使患者受益。但缺乏大样本随机对照研究来证实如何平衡费用 / 收益比[21, 22]。我们也需要进一步了解在介入条件下进行经皮椎体成形术过程中怎样能更有效地维持制动，此种技术需要风险分析以确定哪些患者能确实受益[23, 24]。另一个例子是在各种患者中广泛使用阿片类药物，这需要我们彻底了解用药方案，优化风险 / 收益比，以满足患者和社会需要[25]。

框 1-4　降低风险的策略

- 制定专业性特定医疗治疗措施时应全面考虑病情
- 在医疗操作风险 / 收益的研究中关注样本数量问题
- 在非麻醉专业医师和患者中开展关于医疗操作风险和收益的教育和培训

四、降低患者风险

最后，我们应该做什么来减少区域麻醉和疼痛治疗操作过程中的风险（框 1-4）呢？最重要的是，在麻醉医师中开展这两方面的教育和培训。通常，我们只是将区域麻醉单纯作为一种技术，而没有将其作为一种麻醉技术整合到患者诊疗过程中。作为培训内容的一部分，我们常常需要向研究团队提问：何为患者诊疗的连续性？如何让区域麻醉或疼痛治疗更大程度地造福患者？

在其他医师或医学工作者（如护士）中开展关于目前应用的镇痛技术的教育和培训同样重要。如患者接受阿片类药物硬膜外输注，常常出现肢体麻木，往往需要由非麻醉专业的医师密切观察 12 ~ 24 小时。这种下肢麻木是持续恒定的，而不是那种潜在的下肢神经轴病变。这种教育和培训比培训麻醉医师更为困难，因为需要我们在繁忙的围术期明确诊疗目的和计划。

最后，我们还要对患者进行教育和培训。在术前准备区，我们应该向患者解释什么是区域麻醉。现在的社会都不愿意承担风险，我们希望从出生到退休、直至死亡都应该是连续平稳的过程。作为医师，我们应该强调手术和麻醉相关的风险。这种教育不是娱乐性的，而是正规的指导。在慢性疼痛患者治疗过程中也应该贯彻这种理念。我们需要重新考虑应该对患者施行何种技术来优化治疗，而不是对患者实施我们所能做到的所有技术，这样就能更好地为患者服务。

（袁治国　译）

致　谢

本章内容最初源自 Regional Anesthesia and Pain Medicine：Brown DL. Labat Lecture 2004：Regional anesthesia risks from Labat to tort reform. Reg Anesth Pain Med 29：116-124. 我们感谢美国区域麻醉和疼痛医学协会允许使用本章内容。

参 考 文 献

1. Webster. *Webster's II: New Riverside University Dictionary*. Boston, MA: Houghton Mifflin Company, 1984.
2. Urquhart J, Heilmann K. *Risk Watch: The Odds of Life*. Munich, Germany: Kindler Verlag, 1984.
3. Glickman TS, Gough M. *Readings in Risk*. Washington, DC: Resources for the Future, 1990.
4. Levitt SD, Dubner SJ. *Freakonoics: A Rogue Economist Explores the Hidden Side of Everything*. New York, NY: Haper-Perennial, 2009:147–179.
5. Sandman PM. *Responding to Community Outrage: Strategies for Effective Risk Communication*. Fairfax, VA: AIHA Press, 1993.
6. Morgan MG. Risk analysis and management. *Sci Am* 1993;269:32–41.
7. de Gondi P. Seventeenth century French statesman and prelate. In: Seldes G, ed. *The Great Thoughts*. New York, NY: Ballantine Books, 1985:399.
8. Vandam LD. Rovenstine lecture: anesthesiologists as clinicians. *Anesthesiology* 1980;53:40–48.
9. Ward NJ, Wilde GJ. Field observation of advanced warning/advisory signage for passive railway crossings with restricted lateral sightline visibility: an experimental investigation. *Accid Anal Prev* 1995;27:185–197.
10. Peterson S, Hoffer G, Millner E. Are drivers of air-bag-equipped cars more aggressive? A test of the offsetting behavior hypothesis. *J Law Econ* 1995;38:251–264.
11. Ross PE. Safety may be hazardous to your health. *Forbes* 1999;164:172–173.
12. Shealy JE, Ettlinger CF, Johnson RJ. How fast do winter sports participants travel on Alpine slopes? *J ASTM Int* 2005;2:59–66.
13. Rowlingson JC. Lipid rescue: a step forward in patient safety? Likely so! *Anesth Analg* 2008;106:1333–1336.
14. Ho AMH, Dion PW, Karmaker MK, et al. Estimating with confidence the risk of rare adverse events, including those with observed rates of zero. *Reg Anesth Pain Med* 2002;27:207–210.
15. Pocock SJ. *Clinical Trials*. London, England: John Wiley & Sons, 1983:125–135.
16. Vitez T. Quality assurance. In: Benumof JL, Saidman LJ, eds. *Anesthesia and Perioperative Complications*. St. Louis, MO: Mosby Year Book, 1992:634–647.
17. Selander D, Dhuner KG, Lundborg G. Peripheral nerve injury due to injection needles used for regional anesthesia: an experimental study of the acute effects of needle point trauma. *Acta Anaesthesiol Scand* 1977;21(3):182–188.

18. Maruyama M. Long-tapered double needle used to reduce needle stick nerve injury. *Reg Anesth* 1997;22:157–160.

19. Rice AS, McMahon SB. Peripheral nerve injury caused by injection needles used in regional anaesthesia: influence of bevel configuration, studied in a rat model. *Br J Anaesth* 1992;69: 433–438.

20. Neal JM. Ultrasound-guided regional anesthesia and patient safety. An evidence-based analysis. *Reg Anesth Pain Med* 2010;35:S59–S67.

21. Baker L, Lee M, Regnard C, et al. Tyneside Spinals Group: evolving spinal analgesia practice in palliative care. *Palliat Med* 2004;18:507–515.

22. Burton AW, Rajagopal A, Shah HN, et al. Epidural and intrathecal analgesia is effective in treating refractory cancer pain. *Pain Med* 2004;5:239–247.

23. Hide IG, Gangi A. Percutaneous vertebroplasty: history, technique and current perspectives. *Clin Radiol* 2004;59:461–467.

24. Diamond TH, Champion B, Clark WA. Management of acute osteoporotic vertebral fractures: a nonrandomized trial comparing percutaneous vertebroplasty with conservative therapy. *Am J Med* 2003;114:257–265.

25. Bartleson JD. Evidence for and against the use of opioid analgesics for chronic nonmalignant low back pain: a review. *Pain Med* 2002;3:260–271.

第 一 篇

区域麻醉

A 部分　区域麻醉并发症

第2章

区域麻醉并发症概述

Dan Benhamou　Yves Auroy

　　区域麻醉（regional anesthesia，RA）目前已不再处于新兴阶段，而是一种发展较为完善的麻醉技术。在过去的 25 年间，RA 的应用有明显的增加。在许多国家，无法获取准确的有关麻醉实施方法的资料，但仍可得到 20 世纪末和 21 世纪初的一些有价值的数据。在法国，1980 ～ 1996 年间，使用腰麻和外周神经阻滞（peripheral nerve blocks，PNBs）行分娩镇痛的例数增加了 20 倍，应用硬膜外阻滞的例数增加了 10 倍[1, 2]。来自美国的数据显示了同样的趋势。而在同一时期的英国，尽管硬膜外阻滞的比例保持在 20% ～ 25%，RA 却成为剖宫产手术的标准麻醉方式[3, 4]。

　　RA 应用增加的另一个原因是适于 RA 下进行的外科操作的数量有所增加。剖宫产率的明显上升是常被提及的最好的例子。对剖宫产来说，RA 不仅比全麻更安全，而且全球范围的剖宫产率已经上升，许多国家超过了 20%。由于人口老龄化和人群体重的增加，需要行矫形外科手术的患者越来越多，特别是非脊柱手术操作是 PNBs 的最佳适应证。Memsoudis 等[5] 对 1996 ～ 2006 年间国家日间手术调查协会的数据进行了研究，结果表明韧带成形术、半月板切除术和肩关节镜手术分别增长了 66%、51% 和 349%。同时，应用 PNBs 的比例在半月板切除术中由 0.6% 增加到 9.8%，在韧带成形术中由 1.5% 增加到 13.7%，在肩关节镜手术中由 11.5% 增加到 24%。有趣的是，在这个调查研究中，RA 总体比例与全身麻醉一样，均变化不大，这意味着 RA 实施的种类发生了变化，而应用比例并没有增长。换言之，经历了 20 世纪 80 ～ 90 年代 RA 应用增多的时期后，我们目前面临的是 RA 技术革新，特别是 PNB 技术应用的增加。

本章目的在于对如何判定和报告并发症进行概述，特别希望能让读者对研究医学相关并发症时所面临的困难有所认识。本章试图对贯穿全书的、在各章节中详细讨论的某些特定种类的并发症加以概述。

一、历史回顾

自 20 世纪初开始采用 RA 以来，RA 的应用经历了大起大落，在开始的阶段 RA 受到了狂热的支持，紧接着经历了支持率的下降期，再到后来又出现了应用增多期。每一次变化的原因主要是技术革新（伴随着并发症发生率的下降），或由于其并发症被广泛宣传，后者几乎导致了这一技术险些被废止。1920 年，Sherwood-Dunn 曾宣称[6]：由于可卡因浓缩溶液被毒性更低的药物所取代……由局麻或 RA 所引起的死亡已经在外科实践中消失……30 年后，一位著名的纽约神经科专家 Foster Kennedy 声称[7]：为达到良好的外科手术所需的肌肉松弛而造成腰以下部位的瘫痪，其付出的代价过于巨大，这种麻醉方法应当严格限定于那些不能接受局部麻醉和全身麻醉的患者。尽管 Kennedy 医生的文章不足之处在于缺乏对麻醉细节的描述，但其结论在当时是无可辩驳的。

几乎在同一时间，发生并发表于非专业媒体上的 Wooley 和 Rose 病例[8]，导致 RA 在英国几乎被废止，并在其后的数年内全身麻醉被作为一种首选的麻醉方法。该事件最后的结论为：造成上述两位患者永久性截瘫的原因是麻醉药溶液被安瓿消毒剂苯酚溶液所污染。少数专家仍坚信 RA 在麻醉和镇痛领域会扮演重要角色，坚持在临床应用 RA，并不断发展新的和更好的技术。

19 世纪 80 年代初，脊髓阿片受体的发现使应用鞘内和硬膜外阿片类药物进行术后镇痛的技术得到了发展，情况因此发生了重大改变[9]。然而，很快人们清楚地认识到硬膜外和脊麻不足以满足每一位患者的镇痛和麻醉需要，于是 PNBs 技术得到了广泛的应用。近期导管技术的发展和广泛应用，改善了矫形外科大手术的术后转归[10]，使 PNBs 在临床中被更多地应用。此外，还有 PNBs 在门诊手术患者的应用，患者携带一个连接镇痛药储存容器的导管，通过该容器可以连续给药几天，从而能够更早地离开医院，这使侵袭性更大的手术在门诊就可以施行[11, 12]。

Wooley 和 Rose 病例还提示我们，RA 技术濒临消失的原因并不是其效果不好，而是由于高风险的并发症。这些并发症是由使用治疗指数低的药物所造成，或者与穿刺针和导管制作不够精细使其本身在穿刺点造成损伤有关。药物和技术相关风险所占的比例目前仍是相似的，但可以期待，随着药物和设备制造工业技术的精细化程度的明显改进，由这两种原因引起的并发症均会有明显的下降。然而，RA 相关并发症的发生率和严重性的下降并没有得到很好证实。这可能是由于方法学的偏倚，在本章后文中会加以讨论。但也有可能，通过我们努力改进医疗质量，一种并发症的发生率降低了，而另一种并发症的发生率增加了。其原因可能一部分是由于有了新的临床情况（如椎管内镇痛同时进行抗凝），一部分是由于患者情况发生了变化（即患者老龄化和健康情况不佳）。

早期的报道仅描述脊髓和硬膜外镇痛的并发症，一般来讲由 RA 引起的并发症很"罕见"[13, 14]。随着近期 PNBs 应用的增加，有 3 项包含有统计学意义上足够病例数的 PNBs 相关病例研究，描述了并发症的表现、发生频率和转归[15-17]。一项新的更进一步的研究已经开始实施，以明确与传统技术（如神经刺激仪或寻找异感法）相比，现代技术（如超声引导）是否可以降低操作的风险。一般认为，超声引导将会在很大程度上减少并发症的发生（第 17 章）。然而由于方法学的因素，目前仍然缺乏明确的证据，这一点下文将有所提及。

二、并发症的判定

来自于一些高可靠性组织的数据表明，如将并发症发生率与安全级别进行比较，我们的麻醉实践并不安全，特别是 RA[18]。许多为人熟知的方法可以降低并发症的发生率和控制 RA 的风险，这些方法包括提高培训水平、使用更加安全的器械和药物、技术革新以及采用质量改进程序。监测并发症的发生率十分有用，但需要大的数据库。一般会包括数家医院，有时甚至需要在全国范围实施以获得综合的结果。然而，在总体并发症发生率很低时，通过传统的方法无法评估风险的级别。例如，在单个医疗机构中，即便操作的例数很多，但并发症的风险非常低，以至于通过流行病学评估和调查无法显示出两个时期中哪一时期的并发症发生得更多。当安全性被提高到非常高的级别，以至于不良事件的发生非常少见时，通过数据库来报道不良事件的方法不再有效。相比之下，不良事件报告对于了解某一特定并发症的发生情况是一种有效的方法。组建一个不良事件监测系统，并在即将发生失误时检测出相关的预兆，这可能是大多数不断改进的综合策略的核心[19]。越是罕见的不良事件，越需要全面深入和专业的分析少数现存的病例，从中捕捉相关的预兆。从另一个层次看，病例报告除提供单个患者身上有兴趣的信息外，它还是健康体系的一个窗口。杂志应该优先考虑描述一连串不良事件及参与因素的临床病例报告，因为这些报告有较高的参考价值。隐藏在结果后面的是事件发生的过程，我们必须从问"发生了什么"转变到"为什么发生"。这一转变需要我们改变研究的方法。根据 James Reason 的观点[20]，表面的错误是由与患者直接接触的因素所引起，而潜在的错误则体现了结构性、技术性或组织性的特征，这些特征常与处理方案相关。美国联合委员会所使用的根本原因分析方法[21]或伦敦 Vincent 等采用的系统分析方法[22]，是研究系统误差改良方法的典型例子。很显然，与数量众多的医生分享病例分析的结果（如发生率），并分享其中不同的内容是很有意义的事情。由于采用的参照不同，RA 相关风险水平或高或低，因此传统和改进的风险控制策略均应被采纳（第 1 章）。

三、并发症的报告

并发症常常漏报或报告得不准确。各种原因描述如下（框 2-1）。

框 2-1　医学并发症测定和报告中的困难

不常见或罕见并发症的发生率很难测定。通过单个病例报告来计算时缺少分母，而有充足病例数的大样本研究却很难实施医学并发症的报告可能存在问题。例如：
- 实施操作的麻醉医生对其所学的技术掌握程度不同
- 并发症如何被报告受研究方式的影响
- 并发症自愿报告的方式和临床随机对照研究
- 在实施研究的期间可能无法发现所有的并发症
- 部分杂志的编辑可能出现出版偏倚
- 对于先前已发表过的并发症，可能不愿意再次发表相同的单个病例报告

（一）医生偏倚

罕见事件的调查研究，基本上是很困难的，RA 所产生的并发症就属于这种类型。可以通过调查和大样本研究来估计并发症的发生率。具有足够病例数和完善实施的研究极为少见。而且大多数研究数据是来自 RA 已广泛接应用和受过良好训练的医生实施阻滞的医疗机构，因此其结果或许不能反映出并发症的真实发生率。我们熟知，技术培训的确可以改善麻醉效果及降低并发症的发生率。一些很少见的大样本研究，其数据来源于专业和非专业医疗机构（即医生实施操作例数量多与少），医生实施操作数量少的医疗机构并发症的发生率明显高于前者。一篇有关椎管内麻醉引起感染性硬膜外脓肿的研究，其数据来自丹麦所有医疗机构（包括操作数量多和少的医疗中心，因而医生具有非选择性），其并发的发生率高于其他同类研究[23]。

（二）报告性偏倚

数据报告质量的不同也会造成相关并发症真实发生率的不确定性：报告的质量越好、收集病例的方法越好，并发症的发生率就越高。有两个包含大样本脊麻病例的经典研究，Dripps 和 Vandam[13] 评估了 10 098 例患者应用普鲁卡因和丁卡因的风险，而 Phillips 等[14] 监测了 10 440 例应用利多卡因脊麻的患者。研究中并发症发生率分别通过手术第 2 天直接询问患者的方式获得，其结果显示严重并发症的发生率为零。上述研究开始于对 RA 相对乐观的时期，在这一时期中 RA 被认为较全麻更为安全而得到迅速发展。在其中一个研究中，术后监测和患者访视的质量很高，作者能描述出"患者主诉症状局限于身体的腰骶区、一般持续几天"，同时该症状被描述为"麻木感、麻刺感、沉重感或烧灼感，对患者的生活影响较小"[24]。该描述可能就是我们现在所命名的短暂神经症（transient neurologic symptoms，TNS），但可能是由于这些并发症的症状如此轻微，以至于研究者认为其缺少临床意义，而在研究中将其忽略。这样的回顾性研究应该能够获得高质量的数据，但该研究对每个患者仅仅询问了几个问题，即"你有任何与麻醉相关的问题吗"

和"你会推荐使用脊麻吗"[24]，这很显然过于简单、不能确保报告的充分性。该研究的主要研究对象是产科患者，我们现在了解到，一些并发症的发生率（如听力丧失和 TNS）在这样的群体中是不同的[25, 26]。

过去许多大样本研究属于回顾性或缺少细节描述，报告性偏倚也会发生。只有在前瞻性的病例报告或与诉讼相关的病例中才能看到详细的个案分析。在法国实施的一个调查中[16]，病例的收集首次采用前瞻性的方法，并发症的详细信息在 6 个月的研究期结束时进行收集，结果该研究获得的信息并没有最初预想的那样精确。在美国麻醉医师协会内部索赔项目中，由于资料来自保险索赔案卷，因而可以得到相关病例的详细描述，一般包括相关人员陈述、病案、专家评论、证词摘要、结果报告以及解决或损伤赔偿的费用[27]。

（三）时限偏倚

此外，由于一些并发症仅在阻滞后数天才表现出来，问卷调查研究的访视时间如果只在术后次日进行，单次访视便可能会错过这些并发症。并发症发生的时限确有变异，一些患者会在术后数小时内出现麻木、疼痛或运动功能异常，而另一些患者神经并发症可能在几天后才表现出来。很显然，在阻滞作用消失之前，术后持续输注局麻药会妨碍神经学方面的评估。在这种情况下，尽管持续输注的优点是在术后第 1 天保持患者无痛，但同时造成了这一时间段内的痛觉完全消失，有时会引起完全的运动神经阻滞，这将会妨碍任何神经学方面的评估。因此，间断或有规律间断的镇痛方法 [即连接患者自控镇痛（patient-controlled analgesia，PCA）装置或通过导管间断推注的方法]，允许神经功能一定程度的部分恢复，可能优于局麻药单纯持续输注的镇痛方法。对于接受硬膜外镇痛的患者，阿片类药物的添加会明显减少局麻药的需要量以及运动阻滞，进而有利于神经功能的监测。并发症的早期发现使患者的迅速恢复成为可能（某些时候早期发现可以进行早期治疗），而并发症的延迟发现可能会引起明确的神经后遗症，因此定时的密切监测以及神经并发症的早期诊断是十分重要的。从过去 12 年间我们使用区域麻醉 SOS 热线电话（SOS-RA）的经验来看，常常可以看到在一些医疗机构中麻醉医生训练有素、外科医生对 RA 高度信赖，但监测和护理培训不足，无法对并发症作出迅速的诊断，从而造成 RA 神经并发症的增多。医生确实将重点放在了神经阻滞的实施，而不是术后的监测。

（四）出版偏倚

大样本系列研究使我们获得了很多有关 RA 相关并发症的知识，但个案报告也同样有利于我们知识的增长。但即使是大样本系列研究也不能精确地报道罕见并发症。通过 SOS-RA 的相关研究[17]，得出这样的结论：椎管内阻滞的风险并不主要是神经并发症（因为在 6 个月的研究期间内无一例发生）。但很显然，神经并发症的发生是有可能的，并且是患者的主要威胁。

病例报告通常被认为缺少科学性，但有时比大多数随机研究更能影响我们的临床实践。Albright 描述了应用布比卡因后出现了少数患者的心搏骤停[28]，Schneider 描述了应用利多卡因脊麻后出现 TNS[29]，还有大剂量的罗哌卡因引起心搏骤停的病例[30, 31]，以及应用

"脂质复苏"逆转布比卡因毒性引起的心搏骤停[32]，上述仅仅是 4 个病例报告，但对整个医学界却产生了重大的影响。

我们还应该考虑到如下的倾向：杂志会接受第 1 例和第 2 例罕见并发症的报道，但不会接受后续的类似病例报告。然而，由于并发症十分罕见，进一步的研究（即大样本研究或随机对照研究）通常无法实施。

四、并发症的预防

（一）公众的观点

公众对并发症的期望常常与医学上对并发症的看法相对立（图 2-1）。公众可能更加倾向于期望医生做得尽善尽美，而医生意识到尽善尽美只是个美好的愿望，极少能达到。并发症的零发生率即使是在高可靠性的机构也无法获得，这些机构因其并发症的发生率为 1/10 000 000 被认为超级安全。"六西格玛"策略在工业领域已经被证实其有效性，如今正被应用于医学领域，期望其有助于实现超低危险水平的目标，但在患者相关过程中的初步数据显示该策略并没有达到预期的出色效果[33]。

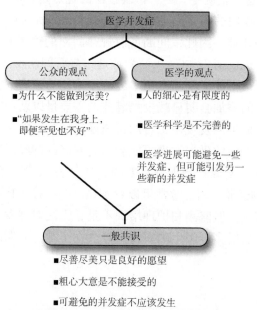

图 2-1　医学并发症：公众的风险观与医疗风险观之间的冲突

许多并发症因不会引起长期后遗症而被医生认为是次要并发症（如肌间沟阻滞后出现的声音嘶哑或能够缓解的硬膜刺破后头痛），但对发生这些并发症的患者来说，这就是主要的并发症。这种抱怨主要发生于一些小的操作，如患者期望完全而快速地恢复，结果却没有得到满足，或者麻醉医生使患者相信，与全身麻醉相比，区域麻醉是更好选择。

（二）医学上的观点

1. 对并发症理解的科学局限：异感的意义　直至最近才发表了有统计学意义病例数的对 PNBs 并发症进行描述并报道其发生率和转归的相关研究[15-17]。这些研究来自欧洲的医疗机构，在那里神经刺激仪的使用已被接受。报告引发了相对比较新的关于穿刺过程中异感重要性的争论：一些专家有意寻找异感以阻滞相应的神经，而另一些专家感到异感与并发症发生率增加有关。由于仍存在相互矛盾的信息，上述争论远没有停止。即使采用轻柔的操作方法，并且无异感出现，与区域阻滞相关的并发症仍会发生。与此相对的是，在无神经刺激症状的情况下，异感出现后立即发生了并发症，这提示神经与针的距离并没有想象的那样近，或异感可能有不同的意义[34-36]。最近专家报道了很多应用超声引导技术的病例，在这些病例中，穿刺针与神经发生物理上的接触，但患者并没有异感的出现。

2. 并发症的诊断和治疗　当外科手术、体位因素或先前存在的疾病也可能引起某一并发症时，一个很大的问题是确定该并发症是由 RA 所引起（即确定 RA 是神经损伤的病因）是很困难的。产科神经损伤和髋关节置换术后的神经并发症是临床上两个常遇到且很重要的问题。通常首先认为是由 RA 引起的并发症，然而通过比较手术操作所致并发症与 RA 引起并发症的发生率，我们认识到首先应考虑的并发症发生原因是分娩或手术，而不应该首先考虑是由 RA 引起。作为经阴道分娩的直接并发症，产后神经损伤的发生率比 RA 引起的高 5 ～ 10 倍[37-39]。通常认为的危险因素包括较大新生儿经历长时间的阴道分娩，以及使用器械助产，但上述情况通常伴有严重的分娩疼痛，且产妇更加倾向于应用硬膜外镇痛[40]。

另一个相似情况还见于髋关节术后，其坐骨神经损伤的真实发生率（即无任何其他致病因素的情况下，如 PNBs）为 0.5% ～ 3%[41,42]。外科医生和患者通常将其归罪于 RA，麻醉医生需要做出巨大的努力去更正这一诊断。应该着重强调的是，对于产后神经麻痹来说，外科操作本身造成的神经损伤比 RA 引起的更为常见。神经损伤的高危人群是女性患者和因髋关节发育不良而行手术治疗的患者。同时，再次手术修正或重新手术、外科医生的经验不足、牵拉器放置错误均可增高全髋关节置换术后神经损伤的发生率。骨水泥移位也可引起术后神经损伤。可使用体感诱发电位预防术中神经损伤的发生，但在全髋置换术并没有得到证实。另一些专家认为对于术后神经损伤高危的患者应避免使用坐骨神经阻滞，以便将引起争论和诉讼的风险降到最低。同时也应注意，坐骨神经阻滞会干扰术中神经功能的监测。我们同意 Ben-David 等[43]的观点："随着区域麻醉技术的应用扩展到急性疼痛治疗领域，麻醉医生和外科医生应该联合起来共同研究新出现的术后功能缺失。医务人员之间及时和开放的沟通是十分重要的，因为迅速的干预可能是受累神经得以完全恢复的关键。"当判断并发症是否与 RA 相关时，严密的随访和由相关专家使用系统方法加以评估是至关重要的。由神经科医生进行早期的体格检查极有助于精确了解临床情况和帮助确定神经损伤的部位，但并不要求神经科医生对神经损伤的机制做出任何准确的评估。许多情况下，推荐使用超声或计算机体层扫描以发现血肿或骨水泥的移位。有利于尽早进行再次手术，使神经损伤的快速恢复成为可能。

电生理诊断技术非常有用，第一次检查越早进行越好（在第 1 个 48 小时内），如在此段时间内出现异常结果则强烈支持为术前并存的神经病变。应在 3 ～ 4 周内复查，会获得有关损伤部位、性质和严重性方面的更加明确的信息，所有这些信息均有利于对预后做出判断[44]。肌电图可提供去神经支配的迹象（即肌纤维震颤电位和异常的肌肉单元募集反应），而神经传导研究通过分析肌肉反应的大小，可以对神经元损伤数量进行评估。更至关重要的是，它提供了有关损伤部位的一些信息，这经常是外科医生和麻醉医生争论的焦点。有时区分损伤的原因是 RA 还是手术是很容易的（例如，在臀部实施股神经和坐骨神经阻滞、行膝关节置换术的患者在腘窝水平发生了坐骨神经损伤）。但当神经阻滞和外科手术位于相同的神经节段时则无法区分。对于后一种情况，间接的证据对诊断会有所帮助，如损伤的风险对比和病史。以我们的经验，麻醉医生在这方面通常需要帮助，SOS-RA 专家日常的工作便是提供所需使用的诊断工具及在时效性方面进行指导，同时也会讨论有助于区分 RA 及其他病因（手术、体位及病史）的论据。无论原因如何，麻醉医生要经常随访这些患者、处理难治的神经病理性疼痛，以及提供并发症的处理意见。

3. 培训问题　对熟练的操作者来说，其并发症的发生率理应低于正处于学习阶段的学员。这强调了在培训阶段进行充分监督和应用快速学习方法的重要性。全面总结安全、高效并符合伦理学的培训方法已经超出了本章的讲述范围，尽管如此，与手术操作的培训相同，RA 的学习阶段是十分重要的。经常发生这样的情况：在会议上热情的讲者将一种新的阻滞技术总结为容易操作、安全并有较高的成功率，于是听讲的医生就试图在其下一名患者身上初次应用该技术。出色的解剖学知识是至关重要的，在对任何一名患者进行操作之前均应认真学习。现在已经出现了模拟设备（人体模型或计算机程序），这在短期培训中起到了关键性作用。尽管研究显示，为确保充分的培训，必须达到实施阻滞的平均数（通常认为是 50 例左右）[45]。由于各人的学习曲线不同，一些人在技术上会很快熟练，而其他人则需要更多的时间才能达到成功率的最低要求，所以每一名受训者应该单独培训。同时也需要注意，最小阻滞数目并不能保证 100% 的成功率或完全避免并发症的发生，这就需要受训者始终谨慎、小心地实施阻滞并注意不断学习新的经验。

五、RA 并发症进展

（一）主要并发症和次要并发症

由于并发症的定义发生了变化，无法进行任何有效的比较，因此很难将早期研究和近期研究加以对比。一些研究试图报告所有的并发症，从而为我们提供了 RA 相关并发症的概况。另一些研究为避免分析上的困难而选择仅报告主要并发症，从而利于我们对重要问题的理解。很难划清主要和次要并发症之间的界限，如与"次要的"神经并发症相比心搏骤停有更加明确的定义。此外，许多次要并发症是短暂的，对患者生活影响很小。主要并发症发生率很低，很难对其进行研究；而次要并发症则更加常见，利于分析并更易于进行研究；再加上次要并发症的预后没有风险、描述时感情色彩少，因此次要并发症讨论起来更容易。在并发症自愿报告系统中，由于次要并发症不会导致对医生能力的负面评价，并容易在同行间进行讨论，其漏报的风险较低。但另一方面，次要并发症病情轻微，在并发症自愿报告系统中容易被忽略。单独报告类似心搏骤停这样的主要并发症很容易在不同研究间进行比较（通过比较会显示出 RA 相关风险是否降低），但其他的因素会增加比较的复杂性。

（二）局麻药的全身毒性

RA 期间局麻药全身毒性能够导致死亡。除最初常规使用试验剂量的措施以外，为减少这一风险的发生人们进行了不懈的努力（第 7 章）。具有更低心脏毒性的药物（罗哌卡因和左旋布比卡因）的上市起了一定的作用。的确如此，Auroy 等的报告显示[16]，与过去的研究数据相比，1998 ～ 1999 年间局麻药相关全身毒性的发生率有所降低。这些药物的优点在许多临床前研究中得到了证实，而且临床研究中许多病例报告也显示其具有更低的毒性。能够反映药物安全性提高的重要事实是：几乎所有罗哌卡因诱导的心搏骤停均容易复苏，且据我们所知，罗哌卡因引起的死亡极为罕见[46]。左旋布比卡因有时会引起惊厥或心搏骤停，但据我们所知，没有一例最终导致患者的死亡。

另一个重要进展是"脂质复苏"技术的应用。Weinberg 等[47]最早的试验性工作证明：脂肪乳注射可以逆转布比卡因输注引起的致命并发症。最近几个病例报告均描述了在成人和儿童，心律失常和神经症状被逆转。由于相关临床研究无法实施，我们只能依靠于病例报告。虽然至少有一个病例报告描述了脂质复苏的失败，大多数已发表的病例报告均显示脂质复苏具有几乎立即逆转局麻药毒性的明显效果。

即使操作者经验有限，也会很快发现：应用超声引导，仅仅使用很少量的局麻药溶液就可以很容易包绕住神经。这一点被相关研究迅速证实。Marhofer 等[48]的研究显示，有效阻滞腋窝神经丛的有效局麻药的剂量减少了 4 倍（从 $0.4ml/mm^2$ 到 $0.11ml/mm^2$ 横截面积）。O'Donnell 和 Iohom 的报道中，局麻药所需剂量减少到了极点：作者仅使用每根神经 1ml 2% 利多卡因就成功阻滞了腋窝臂丛神经[49]。尽管上述有效容量反映了作者超常的技术，但目前已经明确，日常工作中所需的局麻药容量可以减少。用药总量是引起全身毒性的一个主要原因，因此超声引导被期待能够减少因血浆高浓度所致的心脏和神经并发症的发生。然而，在应用超声进行神经阻滞的患者中不断有局麻药全身毒性的病例报道，提示超声引导技术并不能完全避免局麻药全身毒性的发生（第 17 章）。从目前能获得的数据来看，全身毒性相关并发症发生率并没有持续下降。这反映了并不是所有的人员都受到了良好的训练，增加操作者经验可以降低并发症的发生率。在超声引导过程中，并不总是能够容易地看到穿刺针的针尖，因此仍存在刺破血管壁的可能性，进而造成血管内直接注射以及中毒征象。

（三）心搏骤停

由局麻药全身毒性引起的心搏骤停上面已经讨论过，这里仅讨论由于血流动力学紊乱所引起的心搏骤停。回顾过去 50 年间有关心搏骤停的研究，并没有真正看出这一并发症的发生率有明显下降。早年的研究将心搏骤停和死亡作为脊麻的一种罕见并发症（1/10 440）[13]，0.3/10 000）[50]。1995 年，Scott 和 Tunstall 报告了在 122 989 例行硬膜外或脊麻的产科患者中有 2 例发生了心搏骤停，这也是一个很低的发生率。这一发生率应该与非产科患者脊麻诱导的心搏骤停进行比较。Auroy 等 [17] 的研究显示在非产科患者脊麻致心搏骤停的发生率为 2.7/10 000，这一结果高于上面提到的发生率。总体来看，产科患者较其他接受 RA 的患者年轻、健康、并发症的发生风险低。在 Auroy 等的研究中证实，脊麻后死于心搏骤停的患者与幸存者相比，更多的是年老、ASA 评分高和行髋关节手术的患者 [16, 17]。

（四）椎管内阻滞后神经损伤

与产科相比，矫形外科手术后更容易出现椎管内阻滞后硬膜外血肿，其原因可以解释为血栓预防的结果以及椎骨骨质疏松的扩展使脊髓腔狭窄，从而使较小的血肿引起明显临床并发症的风险增加（第 4 章）[46]。Moen 等回顾了在瑞典椎管内阻滞后的神经并发症，强调指出椎管狭窄与脊髓血肿和马尾综合征发生率增高相关 [52]。自从该问题被 Moen 等明确提出以后，最近许多报告肯定了椎管狭窄在增加椎管内麻醉后神经并发症风险方面起了一定的作用 [53, 54]。

椎管内血肿很大程度上与抗凝药的使用相关。Kane 在其精彩的发表于 1981 年的综述中强调了抗凝药与这一并发症的发生有关 [55]。在 20 世纪 80 年代，最广泛应用的是普通肝素。我们逐渐清楚了如何在 RA 的前后使用普通肝素，从而成功地控制了与其相关的并发症的发生率。令人失望的是，约 20 年后，在美国发生了在应用高预防剂量的低分子量肝素后椎管内血肿的流行 [56]，主要与药物过量和没有控制给药时间有关。通过这些病例的分析，制定了新的指南，强调了更加严格的操作方法 [57]，现在看来低分子量肝素相关的椎管内血肿的风险得到了很好的控制。我们是否应该因大量患者应用抗血小板处方（通常应用双重药物治疗）而感到恐惧？最近有报道建议 RA 可以安全地用于接受氯吡格雷治疗的患者 [58]，尽管当前的推荐意见是经慎重考虑的，目前仍不能排除椎管内血肿并发症有增加的可能。另一略有不同的情况是：最近一篇回顾性文章分析了对血小板减少的患者行椎管内麻醉或腰穿之后椎管内血肿的风险，文章指出，依据当前的观点，施行硬膜外或脊麻的血小板安全计数是 80 000/L，腰穿的安全计数是 40 000/L[59]。作者进一步指出：“对于血小板计数在 50 000 ～ 80 000/L 而需要硬膜外或脊麻的患者，以及血小板计数在 20 000 ～ 40 000/L 需行腰穿的患者，应该基于风险和利益的评估做出个体化的选择”。上述研究者或许是正确的，但这样的结论势必会导致更多更自由的操作，十分有必要对这些新指南所带来的结果加以密切监测，以判断并发症的发生率是否又有所增高。

相比之下，TNS 是另一种不同类型的神经并发症。临床和实验研究的结合使我们对 TNS 临床相关情况的了解得到了迅速的增长，明确了其发生率和潜在的机制，包括药物的影响，最有名的是利多卡因。关于利多卡因诱导神经毒性的认识已经得到非常迅速的提高，目前有证据表明利多卡因主要是通过凋亡的作用而产生了神经损伤[60]。目前关于丝裂原活化的蛋白激酶在减轻利多卡因细胞毒性方面的有益作用的研究正在进行[61]。

（五）PNB 后神经并发症

PNB 后神经并发症已知的病因包括穿刺针的机械性损伤，神经水肿和（或）血肿，局麻药注射的压力效应，局麻药及辅助用药（如肾上腺素）的神经毒性（第 8 章和第 14 章）。由于 PNB 技术应用的增加，以及超声技术的使用所带来的相关知识的更新，使 PNB 后神经并发症的研究又重新兴起。超声扫描的确能够清楚地显示针尖刺伤神经和造成神经内注射（通过神经膨胀来识别）的发生频率。我们了解到尽管针尖刺伤神经和造成神经内注射发生的频率很高，其相关的并发症却十分罕见，因此认为仅仅神经内或神经束内注射才有风险。Robards 等[62]的研究表明，在 83% 的患者中只有针尖进入神经内才能出现运动性反应（使用电流强度为 0.2 ~ 0.5mA）。而且，尽管神经内注射的发生率很高，却没有患者发生术后神经功能障碍。

相关有意义的研究给出了一些预防措施，这些预防措施包括：最小电流强度不应低于 0.5mA，当发生神经膨胀时应该停止注射（和轻微的回撤穿刺针），应该控制适当的注射压力。上述注意事项的目的在于避免任何形式的神经内注射。由于在神经内且在神经束外的注射似乎是安全的，而且常伴有阻滞作用起效更快，一些作者建议神经外膜内注射可以很好地替代传统的神经外技术（第 17 章）[63]。

尽管超声引导可以帮助我们更好地认识解剖和操作相关的并发症，流行病学的数据仍没有证实应用超声引导可带来明确的好处，因为当前最大样本的研究并没有观察到神经并发症发生率有所降低。Brull 等[64]发表了一个很好的研究报告，可作为在超声指南发布之前神经并发症风险的评估方法。但 Fredrickson 等[65]和 Barrington 等[66]比较了 Brull 等列出的危险因素，结果并没有观察到并发症的发生率有明确的降低。目前还不清楚上述研究结果存在差异的原因。可能事实与我们的主观想法相反，超声实际上对于并发症发生的风险没有影响，另一可能的原因是缺少统计学意义或实施这些研究的医生没有受到良好的培训。由于有一些更容易评估的替代指标，超声减少严重神经损伤发生率已不再作为最终的研究目标。例如，Liu 等[67]的研究结果显示，与神经刺激技术相比，超声确实可以减少穿刺针错过实施肌间沟阻滞所必需位置的可能性[67]。

（六）连续外周导管

随着 PNB 技术的改进和适应证的扩大，为了延长镇痛时间，很显然需要使用导管技术。Capdevila 等[68]报道了 1416 例患者在术后 2 ~ 3 天应用带导管的 PNB 行术后镇痛，仅 3 例患者发生了神经并发症（且所有的并发症均于数周或数月内完全消失），其神经并发症的发生率为 0.21%。另一个相似的研究，包含 405 例通过腋窝导管行术后镇痛的患者，术后新发神经并发症的发生率为 0.5%，其结论是连续导管技术的风险与单次注射技术相似[69]。上述并发症发生率并不低，因而需加以关注并做进一步研究。这表面看起来的并发症的高发生率可能与各种因素相关。新的局麻药本身较传统的药物更加安全，但与神经鞘膜长时间的接触也可能有危险。有关导管使用的知识和最优化的方法不断地更新。

在不同阻滞部位，刺激导管均优于非刺激导管。最近一篇文章对 11 篇随机研究进行了半定量的系统综述，在局麻药所需的容量、止痛剂的补救和外科阻滞的完善程度等方面，刺激导管均优于非刺激导管[70]。Ilfeld 等比较了膝关节镜术后应用罗哌卡因行 24 小时或 96 小时镇痛，结论为：在出院标准和疼痛缓解方面，96 小时可以活动的持续股神经阻滞最为有利[71]。这些研究有助于我们更好地使用周围神经导管，通过优化其使用方法或许会降低并发症的发生率。由于导管所引起的创伤也会引起神经并发症，因此仍需进一步探讨相关的技术问题。最近 Mariano 等[72] 有关腘窝坐骨神经外周神经导管的研究显示，与刺激性导管相比，超声引导所需时间更少且导管放置失败率更低，这提示超声引导可能会降低并发症发生的风险。

Capdevila 等[68] 的研究表明，29% 的病例导管培养阳性，3% 的病例可以观察到局部感染的征象，其中 1 例发生了严重的腰大肌脓肿。尽管单次注射的 PNB 技术也能发生感染并发症，但很显然外周神经导管技术可能更容易发生感染。糖尿病患者对感染高度敏感，在报道的 4 例患者中有 3 例发现了金黄色葡萄球菌。常发生的是局部感染的征象。数据显示必须进行充分的皮肤杀菌准备，以及与中心静脉导管相同的严格的导管处理程序。

（七）新观点

在前文中我们表达了一种总体上乐观的看法，许多文章均支持这种看法，这些文章的结果表明，新技术、药物和临床实践确实可以降低 RA 相关并发症的发生率。这是主要的趋势，但一些警示信号提示，可能我们并没有认识问题的全部，未知的（或未很好认识的）并发症成为患者重要的威胁，需要在不久的将来给予更多的关注。

局麻药诱导的软骨溶解就是一个例子，实际上 5 年前该并发症还不为人知。随着关节手术后关节腔内直接注射局麻药的"止痛泵"应用增多，许多作者观察到了一种称为关节镜后盂肱软骨溶解的灾难性并发症，因为该并发症绝大多数为年轻人和既往健康的患者（运动员）行肩关节手术后。关节破坏通常迅速而严重，并且很难治疗。病例研究显示软骨溶解主要发生于接受关节腔内输注布比卡因的患者[73]，并且其毒性随着使用浓度的增加而增大。添加肾上腺素会增加其毒性[74]。其他的局麻药也有引起软骨溶解的情况，但程度相对更加轻微。长时间接触（如 ≥ 1 天）是毒性作用加重的必需条件。其毒性效应可能与布比卡因诱导的凋亡效应和线粒体功能失调相关[75]。几年前，当关节腔内输注技术迅速增多时，没有预料到这种并发症的存在，这提示我们每一种新的方法在临床应用时均应该进行密切监测，即使是非常熟悉的药物也一样。

另一个近来关注度增高的灾难性并发症是肩关节手术后出现的缺血性脑病（第 6 章）。尽管其十分罕见[76]，实施坐位（沙滩椅位）手术的麻醉医生均应该了解这一并发症[77]。引起脑缺血至少有两个主要机制。其一，坐位时血液淤滞于下肢静脉，静脉回心血量减少，引起低血压和心动过缓。其二，测量动脉血压的套囊位于上肢，测量出的血压没有考虑压力梯度，血压至少被高估 20mmHg。当压力套囊放置于小腿（通常是外科医生的要求），高估的血压可能会大于 50mmHg（见图 6-4）。这样在没有显示出低血压的时候，脑缺血便可能发生。如果复合肌间沟阻滞则会使风险增大，其原因是该技术会进一步激活 Bezold-Jarisch 反射[78]。除了限制使用沙滩椅体位外，预防措施主要依赖于了解监护仪显示的血压与实际血压的差异，避免长时间的低血压。最近 Murphy 等[79] 报道了通过脑近红外光谱的持续监测可以检测出脑缺血的发生。

近些年来，可能导致差错的人为因素受到明显的关注（第 3 章）。给药错误是最普通的原因之一，可以发生在整个过程的任一时间点，包括从药局取药、溶液的配制或给药的过程。文献中列出了许多不同的策略，目的在于降低给药错误的发生率和减轻其严重性，这些策略之间并不相互矛盾[80, 81]。

当考虑实施 RA 时，各种能够引起错误的原因都可能发生，其中脊髓途径给予不能用于脊髓的毒性药物将会带来灾难性的后果。有趣的是，在英国，国家患者安全机构发布了一个安全警报，目的是在 2011 年 4 月 1 日前停止在腰穿和蛛网膜下隙注射装置中应用鲁尔连接头，通过防错技术和所有椎管内麻醉相关装置中去除鲁尔连接头以减少给药错误的发生。最近因为还没有完善的技术解决方案[82]，上述方案最后期限延至 2012 年 4 月 1 日。无论是什么原因引起了延期，这一措施在任何其他国家均未实行过，该机构理应因这一果断的行动而受到赞扬。

六、总　　结

自 20 世纪初以来，RA 操作的数量明显增加，不仅是由于外科手术的数量增加，也因为其在麻醉操作中所占的比例有所上升。包括传统技术（脊麻和硬膜外麻醉）以及现代技术（单次注射或持续 PNB 技术）在内，各种区域麻醉技术均得到了广泛的应用。区域麻醉技术的安全性不断提高，与高安全性技术使用的增加相反，来自大样本的研究数据仍没有显示并发症的整体发生率有所降低。发生率的不变可能与方法学的偏倚有关，很可能总体的安全性已经得到了改善。为控制 RA 的风险，确实实施了许多策略，包括改进培训计划、使用更安全的装置和药物、技术革新以及质量改善计划。这或许是目前健康人群（如产科患者）中严重并发症非常罕见的原因。并发症整体发生率不变的可能原因是，在传统并发症发生率总体降低的同时，由于老龄化造成的解剖学和生理学的负面效应，以及抗凝治疗应用的增多，使得并发症的下降趋势被抵消。除了这些并发症，在我们最近的临床实践中观察到了新的并发症。幸运的是，这些新的并发症迅速被识别，希望它们的出现没有对并发症的总体发生率有任何显著的影响。麻醉相关并发症，特别是那些与 RA 相关的并发症经常很难被患者所接受，因为 RA 被认为是比全身麻醉更安全的技术，并应用在与舒适和疼痛控制相关的临床领域。如果不希望 RA 再经历一波新的谴责和诉讼的冲击，我们应该在改进安全性方面持续付出巨大的努力。强制性的技术和培训的改进并不能解决全部问题。如果想让 RA 成为一种超级安全的技术，需要更好地规范操作程序，并纠正应用和系统方面的错误。

（虞建刚 译）

参 考 文 献

1. Clergue F, Auroy Y, Pequignot F, et al. French survey of anesthesia in 1996. *Anesthesiology* 1999;91:1509–1520.
2. Auroy Y, Laxenaire MC, Clergue F, et al. Anesthetics in obstetrics. *Ann Fr Anesth Reanim* 1997;17:1342–1346.
3. Burnstein R, Buckland R, Pickett JA. A survey of epidural analgesia for labour in the United Kingdom. *Anaesthesia* 1999;54: 634–640.
4. Shibli KU, Russell IF. A survey of anaesthetic techniques used for caesarean section in the UK in 1997. *Int J Obstet Anesth* 2000;9:160–167.
5. Memsoudis SG, Kuo C, Edwards AM, et al. Changes in anesthesia related factors in ambulatory knee and shoulder surgery: United States 1996–2006. *Reg Anesth Pain Med* 2011;36:327–331.
6. Fox MAL, Webb RK, Singleton RJ, et al. Problems with regional anaesthesia: an analysis of 2000 incident reports. *Anaesth Intensive Care* 1993;21: 646–649.
7. Kennedy F, Effron AS, Perry G. The grave spinal cord paralyses caused by spinal anesthesia. *Surg Gynecol Obstet* 1950;91: 385–398.
8. Cope RW. The Wooley and Roe case. *Anaesthesia* 1954;9:249–270.
9. Cousins MJ, Mather LE. Intrathecal and epidural administration of opioids. *Anesthesiology* 1984;61:276–310.
10. Capdevila X, Barthelet Y, Biboulet P, et al. Effects of perioperative analgesic technique on the surgical outcome and duration of rehabilitation after major knee surgery. *Anesthesiology* 1999;91:8–15.
11. Ilfeld BM, Enneking FK. Continuous peripheral nerve blocks at home: a review. *Anesth Analg* 2005;100:1822–1833.
12. Hadzic A, Williams BA, Karaca PE, et al. For outpatient rotator cuff surgery, nerve block anesthesia provides superior same-day recovery over general anesthesia. *Anesthesiology* 2005;102:1001–1007.
13. Dripps RD, Vandam LD. Long-term follow-up of patients who received 10,098 spinal anesthetics: failure to discover major neurological sequelae. *JAMA* 1954;156:1486–1491.
14. Phillips OC, Ebner H, Nelson AT, et al. Neurologic complications following spinal anesthesia with lidocaine: a prospective review of 10,440 cases. *Anesthesiology* 1969;30:284–289.
15. Borgeat A, Ekatodramis G, Kalberer F, et al. Acute and nonacute complications associated with interscalene block and shoulder surgery: a prospective study. *Anesthesiology* 2001;95:875–880.
16. Auroy Y, Narchi P, Messiah A, et al. Serious complications related to regional anesthesia: results of a prospective survey in France. *Anesthesiology* 1997;87:479–486.
17. Auroy Y, Benhamou D, Bargues L, et al. Major complications of regional anesthesia in France: the SOS Regional Anesthesia Hotline Service. *Anesthesiology* 2002;97:1274–1280.
18. Gaba D. Safety first: ensuring quality care in the intensely productive environment—the HRO model. *APSF Newsletter*. Spring, 2003.
19. Auroy Y, Benhamou D, Amaberti R. Risk assessment and control require analysis of both outcomes and process of care. *Anesthesiology* 2004;101:815–817.
20. Reason J. Human error: models and management. *BMJ* 2000; 320:768–770.
21. Aviation Safety Reporting System. Available at: http://asrs.arc.nasa.gov. Accessed July 14, 2004.
22. Vincent C, Taylor-Adams S, Stanhope N. Framework for analysing risk and safety in clinical medicine. *BMJ* 1998;316:1154–1157.
23. Wang LP, Hauerberg J, Schmidt JF. Incidence of spinal epidural abscess after epidural analgesia: a national 1-year survey. *Anesthesiology* 1999;91:1928–1936.
24. Vandam LD, Dripps RD. A long-term follow-up of 10,098 spinal anesthetics. II. Incidence and analysis of minor sensory neurological defects. *Surgery* 1955;38:463–469.
25. Finegold H, Mandell G, Vallejo M, et al. Does spinal anesthesia cause hearing loss in the obstetric population? *Anesth Analg* 2002;95:198–203.
26. Wong CA, Slavenas P. The incidence of transient radicular irritation after spinal anesthesia in obstetric patients. *Reg Anesth Pain Med* 1999;24:55–58.
27. Caplan RA, Posner KL, Ward RJ, et al. Adverse respiratory events in anesthesia: a closed claims analysis. *Anesthesiology* 1990;72:828–833.
28. Albright GA. Cardiac arrest following regional anesthesia with etidocaine or bupivacaine. *Anesthesiology* 1979;51:285–287.
29. Schneider MC, Hampl KF, Kaufmann M. Transient neurologic toxicity after subarachnoid anesthesia with hyperbaric 5% lidocaine. *Anesth Analg* 1994;79:610.
30. Chazalon P, Tourtier JP, Villevielle T, et al. Ropivacaine-induced cardiac arrest after peripheral nerve block: successful resuscitation. *Anesthesiology* 2003;99:1449–1451.
31. Huet O, Eyrolle LJ, Mazoit JX, et al. Cardiac arrest after injection of ropivacaine for posterior lumbar plexus blockade. *Anesthesiology* 2003;99:1451–1453.
32. Rosenblatt MA, Abel M, Fischer GW, et al. Successful use of a 20% lipid emulsion to resuscitate a patient after a presumed bupivacaine-related cardiac arrest. *Anesthesiology* 2006;105:217–218.
33. Frankel HL, Crede WB, Topal JE, et al. Use of corporate six sigma performance-improvement strategies to reduce incidence of catheter-related bloodstream infections in a surgical ICU. *J Am Coll Surg* 2005;201:349–358.
34. Bollini CA, Urmey WF, Vascello L, et al. Relationship between evoked motor response and sensory paresthesia in interscalene brachial plexus block. *Reg Anesth Pain Med* 2003;28:384–388.
35. Karaca P, Hadzic A, Yufa M, et al. Painful paresthesiae are infrequent during brachial plexus localization using low-current peripheral nerve stimulation. *Reg Anesth Pain Med* 2003;28:380–383.
36. Hogan Q. Finding nerves is not simple. *Reg Anesth Pain Med* 2003;28:367–371.
37. Holdcroft A, Gibberd FB, Hargrove RL, et al. Neurological complications associated with pregnancy. *Br J Anaesth* 1995;75:522–526.
38. Wong CA. Neurologic deficits and labor analgesia. *Reg Anesth Pain Med* 2004;29:341–351.
39. Wong CA, Scavone BM, Dugan S, et al. Incidence of postpartum lumbosacral spine and lower extremity nerve injuries. *Obstet Gynecol* 2003;101:279–288.
40. Alexander JM, Sharma SK, McIntire DD, et al. Intensity of labor pain and cesarean delivery. *Anesth Analg* 2001;92:1524–1528.
41. Nercessian OA, Macaulay W, Stinchfield FE. Peripheral neuropathies following total hip arthroplasty. *J Arthroplasty* 1994;9:645–651.
42. DeHart MM, Riley Jr LH. Nerve injuries in total hip arthroplasty. *J Am Acad Orthop Surg* 1999;7:101–111.
43. Ben-David B, Joshi R, Chelly JE. Sciatic nerve palsy after total hip arthroplasty in a patient receiving continuous lumbar plexus block. *Anesth Analg* 2003;97:1180–1182.
44. Aminoff MJ. Electrophysiologic testing for the diagnosis of peripheral nerve injuries. *Anesthesiology* 2004;100:1298–1303.
45. Kopacz DJ, Neal JM, Pollock JE. The regional anesthesia "learning curve." What is the minimum number of epidural and spinal blocks to reach consistency? *Reg Anesth* 1996;21:182–190.
46. Lascarrou JB, Thibaut F, Malinovsky JM. Cardiac arrest after axillary plexic anaesthesia with ropivacaine in a chronic kidney failure dialysis patient. *Ann Fr Anesth Reanim* 2008;27:495–498.
47. Weinberg GL, Ripper R, Murphy P, et al. Lipid infusion accelerates removal of bupivacaine and recovery from bupivacaine toxicity in the isolated rat heart. *Reg Anesth Pain Med* 2006;31:296–303.
48. Marhofer P, Eichenberger U, Stöckli S, et al. Ultrasonographic guided axillary plexus blocks with low volumes of local anaesthetics: a crossover volunteer study. *Anaesthesia* 2010;65:266–271.
49. O'Donnell BD, Iohom G. An estimation of the minimum effective anesthetic volume of 2% lidocaine in ultrasound-guided axillary brachial plexus block. *Anesthesiology* 2009;111:25–29.
50. Noble AB, Murray JG. A review of the complications of spinal anaesthesia with experience in canadian teaching hopsitals from 1959 to 1969. *Can Anaesth Soc J* 1971;18:5–17.
51. Scott DB, Tunstall ME. Serious complications associated with epidural/spinal blockade in obstetrics: a two-year prospective study. *Int J Obstet Anesth* 1995;4:133–139.
52. Moen V, Dahlgren N, Irestedt L. Severe neurological complications after central neuraxial blockades in Sweden 1990–1999. *Anesthesiology* 2004;101:950–959.
53. Hebl JR, Horlocker TT, Kopp SL, et al. Neuraxial blockade in

patients with preexisting spinal stenosis, lumbar disk disease, or prior spine surgery: efficacy and neurologic complications. *Anesth Analg* 2010;111:1511–1519.

54. de Sèze MP, Sztark F, Janvier G, et al. Severe and long-lasting complications of the nerve root and spinal cord after central neuraxial blockade. *Anesth Analg* 2007;104:975–979.

55. Kane RE. Neurologic deficits following epidural or spinal anesthesia. *Anesth Analg* 1981;60:150–161.

56. Wysowski DK, Talarico L, Bacsanyi J, et al. Spinal and epidural hematoma and low-molecular-weight heparin. *N Engl J Med* 1998;338:1774–1775.

57. Horlocker TT, Wedel DJ, Rowlingson JC, et al. Executive summary: regional anesthesia in the patient receiving antithrombotic or thrombolytic therapy: American Society of Regional Anesthesia and Pain Medicine Evidence-Based Guidelines (Third Edition). *Reg Anesth Pain Med* 2010;35:102–105.

58. Osta WA, Akbary H, Fuleihan SF. Epidural analgesia in vascular surgery patients actively taking clopidogrel. *Br J Anaesth* 2010;104:429–432.

59. van Veen JJ, Nokes TJ, Makris M. The risk of spinal haematoma following neuraxial anaesthesia or lumbar puncture in thrombocytopenic individuals. *Br J Haematol* 2010;148:15–25.

60. Johnson ME, Uhl CB, Spittler KH, et al. Mitochondrial injury and caspase activation by the local anesthetic lidocaine. *Anesthesiology* 2004;101:1184–1194.

61. Myers RR, Sekiguchi Y, Kikuchi S, et al. Inhibition of p38 MAP kinase activity enhances axonal regeneration. *Exp Neurol* 2003;184:606–614.

62. Robards C, Hadzic A, Somasundaram L, et al. Intraneural injection with low-current stimulation during popliteal sciatic nerve block. *Anesth Analg* 2009;109:673–677.

63. Hadzic A, Dewaele S, Gandhi K, et al. Volume and dose of local anesthetic necessary to block the axillary brachial plexus using ultrasound guidance. *Anesthesiology* 2009;111:8–9.

64. Brull R, McCartney CJ, Chan VW, et al. Neurological complications after regional anesthesia: contemporary estimates of risk. *Anesth Analg* 2007;104:965–974.

65. Fredrickson MJ, Kilfoyle DH. Neurological complication analysis of 1000 ultrasound guided peripheral nerve blocks for elective orthopaedic surgery: a prospective study. *Anaesthesia* 2009;64:836–844.

66. Barrington MJ, Watts SA, Gledhill SR, et al. Preliminary results of the Australasian Regional Anaesthesia Collaboration: a prospective audit of more than 7000 peripheral nerve and plexus blocks for neurologic and other complications. *Reg Anesth Pain Med* 2009;34:534–541.

67. Liu SS, Zayas VM, Gordon MA, et al. A prospective, randomized, controlled trial comparing ultrasound versus nerve stimulator guidance for interscalene block for ambulatory shoulder surgery for postoperative neurological symptoms. *Anesth Analg* 2009;109:265–271.

68. Capdevila X, Pirat P, Bringuier S, et al. Continuous peripheral nerve blocks on hospital wards after orthopedic surgery: a multicenter prospective analysis of the quality of postoperative analgesia and complications in 1,416 patients. *Anesthesiology* 2005;103:1035–1045.

69. Bergman BD, Hebl JR, Kent J, et al. Neurologic complications of 405 consecutive continuous axillary catheters. *Anesth Analg* 2003;96:247–252.

70. Morin AM, Kranke P, Wulf H, et al. The effect of stimulating versus nonstimulating catheter techniques for continuous regional anesthesia: a semiquantitative systematic review. *Reg Anesth Pain Med* 2010;35:194–199.

71. Ilfeld BM, Mariano ER, Girard PJ, et al. A multicenter, randomized, triple-masked, placebo-controlled trial of the effect of ambulatory continuous femoral nerve blocks on discharge-readiness following total knee arthroplasty in patients on general orthopaedic wards. *Pain* 2010;150:477–484.

72. Mariano ER, Loland VJ, Sandhu NS, et al. Comparative efficacy of ultrasound-guided and stimulating popliteal-sciatic perineural catheters for postoperative analgesia. *Can J Anesth* 2010;57:919–926.

73. Anderson SL, Buchko JZ, Taillon MR, et al. Chondrolysis of the glenohumeral joint after infusion of bupivacaine through an intra-articular pain pump catheter: a report of 18 cases. *Arthroscopy* 2010;26:451–461.

74. Dragoo JL, Korotkova T, Kanwar R, et al. The effect of local anesthetics administered via pain pump on chondrocyte viability. *Am J Sports Med* 2008;36:1484–1488.

75. Grishko V, Xu M, Wilson G, et al. Apoptosis and mitochondrial dysfunction in human chondrocytes following exposure to lidocaine, bupivacaine, and ropivacaine. *J Bone Joint Surg Am* 2010;92:609–618.

76. Friedman DJ, Parnes NZ, Zimmer Z, et al. Prevalence of cerebrovascular events during shoulder surgery and association with patient position. *Orthopedics* 2009;32: 256.

77. Pohl A, Cullen DJ. Cerebral ischemia during shoulder surgery in the upright position: a case series. *J Clin Anesth* 2005;17: 463–469.

78. D'Alessio JG, Weller RS, Rosenblum M. Activation of the Bezold-Jarisch reflex in the sitting position for shoulder arthroscopy using interscalene block. *Anesth Analg* 1995;80: 1158–1162.

79. Murphy GS, Szokol JW, Marymony JH, et al. Cerebral oxygen desaturation events assessed by near-infrared spectroscopy during shoulder arthroscopy in the beach chair and lateral decubitus positions. *Anesth Analg* 2010;111: 496–505.

80. Jensen LS, Merry AF, Webster CS, et al. Evidence based strategies for preventing drug errors during anaesthesia. *Anaesthesia* 2004;59: 493–504.

81. National Patient Safety Agency. Seven steps to patient safety: the full reference guide. 2004;11. Available from http://www.nrls. npsa.nhs.uk/resources/collections/seven-steps-to-patient-safety/. Accessed January 23, 2011.

82. Cook TM, Payne S, Skryabina E, et al. A simulation-based evaluation of two proposed alternatives to Luer devices for use in neuraxial anaesthesia. *Anaesthesia* 2010;65:1069–1079.

第 **3** 章

降低风险策略总述

Stephen M. Rupp

　　让我们面对现实吧：区域麻醉不仅麻醉医生感兴趣，并且通常对患者有益。完善的区域阻滞常会使患者和术者心存感激。在成功地实施区域麻醉，避免了深度全身麻醉的副作用之后，麻醉医生也会感到最直接的满足和喜悦。区域麻醉的患者从手术到恢复的转变过程平稳且无痛。熟练地掌握区域麻醉技术就能对这个专业的理念有一个深入的了解。但事情并不只有好的方面，对于区域麻醉来说，轻则阻滞失败更改为全麻，重则患者失去生命，这些都是有可能发生的情况。本章节主要讨论错误发生的原因，以及如何在区域麻醉的实施中预防和治疗其并发症。同时，还讲述了如何在麻醉医师和患者同意的情况下，进行区域麻醉的错误预防。区域麻醉绝对和相对禁忌证会在本书的其他章节中讲述。

一、失误、缺陷与防错

　　在制造业中，高质量被定义为产品生产完全符合预期，并且毫无缺陷[1]。这一概念同样能被应用到医学实践中[2]。缺陷指的是不可弥补的质量低下的结果。区域麻醉实施的缺陷包括：阻滞错误侧的机体、注射错误的药物、局麻药误入血管、全脊髓麻醉等。失误是缺陷的前提，可以导致前述缺陷的失误有：知情同意书不正确、药物标记错误、注射针误入血管内或者硬膜外穿刺针进入蛛网膜下隙等。高质量的区域麻醉实施的关键是要在源头上防止失误的发生，或者在它们变成缺陷之前予以纠正[1]。

因此，在制造业和医学中，有三个主要策略能预防失误发展成缺陷：完全杜绝失误发生的可能性；在最开始的时候进行核查（也称为自我核查）；每进行下一步之前进行核查（连续核查）[1]。这些策略也可以应用在区域麻醉中，如：从医院的处方集中逐一去除每一种危险药品，注射前仔细阅读注射器的标签，注射含有肾上腺素的局麻药的试验剂量时，注意观察心率的变化。

二、失误的来源

由于人类行为的局限性，每个人都有一定的失误概率。失误包括过失、疏忽和错误[3, 4]。过失是指行为没有按计划进行，疏忽是忘记或漏掉了某个动作，错误是指计划本身就是错的[3]。因为我们是人，所以在我们创造的每个体系中，都有一个犯错误的基本概率，重要的不仅是要识别并接受它，我们还应该在它进展成缺陷之前找到并予以纠正。

区域麻醉的实施需要人文、知识和科技的结合。科技包括空间、照明、设备、耗材和我们应用的药物。知识包括病史、医疗条件、手术目的和与操作及药物相关的知识。传统医学教育的重点在于知识和技术细节。然而，近期的提高安全性的研究已经转向可能影响操作的人为因素（框 3-1）[4-6]。人为因素，如疲劳、干扰、人与人之间的争吵和分神等，已经引起人们的注意。为了更好地实施麻醉，这些不利因素应该减少或消除[4, 7]。一个等级分明的环境容易使团队内的成员对发言产生恐惧，在这种情况下的医疗文化会对患者产生威胁[5, 6, 8]。对于某个目的的澄清和潜在的安全问题，每个人都应该自由提出问题。要改变这种恐惧发言的情况，需要适当的引导、开放性、责任感和方向明确的计划[9, 10]。

框 3-1 区域麻醉中错误的来源

- 人为因素：疲劳、干扰、人际关系问题
- 恐惧发言：由于担心地位低下而不能指出缺陷
- 变化：对相同手术的患者未采用标准方法或采用多种硬膜外麻醉托盘
- 采用个体化方法：而不是一个基于指南、科学依据、部门共识的通用方法

现代医疗保健服务系统中的工作压力能使我们医疗保健服务时间缩短[11]。不过，这种"加快速度"的心态往往会导致偷工减料，不能发现错误和安全风险所在。在本章的后续部分，我们将会阐述如何合适地应对工作压力。

三、变动对质量和安全性的影响

工艺工程师了解变动可引起质量的灾难性后果，所以，在制造业中，消除变动、生产始终如一的产品是最重要的原则之一[1, 12, 13]。因此，人们对每个部件和用品制定了标准，来保证产品的变化在一个可以预测和接受的范围。同样的，每一种需要机械、用具和人共同完成的工作都应该标准化[13]。在第二次世界大战期间的美国，女性如果想要从事传统中男

性的工作,最基本的要求是接受特殊的培训[14]。不幸的是,医学工作标准的缺乏,使我们不能为患者提供可靠的医疗服务。"无法按照食谱做麻醉"的呼声是一种普遍现象[15]。然而,医生和护士应该知道,不是所有的工作都需要我们做出复杂的决定[16]。一部分工作是常规性的,并且很容易制定出标准来减少工作中的风险和变动,提高我们的工作质量。区域麻醉中用具的差异,如同一种阻滞的操作中,穿刺针的数量和型号的改变,会使麻醉过程中操作发生改变,人员对设备不熟悉,加之获取和储存的困难,可最终导致错误和失败的风险增加。

四、循证医学和人文条件

传统医学教育强调了循证医学的重要性,医生都希望能将循证医学应用到他们的实践中。然而,医学研究所报告,实践形成常规至少需要 15 ~ 20 年[17, 18]。实行已被广泛认可的临床指南仍旧面临巨大的挑战。不遵循循证指南已导致外部监管机构实施公开报告和激励支付策略。为什么循证医学的开展如此困难,是因为研究过程太复杂,还是我们工作人员过于繁忙以至无暇学习,或者仅仅因为有太多相关知识需要了解?是我们对自己阅读理解的能力期待太高,或其他能够导致这类烦恼产生的想法?如为什么我的记忆力变差了?现代医疗保健的复杂性和快速发展,使我们产生了一种挑战意识,并要最终实现它。但是,我们为此的付出所造成的精神崩溃、绝望和自我怀疑是非常普遍的现象[19, 20]。或许我们太过于自信,或许我们对自己的期望太高。

在这种背景条件下,本章的其他部分着重讲述允许纠正错误的区域麻醉的实例。

五、专题解决方案:注重患者安全并持续改进的文化

允许我们人人犯错误并需要帮助,这是安全文化的体现。因此,团队合作和交流被最大化。发生错误的可能性决定了自我核查和顺序核查的必要性。安全文化允许队友在意识到或发现错误存在时,提出质疑和发表意见[4, 21]。在麻醉医生为患者实施麻醉前,应该对解剖学、药理学、操作技术和潜在并发症等相关知识有一定程度的了解。对初学者应该进行严密的监督,让他们逐步提高水平。在训练中,应该知道不断重复对于掌握技术是必不可少的[22]。演习实验室和模拟训练有助于新手培训,并为专家处理意外或极少发生的事件做技术准备[4, 23]。工作场所需经过科学地测定,包括运行周期时间、移动距离、失误率和缺陷率,所有这些依次不断地进行系统的改进[2]。患者、家属和麻醉医生都应参与改进工作场所和工作流程。持续不断的改进会使我们向着最终的完美目标前进[2, 13]。粗心大意绝不能被接受,可以避免的并发症就不应该发生。必须了解并满足外部监管部门的要求,确保团队的和谐诚信以及团队、患者和公众的信心。

六、工 作 场 所

患者对工作场所的体验是第一印象,而他们的体验应该受到关注和积极处理[2, 17]。患者接到通知并按时到达,他们希望了解是什么样的环境,周围的环境应该是安静、舒适和惬意的,等待的时间应是最短的。

工作场所药物和供给系统的标准化可以简化工作流程（框 3-2）。实施区域麻醉所需要的全部用品应该放在标准化的移动车上，以保证能被移动到床边。抽屉贴上标签并以易记及易用的方式整理。"恰到好处"的概念是麻醉医生在需要的时候，有他或她需要数量的东西[13, 24]。否则，就会在来回的走动和搜寻上浪费时间，使麻醉所用的时间延长，最终导致麻醉医生整天疲惫不堪，外科医生沮丧不振[2]。因此，患者、麻醉医生、药品、用品和设备所要移动的距离和信息应该被尽可能地缩短和简化[2]。

框 3-2 改进区域麻醉的工作场所

• 完善工作的人文细节：合作、交流、有效及培训
• 工作场所标准化：药品，耗材
• 完善工作流程：整理耗材，使移动距离最小化，根据预先确定的阻滞时间通知患者
• 完善可视系统：患者追踪，清晰的药物标签和耗材来源
• 开展并周期性重新评估临床路径
• 信任核对单
• 完善外部准备：术前检查，患者知情同意，标准化的阻滞托盘
• 进行阻滞时，安全可靠的技术和熟练的助手

七、可视系统：消除不确定性和错误

一个人只需要进入一个新环境，就会知道在他们周围的活动有多少不确定性。可视系统对于识别和消除不确定因素至关重要[2, 13, 24]。患者跟踪系统能显示出目前正进行到整个过程的哪一步，这对于协调整体和预测下一步很重要。因为相似的药瓶或标签而发生的医疗事故已经产生了严重的后果。提高安全性，应从清晰一致的标签开始，处方安全药师协会提议废除颜色编码的标签，因为实施者会无意中拿到同一种颜色标签的同一类药，但是注射器中的药物却是错误的[25]。而白色标签上的黑色印字能保证只有一种方法来确定注射器中的药物和浓度，那就是阅读标签。预先印好的无菌标签能保证每次使用都一致、有效并且简便。硬膜外阻滞所需要的无菌标签实例见图 3-1，标准的区域麻醉托盘（图 3-2）能提高对药物的识别，改善操作流程。每个人都应该熟悉托

硬膜外阻滞	甲哌卡因2%
布比卡因0.5%	甲哌卡因2%
布比卡因0.5%	甲哌卡因0.5%
氯普鲁卡因3%	甲哌卡因0.5%
氯普鲁卡因3%	[盐]0.9%氯化钠
利多卡因1%	[盐]0.9%氯化钠
利多卡因1.5%	利多卡因1.5%含肾上腺素1:200 000 [5μg/ml]
利多卡因1.5%	含肾上腺素1:200 000 [5μg/ml]
利多卡因2%	含碳酸氢盐
利多卡因2%	药物浓度

图 3-1 无菌包内预先印制的标签，能直接贴在硬膜外阻滞托盘内。这些标签可以快速标记所有的注射器和凹槽。同样也可以制作用于脊麻和周围神经麻醉的标签

盘内的格局和用具的摆放，这样能有效地减少错误和针刺伤的发生。在初学者需要上级医师帮助的时候，标准的摆放能让他们更容易找到用具和药品。

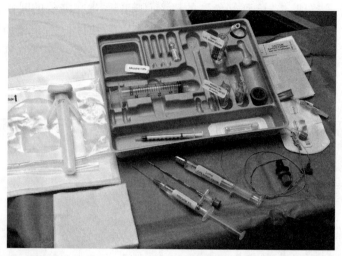

图 3-2　图片所示为标准的硬膜外阻滞托盘，这个托盘是按照读书的顺序从左至右摆放。准备的项目和布单在左侧，注射器和穿刺针按照它们的使用顺序从左至右摆放，导管和固定用具在右侧。所有的药品和凹槽都贴好标签。标准的摆放能让其他人准确地了解需要准备什么，这样既有利于培训，又能提高安全性。当实际操作开始后，所有的步骤能够井井有条地进行。由于乱放锐器所导致的刺伤事件被减到最少

八、简化、标准化、创建路径和核对单

如前所述，医学实践的复杂性对医生来说是一个挑战，为每个患者制定个体化的、循证的治疗方案非常困难。已有相关文献的系统性综述，据此创建的医疗路径及方案可提高医疗质量[17]。这些程序可被扩展适用于手术室内的绝大多数病例。例如，循证医学被应用到全膝关节置换术后，应用区域麻醉、周围神经置管、口服镇痛药等方式，已经创建了多模式镇痛路径，可减少对非口服麻醉药的依赖[26-28]。麻醉部门审核相关证据和草案，修订并最终接受了这个方案。部门还去掉了其中不必要的复杂部分，使其应用更加简便。对每个患者都会通过医疗评估来决定是否应用该方案，同时针对患者的具体状态对方案进行必要的调整。很快，科室的麻醉质量获得了提升。评价麻醉质量的方法有术后静脉麻醉性镇痛药的使用、睡眠质量、疼痛控制、恶心/呕吐、物理治疗成功完成的时间等。根据结果质量的评估，可以在机构内部对方案进行快速的调整改善[29,30]。一部分改进旨在简单地消除变动，另一部分可以使麻醉医生除遵循常规之外，还要关注每个患者个体差异的重要问题。这样，就使这个系统从过多依赖麻醉医生的个人能力转变为更加依赖集体的力量。由于每个人都了解该路径，其他人就更容易帮助实施。最后，创建核对单是确保在发生意外的情况下，一些重要任务不至于因为压力或记忆的原因而被忽略[31]。这样会最大化地保证安全，麻醉医生也能在他们的实践中感受更多的乐趣和自信。

九、从容不迫才能保证安全

对于处理工作压力来说，了解麻醉过程中消耗精力的原因并予以排除是至关重要的。此外，每次阻滞的时间周期也很重要，例如，了解了一次硬膜外置管所需要的时间，就可以使患者在一个合适的时间内达到麻醉范围。阻滞开始的时间应该能保证从手术室外到手术室内的正常周转。这就表示如果麻醉不能在保证手术室正常周转的时间完成，就需要额外的外部准备（见下述）。决不允许因时间有限就匆匆忙忙或过于简单化。

十、外 部 准 备

准备是指对手术所需要的工具和仪器设备的安装和摆放[32]。如果这种准备必须在手术室里，而且要在操作之前进行，如切口之前敷布覆盖，就称为"内部准备"[2]。如果这种准备可以在操作前一段时间进行，如日常的麻醉机安全检查，就称为"外部准备"。减少匆忙操作的关键之一是充分的外部准备。区域麻醉的外部准备可以包括：建立患者对区域麻醉的信心、获得知情同意、取得定位设备如超声、摆放患者体位、连接监护设备、辅助吸氧等。当麻醉医师与患者关于知情同意做最后沟通的时候，其他人可按照标准化的规定准备好麻醉托盘。为了遵循无菌原则，应该在操作进行之前最后准备阻滞托盘。

十一、知情同意：了解患者和外科医生的意向

麻醉相关的检查和计划应该与患者商议。常规应该确认患者腕带上的全名和第二标识，向患者确认将要进行手术的部位和左右侧，麻醉医生应亲自确认患者完全理解所要签署的同意书的内容，对麻醉计划达成共识，并回答提出的所有问题。确认外科医生采用通用的标识（"yes"或外科医生名字的首字母）为手术部位做的标记（如果可能，与患者本人确认），单侧的阻滞部位也应该用不同标识标记。如我们医院，用 yes 标记手术的部位，用麻醉医生名字的首字母标记阻滞的部位。联合委员会不允许用字母 X 做标记，因为 X 的意义不够明确[33]。

十二、区域麻醉中的各种角色

对一个戴无菌手套口罩、在无菌区域进行操作的麻醉医生来说，要照顾患者的需要是很困难的（如镇静的微调、合适的体位等）。因此，要保证至少一个人在有菌的状态，能随时为患者的安全提供保障，这个人可以是护士（能帮助维持镇静）或技师（大部分情况下不能辅助镇静）。他们能从另一个视角增强安全性，如参与安全确认，还可以为操作者提供无意中掉落的用品，或者是摆放和操作设备（如超声等）。

十三、区域麻醉前最后的准备

患者已经摆放好体位准备进行麻醉，适当的监护已经就绪（心电图、脉搏血氧、无创血压），预先吸氧，并通过适当的镇静来减轻患者的焦虑和疼痛。同时应保证患者在安全确认过程中有反应，能在疼痛严重或有感觉异常时提醒操作者，因为有穿刺针误入神经或将局麻药注入血管内的可能。局麻药的选择应根据阻滞的类型、预期的手术时间和术后镇痛所希望持续的时间。治疗指数越高的药物对临床越有意义[34, 35]。注入硬膜外隙的局麻药中，肾上腺素的比例应为 1/200 000（5μg/ml），此浓度适用于观察试验局麻药是否注入血管内[36-38]。外周神经阻滞所使用的局麻药中应包含 1/400 000（2.5μg/ml）的肾上腺素[40]。

美国区域麻醉和疼痛医学协会的循证指南关于无菌准备的建议：操作者和助手在整个过程开始之前洗手、摘掉装饰品、氯己定消毒皮肤、铺无菌单、戴无菌手套、口罩（盖住口鼻）、脖颈上不能有下垂的物件[41, 42]。根据联合委员会创建的通用协议，在麻醉将要开始前应有一次暂停[33]，目的是进行最后的顺序核查，以确保患者身份无误，麻醉指征明确，位置和体侧正确，所有的药物和用品已进行标记，任何人都没有关于安全的担忧（包括患者本人）。

十四、区域麻醉的实施

关于寻找异感、神经刺激仪和超声引导技术哪种更适用于区域麻醉的争论，不在本章的讨论范围内。随着提高安全性方面的证据越来越多，人们接受了在区域麻醉中引入超声技术并广泛应用[43]。超声的应用缩短了大部分区域麻醉所需要的时间，减少了部分阻滞所需要的局麻药的用量（理论上能增加安全性），还能够加快起效时间（这样能加快工作流程）[43]。对于作者本人来说，超声引导下区域麻醉最吸引人的地方在于皮下的神经和血管都是可见的，能让操作者避开不想触碰到的解剖位置。因此，穿刺针刺中血管的概率降低[43]。另外，穿刺针是紧贴着神经，而不是直接刺入神经本身。

为了探查局麻药是否误入血管或蛛网膜下隙，可以注射试验剂量或在大剂量注射局麻药时间断回吸观察是否有血液，这是区域麻醉中保证安全性的常规步骤[37, 38]。如硬膜外隙阻滞中，操作者给予含肾上腺素 15μg 的试验剂量后，如果心率的变化小于 10%，则说明没有误入血管或蛛网膜下隙之虞[37, 38]。

有警惕性的麻醉医生应该了解区域麻醉潜在的并发症及其出现时的症状和体征。锁骨上神经阻滞可能会发生以下并发症，并表现出相关的症状和体征：局麻药血管内注射（心率或血压上升），严重的注射痛（可能注射入神经），咳嗽（穿刺针误入胸膜腔）。防治并发症的关键是充分的准备和严密的监测。

十五、针对意外情况的准备

系统应能随时提供用于复苏的设备、耗材及药物。氧气源、吸引器、经面罩或气管内插管行正压通气也应随时备用。手推车应在常规处触手可及[38]。抢救程序的模拟训练有助于完善各项准备及建立团队协作[39]。准备好带有安全核查单的脂肪乳救援包也很重要。安全核查单的价值早已在航空业得到证明，最近又在医学界获得普及。核查单可确保在罕见及应急事件发生时，人们能正确遵循简易和可能的救生步骤而不会忘记[31]。表 3-1 展示了局麻药全身中毒的安全核查单。

表 3-1　美国区域麻醉和疼痛医学协会局麻药全身中毒治疗的安全核查单*

局麻药全身中毒的药理学治疗不同于其他心脏停搏的情况
• 寻求帮助
• 初期的重点
• 气道管理：100% 纯氧通气
• 抑制抽搐：优先选择苯二氮䓬类药物，患者心血管不稳定时，禁止应用丙泊酚
• 通知最近可以进行体外循环的地方
• 心律失常的处理
• 初级和高级心脏生命支持需要调整用药，也许还需延长抢救时间
• 禁用血管加压素、钙通道阻滞药、β 受体阻滞药或局麻药
• 减少肾上腺素剂量至 < 1μg/kg
• 脂肪乳剂（20%）治疗（括号内的值是针对 70kg 体重的患者）
• 负荷剂量 1.5ml/kg（根据净体重计算）静脉注射 > 1 分钟（约 100ml）
• 持续输注 0.25ml/（kg·min）（约 18ml/min；使用微量泵调节）
• 如果心血管系统持续抑制状态，重复给予 1 ~ 2 次负荷剂量
• 如果持续低血压，输注速度加倍至 0.5ml/（kg·min）
• 循环恢复稳定后，继续输注脂肪乳至少 10 分钟
• 推荐上限：第一个 30 分钟，约 10ml/kg 脂肪乳
• 局麻药全身中毒的后续治疗见 www.lipidrescue.org，脂类的应用参考 www.lipidregistry.org

　*美国区域麻醉和疼痛医学协会的急救核查单[38]。该核查单可以印制并放置在区域阻滞区含有无菌脂肪乳的急救包内。一旦有局麻药中毒的征象或症状出现，这个急救包可以随时得到。核查单为治疗局麻药中毒提供了简便可靠的指导方案，并且不会因为人的记忆缺陷而发生改变（ASRA 允许转载，www.asra.org 提供这个清单的免费 PDF 副本）。

十六、区域麻醉的后续监测

区域阻滞实施后，撤走无菌的敷料和用具，将设备从床旁移开，接下来要继续对患者进行监护，以防止迟发型不良反应的发生（如外周神经阻滞导致的低血压，或全身吸收造成的迟发型局麻药中毒）。对椎管内阻滞的患者，应由有资质的麻醉医生实施并始终在场进行监护。外周神经阻滞后，如果手术不能及时开始，我们应该有一份关于监测的指导方案。该方案应包括护理内容，并置于有资质的麻醉人员伸手可及之处。

十七、患者随访、结果改进和质量评估

术后随访对评估患者的满意度和并发症很重要。如果患者对相关问题有怨言，应开始恢复治疗。此外，如果可能发生神经损伤，应提供恰当的评估、外科医生的参与和专家（如神经内科医生）的咨询。

早期电生理诊断有助于确定损伤的具体位置[44]。如前所述，建立一套公认的质量标准，用于指导各医疗机构的评估和改进方案，能改善提高麻醉质量[29]。建立事件警示系统用于内部报告及分析失误、缺陷和各种有惊无险的事件非常重要，因为可以降低缺陷的重复概率[45, 46]。

十八、结　　论

开展防错区域麻醉将要走很长的一段路，它要求优秀的领导、团队合作、相互交流和奉献精神。关键是人们能接受这样的事实：实施操作的医生是人，人可能会犯错误。简化区域麻醉过程非常重要，因为可以消除麻醉过程中不必要的变动所带来的不确定性和危险性，这样能使麻醉医生更多地关注患者麻醉中更重要的方面。专业科室的角色是制订常规和指导方案，让每个人都能明确安全实践的底线；每个人都应该了解这个指导方案，同时扮演好自己的角色。业内的专家已经为整体水平的提高扫除了障碍，铺平了道路。在临床实践中结合最新的循证医学理念，对提高医疗质量和安全性是至关重要的。一个成功的、令人满意的职业环境需要一些必要条件：持续改进，专业的培训，完善的准备和针对意外情况的实践。

（王　俊译，王俊科校）

参 考 文 献

1. Shingo S. *Zero Quality Control: Source Inspection and the Poke-Yoke System*. Portland, OR: Productivity Press, 1986.
2. Kenney C. *Transforming Health Care. Virginia Mason Medical Center's Pursuit of the Perfect Patient Experience*. New York, NY: Productivity Press, 2011.
3. Reason J. *Human Error*. Cambridge, UK: Cambridge University Press, 1990.
4. Institute of Medicine. *To Err is Human. Building a safer health system*. Washington, DC: National Academy Press, 2000.
5. Leonard M, Graham S, Bonacum D. The human factor: the critical importance of effective teamwork and communication in providing safe care. *Quality Saf Health Care* 2004;13:i85–i90.
6. Carthey J, de Leval, Reason JT. The human factor in cardiac surgery: errors and near misses in a high technology surgical domain. *Ann Thorac Surg* 2001;72:300–305.
7. Sexton JB, Thomas EJ, Helmreich RL. Error, stress, and teamwork in medicine and aviation: cross sectional surveys. *BMJ* 2000;320:745–749.
8. Gaiser RR. Teaching professionalism during residency: why it is failing and a suggestion to improve its success. *Anes Analg* 2009;108:948–954.
9. Timmel J, Kent PS, Holzmueller CG, et al. Impact of the Comprehensive Unit-based Safety Program (CUSP) on safety culture in a surgical inpatient unit. *Jt Comm J Qual Patient Saf* 2010;36:252–260.
10. Goeschel CA, Holzmueller CG, Berenholtz SM, et al. Executive/Senior Leader Checklist to improve culture and reduce central line-associated bloodstream infections. *Jt Comm J Qual Patient Saf* 2010;36:519–524.
11. Gaba DM, Howard SK, Jump B. Production pressure in the work environment. California anesthesiologists' attitudes and experiences. *Anesthesiology* 1994;81:488–500.
12. Tennant G. *Six Sigma SPC and TQM in manufacturing and ser-* vices. Surrey: Gower, 2001.
13. Ohno T. *Toyota Production System. Beyond Large-Scale Production*. Portland, OR: Productivity Press, 1988.
14. Graupp P, Wrona RJ. *The TWI Workbook: Essential Skills of Supervisors*. New York, NY: Taylor & Francis, 2006.
15. Savarese JJ, Lowenstein E. The name of the game: no anesthesia by cookbook. *Anesthesiology* 1985;62:703–705.
16. Liker JK, Meier DP. *Toyota Talent. Developing your people the Toyota way*. New York, NY: McGraw-Hill, 2007.
17. Institute of Medicine. Crossing the quality chasm: a new health system for the 21st Century. Washington, DC: National Academy Press, 2001.
18. Balas EA, Weingarten S, Garb CT, et al. Improving preventive care by prompting physicians. *Arch Int Med* 2000;160:301–308.
19. Hyman SA, Michaels DR, Berry JM, et al. Risk of burnout in perioperative clinicians. A survey study and literature review. *Anesthesiology* 2011;114:194–204.
20. Shanafelt T. Burnout in anesthesiology: a call to action. *Anesthesiology* 2011;114:1–2.
21. Kohn LT, Corrigan JM, Donaldson MS, eds. *To err is human: building a safer health system. A report of the Committee on Quality of Health Care in America, Institute of Medicine*. Washington, DC: National Academy Press, 2000.
22. Kopacz D, Neal J, Pollock J. The regional anesthesia "learning curve": what is the minimum number of epidural and spinal blocks to reach consistency? *Reg Anesth* 1996;21:182–190.
23. Sexton JB, Marsch SC, Helmreich RL, et al. Jumpseating in the operating room. In: Henson L, Lee A, Basford A, eds. *Simulators in anesthesiology education*. New York, NY: Plenum, 1998: 107–108.
24. Womack JP, Jones DT. *Lean Thinking*. New York, NY: Simon & Shuster, 1996.
25. Institute for Safe Medication Practices: Principles of designing

a medication label for injectable syringes for patient specific, inpatient use. http://www.ismp.org/tools/guidelines/labelFormats/Piggyback.asp. Accessed January 9, 2011.

26. Horlocker TT, Kopp SL, Pagnano MW, et al. Analgesia for total hip and knee arthroplasty: a multimodal pathway featuring peripheral nerve block. *J Am Acad Orthop Surg* 2006;14:126–135.

27. Hebl JR, Kopp SL, Ali MH, et al. A comprehensive anesthesia protocol that emphasizes peripheral nerve blockade for total knee and total hip arthroplasty. *J Bone Joint Surg Am* 2005;87(Suppl 2):63–70.

28. Hebl JR, Dilger JA, Byer DE, et al. A pre-emptive multimodal pathway featuring peripheral nerve block improves perioperative outcomes after major orthopedic surgery. *Reg Anesth Pain Med* 2008;33:510–517.

29. Speroff T, James BC, Nelson EC, et al. Guidelines for appraisal and publication of PDSA quality improvement. *Qual Manag Health Care* 2004;13:33–39.

30. Davidoff F, Batalden P, Stevens D, et al. Squire Publication Guidelines for Improvement Studies in Health Care: Evolution of the SQUIRE project. *Ann Int Med* 2008;149:670–676.

31. Gawande A. *The checklist manifesto. How to get things right.* New York, NY: Henry Holt and Company, 2009.

32. Mirriam-Webster On-line dictionary. http://www.merriam-webster.com/dictionary/set-up?show=0&t=1294611200. Accessed January 9, 2011.

33. Joint Commission: National Patient Safety Goals 2011. http://www.jointcommission.org/assets/1/6/2011_NPSGs_HAP.pdf. Accessed January 9, 2011.

34. Chazalon P, Tourtier JP, Villevielle T, et al. Ropivacaine-induced cardiac arrest after peripheral nerve block: successful resuscitation. *Anesthesiology* 2003;99:1449–1451.

35. Huet O, Eyrolle LJ, Mazoit JX, et al. Cardiac arrest after injection of ropivacaine for posterior lumbar plexus blockade. *Anesthesiology* 2003;99:1451–1453.

36. Moore DC, Batra MS. The components of an effective test dose prior to epidural block. *Anesthesiology* 1981;55:693–696.

37. Mulroy MF, Hejtmanek MR. Prevention of local anesthetic systemic toxicity. *Reg Anesth Pain Med* 2010;35:177–180.

38. Neal JM, Bernards CM, Butterworth JF, et al. ASRA practice advisory on local anesthetic systemic toxicity. *Reg Anesth Pain Med* 2010;35:152–161.

39. Neal JM, Hsiung RL, Mulroy MF, et al. ASRA checklist improves trainee performance during a simulated episode of local anesthetic systemic toxicity. *Reg Anesth Pain Med* 2012;37:8–15.

40. Neal JM. Effects of epinephrine in local anesthetics on the central and peripheral nervous systems: neurotoxicity and neural blood flow. *Reg Anesth Pain Med* 2003;28(2):124–134.

41. Hebl JR. The importance and implications of aseptic techniques during regional anesthesia. *Reg Anesth Pain Med* 2006;31:311–323.

42. Horlocker TT, Birnbach DJ, Connis RT, et al. Practice advisory for the prevention, diagnosis, and management of infectious complications associated with neuraxial techniques: a report by the American Society of Anesthesiologists Task Force on infectious complications associated with neuraxial techniques. *Anesthesiology* 2010;112:530–545.

43. Neal JM, Brull R, Chan VWS, et al. The ASRA evidence-based medicine assessment of ultrasound-guided regional anesthesia and pain medicine: Executive Summary. *Reg Anesth Pain Med* 2010;35:S1–S9.

44. Sorenson, EJ. Neurological injuries associated with regional anesthesia. *Reg Anesth Pain Med* 2008;33:442–448.

45. Auroy Y, Benhamou D, Amaberti R. Risk assessment and control require analysis of both outcomes and process of care. *Anesthesiology* 2004;101:815–817.

46. Reason J. Human error: models and management. *BMJ* 2000;320:768–770.

第4章

出血并发症

Terese T. Horlocker　　Denise J. Wedel

椎管内血肿是指脊神经轴内有症状性的出血，这是脊麻和硬膜外麻醉的一种罕见和潜在的灾难性并发症。虽然几乎所有的区域阻滞麻醉都会出现出血性的并发症，但是椎管内出血却是区域麻醉（RA）中最严重的出血性并发症。这是因为椎管是一个封闭性不可膨胀的空间，不断扩大的血肿会迫使脊髓压缩，从而导致神经缺血和截瘫。

1898年Bier实施了第一例脊麻，10年内，随着椎管内阻滞麻醉的实施，出现了第一例椎管内血肿的报道。这是一位36岁行藏毛囊肿切除术的男性患者[1]。因脊麻没有成功，最终是在局部浸润麻醉下完成手术的。因为反复的腰椎穿刺，而且每一次操作都穿出了血性脑脊液,最后患者出现了椎管内血肿。术后第 10 天,患者主诉远端肢体感觉缺失和肢体无力。腰部摄片显示患者有隐性脊柱裂。椎板切开减压手术中发现患者存在血管瘤同时伴有脊髓静脉扩张,术后神经功能恢复不良。没有证据显示患者既往有凝血疾病。后来,隐性脊柱裂和脊柱血管畸形被视为脊麻或硬膜外麻醉的禁忌证。

1953 年 Bonica 首次注意到椎管内血肿病例出现了类似凝血功能异常的改变[2]。该患者椎管穿刺出血后第 4 天出现马尾综合征的体征。椎板切开探查术显示蛛网膜下隙有广泛的凝血块,压迫脊髓圆锥。因为有持续性的椎管内出血,止血很困难。伤口包扎加剧了神经缺血,该例患者遭受了不可逆性神经损伤。

既往有凝血疾病的患者增加了椎管内麻醉出血性并发症的风险。但是自 1937 年肝素引入临床,1941 年又出现衍生的香豆素,围术期抗凝治疗的患者区域麻醉管理面临新思考。由于围术期静脉血栓预防标准的建立和强效抗血栓及抗血小板药物广泛应用 [如低分子量肝素(LMWH)、氯吡格雷、达比加群],使人们对区域麻醉期间面临的出血问题更加关注[3]。

一、问 题 概 述

中枢神经阻滞相关的出血并发症最终导致神经功能障碍的风险概率一直是个未知数。Tryba[4] 一项大样本的回顾性研究发现,850 000 例硬膜外麻醉中有 13 例发生了椎管内血肿;650 000 例脊麻中有 7 例出现椎管内血肿。基于该样本数据,出血并发症会最终导致神经功能障碍的风险概率,在硬膜外麻醉中大概是低于 1/150 000,脊麻中大概是低于 1/220 000。因为这样计算出的风险概率代表的是 95% 可信度的上限区间(CI),总体概率应该还要低于这个数值。但是,这项研究是在 1994 年做的,那个时候临床还没有进行常规的抗凝治疗。最近一项瑞典的研究是在 1990 ～ 1999 年间进行的,涉及中枢神经阻滞病例 1 710 000 例,其中发生 33 例椎管内血肿,风险概率为 1.9/100 000[95%CI 为(1.3 ～ 2.7)/100 000][5]。流行病学研究和其他病例报道提示,最近 20 年中枢神经阻滞的出血并发症发生率有逐年增加的趋势[5-7]。患者机体状态和麻醉变数也会影响椎管内出血的风险[8](表 4-1)。虽然筛选出风险人群对降低出血风险非常有效,但是因为神经功能的预后主要在于早期干预和治疗,所以最根本的措施还在于能够更迅速便捷地检测到围术期神经缺损的存在。最后,外周神经 / 神经丛阻滞技术因为能够改善围术期预后而逐渐成为发展趋势。但是,需要注意的是外周神经 / 神经丛阻滞仍然有出血并发症的风险[9-11]。

表 4-1 椎管内阻滞麻醉发生椎管内血肿的风险因素和预计发生率

	椎管内血肿相对风险	硬膜外麻醉的预计发生率	脊麻的预计发生率
无肝素			
无创伤	1.00	1∶220 000	1∶320 000
有创伤	11.2	1∶20 000	1∶29 000
伍用阿司匹林	2.54	1∶150 000	1∶220 000
椎管内操作后使用肝素抗凝			
无创伤	3.16	1∶70 000	1∶100 000
有创伤	112	1∶2000	1∶2900

续表

	椎管内血肿相对风险	硬膜外麻醉的预计发生率	脊麻的预计发生率
穿刺后超过 1 小时使用肝素	2.18	1∶100 000	1∶150 000
穿刺后未超过 1 小时使用肝素	25.2	1∶8700	1∶13 000
伍用阿司匹林	26	1∶8500	1∶2 000

数据源自 Stafford-Smith.Impaired haemostasis and regional anaesthesia.Can J Anaesth，1996. 43：R129-R141（获许可）。

二、病 理 生 理

硬膜外隙富含静脉丛，因此大部分椎管内血肿发生于硬膜外隙[12]。但是实际出血源于动脉还是静脉颇有争议。血管损伤后如果是动脉源性出血，会迅速出现血液积聚，引起神经缺血，但是大部分椎管内血肿是在穿刺或置管几天之后而非术后即刻出现症状。这提示并非动脉性出血。另一方面，虽然静脉源性出血积聚速度较慢，但理论上讲，静脉出血要先克服脊髓灌注压后才能引起椎管内填塞。因此，任何一种模型都不能完全代表临床情况。导致脊髓缺血的出血量也不相同，会受到出血部位（马尾神经相对比较耐受，而脊髓与马尾的分界处更易受损）、脊髓畸形和血液积聚速度的影响。硬膜外血补片术中，有一个很有意义的发现，有几例应用 LMWH 后的椎管内血肿的出血量反而少于注射正规肝素的病例[13]。

麻醉医师尤为关注的是，接受抗血栓或抗血小板治疗的患者，是否会出现自发性椎管内血肿[14]。危险因素包括抗凝效应的强度、高龄、女性、胃肠道出血病史、伴有阿司匹林应用史和治疗期限[15]。华法林治疗期间，国际标准化比值（INR）维持在 2.0～3.0 时伴发出血的风险概率较低，治疗时间小于 3 个月者出血概率＜3%。较高强度的抗凝法（INR＞4）则出血风险明显增加，高达 7%。普通肝素及 LMWH 治疗性抗凝，出血概率＜3%。溶栓性治疗患者出血风险概率最高，可达 6%～30%。

三、危 险 因 素

实施椎管内阻滞的患者，为了降低发生椎管内血肿的风险，最重要的是要了解凝血机制、抗凝药和抗血小板药物的药理特性，也要了解接受抗凝治疗患者实施椎管内麻醉相关的临床研究（表 4-2）。Vandermeulen 等[12]曾发表一篇文献综述，总结了 1906～1994 年间脊麻或硬膜外麻醉相关椎管内血肿患者 61 例，其中包括产妇 5 例和伴有脊柱解剖异常者 4 例，如隐性脊柱裂、脊髓室管膜瘤和脊髓血管瘤。61 例患者中，15 例脊麻，46 例硬膜外麻醉。46 例硬膜外麻醉中有 32 例椎管内血肿是在硬膜外拔管后即刻发生的，这提示硬膜外拔管与置管同样都应考虑患者当时的凝血状态。

这 61 例椎管内血肿患者中有 42 例（68%）发生于凝血功能异常患者。其中 25 例接受过肝素治疗，静脉肝素 18 例，皮下肝素 3 例，LMWH 4 例；同时还有 5 例在血管外科手术中可能使用了肝素；另外 12 例有明显凝血功能紊乱或血小板减少症或在神经阻滞麻醉前后使用过抗血小板药物（阿司匹林、吲哚美辛、噻氯匹定），口服了抗凝药物（phenprocoumone），溶栓药（尿激酶）或右旋糖酐 70。25% 的病例有穿刺针置入困难或穿刺过程中有出血，或二者兼有。20% 的病例曾有反复穿刺的过程。因此，87% 的患者有凝血异常或穿刺针置入困难和（或）穿刺针损伤。61 例中有 20 例具有 2 个或 2 个以上危险因素。

表 4-2 抗凝药、抗血小板药和溶栓药的药理活性

药物	对抗凝变量的效应		达峰效应时间	停药后恢复至正常凝血状态的时间
	PT	APTT		
静脉肝素	↑	↑↑↑	数分钟	4～6 小时
皮下肝素	—	↑	40～50 分钟	4～6 小时
低分子量肝素	—	—	3～5 小时	12～24 小时
华法林	↑↑↑	↑	4～6 天（负荷剂量少于此时间）	4～6 天
达比加群	↑	↑↑	2 小时	4～7 天
抗血小板药				
阿司匹林	—	—	数小时	5～8 天
其他 NSAIDs			数小时	1～3 天
噻氯匹定、氯吡格雷、普拉格雷			数小时	1～2 周
血小板糖蛋白 Ⅱb/Ⅲa 受体抑制剂			数分钟	8～48 小时
纤溶制剂	↑	↑↑	数分钟	24～36 小时

注：PT，凝血酶原时间；APTT，活化的部分凝血活酶时间；↑无临床意义的升高；↑↑可能有临床意义的升高；↑↑↑有临床意义的升高；NSAIDs，非甾体抗炎药。

神经功能损害表现为渐进性感觉或运动阻滞（68%）或肠道 / 膀胱功能减退（8%），而不是严重的放射性后背痛。更为重要的在于，即使自发生神经功能减退 8 小时内就行椎板切开术，也仅有 38% 的患者能部分恢复或者良好地恢复神经功能，但是脊髓缺血却是可逆的。

椎管内血肿必须迅速诊断和即刻干预，这一点已由美国麻醉医师协会（American Society of Anesthesiologists，ASA）未公开索赔数据库所证实。该数据库证明，椎管内血肿是 20 世纪 90 年代脊髓损伤首要原因[16]。几乎一半的脊髓损伤患者都出现了椎管内血肿。椎管内血肿危险因素包括了血管外科手术或诊断性检查过程中对静脉使用肝素患者实施硬膜外麻醉。重要的是，将术后肢体麻木或虚弱无力习惯性地归因于局麻药的作用而不是考虑出现了脊髓缺血，这就会造成椎管内血肿诊断延误。患者的监护极少能达到标准（达标率为 1/13），也会因此而在后续付出更为高昂的代价。

不能把神经阻滞麻醉后椎管内血肿的危险因素全部依赖于这篇综述的总结。该综述只代表了那些出现了并发症的病例却没有包括硬膜外镇痛技术而未出现不良事件的病例。但是，一些大样本的结论性调查，评价了并发症的发生概率（包括椎管内血肿），也确定了高危或低危患者的亚组，加强了风险的分级。Moen 等[5] 调查了瑞典 10 年内出现严重神经系统并发症的病例，其中脊麻 1 260 000 例，硬膜外麻醉 450 000 例。有 33 例发生椎管内血肿，女性 24 例；25 例与硬膜外穿刺技术有关；有 11 例患者存在凝血障碍（既往或获得的），其中 2 例是产妇，还伴有溶血、肝酶升高和血小板减低综合征

（HELLP）；6 例有脊髓异常。目前最经典主诉为下肢无力。33 例中只有 5 例恢复了神经功能（由于诊断 / 干预延误）。这些统计学数据、危险因素和预后结果都证实了前述调查结果的正确性。但是，方法学要考虑到患者群体椎管内血肿发生概率的计算问题。例如，硬膜外镇痛分娩的风险（1/200 000）要远小于老年女性患者关节成形术后硬膜外镇痛的风险（1/3 600，$P < 0.001$）。同样，髋部骨折手术脊麻的风险，女性患者（1/22 000）显著高于所有其他患者（1/480 000）。

综上所述，这一系列的报道说明出现有临床意义的出血风险因人而异。患者年龄（同时伴有脊髓或脊柱畸形）、潜在凝血功能障碍、穿刺过程困难或持续抗凝治疗期间留置硬膜外导管（特别是普通肝素或LMWH）均与出血风险相关，或许是多因素共同作用所致。

（一）患者危险因素

患者危险因素属于不可控因素，不过在选择区域麻醉技术时要考虑到不同患者在围术期要相应采取不同的神经功能监测方法。椎管内血肿的患者因素与抗血栓治疗中自发性出血的风险因素相类似，即年龄增长、女性、伴有肝肾疾病（增强抗凝效应）[5, 13, 15]。在 40 例 LMWH 血栓预防性治疗椎管内血肿病例中，75% 为老年女性患者[13]。同样，Moen 等也注意到发生椎管内血肿的患者有 70% 均为女性，而且常伴有骨质疏松引起的椎管狭窄[5]。老年女性患者发生椎管内血肿风险增高，可能是由于对预防性血栓治疗药物的敏感性增强和（或）随着年龄增加椎管出现了变化。

因为怀孕期和产后早期孕产妇体内处于高凝状态，所以常认为产妇没有发生椎管内血肿的风险。但是，Vandermeulen 等[12]的系列研究发现 61 例椎管内血肿中有 5 例为产妇，其中 2 例伴有凝血异常（血小板减少、先兆子痫）。有 1 例产妇伴有既往不曾诊断的硬膜外室管膜瘤，还有 2 例未报告有椎管内血肿的危险因素。而在 Moen 等的观察中发现，这 2 例产妇患有严重的凝血疾病。目前为止，虽然没有椎管内血肿与围生期抗血栓治疗有相关性的报道，但是，也没有大量系列性研究能证明，在这类患者应用治疗性的抗凝药物期间实施椎管内阻滞的安全性。因此围生期抗血栓治疗行椎管内阻滞，发生椎管内血肿的相对风险性尚不清楚。

（二）麻醉危险因素

影响椎管内血肿风险的各种麻醉因素包括：穿刺针 / 导管型号、穿刺 / 置管所致创伤和椎管内留置导管。虽然椎管内阻滞时出血未必会出现椎管内血肿，但是椎管内血肿的病例报道中常涉及穿刺针或导管置入过程的损伤[12, 13, 17, 18]。另外，较大型号穿刺针和硬膜外或脊麻导管置入会增加穿刺针损伤[17, 19]，而且椎管内血肿的病例中，近 3/4 的比例与持续硬膜外置管相关[5, 12, 13]。有几项研究已证实鞘内或硬膜外置管会增加椎管内少量出血的风险性（无临床意义）[17, 19]。Horlocker 等[17]报道，46 例鞘内置管的患者中，有 18 例存在脊髓出血（39%），575 例硬膜外置管中有 138 例（24%）。这一比例明显高于单次脊麻脊髓出血的风险，362 例单次脊麻，只有 64 例发生脊髓出血（18%）。穿刺和置管过程中有出血，拔除导管时更易伴有出血。这些研究表明椎管内留置导管会造成脊髓血管损伤。抗凝治疗增加出血概率，特别是凝血功能发生变化的病例拔除留置导管，会使脊髓少量无临床意义的出血变得具有临床意义。

（三）药理作用及药物的相互作用

患者对抗凝药物的反应敏感性因人而异。高敏感的患者应用抗凝药物后表现为抗凝程度明显高于常人，停止抗凝药物后凝血状态恢复到常态也需要更长的时间。单次 3 ～ 5mg 华法林会使患者的凝血酶原时间（PT）延长约 20%[20]。相反，华法林抵抗的患者，这一效应会降低而且作用时间较短。例如，急性血栓栓塞患者，因抗凝血酶Ⅲ减少，会发生继发性肝素抵抗。很多因素会影响患者对肝素和华法林的敏感性，诸如总体医疗条件、饮食、肝肾疾患（框 4-1）。最后，伴随用药，如非甾体抗炎药或右旋糖酐，可增强抗凝药效应。因此，临床医师有必要知晓患者既往用药情况，预先评估围术期所需的抗凝方法和抗凝水平，以及药物潜在的相互作用。另外，应该严密监测抗凝状态，特别是对留置导管患者的凝血功能监测更应受到关注。

框 4-1　华法林反应产生凝血酶原时间延长的患者特征总结

• 年龄＞ 65 岁	• 心、肝、肾疾患
• 女性	• 东方人种
• 体重＜ 100lbs（1lbs=0.4536kg）	• CYP2C9 和（或）VKORC1 基因变异
• 大量外科失血	

（四）术前抗凝

需长期抗凝治疗的患者，如有心房纤颤病史或心脏瓣膜置换术后，并不适于椎管内阻滞技术。为了防止血栓性并发症，手术后常抗凝化，而抗凝药的作用也只能部分逆转。尽管穿刺或置管时凝血状态正常，但这一正常状态持续时间较短，因不能长期保持凝血正常而导致导管拔除时出现问题。

（五）不可预知的抗凝或溶栓治疗

近期经历过椎管内麻醉患者，因突发肢体缺血、急性冠状动脉综合征或深部静脉血栓/肺栓塞急需抗凝治疗，给麻醉医师带来极大困扰。理想情况下，应在抗血栓或溶栓治疗前询问患者，有无近期腰椎穿刺史、脊麻或硬膜外麻醉史，或经硬膜外类固醇注射史。已留置的椎管内导管，继续留置还是拔除取决于抗血栓治疗的程度和时程。因为联合用药[抗血小板药物伍用肝素和（或）溶栓药物]出血的风险更高，所以应考虑采用对凝血影响最小的治疗策略[15]。不过，麻醉界早已熟知这类人群椎管内出血的潜在风险，而其他领域的专家却最近才意识到[21]。结果，直至治疗性抗凝实施后才通知麻醉医师。在这种情况下，要权衡出血和血栓的相对风险，必须达成共识，即凝血功能恢复至正常水平才能拔除留置导管。由于血栓栓塞性并发症的风险，不宜完全逆转抗凝效应。对实施凝血功能调节药物的临床医师努力进行继续教育是至关重要的。

四、抗血栓治疗指南

2008 年，美国胸科医师学会（ACCP）发布了第八届抗栓和溶栓治疗大会的会议纪实[3]（表 4-3）。这些建议对椎管内阻滞（和有创的 / 不能受压迫的外周神经）患者的处理是一种新的挑战，总体精神是，为了延长用药间隔时间，推荐应用高水平预防性抗栓药物（框4-2）。除了 ACCP 指南外，也可参照外科监护改进计划（SCIP, www.qualitynet.org）所制定的指南。另外，还有一部指南值得关注，那就是 2007 年，美国骨外科医师协会（AAOS）为应对预防性抗血栓药相关性外科出血问题而发布的一份指南，该指南是为预防全关节置换术后患者发生有症状性肺栓塞而制定的（并非深部静脉血栓）（www.aaos.org/guidelines. pdf）。总体上说，AAOS 指南更趋于保守，建议常规应用机械方法预防，而仅对高危患者采取有侵袭性化学药物预防。

表 4-3　静脉血栓栓塞药物预防和治疗策略

全髋或全膝关节成形术和髋部骨折手术	
磺达肝癸钠	术后 6 ～ 8 小时，2.5mg SC qd
LMWH[a]	术前 12 小时，5000U qd，或术后 4 ～ 6 小时，2500U SC，然后一次 500U SC，或术后 8 ～ 10 小时，30mgU SC，然后 30mg q12h
华法林	术前晚或术后即刻，调整用量至 INR 比值延长到 INR=2.0 ～ 3.0
微小普外科手术，脊椎、血管和关节镜操作（没有其他额外的风险因素存在）[b]	
早期制动	
无预防性的抗血栓药物治疗	
微小普外科手术，脊椎、血管和关节镜操作（有其他额外的风险因素存在）和大型普外科手术或产科手术（没有其他额外的风险因素存在）	
普通肝素	术前 2 小时，5000U SC q12h
LMWH	术前 1 ～ 2 小时，≤ 3400 U SC qd
大型普外科手术或产科手术和开放性的泌尿系统操作（有其他额外的风险因素存在）	
普通肝素	术前 2 小时，5000U SC q8h
LMWH	术前 1 ～ 2 小时，> 3400 U SC qd
急性冠状动脉综合征和静脉血栓栓塞治疗	
LMWH	120U/kg SC q12h 或 200 U/kg SCqd（non-q-wave MI）

注：SC，皮下；LMWH，低分子量肝素；INR，国际标准化比值。

a. LMWH 北美适用配方为依诺肝素和达肝素。

b. 血栓栓塞的危险因素包括创伤、制动 / 轻瘫、恶性病、血栓栓塞既往史、年龄增加（超过 40 岁）、怀孕、雌激素治疗、肥胖、吸烟史、静脉曲张、先天或遗传的血栓倾向。

基于 Geerts WH, Bergqvist D, Pineo GF. Prevention of venous thromboembolism：American Colledge of Chest Physicians Evidence-Based Clinical Practice Guidelines（8th Edition）.Chest，2008. 133：381s-453s（已获许可）。

框 4-2 会增加椎管内血肿风险的血栓预防性用药倾向

- 血栓预防（如普外科手术的患者使用普通肝素和低分子量肝素）经常和外科手术密切相关。但是术后早期使用会与外科出血有关（与麻醉出血也相关）
- 大型骨外科手术后推荐使用磺达肝癸钠进行抗血栓治疗，其较长的半衰期（约 20 小时）妨碍导管的安全拔除
- 低分子量肝素和达比加群依赖肾代谢。体重较轻和（或）肾功能下降的患者使用上述药物时并非常规调整剂量，这就会导致药物的作用增强，代谢延长
- 预防性用药的时程延长至治疗后期。有证据表明出血的风险性随着抗凝治疗时间的延长而增加
- 最新研发的抗血栓制剂半衰期延长，不常规监测抗凝效应，也没有解药

（一）静脉和皮下普通肝素

对极高危患者，尤其是急性血栓栓塞的患者，通常施行全身彻底肝素化治疗。血管外科手术或骨外科手术中，有时应用中等剂量的静脉肝素。在一项涉及 4000 余例患者研究中，Rao 和 El-Etr[22] 证明全身肝素化期间脊麻和硬膜外留置导管的安全性，但是需密切监测体内肝素活性，而且循环中肝素水平在相对较低水平时才能拔除留置的导管（既往有凝血疾病患者除外）。Ruff 和 Dougherty 在神经学文献报道一项回顾性研究，342 例患者在诊断性腰椎穿刺术之后应用了肝素化治疗，其中有 7 例出现了椎管内血肿。在抗凝治疗患者中，穿刺损伤、腰穿后 1 小时内开始应用抗凝药或同时伍用阿司匹林治疗是发生椎管内血肿的危险因素（见表 4-1）。总之，大量文献和丰富的临床经验提示，全身肝素化期间实施区域麻醉技术并不代表有意义的风险。但是 ASA 未公开索赔数据库中出现的椎管内血肿相关性截瘫病例提示，这类事件还在持续发生，需要高度警惕。一旦疑有椎管内血肿，需尽早诊断和干预治疗。

自从 1998 年美国区域麻醉和疼痛医学协会（ASRA）发布最早的一部指南至今[23]，有关心肺转流期间全身肝素化患者椎管内麻醉和镇痛的相对风险和受益的讨论一直没有停止。曾有小样本研究而未见相关并发症报道。目前为止，有一个孤立的心肺转流全身肝素化后出现椎管内血肿的病例[24]。但是也掺有混淆因素，该患者的初始神经功能是完好的，而是在术后第 2 天抗凝 / 溶栓后才发展为截瘫。因此，对该种镇痛技术的风险远大于收益的观点仍有争议。一篇综述建议，为了把风险降至最小，可以采取一定的预防措施[25]：

（1）已知由任一原因引起的凝血疾病患者应避免实施椎管内阻滞。

（2）有创伤性补片的患者外科手术应推迟 24 小时。

（3）从设备肝素化至全身肝素化的时间应超过 60 分钟。

（4）应严格控制肝素效应及其逆转（作用持续时间最短的最小剂量）

（5）恢复正常凝血功能后才能拔除硬膜外导管，并在术后严密监测椎管内血肿形成的症状和体征。

此外，Ho 等应用复杂数学来分析尚未发生的预计罕见性事件概率，计算出发生血肿的风险。硬膜外麻醉 4583 例，脊麻 10 840 例均无并发症，该作者估计硬膜外麻醉风险概率约为 1 : 1528，脊麻风险概率约为 1 : 3610[26]。理论上，心肺转流术患者椎管内血肿风险增加；又缺乏椎管内阻滞相关的发病率和致死率后续改进措施[27]。

每 12 小时皮下注射 5000U 肝素，已广泛用于预防深静脉血栓且有效。通常用 aPTT

方法检测凝血参数均无改变。有少部分患者（最多不超过 15%），即使 APTT 极少超过正常值的 1.5 倍，但仍发生凝血功能改变[28]。极少部分患者（2% ~ 4%），在皮下注射肝素后出现治疗性的抗凝效果。治疗超过 5 天，个别患者发生血小板计数下降[29]。

皮下肝素的广泛使用和极少的并发症提示，皮下肝素不伴有椎管内血肿的风险。在 9 项研究中 9000 余例患者接受了皮下肝素治疗，无一发生椎管内血肿[23]，同时在欧洲和美国，广泛的应用实践中也未增加该并发症的发生率。椎管内阻滞期间皮下应用肝素，只有 5 例发生椎管内血肿，4 例硬膜外血肿[12, 30]，1 例蛛网膜下血肿[31]。

皮下高剂量（如 3 倍日常量）肝素的相对安全性尚不清楚。目前临床医师面临着这样一种抉择，是在没有任何证据情况下继续施行硬膜外镇痛，还是持更谨慎态度，等待一些诸如 ASA 未公开索赔数据库提供一些负面报告再做决定。相关文献报道手术和非手术患者，使用 3 倍剂量的普通肝素（UFH）会增加少量和多量出血的风险。除非有更多的信息，否则麻醉医师都应该更加谨慎，对这类患者要加强神经功能监护，还要避免使用其他改变凝血功能的药物。

（二）低分子量肝素

在整形外科手术引入低分子量肝素（LMWH）进行预防性血栓治疗之前，椎管内血肿罕见报道。但是，自 1993 年 5 月至 1997 年 11 月，通过医学监视系统（Med-Watch system）发现，脊麻或硬膜外麻醉患者在围术期使用 LMWH，总共发生了 30 例椎管内血肿。1997 年 12 月 FDA 健康咨询局发布，并要求所有 LMWH 和类肝素生产商重新修订产品说明书并且标注黑匣子警示。

大部分椎管内血肿与硬膜外穿刺技术相关。术后早期（或者术中）应用 LMWH 及合并使用抗血小板药物治疗，是增加外科和麻醉相关出血并发症的危险因素[5, 6, 13]（框 4-3）。接受 LMWH 的患者发生椎管内血肿的估计风险概率，硬膜外麻醉大约为 1 ：3000，而脊麻仅为 1 ：40 000[7]。但是，这一数据应该还是被低估了，因为有很多已发生椎管内血肿并未予报道（因此计算时已包括）。1993 ~ 1998 年 FDA 共记录了近 60 例椎管内血肿[34]。值得注意的是，Vandermeulen 等[12] 在椎管内阻滞实施的头 100 年内，已确认椎管内血肿共计为 61 例，FDA 统计的这一数据很有价值。最初时期，虽然每日一次剂量 LMWH 被认为对留置硬膜外导管是安全的，但是来自瑞典和德国的最新信息提示，与每日两次剂量的风险相同[5, 35]。

框 4-3　患者、麻醉和低分子量肝素剂量与椎管内血肿的相关变数

患者因素	硬膜外（相对脊麻）技术
• 女性性别	• 低分子量肝素应用期间留置硬膜外导管
• 年龄增长	**低分子量肝素剂量因素**
• 脊髓硬化或强直性脊柱炎	• 术前或术中即刻应用低分子量肝素
• 肾功能受损	• 术后早期应用
麻醉因素	• 2 倍日常剂量应用
• 穿刺针 / 导管置入损伤	• 同时伍用抗血小板或抗凝药物

经许可摘自 Horlocker TT, Wedel DJ, Benzon H, et al. Regional anesthesia in the anticoagulated patient: defining the risks（the second ASRA Consensus Conference on Neuraxial Anesthesia and Anticoagulation）. *Rog Anesth Pain Med* 2003：28：172-197.

LMWH 的适应证还在继续扩展。LMWH 已列为血栓预防、治疗以及急性冠状动脉综合征的适应证（表 4-3）[3, 36]。另外，尚未列入 LMWH 适应证的几种情况尤其受到麻醉医师的关注。需华法林慢性抗凝的患者，包括产妇、心脏瓣膜置换术后、心房颤动或并存高凝状态，LMWH 作为过渡性治疗（bridge therapy）相当有效[37]。血栓治疗 LMWH 的使用剂量大（非预防性剂量），其抗血栓效应可持续 24 小时。

（三）口服抗凝药

围术期应用华法林抗凝治疗患者的麻醉处理，取决于用药剂量和开始用药时间。长期口服抗凝药的患者 PT 延长和 INR 升高，需停药后 3 ～ 5 天才能恢复正常[37]。理论上讲，因为 PT 和 INR 主要反映因子Ⅶ的活性（因子Ⅶ的半衰期仅为 6 ～ 8 小时），所以 PT 和 INR 接近正常水平时，因子Ⅱ和因子Ⅹ尚未达到充分止血水平。INR 处于正常范围时，所有维生素 K 依赖性凝血因子都能达到足够水平。因此，建议施行椎管内阻滞之前要保证患者的凝血状态处于正常[10]。需要注意的是，术前停止华法林治疗而 PT/INR 刚恢复正常的患者，对术后华法林治疗反应明显增强或由其残余（亚临床）作用所致。

华法林治疗开始后，直至大量的非生物活性因子合成之后药效才会显现出来，药物作用依赖于这些因子的半衰期：

因子	半衰期（小时）
因子Ⅶ	6 ～ 8
因子Ⅸ	24
因子Ⅹ	25 ～ 60
因子Ⅱ	50 ～ 80

了解不同维生素 K 依赖因子和 INR 之间的关系对区域阻滞麻醉处理极为重要。临床经验提示，因子Ⅱ、因子Ⅸ或因子Ⅹ先天性缺乏的患者，每个单一因子只要还能维持 40% 活性就足以维持正常或接近正常的凝血状态。如果任何一种凝血因子的活性低于基础值 20% ～ 40% 就会发生出血。PT 和 INR 对因子Ⅶ和因子Ⅹ最为敏感，对因子Ⅱ相对不敏感。因为因子Ⅶ半衰期相对较短，所以 24 ～ 36 小时内 PT 和 INR 可能延长。因子Ⅶ活性恢复至基础水平的 55% 时，INR 延长（INR ＞ 1.2）。当 INR=1.5 时，因子Ⅶ活性处于 40% 水平。因此 INR ＜ 1.5 代表凝血功能正常。最近有关因子Ⅶ活性和 PT/INR 的分析也支持这一结论，但是分析结果也报道了 PT/INR 延长时，因子Ⅶ活性也可能波动于正常和明显减低的范围。这一现象提示我们，PT/INR 正常时候椎管内置管是安全的，但是一旦 PT/INR 和因子Ⅶ活性水平延长，对其结果的解读就比较困难，也会因此而导致约 10% 的患者拔除硬膜外导管过早[38]。

处理接受华法林治疗的患者，要基于华法林的药理学作用、为手术充分止血所需的维生素 K 依赖性凝血因子水平和已报道的椎管内血肿相关病例。华法林抗凝治疗患者，留置硬膜外导管发生椎管内血肿的风险罕有数据参考。留置导管的最佳时程和拔除导管的时机都还有争议。目前为止，只有 3 篇文献（总计近 1700 例围术期口服抗凝药患者）

评价脊麻或硬膜外留置导管发生椎管内血肿的风险[39-41]。这些研究发现，患者对华法林的反应差别很大。部分患者初始剂量 48 小时之内 PT 能维持在正常水平，还有相当数量的患者单次剂量后即出现 PT 延长。较大剂量华法林（超过 5mg）会加重凝血时间的延长。因此，为了避免过度延长凝血酶原时间，每日监测 PT 相当重要。

（四）抗血小板药物

作为血栓预防的基础用药，抗血小板药物的应用日趋广泛。而且，许多整形外科手术患者都有长期使用一种或几种抗血小板药物的病史[17]。虽然 Vandermeulen 等[12]报道 61 例脊麻或硬膜外麻醉后发生椎管内血肿的患者有 3 例与使用抗血小板药物有关，但是几项大样本研究证明，在产科、外科和疼痛门诊接受抗血小板药物患者实施椎管内阻滞是相对安全的[17, 42, 43]。Horlocker 等[17]对 1000 例患者进行了前瞻性研究，发现术前应用抗血小板药物不增加在穿刺 / 置管或拔除导管时出血的发生率，这提示该类药物并不增加穿刺和置管过程中的创伤。接受抗血小板药物后又进行肝素化治疗（肝素或 LMWH）患者，临床医师应该意识到发生椎管内血肿的风险增加[13]。

噻氯匹定、氯吡格雷和噻吩并吡啶都是血小板聚集抑制药，这些药物干扰血小板 - 纤维蛋白原结合，继之干扰血小板 - 血小板相互作用。此效应在血小板寿命期是不可逆的。噻氯匹定和氯吡格雷对血小板环氧化酶没有作用，而与阿司匹林有协同作用。氯吡格雷停药后血小板功能减退持续 5 ～ 7 天，而噻氯匹定停药后血小板功能减退还要持续 10 ～ 14 天。使用噻氯匹定和氯吡格雷的患者行椎管内阻滞和外周神经阻滞后（腰大肌池和腰交感神经节阻滞）都有大量出血并发症的报道[9, 21]。普拉格雷是一种新型的噻吩并吡啶，抑制血小板的作用更快，更持久，也比常规或高剂量氯吡格雷效应更强。在美国，普拉格雷唯一适应证是用于急性冠状动脉综合征患者经皮冠状动脉介入治疗。单剂量口服普拉格雷后，50% 的血小板不可逆受抑制，2 小时达峰效应。停止治疗后 7 ～ 9 天血小板聚集恢复正常。推荐普拉格雷在术前至少要停用 7 天。

血小板糖蛋白（GP）Ⅱ b/ Ⅲ a 受体拮抗药，包括阿昔单抗（ReoPro）、依替巴肽（integrilin）、替罗非班（aggrastat），通过干扰血小板 - 纤维蛋白原结合继而影响血小板 - 血小板相互作用抑制血小板聚集。停药后恢复至正常血小板凝聚水平的时间从 8 小时（依替巴肽、替罗非班）至 48 小时（阿昔单抗）不等。

有关椎管内阻滞同时合并应用强效抗血小板出血风险尚无大样本研究。但是，有报道显示给予替罗非班、氯吡格雷和（GP）Ⅱ b/ Ⅲ a 受体拮抗药患者，心脏和血管围术期出血增加[44]。因此，出血风险相对增加，其绝对风险尚需明确。

（五）中草药治疗

外科患者当中有相当多比例的患者都会使用中草药治疗。大蒜、银杏、人参以及人参与华法林的相互作用均可能会导致出血性并发症。例如，在体试验中大蒜以剂量依赖性方式抑制血小板凝聚。大蒜的成分之一阿焦烯可能不可逆地加强其他血小板抑制剂（前列环素、毛喉素、吲哚美辛、双嘧达莫）的效应。虽然这些效应并不能在志愿者群体得到持续证实，但是确有一例患者嗜好大剂量食用大蒜而发生自发性硬膜外血肿[45]。银杏也会抑制血小板激活因子，在小样本群体的临床试验当中，并未发现银杏导致出血性并发症，但是有个案报道发现 4 例银杏相关性自发颅内出血，1 例自发眼前房出血。基于药代动力学数据，停用银杏 36 小时后，凝血功能可以恢复正常[46]。最后，离体实验中发现人参会抑制血小板凝聚，在大鼠体内会延长凝血酶时间（TT）和部分激活的凝血酶原时间。这些发现尚有待于在人体内得到证实。虽然人参可能抑制凝聚级联反应，但有 1 例个案报道发现，食用人参反而明显降低了华法林的抗凝效应[47]。人参皂苷的药代动力学提示人参的抗凝效应需要 24 小时恢复。

之前关于使用中药患者的围术期出血风险（外科相关或麻醉相关）并未有研究报道，因此，有关中药与其他抗凝剂 / 预防血栓制剂联合应用的相关数据亦较缺乏。

（六）溶栓和纤溶治疗

溶栓制剂能有效溶解已形成的纤维蛋白凝血块。外源性纤维蛋白原激活剂，如链激酶和尿激酶，不仅可溶解血栓也能影响循环中的纤维蛋白原，导致纤维蛋白原和纤维蛋白水平降低。内源性物质、重组组织型纤维蛋白原激活剂（rt-PA），具有更高的纤维蛋白选择性，对循环中纤维蛋白原影响较小。凝块溶解后纤维蛋白降解产物水平上升，纤维蛋白降解产物本身通过抑制血小板聚集产生抗凝效应。给予溶栓药后凝血功能改变约持续一天。最后恢复的因子是纤维蛋白原。

除了纤溶药物，这些患者还常用静脉肝素以维持 APTT 值为正常值的 1.5 ～ 2 倍，也会使用氯吡格雷 / 阿司匹林。无对照试验研究其风险性，Med Watch System[34] 曾报道，几例溶栓患者发生了留置硬膜外导管相关性椎管内血肿。

溶栓药物禁忌证的详细指南提出，不可压迫的血管刺破 10 天内禁用抗栓药。至于停药后多长时间才可进行椎管内穿刺并无相关数据。

璜达肝素（fordaparinux，璜达肝癸钠）为合成的戊多糖。2001 年 12 月获批上市。与 LMWHS 和类肝素一样，FDA 将璜达肝癸钠（arixtra）置于黑匣子警告范围内。璜达肝癸钠通过抑制因子 X a 行使其抗血栓效应。璜达肝癸钠半衰期为 21 小时，术后 6 小时给予首次剂量，每日 1 次。研究者在初始剂量范围内（为预防量的 2 倍）研究中报道了 1 例椎管内血肿[48, 49]。据报道，在应用预防剂量璜达肝癸钠而实施脊麻或硬膜外麻醉 3600 例患者，未发现椎管内血肿病例。但是，椎管内阻滞实施条件控制得很严格，只有穿刺时无损伤，首次进针即成功的病例才能入组。另外，璜达肝癸钠给药前 2 小时即拔除了硬膜外导管[49]。这些实践指南可能不宜用于临床实际。例如，一项前瞻性系列研究提示，椎管内阻滞首次进针即成功的概率不足 40%[17]。有一项研究提示，1631 例患者连续椎管内阻滞或深部周围神经阻滞后并未发生严重的出血并发症，但是，在停用璜达肝癸钠后 36 小时才拔出硬膜外导管，而且拔出导管后 12 小时才接续尝试给予璜达肝癸钠[50]。上述研究结果令人安心，但同时也担心偏离生产商的推荐剂量指南。虽然璜达肝癸钠相关性椎管内血肿的实际风险尚未可知，但是考虑到该药的抗血栓效应、术后早期应用的可能性及其效应的不可逆性，使用该药时仍然要高度警惕。

（七）达比加群

达比加群酯是种特异性可逆性抑制游离及结合型凝血酶的前体药物。该药物经肠道吸收，生物利用度为 5%[51]。一旦吸收，则被酯酶转化为活性代谢物，即达比加群（dabigatran）。2小时达血浆峰浓度，单次剂量半衰期为 8 小时，多次剂量半衰期可达到 17 小时。由于半衰期的延长，一些情况下每日 1 次剂量即可。由于 80% 经肾以原型排出，故肾衰竭的患者禁用[32]。达比加群延长 APTT，但不呈线性关系，较高剂量时达到稳定。但是，ECT 和 TT 对该药特殊敏感，治疗剂量下即呈线性关系。通过口服重组Ⅶa 因子理论上可以逆转抗凝效果，但并未经过临床实践[52]。实际上，药物说明书建议服用达比加群出现严重出血的患者应行透析治疗。

临床对比研究发现达比加群（150mg 或 200mg，首次剂量在术后 1～4 小时后服用）和依诺肝素（每日 40mg，首次剂量术后 12 小时服用）的抗凝效果和出血倾向并无差异[53-55]。已发表的文献中，对受试患者既未根据麻醉技术随机分组，也未依据操作过程有无穿刺或置管创伤设立排除标准[53-55]。虽然并没有椎管内血肿的相关报告，但是关于特殊阻滞技术具体信息的缺乏和半衰期的延长，该药物的使用还是值得警惕。目前，该药物仅用于非瓣膜性心房颤动患者。幸运的是，这些患者暂停抗凝治疗并不发生血栓栓塞的危险。因此，择期手术患者术前尽早停药使药效完全消除（5～7 天，根据肾功能而定），并在术后延迟使用。

（八）利伐沙班

利伐沙班（rivaroxaban）是强效、选择性、可逆性口服 Xa 因子抑制药，口服生物利用度为 80%。该药物Ⅲ期临床试验已在美国完成。服用后 1～4 小时达峰值效应，但是抑制效应达 12 小时。抗栓效果可以通过 PT、APTT 和 Heptest 来监测，这几项指标与该药物呈线性量效关系。利伐沙班通过肾和肠道清除，其终末半衰期健康志愿者为 9 小时，老年患者由于肾功能减退可达 13 小时（因此肾功能不全患者需调整剂量，严重肝疾病患者禁用）。

总的来说，利伐沙班（5～40mg/d，在术后 6～8 小时给予首次剂量）和依诺肝素（40mg，术前 12 小时开始服用）临床对比研究结果显示相似的出血率和抗凝效果[49, 56-58]。该临床实验中，超过半数患者是接受了局部麻醉，也未提供穿刺或置管的相关信息。虽然没有相关性椎管内血肿报道，但是鉴于阻滞技术具体信息的缺乏和半衰期的延长，该药物的使用还是值得警惕。

（九）周围神经阻滞技术

由于固定的、无法压迫的腔隙内发生出血是灾难性的，因此椎管内血肿是区域麻醉中最重要的出血性并发症，但是神经丛和周围神经阻滞技术相关性风险尚不明确。关于抗凝患者周围神经阻滞相关性出血性并发症发生及其严重程度未见相关评价。但是，在外科、放射科、心脏科神经血管鞘内置管技术中，有少数严重并发症报道。目前，周围神经阻滞后发生出血性并发症共 26 例，其中 13 例有止血功能改变。部分出血是发生于腰大肌间隙或腰交感阻滞，并服用抗凝或抗血小板药物的患者。神经组织受压迫症状并不常见[9, 10, 59, 60]。

这些病例提示，接受抗凝治疗患者，非椎管内区域阻滞技术最严重的并发症是血液丢失（导致输血甚至死亡），而不是神经损伤。鉴于相关信息的缺乏，我们也无法提出明确的建议。保守地说，椎管内麻醉与抗凝的专家共识可以作为神经丛和周围神经阻滞的参考[10]。但是，对于血管可压迫的浅表神经阻滞技术而言，该专家共识又过于严格。

五、诊　　断

术后神经系统症状的鉴别诊断包括：外科神经性损伤、神经阻滞作用延迟 / 过于延长、脊髓前动脉综合征、已有神经疾病恶化、先前未诊断性神经病症状发作以及椎管内血肿。术后即刻出现症状并不常见；椎管内血肿几乎不表现为神经阻滞时间延长[5, 6, 12]。穿刺 / 开始防栓治疗与出现神经功能障碍的间隔时间，典型的是以天数为单位计算的[6, 12]。一旦发现神经功能障碍，在 10 ～ 15 小时内发展成截瘫。

六、预　　防

可遵从美国区域麻醉和疼痛医学协会第三次区域麻醉和抗凝共识会议的推荐意见[10]（表 4-4）。该共识声明和相关支持文件可在该协会网站 asra.com 上查询。

表 4-4　接受椎管内阻滞和抗凝药的患者处理建议

华法林	在脊椎操作前 4 ～ 5 天停止慢性华法林治疗并且测定 INR，在操作时要保证 INR 比值处于正常范围，来确保维生素 K 依赖因子处于足量水平
抗血小板药物	阿司匹林或其他 NSAIDs 并非禁忌证。噻吩并吡啶降解产物（氯吡格雷和普拉格雷）在椎管操作前应该停用 7 天，噻氯匹定需停用 14 天。GP Ⅱ b/ Ⅲ a 抑制剂在椎管内操作前应该停用直至血小板功能恢复正常（替罗非班和依替巴肽 8 小时，阿昔单抗 24 ～ 48 小时）
溶栓药 / 纤溶药	没有数据能提供脊椎操作和起始用药或终止用药之间的安全期限。要遵循纤维蛋白原水平而且要观察神经压迫的体征
低分子量肝素	血栓预防量的低分子量肝素最后一次用药后至少要间隔 12 小时再行脊椎操作。治疗量的低分子量肝素则需要 24 小时后才可行脊椎操作。操作后 24 小时之内不可再给予低分子量肝素。保留硬膜外导管的话只能适用于日一次低分子量肝素的情况，而且要严格遵守不能再任用改变凝血的药物，包括酮咯酸
皮下普通肝素	日一次总剂量＜ 10 000U 时不是椎管内操作的禁忌证。更高剂量的给药方案，需要加强神经功能监测，也要谨慎使用抗血小板药物
静脉普通肝素	最后一次剂量 2 ～ 4 小时后才可进行穿刺操作 / 置入导管，而且要确证 APTT 正常。操作后 1 小时肝素可以重新使用。持续肝素化同时保留硬膜外导管会使出血风险增加，要加强神经功能的监测
达比加群	操作前停用 7 天；想减少此间隔，要确证 TT 正常；术后首次剂量要在穿刺后 24 小时和拔管后 2 小时（取决于哪个时间靠后）

注：NSAIDs，非甾体抗炎药；GP Ⅱ b/ Ⅲ a，血小板糖蛋白受体 Ⅱ b/ Ⅲ a 抑制剂；INR，国际标准化比值；APTT，活化凝血活酶时间；TT，凝血酶时间。

Horlocker TT, Wedel DJ, Rowlingson JC. Regional anesthesia in the patient receiving antithrombotic or thrombolytic therapy: American Society of Regional Anesthesia and Pain Medicine Evidence-Based Guidelines (Third edition).Reg Anesth Pain Med, 2010. 35：64-101.

（一）普通肝素

1. 血管手术患者区域麻醉 静脉应用肝素参见如下建议（Grade 1A）：

穿刺针或导管置入后 1 小时方可静脉给予肝素。

抗凝化时间延长将增加椎管内血肿形成的风险，尤其是合并应用其他抗凝药或溶栓药时。如果在导管留置期间已实施全身抗凝治疗，应在肝素停用后 2 ～ 4 小时，并且检测凝血状态后拔除导管。

导管拔除 1 小时后，方可继续应用肝素。

2. 每日剂量＜ 10 000U 皮下肝素治疗患者 椎管内阻滞无禁忌。大剂量皮下肝素治疗发生椎管内血肿的风险并不清楚；应根据个体状态而定，并进行积极的神经功能检测（Grade 2C）。

3. 接受皮下肝素治疗＞ 5 天的患者 应行血小板计数检测（Grade B）。

（二）低分子量肝素

低分子量肝素合并抗血小板药或其他口服抗凝药者不建议进行阻滞（Grade 1A）。

1. 术前应用低分子量肝素 在使用防栓剂量或治疗剂量的低分子量肝素后至少 10 ～ 12 小时或 24 小时之后进行椎管内阻滞（Grade 1C）。

术前 2 小时内（普通择期手术）使用低分子量肝素患者应避免椎管内阻滞，因置管时间将是抗凝活动的高峰期（Grade 1A）。

2. 术后使用低分子量肝素 无论行何种区域麻醉，一日两次应用低分子量肝素时，第一次不应早于术后 24 小时，并应在充分止血的前提下使用（Grade 1C）。

在低分子量肝素预防血栓治疗前提前移除导管。

第一次低分子量肝素使用应该在导管移除后 2 小时或导管置入后 24 小时，应尽可能晚一些。

一日一次低分子量肝素使用时，导管置入和第一次使用之间应间隔 6 ～ 8 小时。随后的药物应在 24 小时后使用（Grade 1C）。

（三）口服抗凝药

神经阻滞前停服口服抗凝药并确保 PT 正常（Grade 1B）。

每日监测 PT 和 INR（Grade 2C）。

INR ＜ 1.5 时移除导管，以确保维生素 K 依赖型凝血因子处于足够水平（Grade 2C）。

对于 1.5 ＜ INR ＜ 3.0 的患者是否移除导管并无明确的建议。移除导管时应该警惕，并注意神经系统症状，直到 INR 水平稳定。

对于 INR ＞ 3.0 的患者，华法林可以保留。对于硬膜外导管的移除并没有明确的建议（如抗凝效果部分或完全逆转或中断使用华法林后凝血功能自行恢复）。测定个体凝血因子水平可能有益（Grade 2C）。

（四）抗血小板药物

同时并用影响血块形成机制的其他药物，如口服抗凝药、普通肝素、低分子量肝素会增加服用抗血小板药物患者的出血危险（Grade 2C）。

NSAIDs 类药物本身并不影响腰麻或者硬膜外患者产生椎管内血肿的危险因素（Grade 1A）。

服用噻氯匹定、氯吡格雷以及血小板 GP Ⅱ b/ Ⅲ a 受体拮抗药后，应在血小板功能恢复后再行椎管内麻醉。停止服药后血小板聚集功能恢复的时间分别为：噻氯匹定为 14 天，氯吡格雷为 5 ～ 7 天，普拉格雷为 7 ～ 10 天。对于血小板 GP Ⅱ b/ Ⅲ a 抑制剂，服用阿昔单抗后持续时间从依替巴肽的 8 小时到替罗非班的 48 小时不等（Grade 1C）。

（五）中草药治疗

对于接受腰麻或硬膜外麻醉的患者，服用草药并不增加椎管内血肿的危险因素，药物复合使用也很安全（Grade 1C）。

（六）溶栓剂和纤溶剂

除非在极其特殊的情况下，使用溶栓剂和纤溶剂的患者不可接受腰麻或硬膜外麻醉（Grade1A）。

在连续椎管内导管注药期间，患者意外接受溶栓或纤溶治疗，对于导管是否拔除并无明确的指导。纤维蛋白原水平将有助于决定拔除或保留导管（Grade 2C）。

（七）磺达肝素

在获得更多的临床数据前，应在临床实验允许的条件下行椎管内麻醉（单穿刺点，无损伤穿刺针穿刺，避免导管留置）。若无法实现，可预防性更改麻醉方法（Grade 2C）。

（八）达比加群

由于达比加群的不可逆性，半衰期延长以及患者肾功能的不确定，达比加群应在实施椎管内麻醉 7 天前停药。若间隔时间较短，应该监测 TT 来判断抗凝作用是否反复。导管应在该药物再次使用前 2 小时移除（Grade 2C）。

（九）神经丛或周围神经阻滞患者的麻醉管理

对于深部神经丛或者深部周围神经阻滞的患者，可采用椎管内麻醉技术的相关建议。

七、治　　疗

诊断目标集中在识别出可逆的或可治疗的原因。因此，在椎管内麻醉过程中新出现的或有变化的神经系统症状提示我们应立即停止药物注射（不移动导管）以排除局麻药的干扰因素。若是由麻醉引起的，则神经功能应迅速地恢复。鉴于神经病的预后和早期诊断干预息息相关，尽快进行影像学的检查很重要，最好是磁共振成像，并尽快地请神经外科医师会诊以确定是否有紧急手术的必要性。并非所有的椎管内血肿都行紧急椎板切除术治疗，也有自行恢复的报告[5, 12, 13]。不过，继续观察还是立即手术应由神经外科医师做出决定。

综合来看，大多数患者的神经功能障碍的预后都很差[5, 12, 13]。而且，我们注意到，如果瘫痪症状的出现和手术时间间隔大于 8 小时，神经功能不太可能完全恢复[12]。

八、未来的方向

最后，作用于凝血系统的不同阶段（如抗血小板凝集、阻断凝血因子或增强纤溶作用）的新型抗栓药物正在不断研发。最广泛的研究是关于血小板特异性受体拮抗药和直接凝血酶抑制剂。这些抗栓药中很多都有相似的特性，半衰期延长和即使输入血液成分也难以（或不可）逆转的出血。

从新型药物的 II 期和 III 期临床试验数据来看，我们几乎无法评价其发生椎管内血肿的危险程度。制药公司和 FDA 在制定相关方法以减少该严重并发症的发生。除非有大量的数据可以评价使用这些抗栓药如磺达肝素治疗的患者行椎管内麻醉的危险性，做出麻醉决定应该考虑到手术的出血情况（可作为椎管内出血程度的参考），实施麻醉的条件，以及更改麻醉方案的风险。重要的是，这些抗栓药物作用时间的延长令我们很难做出拔除导管的决定。因此，我们倾向于在防栓治疗开始前拔除导管。

九、总　　结

准确地识别腰麻和硬膜外麻醉与抗凝的危险因素、持续的监测、综合评价当前信息以及人员培训都是预防椎管内血肿的关键。这些需要 FDA、医护人员和制药方的共同努力。新型抗凝药和抗血小板药的说明书、出血并发症的平衡栓子复合物、不断发展的局部麻醉的指导都提醒我们应综合性个体化考虑问题。因此，对于接受抗凝治疗的患者是否进行腰麻或者硬膜外麻醉，以及何时拔除导管，都应该根据个体基础状况权衡风险效益再做出决定。对于可能出现无法接受的危险的患者，应该更改麻醉方法和方案。应保证进行腰麻或硬膜外麻醉时对患者的凝血状态做出有效的评价，并在置管期间监测患者抗凝水平。在抗凝治疗期间不可移除导管，因其会提高出现椎管内血肿的危险。应该牢记，即使完全识别出危险因素以及制定相关指南，也不能完全避免椎管内血肿这一并发症的发生。Vandermeulen 等[12]研究指出，即使 87% 的患者有凝血状态异常或者穿刺困难，但是仍有 13% 并没有可识别的危险因素而发生了血肿。警惕性监测对于发现神经症状并早期进行干预很重要。我们关注的不应仅限于椎管内血肿的预防，如何使患者的预后最优化也同样重要。

（赵芸慧 译，王俊科 校）

参考文献

1. Usubiaga JE. Neurologic complications following epidural anesthesia. *Int Anesthesiol Clin* 1975;13:1–153.
2. Bonica JJ. *The Management of Pain (First Edition)*. Philadelphia, PA: Lea and Febiger, 1953.
3. Geerts WH, Bergqvist D, Pineo GF, et al. Prevention of venous thromboembolism: American College of Chest Physicians Evidence-Based Clinical Practice Guidelines (8th Edition). *Chest* 2008;133:381S–453S.
4. Tryba M. Epidural regional anesthesia and low molecular heparin: Pro. *Anasthesiol Intensivmed Notfallmed Schmerzther* 1993;28:179–181.
5. Moen V, Dahlgren N, Irestedt L. Severe neurological complications after central neuraxial blockades in Sweden 1990–1999. *Anesthesiology* 2004;101:950–959.
6. Horlocker TT, Wedel DJ. Anticoagulation and neuraxial blockade: historical perspective, anesthetic implications, and risk management. *Reg Anesth Pain Med* 1998;23:129–134.
7. Schroeder DR. Statistics: detecting a rare adverse drug reaction using spontaneous reports. *Reg Anesth Pain Med* 1998;23:183–189.
8. Stafford-Smith M. Impaired haemostasis and regional anaesthesia. *Can J Anaesth* 1996;43:R129–R141.
9. Maier C, Gleim M, Weiss T, et al. Severe bleeding following lumbar sympathetic blockade in two patients under medication with irreversible platelet aggregation inhibitors. *Anesthesiology* 2002;97:740–743.
10. Horlocker TT, Wedel DJ, Rowlingson JC, et al. Regional anesthesia in the patient receiving antithrombotic or thrombolytic therapy: American Society of Regional Anesthesia and Pain Medicine Evidence-Based Guidelines (Third Edition). *Reg Anesth Pain Med* 2010;35:64–101.
11. Weller RS, Gerancher JC, Crews JC, et al. Extensive retroperitoneal hematoma without neurologic deficit in two patients who underwent lumbar plexus block and were later anticoagulated. *Anesthesiology* 2003;98:581–585.
12. Vandermeulen EP, Van Aken H, Vermylen J. Anticoagulants and spinal-epidural anesthesia. *Anesth Analg* 1994;79:1165–1177.
13. Horlocker TT, Wedel DJ. Neuraxial block and low-molecular-weight heparin: balancing perioperative analgesia and thromboprophylaxis. *Reg Anesth Pain Med* 1998;23:164–177.
14. Groen RJ, van Alphen HA. Operative treatment of spontaneous spinal epidural hematomas: a study of the factors determining postoperative outcome. *Neurosurgery* 1996;39:494–508;discussion 508–509.
15. Schulman S, Beyth RJ, Kearon C, et al. Hemorrhagic complications of anticoagulant and thrombolytic treatment: American College of Chest Physicians Evidence-Based Clinical Practice Guidelines (8th Edition). *Chest* 2008;133:257S–298S.
16. Cheney FW, Domino KB, Caplan RA, et al. Nerve injury associated with anesthesia: a closed claims analysis. *Anesthesiology* 1999;90:1062–1069.
17. Horlocker TT, Wedel DJ, Schroeder DR, et al. Preoperative antiplatelet therapy does not increase the risk of spinal hematoma associated with regional anesthesia. *Anesth Analg* 1995;80:303–309.
18. Ruff RL, Dougherty JH Jr. Complications of lumbar puncture followed by anticoagulation. *Stroke* 1981;12:879–881.
19. Lindgren L, Silvanto M, Scheinin B, et al. Erythrocyte counts in the cerebrospinal fluid associated with continuous spinal anaesthesia. *Acta Anaesthesiol Scand* 1995;39:396–400.
20. Horlocker TT, Wedel DJ, Schlichting JL. Postoperative epidural analgesia and oral anticoagulant therapy. *Anesth Analg* 1994;79:89–93.
21. Layton KF, Kallmes DF, Horlocker TT. Recommendations for anticoagulated patients undergoing image-guided spinal procedures. *AJNR Am J Neuroradiol* 2006;27:468–470.
22. Rao TL, El-Etr AA. Anticoagulation following placement of epidural and subarachnoid catheters: an evaluation of neurologic sequelae. *Anesthesiology* 1981;55:618–620.
23. Liu SS, Mulroy MF. Neuraxial anesthesia and analgesia in the presence of standard heparin. *Reg Anesth Pain Med* 1998;23:157–163.
24. Rosen DA, Hawkinberry DW 2nd, Rosen KR, et al. An epidural hematoma in an adolescent patient after cardiac surgery. *Anesth Analg* 2004;98:966–969.
25. Chaney MA. Intrathecal and epidural anesthesia and analgesia for cardiac surgery. *Anesth Analg* 1997;84:1211–1221.
26. Ho AM, Chung DC, Joynt GM. Neuraxial blockade and hematoma in cardiac surgery: estimating the risk of a rare adverse event that has not (yet) occurred. *Chest* 2000;117:551–555.
27. Liu SS, Block BM, Wu CL. Effects of perioperative central neuraxial analgesia on outcome after coronary artery bypass surgery: a meta-analysis. *Anesthesiology* 2004;101:153–161.
28. Gallus AS, Hirsh J, Tuttle RJ, et al. Small subcutaneous doses of heparin in prevention of venous thrombosis. *N Engl J Med* 1973;288:545–551.
29. Hirsh J, Bauer KA, Donati MB, et al. Parenteral anticoagulants: American College of Chest Physicians Evidence-Based Clinical Practice Guidelines (8th Edition). *Chest* 2008;133:141S–159S.
30. Sandhu H, Morley-Forster P, Spadafora S. Epidural hematoma following epidural analgesia in a patient receiving unfractionated heparin for thromboprophylaxis. *Reg Anesth Pain Med* 2000;25:72–75.
31. Greaves JD. Serious spinal cord injury due to haematomyelia caused by spinal anaesthesia in a patient treated with low-dose heparin. *Anaesthesia* 1997;52:150–154.
32. King CS, Holley AB, Jackson JL, et al. Twice vs three times daily heparin dosing for thromboembolism prophylaxis in the general medical population: a metaanalysis. *Chest* 2007;131:507–516.
33. Leonardi MJ, McGory ML, Ko CY. The rate of bleeding complications after pharmacologic deep venous thrombosis prophylaxis: a systematic review of 33 randomized controlled trials. *Arch Surg* 2006;141:790–797.
34. Horlocker TT, Wedel DJ, Benzon H, et al. Regional anesthesia in the anticoagulated patient: defining the risks (the second ASRA Consensus Conference on Neuraxial Anesthesia and Anticoagulation). *Reg Anesth Pain Med* 2003;28:172–197.
35. Litz RJ, Gottschlich B, Stehr SN. Spinal epidural hematoma after spinal anesthesia in a patient treated with clopidogrel and enoxaparin. *Anesthesiology* 2004;101:1467–1470.
36. Douketis JD, Berger PB, Dunn AS, et al. The perioperative management of antithrombotic therapy: American College of Chest Physicians Evidence-Based Clinical Practice Guidelines (8th Edition). *Chest* 2008;133:299S–339S.
37. Heit JA. Perioperative management of the chronically anticoagulated patient. *J Thromb Thrombolysis* 2001;12:81–87.
38. Benzon HT, Avram MJ, Benzon HA, et al. Factor VII levels and international normalized ratios in the early phase of warfarin therapy. *Anesthesiology* 2010;112:298–304.
39. Horlocker TT, Cabanela ME, Wedel DJ. Does postoperative epidural analgesia increase the risk of peroneal nerve palsy after total knee arthroplasty? *Anesth Analg* 1994;79:495–500.
40. Odoom JA, Sih IL. Epidural analgesia and anticoagulant therapy. Experience with one thousand cases of continuous epidurals. *Anaesthesia* 1983;38:254–259.
41. Wu CL, Perkins FM. Oral anticoagulant prophylaxis and epidural catheter removal. *Reg Anesth* 1996;21:517–524.

42. CLASP: a randomised trial of low-dose aspirin for the prevention and treatment of pre-eclampsia among 9364 pregnant women. CLASP (Collaborative Low-dose Aspirin Study in Pregnancy) Collaborative Group. *Lancet* 1994;343:619–629.

43. Horlocker TT, Bajwa ZH, Ashraf Z, et al. Risk assessment of hemorrhagic complications associated with nonsteroidal antiinflammatory medications in ambulatory pain clinic patients undergoing epidural steroid injection. *Anesth Analg* 2002;95:1691–1697.

44. Kovesi T, Royston D. Is there a bleeding problem with platelet-active drugs? *Br J Anaesth* 2002;88:159–163.

45. Rose KD, Croissant PD, Parliament CF, et al. Spontaneous spinal epidural hematoma with associated platelet dysfunction from excessive garlic ingestion: a case report. *Neurosurgery* 1990;26:880–882.

46. Chung KF, Dent G, McCusker M, et al. Effect of a ginkgolide mixture (BN 52063) in antagonising skin and platelet responses to platelet activating factor in man. *Lancet* 1987;1:248–251.

47. Janetzky K, Morreale AP. Probable interaction between warfarin and ginseng. *Am J Health Syst Pharm* 1997;54:692–693.

48. Landow L. A synthetic pentasaccharide for the prevention of deep-vein thrombosis. *N Engl J Med* 2001;345:291–292.

49. Turpie AG, Fisher WD, Bauer KA, et al. BAY 59–7939: an oral, direct factor Xa inhibitor for the prevention of venous thromboembolism in patients after total knee replacement. A phase II dose-ranging study. *J Thromb Haemost* 2005;3:2479–2486.

50. Singelyn FJ, Verheyen CC, Piovella F, et al. The safety and efficacy of extended thromboprophylaxis with fondaparinux after major orthopedic surgery of the lower limb with or without a neuraxial or deep peripheral nerve catheter: the EXPERT Study. *Anesth Analg* 2007;105:1540–1547.

51. Weitz JI, Hirsh J, Samama MM. New antithrombotic drugs: American College of Chest Physicians Evidence-Based Clinical Practice Guidelines (8th Edition). *Chest* 2008;133:234S–256S.

52. Eriksson BI, Quinlan DJ, Weitz JI. Comparative pharmacodynamics and pharmacokinetics of oral direct thrombin and factor xa inhibitors in development. *Clin Pharmacokinet* 2009;48:1–22.

53. Eriksson BI, Dahl OE, Buller HR, et al. A new oral direct thrombin inhibitor, dabigatran etexilate, compared with enoxaparin for prevention of thromboembolic events following total hip or knee replacement: the BISTRO II randomized trial. *J Thromb Haemost* 2005;3:103–111.

54. Eriksson BI, Dahl OE, Rosencher N, et al. Oral dabigatran etexilate vs. subcutaneous enoxaparin for the prevention of venous thromboembolism after total knee replacement: the RE-MODEL randomized trial. *J Thromb Haemost* 2007;5:2178–2185.

55. Eriksson BI, Dahl OE, Rosencher N, et al. Dabigatran etexilate versus enoxaparin for prevention of venous thromboembolism after total hip replacement: a randomised, double-blind, non-inferiority trial. *Lancet* 2007;370:949–956.

56. Fisher WD, Eriksson BI, Bauer KA, et al. Rivaroxaban for thromboprophylaxis after orthopaedic surgery: pooled analysis of two studies. *Thromb Haemost* 2007;97:931–937.

57. Lassen MR, Ageno W, Borris LC, et al. Rivaroxaban versus enoxaparin for thromboprophylaxis after total knee arthroplasty. *N Engl J Med* 2008;358:2776–2786.

58. Eriksson BI, Borris LC, Dahl OE, et al. A once-daily, oral, direct Factor Xa inhibitor, rivaroxaban (BAY 59–7939), for thromboprophylaxis after total hip replacement. *Circulation* 2006;114:2374–2381.

59. Klein SM, D'Ercole F, Greengrass RA, et al. Enoxaparin associated with psoas hematoma and lumbar plexopathy after lumbar plexus block. *Anesthesiology* 1997;87:1576–1579.

60. Weller R, Rosenblum M, Conard P, et al. Comparison of epidural and patient-controlled intravenous morphine following joint replacement surgery. *Canad J Anaesth* 1991;38:582–586.

第 5 章

感染并发症

Adam D. Niesen   Denise J. Wedel   Terese T. Horlocker

　　虽然区域阻滞麻醉和疼痛治疗技术相关感染并发症罕见，但其包括从轻微的留置导管少量细菌定植，到严重的需紧急处理的脑膜炎和硬膜外脓肿。本章主要阐述椎管内和外周神经阻滞的感染并发症。

一、定　　义

　　感染并发症可能发生于任何区域阻滞麻醉操作后，但是我们最为关注的是椎管旁和椎管内的感染。可能的危险因素包括：潜在的脓毒症、糖尿病、免疫抑制、激素治疗、局部细菌定植或感染和导管长时间留置。椎管内的细菌感染既可表现为脑膜炎，也可表现为继发性脓肿形成引起的脊髓受压。感染源可能是外源性（如医疗设备或药物污染），也可能是内源性（病源菌种植入穿刺针或导管）。病原微生物也可通过无菌技术漏洞播散，且浅表皮肤病原体定殖到留置导管后可进一步播散到硬膜外隙或鞘内。外周神经阻滞，无论是否留置导管，都很少引起感染性后遗症。

二、概　　述

　　虽然已有病例报告，但是脊麻或硬膜外麻醉所引起的严重椎管内感染如脑膜炎和脓肿幸好很少见（表 5-1）。20 世纪 80 年代早期的一系列调查中，超过 65 000 例脊麻麻醉中仅报告了 3 例脑膜炎；而在约 50 000 例硬膜外麻醉中，没发现一例硬膜外或鞘内感染 [1]。在 1997 年，Auroy 等进行了一项法国多中心、前瞻性研究，共包括 40 640 例脊麻和 30 413 例硬膜外麻醉，结果表明没有感染并发症发生 [2]。最近进行的几项北欧地区大型研究，试图通过回顾大型数据库已知的共同特性来定义该地区人群的风险因素。Aromaa 等 [3] 报告了在芬兰 170 000 硬膜外麻醉和 550 000 脊麻的患者中，出现 8 例细菌感染（1.1 ：100 000 阻滞患者）。值得关注的是，Wang 等 [4] 在丹麦调查，估计硬膜外置管后硬膜外脓肿的发生率约为 1 ：1930。最后，Moen 等 [5] 回顾了瑞典 1990 ～ 1999 年间的病例，报告结果显示硬膜外脓肿的发生率很低，但是注意到其中一例患者脊麻后发生脑膜炎，而血培养 α- 溶血性链球菌阳性，表明为院内感染。

表 5-1　椎管内麻醉后的感染并发症

作者，年代	病例数	人群	区域麻醉技术	预防性使用抗生素	留置导管时间	并发症
Kane, 1981[1]	115 000	外科和产科	65 000 脊麻，50 000 硬膜外麻醉	未知	未知	3 例脑膜炎（均发生于脊麻后）
DuPen, 1990[28]	350	癌症和 AIDS 患者	永久性硬膜外镇痛（皮下隧道）	无	4 ～ 1460 天	30 例穿刺部位感染，19 例深部窦道或硬膜外感染。使用抗生素治疗，并拔除硬膜外导管。15 例安全再次置管
Scott, 1990[10]	505 000	产科	硬膜外麻醉	未知	未知	1 例硬膜外脓肿，椎板切除术后部分恢复
Bader, 1992[24]	319	并发绒毛膜羊膜炎的产妇	224 例硬膜外麻醉，29 例脊麻，50 例局麻（其中 26 例全麻）	13% 应用	外科手术时	无
Strafford, 1995[27]	1620	小儿外科	硬膜外镇痛	无	平均 2.4 天	3 例硬膜外导管尖端培养阳性，1 例硬膜外念珠菌定植（同时伴有肿瘤坏死）
Goodman, 1996[25]	531	并发绒毛膜羊膜炎的产妇	15 例脊麻，517 例硬膜外麻醉或镇痛	23% 应用	64 例＞ 24 小时	无
Dahlgren, 1995[20]	18 000	所有的适应证，任意年龄	8768 脊麻，9232 硬膜外麻醉	未知	未知	无

续表

作者，年代	病例数	人群	区域麻醉技术	预防性使用抗生素	留置导管时间	并发症
Kindler，1996[21]	13 000	4000 产科，9000 外科	硬膜外麻醉	未知	未知	2 例硬膜外脓肿，均行椎板切除术
Auroy，1997[2]	71 053	外科	40 640 脊麻，30 413 硬膜外麻醉	未知	未知	无
Aroma，1997[3]	720 000	外科	170 000 硬膜外麻醉，550 000 脊麻	未知	未知	4 例脑膜炎，2 例硬膜外脓肿，2 例椎间盘炎，2 例浅表皮肤感染
Wang，1999[4]	17 372	围术期，癌症和创伤患者	硬膜外麻醉	未知	平均 11 天，中位数 6 天	9 例硬膜外脓肿，2 例皮下感染
Moen，2004[5]	1 710 000	疼痛，外科和产妇（200 000）	1 260 000 脊麻，450 000 硬膜外麻醉	未知	2 天～5 周	29 例脑膜炎，13 例硬膜外脓肿
Cameron，2007[6]	8210	术后疼痛	硬膜外麻醉	未知	平均 2.8 天	6 例硬膜外脓肿，其中 1 例需行椎板切除术，所有患者都康复；184 例硬膜外穿刺部位感染
Christie，2007[8]	8100	术后疼痛	硬膜外麻醉	未知	硬膜外脓肿患者平均 55 天 脑膜炎患者平均 4 天	6 例硬膜外脓肿，3 例脑膜炎
英国皇家麻醉医师学院第三次全国调查报告，2009[9]	707 425	围术期，产科，慢性疼痛和儿科	324 950 脊麻，293 050 硬膜外麻醉，41 875 脊麻-硬膜外联合阻滞，47 550 骶管麻醉	未知		15 例硬膜外脓肿，3 例脑膜炎
Green，2010[7]	9482	产科	硬膜外麻醉			2 例硬膜外脓肿，2 例椎旁脓肿

　　近期世界范围内的多中心研究进一步证实，椎管内阻滞后严重感染并发症的发生率很低，但变异度很高。在澳大利亚，应用硬膜外术后急性疼痛治疗患者，硬膜外脓肿的发生率为 1∶1368[6]，而用于分娩镇痛的妇女发生率为 1∶4742[7]。英国一项为期 5 年的回顾性研究表明，硬膜外置管用于术后镇痛的 8100 例患者中，有 6 例发生硬膜外脓肿（1∶1350）和 3 例脑膜炎（1∶2700）[8]。后来，又在英国一项硬膜外、蛛网膜下隙、骶管和脊麻 / 硬膜外联合阻滞后相关严重并发症的全国性调查中，每年约 707 425 例麻醉患者，发生硬膜外脓肿 15 例和脑膜炎 3 例（1∶39 301）[9]。值得注意的是，硬膜外镇痛

的感染并发症风险明显高于脊麻。

产妇是人群中比较有趣的一个亚群，其硬膜外相关性感染非常罕见。Scott 和 Hibbard[10] 在一项为期 4 年的研究报告，505 000 例经历硬膜外镇痛和麻醉的英国产妇中只有 1 例出现硬膜外脓肿。Moen 等[5] 的研究中也注意到产妇中硬膜外麻醉后感染并发症的发生率为 1：25 000，显著低于普通人群 1：3600[5]。另一项近期研究中，Green 和 Paech 对澳大利亚一家大型教学医院的 9482 例硬膜外麻醉的产妇进行了回顾性观察，报告了 2 例硬膜外脓肿（1：4741）[7]。在此研究中，未与非产妇硬膜外麻醉进行对比观察。产妇身体健康情况普遍良好，置管时间相对较短和没有免疫缺陷性疾病可能是感染并发症发生率较低的影响因素。

三、病　理　生　理

（一）脑膜炎

在脑膜炎的病因学中，很长时间以来认为硬膜穿刺是一种危险因素（表 5-2）。微生物如何从血液进入脑脊液中的实际路径尚不清楚。可能的机制包括：在操作时血液随穿刺针进入鞘内和（或）血脑屏障的防御作用被破坏。但是发热或不明微生物感染的患者经常进行腰穿。如果在菌血症期间进行硬膜穿刺可导致脑膜炎，那么会存在确切的临床证据。而实际上，临床实验室数据甚少而且通常是非适时数据。

表 5-2　硬膜穿刺后脑膜炎

作者，年代	病例数	人群	微生物	自发性脑膜炎病例	硬膜穿刺引起脑膜炎病例	意见
Wegeforth, 1919[12]	93	军事人员	脑膜炎奈瑟菌肺炎球菌	38/93（41%）	5/93（5.4%），包括 5/6 菌血症患者	流行性脑膜炎流行期间进行腰穿
Pray, 1941[13]	146	儿童菌血症患者	肺炎球菌	86/386（22%）	8/30（27%）	80% 脑膜炎患者 < 2 岁
Eng, 1981[14]	1089	成人菌血症患者	非典型和典型细菌	30/919（3.3%）	3/170（1.8%）	非典型病原体引起腰穿诱发性脑膜炎
Teele, 1981[16]	271	儿童菌血症患者	肺炎球菌，脑膜炎奈瑟菌流感嗜血杆菌	2/31（8.7%）	7/46（15%）[a]	所有发生脑膜炎的儿童患者年龄 < 1 岁；抗生素治疗能减小发生的风险
Smith, 1986[15]	11	新生儿败血症早产儿患者		0	0	

续表

作者，年代	病例数	人群	微生物	自发性脑膜炎病例	硬膜穿刺引起脑膜炎病例	意见
疾病控制和预防中心，2010[81]	5	产妇	唾液链球菌	0	100%	2 例在进行脊麻时麻醉医生没有戴口罩，3 例在进行脊麻时围观者没有戴口罩，4 例患者康复，1 例死亡

a. 意义关联（$P < 0.001$）。

　自发性脑膜炎 = 并发败血症和脑膜炎（不包括从前面进行腰穿）；脊麻诱发的脑膜炎 = 最初检测脑脊液为无菌时血培养阳性；随后脑脊液培养阳性（与血培养病原体相同）。

　　早期的实验和临床研究可追溯到 20 世纪早期，如 Weed 等[11]在动物模型中证明脓毒症时（通过静脉注射致死剂量的革兰阴性杆菌获得）进行腰穿或腰大池穿刺一定会引起致命的脑膜炎。同年，Wageforth 和 Latham 对 93 例可疑患有脑膜炎而接受诊断性腰穿的患者进行临床观察[12]，同时对这些患者进行血培养。38 例患者被确诊为脑膜炎，其余 55 例患者的脑脊液正常。但是在这 55 例患者中，6 例患者在腰穿时伴有菌血症，而在这 6 例患者中 5 例进展为脑膜炎。这暗示，但不确定，腰穿时血液和脑脊液培养均正常的患者不会引发脑膜炎。遗憾的是，腰穿是在两次脑膜炎流行期间一个军事设施内进行的，因此，不进行腰穿有些（甚至全部）患者也可能发展成为脑膜炎。这两项历史上的研究结果对"菌血症时进行腰穿是诱发脑膜炎的危险因素"的说法提供了依据。之后的临床研究结果互相矛盾。在两项关于接受诊断性腰穿的菌血症患者临床研究中，接受腰穿的患者与未接受者相比脑膜炎的发生率并没有明显增高[13]；腰穿后脑膜炎的发病率与自发性脑膜炎相比没有明显的差异[14]。作者得出结论，"即使腰穿确实能诱发脑膜炎，其发生也极为少见以至于不能产生临床差异"。与之相反，一篇关于与连续腰穿治疗早产儿出血后脑积水相关性脑膜炎的综述提示菌血症（往往与中心静脉或脐动脉置管相关）是引起脑膜炎的危险因素[15]。有关相对风险因素，如反复穿刺、困难穿刺或创伤性操作以及腰穿前后使用抗生素的时间等研究结果相互混淆，而且容易被治疗差异所影响[15, 16]。

　　虽然直观上似乎使用抗生素治疗预防腰穿诱发脑膜炎可能有效，但文献中的临床可用数据有限。在 20 世纪早期进行了一项具有现代意义的动物实验，40 只大鼠在大肠埃希菌菌血症期间，接受蛛网膜下隙穿刺，其中 12 只在腰穿后出现了脑膜炎[17]。只在穿刺时血培养菌落数 > 50 个集落 /ml 的动物中出现脑膜炎，这种细菌计数可在感染性心内膜炎的患者中出现。但是，在穿刺前，菌血症大鼠单次给予庆大霉素进行治疗，则不发生脑膜炎。可惜的是，该项研究中并没有包括一组硬膜穿刺后立刻给予抗生素治疗的动物，而这种治疗时机与规范手术室内预防性应用抗生素时间非常类似。另外，虽然大肠埃希菌是常见的菌血症致病菌，但并不是人类脑膜炎常见的致病菌。并且，研究者已知注射细菌的药物敏感性，所以能够给予合适的抗生素治疗。因此虽然这些研究结果适于菌血症患者实施脊麻，但是并不能表明发热的患者就可以进行硬膜外麻醉，因为该类患者腰椎穿刺后感染并发症的发生率较高。即使菌血症可能是腰穿后脑膜炎的主要影响因素，但感染的风险难以量化，包括感染病原微生物种类、使用抗生素治疗的时间和种类以及患者的免疫状态在内的多种因素都对患者的风险产生影响。

（二）硬膜外脓肿

硬膜外脓肿的发生率以往文献报告非常低。但是近来，有几项研究表明硬膜外脓肿发生率将近 1 ：1350[4, 6-8]，而其他结果则显示其罕见。患者的选择、局部的操作、研究的设计和统计分析的不同可能是造成这种差异的原因。因此，对每个患者的真正风险可能难以确定。

几项研究为接受硬膜外麻醉和（或）镇痛患者，针对硬膜外脓肿的风险因素进行专门调查（框 5-1）。一项既往大样本回顾性研究表明，在三级医院中所有原因导致的硬膜外脓肿发生率为（0.2 ～ 1.2）/10 000[18]。在 1947 ～ 1974 年的 30 多年间出现的 39 例硬膜外脓肿患者中，金黄色葡萄球菌（57%）、链球菌（18%）和革兰阴性杆菌（13%）是最常见的致病菌。最常见的感染源包括骨髓炎（38%）、菌血症（26%）和术后感染（16%）。39 例患者中仅有 1 例与硬膜外导管有关。近期的一项北欧数据库回顾性研究所报道的 10 例硬膜外脓肿患者，有 4 例与椎管内操作相关，包括反复进行腰穿的脑膜炎患者（2 例）、硬膜外置管（1 例）和椎旁注射麻醉药（1 例）[19]。与脑膜炎的数据一样，近期文献中可观察到这种严重并发症发生率的变异性。回顾性研究结果表明，硬膜外脓肿的发生率很低，包括瑞典的一项研究报告在 9232 例硬膜外麻醉病例中未见发生，而德国一项的研究报道 13 000 例硬膜外麻醉患者中出现 2 例。尽管这些研究结果令人安心，但是 Wang 等[4]对丹麦麻醉医生进行为期一年的前瞻性研究得出另外一种结论。78% 的麻醉科参与此项研究，共观察了 17 372 例硬膜外麻醉患者。共报道了 12 例疑似硬膜外脓肿患者；最终确诊脊髓 - 硬膜外脓肿 9 例，皮下感染 2 例和导管放置错误 1 例。9 例脓肿患者表明其发生率为 1 ：1930，而大学附属医院（1 ：5661）和非大学附属社区医院（1 ：796）之间存在着差异。在感染病例中，硬膜外原位置管平均时间为 11 天。9 例患者中 5 例为胸段置管，且 67% 的患者置管的目的是围术期镇痛。多数患者（67%）在硬膜外置管前接受了低分子量肝素（LMWH）治疗用以预防血栓栓塞，除一例外其余患者都考虑存在免疫系统损害。9 例中有 6 例患者的病原体为金黄色葡萄球菌（2 例患者未见细菌生长）。在感染患者中有几种常见但无决定性意义的因素存在，包括导管留置平均时间较长、免疫损害伴慢性疼痛疾病状态及多数患者围术期应用抗血栓药物。作者同时指出，所有患者的神经功能后果非常严重，可能是由进展期症状隐蔽而治疗通常被延误所致（框 5-2）。因为与急性脓肿相比，慢性硬膜外脓肿的患者发热和白细胞计数升高均不明显，所以诊断更为困难，且经常被延误。但是，急、慢性脓肿患者都有可能出现神经功能快速恶化。另外，早期诊断和治疗能改善神经功能的后果。使用糖皮质激素和手术过程中加重神经功能损害都会对后果产生不利影响。

框 5-1　免疫损害患者的临床挑战和思考

- 与普通人群相比，能够在免疫损害宿主造成创伤性感染的微生物谱明显增宽
- 免疫损害患者的炎症应答反应可能有多种临床征象和症状，通常与感染、延迟诊断和治疗有关
- 决定免疫损害患者病情进展和预后的主要因素是尽早和有效的治疗
- 由于宿主防御功能持续和长期存在异常，治疗时间通常需要延长
- 免疫损害患者的管理目标应该是预防感染

框 5-2　可能增加椎管内感染风险因素

· 原位留置导管时间延长	· 无菌术不严格
· 免疫损害	· 穿刺前穿刺部位存在皮肤、软组织或脊髓的感染
· 预防血栓栓塞治疗	· 硬膜外隙置管（相对脊髓）
· 慢性疾病患者	

　　虽然长时间以来感染就是硬膜外麻醉和镇痛的关注重点，但是多数硬膜外导管诱发的硬膜外脓肿和脑膜炎病例是以个案报告或回顾性研究的形式出现[3, 5, 18, 19, 23]。虽然硬膜外导管培养经常为阳性，但是在拔除导管时或随访期间，硬膜外感染的临床体征罕见。大多数硬膜外脓肿并不是由导管留置期间的污染造成，而可能与穿刺前存在的皮肤、软组织或脊髓感染或者硬膜外隙扩散的血肿有关。在一些研究中，为了术后疼痛管理而较长时间的留置导管、宿主的免疫损害和同时进行抗凝血治疗似乎能增加硬膜外脓肿的发生率。

　　1. 产科　产科患者再次成为独特的挑战。麻醉医生常面对疑似患有绒毛膜羊膜炎妊娠妇女的麻醉处理，其中约 8% 患有菌血症[24, 25]。这些数据来自两项生殖研究，文献报道在经过和未经过抗生素治疗的患有菌血症妊娠妇女，观察放置硬膜外导管的后果。Bader 等[24]研究了区域麻醉在绒毛膜羊膜炎妇女中的应用。在 10 047 例分娩产妇中确认了 319 例。这 319 病例中，有 100 例在分娩当天进行了血培养。其中，有 8 例检查结果证明患有菌血症。319 例中有 293 例接受了区域麻醉（43 例患者在穿刺针或导管置入前接受了抗生素治疗）。Goodman 等[25]也对接受硬膜外麻醉或脊麻后被确诊有绒毛膜羊膜炎的 531 例产妇病历进行了回顾性研究。146 例患者采血做血培养（13 例阳性）。仅有 123 例患者在区域麻醉前应用了抗生素治疗，而约有 1/3 的患者在整个围生期未应用抗生素治疗。Bader 等的研究表明[24]，白细胞增多、发热、腹肌紧张或腐臭味排出物并不能预测血培养阳性。在这些研究中，包括确诊为菌血症的产妇在内，无一患者出现感染并发症。这些作者得出结论：疑似患绒毛膜羊膜炎的病例实施硬膜外麻醉或脊麻是可行的，因为区域麻醉的潜在益处远超出其很小的、理论上的感染并发症的风险。但是由于在这两项研究中确诊菌血症的病例数相对少，因此关于疑有绒毛膜羊膜炎的患者，实施区域麻醉的风险性还不能得出确切的结论。

　　2. 儿科　对小儿的研究结果与成人类似。特别的是，不是急性术后疼痛（0.057%）而是较长时间的置管用于慢性疼痛治疗（3.2%）才是椎管内感染的风险因素。为了避免发生严重神经并发症，严密监测感染早期征象和早期治疗是至关重要的。

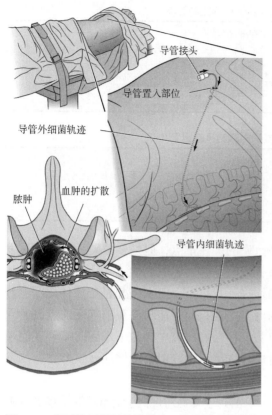

导管接头

导管置入部位

导管外细菌轨迹

脓肿　血肿的扩散

导管内细菌轨迹

图 5-1　病原体可能经导管接头、导管置入部位和血源性扩散进入硬膜外隙

椎管内阻滞期间的技术操作被认为是感染源。导管接头、导管置入部位和血源性扩散是病原体进入硬膜外隙的三条主要途径，其中近一半的感染源是导管接头（图5-1）[28-30]。在导管接头处安置细菌滤器可以作为防御注射液内细菌的物理屏障，理论上应该能减少硬膜外定植的发生。但是，已报道的硬膜外导管尖端培养研究结果并不支持这个设想，即使应用滤器，仍有导管接头细菌定植而发生硬膜外感染的病例报告[28, 29, 31]。滤器的抗微生物效果随着使用时间延长减弱和更换滤器时接头造成的直接污染，可能解释使用细菌滤器仍会出现接头相关性硬膜外感染这一现象。已有报道，滤器更换次数和接头培养的阳性率呈正相关[32]。这些数据表明，在应用硬膜外导管治疗期间需要持续关注无菌操作，而单纯应用细菌滤器预防硬膜外定植和感染的效果并不理想[33]。综上所述，椎管内麻醉后硬膜外脓肿并不常见，在大多数常见研究结果中，发生率约为1 : 40 000，院内病原微生物的导入倾向于来自操作本身或通过污染留置的导管。

四、风　险　因　素

脊麻后脑膜炎仅有罕见报道。较早进行了一项评估脊麻后脑膜炎发生率的研究，Kilpatrick 和 Girgis[34] 回顾性研究了 1975 ～ 1980 年 5 年间埃及开罗所有确诊为脑膜炎的病历，在诊断为脑膜炎的 1429 例患者中，17 例有近期接受脊麻的病史。其中 10 例患者CSF 培养阳性：8 例铜绿色假单胞菌、1 例金黄色葡萄球菌和 1 例草绿色链球菌。在未行脊麻的患者中，未培养出这些病原体。另有 2 例近期接受脊麻的患者被诊断为结核性脑膜炎。这些结果表明有近期接受脊麻病史的脑膜炎患者，通常由不常见的或院内病原微生物引起。几乎没有证据表明菌血症期间进行硬膜外麻醉或脊麻是椎管内感染的风险因素。在以往所引用的大量研究中，在实施脊麻或硬膜外麻醉期间，发热患者的例数并没有被记录。在这些研究中，有大量的产科和泌尿科的手术患者，因此至少有部分患者在穿刺或置管后（或期间）患有菌血症。在 Horlocker 等[35] 做的一项回顾性研究中，4767 例连续脊麻患者中有 2 例出现了感染并发症。其中 1 例脊麻后出现椎间隙感染，发现该患者有尿源性脓毒症未经治疗。另一例患有直肠瘘患者先行骶管阻滞未成功，在硬膜外麻醉后 11 天出现了椎旁感染。尽管区域麻醉后中枢神经系统感染的风险极低，但是长期以来麻醉医师仍然认为脓毒症是实施脊麻或硬膜外麻醉的相对禁忌证。这种印象很大程度上是基于一些轶事报道，试验与临床研究结果不一致。

已有几项研究评估了硬膜外置管患者硬膜外隙感染的风险因素。Darchy 等[36] 研究了重症监护病房中接受硬膜外镇痛（平均 4 天）75 例患者。9 例患者出现了局部（导管置入部位）感染，包括 4 例硬膜外导管感染（局部炎症，导管培养阳性），表明局部（导管置入部位）感染发生率为 2.7/100 天（硬膜外导管留置）和硬膜外感染发生频率为 1.2/100 天。最常见的培养病原微生物是金黄色葡萄球菌。一旦导管置入部位出现渗出时，所有导管均应拔出。没有指定特殊的抗生素治疗。出现局部红肿和渗出伴有导管培养阳性。伴随的其他部位感染、抗生素治疗和硬膜外导管留置时间不是硬膜外感染的重要风险因素。作者推荐对导管置入部位进行细致的日常观察，并且一旦出现局部的红肿和渗出立刻拔除导管。推荐意见是局部不使用敷料覆盖，以免妨碍对置管部位感染征象的观察。

对于脱开的硬膜外导管可否重新安全连接的条件存在争议。一项体外研究[37]，在充满含有 5μg/ml 芬太尼液体的硬膜外导管中，发现有金黄色葡萄球菌、大肠埃希菌或铜绿色假单胞菌移入。导管污染后 8 小时，若导管内的液体保持静止，距离污染的导管接头超过 20cm 处未检测出细菌。只要液体距离远端不超过 20cm，细菌繁殖期间导管垂直或水平位置的改变并不影响细菌沿导管向前移行。但是，如果允许含有芬太尼的液体流动，并且向前移行超过 33cm，在 88cm 以远的导管末端会发现细菌。细菌会随着液体的流动而移行具有临床意义。在超过 2/3 的患者，脱开的硬膜外导管再连接后 1 小时内，液体会在重力的作用下进入硬膜外隙。作者的结论是如果脱开的硬膜外导管再连接后导管中的液体保持静止，导管内无菌状态至少可以保持 8 小时；如果去除污染部分，导管重新连接后仍可以保持无菌。另外，距离断开的导管自由侧末端超过 20 ～ 25cm 液面的存在细菌可以表明硬膜外隙内的导管尖端受到污染，推荐立即拔除导管。遗憾的是，作者没有评估充满局麻药液的导管中细菌移行的情况，或者说未观察接种和繁殖的局麻药液注入硬膜外隙后的影响。

硬膜外隙注入糖皮质激素或者疾病过程导致的免疫损害，理论上有增加感染的风险[38, 39]。Strong[39] 报道了一病例，79 岁男性患者，在胸段硬膜外导管应用甲泼尼龙后，出现金黄色葡萄球菌性硬膜外脓肿（图 5-2）。经急诊椎板切除减压术和抗生素治疗后，恢复良好。此病例硬膜外感染的相关因素包括：

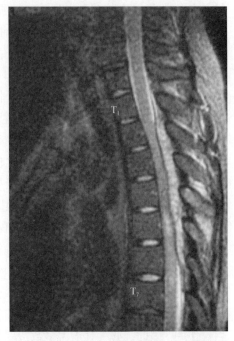

图 5-2 胸段硬膜外治疗带状疱疹神经痛患者确诊为胸段硬膜外脓肿磁共振成像图（引自 Fisucane BT，et al. Complication of regional anesthesia. New York：Churchill Living-stone，1999：178. 已授权）

患者免疫功能受损（潜在的疱疹病毒感染被激活可证明）、多次置管操作以及应用激素后免疫应答减弱。局部有感染实施硬膜外操作存在少许争议。Jakobsen 等[40]查阅了 69 例局部感染患者的记录，这些病例一共进行了 120 次硬膜外置管操作，平均更换硬膜外麻醉药 4 次，平均置管时间 9 天。有 12 次由于局部感染，硬膜外导管被拔除，并未经特殊治疗，之后感染解除。其中 1 病例为自发性感染，与硬膜外导管没有明显相关。由于这项研究为回顾性，且样本量小，其结论受到限制，但也表明在慢性感染性患者进行硬膜外置管，并不是硬膜外感染高风险因素。

无论是原发性还是获得性免疫改变的患者，都会一直处于致命的感染风险中。一般来说，免疫功能受损的患者可分为：①先天性免疫缺陷患者（如重症联合免疫缺陷，SCID）；②获得性免疫缺陷综合征的患者（如 AIDS）；③继发于疾病获得性免疫缺陷（如恶性血液病）或更常见于相关治疗（如移植后治疗）。急性或慢性疾病、创伤或大手术应激以及围术期营养不良都可能增加免疫抑制的风险。已经证明，许多区域麻醉相关性并发症（感染、出血、术后神经损伤和小脑疝）免疫抑制的患者较健康个体更易出现。

免疫功能受损至基线状态的慢性病患者，长期硬膜外置管也是硬膜外感染的潜在危险因素。对合并有 HIV 和肿瘤的患者进行永久性（隧道式）硬膜外置管时，深部感染（8 例次）和（或）硬膜外感染（15 例次）的 19 例患者中，硬膜外和导管相关性深部感染的发生率为 1/1702 天（导管留置）[28]。19 例中有 4 例并存有深层和硬膜外双重感染；细菌培养是最常见的皮肤菌群。所有 19 例感染患者均予拔除导管和抗生素治疗。无需进行减压或清创术。19 例患者中有 15 例经治疗且未见感染复发征象后再次置管。作者的推荐意见与 Strafford 等[27]相似，对慢性免疫损害的患者长期硬膜外置管是安全的，需严密监测患者感染征象，一旦确定诊断给予及时的治疗。

重要的是，对免疫损害患者进行临床处理需要仔细评估，并且通盘考虑各种影响因素（见框 5-1）。与静脉内导管相关性脓毒症的 1%（或 > 50 000/ 年）发生率相比，硬膜外置管相关的严重硬膜外感染低发生率（1 ～ 2 例 /10 000 住院患者[18]）需要特殊注意。降低硬膜外隙感染发生率的相关因素包括：严格的无菌术、置管部位的严密监测、抗生素的预防性应用和使用细菌滤器。但是，在中心静脉置管的患者这些因素同样存在，所以硬膜外麻醉和镇痛相对独特的其他因素（如局麻药液的抑菌作用）可能更有意义。已经证实布比卡因和利多卡因能够不同程度地抑制培养过程中病原微生物的生长[41]。遗憾的是，常用的镇痛浓度局麻药抑菌作用显著下降。纯阿片类药物溶液没有抑制细菌生长的作用。另外，只有较高浓度的局麻药液，如 2% 利多卡因和 0.5% 布比卡因才能抑制金黄色葡萄球菌和凝固酶阴性葡萄球菌（硬膜外感染最常见的病原微生物）的生长。左旋布比卡因、罗哌卡因、可乐定和肾上腺素，在临床常用浓度范围内并没有明显的抑制细菌生长作用。因此，虽然对于大多数接受硬膜外镇痛的患者，局麻药不可能预防硬膜外感染，但在免疫功能损害的患者，即使低浓度的布比卡因也能抑制那些需高营养的细菌生长。稀释性局麻药液的体内抑菌作用需进一步研究。另外，用来准备经椎管内或外周神经导管输注的药液在准备期间就可能被污染。

以保守意义来说，所有已有局部或全身感染的患者，均应视为有 CNS 感染的风险。需长时间连续留置导管（超过 4 ～ 5 天）患者应仔细观察感染的征象。另外，在高度细菌污染的区域注射局麻药或置入导管可能也会增加脓肿形成的风险，强调无菌操作的重要性。

五、诊　　断

严重的 CNS 感染的诊断和治疗即使延误几个小时，也会显著加重神经功能损害。细菌性脑膜炎是内科急症，即使应用抗生素治疗后，致死率也约为 30%。脑膜炎最常见的表现为发热、剧烈头痛、不同程度的意识障碍和脑膜刺激征。腰穿可以确诊；但是如果疑有硬膜外脓肿则不能进行腰穿。脑膜炎患者 CSF 实验室检查为白细胞升高、葡萄糖水平 < 30mg/dl 及蛋白水平 > 150mg/dl。应进行 CSF 和血培养来确定致病菌和敏感抗生素。脊麻后可疑脑膜炎患者，麻醉医生应考虑非典型致病菌性脑膜炎。即使脊麻后很快就发生脑膜炎，脊麻和脑膜炎之间的因果关系也很难确立。硬膜外脓肿的临床进展过程，为从脊髓疼痛和神经根性疼痛到无力（包括小肠和膀胱症状）和最后瘫痪[23, 44]（见第 10 章）。也可能伴有发热和白细胞增多（见表 5-2）。最初的背痛和神经根性症状可以持续数小时到数周。但是一旦出现无力，通常在 24 小时内就会发展为完全性瘫痪。虽然以往通过脊髓造影确立诊断，但目前推荐磁共振成像，MRI 是疑有感染时最敏感的评估脊髓的检查[45-47]（见图 5-2）。如果不能行 MRI 检查，推荐行 CT 检查。如果需要，应在症状出现后12 小时内行外科手术治疗，以获得最好的神经功能恢复。如同脊髓血肿一样，神经功能的恢复依赖于治疗前功能损害的持续时间和严重程度。

六、治　　疗

脑膜炎最初的治疗是应用广谱抗生素和支持治疗。在病情诊断期间不应推迟抗生素开始应用时间。患者可能出现脓毒症的征象，需要进行液体复苏和应用血管活性药物维持血流动力学。可能需要气管插管和机械通气，特别是患者出现神志改变时。

硬膜外麻醉或脊麻后出现的脓肿形成可能比较表浅，需要局限性外科引流和静注抗生素治疗，也可能深达硬膜外隙伴有脊髓压迫（见图 10-4）。幸运的是，后者是非常罕见的并发症，但是在使用广谱抗生素治疗同时，应尽早地进行积极的外科治疗，以避免发生永久性神经功能损害。当病原微生物和敏感的抗生素确定后，应缩窄抗菌谱。浅表感染表现为局部组织的肿胀、红斑和流脓，常伴有发热，但很少引起神经功能的问题，除非一直不予处理。

七、预　　防

Kilpatrick 和 Girgis 的报告指出[34]，大多数与脊麻相关的脑膜炎病例为个案报道或小样本研究（见表 5-2）。早期报道的脑膜炎病例，多与无菌技术不严格影响了患者的准备或者设备的重复应用有关[48]。一次性器械的应用降低了这种风险；但院内污染仍需要关注。在 2006 年，美国区域麻醉和疼痛医学协会推荐，在进行区域麻醉和疼痛治疗时戴外科口罩，以努力减少感染并发症的发生。之后，疾病控制和预防中心及 ASA 也做出了类似的推荐。但是仍有因违反无菌技术而导致感染的病例报道。2010 年，Wang 及其纽约健康和心理卫生局的同事报道了一家纽约市介入疼痛诊所发生的一组肺炎克雷伯杆菌和产气肠杆菌菌血症患者。共 9 例患者在该诊所疼痛治疗 3 天以上，其中 4 例经实验室检查后确诊为菌血症，5 例为疑似病例。所有 9 例患者在同一家诊所，由同一医生和助手进行操作。无菌技术方面的失误包括：缺乏手部卫生措施、未戴外科口罩进行介入性操作、无菌清洁技术差、一瓶药多人使用。至于是哪种无菌技术失误导致这种后果难以确定；很可能是多种因素综合作用的结果。文献报道多起违反无菌技术相关性严重椎管内感染病例（某些致死性的）报告表明，纽约城事故并不是孤立的事件。这提示每个医生在日常工作中应该考虑改进无菌技术的问题。这包括一些简单的举措，如对手部进行适当的清洁，摘掉戒指和手表，在进行椎管内麻醉操作前戴外科手术帽、口罩和无菌手套，在进行椎管内操作前使用杀菌液也是预防感染并发症的重要措施。氯己定的杀菌作用较聚维酮碘更有效、迅速和持久；在氯己定中加入异丙醇可增强这种效应。几乎所有的细菌和院内真菌都对氯己定敏感，耐药非常罕见，甚至在有机物中如血中仍然有效。需要注意的是，美国食品药品监督管理局并没有正式同意氯己定用于椎管内操作前的皮肤准备。这是由于缺乏氯己定神经毒性的动物实验数据，并不是由于有人类神经损伤的报道。实际上，氯己定或异丙醇造成神经损伤的病例尚未得到进一步证实。因此，醇基氯己定溶液已被美国区域麻醉和疼痛医学协会、ASA 和皇家麻醉医师协会推荐作为椎管内操作前皮肤准备的杀菌剂。

注射液制备不适当时，可能造成污染和感染。在美国药典（USP）和美国药品集 2004 年版第 797 章，强调努力标准化和改进无菌制备流程。USP 第 797 章是无菌制备的国家标准制度，包括了局麻药液的准备。美国食品药品监督管理局、州药品委员会和州卫生局要求强制执行此制度。重要的是，国际医疗卫生机构认证联合委员会（JCAHO）在 2008 年提出要求，完全遵照美国 USP 第 797 章的标准。特别指出，预计输液时间超过数日的制剂（包括局麻药液），建议由专业药剂师在国际标准化组织（ISO）7 级层流工作间内 ISO 5 级的层流工作台上配制。当局麻药液按此标准制备后，药液保持微生物学稳定性可以超过 72 小时[69-71]。但是无菌操作过程中的任意一环节被打破（如改变药液的包装，局麻药分次注射，导管接头脱开）就可能显著增加药物污染而引起局部或全身感染的风险。

八、椎管内感染并发症小结

椎管内阻滞后脑膜炎或硬膜外脓肿的发生并不常见。基于目前的大多数研究，其发生率大约为 1 : 40 000，而硬膜外更容易引发感染并发症[5, 9]。患者的个体差异和特定的操作因素可能对发生率产生影响。增加椎管内感染概率的影响因素包括：导管原位留置时间较长、免疫功能受损患者、重症患者及应用抗血栓药物（见框 5-2）。但是，如同所有的临床决策一样，决定是否进行区域麻醉时，应对患者个体基础情况进行综合评估，如麻醉方法的选择、区域麻醉的益处以及 CNS 感染的风险，而理论上所有患者都可能发生此类风险。

　　虽然选择患者很重要，但严格无菌操作仍然是预防椎管内麻醉相关感染的最有效措施。包括：手部清洁，摘除戒指和腕表，应用醇基氯己定杀菌液做皮肤准备，穿戴手术帽、口罩和无菌手套，使用无菌单保证充分的操作空间。另外，预计需数日内输注的任一局麻药液都应由专业药剂师按照 USP 797 指南的要求制备。

　　已有大量的临床和实验研究提示：在菌血症期间的腰穿与脑膜炎的发生相关。但这些数据尚不足以定论。临床研究多局限于儿科患者，有据可查，小儿患者本属脑膜炎高发危险人群。许多原始动物实验所使用的细菌数量，远远超过人脓毒症早期所检出的数量，更可能使 CNS 遭受污染。尽管这些结果互相矛盾，但许多专家仍然建议除非极特殊环境，未经治疗的全身感染患者不应实施椎管内阻滞。

　　已有的数据表明，有全身感染的患者，如果在腰穿开始前就应用抗生素治疗并且证明治疗有效，如发热减轻，则可以安全地实施脊麻。虽然对已经治疗的全身感染患者实施硬膜外麻醉的证据尚少，但是已有文献的数据还是令人放心的。这些患者留置硬膜外（或鞘内）导管仍存在争议。

　　可用的数据表明，对麻醉后有一过性低级别菌血症风险的患者进行脊麻是安全的。再次，可疑围术期发生一过性菌血症患者（如泌尿科手术），实施硬膜外麻醉的风险资料很少。但是，如包括大量产科和泌尿科患者的回顾性研究表明，短期留置导管可能安全（框 5-3）[1,2]。

框 5-3　椎管内感染处理推荐意见

- 脊麻或硬膜外麻醉后严重椎管内感染如蛛网膜炎，脑膜炎和脓肿罕见
- 决定是否进行区域麻醉时，依据患者个体基本情况做出决策，要考虑麻醉方法的选择、区域麻醉的益处以及 CNS 感染的风险（理论上所有菌血症患者都可能发生）
- 尽管研究结果有些矛盾，但许多专家仍然建议除非极特殊环境，未经治疗的全身感染患者不应实施椎管内阻滞
- 已有的数据表明，有全身感染的患者，如果在腰穿前就应用抗生素治疗，且证明治疗有效，如发热减轻，脊麻应该是安全的（在这些患者留置硬膜外（或鞘内）导管仍存在争议）
- 可用的数据表明，对麻醉后有一过性低级别菌血症风险的患者进行脊麻是安全的
- 硬膜外隙注入激素和某些疾病过程引发的免疫损害在理论上能增加感染的风险
- 严重 CNS 感染的诊断和治疗即使延误几个小时，也会显著加重神经功能损害

九、外周神经阻滞感染并发症

（一）概述

　　外周神经阻滞包括连续外周神经阻滞的应用近年来获得了极大的拓展。尽管增加了临床应用，但有关这些操作引起的感染并发症的研究仍然很少。在相关研究文献中，没有类似椎管内阻滞相关并发症的大样本研究。在近期的文献中，23%～57% 的外周神经导管可能出现细菌定植，局部感染 0～3%，已证实导管相关性全身感染率为 0～0.9%（表 5-3）[76]。甚至单次注射外周神经阻滞后感染并发症的发生率也不明确，目前数据仅限于腋

路单次注射阻滞后出现致命的坏死性筋膜炎的个案报告[77]。但是，如同此病例所示，单次注射后感染也能造成严重后果。

表 5-3　外周神经阻滞后感染并发症

作者，年代	病例数	人群	区域麻醉技术	预防性抗生素	置管时间	并发症
Bergman，2003[82]	405	外科	腋路导管	未知	平均55小时	1例局部皮肤感染，拔除导管并给予抗生素治疗
Capdevila，2005[78]	1416	外科	256例肌间沟，126例腋路，20例后路腰丛，683例股神经，94例髂筋膜，32例近端坐骨神经，167例腘窝，和38例远端正中神经和尺神经导管	部分患者应用	平均56小时	导管定植率28.7%，1例股神经阻滞后腰肌脓肿，使用抗生素治疗
Capdevila，2008[43]	1	外科	肌间沟导管	是	39小时	颈部急性蜂窝织炎，肌间沟、胸锁乳突肌脓肿和纵隔炎，需要手术引流，并延长抗生素治疗时间
Neuburger，2007[79]	2285	外科	600例腋路，303例肌间沟，92例锁骨下，65例腰大肌间隙，574例股神经，296例坐骨神经和355例腘窝置管	97%患者在围术期置管后术前，接受单次剂量抗生素	中位数4天	96例局部炎症，73例局部感染，20例感染需要手术引流
Nseir，2004[77]	1	外科	腋路阻滞，单次注射	无	无	致死性坏死性筋膜炎，操作者在阻滞期间未戴口罩
Wong，2010[52]	9	疼痛治疗	骶髂关节内注射激素	无	无	4例经实验室检查后确诊，5例怀疑有肺炎克雷伯杆菌和产气肠杆菌菌血症，操作者在多方面没有坚持无菌操作

（二）病理生理

导管被最常见的皮肤菌群 - 表皮葡萄球菌定植最为多见。但是，在局部感染和脓肿形成的病例中，金黄色葡萄球菌是最常见的病原微生物[78, 79]。外周神经阻滞期间细菌定植和感染的方式可能与椎管内阻滞时相类似，特别包括不完善的无菌术、皮肤穿刺部位局部感染灶、局麻药液污染及沿导管轨迹的微生物都是感染可能的机制。例如，患者在使用弹力泵经肌间沟导管注药后出现颈部急性蜂窝织炎，肌间沟和胸锁乳突肌脓肿和纵隔炎[43]。在严格的无菌条件下放置导管，并用无菌敷料包扎。但是，注入弹力泵药液由未戴无菌手套的麻醉团队成员在药剂配置室外完成的，并且可能对输注管路进行多次操作。这类患者需外科清创，且需延长静脉抗生素使用时间。

（三）风险因素

已报道的外周神经阻滞相关性感染的重要风险因素包括：重症监护病房停留时间：优势比（95% 可信区间）[5.07（0.33~18.1）]、导管保留时间超过 48 小时 [4.61（1.57~15.9）]、未使用抗生素预防性治疗 [1.92（1.03~3.9）]、腋窝或股骨部位 [3.39（1.48~7.79）] 及敷料更换频率 [2.12（1.37~3.29）]（框 5-4）[76]。其他作者认为尚未证实但可能参与的因素包括：男性、糖尿病、未造隧道的外周神经导管、置管部位能受头颈部活动的影响、放置导管时无菌操作未达最佳。虽然单次注射外周神经阻滞可能较连续导管技术引起感染并发症的风险低 [80]，但这种假设还未被证实。无菌技术不完善同样能使患者处于感染的风险中。在前面提到的单次腋窝阻滞后发生严重的坏死性筋膜炎病例，操作者进行阻滞时未戴口罩 [77]。免疫损害或菌血症的患者外周神经阻滞相关的风险尚不清楚。

框 5-4　可能增加外周神经阻滞后感染风险因素

• 重症监护病房停留时间	• 无菌技术不完善
• 导管原位留置时间＞ 48 小时	• 在置管部位已存在皮肤、软组织或脊髓的感染
• 未使用抗生素预防性治疗	• 敷料更换频率
• 腋窝或股骨区	

（四）诊断 / 治疗

外周神经阻滞相关性感染典型的表现为阻滞区红肿和（或）压痛，一般通过病史和体格检查即可诊断。偶尔，可进展为蜂窝织炎或形成脓肿，可能需要进行超声影像学、CT 或 MRI 检查以确定脓肿的范围。实验室检查可能有血白细胞计数升高。大多数局部感染的治疗拔除导管即可，偶尔需要抗生素治疗，极少需要手术引流 [80]。

（五）预防

严格的无菌术是预防外周神经阻滞感染并发症的基础。与椎管内阻滞技术相似，美国区域麻醉和疼痛医学协会、疾病控制和预防中心及 ASA 同样推荐：实施外周神经阻滞操作期间应穿戴手术口罩 [49-51]、戴手术帽、摘除戒指和腕表，手部清洁并戴无菌手套、且使用醇基氯已定杀菌液做皮肤准备 [49]。另外，准备通过外周神经导管在数日内注射的药液应该由专业药剂师按照 USP 797 标准制备 [68]。预防性应用抗生素可能有保护作用，但没有足够的数据支持这种观点。

（崔　湧译，王俊科校）

参 考 文 献

1. Kane RE. Neurologic deficits following epidural or spinal anesthesia. *Anesth Analg* 1981;60(3):150–161.
2. Auroy Y, et al. Serious complications related to regional anesthesia: results of a prospective survey in France. *Anesthesiology* 1997;87(3):479–486.
3. Aromaa U, Lahdensuu M, Cozanitis DA. Severe complications associated with epidural and spinal anaesthesias in Finland 1987–1993. A study based on patient insurance claims. *Acta Anaesthesiologica Scandinavica* 1997;41(4):445–452.
4. Wang LP, Hauerberg J, Schmidt JF. Incidence of spinal epidural abscess after epidural analgesia: a national 1-year survey. *Anesthesiology* 1999;91(6):1928–1936.
5. Moen V, Dahlgren N, Irestedt L. Severe neurological complications after central neuraxial blockades in Sweden 1990–1999. *Anesthesiology* 2004;101(4):950–959.
6. Cameron CM, et al. A review of neuraxial epidural morbidity: experience of more than 8,000 cases at a single teaching hospital. *Anesthesiology* 2007;106(5):997–1002.
7. Green LK, Paech MJ. Obstetric epidural catheter-related infections at a major teaching hospital: a retrospective case series. *Int J Obstet Anesth* 2010;19(1):38–43.
8. Christie IW, McCabe S. Major complications of epidural analgesia after surgery: results of a six-year survey. *Anaesthesia* 2007;62(4):335–341.
9. The 3rd National Audit Project of The Royal College of Anaesthetists: Major Complications of Central Neuraxial Block in the United Kingdom. 2009; Available from: http://www.rcoa.ac.uk/docs/NAP3_web-large.pdf.
10. Scott DB, Hibbard BM. Serious non-fatal complications associated with extradural block in obstetric practice. *Br J Anaesth* 1990;64(5):537–541.
11. Weed LH, et al. The production of meningitis by release of cerebrospinal fluid during an experimental septicemia. *JAMA* 1919;72:190–193.
12. Wegeforth P, Latham JR. Lumbar puncture as a factor in the causation of meningitis. *Am J Med Sci* 1919;148:183–202.
13. Pray LG. Lumbar puncture as a factor in the pathogenesis of meningitis. *Am J Dis Child* 1941;295:62–68.
14. Eng RHK, Seligman SJ. Lumbar puncture-induced meningitis. *JAMA* 1981;245(14):1456–1459.
15. Smith KM, Deddish RB, Ogata ES. Meningitis associated with serial lumbar punctures and post-hemorrhagic hydrocephalus. *J Pediatr* 1986;109(6):1057–1060.
16. Teele DW, et al. Meningitis after lumbar puncture in children with bacteremia. *N Engl J Med* 1981;305(18):1079–1081.
17. Carp H, Bailey S. The association between meningitis and dural puncture in bacteremic rats. *Anesthesiology* 1992;76(5):739–742.
18. Baker AS, et al. Spinal epidural abscess. *N Engl J Med* 1975;293(10):463–468.
19. Ericsson M, Algers G, Schliamser SE. Spinal epidural abscesses in adults: review and report of iatrogenic cases. *Scand J Infect Dis* 1990;22(3):249–257.
20. Dahlgren N, Tornebrandt K. Neurological complications after anaesthesia. A follow-up of 18,000 spinal and epidural anaesthetics performed over three years. *Acta Anaesthesiologica Scandinavica* 1995;39(7):872–880.
21. Kindler C, et al. Extradural abscess complicating lumbar extradural anaesthesia and analgesia in an obstetric patient. *Acta Anaesthesiologica Scandinavica* 1996;40(7):858–861.
22. Danner RL, Hartman BJ. Update on spinal epidural abscess: 35 cases and review of the literature. *Rev Infect Dis* 1987;9(2):265–274.
23. Ready LB, Helfer D. Bacterial meningitis in parturients after epidural anesthesia. *Anesthesiology* 1989;71(6):988–990.
24. Bader AM, et al. Regional anesthesia in women with Chorioamnionitis. *Reg Anesth* 1992;17(2):84–86.
25. Goodman EJ, Dehorta E, Taguiam JM. Safety of spinal and epidural anesthesia in parturients with chorioamnionitis. *Reg Anesth* 1996;21(5):436–441.
26. Sethna NF, et al. Incidence of epidural catheter-associated infections after continuous epidural analgesia in children. *Anesthesiology* 2010;113(1):224–232.
27. Strafford MA, Wilder RT, Berde CB. The risk of infection from epidural analgesia in children: a review of 1620 cases. *Anesth Analg* 1995;80(2):234–238.
28. Du Pen SL, et al. Infection during chronic epidural catheterization: diagnosis and treatment. *Anesthesiology* 1990;73(5):905–909.
29. Hunt JR, Rigor BM Sr, Collins JR. The potential for contamination of continuous epidural catheters. *Anesth Analg* 1977;56(2):222–225.
30. James III FM, et al. Bacteriologic aspects of epidural analgesia. *Anesth Analg* 1976;55(2):187–190.
31. Barreto RS. Bacteriologic culture of indwelling epidural catheters. *Anesthesiology* 1962;23:643–646.
32. De Cicco M, et al. Time-dependent efficacy of bacterial filters and infection risk in long- term epidural catheterization. *Anesthesiology* 1995;82(3):765–771.
33. Abouleish E, Amortegui AJ, Taylor FH. Are bacterial filters needed in continuous epidural analgesia for obstetrics? *Anesthesiology* 1977;46(5):351–354.
34. Kilpatrick ME, Girgis NI. Meningitis–A complication of spinal anesthesia. *Anesth Analg* 1983;62(5):513–515.
35. Horlocker TT, et al. A retrospective review of 4767 consecutive spinal anesthetics: central nervous system complications. *Anesth Analg* 1997;84(3):578–584.
36. Darchy B, et al. Clinical and bacteriologic survey of epidural analgesia in patients in the intensive care unit. *Anesthesiology* 1996;85(5):988–998.
37. Langevin PB, et al. Epidural catheter reconnection: safe and unsafe practice. *Anesthesiology* 1996;85(4):883–888.
38. Mahendru V, Bacon DR, Lema MJ. Multiple epidural abscesses and spinal anesthesia in a diabetic patient: case report. *Reg Anesth* 1994;19(1):66–68.
39. Strong WE. Epidural abscess associated with epidural catheterization: a rare event? Report of two cases with markedly delayed presentation. *Anesthesiology* 1991;74(5):943–946.
40. Jakobsen KB, Christensen MK, Carlsson PS. Extradural anaesthesia for repeated surgical treatment in the presence of infection. *Br J Anaesth* 1995;75(5):536–540.
41. Feldman JM, Chapin-Robertson K, Turner J. Do agents used for epidural analgesia have antimicrobial properties? *Reg Anesth* 1994;19(1):43–47.
42. Coghlan MW, et al. Antibacterial activity of epidural infusions. *Anaesth Intensive Care* 2009;37(1):66–69.
43. Capdevila X, et al. Acute neck cellulitis and mediastinitis complicating a continuous interscalene block. *Anesth Analg* 2008;107(4):1419–1421.
44. Russell NA, Vaughan R, Morley TP. Spinal epidural infection. *Can J Neurol Sci* 1979;6(3):325–328.
45. Del Curling O Jr, Gower DJ, McWhorter JM. Changing concepts in spinal epidural abscess: a report of 29 cases. *Neurosurgery* 1990;27(2):185–192.
46. Mamourian AC, et al. Spinal epidural abscess: three cases following spinal epidural injection demonstrated with magnetic resonance imaging. *Anesthesiology* 1993;78(1):204–207.
47. Shintani S, et al. Iatrogenic acute spinal epidural abscess with septic meningitis: MR findings. *Clin Neurol Neurosurg* 1992;94(3):253–255.
48. Corbett JJ, Rosenstein BJ. Pseudomonas meningitis related to spinal anesthesia. Report of three cases with a common source of infection. *Neurology* 1971;21(9):946–950.
49. Hebl JR. The importance and implications of aseptic techniques during regional Anesthesia. *Reg Anesth Pain Med* 2006;31(4):311–323.
50. Siegel J, et al. 2007 Guidelines for isolation precautions: preventing transmission of infectious agents in healthcare settings. 2007; Available from: http://www.cdc.gov/hicpac/2007IP/2007isolationPrecautions.html.
51. Horlocker TT, et al. Practice advisory for the prevention, diagnosis, and management of infectious complications associated with neuraxial techniques. *Anesthesiology* 2010;112(3):530–545.

52. Wong MR, et al. An outbreak of klebsiella pneumoniae and enterobacter aerogenes bacteremia after interventional pain management procedures, New York City, 2008. *Reg Anesth Pain Med* 2010;35(6):496–499.

53. Berman RS, Eisele JH. Bacteremia, spinal anesthesia, and development of meningitis. *Anesthesiology* 1978;48(5):376–377.

54. Couzigou C, et al. Iatrogenic *Streptococcus salivarius* meningitis after spinal anaesthesia: need for strict application of standard precautions [2]. *J Hosp Infect* 2003;53(4):313–314.

55. Laurila JJ, Kostamovaara PA, Alahuhta S. *Streptococcus salivarius* meningitis after spinal anesthesia. *Anesthesiology* 1998; 89(6):1579–1580.

56. Trautmann M, Lepper P, Schmitz FJ. Three cases of bacterial meningitis after spinal and epidural anesthesia. *Eur J Clin Microbiol Infect Dis* 2002;21(1):43–45.

57. Birnbach DJ, et al. Comparison of povidone iodine and duraprep, an iodophor-in-isopropyl alcohol solution, for skin disinfection prior to epidural catheter insertion in parturients. *Anesthesiology* 2003;98(1):164–169.

58. Gibson KL, et al. Comparison of two pre-surgical skin preparation techniques. *Can J Vet Res* 1997;61(2):154–156.

59. Haley CE, Marling-Cason M, Smith JW. Bactericidal activity of antiseptics against methicillin-resistant *Staphylococcus aureus*. *J Clin Microbiol* 1985;21(6):991–992.

60. Kinirons B, et al. Chlorhexidine versus povidone iodine in preventing colonization of continuous epidural catheters in children: a randomized, controlled trial. *Anesthesiology* 2001;94(2):239–244.

61. Maki DG, Ringer M, Alvarado CJ. Prospective randomised trial of povidone-iodine, alcohol, and chlorhexidine for prevention of infection associated with central venous and arterial catheters. *Lancet* 1991;338(8763):339–343.

62. Mimoz O, et al. Chlorhexidine compared with povidone-iodine as skin preparation before blood culture: a randomized, controlled trial. *Ann Intern Med* 1999;131(11):834–837.

63. Sakuragi T, et al. Skin flora on the human back and disinfection with alcoholic chlorhexidine, povidone iodine, and ethyl alcohol. *Pain Clin* 1986;1(3):183–188.

64. Sakuragi T, Yanagisawa K, Dan K. Bactericidal activity of skin disinfectants on methicillin-resistant *Staphylococcus aureus*. *Anesth Analg* 1995;81(3):555–558.

65. Sato S, Sakuragi T, Dan K. Human skin flora as a potential source of epidural abscess. *Anesthesiology* 1996;85(6):1276–1282.

66. Selwyn S, Ellis H. Skin bacteria and skin disinfection reconsidered. *Br Med J* 1972;1(793):136–140.

67. Kastango ES, Bradshaw BD. USP chapter 797: establishing a practice standard for compounding sterile preparations in pharmacy. *Am J Health-Syst Pharm* 2004;61(18):1928–1938.

68. Head S, Enneking FK. Infusate contamination in regional anesthesia: what every anesthesiologist should know. *Anesth Analg* 2008;107(4):1412–1418.

69. Jappinen A, et al. Stability of sufentanil and levobupivacaine solutions and a mixture in a 0.9% sodium chloride infusion stored in polypropylene syringes. *Eur J Pharm Sci* 2003;19(1):31–36.

70. Sevarino FB, Pizarro CW, Sinatra R. Sterility of epidural solutions–Recommendations for cost-effective use. *Reg Anesth Pain Med* 2000;25(4):368–371.

71. Wulf H, et al. The stability of mixtures of morphine hydrochloride, bupivacaine hydrochloride, and clonidine hydrochloride in portable pump reservoirs for the management of chronic pain syndromes. *Journal of Pain and Symptom Management* 1994;9(5):308–311.

72. Centers for Disease Control and Prevention. Guidelines for the prevention of intravascular catheter-related infections. *MMWR Morb Mortal Wkly Rep* 2002;51(RR-10):1–29.

73. De Cicco M, et al. Source and route of microbial colonisation of parenteral nutrition catheters. *Lancet* 1989;2(8674):1258–1261.

74. Petersdorf RG, Swarner DR, Garcia M. Studies on the pathogenesis of meningitis. II. Development of meningitis during pneumococcal bacteremia. *J Clin Invest* 1962;41:320–327.

75. Chestnut DH. Spinal anesthesia in the febrile patient. *Anesthesiology* 1992;76(5):667–669.

76. Capdevila X, Bringuier S, Borgeat A. Infectious risk of continuous peripheral nerve blocks. *Anesthesiology* 2009;110(1):182–188.

77. Nseir S, et al. Fatal streptococcal necrotizing fasciitis as a complication of axillary brachial plexus block. *Br J Anaesth* 2004; 92(3):427–429.

78. Capdevila X, et al. Continuous peripheral nerve blocks in hospital wards after orthopedic surgery: a multicenter prospective analysis of the quality of postoperative analgesia and complications in 1,416 patients. *Anesthesiology* 2005;103(5):1035–1045.

79. Neuburger M, et al. Inflammation and infection complications of 2285 perineural catheters: a prospective study. *Acta Anaesthesiologica Scandinavica* 2007;51(1):108–114.

80. Kent CD, Bollag L. Neurological adverse events following regional anesthesia administration. *Local and Regional Anesthesia* 2010;3(1):115–128.

81. Centers for Disease Control and Prevention. Bacterial meningitis after intrapartum spinal anesthesia–New York and Ohio, 2008–2009. *MMWR Morb Mortal Wkly Rep* 2010;59(3):65–69.

82. Bergman BD, et al. Neurologic complications of 405 consecutive continuous axillary catheters. *Anesth Analg* 2003;96(1):247–252.

第 **6** 章
血流动力学并发症

Gregory A. Liguori

区域麻醉最显著的并发症是低血压和心动过缓，它们是椎管内麻醉和外周神经阻滞中最常见的生理改变。本章着重论述与区域麻醉相关的低血压和心动过缓的病理生理改变、增加其发生的高危因素，以及对能导致严重不良事件的常见并发症的预防和治疗策略。

一、定　　义

低血压广义的定义为血压异常降低。在每个研究中，研究者常常根据具体情况对低血压进行定义。因此，在不同研究进行比较时，常常引起混淆和不一致。一种方法是将低血压定义是收缩压低于某一特定水平，通常是 80mmHg 或 90mmHg。另一种方法是患者的收缩压或平均血压与基础值相比下降某一特定百分比（常为 30%），即定义为低血压。还有一些研究根据血压下降的速度（如 5 分钟降低 30% 或 30mmHg）来定义低血压，而不是以绝对值。这种低血压的发生机制与缓慢的血压下降不同。而且研究中不同的监测血压方法对理解低血压的发生是很重要的。应指出是有创监测还是无创监测、换能器放置的水平，或无创血压袖带放置的位置。这些变量都可能对血压的测量产生影响。

心动过缓广义上定义为异常心率减慢。实际操作中可以定义为心率低于某一特定水平（每分钟 50 次）、与基础值相比下降某一百分比（30%），或在预先设定的心率突然下降。在区域麻醉过程中，心率的缓慢降低与心率在 1～2 分钟内突然下降，其发生机制完全不同（图 6-1）。虽然低血压和心动过缓等并发症于椎管内麻醉最为常见，但也见于肌间沟阻滞下坐位行肩关节镜手术期间 [1]。虽然这种情况不如脊麻或硬脊膜外麻醉那样常见，但是存在的一些共同的血流动力学状况使它们的病理生理学改变相关。

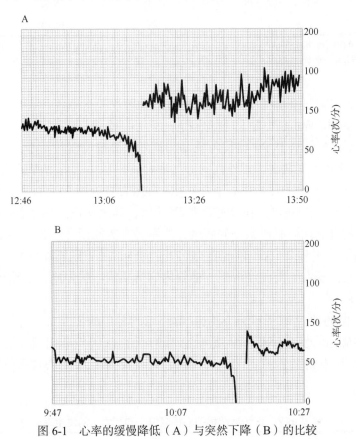

图 6-1　心率的缓慢降低（A）与突然下降（B）的比较

二、概　　述

椎管内麻醉中低血压和心动过缓的发生率很高。几项大规模研究报告，心动过缓发生率为 2% ～ 13%；而低血压的发生率为 8% ～ 33%（表 6-1）。虽然血流动力学并发症的发生率相对较高，但其严重程度差别很大，常常可以忽略或很容易处理，在一些病例中为某些特定操作所需要的血流动力学状态 [2]。

表 6-1　椎管内麻醉相关低血压和心动过缓的发生率

作者及发表年代	麻醉方式	例数	低血压发生率	心动过缓发生率
Tarkkila 等，1991[104]	脊麻	1881	16.4%[d]	8.9%[a]
Carpenter 等，1992[87]	脊麻	952	33%[c]	13%[a]
Curatolo 等，1996[105]	硬膜外麻醉	1050	15%[c]	2.3%[b]
Fanelli 等，1998[106]	硬膜外复合全麻	1200	31.6%[e]	12.7%[a]
Hartmann 等，2002[107]	脊麻	3315	8.2%[e]	N/A

续表

作者及发表年代	麻醉方式	例数	低血压发生率	心动过缓发生率
Lesser 等，2003[86]	脊麻或硬膜外麻醉	6663	N/A	10.2%[a]
Klasen 等，2003[44]	脊硬联合麻醉	1023	10.9%[e]	N/A

注：a. 心率＜ 50 次 / 分；b. 心率＜ 45 次 / 分；c. 收缩压＜ 90mmHg；d. 与基础值相比，收缩压下降 30% 或收缩压＜ 85 mmHg；e. 与基础值相比，收缩压下降 30%。

在区域麻醉中严重的低血压和心动过缓亦可导致心搏骤停。在麻醉早期文献中，1974 年 Wetstone 和 Wang 报道了区域麻醉后发生心搏骤停的病例[3]。1 例 29 岁男性患者，在脊麻下行泌尿外科手术。应用阿托品和胸外心脏按压成功复苏，没有长期后遗症。10 多年以后，脊麻下突发性、意外性的心搏骤停再一次引起麻醉界的重视。在 1988 年 Caplan 等的非公开诉讼案分析中，有 14 例健康患者脊麻时发生心搏骤停[4]。大部分病例预后不良。其中一半病例是由于呼吸原因导致，其余病例是由于循环因素。1989 年随后报道了 3 例脊麻期间心搏骤停的病例，均不是呼吸原因，因为在心搏骤停前即刻，血氧饱和度仍保持正常[5]。这一发现在许多其他脊麻[6-10]和硬膜外麻醉[11, 12]相关病例中得到进一步证实。现在人们已经清楚，椎管内麻醉期间心脏停搏，是循环因素所引起，并非由低氧所致。

几项大规模的研究试图确定区域麻醉下心搏骤停的发生率（表 6-2）。虽然区域麻醉下心搏骤停的发生率低，但是脊麻时的死亡率仍然非常高。在一项报道中，在引起死亡或脑损伤的医疗事故中，继发于椎管内阻滞的心搏骤停是最主要的原因[13]。

表 6-2　区域麻醉相关心搏骤停（和死亡）的发生率

作者及年限	例数	脊麻	硬膜外麻醉	外周神经阻滞
Auroy 等，1997[46]	103 730	26（6）	3（0）	3（0）
Olsson 等，1998[53]	35 000	7（5）	2（0）	0（0）
Biboulet 等，2001[52]	29 943	5（4）	0（0）	0（0）
Auroy 等，2002[47]	158 083	10（3）	0（0）	1（0）
Kopp 等，2006[48]	77 685	10（6）	4（3）	N/A

在肌间沟阻滞下、坐位行肩关节手术中，突发低血压和心动过缓也引起人们的关注。几项前瞻性和回顾性研究证实，其发生率分别为 13% 和 29%（表 6-3），虽然发生率较高，但严重的发病率或病死率仍未见报道。

表 6-3　肌间沟阻滞下坐位行肩关节镜手术相关的低血压 / 心动过缓的发生率

作者及发表年限	事件发生率（%）
Roch 等，1991[108]	24[a]
D`Alessio 等，1995[1]	20[b]

续表

作者及发表年限	事件发生率（%）
Liguori 等，1998[60]	28[b]
Kahn 等，1999[59]	13[b]
Sia，2003[58]	29[b]

事件定义：心率在 5 分钟内下降＞ 30 次 / 分或降低至＜ 50 次 / 分和（或）收缩压在 5 分钟内下降＞ 30mmHg 或降低至＜ 90mmHg

a. 肌间沟径路臂神经丛阻滞中加入肾上腺素，β 受体阻滞药应用与否未提及。

b. 肌间沟径路臂神经丛阻滞中加入肾上腺素，β 受体阻滞药未应用。

　　最近报道了一个相关病例，在坐位行肩关节手术中，为减少手术中出血而实施控制性降压期间发生了脑血管事件[14]。因仅此一例报道，所以，其发生率仍不清楚。假设发生率很低，则需要大规模研究。Murphy 等应用近红外光谱学研究，行肩关节手术患者在坐位时脑氧饱和度下降事件的发生率为 80%（与侧卧位 0 相比）[15]，然而这些患者中均未见严重的麻醉并发症。

三、病 理 生 理

（一）椎管内麻醉

　　脊麻或硬膜外麻醉所引起的低血压的决定因素是交感神经阻滞[16]。交感神经阻滞的范围越广，患者的血压越低。交感神经对血压的影响是由全身血管阻力和心排血量的变化而引起。交感神经元向阻力血管和容量血管的传出被抑制[17, 18]，体血管阻力和心排血量均降低。这是血容量从心脏、胸腔向肠系膜、肾和下肢转移所致[19]。平均动脉压也依次下降（图6-2）。在一项对有心脏疾病的老年患者研究中，脊麻过程中射血分数明显提高[19]，表明在此种情况下增强了心脏功能及心肌收缩力。

　　低平面（T_5 以下）的椎管内麻醉对血流动力学影响轻微，阻滞平面以上的血管收缩通常可代偿阻滞平面以下的血管扩张作用[20-23]。椎管内麻醉时交感神经的阻滞水平无法直接测定。几项研究[24, 25]设法将交感神经阻滞平面与感觉平面联系起来。人所共知，预期交感神经阻滞平面与感觉和运动神经阻滞平面并不相匹配。早期研究认为，在椎管内麻醉中，感觉平面低于

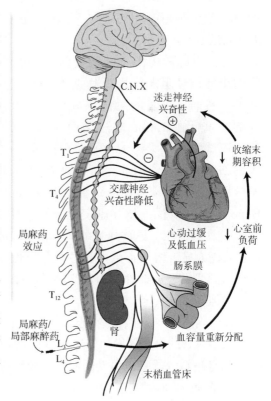

图 6-2　椎管内麻醉期间发生心动过缓及低血压的病理生理
⊕= 正反馈　⊖= 负反馈

胸 5 以下，几乎对心率没有影响[26]。这种反应部分原因是由于心脏加速纤维起源于胸 1 到胸 4 脊神经水平（图 6-2）。目前已清楚，越是较低感觉平面阻滞，心率也越慢，这是因为交感神经阻滞早于感觉神经阻滞[24]。因此，在椎管内麻醉期间任何时段均可能发生低血压和心动过缓。一系列病例报道均支持这一理论[12]。

脊麻和硬膜外麻醉另一个引起低血压或心动过缓的可能机制，是通过局麻药的全身作用或麻醉中添加的血管活性药物作用。局部麻醉药可直接作用于心肌和外周血管平滑肌，并对心脏传导系统产生剂量依赖性的抑制作用[26, 27]，这种心血管抑制作用通常只发生于全身药物浓度高于正常临床麻醉所需达到的浓度时。此外，药效较强的局麻药（如丁卡因、布比卡因）比药效弱的局麻药（如利多卡因、甲哌卡因）心血管抑制作用更强[26]。

区域麻醉时通常向局麻药中加入肾上腺素或可乐定，二者均可引起循环系统的变化。常在局麻药液中加入肾上腺素，以减少血液循环对局麻药物的吸收，延长药物作用的时间，并有助于判断局麻药误入血管。已有研究显示，被吸收的肾上腺素通过兴奋 β_2 受体引起血压降低[23]。然而，硬膜外隙注射局麻药及肾上腺素引起的低血压还可能继发于过度的交感神经阻滞作用[26]。可乐定通过激动 α_2 受体引起低血压。可乐定通过椎管内给药经全身吸收后作用于中枢及外周靶点，同时直接作用于脊髓而引起低血压。因此，与腰段硬膜外隙注射相比，由于胸段脊髓的交感神经节前神经元密度较高，胸段注药可能引起更严重的低血压。可乐定还可通过其突触前抑制作用抑制去甲肾上腺素的释放，以及其直接的拟副交感神经作用而引起心率减慢。这些血流动力学的改变发生于注药后 30 分钟内，并且持续 6 ～ 8 小时[28]。

椎管内麻醉中出现的缓慢的、渐进性心动过缓和低血压，是由局麻药或添加药物的交感神经阻滞作用及其直接作用产生的心排血量减低和外周血管阻力下降而引起的。然而，突发的急性血流动力学事件是通过不同机制发生的（框 6-1）。对突发的严重低血压和心动过缓而导致晕厥的非外科患者可通过直立倾斜试验进行评估。该试验原理为，人由平卧位变成直立时，血液中儿茶酚胺浓度升高继而出现相应的临床表现[29]。因此，可将患者置于 60° 倾斜台上，给予外源性儿茶酚胺以促成晕厥反应[30]。该晕厥反应是由于 Bezold-Jarisch 反射（即血管迷走反射）[31] 引起的。Bezold-Jarisch 反射增加副交感神经活性并且降低交感神经活性，导致心动过缓、血管扩张及低血压。这些血流动力学表现，是由于心室充盈不良（因直立姿势导致）[32, 33]，心肌收缩力显著增加（由内源性及外源性儿茶酚胺导致），从而过度刺激左心室下后壁的机械感受器，反射性地引起交感神经张力降低[32]。Bezold-Jarisch 反射的调节需要完整的迷走神经传导系统。

椎管内麻醉中，血容量在心脏与外周血管床之间发生了复杂的再分布过程[34]，肠系膜、肾及末梢血管的血容量增加导致回心血量减少、心肌收缩力增强[19]。因此，这种血流动力学变化与倾斜台试验中引发的血管晕厥反应是相似的。这种假说已经在硬膜外麻醉出现血管性晕厥前症状的患者中得到证实[35]。对这些患者进行超声心动图检查，证实他们的中心血容量及左室腔内径均减低。此外，通过心率变异性分析可知，硬膜外麻醉中出现的急性心动过缓及低血压还与迷走神经兴奋性突然增高有关[36]。

（二）外周神经阻滞麻醉

肌间沟径路臂丛神经阻滞下进行的肩部手术中，患者处于上身直立的坐姿，也可引起左心室容量减低。此外，局麻药或关节镜灌洗液中添加的肾上腺素可增强心肌收缩力（图 6-3）。这些发生于肩部手术中的血流动力学变化已经在一项前瞻性研究中通过直接测量法得到证实。

对于这些机制是否能全面准确地解释药物诱发的血管减压型晕厥[33, 37-39]，或者局部麻醉中突发的剧烈低血压与心动过缓之间是否存在某种潜在的联系[40]，在已有文献中尚存在激烈的争议。其中一种机制认为，回心血量严重减少，导致心室高收缩状态，从而激活了 Bezold-Jarisch 反射。换言之，当心脏正常收缩而回心血量严重减少时，心率很容易减慢，同样，当心室处于相对排空的高收缩状态时，极易诱发心动过缓。另一种反对的观点认为，很多心内反射的最终结果都会出现突发的严重低血压及心动过缓，而 Bezold-Jarisch 反射只是其中之一[41, 42]。总之，可以明确的是，当心室充盈不良时，心肌收缩力显著增加，兴奋迷走神经，从而出现严重的低血压和心动过缓。

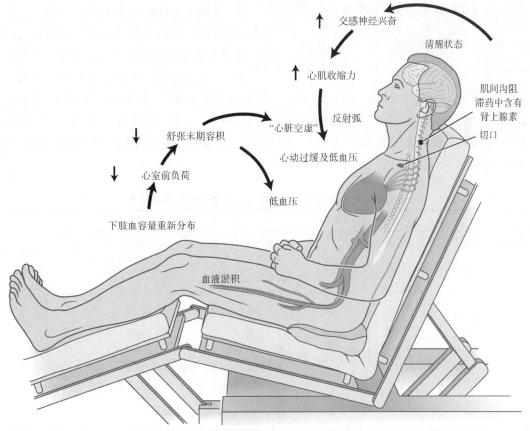

图 6-3　肌间沟径路臂神经丛阻滞下于上身挺直坐位进行的肩部手术中发生心动过缓及低血压的病理生理改变

在上身挺直坐位下实施肩部手术时，患者出现大脑局部缺血的病理生理过程尚未明确。有学者提出，这可能与术中直立性低血压使脑血流量减少有关[14]。但是，已报道的4个病例中，手术均在全身麻醉下施行。因此，术中脑缺血事件与区域麻醉之间并无直接联系。最近一项回顾性研究显示，对4169例在坐位下接受肩部手术的患者实施肌间沟径路臂神经丛阻滞，在控制性降压下均未发生明显的脑血管事件[43]。

框 6-2　椎管内麻醉中发生低血压、心动过缓及心搏骤停的危险因素

低血压
- 广泛的感觉平面阻滞
- 高体重指数
- 老年患者
- 联合应用区域麻醉和全身麻醉

心动过缓
- 广泛的感觉平面阻滞
- 应用β受体阻滞药
- 年轻患者
- 原有心动过缓

心脏停搏
- 脊麻中心搏骤停发生率高于硬膜外麻醉及外周神经阻滞麻醉
- 进行性心动过缓
- 髋关节置换术
- 老年患者

四、危 险 因 素

（一）椎管内麻醉

区域麻醉中，由于患者本身及药物特性的差异，很难预测低血压或心动过缓的发生（框6-2）。几项大规模的研究对这些心血管事件发生的危险因素进行评估（表6-4）。六项相关研究结果显示，发生低血压的危险因素主要包括感觉平面阻滞过高（5项）、体重指数过大（3项）、老年患者（2项）以及复合全身麻醉（2项）。有研究表明，与单纯脊麻相比，脊麻联合硬膜外双阻滞麻醉中低血压的发生率明显升高[44]。有趣的是，Smiley等发现在剖宫产手术中，β肾上腺素能受体的基因多样性影响低血压的发生率[45]。五项心动过缓的相关研究显示，其发生的危险因素主要包括麻醉平面过高（2项）、应用β受体阻滞药（2项）、年轻患者（2项）以及基础心率偏低（2项）。但是，发生低血压及心动过缓的明确危险因素，仍需进一步研究加以证实。

表 6-4　椎管内麻醉发生低血压及心动过缓的危险因素

作者及出版年份	麻醉方式	低血压	心动过缓
Tarkkila, 1992[109]	脊麻	年龄＞50岁 麻醉平面＞T_6 BMI＞30 布比卡因 阿片类药物作为术前用药	年龄＜50岁 麻醉平面＞T_6
Carpenter, 1992[87]	脊麻	年龄＞40岁 麻醉平面＞T_5 基础收缩压＜120mmHg $L_{1/2}$或$L_{2/3}$穿刺点 复合全身麻醉 局麻药中添加肾上腺素	麻醉平面＞T_5 ASA PS 1级 基础心率＜60次/分 应用β受体阻滞药 PR间期＞0.2秒

续表

作者及出版年份	麻醉方式	低血压	心动过缓
Curatolo，1996[105]	硬膜外麻醉	BMI > 30 广泛的阻滞平面 应用利多卡因 硬膜外隙应用芬太尼 未应用止血带	男性
Fanelli，1998[106]	硬膜外复合全身麻醉	ASA PS2 级以上 无预防性补液 复合全身麻醉	ASA PS2 级以上 硬膜外隙应用可乐定
Hartmann，2002[107]	脊麻	原有高血压 长期饮酒史 BMI > 28 麻醉平面 > T_6 急诊手术	N/A
Lesser，2003[86]	脊麻或硬膜外麻醉	N/A	年龄 < 37 岁的男性 ASA PS1 ~ 2 级或 BMI < 30 基础心率 < 60 次 / 分，伴有或 不伴有糖尿病 应用 α_1 受体阻滞药 应用 β 受体阻滞药 非急诊手术
Klasen，2003[44]	脊硬联合麻醉	原有高血压 麻醉平面 > T_6	N/A

注：BMI，体重指数；HR，心率；ASA PS，美国麻醉学医师协会身体状态分级。

确定区域麻醉中发生心搏骤停的危险因素是一个更为复杂的过程。三项研究结果显示，相对硬膜外麻醉和周围神经阻滞麻醉，脊麻时心搏骤停的发生率明显增加[46-48]。值得注意的是，在许多病例中，心搏骤停发生前都出现了心动过缓的症状。据此可以推测，如果能够预测并防止心动过缓的发生，那么心搏骤停也可得到预测并且防止其发生[49]。Gratadour 等使用一种持续的无创技术，对脊麻中的交感迷走效应进行了测定[42]。结果发现，在脊麻过程中出现急性心动过缓和低血压的患者，麻醉之前并未表现出过高的副交感神经兴奋性。这项研究提示，这种技术并不能对脊麻中急性心动过缓及低血压的发生风险进行明确的预测。Chamchad 等[50] 对产科患者进行心率变异性分析，以试图确认发生低血压的危险因素。他们发现，将心率变异信号相关维数的基准点（PD2）设定为 3.90，当 PD2 大于 3.90 时，能够准确地预测出脊麻中低血压的发生。同样，Hanss 等[51] 对应用心率变异分析中低频与高频的比值（LF/HF）来预测低血压发生的准确性进行了评价，认为这种方法适合用于预测剖宫产手术脊麻时低血压的发生。这种方法若要常规应用于临床，还需更进一步的研究。

在其他关于心搏骤停的研究[46, 47]中，公认的危险因素包括人工髋关节置换术和高龄。另两项研究还发现，在区域麻醉中，脊麻、髋关节置换术以及高龄是术中发生心搏骤停的常见相关因素[52, 53]。在椎管内麻醉下进行全髋关节置换术的老年患者，应警惕心脏停搏的发生。髋关节置换术中植入骨水泥时，骨黏合剂入血并迁移到心脏和肺部引起栓塞，是发生心搏骤停的一个可能机制[54, 55]。栓子（脂肪、血栓、骨髓）引起急性肺栓塞，产生相应的血流动力学变化。右心肥大和右心衰可导致心排血量下降，引起心动过缓及心搏骤停[56]。血管活性物质释放所引起的肺循环改变，也可能引起心力衰竭。上述提到的栓子能够促使血管活性物质过度释放，从而加强机械性梗阻的效应[57]。在脊麻和硬膜外麻醉中，这种体液性和梗阻性效应促进了中心血容量的衰竭，导致左心室收缩剧烈增强。

　　Pollard 对脊麻中发生严重心动过缓和心搏骤停的三个病例进行了分析，发现这些患者具有一定的危险因素。患者年轻（低于 50 岁）、健康患者（ASA1 级）以及感觉阻滞平面过高（> T_6）是普遍认为的主要危险因素。Kopp 等通过观察发现，很多在脊麻或硬膜外麻醉下发生的心搏骤停事件，实际上与麻醉因素无关，而是由外科手术造成的。显然，区域麻醉中，心动过缓及心搏骤停的发生是非常复杂的，而且难以预测。然而，发生低血压及心动过缓的危险因素与心搏骤停的危险因素之间有一定的相似之处。

（二）外周神经阻滞麻醉

　　在臂神经丛阻滞下实施的肩部手术中，患者处于上身挺直坐位，其发生急性心动过缓及低血压的相关危险因素尚未明确。一些研究对与急性心动过缓及低血压发生相关的多个变量进行了分析[1, 58-60]，基础心率、血压、镇静程度、液体管理、年龄、性别、身高体重以及 ASA 分级等，都不是发生急性心动过缓及低血压的危险因素。但是，尚无研究能够对这些变量进行充分有力的评价。一项研究证明，麻醉时给予外源性的肾上腺素会导致低血压和心动过缓的发生[58]。这个结论与前面所讨论的这些心血管事件发生的病理生理过程相符合。

　　对于在上身挺直坐位实施肩部手术时发生的局部脑缺血事件，尚无足够的数据对其危险因素做出推断。有推测认为，与术前相比，术中血压的显著下降会增加脑缺血事件发生的风险。这个观点的关键是，当患者处于坐位时，通过手臂或腿部测得的血压与当时颅内水平的血压是不同的。这种流体静力学差异产生了一种安全的假象，而实际上脑部的灌注压已经接近或在临界值以下。此外，值得强调的是，文献[14]中所提到的 4 个病例均发生在全身麻醉时。因此，全身麻醉很可能是上述脑血管事件发生的危险因素，并且，区域麻醉对术前坐位下已存在的脑血管事件并无影响。

五、预　　防

　　绝大多数文献是针对脊麻或硬膜外麻醉下实施剖宫产手术时低血压的预防。先前有报道提示，术前通过补液使患者获得一定的"容量负荷"，可以明显地减少麻醉后低血压的发生[61-63]。近来，更多研究表明，对脊麻下实施剖宫产的患者，预扩容对于麻醉后低血压的发生几乎无影响[64-66]。关于非妊娠患者实施椎管内麻醉后出现的低血压，相关研究相对较少。Coe 等发现，对实施腹部或骨科手术的老年患者，预扩容方法对低血压的发生并无明显的预防作用[67]。这一结果也在 Buggy 等对另一相似人群的研究中得到证实[68]。此外，Anrdt 等发现，利用预扩容的方法，只能在很短时间内（0 ~ 15 分钟）有效地减少脊麻后低血压的发生[69]。总之，对于产科[65, 66, 70]和非产科[71]患者，几乎没有文献支持通过预扩容防止低血压的发生。对于预防性输注晶体液还是胶体液来预防低血压也有争议。三项研究显示，对产科患者预先给予晶体液和胶体液，未获得良好的预防效果[72-74]。另有报道称，预防性给予某些胶体液，如白蛋白[75]或其他人工合成扩容剂[76-80]，可起到一定预防作用。然而，对不同手术患者术前常规扩容，扩容所引发容量过负荷的潜在风险必然是大于其短暂的益处[81]。

已有研究显示，通过预防性应用血管加压药物，可以防止椎管内麻醉的心血管系统并发症。一项针对产后人群的研究发现，与预先补充晶体液相比，预防性输注肾上腺素可以更加显著地减少低血压的发生[82]。非常巧合的是，这项研究中没有患者发生低血压。对非产科患者预防性应用双氢麦角胺[69]或去氧肾上腺素[83]，也可减少心血管事件的发生。但是，这种疗法起效缓慢，至少在实施脊麻 30 分钟后，才能发挥其对低血压的预防作用。Ngan Kee 等[84]的研究发现，对脊麻下实施剖宫产手术的患者，联合应用去氧肾上腺素和预防性补充晶体液，能够防止低血压的发生。

总而言之，预防性应用晶体液、胶体液或血管加压药物都不应作为临床常规的方法，应综合考虑患者全身状况、术前液体平衡以及外科手术的具体情况，合理地加以利用。

由于椎管内麻醉中心搏骤停的发生非常罕见，目前尚无随机研究对其预防措施进行分析。然而，如果假定这种心搏骤停发生的机制与非外科手术患者中急性血管迷走性晕厥的机制相似，就可以得出一些结论。预防这种急症发作的理论基础，在于预防由迷走神经兴奋及交感神经抑制所产生的血流动力学变化，如上所述，这些变化包括心室充盈不良和心肌过度收缩。

Abe 等总结出，对直立倾斜试验结果阳性的患者应用 β 受体阻滞药，可显著减少其血管减压型晕厥的发生[85]。这种假设在臂神经丛阻滞下，在坐立位进行的肩部手术中得到证实[60]。应用美托洛尔能够有效地减少低血压及心动过缓的发生。此外，Sia 等[58]研究发现，在臂神经丛阻滞下，在坐位进行的肩部手术中，不使用肾上腺素大大降低了低血压及心动过缓的发生率，其原理可能是通过避免心肌收缩力的过度增强。

到目前为止，尚无研究能够对脊麻或硬膜外麻醉下，使用 β 受体阻滞药和肾上腺素对发生心搏骤停的影响做出确切的评价。虽然从理论上讲，在这种情况下应用 β 受体阻滞药有一定的益处，但是一些研究结果显示，脊麻中应用 β 受体阻滞药是发生心搏骤停的危险因素[86, 87]。由于心脏停搏和心搏骤停发生前常出现心动过缓[49]，β 受体阻滞药的应用可能增加而并非减少这种急症的发生。因此，椎管内麻醉中，经常预防性地应用正性变力药，以防止发生急性心动过缓[2]。通过对比急性心动过缓和渐进性心率减慢发生的不同机制，可以解释上述看似矛盾的现象，对此仍需更进一步的研究。

由于还没有足够的资料能够确定上身挺直坐位肩部手术中发生局部脑缺血的具体机制，任何临床中有效的方法都还只是猜测。显然，坐位时测得的血压与仰卧位是不同的，因此，对坐位时在静水力学的影响下测得的血压值进行校正是十分重要的。相同情况下，厘米水柱压与毫米汞柱压的比值为 4 ∶ 3，即 1.33cmH₂O=1mmHg。从血压的测量部位（手臂或腿部）到体表外耳道平面的距离，每升高 1 厘米都会产生血压值相应的减小，导致测量值高于头部实际血压值。对于原有慢性高血压及脑血管疾病的患者，血压校正法尤其重要。然而尚不明确进行血压校正对于避免这些灾难性脑血管事件的发生是否有效（图 6-4）。

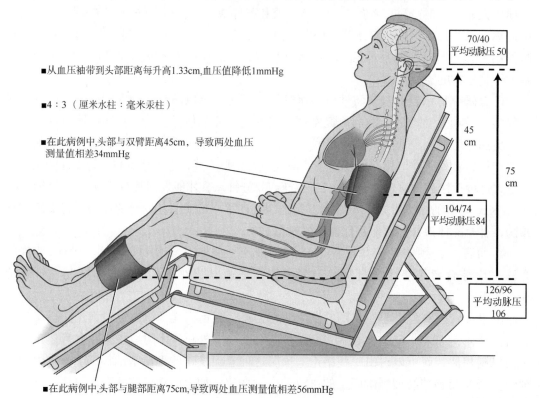

■从血压袖带到头部距离每升高1.33cm,血压值降低1mmHg

■4 : 3（厘米水柱：毫米汞柱）

■在此病例中,头部与双臂距离45cm,导致两处血压测量值相差34mmHg

70/40 平均动脉压 50

45 cm

75 cm

104/74 平均动脉压84

126/96 平均动脉压 106

■在此病例中,头部与腿部距离75cm,导致两处血压测量值相差56mmHg

图 6-4　对坐位时静水力学影响下血压测量值的校正

六、治　疗

一般情况下，对椎管内麻醉中出现的轻中度低血压无需治疗，或根据患者病情及外科手术的具体要求，采取相应的处理（框 6-3）。若出现严重的低血压及心动过缓，或者患者身体状况不能良好地耐受任何血流动力学波动时，应尽快采取有效的措施加以治疗。虽然理论上静脉输液的方法似乎有效，但是临床上通常不采取单纯补液的方法来治疗椎管内麻醉中出现的低血压及心动过缓。单纯应用补液疗法，至少需要几分钟才能使血压和心率得到改善[88]，而在许多情况下不

框 6-3　椎管内麻醉低血压及心动过缓的治疗策略

健康患者发生轻 - 中度低血压
· 非进展性的一般无需治疗
中 - 重度或快速进展的低血压和（或）心动过缓
· 麻黄碱或阿托品
· 效果不理想时应用肾上腺素
严重心动过缓或心搏骤停
· 肾上腺素（在机械通气之前）
· 考虑应用血管加压素和（或）阿托品
· 考虑心脏起搏术
· 必要时实施完整的后续复苏

能迅速起效。因此，对于需要治疗的血流动力学波动，应用血管加压药及抗胆碱药物是一线治疗策略[16, 89]。

很多研究对血管加压药物治疗区域麻醉诱发的低血压的疗效进行了评价。研究证实多巴胺[90]、去氧肾上腺素[91]、间羟胺[92]及肾上腺素[91]均可获得迅速有效的治疗效果。麻黄碱是从植物中提取的，是直接和间接的α、β肾上腺素能激动药。麻黄碱主要促进去甲肾上腺素的释放，但很快因末梢贮存的去甲肾上腺素耗竭而产生耐药性。麻黄碱对心血管的作用类似于肾上腺素，但麻黄碱作用更持久，且效果较弱[93]。在治疗椎管内麻醉引起的血流动力学波动时，麻黄碱可以起到很好的疗效。一些文献[17, 92, 94]和综述[16, 89]已进一步证实，无论产科还是非产科患者，麻黄碱应作为一线治疗药物，治疗椎管内麻醉引起的低血压（框6-3）。一些情况下，单独应用麻黄碱不足以纠正低血压，可联合应用其他方法。对于原有冠状动脉疾病的患者，应充分考虑到使用缩血管药物的潜在风险。

区域麻醉中心搏骤停的治疗，关键在于迅速地增加回心血量，改善循环（框6-3）。在区域麻醉期间心搏骤停治疗成功的案例中[5-10, 12]，已有报道迅速及时地采取措施是治疗的关键。相反地，循环复苏的延迟直接导致心搏骤停抢救的失败[4]。通常，初期复苏与后续复苏方案（BCLS/ACLS）被简化为ABC法予以实施，即"A，airway，保持气道通畅；B，breathing，人工呼吸；C，circulation，心脏按压"。这些策略的发展是适应了"社区化"心搏骤停的需求，因为院外发生心搏骤停的患者常伴随自主呼吸，并且存在治疗上的延误。区域麻醉期间患者出现上述心搏骤停时，多处于良好的吸氧状态，而非乏氧状态[5, 12]。因此，如果能够及时地恢复循环，就能够避免后期的通气支持。这种假设已在很多报道的病例及参考文献中得到支持。及时地发现心血管的变化趋势并快速做出诊断是非常重要的。多种药物已被用于区域麻醉中严重心动过缓和心搏骤停的治疗，包括麻黄碱、阿托品和肾上腺素，并常联合应用抗胆碱药物及拟交感神经药。显然，目前还没有前瞻性的以人类为对象的研究，能够提出针对类似心血管事件的最佳治疗方法。近来一项研究通过对硬膜外麻醉中出现心搏骤停的猪模型进行研究，发现肾上腺素及血管加压素都能升高冠状动脉灌注压，但血管加压素能获得更加令人满意的效果[95]。与肾上腺素相比，单独给予血管加压素，作用时间更长，而且较少引起酸血症。但在治疗心动过缓时，常需采取血管加压素与阿托品联合应用的方式。

除了选择药物治疗，很多情况下应用捶击起搏技术也取得了成功[96-99]。通过这种方法，包括迅速有力的心前区捶击，以及联合药物治疗（如前述），可以成功地治疗椎管内麻醉导致的心搏骤停（图6-5）。

如果这些初期治疗没有成功，应立即实施完整的后续心脏生命支持（ACLS）方案，以及完善的通气支持。此外，在区域麻醉中，应注意对引起严重心动过缓及心脏停搏的其他病因做出鉴别诊断。但对于在椎管内麻醉中发生的心搏骤停需要接受后续心肺复苏治疗的患者，胸外心脏按压法并未取得明显的效果。在一项脊麻后出现的心搏骤停犬模型实验中发现，心肺复苏术（cardiopulmonary resuscitation，CPR）对于维持冠状动脉灌注压是无效的[100]。其可能的原因是，脊麻或硬膜外麻醉期间内源性儿茶酚胺[101]及血管加

压素 [102, 103] 释放减少所致。给予外源性的肾上腺素 [94, 100] 或血管加压素 [94]，能够改善冠状动脉的灌注，增强心肺复苏术的疗效，以及提高存活率。这些动物实验结果证实，在脊麻期间发生心搏骤停早期，延迟使用肾上腺素治疗会降低存活率，影响预后 [4]。值得注意的是，一项大型非回顾性研究显示，与全身麻醉相比，椎管内麻醉中发生的心搏骤停患者的存活率相同或更高些 [48]。但由于这项报告中，心搏骤停事件的病因多种多样，还不能得出明确的结论。

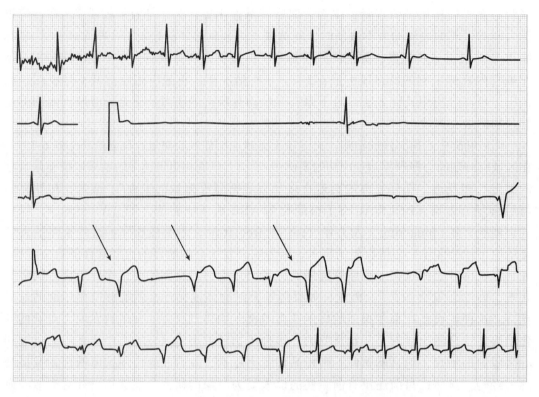

图 6-5　一项利用捶击起搏技术治疗进行性严重心动过缓的实时记录

箭所指为应用心前区捶击的时间

七、小　结

低血压与心动过缓是椎管内麻醉期间常见的良性并发症。但是，严重心动过缓及心搏骤停尽管非常罕见，也有发生，这些不良事件的发生机制非常复杂，通常是原发性循环病因所致。不过，通过掌握这些并发症发生的病理生理过程，是可以有效预防区域麻醉中出现的严重心血管事件的。当发生重度心动过缓及心搏骤停时，必须积极迅速地采取治疗措施，以取得最高的成功率和最好的长期预后。

（陈晓光 译，王俊科 校）

参 考 文 献

1. D'Alessio JG, Weller RS, Rosenblum M. Activation of the Bezold-Jarisch reflex in the sitting position for shoulder arthroscopy using interscalene block. *Anesth Analg* 1995;80:1158–1162.
2. Sharrock NE, Salvati EA. Hypotensive epidural anesthesia for total hip arthroplasty: a review. *Acta Orthop Scand* 1996;67:91–107.
3. Wetstone DL, Wong KC. Sinus bradycardia and asystole during spinal anesthesia. *Anesthesiology* 1974;41:87–89.
4. Caplan RA, Ward RJ, Posner K, et al. Unexpected cardiac arrest during spinal anesthesia: a closed claims analysis of predisposing factors. *Anesthesiology* 1988;68:5–11.
5. Mackey DC, Carpenter RL, Thompson GE, et al. Bradycardia and asystole during spinal anesthesia: a report of three cases without morbidity. *Anesthesiology* 1989;70:866–868.
6. Lovstad RZ, Granhus G, Hetland S. Bradycardia and asystolic cardiac arrest during spinal anaesthesia: a report of five cases. *Acta Anaesthesiol Scand* 2000;44:48–52.
7. Jordi EM, Marsch SC, Strebel S. Third degree heart block and asystole associated with spinal anesthesia. *Anesthesiology* 1998;89:257–260.
8. McConachie I. Vasovagal asystole during spinal anaesthesia. *Anaesthesia* 1991;46:281–282.
9. Thrush DN, Downs JB. Vagotonia and cardiac arrest during spinal anesthesia. *Anesthesiology* 1999;91:1171–1173.
10. Nishikawa T, Anzai Y, Namiki A. Asystole during spinal anaesthesia after change from Trendelenburg to horizontal position. *Can J Anaesth* 1988;35:406–408.
11. Geffin B, Shapiro L. Sinus bradycardia and asystole during spinal and epidural anesthesia: a report of 13 cases. *J Clin Anesth* 1998;10:278–285.
12. Liguori GA, Sharrock NE. Asystole and severe bradycardia during epidural anesthesia in orthopedic patients. *Anesthesiology* 1997;86:250–257.
13. Lee LA, Posner KL, Domino KB, et al. Injuries associated with regional anesthesia in the 1980s and 1990s: a closed claims analysis. *Anesthesiology* 2004;101:143–152.
14. Pohl A, Cullen D. Cerebral ischemia during shoulder surgery in the upright position: a case series. *J Clin Anesth* 2005;17:463–469.
15. Murphy G, Szokol J, Marymont J, et al. *Anesth Analg* 2010;111:496–505.
16. Mark JB, Steele SM. Cardiovascular effects of spinal anesthesia. *Int Anesthesiol Clin* 1989;27:31–39.
17. Butterworth JFt, Piccione W Jr, Berrizbeitia LD, et al. Augmentation of venous return by adrenergic agonists during spinal anesthesia. *Anesth Analg* 1986;65:612–616.
18. Butterworth JFt, Austin JC, Johnson MD, et al. Effect of total spinal anesthesia on arterial and venous responses to dopamine and dobutamine. *Anesth Analg* 1987;66:209–214.
19. Rooke GA, Freund PR, Jacobson AF. Hemodynamic response and change in organ blood volume during spinal anesthesia in elderly men with cardiac disease. *Anesth Analg* 1997;85:99–105.
20. Kennedy WF Jr, Bonica JJ, Ward RJ, et al. Cardiorespiratory effects of epinephrine when used in regional anesthesia. *Acta Anaesthesiol Scand Suppl* 1966;23:320–333.
21. Kennedy WF Jr, Sawyer TK, Gerbershagen HY, et al. Systemic cardiovascular and renal hemodynamic alterations during peridural anesthesia in normal man. *Anesthesiology* 1969;31:414–421.
22. Shimosato S, Etsten BE. The role of the venous system in cardiocirculatory dynamics during spinal and epidural anesthesia in man. *Anesthesiology* 1969;30:619–628.
23. Bonica JJ, Akamatsu TJ, Berges PU, et al. Circulatory effects of peridural block. II. Effects of epinephrine. *Anesthesiology* 1971;34:514–522.
24. Chamberlain DP, Chamberlain BD. Changes in the skin temperature of the trunk and their relationship to sympathetic blockade during spinal anesthesia. *Anesthesiology* 1986;65:139–143.
25. Malmqvist LA, Bengtsson M, Bjornsson G, et al. Sympathetic activity and haemodynamic variables during spinal analgesia in man. *Acta Anaesthesiol Scand* 1987; 31:467–473.
26. Covino BG. Cardiovascular effects of regional anesthesia. *Effects of Anesthesia* 1985;207–215.
27. Feldman H, Covino B, Sage D. Direct chronotropic and inotropic effects of local anesthetic agents in isolated guinea pig atria. *Reg Anesth* 1982;7:149–156.
28. Eisenach JC, De Kock M, Klimscha W. Alpha(2)-adrenergic agonists for regional anesthesia: a clinical review of clonidine (1984–1995). *Anesthesiology* 1996;85:655–674.
29. Chosy JJ, Graham DT. Catecholamines in vasovagal fainting. *J Psychosom Res* 1965;9:189–194.
30. Almquist A, Goldenberg IF, Milstein S, et al. Provocation of bradycardia and hypotension by isoproterenol and upright posture in patients with unexplained syncope. *N Engl J Med* 1989;320:346–351.
31. Mark AL. The Bezold-Jarisch reflex revisited: clinical implications of inhibitory reflexes originating in the heart. *J Am Coll Cardiol* 1983;1:90–102.
32. Shalev Y, Gal R, Tchou PJ, et al. Echocardiographic demonstration of decreased left ventricular dimensions and vigorous myocardial contraction during syncope induced by head-up tilt. *J Am Coll Cardiol* 1991;18:746–751.
33. Liu JE, Hahn RT, Stein KM, et al. Left ventricular geometry and function preceding neurally mediated syncope. *Circulation* 2000;101:777–783.
34. Arndt JO, Hock A, Stanton-Hicks M, et al. Peridural anesthesia and the distribution of blood in supine humans. *Anesthesiology* 1985;163:616–623.
35. Jacobsen J, Sofelt S, Brocks V, et al. Reduced left ventricular diameters at onset of bradycardia during epidural anaesthesia. *Acta Anaesthesiol Scand* 1992;36:831–836.
36. Critchley LA, Chan S, Tam YH. Spectral analysis of sudden bradycardia during intrathecal meperidine anesthesia. *Reg Anesth Pain Med* 1998;23:506–510.
37. Liu S, Paul GE, Carpenter RL, et al. Prolonged PR interval is a risk factor for bradycardia during spinal anesthesia. *Reg Anesth* 1995;20:41–44.
38. Davrath LR, Gotshall RW, Tucker A, et al. The heart is not necessarily empty at syncope. *Aviat Space Environ Med* 1999;70:213–219.
39. Novak V, Honos G, Schondorf R. Is the heart "empty" at syncope? *J Auton Nerv Syst* 1996;60:83–92.
40. Campagna JA, Carter C. Clinical relevance of the Bezold-Jarisch reflex. *Anesthesiology* 2003;98:1250–1260.
41. Dickinson CJ. Fainting precipitated by collapse-firing of venous baroreceptors. *Lancet* 1993;342:970–972.
42. Gratadour P, Viale JP, Parlow J, et al. Sympathovagal effects of spinal anesthesia assessed by the spontaneous cardiac baroreflex. *Anesthesiology* 1997;87:1359–1367.
43. Yadeau JT, Casciano M, Liu SP, et al. Stroke, regional anesthesia in the sitting position and hypotension: a review of 4169 ambulatory surgery patients. *Reg Anesth Pain Med* 2011;36:430–435.
44. Klasen J, Junger A, Hartmann B, et al. Differing incidences of relevant hypotension with combined spinal-epidural anesthesia and spinal anesthesia. *Anesth Analg* 2003;96:1491–1495.
45. Smiley R, Blouin J, Negron M, Landau R. B2-adrenoreceptor genotype affects vasopressor requirements during spinal anesthesia for cesarean delivery. *Anesthesiology* 2006;104:644–50.
46. Auroy Y, Narchi P, Messiah A, et al. Serious complications related to regional anesthesia: results of a prospective survey in France. *Anesthesiology* 1997;87:479–486.
47. Auroy Y, Benhamou D, Bargues L, et al. Major complications of regional anesthesia in France: The SOS Regional Anesthesia Hotline Service. *Anesthesiology* 2002;97:1274–1280.
48. Kopp S, Horlocker T, Warner M, et. al. Cardiac arrest during neuraxial anesthesia: frequency and predisposing factors associated with survival. *Anesth Analg* 2005;100:855–865.
49. Pollard JB. Cardiac arrest during spinal anesthesia: common mechanisms and strategies for prevention. *Anesth Analg* 2001;92:252–256.
50. Chamchad D, Arkoosh VA, Horrow JC, et al. Using heart rate variability to stratify risk of obstetric patients undergoing spinal anesthesia. *Anesth Analg* 2004;99:1818–1821.
51. Hanss R, Bein B, Ledowski T, et al. Heart rate variability predicts severe hypotension after spinal anesthesia for elective cesarean delivery. *Anesthesiology* 2005;102:1086–1093.

52. Biboulet P, Aubas P, Dubourdieu J, et al. Fatal and non fatal cardiac arrests related to anesthesia. *Can J Anaesth* 2001;48:326–332.
53. Olsson GL, Hallen B. Cardiac arrest during anaesthesia: a computer-aided study in 250,543 anaesthetics. *Acta Anaesthesiol Scand* 1988;32:653–664.
54. Kim YH, Oh SW, Kim JS. Prevalence of fat embolism following bilateral simultaneous and unilateral total hip arthroplasty performed with or without cement: a prospective, randomized clinical study. *J Bone Joint Surg Am* 2002;84-A:1372–1379.
55. Hagio K, Sugano N, Takashina M, et al. Embolic events during total hip arthroplasty: an echocardiographic study. *J Arthroplasty* 2003;18:186–192.
56. Thames MD, Alpert JS, Dalen JE. Syncope in patients with pulmonary embolism. *Jama* 1977;238:2509–2511.
57. Buckley J, Popovich J. Pulmonary Embolism. In: Parrillo J, Dellinger R, eds.*Critical Care Medicine: Principles of Diagnosis and Management in the Adult.* St. Louis: Mosby, 2002:881–885.
58. Sia S, Sarro F, Lepri A, et al. The effect of exogenous epinephrine on the incidence of hypotensive/bradycardic events during shoulder surgery in the sitting position during interscalene block. *Anesth Analg* 2003;97:583–588.
59. Kahn RL, Hargett MJ. Beta-adrenergic blockers and vasovagal episodes during shoulder surgery in the sitting position under interscalene block. *Anesth Analg* 1999;88:378–381.
60. Liguori GA, Kahn RL, Gordon J, et al. The use of metoprolol and glycopyrrolate to prevent hypotensive/bradycardic events during shoulder arthroscopy in the sitting position under interscalene block. *Anesth Analg* 1998;87:1320–1325.
61. Wollman SB, Marx GF. Acute hydration for prevention of hypotension of spinal anesthesia in parturients. *Anesthesiology* 1968;29:374–380.
62. Lewis M, Thomas P, Wilkes RG. Hypotension during epidural analgesia for Caesarean section: arterial and central venous pressure changes after acute intravenous loading with two litres of Hartmann's solution. *Anaesthesia* 1983;38:250–253.
63. Clark RB, Thompson DS, Thompson CH. Prevention of spinal hypotension associated with Cesarean section. *Anesthesiology* 1976;45:670–674.
64. Jackson R, Reid JA, Thorburn J. Volume preloading is not essential to prevent spinal-induced hypotension at caesarean section. *Br J Anaesth* 1995;75:262–265.
65. Rout CC, Akoojee SS, Rocke DA, et al. Rapid administration of crystalloid preload does not decrease the incidence of hypotension after spinal anaesthesia for elective caesarean section. *Br J Anaesth* 1992;68:394–397.
66. Rout CC, Rocke DA, Levin J, et al. A reevaluation of the role of crystalloid preload in the prevention of hypotension associated with spinal anesthesia for elective cesarean section. *Anesthesiology* 1993;79:262–269.
67. Coe AJ, Revanas B. Is crystalloid preloading useful in spinal anaesthesia in the elderly? *Anaesthesia* 1990;45:241–243.
68. Buggy D, Higgins P, Moran C, et al. Prevention of spinal anesthesia-induced hypotension in the elderly: comparison between preanesthetic administration of crystalloids, colloids, and no prehydration. *Anesth Analg* 1997;84:106–110.
69. Arndt JO, Bomer W, Krauth J, et al. Incidence and time course of cardiovascular side effects during spinal anesthesia after prophylactic administration of intravenous fluids or vasoconstrictors. *Anesth Analg* 1998;87:347–354.
70. Rout C, Rocke DA. Spinal hypotension associated with Cesarean section: will preload ever work? *Anesthesiology* 1999;91:1565–1567.
71. McCrae AF, Wildsmith JA. Prevention and treatment of hypotension during central neural block. *Br J Anaesth* 1993;70:672–680.
72. Ramanathan S, Masih A, Rock I, et al. Maternal and fetal effects of prophylactic hydration with crystalloids or colloids before epidural anesthesia. *Anesth Analg* 1983;62:673–678.
73. Murray AM, Morgan M, Whitwam JG. Crystalloid versus colloid for circulatory preload for epidural caesarean section. *Anaesthesia* 1989;44:463–436.
74. Karinen J, Rasanen J, Alahuhta S, et al. Effect of crystalloid and colloid preloading on uteroplacental and maternal haemodynamic state during spinal anaesthesia for caesarean section. *Br J Anaesth* 1995;75:531–535.
75. Mathru M, Rao TL, Kartha RK, et al. Intravenous albumin administration for prevention of spinal hypotension during cesarean section. *Anesth Analg* 1980;59:655–658.
76. Riley ET, Cohen SE, Rubenstein AJ, et al. Prevention of hypotension after spinal anesthesia for cesarean section: six percent hetastarch versus lactated Ringer's solution. *Anesth Analg* 1995;81:838–842.
77. Vercauteren MP, Hoffmann V, Coppejans HC, et al. Hydroxyethylstarch compared with modified gelatin as volume preload before spinal anaesthesia for Caesarean section. *Br J Anaesth* 1996;76:731–733.
78. Baraka AS, Taha SK, Ghabach MB, et al. Intravascular administration of polymerized gelatin versus isotonic saline for prevention of spinal-induced hypotension. *Anesth Analg* 1994;78:301–305.
79. Sharma SK, Gajraj NM, Sidawi JE. Prevention of hypotension during spinal anesthesia: a comparison of intravascular administration of hetastarch versus lactated Ringer's solution. *Anesth Analg* 1997;84:111–114.
80. Hallworth D, Jellicoe JA, Wilkes RG. Hypotension during epidural anaesthesia for Caesarean section: a comparison of intravenous loading with crystalloid and colloid solutions. *Anaesthesia* 1982;37:53–56.
81. Holte K, Sharrock NE, Kehlet H. Pathophysiology and clinical implications of perioperative fluid excess. *Br J Anaesth* 2002;89:622–632.
82. Gajraj NM, Victory RA, Pace NA, et al. Comparison of an ephedrine infusion with crystalloid administration for prevention of hypotension during spinal anesthesia. *Anesth Analg* 1993;76:1023–1026.
83. Nishikawa K, Yamakage M, Omote K, et al. Prophylactic IM small-dose phenylephrine blunts spinal anesthesia-induced hypotensive response during surgical repair of hip fracture in the elderly. *Anesth Analg* 2002;95:751–756.
84. Ngan Kee W, Khaw K, Ng F. Prevention of hypotension during spinal anesthesia for cesarean delivery. *Anesthesiology* 2005;103:744–750.
85. Abe H, Kobayashi H, Nakashima Y, et al. Effects of beta-adrenergic blockade on vasodepressor reaction in patients with vasodepressor syncope. *Am Heart J* 1994;128:911–918.
86. Lesser JB, Sanborn KV, Valskys R, et al. Severe bradycardia during spinal and epidural anesthesia recorded by an anesthesia information management system. *Anesthesiology* 2003;99:859–866.
87. Carpenter RL, Caplan RA, Brown DL, et al. Incidence and risk factors for side effects of spinal anesthesia. *Anesthesiology* 1992;76:906–916.
88. Critchley LA, Stuart JC, Short TG, et al. Haemodynamic effects of subarachnoid block in elderly patients. *Br J Anaesth* 1994;73:464–470.
89. Morgan P. The role of vasopressors in the management of hypotension induced by spinal and epidural anaesthesia. *Can J Anaesth* 1994;41:404–413.
90. Lundberg J, Norgren L, Thomson D, et al. Hemodynamic effects of dopamine during thoracic epidural analgesia in man. *Anesthesiology* 1987;66:641–646.
91. Brooker RF, Butterworth JF, Kitzman DW, et al. Treatment of hypotension after hyperbaric tetracaine spinal anesthesia: a randomized, double-blind, cross-over comparison of phenylephrine and epinephrine. *Anesthesiology* 1997;86:797–805.
92. Critchley LA, Short TG, Gin T. Hypotension during subarachnoid anaesthesia: haemodynamic analysis of three treatments. *Br J Anaesth* 1994;72:151–155.
93. Lawson N, Johnson J. Autonomic Nervous System: Physiology and Pharmacology. In: Barash P, Cullen B, and Stoelting R, eds. *Clinical Anesthesia.* Philadelphia: Lippincott, Williams & Wilkins, 2001:298.
94. Taivainen T. Comparison of ephedrine and etilefrine for the treatment of arterial hypotension during spinal anaesthesia in elderly patients. *Acta Anaesthesiol Scand* 1991;35:164–169.
95. Krismer AC, Hogan QH, Wenzel V, et al. The efficacy of epinephrine or vasopressin for resuscitation during epidural anesthesia. *Anesth Analg* 2001;93:734–742.
96. Boni F. Sudden bradycardia and asystole in an obese patient after spinal anaesthesia: successful resuscitation with inadvertent

"pacing thumps." *West Afr J Med* 1997;16:50–52.

97. Gibbons JJ, Ditto FF III. Sudden asystole after spinal anesthesia treated with the "pacing thump." *Anesthesiology* 1991;75:705.

98. Chester WL. Spinal anesthesia, complete heart block, and the precordial chest thump: an unusual complication and a unique resuscitation. *Anesthesiology* 1988;69:600–602.

99. Scherf D, Bornemann C. Thumping of the precordium in ventricular standstill. *Am J Cardiol* 1960;5:30–40.

100. Rosenberg JM, Wahr JA, Sung CH, et al. Coronary perfusion pressure during cardiopulmonary resuscitation after spinal anesthesia in dogs. *Anesth Analg* 1996;82:84–87.

101. Rosenberg JM, Wortsman J, Wahr JA, et al. Impaired neuroendocrine response mediates refractoriness to cardiopulmonary resuscitation in spinal anesthesia. *Crit Care Med* 1998;26:533–537.

102. Peters J, Schlaghecke R, Thouet H, et al. Endogenous vasopressin supports blood pressure and prevents severe hypotension during epidural anesthesia in conscious dogs. *Anesthesiology* 1990;73:694–702.

103. Ecoffey C, Edouard A, Pruszczynski W, et al. Effects of epidural anesthesia on catecholamines, renin activity, and vaso-pressin changes induced by tilt in elderly men. *Anesthesiology* 1985;62:294–297.

104. Tarkkila PJ, Kaukinen S. Complications during spinal anesthesia: a prospective study. *Reg Anesth* 1991;16:101–106.

105. Curatolo M, Scaramozzino P, Venuti FS, et al. Factors associated with hypotension and bradycardia after epidural blockade. *Anesth Analg* 1996;83:1033–1040.

106. Fanelli G, Casati A, Berti M, et al. Incidence of hypotension and bradycardia during integrated epidural/general anaesthesia: an epidemiologic observational study on 1200 consecutive patients. Italian Study Group on Integrated Anaesthesia. *Minerva Anestesiol* 1998;64:313–319.

107. Hartmann B, Junger A, Klasen J, et al. The incidence and risk factors for hypotension after spinal anesthesia induction: an analysis with automated data collection. *Anesth Analg* 2002;94:1521–1529.

108. Roch J, Sharrock NE. Hypotension during shoulder arthroscopy in the sitting position under interscalene block. *Reg Anesth* 1991;16:64.

109. Tarkkila P, Isola J. A regression model for identifying patients at high risk of hypotension, bradycardia and nausea during spinal anesthesia. *Acta Anaesthesiol Scand* 1992;36:554–558.

第 7 章

局部麻醉药的全身毒性作用

John F. Butterworth   Kenneth D. Candido   Mehmet S. Ozcan   Guy Weinberg

　　临床医生首次使用局麻药是在 1884 年，Koller 和 Gartner 使用可卡因对彼此眼角膜进行表面麻醉，而 Halsted 应用可卡因进行神经阻滞完成了外科手术的麻醉[1, 2]。虽然可卡因很早就被引入欧洲，但人们全面了解其药理学特性并在临床广泛应用和认可却经历了很长时间。随着局部麻醉和区域麻醉在临床应用日益广泛，局麻药（LA）所引起的心血管毒性、中枢神经系统毒性（CNS）和过敏反应逐渐被人们所认识。20 世纪 30 年代，鉴于 LA 导致的致命性心血管反应，美国药品食品监督管理局指派了一批内科医生，调查内镜手术过程中使用局麻药物所引起的死亡病例。随着局麻药的选择从单一的可卡因到普鲁卡因、丁卡因，这种顾虑不但没有降低反而有所增加。而 1979 年当 Albright[3] 报道应用布比卡因或依替卡因进行区域阻滞的患者出现了心搏骤停，更加剧了人们对 LA 的心血管毒性作用的担心。本章节主要讨论的问题是 LA 的全身毒性作用。

一、毒性反应的定义

　　局麻药的全身毒性反应（LAST）的发生通常是因为非故意的血管内注射正常剂量的 LA（在需要阻滞的部位）或因为周围组织注射的 LA 吸收入血（在正常的剂量下发生非预计的快速吸收或吸收正常但剂量过大）。以上情况的最终结果是体内 LA 浓度过高而引起毒性作用。高浓度的 LA 所引起的毒性作用的靶器官是中枢神经系统（CNS）和心血管系统（CVS）。CNS 对 LA 引起的毒性反应要比 CVS 更敏感，因此，通常情况下在出现

CVS 表现前都会出现极度兴奋等 CNS 表现（除了布比卡因和依替卡因外）[4, 5]。典型的 CNS 毒性反应通常表现为两个阶段。开始为兴奋期（表现为一系列进展性症状和体征，包括哆嗦、肌肉颤动、突发性强制性痉挛），症状差异取决于对中枢抑制性通路的抑制程度（即所谓的脱抑制）。继续进展则进入抑制期，如低通气量甚至呼吸停止，其症状取决于对全中枢神经系统的抑制程度。LA 的 CVS 毒性作用分为直接作用和间接作用。CNS 兴奋时引起现交感神经兴奋，表现为心率增快和血压增高。然而，随着血药浓度增加，LA 直接介导的心律失常和心肌抑制取代了交感神经系统兴奋的临床表现，这种心律失常、低血压和心肌收缩功能降低导致复苏困难，是 LA 显著的毒性作用。

二、毒性反应概述

自 Albright[3] 报道了应用布比卡因和依替卡因的患者出现心搏骤停后，虽然仅从描述性数据初步得出结论，但令人欣慰的是 LAST 的发生率呈现下降趋势，可能与局麻技术的提高、毒性作用的严重性得到更充分认识、尽早发现潜在局麻药毒性作用的临床表现，以及减少 0.75% 布比卡因的临床应用相关。基础研究的进展也为局麻药潜在毒性病因学的发展提供了有力的基础支持[6-8]。尽管如此，从美国麻醉协会内部提供的数据表明，局部麻醉药误入血管是造成区域阻滞中引起死亡或脑损害的第二大原因（首要原因是全脊髓麻醉）[9]。目前，硬膜外麻醉出现 CNS 毒性作用（癫痫）的发生率为 3/10 000，周围神经阻滞的发生率为 11/10 000[10-12]。在 Brown[12] 的回顾性研究中采用了 26 000 左右臂丛麻醉病例，肌间沟和锁骨上麻醉癫痫的发生率为 7.9/1000，腋路阻滞发生率为 1.2/1000（二者的差异可能因为采取锁骨上阻滞时，任何剂量的 LA 注入颈动脉或椎动脉都可能引起强制性癫痫）。因为越来越多的麻醉医生和外科医生接受和采用神经阻滞麻醉，因此迫使临床医生掌握 LAST 的病理生理学和治疗原则，以保证临床更好地使用局部麻醉药物。

三、病 理 生 理

（一）局麻药作用机制

若想更好地理解 LAST，首先要了解 LA 作用的机制，特别是其与电压依赖性钠（Na_v）通道的相互作用。局麻药与电压依赖性钠通道相互作用是其产生周围神经阻滞和局部麻醉的基础。Na_v 是由一个大的 α 亚基和 1 ~ 2 个小的 β 亚基组成的完整膜蛋白结构。α 亚基是离子传导的通道和 LA 结合的部位，由约 2000 个氨基酸排列成 4 个同源的功能位点，每一个位点由 6 个 α 螺旋的跨膜结构组成[13, 14]。

钠离子通道至少存在三种天然构象：静息、开放、失活。神经元中 Na_v 通道快速而短暂的开放，使细胞外的钠离子能够进入细胞内，从而使细胞膜去极化形成动作电位。大约千分之几秒后钠离子通道失活（钠离子内流终止）。局麻药可以与神经元和心肌细胞中的 Na_v 通道结合，抑制细胞膜对 Na_v 的通透性，是局麻药产生局部麻醉和抗心律失常作用的基础[15, 16]。细胞的跨膜电位对整个过程的影响极其复杂：它既能影响钠离子通道的构象，又能够影响局麻药的亲和力。细胞膜去极化作用首先使 Na_v 通道开放，随后使其失活。局麻药对开放和失活的 Na_v 通道具有很强的亲和力，但对静息状态的 Na_v 通道亲和力较差。局麻药可以抑制反复去极化所引起的 Na_v 内流增加，这种现象称为"应用依赖"或"位相"阻滞。通过连续的去极化作用降低了与 LA "未结合"的 Na_v 比例，因此诱发电流降至最低点[15-17]。

除了钠离子通道外，局麻药还能与多种位点相结合，包括钾离子通道、钙离子通道、酶类、*N-* 甲基 *-D-* 天门冬氨酸受体、β 肾上腺能受体和烟碱乙酰胆碱受体等。局麻药的副作用可能与这些受体的相结合有关[15, 16, 18]，但局麻药全身毒性反应的机制与其产生局麻作用的机制并不相同。

（二）局麻药的浓度、蛋白结合率和代谢

局麻药的毒性随着其在血液中浓度的升高而升高。即使恰当地使用神经阻滞技术，局麻药的峰浓度也有所不同。持续肋间神经阻滞比神经丛阻滞或硬膜外麻醉产生更高的局麻药峰浓度（使用相同的局麻药剂量）（图 7-1）[2, 19-21]。在局麻药中加入肾上腺素通常会使其血药浓度峰值降低，而加入可乐定则会升高。在血液中，所有的局麻药都会结合部分蛋白，首先是 α_1 酸性糖蛋白（AAG），其次是白蛋白[1, 2, 19]。麻醉强度高、脂溶性高的局麻药与麻醉强度弱、脂溶性低的药物相比具有更高的蛋白结合率。特定局麻药的蛋白结合率受血清 AAG 浓度的影响。在妊娠期间，蛋白结合率和蛋白浓度都有所下降[22]。长期以来一直认为局麻药和蛋白结合有助于降低局麻药的全身毒性。硬膜外注射长效 LA 或 LA 与阿片类药物混合物可以防止局部 LA/AAG 结合物浓度进行性升高[23]。其他影响局麻药毒性的理化性质在表 7-1 中列出[24]。

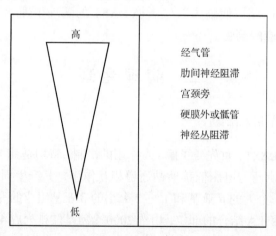

图 7-1　局麻药使用途径和注射部位对其在全身吸收和蓄积速度的影响

图示表示不同部位注射相同剂量的局麻药后血清浓度由高到低的排列（经许可摘自 Groban L，Dolinski SY. Different in cardiac toxicity among ropivacaine，levobupivacaine，bupivacaine，and lidocaine. Tech Reg Anesth Pain Manag，2001. 5：48-55）

表 7-1　影响局麻药全身毒性作用的理化性质

因素	相关性
pH	中性（非质子化形式）更易透过细胞膜，全身吸收减少 离子形式更易与（神经、脑、心脏）钠通道结合
亲脂性	亲脂性强的局麻药更易透过细胞膜 更易与其他脂类组织（如髓鞘和脑膜）结合，全身吸收减少
蛋白结合率	增加蛋白结合率，降低游离的局麻药 脂溶性越强，蛋白结合力越强（麻醉效能越强）
酯键	血清水解及清除快速（全身毒性降低）
异构体	R（＋）异构体较 S（－）异构体更易与 Na^+ 通道结合（增加心脏毒性）

经许可摘自 Groban L，Dolinski SY. Different in cardiac toxicity among ropivacaine, levobupivacaine, bupivacaine, and lidocaine. Tech Reg Anesth Pain Manag，2001. 5：48-55。

发生 LAST，尤其是中枢神经系统相关反应的潜在因素与某些特定的区域阻滞技术相关。正如之前提到的，肌间沟阻滞会比硬膜外阻滞更快地诱发癫痫活动，这反映了无意中将局麻药注入大脑供血血管和硬膜外隙血管的不同。此外，若癫痫反应是由周围神经阻滞注入大量局麻药引起的话，可能会推迟发作时间，甚至在注药后 30 分钟才发生[10-12]。

LA 的代谢可能会影响 LAST 的程度和持续时间。通常 LA 的清除率越高其安全范围就越广。典型的高清除率局麻药是 2- 氯普鲁卡因，当给志愿者注射时，2- 氯普鲁卡因相关的中枢神经系统症状消失得很快。

2- 氯普鲁卡因和其他酯类局麻药在血液中丁酰胆碱酯酶的催化下快速水解[1,2,19]。因此，普鲁卡因和苯佐卡因会快速地代谢成氨基苯酸（PABA），引起此类药物过敏[2]。这种氨基酸经肝代谢[1,2,19]。丙胺卡因水解成邻甲苯胺，会引起剂量相关的高铁血红蛋白症[2,23]。因此，丙胺卡因在美国已经不再大剂量使用，近期的研究显示苯佐卡因（用于表面麻醉）在美国医院里是最常见的与医源性高铁血红蛋白症相关的局麻药[25]。

（三）中枢神经系统（CNS）病理生理

LAST 引起的中枢神经系统（CNS）中毒有一系列典型的临床表现，最终可发展为癫痫 [若不控制则可能发生心血管系统（CVS）崩溃]。事实上，局麻药血药浓度过高所导致的癫痫中，仅 60% 有典型的临床征象[26]。一项纳入 93 例发生 LAST 的研究中发现：有明显 CNS 症状的占 45%，CNS 和 CVS 都有的占 44%，剩余的 11% 则只有 CVS 症状[26]。

局麻药的效能和 CNS 中毒反应有一定的关系，神经阻滞过程中强效的局麻药相对于弱效的局麻药可以在更低的血药浓度和更小的剂量时诱发癫痫。动物实验中年龄也是重要的影响因素，在动物注射利多卡因诱发脑电图癫痫的试验中，年龄较小的猪诱发抽搐的局麻药剂量比年龄大的要高[27]。在酰胺类局麻药中（包括甲哌卡因、罗哌卡因和布比卡因）R（＋）异构体的 CNS 毒性是 S（－）异构体的 1.5 ～ 2.5 倍。在家兔实验中，布比卡因

S（－）异构体的最小抽搐剂量是 R（＋）异构体的近 2 倍[6]。在羊实验中，40mg 的 R（＋）布比卡因总会诱发抽搐，而同样剂量的 S（－）布比卡因则从未诱发抽搐。这些立体选择性的剂量关系在 Denson[29] 等的实验中有所提及，在麻醉的大鼠中，R（＋）布比卡因较 S（－）布比卡因能更显著减慢孤束核细胞活化频率。尽管外消旋的布比卡因和罗哌卡因在诱发大鼠发生呼吸性酸中毒的实验中使用的浓度为等效剂量，但二者在诱发 CNS 毒性上产生不同的效能，可能与这两种药物对压力反射感受器有相似的抑制作用有关，这对维持 CVS 的稳定至关重要[30]。

羊实验中罗哌卡因的最小抽搐剂量是布比卡因的 1.33 倍[31]。同样的，在志愿者实验中，人体可以耐受的静脉注射罗哌卡因的剂量（124mg）比布比卡因（99mg）高 25%[32]。Knudsen[33] 等的志愿者双盲交叉实验显示，产生 CNS 症状的罗哌卡因阈浓度约为 0.6mg/L，而布比卡因为 0.3mg/L，同时，罗哌卡因诱发的 CNS 症状的持续时间明显较布比卡因短。然而在大鼠实验中，相同剂量的布比卡因和罗哌卡因（10μg/mL）都对 CA1 区的海马场电位幅度有抑制。这种海马场电位幅度的抑制程度、停药后的恢复速率可能是 CNS 相关的 LAST 的潜在机制。

同时也有关于 S（－）异构体之间效能强弱的比较。左旋布比卡因和罗哌卡因引起 CNS 中毒的相对效应在不同物种中大不相同[35-37]。在 Ohmura 等[35] 对麻醉后通气大鼠使用左旋布比卡因和罗哌卡因诱发抽搐的实验中发现，二者药物的累积药物剂量相似。在意识清醒的羊实验中，罗哌卡因的抽搐剂量比左旋布比卡因略高一点[36, 37]。在人类志愿者的随机双盲交叉实验中，以相同速率注射了相同浓度、相同剂量的左旋布比卡因和罗哌卡因之后都出现了早期的 CNS 中毒症状[38]（框 7-1）。

框 7-1　局麻药引起抽搐的阈剂量的影响因素

· 注射部位	· 酸中毒
· 注射速度	· 镇静程度
· 血药浓度上升的速率	· 异构体

（四）心血管系统（CVS）病理生理

CVS 在局麻药全身中毒的任何阶段都受影响。早期阶段，以 CNS 症状为主时，CVS 中毒反应并不是药物直接作用于心肌的反应，而是间接的反应（与中枢兴奋有关）。当使用 CVS/CNS 中毒比率高或者给药方式使 LA 逐渐吸收时中毒反应更为明显，如利多卡因。Ladd[39] 等详细地阐述了 CNS 兴奋阶段的 CVS 病理生理学变化。在他们的实验中，向清醒母羊的颈动脉注射局麻药，药物的剂量范围为仅引起 CNS 症状（肌张力升高、癫痫）而不引起心律失常或心搏骤停所导致高血压、心动过速或者每搏量降低。另一方面，如果注射的药物是 CVS/CNS 中毒比率低的 LA，当血药浓度快速上升时就会出现直接的心脏中毒反应，如心律失常和低血压。正如前文所说的，55% 的局麻药中毒反应出现 CVS

反应和症状（CVS 症状单独出现或者与 CNS 症状同时出现）[26]。

从细胞水平来看，局麻药的心脏毒性作用是很复杂的现象[40]。正如对神经元的作用一样，局麻药结合并抑制心肌 Na$^+$ 通道[15, 41-46]。此外，局麻药能阻断细胞膜上的 K$^+$ 通道，延长动作电位时程而产生心肌中毒作用[43]。细胞膜和肌质网上的 Ca^{2+} 通道也是局麻药的作用部位，因此降低细胞内 Ca^{2+} 释放可以抑制心肌收缩[44-46]。但结合并抑制 K$^+$ 通道和 Ca^{2+} 通道所需要的局麻药浓度通常比最大程度抑制 Na$^+$ 通道的浓度更高。通过抑制 Na$^+$ 通道、K$^+$ 通道以及不同部位的 Ca^{2+} 通道而导致动作电位时程延长被认为是临床局麻药相关的心脏毒性反应的分子机制[48]。然而，代谢型的细胞信号转导系统如 β 肾上腺素和溶血磷脂酰也被认为和局麻药引起的心脏毒性的表型有关，如 β 肾上腺素和溶血磷脂酰。近期的观察表明抑制线粒体的代谢和氧化磷酸化也可能与 LA 严重的心脏毒性有关[49]。

局麻药不同的理化性质在分子水平上决定了其引起临床中毒表现的潜能不同。脂溶性、麻醉强度、与蛋白结合倾向等都和毒性作用相关。如布比卡因是心脏毒性很强的一种 LA，它的脂溶性和蛋白结合率都比利多卡因高，它较利多卡因能更快与心肌 Na$^+$ 通道结合并且持续作用更长时间[50]。立体构象也是影响局麻药中毒的一个重要因素[51]。布比卡因的 R（+）对映体较 S（-）对映体能更快地结合 Na$^+$ 通道，这一发现也促进了对映体药物如左旋布比卡因和罗哌卡因在临床中的发展[52]。通常不同 LA 对心肌传导和神经传导的抑制作用相似[53-55]。

同样的，LA 与 β 肾上腺素受体结合后，抑制肾上腺素引起的环单磷酸腺苷（cyclic AMP，cAMP）合成能力的大小同其对周围神经阻断效能相同。（任意机制引起的）cAMP 生成的信号不足会导致布比卡因 CVS 中毒的标准化复苏更加困难。比起其他毒性弱的局麻药，布比卡因对线粒体氧化磷酸化所需的化学渗透梯度破坏性更强。同时，它对线粒体内膜上的其他酶也有很强的抑制作用，如脂肪酸摄取所需的酶，而脂肪酸是心肌有氧代谢过程中重要能量来源。图 7-2 列出了 LAs 对心脏功能主要影响因素。

在以活体动物为模型的试验中，局麻药心肌毒性的研究主要集中在这几点：致心律失常性、心肌收缩力和生存性（复苏的难易）。然而，在这类实验中有很多的干扰因素，如对实验动物的尊重、实验的设计、度量方法和实验终点。关于哪种模型和设计可以最真实地表现局麻药对人类心血管中毒的反应，目前仍还没有统一的定论[40]。

1. 致心律失常性　　总的来说，局麻药对心脏节律的直接作用是抑制心肌兴奋性和传导延迟[58]。如前文提及的，当血清中的某种局麻药浓度并不十分高的时候，快速型心律失常是由 CNS 兴奋引起的。当血清中局麻药浓度进一步升高，则会出现剂量依赖性心肌传导延迟，心电图上表现为 PR 间期延长和 QRS 波增宽[59-61]。更高浓度时抑制窦房结和房室结传导表现为心动过缓和房室传导阻滞，甚至心脏停搏[60]。随着血液循环中布比卡因浓度的升高，心脏更易出现 QT 间期延长、室性心动过速、尖端扭转型室速，甚至室颤[62, 63]。

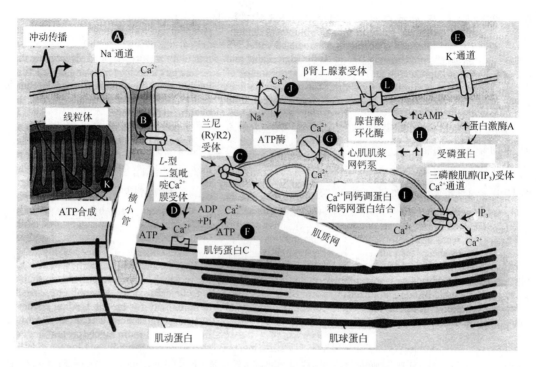

图 7-2　心肌细胞转运机制以及局麻药引起心脏毒性的作用位点（A～L）

局麻药阻断心肌 Na⁺ 通道（A），布比卡因对心肌细胞上 Na⁺ 通道的结合表现为快进慢出，利多卡因表现为快进快出。综合效应为抑制 Na⁺ 传导，引起缓慢型传导阻滞，可能与心肌收缩力降低有关。高浓度的局麻药可以与 K⁺ 通道（E），Ca²⁺ 通道（B）和 β 肾上腺素受体结合并抑制其传导。K⁺（E）通道被阻断后，心肌动作电位延长，出现室性心律失常，也可能与心脏毒性有关。Ca²⁺ 是心肌舒缩功能的关键环节，慢 Ca²⁺ 通道（E）被阻断后，Ca²⁺ 内流减少；局麻药也会干扰肌质网（C）的 Ca²⁺ 释放，从而降低心肌收缩力。同时，局麻药与 β 肾上腺素受体（L）和腺苷酸环化酶（H）结合并抑制环磷酸腺苷（cAMP）的形成，影响局麻药中毒后的复苏效果。最后，局麻药通过干扰心肌细胞内线粒体的能量代谢而影响心肌电活动和代谢（D、F、G、K）。由其他机制产生的心脏毒性作用所需要的局麻药的浓度较单纯抑制心肌细胞中 Na⁺、Ca²⁺ 通道的浓度要高很多。线粒体代谢必须依靠氧化磷酸化和三磷酸腺苷（ATP）合成，局麻药可干扰上述过程中的关键步骤，包括脂肪酸向线粒体基质转运、化学渗透梯度形成、电子转运和 ATP 合成

　　在不考虑实验动物种类和实验方案的情况下，布比卡因一直被认为是致心律失常性最强的局麻药。低于抽搐剂量的布比卡因就可以诱发结性和室性心律失常，而抽搐剂量的利多卡因则不诱发心律失常[64]。Feldman 等发现，使用 2 倍抽搐剂量的药物时（未实施复苏），布比卡因组的实验犬死亡率是 83%，而罗哌卡因组是 17%[65, 66]。但在实施早期复苏的情况下，布比卡因组的死亡率则由 83% 降低至 33%，罗哌卡因组则从 17% 降低至 0。Kotelko 等[67] 报告，在清醒的羊实验中，抽搐剂量的布比卡因可以诱发严重的心律失常，而利多卡因仅出现短暂的 ST 段降低或窦性心动过速。

　　与布比卡因相比，罗哌卡因的致心律失常性低一些。在一组人志愿者交叉实验中，Knudsen 等[68] 发现罗哌卡因引起的 QRS 波群增宽较布比卡因程度轻。由于 QRS 波增宽程度和 LA 的心脏毒性呈正相关[53]，这一发现有助于比较罗哌卡因和布比卡因对人体的心脏毒性。若以 QRS 增宽为评定终点，布比卡因、甲哌卡因、利多卡因的电生理学毒力分别为 15∶6.7∶1[54]。

　　左旋布比卡因的致心律失常性介于罗哌卡因和布比卡因之间[69]。在未麻醉的大鼠实验

中，左旋布比卡因延长 QRS 波的程度较罗哌卡因高。左旋布比卡因组的 8 只实验大鼠，有 7 只出现了室性心动过速，而罗哌卡因组的 8 只大鼠中只有 1 只出现该情况。同样的，在麻醉大鼠实验中，出现首次心律失常的罗哌卡因累积剂量和血清浓度也高于左旋布比卡因，且均明显高于外消旋的布比卡因。

局麻药的致心律失常性和麻醉效力有些不同。在外周神经阻滞和硬膜外麻醉中，布比卡因的麻醉效力是利多卡因的 4 倍（效价比为 1 : 4）[70, 71]。但是，对麻醉状态下的猪行冠状动脉内注射局麻药的实验中，发现引起 QRS 增宽的布比卡因和利多卡因的剂量比是 1 : 16[72]。并且向 15 只实验动物的冠状动脉中内注射 4mg 布比卡因后，其中 7 只死于心室颤动，而利多卡因则在注射量达到 64mg 时才出现心室颤动。因此，我们总结如下，作为局麻药，布比卡因的麻醉效力是利多卡因的 4 倍，但它的致心律失常性是利多卡因的 16 倍。

冠状动脉内直接注射局麻药的实验排除了 CNS 间接反应的影响，并且这些研究说明了布比卡因引起室性心律失常的原因并非与 CNS 兴奋相关，更可能是其对心脏的直接作用[73]。在 Chang 等[73] 的研究中，对非麻醉状态下的羊的冠状动脉注射布比卡因、左旋布比卡因和罗哌卡因后，三者都引起 QRS 波增宽，但布比卡因效力更强并且 QRS 波增宽程度比罗哌卡因更高[74, 75]。对麻醉状态下的羊静脉注射左旋布比卡因引起心律失常的发生率较布比卡因少。一部分羊注射 125 ～ 200mg 的布比卡因会发生致命性心室颤动，而左旋布比卡因注射剂量少于 225mg 时不出现致命性心室颤动。

2. 降低心肌收缩力　局麻药全身中毒引起的剂量相关性心肌收缩力降低是局麻药造成心血管系统不稳定的重要原因。局麻药作为负性肌力药的强度等级排序和其阻断神经传导的作用是相同的。强效的局麻药（如布比卡因）降低心肌收缩力所需的剂量和浓度较效能低的 LA（如利多卡因）低[67, 72]。但是，比较罗哌卡因、左旋布比卡因、布比卡因和利多卡因对心肌收缩抑制作用，和其麻醉效力又不完全呈线性关系。对未麻醉的羊注射亚抽搐剂量的左旋布比卡因和罗哌卡因产生相似的心肌抑制效应[75]。在羊实验中，冠状动脉内注射罗哌卡因引起的心肌收缩力和每搏输出量降低程度比注射同等剂量的布比卡因和左旋布比卡因轻[73]，而布比卡因和左旋布比卡因对比则没有显著区别。之后，对麻醉状态下的犬进行 LA 毒理试验中发现，罗哌卡因诱发的左心室抑制程度比左旋布比卡因和外消旋布比卡因轻（表 7-2）。同样，在未麻醉羊的实验中，对心肌收缩力抑制最强的是布比卡因，其次是左旋布比卡因和罗哌卡因（减弱的顺序）[73]。

表 7-2　常见局麻药抑制心脏功能的血药浓度

局麻药	LVEDP（EC$_{50}$ 为基础值的 125%）（μg/ml）	DP/DTMAX（EC$_{50}$ 为基础值的 65%）（μg/ml）	%EF（EC$_{50}$ 为基础值的 65%）（μg/ml）	%FS（EC$_{50}$ 为基础值的 65%）（μg/ml）	CO（EC$_{50}$ 为基础值的 75%）（μg/ml）
BUP	2.2（1.2~4.4）	2.3（1.7~3.0）	3.2（2.2~4.7）	2.1（1.5~3.1）	3.6（2.1~6.0）
	1.6（0.9~3.1）	2.4（1.9~3.1）	3.1（1.4~2.9）	1.3（0.9~1.8）	3.3（2.0~5.5）

续表

局麻药	LVEDP（EC₅₀为基础值的125%）（μg/ml）	DP/DTMAX（EC₅₀为基础值的65%）（μg/ml）	%EF（EC₅₀为基础值的65%）（μg/ml）	%FS（EC₅₀为基础值的65%）（μg/ml）	CO（EC₅₀为基础值的75%）（μg/ml）
ROP	4.0（2.1-7.5）[a]	4.0（2.1-5.2）[b]	4.2（3.0-6.0）	3.0（2.1-4.2）[a]	5.0（3.1-8.3）
LID	6.8（3.0-15.4）[c]	8.0（5.7-11.0）[d]	6.3（4.0-9.9）[c]	5.5（3.5-8.7）[d]	15.8（8.3-30.2）[d]

注：数据由 EC₅₀ 和95%可信区间表示。

a. ROP > LBUP；$P < 0.05$。b. ROP > BUP，LBUP；$P < 0.05$。c. LID > BUP，LBUP；$P < 0.01$。d. LID > BUP，LBUP，ROP；$P < 0.01$。

EC₅₀，50%群体有效的浓度；BUP，布比卡因；LBUP，左旋布比卡因；ROP，罗哌卡因；LID，利多卡因；左心室舒张末压力，LVEDP, left ventricular end diastolic pressure；心室内压力变化率峰值，DP/DTMAX, maximum rate of left ventricular pressure rise；射血分数，ejection fraction；左心室缩短分数，shortening fraction，FS=（LVDd-LVDs）/LVDd；心排血量，CO, cardiac output（经许可改编自 Groban L，Dolinski SY. Differences in cardiac toxicity among ropivacaine，levobupivacaine，bupivacaine, and lidocaine. Tech Reg Anesth Pain Manag, 2001. 5：48-55）。

3. 对复苏的反应（比较心脏毒性的一种方法） 动物模型中复苏的难易能够较明显比较局麻药内在心肌毒性强弱，同时也是临床相关的研究终点。值得一提的是，由于静脉注射脂肪乳（intravenous lipid emulsion，ILE）这一方法的应用，临床上 LAST 的复苏已经有显著的改变。因此，我们后面会有一部分着重介绍 LAST 的治疗，而这部分的重点在于比较不同的非脂质治疗手段的疗效以及它们和不同局麻药的心脏毒性的关系。

两项对麻醉状态下动物注射 LA 的研究表明，左旋布比卡因的全身毒性介于罗哌卡因和布比卡因之间[69, 76]。向麻醉状态下的犬门静脉注射过量的布比卡因、左旋布比卡因、罗哌卡因和利多卡因后行心脏按压和使用血管活性药，20分钟后动物死亡率分别为50%、30%、10% 和 0。使用布比卡因（44%）和左旋布比卡因（20%）的动物注射肾上腺素诱发的心律失常的概率较利多卡因和罗哌卡因高。上述结果也解释了临床上布比卡因全身中毒的后果更严重——难以治疗的心脏停搏[3]。

（五）局麻药过敏反应

局麻药过敏反应通常发生在酯类药物，如普鲁卡因和苯佐卡因，与其直接代谢产物氨基苯酸（PABA）有关。长期以来，即使缺少有力的证据支持，仍普遍认为酰胺类局麻药较酯类局麻药发生过敏反应的概率要低很多[77]。急性超敏反应虽然很少见，但也确实在酰胺类局麻药反应中出现过。尽管如此，有一件事情很明确：局麻药真正的过敏反应很少见[78, 79]。Baluga 等回顾了 5018 例在牙科治疗中使用局麻药的乌拉圭人的病例，共发现25 例不良反应，其中 22 例是由于心理因素或血管迷走神经性发作或者操作失误造成的；其中 1 例患者出现了与局麻技术性并发症有关的类过敏反应（下牙槽神经支配区出现面部瘙痒）；剩余的 2 例进行了局麻药皮试排除了过敏反应[80]。另一项对 157 名哮喘儿童（对至少一种过敏原过敏）和 72 名非哮喘儿童进行利多卡因的皮肤点刺实验、真皮皮内测试和增量激发实验的研究中发现，80% 的儿童过去都使用过局麻药，他们并没有因再次使用利多卡因出现急性或者迟发型过敏反应[81]。在一项对 100 名怀疑发生局麻药过敏反应而到过敏症专家处就诊的患者（其中 12 名有明显的过敏反应症状和体征）进行皮内实验的研究，他们也无一例产生阳性反应[78]。另一项对 236 名可疑发生局麻药超敏反应的人进行试验，仅一名患者出现了一些反应，但也仅局限于注射部位周围出现红斑[82]。上述两个实验没有一例患者出现 IgG 或者 IgE 相关的局麻药过敏反应。换句话说，这些患者没有一例发生真正的局麻药过敏。上述的讨论不可以片面地理解为局麻药过敏反应不会发生，交叉反应是可能存在的。我们对一位对利多卡因有过敏反应并且对局麻药共溶性合剂（WMLA）乳膏起红斑反应的妇女使用全量局麻药进行皮肤点刺实验试验，利多卡因、布比卡因和甲哌卡因出现阳性结果，而罗哌卡因结果为阴性，1∶100 的罗哌卡因的皮内试验结果为阳性，使用普鲁卡因的所有结果都是阴性，该药物在术中使用也很安全，皮下注射 0.2% 罗哌卡因 0.1ml 可引起喉头水肿，并且需要肾上腺素进行抢救[83]。一些患者可能对局麻药中经常使用的防腐剂如对羟基苯甲酸甲酯有反应。静脉误注局麻药的反应有时候也被误诊为局麻药过敏。

四、高 危 因 素

物理和病理生理因素都影响机体对 LAST 的易感性。由于清除率的降低，婴幼儿蛋白结合率的减低，以及潜在的吸收率升高，因此 LAST 在婴幼儿和老年人中更易发生。心脏病患者，尤其是缺血性心脏病、传导阻滞或者低心排血量状态对局麻药过量更为敏感，更易出现 LAST。同样的，肝功能的变化降低了局麻药的代谢率，这些患者也更易发生全身反应。由此推断，局麻药清除率和蛋白结合率降低导致的游离局麻药浓度升高增加了妊娠期局麻药中毒的风险。妊娠妇女硬膜外静脉丛充血扩张，局麻药误入血管的概率增加。

酸碱平衡也是一个重要的影响因素。低氧血症和酸中毒的情况下，LAST 发展得更为迅速并且后果也更加严重。相反，碱血症和呼吸性碱中毒被认为是具有保护性的[84]。癫痫患者即使使用较低剂量的局麻药仍极有可能出现 LAST 相关 CNS 症状，但这点还未经实验证实。重复地对诱发癫痫大鼠的扁桃体进行亚抽搐电流的刺激并不提高利多卡因致癫痫的易感性[85]。除患者自身的因素和并存疾病外，局麻药注射的部位、注射的速度、脂溶性和麻醉强度都是决定 LAST 发生发展的危险因素。尤其是，LAST 通常发生在临床医生规范地使用局麻药时（包括使用剂量和方法）。

五、诊 断 评 价

CNS 和 CVS 症状是 LAST 最主要的表现。传统上认为 CNS 比 CVS 更敏感。更确切地说，在实验动物中，CNS 中毒症状往往比 CVS 中毒症状出现更早，而且所有局麻药诱发癫痫的相对剂量要比引起心血管不稳定的相对剂量大。在 LAST 的实验模型中，不考虑酸碱平衡因素和动物本身状态，不论清醒或麻醉的动物都证实了这点（框 7-2）。

框 7-2　临床警示

· 绝大多数局麻药不产生 CVS 中毒症状，除非血药浓度达到了引起抽搐浓度的 3 倍以上。但外消旋的布比卡因和依替卡因不符合上述规律，据报告这两种药会同时发生 CNS 和 CVS 症状

关于局麻药 CNS 中毒的介绍先前已经提过不再赘述。当直接血管内注射局麻药（尤其是椎动脉或者颈动脉），一些先兆表现由于迅速发展为癫痫而可能被忽略，出现 CVS 先兴奋后抑制[87]。在 LAST 的晚期病例中，CVS 系统的反应为高血压、心动过速和心室节律异常，然后发展为心脏抑制，包括心动过缓、心肌收缩力下降，最终导致低血压和心搏骤停[87]。这种典型的病情进展仅发生在 60% 的 LAST 病例中，可能会干扰一些病例的诊断过程[26]。这告诉我们无论临床操作者的经验如何、患者的基础状况如何，使用局麻药后，一定要每时每刻都保持警惕，这点是极其重要的。在一个大型的关于 LAST 案例的回顾性研究中发现，2/3 患者是女性，其中 15% 案例年龄小于 16 岁；30% 案例年龄大于 60 岁；超过 90% 案例是注射布比卡因、左旋布比卡因和罗哌卡因[26]；小于 20% LAST 与局麻药连续注射有关，且 50% 发生在小儿[25]。整整 1/3 的病例患者有潜在的心脏疾病、神经疾病或者代谢性疾病，进一步强调我们应对这类患者提高警惕，严密观察并监测重要生命体征，对注射大量局麻药的患者进行言语交流和状态观察，早期发现 LAST 并最大程度地减轻后果是至关重要的。

尽管局麻药急性过量、蓄积过量或者误入血管所引发的 CNS 副作用是极其讨厌的，可观察到的毒性反应对于提供临床操作指导有重要意义。在过去急性中毒的实验室研究的首要目标是确定药物的半数致死量即 LD_{50}，指导药物的分类和规范。由于 LD_{50} 的准确性受很多外部因素影响，局麻药引起不可逆的心血管虚脱（cardiovascular collapse，CC）的剂量和引起 CNS 症状（抽搐）剂量的比值，CC/CNS 被证实较 LD_{50} 能更有效地评价局麻药的 CVS 毒性。尽管从理论上说 CC/CNS 高表示安全范围广，但临床使用剂量和导致抽搐的剂量间还是有不小的距离。通常短效 LA 如利多卡因的 CC/CNS 值较长效 LA 小。CC/CNS 值：布比卡因<左旋布比卡因<罗哌卡因[88]（框 7-2）。

六、预　　防

为了降低发生 LAST 的风险，临床医生常规采取防范措施至关重要：标准化监测，注射局麻药前进行吸氧，分次注射局麻药，注射实验剂量并且使用达到可靠麻醉效果的最低药物浓度等。目前美国区域麻醉和疼痛医学协会（American Society of Regional Anesthesia and Pain Medicine，ASRA）公布的指南中推荐向局麻药中加入低浓度的肾上腺素（如 5μg/ml 或更低）。但上述作用的风险和裨益仍存在争议。此外，当外周神经阻滞需要大量高浓度的长效局麻药时，应选择对心脏毒性小的局麻药，并防止药物误注入血管。

从理论上来说，局部麻醉时使用超声引导相对于其他鉴别神经的方法在预防 LAST 方面更具安全性，包括可以减轻局部麻醉时药物的用量。但目前的研究数据结果却是矛盾的[89, 90]。

七、治　疗

从上一版书到现在，关于 LAST 的治疗飞速发展，尤其是 2010 年春季 ASRA 公布 LAST 的防治指南（图 7-3 中列出）十分引人注目[87]。尽管我们发明了可靠的治疗方法，一些基本原则仍应继续保持，及早发现、及早干预是成功复苏的关键。大部分病例按照经典的病程顺序发展，注药后几秒钟或者几分钟内出现急性精神状态改变或者癫痫，仅一小部分患者首先出现循环状态不稳定，通常表现为渐进性的心动过缓和低血压。但是，有大量患者的中毒表现并不典型，例如快速进展性心血管性虚脱（CC）而无可确诊的神经系统前驱症状，或者在注药后超过 5 分钟出现延迟性发作[26]。认识非典型 LAST 症状的临床医生能够更准确地做出诊断并且拯救患者的生命。

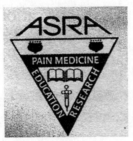

美国区域麻醉和疼痛医学协会
(American Society of Regional Anesthesia and Pain Medicine)
治疗局麻药全身中毒要点

局麻药全身中毒（LAST）的药物治疗不同于其他原因导致的心搏骤停

- 寻求帮助
- 第一要点

　　控制气道：100% 纯氧辅助通气

　　抑制惊厥：首选苯二氮䓬类药物；血流动力学不稳定者禁用丙泊酚

　　注意：就近准备体外循环设备

- 控制心律失常

　　基础和高级心脏生命支持（basic and advanced cardiac life support，ACLS），由于药物作用时间延长，调整药物剂量

　　避免使用血管加压素，钙通道阻断药，β 受体阻断药，或者局麻药

　　减少肾上腺素用量＜ 1mcg/kg

- 注射脂肪乳（20%）治疗（括号中的数值为体重 70kg 的患者使用剂量）

　　单次静脉注射 1.5ml/kg（瘦体重），注射时间大于 1 分钟（约 100ml）

　　持续输注 0.25ml/（kg·min）（约 18ml/min，通过输液器辊钳调节）

　　顽固性心血管虚脱者可重复推注 1 ~ 2 次

　　持续性低血压，持续输注剂量可加倍 [0.25ml/（kg·min）]

　　循环稳定后继续输注至少 10 分钟

　　建议使用剂量上限：最初 30 分钟内总量不超过 10ml/kg

- 上传 LAST 病例至 www.lipidrescue.org 并将使用 ILE 治疗的病例上传至 www.lipidregistry.org

---

图 7-3　ASRA 公布的严重 LAST 治疗指南（经 ASRA 许可再版）

明确诊断后，治疗中最重要的环节是控制气道，防止低氧血症和呼吸性酸中毒，这二者毫无疑问都会加重已有的中毒症状并使复苏的难度增大。这点要归功于 Dr. Daniel C.Moore[91]，他在 50 年前就意识到控制气道是治疗局麻药过量的重中之重。通常使用纯氧进行面罩通气以保证足量的肺换气可以满足大部分的病例需要，除非患者处于饱胃状态

或者有血流动力学指标不稳定的迹象，一般不需要气管插管。下一步是控制癫痫。由于大范围的抽搐机体出现代谢型酸中毒可以加重中毒症状，所用控制癫痫发作非常重要。首选苯二氮䓬类药物。我们不推荐使用丙泊酚。丙泊酚本身属于心血管抑制药物，且与线粒体中特异性与局麻药结合并产生毒性作用的靶点结合，加重局麻药心血管抑制效应。此外，丙泊酚中的脂质成分也不会产生有益影响。

在 LAST 的早期阶段考虑到脂肪乳注射（ILE）很重要，脂肪乳是最早在动物实验中证实的有效 LAST 解毒剂，它可以快速逆转大鼠[92]和犬[93]布比卡因中毒引起的心血管虚脱（CC）（图 7-4）。Rosenblatt 等[94]最早发表了使用 ILE 成功救治在神经阻滞过程中注射甲哌卡因 - 布比卡因引起心搏骤停的中年男子的报道。随后出现了很多关于 ILE 成功治疗布比卡因、甲哌卡因、罗哌卡因、普鲁卡因、左旋布比卡因和利多卡因以及其他局麻药过量导致中毒的相关病例报告，ILE 对心血管系统和神经系统的症状和体征都有效[96, 97]。通常对于传统复苏手段无法复苏的患者注射 ILE 后几秒或者几分钟内就可以复苏。英国和爱尔兰的麻醉协会以及 ASRA 发布的局麻药中毒治疗指南中都把 ILE 作为其中关键部分[26]。经典的推荐剂量是，首先推注负荷剂量 1.5ml/kg，注射时间大于 2 分钟，然后以 0.25ml/（kg·min）的速度持续输注。对于仍无脉搏跳动的患者可以重复单次推注。Jamaty 等[98]对同行评议或非同行评议病例进行系统综述后，也总结出"现有的证据说明，一旦局麻药中毒诊断确定，应该立即进行 ILE 复苏"。

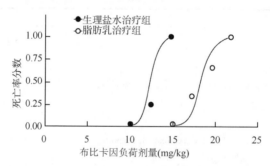

图 7-4 静脉注射不同负荷剂量的布比卡因，比较生理盐水和脂肪乳复苏的死亡率分数

圆点表示对每组 6 只动物均注射同等负荷剂量的布比卡因（注药时间大于 10 秒），比较生理盐水和脂肪乳复苏的死亡率分数。使用生理盐水复苏组的 LD_{50} 是 12.5mg/kg，使用脂肪乳复苏组 LD_{50} 为 18.5mg/kg（经许可再摘自 Knudsen K，Beckman S M，Blomberg S，et al. Central nervous and cardiovascular effects of i.v. infusions of ropivacaine，bupivacaineand placebo in volunteers. Br J Anarsth，1997.78（5）：507-514）

需要注意的是，ILE 治疗并非没有限制和争议。我们不能期望 ILE 治疗可以复苏每一位局麻药中毒的患者。患者既往并存疾病和一系列的影响因素如局麻药剂量和使用方法以及其他干预措施，都会影响复苏的成功与否。由于我们不能期望 ILE 在每个病例都有效，所以在治疗 LAST，尤其当患者出现明显的血流动力学不稳定时准备好心肺转流是很重要的。这项准备很费时，所以应尽早想到这种可能性，这样至少我们还有心肺转流术作为最后的补救复苏措施。理论上快速注射脂类可能引起肺部相关并发症，但至今还未在临床上出现类似报道，但是限制脂质的总量、防止大量注射仍很重要。目前认为，对于首次注射脂肪乳的患者前 30 分钟的上限为 12ml/kg，但目前仍推荐单次和持续输注的总量

不超过 4ml/kg。

由于一过性、严重的高脂血症，使用 ILE 治疗后的一段时间需要很多实验室检查[99]。此外，值得注意的是至少有一名患者接受 ILE 治疗后出现了高脂血症。虽然高脂血症多为自限性疾病，且通常无临床表现，但因其具有潜在的诱发胰腺炎的可能，仍需小心对待。对于进行 ILE 治疗后出现消化道症状的患者应给予血清淀粉酶等检查。同样是上面的患者接受 ILE 治疗并成功复苏约 40 分钟后，又再次出现了严重的心血管系统中毒症状，这提醒我们对 ILE 治疗后的患者应严密监测数小时，并且临床医生应在 LAST 早期症状再次出现时，做好进行 ILE 或者采用其他救治措施的准备。我们能从这样的病例学到很多，因此我们鼓励临床医生将类似的病例发布到医学教育网站 www. lipidrescue. org 和 www. lipidregistry. org，作为关于 ILE 临床经验的数据库。

临床中关于 ILE 治疗的最主要的问题是"应该什么时候使用"，关于这个问题的答案仍在探索中。以前我们认为应该等到其他的复苏手段都无效后再使用这种未经临床验证的方法，但是随着对 ILE 治疗效果的深入了解，以及对风险和效益的综合评估，我们对以前的想法产生了质疑。一些病例报告建议早期使用 ILE 可以预防中毒的发展而使复苏更易进行[100]。鉴于 ILE 治疗的安全性高，并且可以从发生机制上根本性逆转 LAST，从逻辑学的角度来说应该尽早使用。

另一个问题则是关于 ILE 这种新型方法和传统复苏药物的关系。Weinberg 等[100]和 DiGregorio 等[102]采用相同的啮齿动物进行布比卡因毒性实验，结果显示 ILE 的治疗效果优于单独或者联合使用肾上腺素和血管加压素。ILE 治疗组患者的心排血量和组织灌注监测都明显优于血管活性药组。此外，Hiller 等[103]的研究表明，在 ILE 时加入 10μg/kg 或者更高剂量的肾上腺素会减弱 ILE 逆转布比卡因引起 CC 的作用。可能与使用肾上腺素后虽然早期表现为收缩压上升，但在 15 分钟左右出现严重的心血管抑制状态，严重影响机体代谢相关。但 Mayr 等[104]对猪注射过量的布比卡因引起局麻药中毒的研究中得出大量的血管加压药复苏效果优于 ILE 治疗的相反结论。Hicks 等[105]同样在以猪为实验对象的研究中发现 ILE 组同生理盐水组相比疗效无明显差异。但 Mayr 等在研究中提到各组在复苏前均有较长时间的低氧血症，而在 Hicks 等的研究中动物随机分组前 10 分钟都使用了大剂量的混合血管活性药（肾上腺素和血管加压素）。在这两个动物研究中，已知的加重 LAST（低氧血症）或者减弱 ILE 治疗效果（血管加压药治疗）的干扰因素被加入到实验设计中，使其难以比较 ILE 和其他治疗手段。更多的关于 LAST 复苏研究将会帮助我们确定并选出最优的复苏手段。标准的适合的实验模型和实验设计的探讨，有助于不同研究和实验间结果的比较。目前 ASRA 指南推荐小剂量使用肾上腺素（负荷量＜ 0.5 ～ 1.0μg/kg），而血管加压素则不推荐使用。

LAST 的管理仍在发展中。我们希望通过正确的预防措施，早期发现和迅速处理，将严重的 LAST 的发生率降到最低并且从本质上改善预后。我们的目标是避免发生 LAST 相关的恶性事件，要做到这一点，对临床医师的教育和提高其警惕是第一步。

八、总　结

局麻药对医生来说是极其重要的工具。但和所有的工具一样，即使正确规范地使用也可能发生出人意料的危险。对这些危险情况的预测和准备可以很大程度降低其发生率和致死率。关于局麻药与 Na^+ 通道结合抑制动作电位传导的基本生理机制，即局麻药的神经阻滞作用，我们已经有一定程度的了解。但关于局麻药引起急、慢性心血管毒性作用的机制，我们仍有很多需要学习，可能与很多变力因素、代谢因素和能量传导系统的相互作用均有一定关系。随着我们研究的深入，更加安全的规范化的操作技术和更有效的复苏手段能预防和治疗区域麻醉的并发症。最重要的是，继续以提高患者安全性为主要目标的研究与我们在这方面的领先作用一致。我们希望，终有一天可以将 LAST 从局部麻醉的主要并发症中剔除。

（李晓倩译，王俊科校）

参 考 文 献

1. Strichartz GR. *Local Anesthetics: Handbook of Experimental Pharmacology*. Heidelberg, Germany: Springer-Verlag, 1987.
2. de Jong RH. *Local Anesthetics*. St. Louis, MO: Mosby-Year Book, Inc., 1994.
3. Albright GA. Cardiac arrest following regional anesthesia with etidocaine or bupivacaine. *Anesthesiology* 1979;51:285–287.
4. Sage DJ, Feldman HS, Arthur GR, et al. The cardiovascular effects of convulsant doses of lidocaine and bupivacaine in the conscious dog. *Reg Anesth* 1985;10:175–183.
5. Edde RR, Deutsch S. Cardiac arrest after interscalene brachial-plexus block. *Anesth Analg* 1977;56:446–447.
6. Aberg G. Toxicological and local anaesthetic effects of optically active isomers of two local anaesthetic compounds. *Acta Pharmacol Toxicol* (Copenh) 1972;31:273–286.
7. Aberg G, Dhuner KG, Sydnes G. Studies on the duration of local anaesthesia: structure/activity relationships in a series of homologous local anaesthetics. *Acta Pharmacol Toxicol* 1977;41:432–443.
8. Akerman B, Hellberg IB, Trossvik C. Primary evaluation of the local anaesthetic properties of the amino amide agent ropivacaine (LEA 103). *Acta Anaesthesiol Scand* 1988;32:571–578.
9. Lee LA, Posner KL, Domino KB, et al. Injuries associated with regional anesthesia in the 1980s and 1990s: a closed claims analysis. *Anesthesiology* 2004;101:143–152.
10. Mulroy MF, Norris MC, Liu SS. Safety steps for epidural injection of local anesthetics: review of the literature and recommendations. *Anesth Analg* 1997;85:1346–1356.
11. Auroy Y, Narchi P, Messiah A, et al. Serious complications related to regional anesthesia: results of a prospective surgery in France. *Anesthesiology* 1997;87:479–486.
12. Brown DL, Ransom DM, Hall JA, et al. Regional anesthesia and local anesthetic-induced systemic toxicity: seizure frequency and accompanying cardiovascular changes. *Anesth Analg* 1995;81:321–328.
13. Wang SY, Nau C, Wang GK. Residues in Na(+) channel D3-S6 segment modulate both batrachotoxin and local anesthetic affinities. *Biophys J* 2000;79:1379–1387.
14. Wang SY, Barile M, Wang GK. Disparate role of Na(+) channel D2-S6 residues in batrachotoxin and local anesthetic action. *Mol Pharmacol* 2001;59:1100–1107.
15. Butterworth IV JF, Strichartz GR. Molecular mechanisms of local anesthesia: a review. *Anesthesiology* 1990;72:711–734.
16. Hille B. *Ionic Channels of Excitable Membranes*. 3rd ed. Sunderland, MA: Sinauer Associates, Inc., 2001.
17. Hanck DA, Makielski JC, Sheets MF. Kinetic effects of quaternary lidocaine block of cardiac sodium channels: a gating current study. *J Gen Physiol* 1994;103:19–43.
18. Sugimoto M, Uchida I, Fukami S, et al. The alpha and gamma subunit-dependent effects of local anesthetics on recombinant GABA (A) receptors. *Eur J Pharmacol* 2000;401:329–337.
19. Tetzlaff J. *Clinical Pharmacology of Local Anesthetics*. Woburn, MA: Butterworth-Heinemann, 2000.
20. Covino BG, Vasallo HG. *Local Anesthetics*. New York, NY: Grune & Stratton, 1976.
21. Scott DB, Jebson PJ, Braid DP, et al. Factors affecting plasma levels of lignocaine and prilocaine. *Br J Anaesth* 1972;44:1040–1049.
22. Fragneto RY, Bader AM, Rosinia F, et al. Measurements of protein binding of lidocaine throughout pregnancy. *Anesth Analg* 1994;79:295–297.
23. Strichartz GR, Sanchez V, Arthur GR, et al. Fundamental properties of local anesthetics. II. Measured octanol:butter partition coefficients and pKa values of clinically used drugs. *Anesth Analg* 1990;71:158–170.
24. Groban L, Dolinski SY. Differences in cardiac toxicity among ropivacaine, levobupivacaine, bupivacaine, and lidocaine. *Tech Reg Anesth Pain Manag* 2001;5:48–55.
25. Ash-Bernal R, Wise R, Wright SM. Acquired methemoglobinemia: a retrospective series of 138 cases at 2 teaching hospitals. *Medicine* 2004;83:265–273.
26. Di Gregorio G, Neal J, Rosenquist R, et al. Clinical presentation of local anesthetic toxicity. *Reg Anesth Pain Med* 2010;35:181–187.
27. Satas S, Johannessen S, Hoem NO, et al. Lidocaine pharmacokinetics and toxicity in newborn pigs. *Anesth Analg* 1997;85:306–312.
28. Mather LE. Disposition of mepivacaine and bupivacaine enantiomers in sheep. *Br J Anaesth* 1991;67:239–246, 1991.
29. Denson DD, Behbehani MM, Gregg RV. Enantiomer-specific effects of an intravenously administered arrhythmogenic dose of bupivacaine on neurons of the nucleus tractus solitarus and the cardiovascular system in the anesthetized rat. *Reg Anesth* 1992;17:311–316.
30. Watanabe Y, Dohi S, Iida H, et al. The effects of bupivacaine and ropivacaine on baroreflex sensitivity with or without respiratory acidosis and alkalosis in rats. *Anesth Analg* 1997;84:398–404.
31. Rutten AJ, Nancarrow C, Mather LE, et al. Hemodynamic and

central nervous system effects of intravenous bolus doses of lidocaine, bupivacaine, and ropivacaine in sheep. *Anesth Analg* 1989;69:291–299.

32. Scott DB, Lee A, Fagan D, et al. Acute toxicity of ropivacaine compared with that of bupivacaine. *Anesth Analg* 1989;69: 563–569.

33. Knudsen K, Beckman Suurkula M, et al. Central nervous and cardiovascular effects of i.v. infusions of ropivacaine, bupivacaine and placebo in volunteers. *Br J Anaesth* 1997;78:507–514.

34. Yi JW, Lee BJ, Kim DO, et al. Effects of bupivacaine and ropivacaine on field potential in rat hippocampal slices. *Br J Anaesth* 2009;102:673–679.

35. Ohmura S, Kawada M, Ohta T, et al. Systemic toxicity and resuscitation in bupivacaine-, levobupivacaine-, or ropivacaine-infused rats. *Anesth Analg* 2001;93:743–748.

36. Huang YF, Pryor ME, Mather LE, et al. Cardiovascular and central nervous system effects of intravenous levobupivacaine and bupivacaine in sheep. *Anesth Analg* 1998;86:797–804.

37. Chang DH, Ladd LA, Wilson KA, et al. Tolerability of large-dose intravenous levobupivacaine in sheep. *Anesth Analg* 2000;91: 671–679.

38. Stewart J, Kellett N, Castro D. The central nervous system and cardiovascular effects of levobupivacaine and ropivacaine in healthy volunteers. *Anesth Analg* 2003;97:412–416.

39. Ladd LA, Chang DHT, Wilson KA, et al. Effects of CNS site-directed carotid arterial infusions of bupivacaine, levobupivacaine, and ropivacaine in sheep. *Anesthesiology* 2002;97(2):418–428.

40. Butterworth JF. Models and mechanisms of local anesthetic cardiac toxicity: a review. *Reg Anesth Pain Med* 2010;35(2):167–176.

41. Ahern CA, Eastwood AL, Dougherty DA, et al. New insights into the therapeutic inhibition of voltage-gated sodium channels. *Channels (Austin)* 2008;2(1):1–3.

42. Fozzard HA, Lee PJ, Lipkind GM. Mechanism of local anesthetic drug action on voltage-gated sodium channels. *Curr Pharm Des* 2005;11(21):2671–2686.

43. Courtney KR, Kendig JJ. Bupivacaine is an effective potassium channel blocker in heart. *Biochim Biophys Acta* 1988;939(1):163–166.

44. Mio Y, Fukuda N, Kusakari Y, et al. Comparative effects of bupivacaine and ropivacaine on intracellular calcium transients and tension in ferret ventricular muscle. *Anesthesiology* 2004;101(4):888–894.

45. Rossner KL, Freese KJ. Bupivacaine inhibition of L-type calcium current in ventricular cardiomyocytes of hamster. *Anesthesiology* 1997;87(4):926–934.

46. Coyle DE, Sperelakis N. Bupivacaine and lidocaine blockade of calcium-mediated slow action potentials in guinea pig ventricular muscle. *J Pharmacol Exp Ther* 1987;242(3):1001–1005.

47. McCaslin PP, Butterworth J. Bupivacaine suppresses [Ca(2+)](i) oscillations in neonatal rat cardiomyocytes with increased extracellular K+ and is reversed with increased extracellular Mg(2+). *Anesth Analg* 2000;91(1):82–88.

48. Heavner JE. Cardiac toxicity of local anesthetics in the intact isolated heart model: a review. *Reg Anesth Pain Med* 2002;27(6):545–555.

49. Zhang S, Yao S, Li Q. Effects of ropivacaine and bupivacaine on rabbit myocardial energetic metabolism and mitochondria oxidation. *J Huazhong Univ Sci Technolog Med Sci* 2003;23(2):178–179, 183.

50. Chernoff DM. Kinetic analysis of phasic inhibition of neuronal sodium currents by lidocaine and bupivacaine. *Biophys J* 1990;58(1):53–68.

51. Nau C, Vogel W, Hempelmann G, et al. Stereoselectivity of bupivacaine in local anesthetic-sensitive ion channels of peripheral nerve. *Anesthesiology* 1999;91(3):786–795.

52. Valenzuela C, Delpon E, Tamkun MM, et al. Stereoselective block of a human cardiac potassium channel (Kv1.5) by bupivacaine enantiomers. *Biophys J* 1995;69(2):418–427.

53. Reiz S, Nath S. Cardiotoxicity of local anaesthetic agents. *Br J Anaesth* 1986;58(7):736–746.

54. Reiz S, Haggmark S, Johansson G, et al. Cardiotoxicity of ropivacaine—a new amide local anaesthetic agent. *Acta Anaesthesiol Scand* 1989;33(2):93–98.

55. Pitkanen M, Feldman HS, Arthur GR, et al. Chronotropic and inotropic effects of ropivacaine, bupivacaine, and lidocaine in the spontaneously beating and electrically paced isolated, perfused rabbit heart. *Reg Anesth* 1992;17(4):183–192.

56. Butterworth J, James RL, Grimes J. Structure-affinity relationships and stereospecificity of several homologous series of local anesthetics for the beta2-adrenergic receptor. *Anesth Analg* 1997;85(2):336–342.

57. Butterworth JF, Brownlow RC, Leith JP, et al. Bupivacaine inhibits cyclic-3″,5″-adenosine monophosphate production. A possible contributing factor to cardiovascular toxicity. *Anesthesiology* 1993;79(1):88–95.

58. Moller R, Covino BG. Cardiac electrophysiologic properties of bupivacaine and lidocaine compared with those of ropivacaine, a new amide local anesthetic. *Anesthesiology* 1990;72(2):322–329.

59. Timour Q, Freysz M, Lang J, et al. Electrophysiological study in the dog of the risk of cardiac toxicity of bupivacaine. *Arch Int Pharmacodyn Ther* 1987;287(1):65–77.

60. Gomez De Segura IA, Vazquez Moreno-Planas I, Benito J, et al. Electrophysiologic cardiac effects of the new local anesthetic IQB-9302 and of bupivacaine in the anesthetised dog. *Acta Anaesthesiol Scand* 2002;46(6):666–673.

61. Scott DB, Lee A, Fagan D, et al. Acute toxicity of ropivacaine compared with that of bupivacaine. *Anesth Analg* 1989;69(5):563–569.

62. Lefrant JY, de La Coussaye JE, Ripart J, et al. The comparative electrophysiologic and hemodynamic effects of a large dose of ropivacaine and bupivacaine in anesthetized and ventilated piglets. *Anesth Analg* 2001;93(6):1598–1605, table of contents.

63. de La Coussaye JE, Brugada J, Allessie MA. Electrophysiologic and arrhythmogenic effects of bupivacaine. A study with high-resolution ventricular epicardial mapping in rabbit hearts. *Anesthesiology* 1992;77(1):132–141.

64. de Jong RH, Ronfeld RA, DeRosa RA. Cardiovascular effects of convulsant and supraconvulsant doses of amide local anesthetics. *Anesth Analg* 1982;61(1):3–9.

65. Feldman HS, Arthur GR, Pitkanen M, et al. Treatment of acute systemic toxicity after the rapid intravenous injection of ropivacaine and bupivacaine in the conscious dog. *Anesth Analg* 1991;73(4):373–384.

66. Feldman HS, Arthur GR, Covino BG. Comparative systemic toxicity of convulsant and supraconvulsant doses of intravenous ropivacaine, bupivacaine, and lidocaine in the conscious dog. *Anesth Analg* 1989;69(6):794–801.

67. Kotelko DM, Shnider SM, Dailey PA, et al. Bupivacaine-induced cardiac arrhythmias in sheep. *Anesthesiology* 1984;60(1):10–18.

68. Knudsen K, Beckman Suurkula M, Blomberg S, et al. Central nervous and cardiovascular effects of i.v. infusions of ropivacaine, bupivacaine and placebo in volunteers. *Br J Anaesth* 1997;78(5):507–514.

69. Ohmura S, Kawada M, Ohta T, et al. Systemic toxicity and resuscitation in bupivacaine-, levobupivacaine-, or ropivacaine-infused rats. *Anesth Analg* 2001;93(3):743–748.

70. Morgan M, Russell WJ. An investigation in man into the relative potency of lignocaine, bupivacaine and etidocaine. *Br J Anaesth* 1975;47(5):586–591.

71. Hassan HG, Renck H, Akerman B, et al. On the relative potency of amino-amide local anaesthetics in vivo. *Acta Anaesthesiol Scand* 1994;38(5):505–509.

72. Nath S, Haggmark S, Johansson G, et al. Differential depressant and electrophysiologic cardiotoxicity of local anesthetics: an experimental study with special reference to lidocaine and bupivacaine. *Anesth Analg* 1986;65(12):1263–1270.

73. Chang DH, Ladd LA, Copeland S, et al. Direct cardiac effects of intracoronary bupivacaine, levobupivacaine and ropivacaine in the sheep. *Br J Pharmacol* 2001;132(3):649–658.

74. Chang DH, Ladd LA, Wilson KA, et al. Tolerability of large-dose intravenous levobupivacaine in sheep. *Anesth Analg* 2000;91(3):671–679.

75. Huang YF, Pryor ME, Mather LE, et al. Cardiovascular and central nervous system effects of intravenous levobupivacaine and bupivacaine in sheep. *Anesth Analg* 1998;86(4):797–804.

76. Groban L, Deal DD, Vernon JC, et al. Cardiac resuscitation after incremental overdosage with lidocaine, bupivacaine, levobupivacaine, and ropivacaine in anesthetized dogs. *Anesth Analg*

77. Levy JH. *Anaphylactic Reactions in Anesthesia and Intensive Care*. Boston, MA: Butterworth Publishers, 1992.

78. deShazo RD, Nelson HS. An approach to the patient with a history of local anesthetic hypersensitivity: experience in 90 patients. *J Allergy Clin Immunol* 1979;63:387–394.

79. Gall H, Kaufmann R, Kalveram CM. Adverse reactions to local anesthetics: analysis of 197 cases. *J Allergy Clin Immunol* 1996;97:933–937.

80. Baluga JC, Casamayou R, Carozzi E, et al. Allergy to local anaesthetics in dentistry. Myth or reality? *Allergol Immunopathol (Madr)* 2002;30:14–19.

81. Çetinkaya F. Sensitivity to local anaesthetics among asthmatic children. *Int J Paediatr Dent* 2001;11:405–408.

82. Berkun Y, Ben-Zvi A, Levy Y, et al. Evaluation of adverse reactions to local anesthetics: experience with 236 patients. *Ann Allergy Asthma Immunol* 2003;91:342–345.

83. Morais-Almeida M, Gaspar A, Marinho S, et al. Allergy to local anesthetics of the amide group with tolerance to procaine. *Allergy* 2003;58:827–828.

84. Fujita H, Maru E, Shimada M, et al. A decrease in seizure susceptibility to lidocaine in kindled epileptic rats. *Anesth Analg* 2000;90:1129–1134.

85. Momota Y, Artru A, Powers K, et al. Concentrations of lidocaine and monoethylglycine xylidide in brain, cerebrospinal fluid, and plasma during lidocaine-induced epileptiform electroencephalogram activity in rabbits: the effects of epinephrine and hypocapnia. *Anesth Analg* 2000;91:362–368.

86. Hsu C, Lin T, Yeh C, et al. Convulsions during superior laryngeal nerve block—a case report. *Acta Anaesthesiol Sin* 2000;38:93–96.

87. Neal J, Bernards C, Butterworth J, et al. ASRA practice advisory on local anesthetic systemic toxicity. *Reg Anesth Pain Med* 2010;35:152–161.

88. Groban L. Central nervous system and cardiac effects from long-acting amide local anesthetic toxicity in the intact animal model. *Reg Anesth Pain Med* 2003;28:3–11.

89. Orebaugh S, Williams B, Vallejo M, et al. Adverse outcomes associated with stimulator-based peripheral nerve blocks with versus without ultrasound visualization. *Reg Anesth Pain Med* 2009;34:251–255.

90. Barrington MJ, Watts SA, Gledhill SA, et al. Preliminary results of the Australasian Regional Anaesthesia Collaboration: a prospective audit of more than 7000 peripheral nerve and plexus blocks for neurologic and other complications. *Reg Anesth Pain Med* 2009;34:534–541.

91. Moore DC, Bridenbaugh LD. Oxygen: the antidote for systemic toxic reactions from local anesthetic drugs. *JAMA* 1960;174:102–107.

92. Weinberg GL, VadeBoncouer T, Ramaraju GA, et al. Pretreatment or resuscitation with a lipid infusion shifts the dose-response to bupivacaine-induced asystole in rats. *Anesthesiology* 1998;88:1071–1075.

93. Weinberg G, Ripper R, Feinstein DL, et al. Lipid emulsion infusion rescues dogs from bupivacaine-induced cardiac toxicity. *Reg Anesth Pain Med* 2003;28:198–202.

94. Rosenblatt MA, Abel M, Fischer GW, et al. Successful use of a 20% lipid emulsion to resuscitate a patient after a presumed bupivacaine-related cardiac arrest. *Anesthesiology* 2006;105:217–218.

95. Spence AG. Lipid reversal of central nervous system symptoms of bupivacaine toxicity. *Anesthesiology* 2007;107:516–517.

96. Bern S, Akpa BS, Kuo I, et al. Lipid resuscitation: a life-saving antidote for local anesthetic toxicity. *Curr Pharm Biotechnol* 2011;12:313–319.

97. Rothschild L, Bern S, Oswald S, et al. Intravenous lipid emulsion in clinical toxicology. *Scand J Trauma Resusc Emerg Med* 2010;18:51.

98. Jamaty C, Bailey B, Larocque A, et al. Lipid emulsions in the treatment of acute poisoning: a systematic review of human and animal studies. *Clin Toxicol (Phila)* 2010;48:1–27.

99. Marwick PC, Levin AI, Coetzee AR. Recurrence of cardiotoxicity after lipid rescue from bupivacaine-induced cardiac arrest. *Anesth Analg* 2009;108:1344–1346.

100. McCutchen T, Gerancher JC. Early intralipid therapy may have prevented bupivacaine-associated cardiac arrest. *Reg Anesth Pain Med* 2008;33:178–180.

101. Weinberg GL, Di Gregorio G, Ripper R, et al. Resuscitation with lipid versus epinephrine in a rat model of bupivacaine overdose. *Anesthesiology* 2008;108:907–913.

102. Di Gregorio G, Schwartz D, Ripper R, et al. Lipid emulsion is superior to vasopressin in a rodent model of resuscitation from toxin-induced cardiac arrest. *Crit Care Med* 2009;37:993–999.

103. Hiller DB, Gregorio GD, Ripper R, et al. Epinephrine impairs lipid resuscitation from bupivacaine overdose: a threshold effect. *Anesthesiology* 2009;111:498–505.

104. Mayr VD, Mitterschiffthaler L, Neurauter A, et al. A comparison of the combination of epinephrine and vasopressin with lipid emulsion in a porcine model of asphyxial cardiac arrest after intravenous injection of bupivacaine. *Anesth Analg* 2008;106:1566–1571.

105. Hicks SD, Salcido DD, Logue ES, et al. Lipid emulsion combined with epinephrine and vasopressin does not improve survival in a swine model of bupivacaine-induced cardiac arrest. *Anesthesiology* 2009;111:138–146.

第 8 章

辅佐药和防腐剂的毒性

John C. Rowlingson   Joseph M. Neal

　　麻醉医生一直关注常见麻醉药物的神经毒性，如作用在神经轴或外周神经周围的局麻药物和阿片类药物。然而，药物中的防腐剂或者增强药物临床作用的辅佐药的潜在神经毒性却很少被认识到。在现今时代，随着对疼痛刺激传递和伤害性感受的神经药理学研究不断进展，临床医生意识到了解目前所使用的辅佐药的潜在毒性，对最大限度地减少患者的伤害和增加获益是至关重要的。本章将讨论防腐剂和辅佐药的潜在神经毒性。

一、定　　义

　　就区域麻醉和疼痛医学而言，所谓毒性是指局麻药对机体和组织的损害作用。为了进一步了解它的定义，我们需要区别组织水平毒性和全身毒性，前者是指发生在神经系统的毒性反应（框 8-1）。Yaksh1 更关注前者，他指出在进行区域阻滞和使用镇痛药物时使用未经测试的药物和混合使用药物的现象非常多，因此，我们对于毒性的担心是非常有必要的。组织水平的毒性与全身毒性明显不同。阿片类药物导致的神经毒性是药物全身毒性的一个例子，Sweeney 和 Bruera 称之为"最近公认的阿片类药物引起的神经精神综合征"[2]，症状包括认知功能受损、深度镇静、幻觉、谵妄、肌阵挛、癫痫发作、痛觉过敏和痛觉异常。为

框 8-1　药物毒性的临床表现

可能引起毒性反应的药物：
- 常见的麻醉药：局麻药，阿片类药物
- 辅佐药：肾上腺素，可乐定，咪达唑仑
- 防腐剂：对羟基苯甲酸酯，亚硫酸氢盐

毒性表现：
- 全身毒性：心血管作用，中枢神经系统作用
- 直接组织毒性
- 缺血相关毒性

了延长作用时间而使用高剂量阿片类药物与这些症状有关。另一个全身毒性的例子是局麻药引起的全身毒性（第 7 章）3-6。本章主要讨论神经轴或外周神经的相关毒性。

二、概　　述

　　现实证明药品制剂、处方和医生都可能出现错误，致使脊麻或外周神经麻醉注药过程产生意想不到的药物剂量问题或不良作用。当发生这些问题时，可能出现局部神经毒性症状、药物无效、药物过量或者全身毒性反应。大量文献表明，组织水平的局麻药毒性很可能只是短暂神经症状（TNS）（第 13 章）。还有证据表明，长期以来应用的传统药物也应该接受新的审查[7, 8]。正如 Reichert 和 Buttweworth[9] 所说"临床医生必须认识到标有'不含防腐剂'的局麻药中仍含有'非活性成分'"。研究单药的神经毒性必须使用原药，排除如下影响因素，包括 pH、渗透压、化学注药装置、注药的针头和导管以及患者的生理状况[10]。临床医生需要一种更好的辅佐药，它与麻醉药联合应用能够增强或延长麻醉药的作用，并减少局麻药的用量，但是也有增加辅佐药自身毒性的可能性（表 8-1）。

　　近年来临床医生已经越来越关注药物的潜在毒性。在一篇富有见解性的评述中，Sawynok[11] 指出，（阿米替林）局部给药后的神经毒性反应提示了我们应该对新的给药途径进行细致的评估。Lavand homes[12] 在 2006 年发表的文章中指出了关于鞘内注射咪达唑仑的研究是不科学的，它缺少传统的、基本的医学科学步骤。她认为临床上需要新的辅佐剂，用于减少疼痛。然而，她说"我们应用脊髓镇痛应该考虑风险与收益之间的平衡，风险是我们首要关注的问题，因为每一种作用于脊髓的药物都有潜在的神经毒性，可能导致局部暂时或永久的神经功能损害"。她概述了药物研发的过程："理想中，一种作用于脊髓的药物在临床广泛应用前，应该至少在两个不同的物种（小动物模型和大动物模型）进行专业和完整的组织学、生理学和行为学试验，而后对人类进行安全性试验"。

　　越来越多的人意识到匆忙的研究，如只进行小规模试验或病例报道，在有严格的科学研究证明前将药物过早地应用于临床，会导致麻醉学期刊采取更严格的标准来接受关于研究老药和新药说明书外使用方法的稿件[13, 14]。因为所有药物均有潜在的神经毒性，期刊可以出版一项关于说明书方法外用药的倡议。实质上，编辑委员会可以要求作者提供更多的资料（可以比作者的伦理委员会要求的更多），包括关于动物和人类神经毒性研究的信息，明确研究中的药物是在美国食品药品监督管理局调查通过的新药，或者药

物已经在临床中常规使用。这个政策更适合说成是"这些杂志……为了发表最优秀的研究成果而最终承受了伦理和专业的压力"[13]。

医学科学对于研究毒性反应已经有了合适的模型。Westin 等[15] 在 2010 年更新了腰椎鞘内导管植入技术。他们的文章是临床前模型，评价了新生小鼠鞘内注射吗啡的剂量依赖性效能、脊髓毒性和长期作用。强调了在临床前适当的调整药物进入市场的步骤和出版文章的质量。这个模式可以灵活地用于其他药物，适用年龄范围宽并且可以使用不同种类的动物。

表 8-1 局麻药及其添加剂

局麻药	对羟基苯甲酸甲酯	依地酸	亚硫酸盐
布比卡因	无		无
氯普鲁卡因	无	无	
依替卡因			无
利多卡因	无		无
马比佛卡因	无		
丙胺卡因			无
普鲁卡因			无

注：左旋布比卡因和罗哌卡因不含添加剂。

引自 Weinberg GL.Treatment of local anesthetic systemic toxicity（LAST）.Reg Anesth Pain Med, 2010. 35：188-193（经许可）。

三、防腐剂和辅佐药的历史地位

（一）对羟基苯甲酸酯

这些化合物添加至装有局麻药的安瓿内起到抗菌作用。甲基基团比乙基基团和丙基基团更常见。常用的浓度为 1mg/ml。Rechert 和 Butterworth 证实这些化合物能够减少细菌但不能彻底灭菌[9]。他们指出，尚无文献确切证据证实这些化合物具有神经毒性，就如 Hetherington 和 Dooley 所报道的一样，目前尚无定论[16]。曾经有报道对羟基苯甲酸酯的代谢产物氨基苯甲酸有全身毒性作用，在敏感的个体能够引起过敏反应[10]。最近 Farber 等[17] 报道了一篇病例报告，该患者对丙二醇和对羟基苯甲酸酯过敏再一次证实这一现象。他们在文章中明确指出："多数药物制剂均有添加化合物，目的是为了增强药物的稳定性、生物利用度以及抗菌能力。最常用的两种添加剂为丙二醇和对羟基苯甲酸酯。"这样看来，潜在的交叉反应可能存在，而发生神经毒性事件的可能性很小。Hodgson 等[7]得出结论："对羟基苯甲酸酯小剂量作为添加剂用于脊麻是安全的。"

（二）亚硫酸氢盐

亚硫酸氢盐加入到含有肾上腺素的局麻药中作为抗氧化剂，它的作用是增加药物稳定性和保质期[10]。有趣的是，许多急救药物中也含有这类化合物，如肾上腺素、普鲁卡因胺、去氧肾上腺素、多巴胺、多巴酚丁胺和地塞米松[9]。此类化合物无敏感性和特异性低，因此，很少引起过敏反应，如荨麻疹、面部潮红、瘙痒和气道梗阻[9]。

关于神经毒性，有阳性研究结果，也有阴性结果。在 19 世纪 80 年代，当 2- 氯普鲁卡因胺无意中的鞘内注射导致神经缺陷时，亚硫酸氢盐的毒性就引起人们的极大关注[7]。有关的解释为亚硫酸氢盐在 pH ＜ 4 的环境中转变为硫离子，它能穿过硬脑膜，在脑脊液中生成有害的硫酸[7, 10]。如果 pH ＞ 4，则会生成无害的硫酸盐。Drasner 强调的亚硫酸氢盐的神经毒性问题使其变成了焦点[18]。在 2005 年，他针对 4 篇关于 2- 氯普鲁卡因胺用于脊麻的文章发表了评论，他的主要观点是作为利多卡因的替代品，这个药物制剂在广泛临床应用之前必须进行更详细的研究，它发生短暂神经系统症状的概率很大。Taniguchi 等[19]建立鼠试验模型，比较 2- 氯普鲁卡因胺加入和不加入亚硫酸氢盐所造成的神经毒性。他们的结论是，意外鞘内注射 2- 氯普鲁卡因胺所伴有的临床神经缺陷可能是由局麻药本身所引起的，因此仍然不能确定亚硫酸氢盐的毒性（考虑到药物在体内的药效学和药动学的相互作用，很难明确神经损伤的病因到底是什么）。更需要强调的是 Taniguchi 等研究所用 2- 氯普鲁卡因胺引起神经毒性的剂量等同于人的用量，即 1g 药物。此外，正如他们讨论的，相同的试验模型，无论加入或不加入亚硫酸氢盐，2- 氯普鲁卡因胺和利多卡因的神经毒性是相似的。使用亚硫酸氢盐似乎有神经保护作用，促使人们把目光投向了偏亚硫酸氢盐，这需要进一步的研究。

（三）依地酸和氯化钙

在亚硫酸氢盐被认为是导致 2- 氯普鲁卡因胺神经毒性的原因之后，依地酸成为 2- 氯普鲁卡因胺硬膜外溶液抗氧化剂的替代品[10]。因此，如果依地酸意外进入蛛网膜下隙，脊神经有潜在的风险。Reichert 和 Butterworth[9] 指出，有研究证明给动物鞘内注射依地酸会出现剂量和时间依赖性的组织病理学异常（给予氯化钙这种作用会消失）。现在看来这个不太重要，因为依地酸不是常用的辅佐剂。硬膜外给予含有依地酸的 2- 氯普鲁卡因胺的全身作用表现为背部肌肉痉挛，而这种痉挛作用可以被硬膜外阻滞消除[20]。这种现象的原因是由于局麻药进入椎旁肌肉，依地酸螯合钙而引起的痉挛。Hung 等[21] 指出提高细胞外钙离子浓度能降低神经兴奋性。用鼠坐骨神经阻滞模型，表明利多卡因和布比卡因中加入氯化钙确实可以导致神经阻滞时间延长。然而，高浓度氯化钙能引起组织病理学改变，所以学者们预期氯化钙没有临床应用前景。

（四）去氧肾上腺素

去氧肾上腺素作为局麻药的辅佐剂是为了减少局麻药的血液吸收速率，延长局麻药的作用时间[7]。除了去氧肾上腺素和肾上腺素等血管收缩药外，其他因素也会影响局麻药的吸收，包括局麻药种类、容量和浓度、注射部位[22]。为了减少局麻药全身毒性作用，血管收缩药慎用于以下患者：心绞痛、高血压控制不良、子宫胎盘功能不良、服用单胺氧化酶抑制剂、三环类抗抑郁药以及实施静脉区域麻醉的患者。这其中所顾虑的并不是血管收缩药的全身摄取，而是意外负荷量静脉注射所引起的心血管副作用。

Sakura 等 [23] 报道去氧肾上腺素用于丁卡因脊麻时，短暂神经症状更频繁，但是尚不清楚这类症状是否与其神经毒性有关。此结论受到质疑，因为动物实验已经证实去氧肾上腺素可减少脊髓周围血流（第 12 章）。Hodson 等 [7] 认为没有确凿证据证明去氧肾上腺素有直接神经毒性，2004 年 Haider[22] 也证实了这一点。这两名作者指出，药物导致脊髓和外周神经血供减少和药物作用区域神经损伤之间缺少直接联系，药物间协同作用引起损害的可能性是不确定的。

（五）葡萄糖

葡萄糖常用于调整脊麻药液的比重，在一定范围内调整局麻药作用的方向，并且影响脊髓神经阻滞的效果 [9, 10]。尽管有人担心渗透压会引起潜在的损害 [7]，但是，"动物实验和临床研究已经排除了葡萄糖神经损害的可能"。Kalichman 等 [24] 研究糖尿病鼠模型仍担心糖代谢缺陷是局麻药神经损伤的辅助因素。尽管有这些担心，局麻药中加入葡萄糖应用于数百万例糖尿病患者，没有发现明显的损害作用。

（六）pH 调节剂：碳酸氢钠、二氧化碳、盐酸、氢氧化钠

市售的局麻药是偏酸性的，因为能保持溶液的稳定性。在临床中低 pH 溶液含有较多解离状态的局麻药。而我们需要未解离的药物以分子形式穿透周围组织和细胞膜才能达到作用部位的钠通道 [6]。没有证据表明局麻药中加入 HCl、NaOH、碳酸氢钠或 CO_2 会增加其毒性 [7]。尽管在局麻药（尤其是利多卡因）中加入碳酸氢钠能够加快起效时间，但是大多数研究指出它仅具有统计学意义而无临床意义 [25]。

（七）肾上腺素

局麻药中加入肾上腺素是为了延长阻滞时间、减少全身局麻药摄取量，增强麻醉效果，并且是局麻药血管内注射的一个指标。过去，有人担心它的副作用，包括血流动力学改变、直接的神经毒性、增加糖尿病患者神经毒性以及血管收缩导致缺血性并发症（框 8-2）[7, 10, 22, 26]。

1. 肾上腺素的直接神经毒性　蛛网膜下隙应用肾上腺素没有发生过脊髓损伤。在鼠和兔模型中，单纯注射高达 500μg 的肾上腺素没有引起组织病理学改变，甚至是重复给药也未发生。然而当与 5% 利多卡因或 1% ～ 2% 丁卡因联合应用时，肾上腺素可加重脊髓的组织病理学改变（见图 11-1）[27, 28]。这很可能是由于肾上腺素降低了局麻药的清除率而不是肾上腺素的直接神经毒性。肾上腺素直接用于周围神经没有导致组织损伤，血管神经屏障仍然完好无损 [29, 30]。

2. 肾上腺素导致的缺血　肾上腺素的血管收缩作用使人们担心它的应用会引起脊髓缺血。大量的临床经验和临床试验的间接证据都证实了肾上腺素不会导致神经损伤。

人类研究明确显示，肾上腺素没有神经损害作用（第 12 章）。在临床实践中，过去 50 年间发表过的文章包括 27 000 例患者，显示脊麻、硬膜外麻醉或脊麻 - 硬膜外联合麻醉技术引起脊髓损伤的概率极小 [31-36]。那些确实发生损伤的患者，大部分没有使用肾上腺

框 8-2 肾上腺素作为辅佐剂的副作用

血流动力学作用
- 相关因素：剂量、局麻药种类、注射部位
- 高剂量，如意外血管内注射，可导致一过性心动过速、高血压和心排血量增加
- 低剂量，通过硬膜外摄取，可引起全身血管阻力降低和心排血量增加

神经毒性
- 肾上腺素不直接引起神经毒性，但是动物实验表明肾上腺素作为辅佐剂可能加重局麻药的神经毒性和周围神经损伤
- 肾上腺素导致的缺血
- 动物和临床研究指出肾上腺素不影响脊髓血流
- 动物研究表明，局麻药和肾上腺素合用减少外周神经血流，但是临床经验表明此作用无临床意义

素，这进一步证实在普通人群中肾上腺素不会引起脊髓损伤。而对于糖尿病或动脉粥样硬化引起血供受损的患者，还不清楚是否会引起脊髓血流自主调节功能改变、损伤或者局麻药损伤的危险性增加[37]，因为这类患者通常选择实施区域麻醉，大量临床经验证实使用肾上腺素的风险是非常低的。

3. **外周神经缺血** 担心使用肾上腺素减少周围神经血流似乎合情合理，但是临床意义尚不清楚。临床经验提示肾上腺素用于健康患者发生神经毒性的风险是非常低的，然而理论上会增加糖尿病患者或接受化疗患者的风险。研究结果提示肾上腺素单独用于糖尿病患者或者化疗患者没有毒性[30]。在进一步研究中，肾上腺素加入利多卡因中与单独使用利多卡因相比不增加糖尿病小鼠的神经损伤[30]。局麻药与肾上腺素联合应用引起缺血的风险非常低，即使是在末梢循环。过去认为局麻药中加入肾上腺素会导致缺血，综合发表过的文章发现这个观点是没有根据的[38]。有限的临床经验表明肾上腺素可能会使已经有损伤的周围神经病变加重。Selander 等[29] 报道了有周围神经损伤的患者在进行腋神经阻滞过程中有感觉异常，这些患者都应用了肾上腺素。然而，大多数研究证实周围神经阻滞后并未发生神经损伤[39]。

因此，肾上腺素作为辅佐药几乎不会增加损伤的风险。添加 > 5μg/ml 的肾上腺素在临床麻醉中是不必要的，并且理论上会增加缺血风险。现在还没有临床定量研究能够证实肾上腺素作为辅佐剂会损害神经血供，包括糖尿病患者、动脉粥样硬化患者、化疗导致神经病变的患者。然而，理论上认为上述患者加用肾上腺素会增加神经缺血的风险[26]。

四、现代用药的相关神经毒性问题

（一）局麻药全身毒性和肌肉毒性问题

局麻药或辅佐药引起的神经缺血或周围神经损伤的潜在问题，将分别在第 11、12 和 14 章详细讨论。我们专业领域一个最重要的进展是局麻药全身毒性的治疗[3-6]（第 7 章）。由于对这一严重并发症的治疗方法简便而有效，区域麻醉和镇痛技术日益广泛地应用于麻醉培训及临床日常。这也增强了患者的麻醉效果和满意度。临床上，局麻药相关组织

毒性的焦点集中在布比卡因的肌肉毒性（第 15 章）。

（二）阿片类药物和丁丙诺啡

自从 1979 年首次发表硬膜外隙和蛛网膜下隙应用阿片类药物以来，椎管内应用阿片类药物越来越普遍，它的作用原理是小剂量药物作用于邻近脊髓周围靶神经可以在提供更好镇痛效果的同时减少副作用（与全身用药相比）[39-41]。Dupen 等 [39] 很早就证明了阿片类药物的毒性，他们留置硬膜外隙注药装置，药物为含有苯酚和甲醛的吗啡，尽管减轻了疼痛，但是最终发生了神经病理性疼痛和硬膜外隙粘连。使用无防腐剂的吗啡可以避免这些并发症。Sjoberg 等 [40] 指出癌痛患者长期鞘内注射硫酸吗啡和布比卡因能够减轻疼痛并且提高患者的全身功能状态。尸检报告显示脊髓的病理学改变与其原发疾病相关。这个临床结论与 Hodgson 等 [7] 的研究相一致，"实验室和大量的临床研究证实严格剂量范围内的吗啡、芬太尼、舒芬太尼鞘内注射是安全的"。Kakinohana 等 [42] 随后报道担心联合应用阿片类药物可能引起神经损伤，他们在鼠模型中发现了非损伤性脊髓缺血征象。鞘内注射吗啡可以增加脑脊液谷氨酸的含量，激活 NMDA（N- 甲基 -D 天冬氨酸）受体导致 α- 运动神经元变性（表现为神经毒性）。2005 年 Rathmell 等 [43] 安全地将氢吗啡酮用于鞘内注射，这是非常重要的，因为此药是急性或慢性硬膜外镇痛常用的药物。

长期鞘内注射阿片类药物最为常见的毒性表现是导管尖端肉芽肿形成。Allen 等采用留置硬膜外导管的犬模型，观察硬膜外注入吗啡、氢吗啡酮、美沙酮和芬太尼，他们发现不同种类等效剂量阿片类药，肉芽肿形成的风险也不相同 [44]。更重要的是，美沙酮还可导致明显的组织坏死，所以迫切需要进一步研究来确定阿片类药物的安全性。

Candido 等 [45] 通过一项临床研究，为我们增加了另一种选择，即阿片受体激动 - 拮抗药丁丙诺啡注射液用于坐骨神经阻滞患者的镇痛。尽管神经周围注射或者肌内注射丁丙诺啡能够减轻患者术后疼痛，但是只有与布比卡因联合应用才能延长阻滞镇痛时间。在这篇文章的参考文献中没有药物毒性相关研究，但是该技术在此之前曾经有过应用。

由于外周神经阻滞很少应用阿片类药，相关资料有限，故而对其潜在毒性不能予以客观评价 [25, 46]。而鞘内注射阿片类药物的全身不良反应相继有报道证实。2003 年，Rathmell 等 [41] 报道全髋和全膝关节成形术的患者鞘内注射吗啡的剂量范围。他们发现尽管全膝关节置换术后的疼痛治疗很困难，吗啡自控镇痛患者联合鞘内注射 0.2mg 吗啡对大多数患者均有效，同时阿片类药物常见的副作用（包括瘙痒、恶心呕吐、血氧饱和度下降）确实都有发生。

硬膜外应用阿片类药物过程中，使用脂质体缓释吗啡（作用可达 48 小时）代表了临床的进步。这种给药方式可延长作用时间和控制药物释放。尽管没有脂质体的相关评论，Rosenberg[47] 还是谨慎地评论了以前用于脂质体的脂质的神经毒性问题。Rose 等 [48] 对周围神经或椎管内应用缓释镇痛制剂缺乏神经毒性和全身毒性的研究表示担心。

（三）苯甲醇和聚乙二醇

在镇痛治疗实践中，用硬膜外注射类固醇来治疗神经根痛已成常规。传统用化学的方法制成皮质类固醇储存制剂，通过缓慢释放来延长作用时间。防腐剂苯甲醇和聚乙二醇（PEG）是常用药物（泼尼松龙和甲泼尼龙）组成的一部分。动物研究和大量临床试验证实 PEG 浓度 < 3% 是没有毒性的[49]。但是如果硬膜外隙注射过程中药物意外进入脑脊液中可能会引起蛛网膜炎。尽管尚无证据证明苯甲醇的毒害作用，但是 Hodgson 等[7]提醒所有醇类化合物达到一定浓度时都有神经毒性。Hetherington 和 Dooley 也提出了这个担忧[16]。

Benzon 等[50]在 2007 年评价了临床常用不同剂型的类固醇的微粒大小，以利于解释各种制剂的神经/全身毒性。使用共焦显微镜观察甲泼尼龙、泼尼松龙、地塞米松磷酸钠、倍他米松磷酸钠/倍他米松醋酸酯、倍他米松混合物和倍他米松磷酸钠，按着不同粒子组成进行列表分类。地塞米松和倍他米松不含微粒成分，因为它们是纯液体的。"与市售倍他米松相比，甲泼尼龙和倍他米松混合物大微粒的比例明显较多"。作者未提及直接相关神经毒性问题。有人提出临床上椎间孔注射技术应用这些制剂时，微粒的大小与血管损伤相关（第 28 章）。

近来，在区域麻醉领域，Parrington 等[51]报道了他们的研究发现，地塞米松加入甲哌卡因能够延长锁骨上神经阻滞镇痛的作用时间。45 例患者中并发症的发生率没有明显不同，但是，在此小样本研究中，很难得出联合用药是否产生神经毒性的结论。William 等[26, 52]建议糖尿病患者慎用含类固醇制剂，因为缺少专业研究，糖尿病患者应用类固醇的安全性及是否会引起血糖升高还不清楚。

（四）可乐定和右美托咪定

可乐定是 α_2 受体激动药，α_2 受体位于胶状质和中间外侧柱细胞。可乐定与其结合，其生理效应是抑制 P 物质的释放和减弱脊髓背角广泛神经元的放电[53]。Eisenach 等[54]证明鞘内注射可乐定剂量高达 300μg 没有毒性，并且证实，它是通过与 AMPA（兴奋性）受体和 GABA（抑制性）受体相互作用降低伤口的痛觉过敏而产生镇痛作用。Yaksh1 在鼠试验中鞘内置管并持续注射可乐定 28 天，进一步证实可乐定没有神经毒性作用（证实未见脑脊液或组织病理学改变）。Hodgson 等[7]在 1999 年总结的文章中没有发现可乐定的损害作用。Elia 等[55]的一项近期研究在脊麻药中加入可乐定为临床手术提供镇痛作用，22 项随机试验包括 1445 例患者，分别接受可乐定与布比卡因、甲哌卡因、丙胺卡因或丁卡因混合溶液，结果发现阻滞时间延长、术中疼痛减轻、低血压发生率较高。可乐定用于脊麻的最佳剂量尚不明确，也没有证据来评论其组织毒性。Fairbanks 等[56]在鼠模型中，选择单独或联合使用可乐定和右美托咪定，将 α_2 激动药应用方法扩展，两种药物合用产生协同镇痛作用，而无竞争性作用，表明两种药是通过不同机制产生镇痛作用的。

可乐定更多的是起局麻作用而不是血管收缩作用。局麻药中加入可乐定延长作用时间而不是加快起效时间。鞘内注射可乐定会发生全身性副作用如低血压、镇静、口干[10]。Popping 等[57]报道了一项 Meta 分析，纳入 20 项随机试验（1054 例患者），利多卡因中加入可乐定用于周围神经单次注射或神经丛阻滞，突出了可乐定目前的临床应用地位。分析发现 30 ～ 300μg 可乐定可以延长感觉和运动阻滞时间，但也增加低血压发生率、直立性低血压和镇静作用。作者同时注意到可乐定尚缺乏剂量 - 效应和剂量 - 副作用关系的证据。

人们希望有关于外周神经阻滞应用右美托咪定联合局麻药的研究。Brummett 等 [58] 在鼠坐骨神经阻滞模型中，观察高剂量右美托咪定加入布比卡因溶液中进行神经阻滞，结果显示可以明显延长运动和感觉阻滞时间，而无神经损伤征象。在之后罗哌卡因的实验中也观察到了相似的结果 [59]。

（五）非甾体抗炎药

机体创伤引起炎性介质释放而激活伤害性感受器。花生四烯酸分解产生前列腺素是这一级联反应的一部分 [53]。阻断前列腺素释放具有强效的镇痛效应，非甾体抗炎药能阻断这一病理过程已成为共识。况且，Zhu 等 [60] 证实脊髓水平的环氧化酶 I 具有强大的调节伤害性刺激传入的能力，如手术后相关疼痛。Korkmaz 等 [61] 通过长期鞘内置管鼠模型，鞘内注射酮咯酸 20 天后，未发现任何神经毒性证据。Eisenach 等 [62] 在人 I 期临床试验中也观察到了同样阴性结果。近来，该研究团队将此项技术扩展至临床 [63]，分为三部分进行人的临床观察：接受鞘内应用吗啡患者 5 例，通过鞘内注射 0.5 ～ 2.0mg 酮咯酸，其结果是患者的疼痛既没有改善，也没有加重；另外，类似患者 12 例，鞘内注射酮咯酸 2mg 与注射生理盐水比较，两组患者疼痛程度均无明显变化；最后，经阴式子宫切除术患者 30 例，鞘内注射酮咯酸 2mg 和生理盐水对比观察，两组患者术后首次需求吗啡镇痛的时间无明显差别。

（六）新斯的明

胆碱酯酶抑制剂能够阻止脊髓乙酰胆碱的分解，对胶质细胞的毒蕈碱受体产生作用，进而产生镇痛效应 [53]。Thannikary 和 Enneiking [53] 综述自 2004 年以来的文献指出，鞘内注射新斯的明超过 14 天也没有神经毒性作用。这一观点在 Hodgson [7] 一篇综述（总结过去 5 年的相关研究）中被再次提及。Kaya 等 [64] 已经指出鞘内注射新斯的明有镇痛作用，但是由此带来的恶心等副作用是其临床应用的一个限制因素，甚至在硬膜外隙注射也有类似效应。Joseph 和 McDonald25 报道指出，新斯的明加入外周神经阻滞中可以延长作用时间，但对于起效时间没有影响。新斯的明常见的不良反应和全身副作用一直受到人们的关注。

（七）氯胺酮

氯胺酮是苯环己哌啶相关镇痛药，它与 NMDA 受体的门控钙离子通道相结合，对 NMDA 受体产生非竞争性的阻滞作用。氯胺酮也能与阿片类受体、单胺能受体、电压敏感性钙通道相结合。因此，氯胺酮的效应和副作用也是多变的 [53]。已经证实没有防腐剂的氯胺酮溶液可以安全地用于各种鞘内注射的动物模型 [7, 53]。但是 Eeerando 等 [65] 已经发现了使用添加苄索氯铵的商用氯胺酮重复鞘内注射有病理改变征象。Braun 等 [66] 同样证实了这个观点。他们特别研究了目前广泛应用的氯胺酮防腐剂苄索氯铵对造血细胞、神经元以及胶质细胞的副作用。有明确的证据提示氯胺酮、苄索氯铵及两者的混合物有明确的毒性作用。在 Vranken 等 [67] 的一项研究中已经证实，临床剂量和浓度的不含防腐剂的氯胺酮对于家兔脊髓有严重的神经毒性。Walker 等 [69] 发表一篇关于新生小鼠鞘内注射氯胺酮出现神经损害的结果，Drasner[68] 在编者按中郑重警告临床医生：通常麻醉和镇静催眠剂量氯胺酮具有确切的副作用和潜在的危险，特别是对正在发育期的神经系统。学者们担心的是氯胺酮所导致的神经细胞凋亡和神经变性。

（八）咪达唑仑

在当今时代，除了局麻药以外很少有药物能像咪达唑仑有如此多的毒性相关性评论[12, 70, 71]。咪达唑仑是水溶性的苯二氮䓬类药物，因此神经周围应用应该能够起治疗作用。Hodgson 等[7] 对鞘内注射咪达唑仑的毒性问题进行了文献综述，得出的结论是，动物实验结果是相互矛盾的，尽管在人类有少数、小样本的研究，但是，数据不足以得出咪达唑仑神经安全性的结论。神经毒性问题一直没有解决，直到 Johansen 等[72] 发表了大规模的动物实验研究，其结果证实咪达唑仑鞘内注射没有神经毒性作用。因此，对以往动物研究分歧结果的担心有所减少。这项研究为进一步探讨咪达唑仑在人类鞘内注射的毒性提供了依据。Tucker 等[73] 跟踪调查接受鞘内注射咪达唑仑患者 1100 例，没有发现神经毒性。Yaksh 和 Allen[71] 就此问题发表了综述，对咪达唑仑神经毒性问题的提出以及如何以科学的方法来进一步证实整个过程进行了权威性的报道。在 Boussofara 等[74] 的临床研究之前，Lavand[12] 提出这个问题需要更仔细、更科学的调查。Boussofara 等在 110 例择期下肢手术的患者中观察咪达唑仑加入布比卡因 - 可乐定混合液中的作用，其结果只是增加运动神经阻滞持续时间，没有神经毒性或相关临床并发症的报道。

（九）阿米替林

这个传统的三环类抗抑郁药引起学者的兴趣，是由于其产生钠通道、电压依赖性钾通道和钙通道的阻滞效能的局麻药的特性。尽管具有长效局麻药样作用，但是 Estebe 和 Myers[75] 在鼠坐骨神经模型局部应用阿米替林显示其有剂量依赖性毒性作用，故不主张将其用于鞘内注射。后来，Sawynok[11] 在给编辑信中确认，此研究存在总剂量计算错误。尽管这样，这件事提示我们要谨慎使用，即使是呈剂量依赖性神经毒性的药物。Fukushima 等[76] 在犬鞘内注射小剂量阿米替林，显示其潜在临床应用价值，但是脑膜粘连性蛛网膜炎并发症使其不能作为脊麻的辅佐药。Yaksh 等[77] 通过犬模型研究，评价包括阿米替林在内的大量 NMDA 受体拮抗药鞘内注射的毒性，已证实鞘内注射阿米替林、氯胺酮、MK801 和美金刚都会对神经结构产生病理性损害。

（十）镁

镁离子是非竞争性 NMDA 受体拮抗药，与中枢神经系统伤害性感觉传入过程密切相关。动物研究证实鞘内注射镁是安全的，在 2002 年，Buvanendran 等[78] 对接受分娩镇痛的 52 例患者进行随机对照研究，芬太尼溶液加镁用于鞘内注射，镇痛时间延长而无神经毒性征象或症状，在随后的研究中，也获得类似的结果，证实鞘内注射硫酸镁的有益效应。事实上，在家兔脊髓缺血模型中，Jellish 等[79] 证实应用硫酸镁能够减少脊髓运动神经元缺失，且延迟神经元退行性变，提示硫酸镁可能具有脊髓保护作用。

（十一）其他辅佐药

透明质酸酶曾被用来促进局麻药的扩散，由于目前只在眼科局麻中应用，故不再介绍。异搏定和其他钙通道阻滞药阻止钙离子进入细胞内，因此证明它能阻止神经系统伤害性感觉传递，神经毒性相关资料太少不足以进行评价其毒性问题，正像弱阿片受体激动药曲马多的资料也很少[53]。1998 年 Chiari 和 Eisenach[80]强调脊髓内用药（包括生长抑素和降钙素）的安全性问题时也没有足够的资料证实其安全性。Eisenach 等[81]研究鞘内注射腺苷。腺苷具有受体特异性镇痛作用，尤其是在有高密度腺苷受体的脊髓背角。Ⅰ期临床研究没有发现它的毒性作用。

1999 年，Dougherty 和 Staats[82]的文章中强调，在慢性疼痛治疗实践中，越来越重视应用鞘内注射药物进行治疗。一种传统药物，巴氯芬（常用于治疗强直），数年来鞘内应用是安全的[7]。但 Murphy 等[83]最近报道了一例接受鞘内注射巴氯芬的患者，发生了导管尖端肉芽肿。这个患者术前症状控制良好，鞘内注射巴氯芬后却发生强直症状加重，尽管通过鞘内注射泵增加了巴氯芬的剂量也没有改善强直症状。另一种近期应用于疼痛治疗的药物是齐考诺肽[84]。它是一种芋螺毒素，鞘内注射用在特定的患者治疗慢性疼痛。尽管一个研究小组评论了它的临床价值，但是没有相关毒性的专业结论。Kissin[85]通过鼠坐骨神经阻滞模型阐述了辣椒素激动药作为周围神经阻滞辅佐药的应用。令人高兴的是初始结果没有发现其毒性，所以这些药物可以应用于区域麻醉和镇痛治疗。

五、病　理　生　理

辅佐药和防腐剂导致损伤的确切机制还不清楚。我们从局麻经验中得知，每天使用的药物都具有毒性，所以即使我们有足够的经验也很难明确毒性的原因。明显地，药物都有直接组织毒性作用，就像酸洒在皮肤上。而本章所涉及的药物毒性并非如此简单，毒性产生可能是药物的某些特性与宿主多因素共同作用的结果，如患者已存的病理疾病（低 pH 和渗透压）与药物相互作用而产生毒性作用。

六、危　险　因　素

Yaksh1 提醒我们大量的未经试验的药物、药物联合应用以及为达到镇痛效果增加浓度时，要警惕其风险，这种告诫再反复强调也不为过。医学科学是始于常规顺序的实验进程，而 Drasner[18]、Yaksh 和 Allen[71]、Chiari 和 Eisenach[80]等发表述评并强调指出，严谨的科学在镇痛辅佐药和防腐剂研发中的作用是显而易见的。所以，测试镇痛药物或辅佐药的安全性首要的步骤是必须在不同种系动物试验后才能开始人类研究。我们必须完全了解药物的毒性才能不再犯错误。当然，我们杂志的编辑委员会坚信广大研究者会遵循这一科学方法中的关键要素[13, 14]。

七、诊断、治疗和预防

神经毒性和周围神经损伤的诊断、治疗和预防在第 10、11、12、14 章详细的讨论。

八、总　结

神经反应药理学和生理学将会继续进行研究，并且我们的知识也在日趋扩展。当我们了解了药物化学作用和相关过程，我们调整影响反应的药物成分会给患者带来益处。药物的神经毒性和全身毒性不应由于急于临床应用而产生。尚无直接证据证明大多数传统的辅佐药和防腐剂有神经毒性作用。新型制剂必须经过严格的测试以达到风险和收益平衡。我们正在为此类科学研究建立可靠的模型。保护性政策会即将产生。总之，关于神经毒性的研究正在进行。

（孙喜家 译，王俊科 校）

参 考 文 献

1. Yaksh T. Preclinical models for analgesic drug study. In: Godberg AM, Zutphen LFM, eds. *Alternate Methods in Toxicology and the Life Sciences*. New York, NY: Mary Ann Liebert., Inc, 1995: 629–636.
2. Sweeney C, Bruera E. Opioids. In: Melzack R, Wall PD, eds. *Handbook of Pain Medicine*. Philadelphia, PA: Churchill Livingstone, 2003:377–396.
3. Drasner K. Local anesthetic systemic toxicity. A historical perspective. *Reg Anesth Pain Med* 2010;35:162–166.
4. Di Gregorio G, Neal JM, Rosenquist RW, et al. Clinical presentation of local anesthetic systemic toxicity. A review of published cases, 1979 to 2009. *Reg Anesth Pain Med* 2010;35:181–187.
5. Weinberg GL. Treatment of local anesthetic systemic toxicity (LAST). *Reg Anesth Pain Med* 2010;35:188–193.
6. Morau D, Ahern S. Management of local anesthetic toxicity. *Int Anesthesiol Clin* 2010;48:117–140.
7. Hodgson PS, Neal JM, Pollock JE, et al. The neurotoxicity of drugs given intrathecally (spinal). *Anesth Analg* 1999;88:797–809.
8. Rowlingson JC. To avoid "transient neurologic symptoms": the search continues (editorial). *Reg Anesth Pain Med* 2000;25:215–217.
9. Reichert M, Butterworth J. Local anesthetic additives to increase stability and prevent organism growth. *Tech Reg Anesth Pain Mang* 2004;8:106–109.
10. Rowlingson JC. Toxicity of local anesthetic additives. *Reg Anesth* 1993;18:453–460.
11. Sawynok J. Amitriptyline neurotoxicity. *Anesthesiology* 2005;102: 240–241.
12. Lavand'homme P. Lessons from spinal midazolam: when misuse of messages from preclinical models exposes patients to unnecessary risks. *Reg Anesth Pain Med* 2006;31:489–491.
13. Neal JM, Rathmell JP, Rowlingson JC. Publishing studies that involve "off-label" use of drugs. Formalizing *Regional Anesthesia and Pain Medicine's* policy. *Reg Anesth Pain Med* 2009;34:391–392.
14. Anesthesiology information for authors. *Anesthesia and Analgesia* guide for authors. *Anesth Analg* 2009;109:217–231.
15. Westin BD, Walker SM, Deumens R, et al. Validation of a preclinical spinal safety model. Effects of intrathecal morphine in the neonatal rat. *Anesthesiology* 2010;113:183–199.
16. Hetherington NJ, Dooley MJ. Potential for patient harm from intrathecal administration of preserved solutions. *Med J Aust* 2000;173:141–143.
17. Farber MK, Angelo TE, Castells M, et al. Anesthetic management of a patient with an allergy to propylene glycol and parabens. *Anesth Analg* 2010;110:839–842.
18. Drasner K. Chloroprocaine spinal anesthesia: back to the future? (editorial). *Anesth Analg* 2005;100:549–552.
19. Taniguchi M, Bollen AW, Drasner K. Sodium bisulfite: scapegoat for chloroprocaine neurotoxicity? *Anesthesiology* 2004;100:85–91.
20. Stevens RA, Urmey WF, Urquhart BL, et al. Back pain after epidural anesthesia with chloroprocaine. *Anesthesiology* 1993;78:492–497.
21. Hung YC, Suzuki S, Chen CC, et al. Calcium chloride prolongs the effects of lidocaine and bupivacaine in rat sciatic nerve. *Reg Anesth Pain Med* 2009;34:333–339.
22. Haider N. Additives used to limit systemic absorption. *Tech Reg Anesth Pain Mang* 2004;8:119–122.
23. Sakura S, Sumi M, Sakaguchi Y, et al. The addition of phenylephrine contributes to the development of transient neurologic symptoms after spinal anesthesia with 0.5% tetracaine. *Anesthesiology* 1997;87:771–778.
24. Kalichman MW, Calcutt NA. Local anesthetic-induced conduction block and nerve fiber injury in streptozotocin-diabetic rats. *Anesthesiology* 1992;77:941–947.
25. Joseph RS, McDonald SB. Facilitating the onset of regional anesthetic blocks. *Tech Reg Anesth Pain Mang* 2004;8:110–113.
26. Williams BA, Murinson BB, Grable BR, et al. Future considerations for pharmacologic adjuvants in single-injection peripheral nerve blocks for patients with diabetes mellitus. *Reg Anesth Pain Med* 2009;34:445–457.
27. Oka S, Matsumoto M, Ohtake K, et al. The addition of epinephrine to tetracaine injected intrathecally sustains an increase in glutamate concentrations in the cerebrospinal fluid and worsens neuronal injury. *Anesth Analg* 2001;93:1050–1057.
28. Hashimoto K, Hampl KF, Nakamura Y, et al. Epinephrine increases the neurotoxic potential of intrathecally administered lidocaine in the rat. *Anesthesiology* 2001;94:876–881.
29. Selander D, Edshage S, Wolff T. Paresthesiae or no paresthesiae? Nerve lesions after axillary blocks. *Acta Anaesthesiol Scand* 1979;23:27–33.
30. Kroin JS, Buvanendran A, Williams DK, et al. Local anesthetic sciatic nerve block and nerve fiber damage in diabetic rats. *Reg Anesth Pain Med* 2010;35:343–350.
31. Dripps RD, Vandam LD. Long term follow-up of patients who received 10,098 spinal anesthetics: failure to discover major neurological sequelae. *JAMA* 1954;156:1486–1491.
32. Horlocker TT, McGregor DG, Matsushige DK, et al. Neurologic complications of 603 consecutive continuous spinal anesthetics using macrocatheter and microcatheter techniques. *Anesth Analg* 1997;84:1063–1070.
33. Horlocker TT, McGregor DG, Matsushige DK, et al. A retrospective review of 4767 consecutive spinal anesthetics: central nervous system complications. *Anesth Analg* 1997;84:578–584.
34. Moore DC, Bridenbaugh LD. Spinal (subarachnoid) block: a review of 11,574 cases. *JAMA* 1966;195:907–912.
35. Vandam LD, Dripps RD. Long-term follow-up of patients who received 10,098 spinal anesthetics. IV. Neurological disease incident to traumatic lumbar puncture during spinal anesthesia. *JAMA* 1960;172:1483–1487.
36. Hebl JR, Kopp SL, Schroeder DR, et al. Neurologic complications after neuraxial anesthesia or analgesia in patients with preexisting peripheral sensorimotor neuropathy or diabetic polyneuropathy. *Anesth Analg* 2006;103:1294–1299.
37. Denkler K. A comprehensive review of epinephrine in the finger: to do or not to do. *Plast Reconstr Surg* 2001;108:114–124.

38. Neal JM. Effects of epinephrine in local anesthetics on the central and peripheral nervous systems: neurotoxicity and neural blood flow. *Reg Anesth Pain Med* 2003;28:124–134.

39. DuPen SL, Ramsey D, Chin S. Chronic epidural morphine and preservative-induced injury. *Anesthesiology* 1987;67:987–988.

40. Sjoberg M, Karlsson PA, Nordborg C, et al. Neuropathologic findings after long-term intrathecal infusion of morphine and bupivacaine for pain treatment in cancer patients. *Anesthesiology* 1992;76:173–186.

41. Rathmell JP, Pino CA, Taylor R, et al. Intrathecal morphine for postoperative analgesia: a randomized, controlled, dose-ranging study after hip and knee arthroplasty. *Anesth Analg* 2003;97:1452–1457.

42. Kakinohana M, Kakinohana O, Jun JH, et al. The activation of spinal N-methyl-D-aspartate receptors may contribute to degeneration of spinal motor neurons induced by neuraxial morphine after a noninjurious interval of spinal cord ischemia. *Anesth Analg* 2005;100:327–334.

43. Rathmell JP, Lair TR, Nauman B. The role of intrathecal drugs in the treatment of acute pain. *Anesth Analg* 2005;101(5 suppl):S30–S43.

44. Allen JW, Horais KA, Tozier NA, et al. Opiate pharmacology of intrathecal granulomas. *Anesthesiology* 2006;105:590–598.

45. Candido KD, Hennes J, Gonzales S, et al. Buprenorphine enhances and prolongs the postoperative analgesic effect of bupivacaine in patients receiving infragluteal sciatic nerve block. *Anesthesiology* 2010;113:1419–1426.

46. Weller R, Butterworth J. Opioids as local anesthetic adjuvants for peripheral nerve block. *Tech Reg Anesth Pain Mang* 2004;8:123–128.

47. Rosenberg PH. Additives to increase tissue spread of local anesthetics. *Tech Reg Anesth Pain Mang* 2004;8:114–118.

48. Rose JS, Neal JM, Kopacz DJ. Extended-duration analgesia: update on microspheres and liposomes. *Reg Anesth Pain Med* 2005;30:275–285.

49. McQuillan PM, Kafiludali R, Hahn M. Interventional techniques. In: Raj PP, ed. *Pain Medicine: A Comprehensive Review*. 2nd ed. St. Louis, MO: Mosby; 2003:286–287.

50. Benzon HT, Chew TL, McCarthy RJ, et al. Comparison of the particle sizes of different steroids and the effect of dilution. A review of the relative neurotoxicities of the steroids. *Anesthesiology* 2007;106:331–338.

51. Parrington SJ, O'Donnell D, Chan VWS, et al. Dexamethasone added to mepivacaine prolongs the duration of analgesia after supraclavicular brachial plexus block. *Reg Anesth Pain Med* 2010;35:422–426.

52. Williams BA. Toward a potential paradigm shift for the clinical care of diabetic patients requiring perineural analgesia; strategies for using the diabetic rodent model. *Reg Anesth Pain Med* 2010;35:229–232.

53. Thannikary LJ, Enneking FK. Non-opioid additives to local anesthetics. *Tech Reg Anesth Pain Mang* 2004;8:129–140.

54. Eisenach JC, De Kock M, Klimscha W. Alpha 2-adrenergic agonists for regional anesthesia: a clinical review of clonidine (1984–1995). *Anesthesiology* 1996;85:655–674.

55. Elia N, Culebras X, Mazza C, et al. Clonidine as an adjuvant to intrathecal local anesthetics for surgery: systemic review of randomized trials. *Reg Anesth Pain Med* 2008;33:159–167.

56. Fairbanks CA, Kitto KF, Nguyen O, et al. Clonidine and dexmedetomidine produce antinociceptive synergy in mouse spinal cord. *Anesthesiology* 2009;110:638–647.

57. Popping DM, Elia N, Marret E, et al. Clonidine as an adjuvant to local anesthetics for peripheral nerve and plexus blocks. *Anesthesiology* 2009;111:406–415.

58. Brummett CM, Norat MA, Palmisano JM, et al. Perineural administration of dexmedetomidine in combination with bupivacaine enhances sensory and motor blockade in sciatic nerve block without inducing neurotoxicity in rat. *Anesthesiology* 2008;109:502–511.

59. Brummett CM, Padda AK, Amodeo FS, et al. Perineural dexmedetomidine added to ropivacaine causes a dose-dependent increase in the duration of thermal antinociception in sciatic nerve block in rat. *Anesthesiology* 2009;111:1111–1119.

60. Zhu X, Conklin D, Eisenach JC. Cyclooxygenase-1 in the spinal cord plays an important role in postoperative pain. *Pain* 2003;104:15–23.

61. Korkmaz HA, Maltepe F, Erbayraktar S, et al. Antinociceptive and neurotoxicologic screening of chronic intrathecal administration of ketorolac tromethamine in the rat. *Anesth Analg* 2004;98:148–152.

62. Eisenach JC, Curry R, Hood DD, et al. Phase I safety assessment of intrathecal ketorolac. *Pain* 2002;99:599–604.

63. Eisenach JC, Curry R, Rauck R, et al. Role of spinal cyclooxygenase in human postoperative and chronic pain. *Anesthesiology* 2010;112:1225–1233.

64. Kaya FN, Sahin S, Owen MD, et al. Epidural neostigmine produces analgesia but also sedation in women after cesarean delivery. *Anesthesiology* 2004;100:381–385.

65. Errando CL, Sifre C, Moliner S, et al. Subarachnoid ketamine in swine, pathological findings after repeated doses: acute toxicity study. *Reg Anesth Pain Med* 1999;24:146–152.

66. Braun S, Werdehausen R, Gaza N, et al. Benzethonium increases the cytotoxicity of S(+)-ketamine in lymphoma, neuronal and glial cells. *Anesth Analg* 2010;111:1389–1393.

67. Vranken JH, Troost D, de Haan P, et al. Severe toxic damage to the rabbit spinal cord after intrathecal administration of preservative-free S(+)-ketamine. *Anesthesiology* 2006;105:813–818.

68. Drasner K. Anesthetic effects on the developing nervous system. If you aren't concerned, you haven't been paying attention. *Anesthesiology* 2010;113:10–12.

69. Walker SM, Westin D, Deumens R, et al. Effects of intrathecal ketamine in the neonatal rat. Evaluation of apoptosis and long-term functional outcome. *Anesthesiology* 2010;113:147–159.

70. Cousins MJ, Miller RD. Intrathecal midazolam: an ethical editorial dilemma (editorial). *Anesth Analg* 2004;98:1507–1508.

71. Yaksh TL, Allen JW. Preclinical insights into the implementation of intrathecal midazolam: a cautionary tale (editorial). *Anesth Analg* 2004;98:1509–1511.

72. Johansen MJ, Gradert TL, Satterfield WC, et al. Safety of continuous intrathecal midazolam infusion in the sheep model. *Anesth Analg* 2004;98:1528–1535.

73. Tucker AP, Lai C, Nadeson R, et al. Intrathecal midazolam I: a cohort study investigating safety. *Anesth Analg* 2004;98:1512–1520.

74. Boussofara M, Carles M, Raucoules-Aime M, et al. Effects of intrathecal midazolam on postoperative analgesia when added to a bupivacaine-clonidine mixture. *Reg Anesth Pain Med* 2006;31:501–505.

75. Estebe JP, Myers RR. Amitriptyline neurotoxicity: dose-related pathology after topical application to rat sciatic nerve. *Anesthesiology* 2004;100:1519–1525.

76. Fukushima FB, Barros GAM, Marques MEA, et al. The neuraxial effects of intraspinal amitriptyline at low concentrations. *Anesth Analg* 2009;109:965–971.

77. Yaksh TL, Tozier N, Horais KA, et al. Toxicology profile of N-methyl-D-aspartate antagonists delivered by intrathecal infusion in the canine model. *Anesthesiology* 2008;108:938–949.

78. Buvanendran A, McCarthy RJ, Kroin JS, et al. Intrathecal magnesium prolongs fentanyl analgesia: a prospective, randomized, controlled trial. *Anesth Analg* 2002;95:661–666.

79. Jellish WS, Zhang X, Langen KE, et al. Intrathecal magnesium sulfate administration at the time of experimental ischemia improves neurological functioning by reducing acute and delayed loss of motor neurons in the spinal cord. *Anesthesiology* 2008;108:78–86.

80. Chiari A, Eisenach JC. Spinal anesthesia: mechanisms, agents, methods, and safety. *Reg Anesth Pain Med* 1998;23:357–362, 384–387.

81. Eisenach JC, Hood DD, Curry R. Phase I safety assessment of intrathecal injection of an American formulation of adenosine in humans. *Anesthesiology* 2002;96:24–28.

82. Dougherty PM, Staats PS. Intrathecal drug therapy for chronic pain: from basic science to clinical practice. *Anesthesiology* 1999;91:1891–1918.

83. Murphy PM, Skouvaklis DE, Amadeo RJJ, et al. Intrathecal catheter granuloma associated with isolated baclofen infusion. *Anesth Analg* 2006;102:848–852.

84. Wallace MS, Rauck R, Fisher R, et al. Intrathecal ziconotide for severe chronic pain: safety and tolerability results of an open-label, long-term trial. *Anesth Analg* 2008;106:628–637.

85. Kissin I. Vanilloid-induced conduction analgesia: selective, dose-dependent, long-lasting, with a low level of potential neurotoxicity. *Anesth Analg* 2008;107:271–281.

B 部分　椎管内阻滞并发症

第 9 章
脑脊膜刺破后头痛

Brian E. Harrington

　　脑脊膜的完整性遭受破坏后，产生体位性头痛非常常见，并且在国际头痛疾病分类中被正式命名为"硬脊膜刺破后头痛"（postdural puncture headache，PDPH）[1]。然而，该术语由于意思模糊[2]和不准确[3]受到批判，因此，已提出如下更为准确的描述，即用"脑脊膜刺破后头痛"（meningeal puncture headache，MPH）取代了 PDPH[4-5]，解剖学也支持该概念，在本章中一律采用该术语。所有医学文献中（包括本章节）所指的"硬脊膜刺破"，实际上是硬脊膜和蛛网膜均被刺破，因此，定义为"脑脊膜刺破"更为正确，了解这一事实至关重要。

　　无论是采用何种术语，所有麻醉医生均应高度警惕 MPH 的发生。我们对这一严重并发症的了解还不够深入完全。本章节总结了目前与该医源性问题相关的知识及意外刺破硬脑膜（unintentional dural puncture，UDP）和硬膜外血液填充（epidural blood patch，EBP）治疗方法。

一、历史及相关的背景

作为最早被认识到的局部麻醉并发症之一，MPH 已有相当长久的历史[6]。August Bier 医生在 1898 年 8 月 6 日第一次注意到成功实施蛛网膜下隙阻滞的患者出现该并发症，Bier 观察到："术后 2 小时患者的背部和左腿开始疼痛并出现呕吐及剧烈头痛。疼痛和呕吐很快便停止了，但头痛一直持续到第二天。"接下来的 1 周，Bier 和他的助手 August Hildebrandt 医生利用可卡因在他们自己身上进行了实验。将近一个世纪关于 MPH 的描述几乎没有进展，Bier 后来又报道了他在这些天中的亲身经历："感觉头部有一种很强的压力，当我从椅子上快速站起来的时候开始头晕。平卧时所有的症状立即消失，但是再次站立时会还出现上述症状（因此我被迫平卧休息了 9 天），这些症状终于在腰椎穿刺后 9 天消失了。"在医学史上，很少有像 MPH 这样与特定技术密切相关的并发症。

20 世纪早期，椎管内麻醉后剧烈头痛的频繁出现，在很长一段时间内限制了该技术的发展和认同。调查研究最后得出结论：这些并发症是由于脑脊液通过脑膜的破孔持续流失造成。最值得关注的成果是通过使用更细和"非切割"穿刺针来减少脑脊液的流失（在 19 世纪 50 年代被 Vandam 和 Dripps[8] 及 Hart 和 Whitacre[9] 证实）。尽管在预防上取得了这些重大进展，但 MPH 仍然经常发生。

Bier 时期，人们为治疗 MPH 而进行了广泛的研究。然而，通过 20 世纪前 50 年的努力研究，仍然没有得到可靠的方法。在 Wallace Tourette[10] 等医生编写的一部著作中，对从 18 世纪 90 年代到 1960 年 MPH 的研究进行了全面回顾，其中引用了数十种单一或复合治疗建议，其中的干预措施包括静脉注射乙醇、头部 X 线照射、交感神经阻滞和脊髓处理，令人沮丧的是在采用 EBP 治疗前，没有任何一种治疗方法能在短时间内改善症状。Daniel C.Moore[11] 医生在 1955 年出版的《局部麻醉的并发症》一书中，详细地描述了一个 MPH 的 3 天治疗方案。他通过记录总结未经处理的轻 - 中度头痛通常也只持续 3 天，但是，"尽管如此，这能让患者感觉到我们在尽量帮助他解决问题"。

EBP 是令人吃惊的医学治疗方法，对于 MPH 的治疗是一项突破性进展。用自体血修补脑膜上的破孔这个观念是在 19 世纪 60 年代晚期一位叫做 James Gormley[12] 的外科医生提出的。但是，Gormley 的简短报道在其后近十年未引起重视，因为那个时代的临床医生更担心医源性硬膜外血肿可能引起瘢痕形成、感染和神经损害。后来通过 Anthony DiGiovanni 和 Burdett Dunbar 医生的努力，该方法在麻醉学界得到推广，并演变成真正的硬膜外隙注射[13]。19 世纪 70 年代通过使血量增加到 20ml，EBP 治疗方法得到进一步改良[14]。目前，EBP 作为治疗严重 MPH 的主要方法已经得到普遍应用[15]。

MPH 在当今仍然是一个临床尤为关心的问题。随着对危险因素认识的提高及临床实践的不断完善，椎管内麻醉后 MPH 的发生率也稳步下降——从 Bier 时期超过 50% 到 19 世纪 50 年代的 10% 左右[8]，再到最近的 1% 或少到难以估计。然而，对于危险人群 - 产科患者，在椎管内麻醉时使用 Whitacre 27-G 穿刺针后仍有 1.7% 的患者会发生 MPH[16]。为了避免硬脑膜刺破，在椎管内麻醉时使用硬膜外技术是一个不错的选择。但是穿刺针或导管所致的偶发 UDP 是不可避免的（以前没有认识到超过 25％的患者最终会发展为 MPH）[17]。在非产科患者（如硬膜外注入类固醇），UDP 的发生率＜ 0.5％，然而产科患者的发生率在 1.5％左右，这也是麻醉最为关心的问题[16]。在所有用过硬膜外针并经历 UDP 的患者多半会发展为头痛，据报道产科患者 MPH 的发生率为 75％或更多。除了麻醉方面的原因，脊髓造影和诊断/治疗性腰椎穿刺后 MPH 也是最常见的医源性并发症。当临床医生继续使用 Quincke 针及大号穿刺针的情况下，MPH 的发生率约为 10％，这取决于不同材料的黏滞度及是否及时收集脑脊液。现有证据表明，目前大部分 MPH 病例都是非麻醉相关的[18]。

美国麻醉投诉协会的数据显示：在产科麻醉[19]、区域阻滞麻醉[20]、慢性疼痛治疗[21]的过程中，因疏忽而致的 MPH 是投诉最多的。无可非议的是，在获取脊麻和硬膜外麻醉知情同意时，头痛是最常见的风险[22]。知情同意里包含了任何可能导致 MPH 的操作及潜在的严重并发症。作为交代的一部分，患者应该被告知有一些正常的迟发症状，以及一旦发生不良反应时的处理方法。

二、病 理 生 理

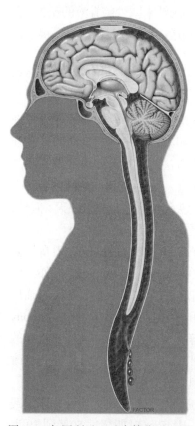

图 9-1 如图所示，垂直体位时，颅内结构浮力支持减少（箭），继而使颅外脑脊液持续性丢失（由 David Factor 提供，经允许）

很长一段时间人们一直都认同 MPH 是由于脑脊液的稳态遭到破坏而产生的。尽管有大量的研究及观察数据支持，但 MPH 的病理生理仍然不完全清楚[23]。

CSF 产生于脉络丛，生成的速率大约为 0.35ml/min，通过蛛网膜下隙重吸收。成人的脑脊液总量约为 150ml，近一半存在于颅外，平卧位时，压力是 5 ～ 15cmH$_2$O（站立时是 40 ～ 50cmH$_2$O）。实验数据表明，丢失约脑脊液总量的 10％时就可能引起典型的 MPH 症状，因为要迅速重建以解决脑脊液不足的问题[24]。目前认为，MPH 是由于脑脊液通过脑脊膜漏持续丢失引起的。在这种观点下，蛛网膜细胞（富含紧密连接和封闭连接）比那些能透水的细胞和硬脑膜细胞在引起症状方面显得更重要[3]。因此"脑脊膜刺破后头痛"比"体位性头痛"更准确。蛛网膜在 MPH 中占有重要地位，这使得对之前发表的关于体外硬脑膜相关研究的意义产生质疑。

脑脊液压力低导致头痛产生的确切机制还存在争议，目前认为有双重机制，包括颅内容物的丢失和颅内血管扩张（主要为静脉）。浮力支持减小使脑组织在垂直位置下移，导致牵引力和压力作用在中枢神经的痛觉敏感区（硬膜外、痛觉神经、脑干、交通血管、静脉窦）（图 9-1）。颅内脑脊液减少引起被动或腺苷介导的血管舒张（与 Monrokellie 假设一致，他认为颅内容积必须保持恒定），而且牵拉颅内血管还可引起条件反射。

MPH 症状的发生涉及许多神经通路，其中包括三叉神经分支的眼神经（CN V_1）引起前额部疼痛，第Ⅸ对和第Ⅹ对脑神经产生后枕部疼痛，$C_{1\sim3}$颈神经引起颈部和肩部疼痛[25]，第Ⅹ对脑神经与恶心相关。听觉神经和前庭神经症状是由于脑脊液和外淋巴通过蜗水管相通，导致内耳前庭压力降低，内淋巴和前庭失衡引起的[26]。显著的视觉干扰可能是支配眼外斜肌的神经短暂性麻痹（CN Ⅲ，Ⅳ和Ⅵ）引起的，眼外直肌是最常累及的，因为颅内展神经最长、最易受伤害（CN Ⅵ）[27]。另外，少数变异的神经如三叉神经（CN Ⅴ）、面神经（CN Ⅶ）、前庭蜗神经（CN Ⅷ）也曾报道过[28]。

三、临床表现及特征

尽管报道了多种临床表现，多数 MPH 病例都具有典型的发生、表现及伴随症状。

（一）发生

症状的发生通常都延迟，头痛一般出现在脑脊膜刺破后的 12 ～ 48 小时，很少超过 5 天。在 Vandam 和 Dripps 里程碑式的观察性研究中报道：椎管内麻醉后 3 天内出现迟发性头痛的概率为 84.8%[8]，这组数据很有意义。最近，Lybecker[29]对 75 例椎管内麻醉后出现 MPH 的患者进行了详细分析（使用 25G "切割型"穿刺针），这些患者中没有 1 例在脑膜刺破后 1 小时内出现症状，65% 的患者在 24 小时内出现症状，92% 的患者症状出现在 48 小时内。椎管内操作后 1 小时内出现 MPH 可能是由于颅腔内积气，尤其在用空气进行硬膜外隙阻力消失法测试时[30]。个别有关 MPH 延迟发生的报道指出，当评估体位性头痛时，询问是否有硬膜外穿刺史至关重要[31]。

（二）表现

MPH 主要特点是与体位有关，当站立位时头痛症状加重，平卧位减轻或缓解[1]。国际头痛疾病分类详细描述了与体位的相关性。站立或端坐 15 分钟内症状恶化，平躺 15 分钟内症状有所缓解。头痛通常是双侧的，额部（25%）、枕部（27%）或全头痛（45%）[29]。头痛被典型地描述为"钝痛"、"跳痛"、"压迫性头痛"。

头痛的严重程度是制定治疗措施的重要依据，但因人而异。尽管目前还没有一个广泛接受的严重程度分级，但是有种实用的 10 分制方法将患者头痛强度进行简单的视觉模拟评分，1 ～ 3 分为轻度疼痛，4 ～ 6 分为中度疼痛，7 ～ 10 为重度疼痛。Lybecker[29]等严格按照身体活动状态、卧床的程度及出现的相关症状对患者进行了进一步分级（框 9-1）。一项有关椎管内麻醉后 MPH 的前瞻性研究使用 Lybecker 的分级方法证实 11% 为轻度疼痛，23% 为中度疼痛，67% 为重度疼痛。

（三）伴随症状

如果头痛严重的话，很可能会伴随一系列其他症状。在所有经历过 MPH 的患者中，近一半的患者会出现颈部疼痛和强直[32]。但是，大部分患者只反映了恶心及呕吐[29]。

框 9-1　MPH 严重程度分级

MPH 严重程度	
轻度	体位性头痛，轻微的日常活动受限
	患者可以在任何时间起床活动
	无相关症状
中度	体位性头痛，日常活动明显受限
	患者部分时间是卧床的
	有或没有相关症状
重度	体位性头痛严重
	绝对卧床
	常伴随相关症状
MPH 伴随症状	
前庭	头晕、恶心，呕吐
耳蜗	耳聋，听觉过敏，耳鸣
视觉	畏光，眼前暗点，复视，调节困难
骨骼肌	颈强直，肩胛部疼痛

有些罕见的症状，如有的患者可能出现听觉或视觉症状，这可能与穿刺针的型号直接相关[27, 33]。在 Vandam 和 Dripps[8] 有关 MPH 的大型研究中，这两种症状的发生率为 0.4％。听觉症状包括耳聋、耳鸣、听觉过敏，也可能单侧出现。文章中还报道了一些耳聋的亚临床症状，发生率很低，经常出现在椎管内麻醉后，有时不伴有 MPH 发生。也可能会出现与听觉关系密切的前庭器失衡症状（头晕目眩）。视觉障碍包括视物模糊、调节困难、轻度畏光、复视。与双侧头痛症状不同，近 80％的患者在硬脑膜刺破后出现的视觉症状为单侧脑神经麻痹引起[27]。

四、危险因素

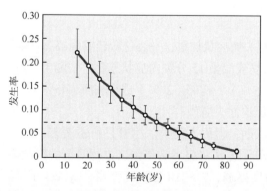

图 9-2　基于年龄的 MPH 发病率 Logistic 回归：Pa=[1+exp（0.633+11.439× 年龄）]⁻¹，不同年龄发病率平均值和 95％置信区间为垂直线，这项研究的 MPH 总发病率为 7.3 %（虚线表示）（Lybacker H，Moller JT，May O，et al. Incidence and prediction of postdural puncture headache：a prospective study of 1021 spinal anesthesias. Anesth Anaig，1990. 70：389-394，经允许）

MPH 的危险因素主要包括患者自身因素和操作细节。

（一）患者自身因素

在患者自身因素中，年龄是影响 MPH 发生最主要的因素。MPH 在 10 岁以下儿童少有报道，青少年和 20 岁左右人群的发病率达到峰值[34]，随着年龄的增长发生率下降，在大于 50 岁的患者中发生率已非常低（图 9-2）。女性早已被认为 MPH 发生率相对较高，一项回顾性研究证实男性脑脊膜刺破后头痛（MPH）的发生率明显低于同年龄的非妊娠女性（OR=0.55；95％可信区间为 0.44 ～ 0.67）[35]，这种性别差异的原因还不清楚。体重指数（BMI）是一个混合的危险因素。病态肥胖明显增加了椎管内穿刺的技术难度，也增加了多次穿刺的可能及无意中刺破硬脑膜的风险（UDP）[36]。也有报道显示低 BMI 是 MPH 发生的一个独立危险因素，高 BMI（如肥胖）可以降低这种风险，这可能与腹内压增加有关[38]。

妊娠被公认为是 MPH 发生的危险因素[8]，这种观点很大程度上反映了年轻女性人群在妊娠期 UDP 的发生率增高。有报道认为在第二产程推挤时可促进脑脊液通过脑脊膜的孔流失，这会增加 UDP 及 MPH 的发生风险。Angle 等[39]报道在 UDP 人群中，分娩时屏气用力累积时间与 MPH 的发生风险呈正相关，他们还发现避免用力的患者（在第二产程前就进行剖宫产）MPH 的发生率（10％）要比用力的患者（74％）低得多。

有趣的是 MPH 还与其他的头痛相关。据观察，在 LP 前 1 周内发生头痛的患者 MPH 的发生率明显增加[37]，进一步分析发现只有双侧紧张型头痛的患者 MPH 的发生率增加[40]，曾经有单侧头痛[40]或偏头痛[41]病史与 MPH 发生风险无相关性。一项小型实验研究表明，月经周期（偏头痛发生的一项因素）与 MPH 的发生率无关。先前曾经发生过 MPH 的患者，尤其是女性，椎管内麻醉后再次发生 MPH 的风险增加[43]。在硬膜外操作时，曾经有 UDP 史的患者再次 UDP 的发生会轻微增加（即相应增加 MPH 的发生风险）[44]。

（二）操作细节

穿刺针的型号及针尖设计是与 MPH 相关的最重要的两个因素[45]（图9-3）。穿刺针型号与 MPH 的发生风险直接相关。用粗针穿刺脑脊膜时 MPH 的发生率明显增加[8]、头痛及相关症状更严重[45]、症状持续时间更长[46]、需要更有效的治疗手段[47]。针尖设计也是一个主要的影响因素，同等型号的"非切割"穿刺针相比"切割"穿刺针（通常是Quincke）可以明显降低 MPH 的发生率。非切割穿刺针有一个锥形尖端开口（铅笔点），包括 Whitacre、Sprotte、European、Pencan 和Gertie Marx 穿刺针。这个术语有点混淆视听，非切割针有时被错误地称为"无创性"的针头，然而电子显微镜显示非切割针相比切割针可对硬脑膜产生更多的创伤（切割针可能导致炎症愈合反应更好）[48]。对切割针来说

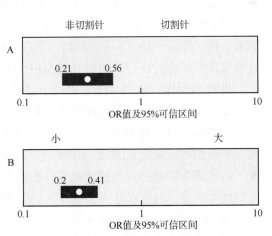

图9-3　基于穿刺针类型（A）和穿刺针型号（B）MPH 发生风险的合并比值比和 95％ 可信区间（来自一项非均质的荟萃分析。选自 Halpern S, Preston R.Postdural puncture headache and spinal needle design. Metaanalysis. *Anesthesiology*，1994. 81：1376-1383，经允许）

穿刺针型号大小对 MPH 的发生影响最大（例如，22～26 号的切割穿刺针 MPH 的发生率降低程度较非切割穿刺针更明显）。插入切割穿刺针时斜面与脊柱的长轴平行，可显著降低 MPH 的发生率[49]。这项纵向切割硬膜纤维的临床观察已沿用了很多年。扫描电子显微镜显示硬膜由许多层同轴纤维构成[50]，目前认为针头斜面插入方向主要取决于脑膜纵向张力，尤其是在直立位置，以及针孔的不同取向对脑脊液流失量的影响。

毫无疑问，多次脑脊膜穿刺可增加 MPH 的发生率[51]。在硬膜外穿刺过程中，操

作者的经验技能与 UDP 的发生率显著相关，据报道住院医生操作时 UDP 发生率始终较高 [52, 53]。夜间操作同样具有较高的 UDP 发生风险，这也提示与操作者疲劳有关 [54]。

很多操作细节并不影响 MPH 的发生，包括蛛网膜穿刺时患者的体位、蛛网膜下隙麻醉时"血性穿刺液"、椎管内阻滞时应用阿片类药物及脑脊液流失的量（以诊断为目的）[6]。

五、预　防

虽然 MPH 的预防措施看起来很简单，但在临床实践中却很复杂。幸运的是，这些重要的预防措施还可以扭转一些不良结局，如降低了严重 MPH 的发生率，减少症状持续时间或者减少需要 EBP 治疗的量。然而不幸的是，除了与这个问题明确相关的东西，总体预防措施的证据普遍较弱。

（一）一般措施

与所有区域麻醉技术一样，选择合适的患者对减少并发症是至关重要的。在考虑到患者具有较高 MPH 发生风险时，麻醉医生不应选取椎管内麻醉。由于年龄是一个主要的危险因素，40 岁以下的患者应该尽量避免应用椎管内麻醉，除非其中的益处是令人充分信服的（如在产科人群）。对于先前具有 UDP 或 MPH 史的患者（尤其是女性），医生（和患者一样）都希望避免椎管内麻醉。其他与患者相关的因素（如肥胖）考虑时应该个体化，充分权衡区域麻醉所带来的益处和 MPH 的发生风险。

椎管内操作应该尽可能应用最小口径的穿刺针。然而，越小的硬膜外针越难放置，脑脊液回流的速度越慢，可能会多次刺破脑脊膜，导致阻滞失败。脊麻最好选择 24 ～ 27 号非切割穿刺针。椎管内的选择有限，尤其需要置管术时，但是应用适合的最小号蛛网膜穿刺针仍然能降低 UDP 后 MPH 发生风险。

近年来在局麻中应用超声技术，也减少了椎管内麻醉时 MPH 的发生风险。超声引导可以减少针穿过的组织范围，可以更精确地估计硬膜外隙深度 [58]。关于超声引导是否能减少 UDP 和 MPH 发生率，还在进一步研究中。

药物措施，尤其是咖啡因，因可能减少蛛网膜刺破后 MPH 的发生率而得到广泛应用 [15]。为支持这一做法，一项小型研究（$n=60$）发现静脉应用咖啡因（蛛网膜下隙麻醉后 90 分钟内应用 500mg 苯甲酸钠咖啡因）可显著降低中重度头痛的发生率 [59]。然而，总结的这些结果在临床应用是非常有限的，因为这项调查是在相对年轻患者中应用 22 号 Quincke 针。另外一项研究显示，在脊麻后前 3 天，每 6 小时口服咖啡因（75mg 或 125mg）对 MPH 的发生率没有影响 [60]。一篇评论性的综述指出目前的证据并不能支持应用咖啡因可以预防 MPH 的发生 [61]。最近又有一项小型的试验研究发现长效 5-HT 受体激动药夫罗曲普坦（2.5mg/d，口服 5 天）可以预防 MPH [62]。但是，近来尚没有证实哪种药物能有效地预防 MPH。

最近一项针对美国麻醉医生的调查显示，大部分人仍然使用卧床休息、大量口服液体或静脉输液的方法来预防 MPH 的发生 [15]。然而，一项系统性综述指出，在脑脊膜刺破后卧床休息与早期下床活动相比并没有显现出优势，而且早期下床活动能降低 MPH 的发生风险[63]。值得注意的是美国麻醉医生关于卧床休息的做法与英国产科病房完全相反，在英国75%的医生鼓励患者尽早下床活动以预防UDP后MPH[64]。同样的，一项随机前瞻性试验显示LP后增加患者经口摄入水量并不能降低MPH的发生率及持续时间[63]。总之，在现阶段尚没有证据支持我们通常推荐的卧床休息及过量摄水对MPH有预防作用。

（二）脊麻技术

值得注意的是穿刺针针尖设计是降低脊麻MPH发生风险的一项重要的技术手段。如果可以，应该尽量选择非切割穿刺针。如果应用切割针，针尖斜面应该与脊柱长轴平行。

在收集完脑脊液，穿刺针退出前，置入管芯可有效降低LP后MPH发生率。一项关于600例患者应用21号Sprotte穿刺针的前瞻性随机研究发现，置入管芯可以使MPH的发生率从16.3%降低到5.0%（$P < 0.005$）[65]。这个安全简单的策略，理论上可以减少蛛网膜细丝穿过硬脑膜的可能性（图9-4）。

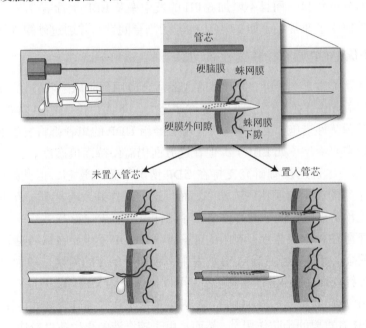

图9-4 置换管芯MPH发病率降低机制示意图。上图：蛛网膜下隙的脑脊液流动可能会促使蛛网膜进入针内。左下：移除不带管芯的穿刺针可引起蛛网膜穿过硬脑膜，促进长期脑脊液流失。右下：无论在移动穿刺针或切割脑脊膜时，完全插入管芯，可减少脑脊液流失到硬膜外隙的风险（选自Strupp M，Brandt T，Muller A. Incidence of post-lumbar puncture syndrome reduced by reinserting the stylet：a randomized prospective study of 600 patients. J Neurol，1998. 245：589-592，经允许）

曾经有报道显示在应用同样大小穿刺针时，连续脊麻（CSA）相比单次脊麻技术可以降低MPH的发生率[66]，这可能是由于导管会促进脑膜突破口更好地密封。在手术时间是不确定时，使用CSA小规格的针头和导管（"微导管"）是一个非常不错的选择，但微导管在美国未批准应用，他们担心CSA时使用约20号的"微导管"，仍然有发生MPH的风险。因此，尽管这项技术可能具有临床优势，但CSA几乎只应用在低风险人群中。

（三）硬膜外麻醉技术

长期以来，用空气与液体阻力消失法判定是否在硬膜外隙的问题一直存在争议。每种方法各有优缺点，但是两种方法都不能有力地[67]减少 UDP 的发生风险。此时操作者的偏好和经验将对结果产生很大影响，麻醉医生合理的判断与处置可以明显减少 UDP 的发生率[68]。

硬膜外穿刺针斜面方向仍然是一个有争议的论题。Norris 等[69]发现针头斜面平行于脊柱的长轴时，UDP 所致中重度的 MPH 的发生率只有 24%（垂直刺入时 70%）。这使平行组的患者较少的需要 EBP 治疗（$P < 0.05$）。但是这种技术在放置导管时穿刺针必须进行一个具有争议的 90 度旋转[70]。医师们更为关注针头斜面平行插入时存在的一些顾虑（针侧向偏移，导管置入困难，针旋转时硬脑膜损伤）。针对美国麻醉医生的一个调查显示，大部分（71.3%）受访者倾向于硬膜外穿刺针斜面垂直于脊柱长轴（与置管方向一致）[15]。

据报道脊硬联合麻醉（CSE）技术可降低 MPH 的发生率。与单纯硬膜外麻醉相比，CSE 不仅具有脊麻的优势，而且不增加 MPH 的发生率及 EBP 治疗需要[71]。这项观察结果可能得益于成功使用了非常小（如 27 号）的非切割脊髓针，并通过硬膜外注射提供填塞。

（四）降低 UDP 后 MPH 发生的方法

在具有最大可能发展为严重的 MPH 时，最适合应用预防风险收益比，因此，在减少产科患者 UDP 后 MPH 发生方面人们做了许多努力。下面讨论一些值得考虑并已得到单独或联合应用的预防性措施[72]。虽然并不是所有经历 UDP 的患者都将发生 MPH，且只有一部分患者明确需要治疗（如 EBP），但在这方面仍需保持谨慎态度。

1. 置入管芯　尽管还没有研究支持在 UDP 情况下置入管芯，但此技术是一项减少 LP 后 MPH 发生率的简单并实用的方法[65]。而且这项操作并没有坏处，在 UDP 发生时，如果不采取其他预防措施，似乎没有理由在穿刺针退出前拔除管芯。

2. 蛛网膜下隙注入生理盐水　有限的证据表明，UDP 发生后在蛛网膜下隙注射不含防腐剂的无菌生理盐水可以显著降低 MPH 的发生率和 EBP 治疗的需要。一项小型试验（$n=43$）表明通过硬膜外针立即注入 10ml 生理盐水，可以显著降低 MPH 的发生率（32%，对照组为 62%）及 EBP 治疗的需要（$P=0.004$）[73]。因生理盐水注入和脑脊液的再注入保持了脑脊液容量，对 MPH 有重要的预防作用[72]。然而，由于脑脊液的再生速度较快，液体注入的益处也可能来自对脑脊膜束的阻止作用（就像置入管芯），这个问题还需要更进一步观察。

3. 鞘内置管　UDP 发生后立即放置鞘内导管（ITC）具有在临床紧急的情况下快速提供脊麻以及消除再次 UDP 可能的优点。然而，在使用 ITC 潜在好处的同时，必须权衡可能发生的风险（意外使用、误用、感染）。虽然证据极为有限，有报道 ITC 的使用可减少 UDP 后 MPH 的风险。Ayad 等[74]在 UDP 发生后置入并留置 ITC 24 小时[56]。在产科患者中，留置导管组的 MPH 发生率只有 6.2%，而预期发病率 > 50%。有报道整形外科患者留置导管 24 小时可同样减少 UDP 后 MPH 的发生率[75]。在留置导管 < 24 小时的研究中并没有 MPH 发生率的显著减少。据推测，ITC 所带来这种益处的机制可与导管的炎性及水肿反应阻止了脑脊液的进一步流失有关。有数据初步显示，在移除前通过 ITC 管立即注射无防腐剂的生理盐水可以进一步降低 MPH 的发生率[73]。由于具有这些益处，在过去的 10 年间，UDP 后鞘内置管的数量明显上升。最近一项调查显示，美国、英国、澳

大利亚产科患者 UDP 后常规鞘内置管的比例分别是 18%、28% 和 35%[15, 64, 76]。

尽管 ITC 使用有所增加，UDP 发生后尝试相邻硬膜外间隙重新穿刺仍是首选的方法[15]。假如硬膜外导管可以成功放置，这种硬膜外方法将减少 MPH 发生率和严重程度。

4. 硬膜外注入生理盐水　分次注入（通常 50ml 单次或重复注入）或连续输注（通常 600 ~ 1000ml 持续输注时间超过 24 小时），这些措施是一种强化的方法，可能只是拖延并不能阻止症状的发生，一般应用时间不超过 36 小时。Stride 和 Cooper[77] 在一项大型分析报告中（n=241）报道，对照组行保守治疗 MPH 发生率为 86%，而应用硬膜外注入生理盐水的 MPH 发生率为 70%。Trivedi 等[78] 进行了一项 30 例产科患者的研究，在操作完毕时单次应用 40 ~ 60ml 保护性"盐水预充"同样可以降低 MPH 的发生率（从 87% 至 67%）。其他关于硬膜外注入盐水的研究同样报道了类似的 MPH 发生率下降趋势。Stride 和 Cooper[77] 还指出严重头痛的发生率也得到降低（从 64% 至 47%），但这与其他调查得到的结果不一致。目前还没有可靠证据表明硬膜外注入生理盐水可以降低最终 EBP 治疗的需要。

5. 硬膜外注入阿片类药物　很长一段时间都应用硬膜外注入阿片类药物（尤其是吗啡）来治疗 MPH，通常认为这可能不会影响疾病的自然史。然而，近来有研究重新回顾了关于 UDP 后阿片类药物的预防作用，Al-metwalli[79] 发现硬膜外注入吗啡（3mg 稀释到 20ml）与等容量的生理盐水相比，可以少量降低 MPH 的发生率（P=0.014）并降低 EBP 治疗的需要（P=0.022），由于患者数量较少（n=25），需要进一步的调查研究来确认。

6. 预防性硬膜外血液补片填充　EBP 在治疗 MPH 方面的显著效果掀起了人们对 EBP 在预防作用研究的兴趣。关于 EBP 预防效果的研究已经取得了好坏参半的结果，更严格的审查提示要谨慎乐观。Scavone 等[80] 进行了一项迄今为止最权威的前瞻性随机双盲实验，将 64 例产妇分为预防性硬膜外血液补片填充（PEBP）组及对照组。在这项研究中，两组患者的 MPH 发生率均为 56%。尽管 PEBP 组有减少 EBP 治疗的趋势，但是差异并没有统计意义（P=0.08）。PEBP 的主要效益是减少症状的总持续时间（中位数从约 5 天到 2 天），因此，整体的痛苦负担减少（图 9-5）。

最近一项关于 PEBP 系统性评价显示，纳入的 5 项非随机对照试验（总 n=436）MPH 发生风险为 0.48（95% 可信区间为 0.23 ~ 0.99），纳入的 4 项随机对照试验 MPH 发生风险（总 n=173，其中 64 个病例来自前面提到的 Scavone 试验）为 0.32（95% 可信区间为 0.10 ~ 1.03）[57]。目前所掌握的证据尚不能对 PEBP 的作用下定论，所以暂不推荐其作为常规使用的方法[56, 81]。由于考虑到这是一个潜在不必要和仅轻微的有益做法，近年来 PEBP 在临床的应用大幅降低[15, 64]。如果用于预防，EBP 应在脊髓或硬膜外麻醉结束后进行，过早的应用可能导致局部麻醉作用过度

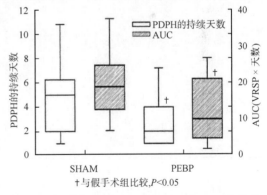

图 9-5　假治疗组和 PEBP 组 MPH（PDPH）的持续时间（空心框，刻度在左边）和疼痛强度持续时间（阴影框，刻度在右边）。曲线下面积（AUC）由口述疼痛分级（VRSP）得分乘以 MPH 持续天数。框代表四分位间距，框内的实线表示中间值，两侧延长线是第十和第九十百分位数（Scavone BM, Wong CA, Sullivan JT, et al. Efficacy of a prophylactic epidural blood patch in preventing post dural puncture headache in parturients after inadvertent ducal puncture. Anesthesiology, 2004, 101: 1422-1427）

向头侧移位[82]。硬膜外残余局部麻醉药也可能抑制血液凝固，进一步降低 EBP 的疗效[83]。

7. 药物治疗 如上所述，目前尚无确切证据证明全身应用药物对预防 MPH 是有益的。然而，根据一些理论机制，促肾上腺皮质激素（ACTH）和它的类似物已经长期应用于 MPH 的治疗[84]。Hakim[85] 最近报道，对发生 UDP 的 90 例产妇，分娩 30 分钟后随机接受 1mg 促肾上腺皮质激素或生理盐水静脉注射。促肾上腺皮质激素组 MPH 和 EBP 的发生率为 33％ 和 11％，生理盐水组为 69％ 和 30％。使用促肾上腺皮质激素未见严重不良反应。这些有限的数据是令人鼓舞的，但需要进一步的研究支持。

8. 限制 / 避免推挤 在发生 UDP 时，限制第二产程的持续时间（通常为 30 ～ 60 分钟），并避免推挤可能降低 MPH 的发生风险。虽然这些推荐措施在英国产科病房并不少见[64]，但在美国这种做法非常罕见[15]。

六、诊 断 评 估

目前仍然应用排除法来确定 MPH 的诊断。虽然脑脊膜刺破后引起的头痛通常被认为是 MPH，排除其他病因仍然至关重要（框 9-2）。认真考虑其他可能诊断的简要病史，有助于区分是 MPH 还是其他原因导致的头痛。尽管已报道的 MPH 存在临床差异，多数病例将会有已知或可能的脑脊膜穿刺史，迟发性症状（但在 48 小时内），体位性双边型头痛（如果是中重度，可能伴随相关症状）。重要的是，多数非穿刺性头痛不会有很强的体位性。MPH 的诊断没有必要进行实验室检查，而且通常并不特异（最常见的 MRI 可能显示脑膜强化，LP 可能显示低压力和脑脊液蛋白增加）。

框 9-2   MPH 的鉴别诊断

良性病因	严重的病因
• 非特异性头痛	• 脑膜炎
• 慢性头痛急性发作（如紧张型头痛）	• 硬膜下血肿
• 高血压头痛	• 蛛网膜下隙出血
• 颅内积气	• 先兆子痫 / 子痫
• 鼻窦炎	• 颅内静脉血栓形成
• 药物的副作用	• 其他
• 自发性颅内低压	
• 其他	

体格检查对 MPH 的诊断价值有限。应记录生命体征（正常血压、体温）和基本的神经系统检查（总的感觉运动功能及眼球和面部的运动）。按压双侧颈静脉（10 ～ 15 秒）可以加重低颅压性头痛[24]。相反，"坐位上腹部压力测试"可以暂时减轻 MPH 的症状[86]，在这项测试中，患者处于坐位直到头痛症状变得明显，一只手用力连续对腹部施压，另一只手把住患者背部以保证安全，MPH 病例在施压后 15 ～ 30 秒内症状改善，释放压力后立刻恢复原来症状。

即使没有刺破脑脊膜，围术期也经常遇到良性头痛，但是这种疼痛（可能的病因包括脱水、低血糖、焦虑和咖啡因戒断）通常要比 MPH 轻。脊麻时，特定的局部麻醉药中加入葡萄糖和肾上腺素，可能影响非特异性头痛的发生率，但并不影响 MPH 的发生率[87]。脑脊膜穿刺后的头痛大多数为良性的非特异性性头痛。在一项严格使用诊断标准来确诊脊麻后头痛为 MPH 的分析中，Santanen 等[88] 发现，非特异性头痛发生率为 18.5％，而真正 MPH 的发生率仅为 1.5％。头痛及颈肩疼痛也常见于产后期[32]。在一项研究中，89％的患者接受了椎管内麻醉，39％的产后患者出现症状，但其中 75％的病因为原发性头痛（偏头痛、紧张型头痛、颈源性头痛和群集性头痛）[53]，仅有 4.7％的产后头痛为 MPH。

　　通常可以通过 MPH 的特征性表现来区分良性头痛。慢性头痛急性发作（如紧张型头痛、群集性头痛或偏头痛）可以通过类似的头痛病史来鉴别。一项研究发现先前的头痛病史是产后头痛的一个重要危险因素（调整后的比值比 =2.25，如果每年 > 12 次）[53]。显著的高血压可能会引起头痛，常规的生命体征评估应能区分。Stella 等[89] 研究发现严重的顽固性产后头痛发病时间为分娩后 24 小时，其中 39％为紧张型头痛，24％是源于先兆子痫 / 子痫，只有 16％为 MPH（尽管 88％的患者应用椎管内麻醉）。基于这项观察，他们开发出一种治疗严重产后头痛的方法，并建议对于可能发生 MPH 的紧张型头痛 / 偏头痛考虑提前应用（图 9-6）。颅内积气可以产生体位性头痛，这使它与 MPH 很难鉴别，并且对 EBP 治疗没有反应，但通过 CT 很容易诊断[90]。鼻窦炎可伴有脓涕和鼻窦压痛，在站立位时通常能改善。应该牢记的是头痛也可以是某些常见药物的副作用，例如，昂丹司

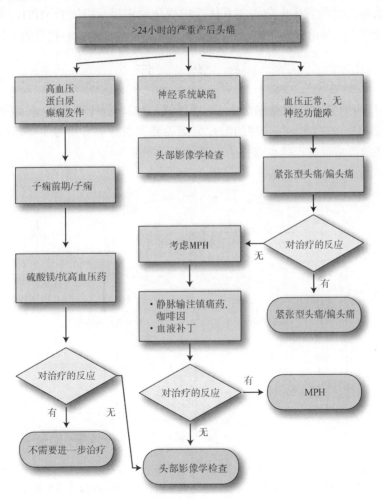

图 9-6　分娩后 24 小时候发生严重产后头痛建议处理方法（MPH，脑脊膜刺破后头痛）（CL，Jodicke CD，How HY，et al. Postpartum headache：is your work-up complete. Am J Obstet Gynecol，2007. 196：318.e1-318，e7）

琼[91]。虽然不太寻常，经典的 MPH 的症状甚至有可能是自发性颅内低压（SIH）的巧合案例，许多其他的良性病因也是有可能的。

严重病因的头痛非常罕见，但必须排除。要记住单侧神经体征（脑神经麻痹），发热／寒战，抽搐、精神状态改变都不符合 MPH 诊断。脑膜炎往往引起发热、白细胞增多、精神状态改变、脑膜炎体征（如颈强直）[92]。硬膜下血肿（SDH）是公认的脑脊膜穿刺后并发症，它是由于颅内低压过度牵拉脑血管及其破裂而产生。医生必须对 SDH 保持高度警惕，它往往首先表现为典型 MPH 症状，但逐渐进展，失去其体位性特征并导致心理和局灶性神经系统紊乱。有人曾提出，早期彻底地治疗严重的 MPH 可能有助于预防 SDH[93]。蛛网膜下隙出血大多为脑动脉瘤或动静脉畸形破裂，通常伴有突然剧烈的头痛发作，随后出现意识模糊乃至昏迷[94]。先兆子痫／子痫常表现为头痛且在产后期比较明显[95]。颅内静脉血栓形成（ICVT）常常发生于产后人群，头痛症状很容易与 MPH 混淆，但其可以进展为癫痫、局灶性神经系统体征及昏迷[96]。ICVT 的诱发因素包括高凝状态、脱水、炎症和感染性疾病。其他颅内病变误诊为 MPH 的报道非常少见，可以通过神经系统评估来鉴别[97]。

对因查找头痛原因而进行腰椎穿刺术的患者，鉴别 MPH 是非常具有挑战性的。在这种情况下，头痛的性质发生变化，尤其体位的变化时则提示可能为 MPH。有时，如果良性诊断的可能性不能排除，对 EBP 治疗有效，也能为 MPH 的诊断提供有力证据。

七、治 疗

一旦确立 MPH 诊断，就应给患者一个可能病因的解释（图 9-1），包括预计的自然病程（从脑脊膜穿刺时间）和合理的治疗方案（要考虑穿刺针型号）。治疗方案的制定主要根据症状的严重程度，这也可作为处理指南（图 9-7）。

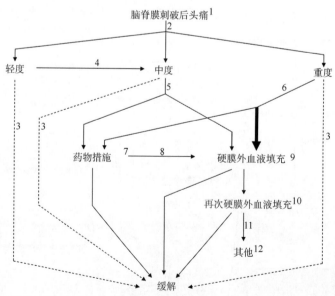

图 9-7 MPH 的处理方案：①患者的教育、信心和支持措施；②症状严重程度分级；③随着时间推移没有进一步治疗；④5 天内症状恶化或改善失败；⑤患者自行选择 EBP 或相对不太有效的药物治疗措施；⑥推荐权威治疗（EBP）（非常少）；⑦咖啡因或其他药物；⑧失败、症状恶化或复发；⑨除了血液之外的填充物仍然是初步措施；⑩第一次 EBP 治疗后 24 小时内；⑪再次认真考虑诊断；⑫完成第二次 EBP 后推荐行放射学诊断

（一）治疗时机

MPH 症状随着时间推移往往可自行缓解，在恰当的时间实施治疗方案就显得尤为重要。在 EBP 作为权威治疗措施之前，Vandam 和 Dripps[8] 记录了 1011 例应用不同型号切割穿刺针实施椎管内麻醉后发生 MPH 的自然病史。但是，他们的分析是有缺陷的，因为缺少 9% 患者的疼痛持续时间，如果他们的观察仍然可信，59% 的患者 MPH 在 4 天内会自行缓解，80% 的患者 1 周内缓解。最近，Lybecker 等[29] 跟踪了 75 例 MPH 病例，40% 的患者应用了 EBP 治疗（那些症状严重的患者），在非治疗组中，症状持续时间为 1～12 天，中位时间为 5 天。van Kooten 等[98] 对中重度 MPH（多数为 20 号切割型穿

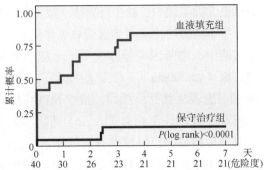

图 9-8　中重度 MPH 恢复的累积概率。在 3～5 天内即完全恢复，7 天后不再发生变化的患者在血液填充组为 84%（19 例中有 16 例），在对照组为 14%（21 例中仅有 3 例）（Kooten F，Oedit R，Bakker SLM，et al. Epidural blood patch in post dural puncture headache：a randomized，observer-blind，controlled clinical trial. J Neurol Neurosurg Psychiatry，2008.79：553-558）

刺针）进行了一项小型随机双盲前瞻性研究，发现在对照治疗组（24 小时卧床休息、每天至少喝 2L 液体、临时镇痛），21 例患者中有 18 例（86%）在第 7 天时仍然存在头痛，其中超过半数患者仍有中重度头痛（图 9-8）。这些数据说明未经治疗的 MPH 持续时间不可预知，偶尔会延长。事实上，据 Vandam 和 Dripps[8] 报道 4% 的患者在脊麻后 7～12 个月仍然存在症状。因此，有些在发现脑脊膜刺破后数月甚至数年后 MPH 治疗成功的报道也就不足为奇了。

由于 MPH 的自限性，治疗的最佳时间还没有明确。临床上，面临实际的问题是：有效治疗（如 EBP）可以适当推迟多长时间？大多数医生目前主张在 24～48 小时进行实验性保守治疗[15]。然而，考虑到严重的致残症状，尤其是在产后期新生儿护理质量可能会下降，这种做法是值得探讨的。

（二）支持措施

建议对所有患者采取保护措施来尽量减少症状，而不是改变自然病程。大部分中重度 MPH 患者会自然寻找一个能缓解症状的卧位。尽管缺乏支持证据，大量饮水（输液）仍然是目前最常被推荐用于治疗 MPH 的实践做法[15]。虽然大量饮水（输液）并不影响症状的持续时间[63]，但患者应该经常被提醒以避免脱水。

止痛剂［对乙酰氨基酚、非甾体抗炎药（NSAIDs）、阿片类药物等］经常被通过各种途径使用，但症状缓解不明显，尤其在严重头痛时。应用止吐药和大便软化剂时应遵医嘱。束带曾经被提倡过，但是不舒适，在目前实践中已很少应用。MPH 处理的替代措施已被提出，包括针灸[99] 和双侧枕大神经阻滞[100]。

（三）药物治疗措施

许多药物曾被提倡用于治疗 MPH[101]。虽然有吸引力，但是相关研究较少，由于接受

治疗患者数量较少、缺少已发表文献的方法学以及病程的自限性，其应用价值值得怀疑。

甲基黄嘌呤由于有脑血管收缩作用而被应用，包括氨茶碱、茶碱和咖啡因（最常见）。在实验中，咖啡因经静脉应用（通常是苯甲酸钠咖啡因 500mg，其中含咖啡因 250mg）或口服（如 300mg）。已发表的研究一致表明咖啡因用于 MPH 治疗在 1 ~ 4 小时可以改善 70% 患者症状[101]。然而，治疗 MPH 时，单次口服 300mg 咖啡因在 24 小时与安慰剂组比较并没有统计学意义[102]。由于药物半衰期 < 6 小时，重复剂量的咖啡因用于 MPH 治疗似乎是必要的，但很少有文献评估超过两次以上剂量的有效性和安全性（尤其关注产妇），此外，尚没有有效证据证明某种药物能减少 EBP 的最终需要。总之，咖啡因用于 MPH 的治疗并没有得到现有文献支持[61]。然而，调查显示它仍然被广泛用于 MPH 的治疗[15, 64]。临床上，鼓励摄入不确定量咖啡因的意义非常值得怀疑，尤其考虑到普遍对现有饮料和药物的咖啡因含量缺乏认识。应用咖啡因所观察到的短期益处表明它可能最适合用于中度 MPH（也可能是轻度或重度），同时等待其自行缓解。然而，非医疗目的的滥用咖啡因必须关注全身安全，医生应注意它的使用禁忌：癫痫、妊娠期高血压或室上性心动过速病史。

此外，近来仍有报道甲基黄嘌呤与其他药物用于 MPH 的治疗。5-羟色胺受体 1 天型激动药舒马曲坦可引起脑血管收缩，通常用于治疗偏头痛，也被用来治疗 MPH。促肾上腺素皮质激素（ACTH）及其类似物很早就推荐用于 MPH 的治疗，尽管作用机制仍然是推测的，ACTH 有多方面的药理作用，理论上可以改善 MPH 的症状[84]。然而，无论是舒马曲坦[103]还是人工合成的 ACTH 类似物[104]，在小型随机前瞻性研究里对重度 MPH 治疗都无效。已有报道氢化可的松（每 8 小时 100mg，总共 6 次静脉注射）对应用 25 号 Quincke 穿刺针脊麻所致的 MPH 治疗有效[105]。一项小型非对照试验显示，血管收缩剂 - 甲基麦角新碱（0.25mg，每日 3 次口服，共 24 ~ 48 小时）可能促进 MPH 的缓解[106]。加巴喷丁（每 8 小时 400mg 口服，共 3 天）对重度 MPH 的治疗也可能有效[107]。关于这些药物成功应用的报道是非常吸引人的，但是他们在 MPH 治疗中的作用价值有待于进一步研究。然而，经过多年对各种药理学作用的研究，最初乐观的结果最终无效，所以医生在这方面都比较慎重，尤其是在处理重度 MPH 时。

（四）硬膜外疗法

即使没有硬膜外治疗的禁忌证，曾经有椎管内穿刺困难史的患者也应该减少使用有创的方法。然而，如果到达硬膜外隙其负压吸引明显或已经正确放置导管则视为椎管内穿刺成功。

1. 硬膜外注入生理盐水 单次或持续硬膜外注入生理盐水来治疗 MPH 已经有很长的历史。据报道单次注入生理盐水（通常是 20 ~ 30ml，如果置入导管，重复注入是非常必要的）几乎所有 MPH 均可减轻，但这种做法的头痛复发率高。这种影响的短暂性并不奇怪，因为已经证实，单次硬膜外注水后硬膜外压力增加，10 分钟内即可恢复到基线水平[108]。这种方法的机制已经被推测为硬脑膜瓣机械的"罐盖"现象[6]。但是，单次硬膜外注入生理盐水来治疗 MPH 的疗效确实不如 EBP，特别是当大口径的穿刺针刺破而致头痛时[109]。总之，硬膜外注入生理盐水对已经形成的 MPH 应用价值有限。然而，仍有在特殊情况下硬膜外单次或连续输注生理盐水的应用成功的报道[110]。

2. 硬膜外血补片填充 在过去的数十年中，EBP 一直作为 MPH 治疗的"金标准"[6]。一篇 Cochrane 综述（系统性评价）得出结论 EBP 治疗优于其他保守治疗措施[81]。EBP 的作用机制，虽然还没有完全阐明，可能与脑脊膜缺损处血块形成、脑脊液头侧移位（硬膜外压力填充）的填塞效果来阻止脑脊液流失的能力有关[111]。在个体中，EBP 的应用取决于多种因素，包括头痛及相关症状的持续时间及严重程度、穿刺针型号及类型和患者的意愿。在硬膜外穿刺后经历 UDP 并归为症状严重（例如，1 ~ 10 分范围内疼痛评分＞6 分）的患者应鼓励应用 EBP 治疗。向患者交代 EBP 的知情同意应包括所涉及的严重风险，实际成功率以及预期副作用。最后，如果症状复发要向患者提供明确的就医指示。

由于缺乏有力的随机试验，EBP 目前还存在争议。操作过程已经明确，即硬脊膜穿刺后注入无菌自体血（框 9-3）。一项关于 EBP 的 MRI 研究显示，对 5 例患者（年龄 31 ~ 34 岁）硬膜外注入 20ml 血液，可以蔓延（4.6±0.9）（均值 ± 标准差）个椎间隙，平均在注射部位上 3.5 个椎间隙、下 1 个椎间隙水平[111]。这项研究和其他观察均发现，血液在椎间隙中偏向头侧扩散，由此建议在实施 EBP 时应"等于或低于"穿刺水平。然而，血液填充位置及硬膜外导管的放置（通常在穿刺位置向头侧置管）对 EBP 治疗有效性的影响还未做过临床评估。

框 9-3　EBP 操作步骤

- 获得书面知情同意
- 建立静脉通道，用 18 号针和较大的盐水通路阀
- 为硬膜外穿刺调整体位（注意侧俯卧位对患者来说可能更舒服）
- 严格遵循无菌操作，在先前穿刺位置的下方或水平位置进针并进入硬膜外隙
- 采用严格无菌技术，收集 20ml 新鲜自体静脉血（通过先前放置的静脉阀很容易完成）
- 即刻将血液通过硬膜外针平稳注入，直到患者报告在背部、臀部或颈部出现饱胀不适感
- 患者保持卧位 1 ~ 2 个小时有助于症状的缓解
- 在这段时间内，静脉滴注 1L 的液体往往是有益的
- 出院说明
  - 急需的非处方止痛药（患者自行选择）
  - 避免直立，紧张或 24 小时的空中旅行
  - 症状缓解或复发时联系麻醉医生

EBP 治疗的最佳时机还存在争议。初步诊断后，大多数医生更愿意推迟施行 EBP，可能是为进一步确定诊断的同时等待自行缓解的机会。一项 1996 年英国神经部门的调查显示只有 8% 的医生在 LP 后 72 小时内实施 EBP 治疗[112]。最近一项来自英国产科病房的调查显示，71% 的医生只有在保守治疗措施失败后施行 EBP 治疗[64]。类似的，最近调查的美国和北欧大部分受访者的做法通常会在症状出现 24 小时后实施 EBP 治疗[15, 113]。一些研究提出随着时间推移 EBP 治疗可能更有效[114, 115]。Sofa-Tisseront 等[115] 发现脑脊膜穿刺后＜ 4 天施行 EBP 操作，是其治疗失败的独立危险因素。然而，有些作者也强调，EBP 失败可能与脑脊液漏的严重程度有关（更大、更难治疗的情况需要早期关注），他们的研究不应该成为拖延治疗的理由。Sandesc 等[116] 进行了一项前瞻性随机双盲研究，

32 例重度 MPH 患者（平均疼痛强度 8.1）分为 EBP 治疗组和保守治疗组（口服 / 静脉应用液体＞ 3L/d，NSAIDs 和苯甲酸钠咖啡因 500mg 每 6 小时），在开始治疗前，所有患者 24 小时内出现症状。在 EBP 治疗组，所有患者在随后的 24 小时内症状都得到了有效的缓解，对照组基本保持不变（平均疼痛强度 7.8）。值得注意的是，16 例保守治疗组患者中有 14 例进行了远期 EBP 治疗。这些研究得出结论：在确立重度 MPH 诊断后，没有理由推迟 24 小时进行 EBP 治疗。一项前瞻性分析进一步支持了上述建议，79 例中重度 MPH 患者早期施行 EBP 治疗，可以将患者的痛苦降低到最小[117]。

EBP 合适填充容量还未明确。理论上来说，填充的血液应该在缺损脑脊膜上有效地形成一个组织血凝块覆盖，同时产生一定程度的硬脊膜填塞[111]。当行 EBP 时，麻醉医生通常注入能抽出的血量（大概 20ml），当患者抱怨背部、臀部或者颈部不舒服或发胀时停止输注。这样看来血容量与位置有关。一项大量分析硬膜外血填充（n=504）的研究显示：使用的血容量为（23±5）ml（均数 ± 标准差）[115]。重要的是法国的这项研究发现血容量的不同对 EBP 的成功与否并未造成很大影响。值得注意的是，输注者中 78% 表示不舒服的血容量是（19±5）ml，54% 表示疼痛的患者血容量是（21±5）ml，而表示疼痛的患者只有一项独立风险因素就是年龄小于 35 岁。最近一项针对美国麻醉医生的调查显示，多数支持应用稍小的血容量，2/3（66.8%）的医生使用剂量为 16 ～ 20ml[15]。早先志愿者研究表明，当丢失脑脊液总量的 10%（约 15ml）时逐步产生位置性头痛症状，正如先前提到的，有实验支持所用血容量为 15 ～ 20ml。此外通过这种补充，可能会减轻因脑脊液流失而致的压力降低或减少跨膜压力，使得在某一位置保持相对脑脊液容量稳态（仰卧位时）。一项关于探究 MPH 治疗时 EBP 理想血容量的研究表明，在血容量＞ 10ml 时没有取得好的效果，而也仅有小部分数据支持应用血容量＞ 20ml[118]。值得注意的是，尽管在治疗 SIH 时 EBP 容量是不确定的[56]，但依然推荐应用更大的血容量（上至 100ml）[119]。而最近的研究则指出大容量 EBP 有一些潜在的副作用，如严重的神经根症[120, 121]，因此医生鼓励应用最小的有效容量。

为促进血凝块的形成和脑脊液的再生（约 0.35ml/min），在施行 EBP 后通常让患者卧床一段时间。尽管最佳的卧床时间仍不明确，一项小型研究表明保持卧位至少 1 小时，2 小时会更好地缓解症状[122]。通常建议患者在 EBP 后 24 ～ 48 小时后避免抬举、Valsalva 运动（如强烈的肠蠕动）以及空中旅行，以减少补片破裂的风险。

EBP 的禁忌证和其他硬膜外操作相同：凝血功能障碍、败血症、发热、穿刺点感染和患者拒绝操作。理论上对癌症患者来说可能会产生中枢神经系统肿瘤种植[123]。尽管有担心和争论，EBP 还是已安全地应用于 HIV 感染和严重水痘感染的患者[125]。为适应特殊的 Jehovah's Witnesses 针，建议更改 EBP 的操作[126]。EBP 在少儿（在青少年中成功的 EBP 是 0.2 ～ 0.3ml/kg）[127] 和腰以外的部位（如颈椎）[128] 应减少血容量。

EBP 会伴有轻微的副作用。应该告知患者其背部、臀部或腿部会有疼痛（见于约 25% 的患者）[114]。通常短暂的背痛会持续存在于 16% 的 EBP 患者，持续 3 ～ 100 天（平均值为 27.7 天）[129]。尽管存在这些伴随症状，患者仍然对 EBP 有很高的满意度。其他常发生但是不严重的副作用包括暂时性颈部疼痛[129]、心动过缓[130] 和低热[129]。

大量广泛的临床试验表明，EBP 是足够安全的。风险与其他硬膜外操作一致（感染、流血、神经损伤和 UDP）。曾报道有罕见的暂时性背部和非常严重的较低位末端根部疼痛。正确的操作可避免感染性合并症。尽管仍有争议，但是 EBP 不会对以后的硬膜外操作成功与否产生显著影响[131]。继发的 EBP 严重合并症确实存在，但是也存在于个别的报道中，而且它的发生也与严重的偏离标准操作有关。

3.**其他硬膜外治疗**　由于各种原因，一些可替代血液的填充物被鼓励应用。最通常建议使用的物质（右旋糖酐 -40、羟乙基淀粉、明胶和纤维蛋白胶）可以提供长久的硬膜外压塞和（或）封闭脑脊膜的裂缝。老鼠模型研究中显示类似血的作用最强的是纤维蛋白胶[108]。临床用这些可选择的物质仅见于案例报告和小队列研究中，它们在美国没有广泛应用[15]。尽管有优点，但是这些选择仍没有被确定，也不排除潜在的严重风险（如右旋糖酐的免疫反应），这些物质使用目前仍处于起步阶段。

八、持续或再发 MPH

早先报道 EBP 的治疗成功比例为 90%～ 100%，但并没有严格定义什么是"成功"，几乎没有随访，也没有考虑一些混淆因素的影响，如针的型号和尖端设计、症状的严重程度，以及 MPH 的家族史。EBP 的真正有效率现在认为显著低于曾经预想结果。EBP 后持续或再发的 MPH 尽管不需要解决，但需定期随访和全面的重新评估。

在大于 90% 的案例中 EBP 治疗后症状会马上缓解，但随访显示一些患者症状缓解不完全、失败和复发。在 Safa-Tisseront 等[115] 进行的一项随机前瞻性观察研究中连续 504 例患者在用不同的针刺破脑脊膜后接受 EBP，其中 93% 症状缓解。然而更进一步的分析表明只有 75% 的患者症状完全缓解，18% 的患者缓解不完全。同时还发现如果刺破脑脊膜的针大于 20 号 EBP 治疗更易失败（图 9-9）。穿刺针大于 20 号时，EBP 的绝对成功率只有 62%，17% 的患者症状不完全缓解，21% 的患者失败，而这些针大部分是 Tuohy 硬膜外针。

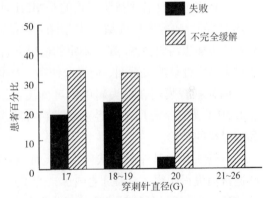

图 9-9　EBP 治疗的症状不完全缓解及失败率与实施硬膜外穿刺针型号（Safa-Tisseront V，Thormann F，Malassine P，et al. Effectiveness of epidurai blood patch in the managemen of post-dural puncture headache. Anesthesiology，2001.95：334-339）

在产科患者中（都是年轻女性）硬膜外穿刺 UDP 后应用 EBP 治疗的成功率需单独评估。Williams 等[132] 报道产科人群 EBP 后症状完全缓解的患者占 34%，54% 部分缓解，7% 无缓解（5% 不知结果）。实行第二次 EBP 后 50% 完全缓解，36% 部分缓解，14% 无缓解。在相似的人群中，Banks 等[114] 报道称，尽管实行 EBP 后最初有 95% 的患者完全或部分缓解，但有 31% 恢复中重度症状，头痛复发的平均时间为 31.8 小时（范围 12 ～ 96 小时）。再次 EBP 的比率在 Willams 和 Banks 各自的研究中分别为 27% 和 19%。这些研究明确证实粗穿刺针刺破脑脊膜后实行 EBP 的有效率较低，通常认为有必要重复行 EBP。总体来说，第二次 EBP 的成功率和第一次相同。再次 EBP 的时机和血容量较第一次更加不确定。大部分美国麻醉医生在脑脊膜刺破头痛复发后会等待至少 24 小时再实行 EBP 治疗[15]。如果短时间内多次行 EBP，医生应该注意血液蓄积量，因为在这种条件下过多的容量可能产生相反的结果[120, 121]。

对于二次 EBP 失败还没有有效的治疗方案。虽然 MPH 经常发生以及 EBP 失败率之多，连续 EBP 失败的例子也有所耳闻，尤其是用粗针刺破脑脊膜。Sadashivaiah[133] 在一项产科应用 18 号 Tuohy 针致 UDP 的研究结果表明，48 人中有 3 人（6.25％）需要第三次 EBP 缓解头痛。显然每一次 EBP 的失败迫使进行更加严格的再次诊断。尽管有报道称有重复 EBP 操作失败的，但这种个别的案例不足以有指导意义。然而对于二次 EBP 特别是三次 EBP 时，应采用一个经常被提出并合乎逻辑的建议，即在介入引导下确保硬膜下血液填充位置正确。在治疗困难时，即前面所述的任何措施都不能解决时，最终可能需要外科有创修复处理。

九、何时寻求进一步会诊

尽管 MPH 没有任何处理也可趋于好转，EBP 治疗有相对高的成功率，但是在一段时间（如 7 ～ 10 天）症状没有消退或进行多次 EBP（通常 2 ～ 3 次）后许多医生会理智地选择请神经科会诊。

当怀疑或无法合理排除严重的非 MPH 时通常需要会诊，如先前提到的，单侧神经症状、发热 / 寒战、癫痫发作或精神状态的改变等与 MPH 或良性头痛的表现不一致。任何不典型症状的头痛也需要会诊。在不确定的情况下直接行 MPH 的对症处理可能会阻碍正确的诊断，错过了恰当处理的关键期，而导致伤害。有报道称 EBP 会产生有害的进行性颅内压力增高。

因为脑脊膜刺破后头痛可以自行缓解，所以头痛持续进展且与体位无关时应强烈怀疑 SDH（尤其是有局部神经症状或精神状态恶化时）。在这种情况下，应该得到神经科和放射科的会诊。

尽管头痛及其伴随症状包括听觉症状在实行 EBP 后很快消失，但是脑神经麻痹的症状通常消失得很慢（6 个月之内），为了进一步的处理和安全起见，应请神经科会诊[27]。虽然对 MPH 造成的脑神经麻痹没有公认的治疗方法，但是对于这种情况应用与特发性脑神经（第Ⅶ对脑神经）麻痹（Bell 麻痹）相同处理方法是合理的。有证据显示早期给予皮质类固醇（72 小时以内）可以促进 Bell 麻痹症状的缓解[135]，同样的治疗方法也建议用于脑脊膜刺破后头痛的脑神经麻痹[28]。

十、总　　结

自首次发现"脑脊膜刺破后头痛"一个世纪以来，MPH 一直是很多专家关心的临床热点。对于任何并发症的处理，预防其发生都是更好的治疗方法。鉴别和斟酌产生脑脊膜刺破后头痛的危险因素可显著减少这项医源性问题的发生率。

　　硬膜外针意外刺破脑脊膜仍然是主要的担忧和挑战，相比细针，导致 MPH 的症状更严重，持续时间更长、更难治疗。应该指出的是，没有证据表明通常实行的两种预防性方法，即大量盐水输液和鼓励卧床休息对此种情况有效。意外硬脊膜刺破后几个其他的预防性干预看来是有前景的，但是它们的价值有限。各项研究的不一致以及公开出版物更偏向于发表有阳性结果的小规模非随机对照实验，限制了有效证据的意义[57]。总的来说，需要更多的大型随机研究来确定 UDP 后的最佳治疗方法。

　　许多 MPH，尤其是情况不严重时，不经特殊治疗即可好转。尽管通常建议大量饮水/ 输液，卧床休息和咖啡因，但是它们对于确定的 MPH 的治疗作用是不可靠的。虽然建议用可替代制品，但对于症状严重的 MPH，EBP 治疗仍起到决定性和唯一有效的作用，而且建议早期实行（诊断后 24 小时以内）。

　　遗憾的是，关于 MPH 已发表的文献大部分质量低下[56, 81, 136]。在预防和治疗这些棘手并发症的最佳方法选择时，许多问题仍需考虑。许多我们已知的方法在后续的研究中仍未被证实。预计这些问题会在将来精心设计的临床试验中得到解决。

（艾春雨译，唐　冰 校）

参 考 文 献

1. International Headache Society. International classification of headache disorders. 2nd ed. *Cephalalgia* 2004;24(suppl 1):79.
2. Colclough GW. "Postdural" is an ambiguity. *Reg Anesth Pain Med* 2005;30:317–318.
3. Bernards CM. Sophistry in medicine: lessons from the epidural space. *Reg Anesth Pain Med* 2005;30:56–66.
4. Harrington BE. Reply to Dr. Colclough. *Reg Anesth Pain Med* 2005;30:318.
5. Neal JM, Bernards C. Reply to Dr. Colclough. *Reg Anesth Pain Med* 2005;30:318.
6. Harrington BE. Postdural puncture headache and the development of the epidural blood patch. *Reg Anesth Pain Med* 2004;29:136–163.
7. Bier A. Versuche ueber cocainsirung des rueckenmarkes. *Deutsche Zeitschrift Chirurgie* 1899;51:361–368.
8. Vandam LD, Dripps RD. Long-tern follow-up of patients who received 10,098 spinal anesthetics. Syndrome of decreased intracranial pressure (headache and ocular and auditory difficulties). *JAMA* 1956;161:586–591.
9. Hart JR, Whitacre RJ. Pencil-point needle in prevention of postspinal headache. *JAMA* 1951;147:657–658.
10. Tourtellotte WW, Haerer AF, Heller GL, et al. *Post-Lumbar Puncture Headaches.* Springfield, IL:Charles C. Thomas, 1964.
11. Moore DC. Headache. *Complications of Regional Anesthesia.* Springfield, IL: Charles C. Thomas, 1955:177–196.
12. Gormley JB. Treatment of postspinal headache. *Anesthesiology* 1960;21:565–566.
13. DiGiovanni AJ, Dunbar BS. Epidural injections of autologous blood for postlumbar-puncture headache. *Anesth Analg* 1970;49:268–271.
14. Crawford JS. Experiences with epidural blood patch. *Anaesthesia* 1980;35:513–515.
15. Harrington BE, Schmitt AM. Meningeal (postdural) puncture headache, unintentional dural puncture, and the epidural blood patch. A national survey of United States practice. *Reg Anesth Pain Med* 2009;34:430–437.
16. Choi PT, Galinski SE, Takeuchi L, et al. PDPH is a common complication of neuraxial blockade in parturients: a meta-analysis of obstetrical studies. *Can J Anesth* 2003;50:460–469.
17. Paech M, Banks S, Gurrin L. An audit of accidental dural puncture during epidural insertion of a Tuohy needle in obstetric patients. *Int J Obstet Anesth* 2001;10:162–167.
18. Vercauteren MP, Hoffmann VH, Mertens E, et al. Seven-year review of requests for epidural blood patches for headache after dural puncture: referral patterns and the effectiveness of blood patches. *Eur J Anaesthesiol* 1999;16:298–303.
19. Davies JM, Posner KL, Lee LA, et al. Liability associated with obstetric anesthesia. A closed claims analysis. *Anesthesiology* 2009;110:131–139.
20. Lee LA, Posner KL, Domino KB, et al. Injuries associated with regional anesthesia in the 1980s and 1990s: a closed claims analysis. *Anesthesiology* 2004;101:143–152.
21. Fitzgibbon DR, Posner KL, Domino KB, et al. Chronic pain management: American Society of Anesthesiologists Closed Claims Project. *Anesthesiology* 2004;100:98–105.
22. Brull R, McCartney CJL, Chan VWS, et al. Disclosure of risks associated with regional anesthesia: a survey of academic regional anesthesiologists. *Reg Anesth Pain Med* 2007;32:7–11.
23. Levine DN, Rapalino O. The pathophysiology of lumbar puncture headache. *J Neurol Sci* 2001;192:1–8.
24. Kunkle EC, Ray BS, Wolff HG. Experimental studies on headache. Analysis of the headache associated with changes in intracranial pressure. *Arch Neurol Psychiatry* 1943;49:323–358.
25. Larrier D, Lee A. Anatomy of headache and facial pain. *Otolaryngol Clin North Am* 2003;36:1041–1053.
26. Day CJE, Shutt LE. Auditory, ocular, and facial complications of central neural block. A review of possible mechanisms. *Reg Anesth* 1996;21:197–201.
27. Nishio I, Williams BA, Williams JP. Diplopia. A complication of dural puncture. *Anesthesiology* 2004;100:158–164.
28. Fang JY, Lin JW, Li Q, et al. Trigeminal nerve and facial nerve palsy after combined spinal-epidural anesthesia for cesarean section. *J Clin Anesth* 2010;22:56–58.
29. Lybecker H, Djernes M, Schmidt JF. Postdural puncture headache (PDPH): onset, duration, severity, and associated symptoms.

An analysis of 75 consecutive patients with PDPH. *Acta Anaesthesiol Scand* 1995;39:605–612.

30. Aida S, Taga K, Yamakura T, et al. Headache after attempted epidural block: the role of intrathecal air. *Anesthesiology* 1998;88:76–81.

31. Reamy BV. Post-epidural headache: how late can it occur? *J Am Board Fam Med* 2009;22:202–205.

32. Chan TM, Ahmed E, Yentis SM, et al. Postpartum headaches: summary report of the National Obstetric Anaesthetic Database (NOAD) 1999. *Int J Obstet Anesth* 2003;12:107–112.

33. Sprung J, Bourke BA, Contreras MG, et al. Perioperative hearing impairment. *Anesthesiology* 2003;98:241–257.

34. Lybecker H, Moller JT, May O, et al. Incidence and prediction of postdural puncture headache: a prospective study of 1021 spinal anesthesias. *Anesth Analg* 1990;70:389–394.

35. Wu CL, Rowlingson AJ, Cohen SR, et al. Gender and post-dural puncture headache. *Anesthesiology* 2006;105:613–618.

36. Vallejo MC. Anesthetic management of the morbidly obese parturient. *Curr Opin Anaesthesiol* 2007;20:175–180.

37. Kuntz KM, Kokmen E, Stevens JC, et al. Post-lumbar puncture headaches: experience in 501 consecutive procedures. *Neurology* 1992;42:1884–1887.

38. Faure E, Moreno R, Thisted R. Incidence of postdural puncture headache in morbidly obese parturients. *Reg Anesth* 1994;19:361–363.

39. Angle P, Thompson D, Halpern S, et al. Second stage pushing correlates with headache after unintentional dural puncture in parturients. *Can J Anesth* 1999;46:861–866.

40. Hannerz J. Postlumbar puncture headache and its relation to chronic tension-type headache. *Headache* 1997;37:659–662.

41. Bader AM. The high risk obstetric patient: neurologic and neuromuscular disease in the obstetric patient. *Anesthesiol Clin North Am* 1998;16:459–476.

42. Echevarria M, Caba F, Rodriguez R. The influence of the menstrual cycle in postdural puncture headache. *Reg Anesth Pain Med* 1998;23:485–490.

43. Amorim JA, Valenca MM. Postdural puncture headache is a risk factor for new postdural puncture headache. *Cephalalgia* 2007;28:5–8.

44. Blanche R, Eisenach JC, Tuttle R, et al. Previous wet tap does not reduce success rate of labor epidural analgesia. *Anesth Analg* 1994;79:291–294.

45. Halpern S, Preston R. Postdural puncture headache and spinal needle design. Metaanalysis. *Anesthesiology* 1994;81:1376–1383.

46. Kovanen J, Sulkava R. Duration of postural headache after lumbar puncture: effect of needle size. *Headache* 1986;26:224–226.

47. Lambert DH, Hurley RJ, Hertwig L, et al. Role of needle gauge and tip configuration in the production of lumbar puncture headache. *Reg Anesth* 1997;22:66–72.

48. Reina MA, de Leon-Casasola OA, Lopez A, et al. An *in vitro* study of dural lesions produced by 25-gauge Quincke and Whitacre needles evaluated by scanning electron microscopy. *Reg Anesth Pain Med* 2000;25:393–402.

49. Richman J, Joe E, Cohen S, et al. Bevel direction and postdural puncture headache. A meta-analysis. *Neurologist* 2006;12:224–228.

50. Reina MA, Dittmann M, Garcia AL, et al. New perspectives in the microscopic structure of human dura mater in the dorsolumbar region. *Reg Anesth* 1997;22:161–166.

51. Seeberger MD, Kaufmann M, Staender S, et al. Repeated dural punctures increase the incidence of postdural puncture headache. *Anesth Analg* 1996;82:302–305.

52. Singh S, Chaudry SY, Phelps AL, et al. A 5-year audit of accidental dural punctures, postdural puncture headaches, and failed regional anesthetics at a tertiary-care medical center. *ScientificWorldJournal* 2009;9:715–722.

53. Goldszmidt E, Kern R, Chaput A, et al. The incidence and etiology of postpartum headaches: a prospective cohort study. *Can J Anesth* 2005;52:971–977.

54. Aya AGM, Manguin R, Robert C, et al. Increased risk of unintentional dural puncture in night-time obstetric epidural anaesthesia. *Can J Anesth* 1999;46:665–669.

55. Paech MJ, Whybrow T. The prevention and treatment of post dural puncture headache. *ASEAN J Anaesthesiol* 2007;8:86–95.

56. Warwick WI, Neal JM. Beyond spinal headache: prophylaxis and treatment of low-pressure headache syndromes. *Reg Anesth Pain Med* 2007;32:455–461.

57. Apfel CC, Saxena OS, Cakmakkaya OS, et al. Prevention of postdural puncture headache after accidental dural puncture: a quantitative systematic review. *Br J Anaesth* 2010;105:255–263.

58. Perlas A. Evidence for the use of ultrasound in neuraxial blocks. *Reg Anesth Pain Med* 2010;35 (suppl 1):S43–S46.

59. Yucel A, Ozyalcin S, Talu GK, et al. Intravenous administration of caffeine sodium benzoate for postdural puncture headache. *Reg Anesth Pain Med* 1999;24:51–54.

60. Esmaoglu A, Akpinar H, Ugur F. Oral multidose caffeine-paracetamol combination is not effective for the prophylaxis of postdural puncture headache. *J Clin Anesth* 2005;17:58–61.

61. Halker RB, Demaerschalk BM, Wellik KE, et al. Caffeine for the prevention and treatment of postdural puncture headache: debunking the myth. *Neurologist* 2007;13:323–327.

62. Bussone G, Tullo V, d'Onofrio F, et al. Frovatriptan for the prevention of postdural puncture headache. *Cephalalgia* 2007;27:809–813.

63. Sudlow C, Warlow C. Posture and fluids for preventing postdural puncture headache. *Cochrane Database Syst Rev* 2002;(2):CD001790.

64. Baraz R, Collis R. The management of accidental dural puncture during labor epidural analgesia: a survey of UK practice. *Anaesthesia* 2005;60:673–679.

65. Strupp M, Brandt T, Muller A. Incidence of post-lumbar puncture syndrome reduced by reinserting the stylet: a randomized prospective study of 600 patients. *J Neurol* 1998;245:589–592.

66. Moore JM. Continuous spinal anesthesia. *Am J Ther* 2009;16:289–294.

67. Schier R, Guerra D, Aguilar J, et al. Epidural space identification: a meta-analysis of complications after air versus liquid as the medium for loss of resistance. *Anesth Analg* 2009;109:2012–2021.

68. Segal S, Arendt KW. A retrospective effectiveness study of loss of resistance to air or saline for identification of the epidural space. *Anesth Analg* 2010;110:558–563.

69. Norris MC, Leighton BL, DeSimone CA. Needle bevel direction and headache after inadvertent dural puncture. *Anesthesiology* 1989;70:729–731.

70. Duffy B. Don't turn the needle! *Anaesth Intensive Care* 1993;21:328–330.

71. Simmons SW, Cyna AM, Dennis AT, et al. Combined spinal-epidural versus epidural analgesia in labour. *Cochrane Database Syst Rev* 2009;(1):CD003401.

72. Kuczkowski KM, Benumof JL. Decrease in the incidence of postdural puncture headache: maintaining CSF volume. *Acta Anaesthesiol Scand* 2003;47:98–100.

73. Charsley MM, Abram SE. The injection of intrathecal normal saline reduces the severity of postdural puncture headache. *Reg Anesth Pain Med* 2001;26:301–305.

74. Ayad S, Bemian Y, Narouze S, et al. Subarachnoid catheter placement after wet tap for analgesia in labor: influence on the risk of headache in obstetric patients. *Reg Anesth Pain Med* 2003;28:512–515.

75. Turkoz A, Kocum A, Eker HE, et al. Intrathecal catheterization after unintentional dural puncture during orthopedic surgery. *J Anesth* 2010;24(1):43–48.

76. Newman M, Cyna A. Immediate management of inadvertent dural puncture during insertion of a labour epidural: a survey of Australian obstetric anaesthetists. *Anaesth Intensive Care* 2008;36:96–101.

77. Stride PC, Cooper GM. Dural taps revisited: a 20-year survey from Birmingham maternity hospital. *Anaesthesia* 1993;48:247–255.

78. Trivedi NS, Eddi D, Shevde K. Headache prevention following accidental dural puncture in obstetric patients. *J Clin Anesth* 1993;5:42–45.

79. Al-metwalli RR. Epidural morphine injections for prevention of post dural puncture headache. *Anaesthesia* 2008;63:847–850.

80. Scavone BM, Wong CA, Sullivan JT, et al. Efficacy of a prophylactic epidural blood patch in preventing post dural puncture headache in parturients after inadvertent dural puncture. *Anesthesiology* 2004;101:1422–1427.

81. Boonmak P, Boonmak S. Epidural blood patching for preventing and treating post-dural puncture headache. *Cochrane Database Syst Rev* 2010;(1):CD001791.

82. Leivers D. Total spinal anesthesia following early prophylactic epidural blood patch. *Anesthesiology* 1990;73:1287–1289.

83. Tobias MD, Pilla MA, Rogers C, et al. Lidocaine inhibits blood coagulation: implications for epidural blood patch. *Anesth Analg* 1996;82:766–769.

84. Carter BL, Pasupuleti R. Use of intravenous cosyntropin in the treatment of postdural puncture headache. *Anesthesiology* 2000;92:272–274.

85. Hakim SM. Cosyntropin for prophylaxis against postdural puncture headache after accidental dural puncture. *Anesthesiology* 2010;113:413–420.

86. Gutsche BB. Lumbar epidural analgesia in obstetrics: taps and patches. In: Reynolds F, ed. *Epidural and Spinal Blockade in Obstetrics*. London, UK: Balliere Tindall, 1990:75–106.

87. Naulty JS, Hertwig L, Hunt CO, et al. Influence of local anesthetic solution on postdural puncture headache. *Anesthesiology* 1990;72:450–454.

88. Santanen U, Rautoma P, Luurila H, et al. Comparison of 27-gauge (0.41-mm) Whitacre and Quincke spinal needles with respect to post-dural puncture headache and non-dural puncture headache. *Acta Anaesthesiol Scand* 2004;48:474–479.

89. Stella CL, Jodicke CD, How HY, et al. Postpartum headache: is your work-up complete? *Am J Obstet Gynecol* 2007;196:318.e1–318.e7.

90. Somri M, Teszler CB, Vaida SJ, et al. Postdural puncture headache: an imaging-guided management protocol. *Anesth Analg* 2003;96:1809–1812.

91. Sharma R, Panda A. Ondansetron-induced headache in a parturient mimicking postdural puncture headache. *Can J Anesth* 2010;57:187–188.

92. van de Beek D, Drake JM, Tunkel AR. Nosocomial bacterial meningitis. *N Engl J Med* 2010;362:146–154.

93. Machurot PY, Vergnion M, Fraipont V, et al. Intracranial subdural hematoma following spinal anesthesia: case report and review of the literature. *Acta Anaesthesiol Belg* 2010;61:63–66.

94. Bleeker CP, Hendriks IM, Booij LHDJ. Postpartum post-dural puncture headache: is your differential diagnosis complete? *Br J Anaesth* 2004;93:461–464.

95. Matthys LA, Coppage KH, Lambers DS, et al. Delayed postpartum preeclampsia: an experience of 151 cases. *Am J Obstet Gynecol* 2004;190:1464–1466.

96. Lockhart EM, Baysinger CL. Intracranial venous thrombosis in the parturient. *Anesthesiology* 2007;107:652–658.

97. Vanden Eede H, Hoffmann VLH, Vercauteren MP. Post-delivery postural headache: not always a classical post-dural puncture headache. *Acta Anaesthesiol Scand* 2007;51:763–765.

98. van Kooten F, Oedit R, Bakker SLM, et al. Epidural blood patch in post dural puncture headache: a randomized, observer-blind, controlled clinical trial. *J Neurol Neurosurg Psychiatry* 2008;79:553–558.

99. Sharma A, Cheam E. Acupuncture in the management of postpartum headache following neuraxial analgesia. *Int J Obstet Anesth* 2009;18:417–419.

100. Takmaz SA, Kantekin CU, Kaymak C, et al. Treatment of postdural puncture headache with bilateral greater occipital nerve block. *Headache* 2010;50:869–872.

101. Choi A, Laurito CE, Cummingham FE. Pharmacologic management of postdural puncture headache. *Ann Pharmacother* 1996;30:831–839.

102. Camann WR, Murray RS, Mushlin PS, et al. Effects of oral caffeine on postdural puncture headache. A double-blind, placebo-controlled trial. *Anesth Analg* 1990;70:181–184.

103. Connelly NR, Parker RK, Rahimi A, et al. Sumatriptan in patients with postdural puncture headache. *Headache* 2000;40:316–319.

104. Rucklidge MWM, Yentis SM, Paech MJ, et al. Synacthen depot for the treatment of postdural puncture headache. *Anaesthesia* 2004;59:138–141.

105. Ashraf N, Sadeghi A, Azarbakht Z, et al. Hydrocortisone in post-dural puncture headache. *Middle East J Anesthesiol* 2007;19:415–422.

106. Hakim S, Khan RM, Maroof M, et al. Methylergonovine maleate (methergine) relieves postdural puncture headache in obstetric patients. *Acta Obstet Gynecol Scand* 2005;84:100.

107. Lin YT, Sheen MJ, Huang ST, et al. Gabapentin relieves postdural puncture headache—a report of two cases. *Acta Anaesthesiol Taiwan* 2007;45:47–50.

108. Kroin JS, Nagalla SKS, Buvanendran A, et al. The mechanisms of intracranial pressure modulation by epidural blood and other injectates in a postdural puncture rat model. *Anesth Analg* 2002;95:423–429.

109. Bart AJ, Wheeler AS. Comparison of epidural saline placement and epidural blood placement in the treatment of post-lumbar-puncture headache. *Anesthesiology* 1978;48:221–223.

110. Liu SK, Chen KB, Wu RSC, et al. Management of postdural puncture headache by epidural saline delivered with a patient-controlled pump—a case report. *Acta Anaesthesiol Taiwan* 2006;44:227–230.

111. Vakharia SB, Thomas PS, Rosenbaum AE, et al. Magnetic resonance imaging of cerebrospinal fluid leak and tamponade effect of blood patch in postdural puncture headache. *Anesth Analg* 1997;84:585–590.

112. Serpell MG, Haldane GJ, Jamieson DR, et al. Prevention of headache after lumbar puncture: questionnaire survey of neurologists and neurosurgeons in United Kingdom. *Br Med J* 1998;316:1709–1710.

113. Darvish B, Gupta A, Alahuhta S, et al. Management of accidental dural puncture and post-dural puncture headache after labour: a Nordic survey. *Acta Anaesthesiol Scand* 2011;55:46–53.

114. Banks S, Paech M, Gurrin L. An audit of epidural blood patch after accidental dural puncture with a Tuohy needle in obstetric patients. *Int J Obstet Anesth* 2001;10:172–176.

115. Safa-Tisseront V, Thormann F, Malassine P, et al. Effectiveness of epidural blood patch in the management of post-dural puncture headache. *Anesthesiology* 2001;95:334–339.

116. Sandesc D, Lupei MI, Sirbu C, et al. Conventional treatment or epidural blood patch for the treatment of different etiologies of post dural puncture headache. *Acta Anaesthesiol Belg* 2005;56:265–269.

117. Vilming ST, Kloster R, Sandvik L. When should an epidural blood patch be performed in postlumbar puncture headache? A theoretical approach based on a cohort of 79 patients. *Cephalalgia* 2005;25:523–527.

118. Chen LK, Huang CH, Jean WH, et al. Effective epidural blood patch volumes for postdural puncture headache in Taiwanese women. *J Formos Med Assoc* 2007;106:134–140.

119. Schievink WI. Spontaneous spinal cerebrospinal fluid leaks and intracranial hypotension. *JAMA* 2006;295:2286–2296.

120. Riley CA, Spiegel JE. Compliations following large-volume epidural blood patches for postdural puncture headaches. Lumbar subdural hematoma and arachnoiditis: initial cause or final effect? *J Clin Anesth* 2009;21:355–359.

121. Desai MJ, Dave AP, Martin MB. Delayed radicular pain following two large volume epidural blood patches for post-lumbar puncture headache: a case report. *Pain Physician* 2010;13:257–262.

122. Martin R, Jourdain S, Clairoux M, et al. Duration of decubitus position after epidural blood patch. *Can J Anaesth* 1994;41:23–25.

123. Bucklin BA, Tinker JH, Smith CV. Clinical dilemma: a patient with postdural puncture headache and acute leukemia. *Anesth Analg* 1999;88:166–167.

124. Tom DJ, Gulevich SJ, Shapiro HM, et al. Epidural blood patch in the HIV-positive patient. *Anesthesiology* 1992;76:943–947.

125. Martin DP, Bergman BD, Berger IH. Epidural blood patch and acute varicella. *Anesth Analg* 2004;99:1760–1762.

126. Jagannathan N, Tetzlaff JE. Epidural blood patch in a Jehovah's Witness patient with post-dural puncture cephalgia. *Can J Anaesth* 2005;52:113.

127. Janssens E, Aerssens P, Alliet P, et al. Post-dural puncture headaches in children: a literature review. *Eur J Pediatr* 2003;162:117–121.

128. Waldman SD, Feldstein GS, Allen ML. Cervical epidural blood patch: a safe effective treatment for cervical post-dural puncture headache. *Anesthesiol Rev* 1987;14:23–24.

129. Abouleish E, de La Vega S, Blendinger I, et al. Long-term follow-up of epidural blood patch. *Anesth Analg* 1975;54:459–463.

130. Andrews PJD, Ackerman WE, Juneja M, et al. Transient bradycardia associated with extradural blood patch after inadvertent dural puncture in parturients. *Br J Anaesth* 1992;69:401–403.

131. Hebl JR, Horlocker TT, Chantigian RC, et al. Epidural anesthesia and analgesia are not impaired after dural puncture with or without epidural blood patch. *Anesth Analg* 1999;89:390–394.

132. Williams EJ, Beaulieu P, Fawcett WJ, et al. Efficacy of epidural blood patch in the obstetric population. *Int J Obstet Anesth* 1999;8:105–109.

133. Sadashivaiah J. 18-G Tuohy needle can reduce the incidence of severe post dural puncture headache. *Anaesthesia* 2009;64: 1379–1380.

134. Ho KY, Gan TJ. Management of persistent post-dural puncture headache after repeated epidural blood patch. *Acta Anaesthesiol Scand* 2007;51:633–636.

135. Sullivan FM, Swan IRC, Donnan PT, et al. Early treatment with prednisone or acyclovir in Bell's palsy. *N Engl J Med* 2007;357:1598–1607.

136. Choi PTL, Galinski SE, Lucas S, et al. Examining the evidence in anesthesia literature: a survey and evaluation of obstetrical post-dural puncture headache reports. *Can J Anaesth* 2002; 49:49–56.

第 *10* 章
脊神经的机械性损伤

Joseph M. Neal

区域阻滞麻醉技术可以直接或间接地对脊神经造成机械性损伤。直接的脊髓损伤继发于进针或者导管置入过程中的机械刺激；间接的脊髓损伤则源于各种可能导致脊髓缺血的各种情况，如椎管内血肿，硬膜外脓肿等椎管内占位病变或者椎管狭窄症。一旦发生了脊神经的机械损伤，许多原本认为是无害的药物，如局部麻醉药或者镇痛药，此时会加重神经损害，尤其是当血液/脊髓屏障功能受损时。许多这些病理过程在本书的相应章节，如出血并发症（第4章）、感染并发症（第5章）、局麻药的毒性（第11章）以及缺血性并发症（第12章）都有详细的表述。在本章，我们将重点探讨脊神经机械损伤的独立的因素以及脊神经内占位性病变的病理生理。

一、定　　义

本章所定义的机械性脊神经损伤需要满足下面两种条件之一。第一种是直接的机械损伤，它包括穿刺针或导管直接伤害到脊髓的血管、脊髓或者脊神经。第二种是间接的机械性损伤。在这种情况下，占位性病灶竞争性地占据椎管、硬膜外隙或者蛛网膜下隙的空间；当间隙内压力升高至足以妨碍脊髓血液的流入和（或）流出循环时，就会发生脊髓缺血。此类占位性病变有血肿、脓肿、硬膜外脂肪以及由骨组织或软组织过度增殖所造成的椎管狭窄[1]（框10-1）。

框 10-1　脊髓的机械性损伤的原因

直接的穿刺针或导管损伤	间接机械性损伤
·脊髓损伤 ·脊神经损伤 ·脊髓血管损伤 ·脊髓前动脉综合征	·硬膜内占位病变 ·硬膜外占位病变 ·硬膜外血肿或脓肿 ·硬膜外脂肪过多症或硬膜外肿瘤 ·椎管狭窄 ·体位相关损伤

二、概　　述

　　继发于机械性创伤的脊神经损伤实属罕见，因此，其发生率尚无可靠的数据。我们对此类并发症的认识主要来源于散在的病例报道，以及针对区域阻滞麻醉并发症所发起的大规模的问卷调查。在美国麻醉医师协会（ASA）已结案的索赔研究（Closed Claims Study）中[2]，约半数的重大神经损伤索赔的案例，都归咎于由出血、脓肿、直接机械刺激或者血管损伤等造成的脊神经损伤。在 84 例脊神经损伤案例中，仅有 12 例（占 12%）与脊髓前动脉综合征（ASAS）或者脊髓梗死有关；在慢性疼痛治疗操作中所发生的永久性脊髓损伤中，有 25% 与穿刺针的直接刺激有关[2]。已结案的索赔研究的一个公认的局限性在于：由于人们无法获得分母基数，因此难以得出精确的发生率。这种方法学可能也存在法医学资料的偏倚。法国局部麻醉监测数据[3, 4]虽然没有特别指明直接的机械损伤是针对脊髓的还是神经根的，但是他们报道的神经损伤的 95% 可信区间，在 40 640 例脊麻患者中为（3.5 ～ 8.3）/10 000；在 30 413 例硬膜外麻醉患者中则为（0.4 ～ 3.6）/10 000[4]。脊髓前动脉综合征（ASAS）则更为罕见。在某单一转诊机构 12 年时间内，共出现了 57 例急性脊髓缺血综合征患者，其中仅有 1 例与椎管内麻醉有关[5]。皇家麻醉医师学院（Royal College of Anaesthetists，RCA）主持的 2006 ～ 2007 年国立审计项目显示，在 700 000 例椎管内相关操作当中，仅有 4 例发生了脊髓缺血。但是，对于这些虚弱的高龄患者，我们很难判断是否病因是与硬膜外麻醉药直接相关还是归因于其他因素[6]。尽管脊神经损伤的确切发生率尚不清楚，但可以肯定的是，一旦发生了脊神经损伤，往往是永久性的。举例来说，在 ASA 已结案的索赔研究数据库中，100% 的脊髓梗死索赔案例、88% 的硬膜外血肿索赔，以及 80% 的 ASAS 索赔，都与永久性的神经损伤有关[2]。在 1997 年的法国监测研究当中，15% 的神经相关损伤会持续 3 个月以上[4]；而 RCA 研究则报道，30% 的脊神经阻滞后神经损伤会持续 6 个月以上；几乎所有的缺血性脊髓损伤都是永久性的[6]。

　　与直接的脊髓损伤相比，由脊髓占位性病变造成的脊髓缺血更为多见。据1990 ～ 1999 年来自瑞典的数据分析表明，椎管内阻滞后血肿的发生率为 1.9/100 000。此外，此发生率在各个患者群中的变异是很大的。如在年轻产科患者中的发生率为1 ∶ 200 000，而在接受膝关节置换的老年女性患者当中则为 1 ∶ 3600[7]。膝关节置换术中血肿的高发生率反映出：一方面，强效抗凝药物在围术期应用的增多直接增加了出血风险；另一方面，老年人潜在的椎管狭窄增加了脊神经受压的风险。而在年轻产妇，这两点恰恰都不是常见的伴随状况。硬膜外脓肿的发生率约为 1 ∶（1930 ～ 5000），更高的发生率则与免疫抑制状态的患者长期带管和（或）使用抗凝药物有关[8]。

三、病 理 生 理

（一）直接的机械性损伤

　　直接的脊髓机械性损伤的机制还尚不清楚。类似地，除有少数动物实验外，大多数试图对于血管损伤所做出的解释（如穿刺针直接损伤出血血管，再如穿刺针或者注入药物的激惹导致了血管痉挛等）都还仅限于推测[9]。

1. 脊髓损伤　脊髓或者脊神经可以被穿刺针或者置入的导管直接碰伤。这种损伤是如何发生的，在当时并没有被麻醉医生以及患者察觉到，这是个特别值得关注的问题。

穿刺针或者导管所致脊髓损伤的报道并不多见。结合脊柱的体表解剖以及椎管内自身的解剖来看，这个现象是一个值得思考的问题。直接的脊髓机械损伤可以通过几种机制发生。第一是在实施脊麻时定位脊椎间隙有误[7]。一般来讲，脊髓终止于 $L_{1～2}$ 间隙。但是，小儿典型脊髓终止点较成人低几个节段，甚至在少部分小儿中可低至 $L_{4～5}$ 节段[10]。而且，麻醉医生在定位腰椎间隙时常常难免偏上或偏下一个间隙[7, 11]。特别是在一些体表标志不清楚的患者，脊髓很可能就在所选择的穿刺间隙的正下方，即使是选择低位腰椎入路也难以完全避开。有两种解剖特点会使情况更加复杂化：第一，黄韧带的尾端融合不完全[12, 13]。这样的韧带不能提供足够的牵拉力，阻力消失感不明显，因而增加了误穿透硬脊膜的风险。第二，黄韧带和硬脊膜之间的距离会沿着脊柱头侧方向逐渐变窄，缩窄幅度从腰段的 4～5mm，到颈段和高胸段的 1～2mm 不等[14]。更奇怪的是，其实那些发生了脊神经损伤的患者和那些未发生损伤者相比，穿刺针或者导管并没有更频繁地接触到脊髓，或者是碰到了脊髓但没有察觉。

一个普遍的误解是，穿刺针或导管碰触到脊髓时总会先出现伴有疼痛样的异感[15]。事实上，和脑组织一样，脊髓的感觉神经也是缺如的。病例报道指出，已有神经影像学的证据显示，脊髓贯穿可以发生在清醒接受脊麻或硬膜外麻醉的患者中而未被察觉[16-18]。在一部分病例中，当脑脊膜的感觉神经纤维受刺激时，患者也能觉察到似乎有异物在脊髓附近[20, 21]。为什么患者感知程度与实际损伤程度不符[20]，或者完全没有感知[16-18] 穿刺针或导管触碰甚至贯穿脊髓，对此我们并不能完全解释，尽管硬膜外隙中局麻药能显著地减弱患者对脑脊膜贯穿的感知[22]。况且，脊髓穿透伤并不一定导致永久性的神经损伤。如有一例误入脊髓内导管患者从全麻中醒来时感觉到了疼痛，并没有发生永久性神经损伤[23]。相反地，一例老年患者在接受了全麻复合胸段硬膜外隙置管后出现了永久性神经损伤，但该患者在一开始并没有任何感觉和运动异常。这可能是因为未觉察误置入脊髓内的导管而注入了局麻药的缘故[24]。

由于脊麻针或硬膜外针的置入所引发的感觉异常相当常见（约占 6.3%，通过对 4767 例脊麻患者的回顾性调查）[25]。假定穿刺操作正确的前提下［以脑脊液（CSF）回流为标志］，87% 的蛛网膜下隙阻滞过程都会出现由穿刺针引发的感觉异常[26]。尽管在穿刺过程中出现的这种感觉异常会增加永久性感觉异常的风险[25]，但二者的关系尚未定论[2-4]。而且，感觉异常的发生率远远大于脊神经损伤的发生率。概括来说，病例报道告诉我们，脊髓贯穿的发生，不论伴有或不伴有局麻药的注入，对于患者及麻醉医生来说都是很难察觉的，而且并非总是与神经功能的丧失相关。

向脊髓内注入局麻药、阿片类药物或者镇痛药物，则会呈现出另外一种不同的情况，包括感知和损伤。有病例报道显示，与相对"无创的"脊髓贯穿相比，患者似乎更容易感知到由麻醉药溶液注入所导致的脊髓损伤[21]。这很可能是因为容量变化引起了脊髓的变形，继而引发了类似于占位性的神经放电。永久性的神经损伤可以继发于鞘内注射，这是脊髓物理性扩张和（或）麻醉药的神经毒性的后果[24]。例如，对全麻下患者实施经肌间沟的臂丛神经阻滞时，髓鞘内注射的局麻药导致了中央瘘管的形成和永久性的神经麻痹[27]。有若干病例报道显示[21, 28]，在清醒患者椎管内注射局麻药时出现注射痛，随后行 MRI 检查证实了注药引起脊髓损伤，造成了永久性的神经功能。

2. 脊神经损伤　脊神经是指前侧和后侧神经根穿出椎间孔后汇合的部分。不论是暂时

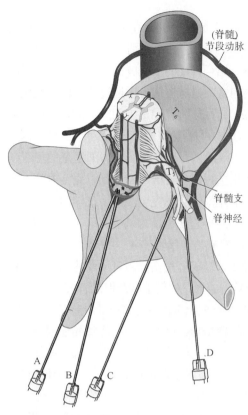

（脊髓）节段动脉

脊髓支
脊神经

图 10-1　穿刺针所致的神经损伤的可能位点
正中线入路（A）或旁正中入路（B）不大容易使穿刺针
接触到脊神经。值得注意的是，侧入路（C），如腹腔
神经丛阻滞或椎旁阻滞，或椎间孔注射（D）则会使穿
刺针接触到脊神经或者脊髓血管的可能性大大增加

性的，还是永久性，脊神经损伤大多是由于穿刺针直接戳伤所致，这一点已经在诸如法国调查研究、ASA 已结案的索赔研究以及其他大规模的研究中有所阐述[2-4, 6, 7]。当采用标准的正中入路穿刺时，穿刺针是直接对着脊髓的，因此损伤脊神经的可能性不大。然而，在采用经椎间孔入路技术、椎旁路穿刺技术（如腰前神经丛或者椎旁阻滞）或者操作时穿刺针无意中偏离了目标时，都有可能戳伤脊神经，或者是在椎间孔内，或者在出口处损伤神经（图 10-1）。椎间孔硬化椎管狭窄则会进一步增加神经根损伤的可能，因为相对固定不动的神经比活动性好的神经更不容易躲开接近它的穿刺针。

3. 血管损伤　脊髓的血供包含多种不完全的动脉和小动脉所构成的血管网。这些动脉和小动脉来源于更大的节段动脉的分支（图 10-2）。脊髓基本上由 3 ～ 4 条主要的髓动脉供血。髓动脉是脊髓根动脉的分支，为 3 个主要的领域供应氧和营养：颈髓、上中段胸髓、下段胸髓及腰髓[29]（见图 12-2）。颈段脊髓的动脉血供主要来源于椎动脉或者颈深动脉；上、中段胸髓动脉血供则来源于从主动脉分出的颈胸上段或者上胸节段动脉；低胸段 / 腰椎脊髓主要由一单支大动脉供血（如根最大动脉或者 Adamkiewicz 动脉）。颈段脊髓及下胸 / 腰段脊髓节段在功能上要强于胸段脊髓，主要体现在它们对肢端的神经支配。大的脊髓滋养动脉多为单侧（绝大多数为左侧），而根最大动脉最常起源于 T_9 ～ L_1 水平[30, 31]（第 12 章）。脊髓前动脉及其两根脊髓后动脉最终靠节段动脉形成的动脉网来供血。正是由于这些血管紧贴椎体侧方走行并穿越椎间孔，本身非常薄弱，节段动脉及其中间支是易受机械损伤的最危险区域。

根最大动脉是直接针刺损伤最常受累血管。其实从解剖上看，在脊麻或硬膜外麻醉过程中直接伤及这类动脉应该很罕见。无论中线入路还是经层间入路，穿刺都应该是远离椎间孔的，而椎间孔正是主要滋养动脉通行部位。然而，侧方向入路的麻醉或疼痛治疗技术（如腹腔神经丛阻滞、椎旁阻滞或者经椎间孔的各种阻滞），就有可能伤及主要的节段动脉。针刺固然会损伤动脉，但针刺的机械性激惹或者注射物（如乙醇或苯酚）造成的动脉痉挛[32]和脊椎血液循环损害（图 10-3）也不容忽视。实际上，腹腔神经丛阻滞后出现神经症状已有数例报道，其中化学物质诱发的血管痉挛可能是血管损伤的主要机制[33, 34]。

某个脊髓节段动脉在其穿越椎间孔时受到的机械损伤，一般被认为不至于引起脊髓缺血。这种假说的病理生理学依据是：大的脊髓节段动脉分支为根动脉，而大多数的小根动脉再继续分支成脊髓滋养动脉，而髓动脉对形成前或后脊髓动脉的贡献很微弱。另外，

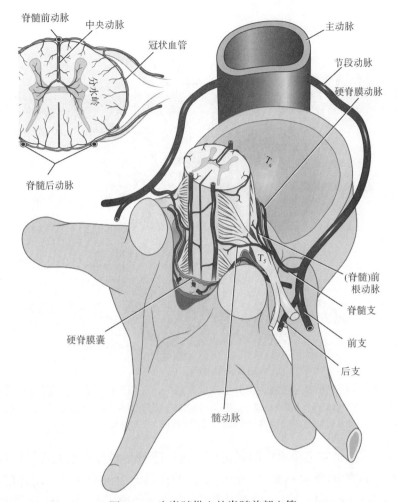

图 10-2 为脊髓供血的脊髓前部血管

节段动脉分支于椎动脉或颈深动脉，或者直接分支于主动脉。大多数的脊髓节段动脉作为单独的前或后根动脉来为神经根供血。根动脉在脊髓上延续的部分被称作髓动脉。髓动脉进一步跨越脊髓节段汇合成为脊髓前动脉或者相应的脊髓后动脉

在毗邻的脊髓节段中常常存在一个辅助的伴行的动脉侧支循环。因为我们很难去复制一个真正的机械损伤模型，因此，我们常常用在某一脊髓节段动脉穿出椎间孔的部位向其注入微粒材料的方法，来试图模拟和解释脊髓或脑干梗死；或者，经椎孔注射某种类固醇的微粒制剂来模拟皮质盲[35]。这样做的前提是假设类固醇的悬浮微粒可以阻断脊髓区域的血液循环[36, 37]（第 28 章）。

4. 脊髓前动脉综合征 脊髓前动脉综合征（anterior spinal artery syndrome，ASAS）表现为突发无痛性下肢无力及感觉缺失，但本体感觉不受影响。ASAS 的实质曾被认为是由脊神经区域阻滞麻醉后的麻痹引起的，然而，严谨的复习病理生理过程和病例报道已经有理由让我们质疑这种说法。ASAS 很可能是一些影响到了脊髓前动脉或者初级脊髓动脉供血的结果。脊髓前动脉为马尾和前 2/3 的脊髓供血，而脊髓动脉则滋养脊髓前动脉。从神经阻滞技术来看，直接对大的滋养动脉（如根最大动脉）造成机械损伤的可能性很小，因为穿刺针可完全避开在椎间孔内走行的动脉。另外，直接性的脊髓前动脉损伤，只可能发生在穿刺针穿透了脊髓的情况下，这一点可以从随后的神经成像中证实（图 10-1）。

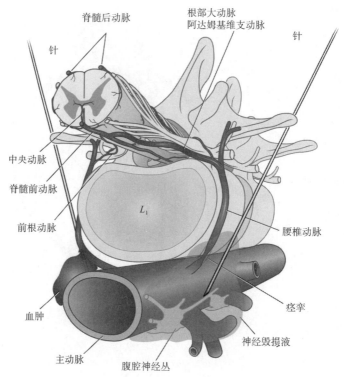

图 10-3　在腹腔神经丛阻滞或者其他椎旁入路中，穿刺针可以直接损伤节段动脉

左侧的穿刺针演示了直接的血管损伤伴有血肿形成。右侧的穿刺针则参与了由机械激惹，或化学激惹（如苯或乙醇制剂）所造成的血管痉挛。这些损伤机制尚在推测阶段，还未在人体上获得证实

ASAS 的另一种机制是手术中的低血压，血压降低是导致脊髓缺血的原因之一。在正常的患者中，这种解释并不成立，原因是：①脊髓的血流会在平均动脉压（MAPs）55 ～ 60mmHg 至 120mmHg 之间自动调节[38,39]；②在吸入麻醉药和局麻药存在的情况下，脊髓的必需代谢减少[40,41]；③即使短暂无血压（如心脏停搏后复苏存活者），或者更长时间的 MAP 降低（如正常体温下心肺旁路建立，或者控制性降压技术），患者也极少出现脊髓梗死。这种人体自我调节的精确的下限值已经受到质疑[41]。更多相关讨论见第 12 章。肾上腺素类的血管收缩药也不大可能引起 ASAS，因为该类药对正常脊髓的血流无不良影响[43]。围术期发生 ASAS 最可能的病因是脊髓血液循环内出现动脉粥样硬化，伴有或不伴有血栓斑块形成[44]。ASAS 确切的形成机制目前还不清楚，很可能是脊髓循环血管粥样硬化和损伤后的低压灌注共同作用的结果，但哪一条都不可预测且不能被麻醉医生直接控制。

（二）间接的脊髓损伤

椎管内占位性病变可以直接压迫脊髓（图 10-4），或者在脑脊液（CSF）的容量代偿达到上限时，引起硬膜外隙或蛛网膜下隙的压力增高。当外部压力超过脊髓动脉流入压、静脉流出压和（或）毛细血管灌注压的时候，流向脊髓的血流就会减少。脊髓血流减少的后果是脊髓缺血。如果此状况在几分钟至几小时内得不到纠正的话，脊髓梗死就会随之而来。

1. 硬膜内占位病变　大多数的脊髓肿瘤，当体积增大到足以影响脊神经的压力 - 容量动力学时，通常都会伴有明显的神经功能障碍。一个更为隐蔽的鞘内占位性病变往往

还伴有长期的、持续的阿片类药物的鞘内注射。有病例报道描述了在置入于蛛网膜下隙的导管周围有鞘内肉芽肿形成，而此导管原本是用来向中枢神经系统（CNS）输注阿片类药物的，包括反胺苯环醇（商品名：曲马朵）[45-47]。肉芽肿的形成与阿片类药物的输注剂量和持续时间相关，但不受添加物（如可乐定）的影响。患者和治疗医师当然不会对肉芽肿的存在知情，直到加大镇痛药的剂量才能获得相同镇痛效果的时候，才发现肉芽肿的存在。肉芽肿可以引起神经系统的症状，如神经根性痛，伴或不伴运动功能减弱，而这些症状都可能是突发的。

2. 硬膜外占位病变

（1）硬膜外血肿和硬膜外脓肿：硬膜外隙出血或者感染能产生一种类似占位效应，阻碍动脉血液流入和（或）静脉血液流出，因而导致脊髓缺血和最终的脊髓梗死。有关这两种主要并发症的内容详见第 4 章和第 5 章。

（2）硬膜外隙脂肪过多症和硬膜外转移肿瘤：个别机体的硬膜外隙中可能存在过多的脂肪组织，被称作硬膜外隙脂肪过多症。这是一种很罕见的、并且很难预测的状况。常规的硬膜外麻醉中所发生的神经系统症状也可能与硬膜外隙脂肪过多症有关。有零散的病例描述某些患者无法从神经阻滞中恢复。随后的神经影像学检查和（或）椎板减压切除手术证实，在此类患者的硬膜外隙有大量的脂肪沉积[48]。其可能的病理生理学机制与持续的硬膜外压力升高有关：注入的局麻药与大量脂肪竞争硬膜外隙有限的空间。或者，脂肪也可以直接压迫脊髓。如果这种异常的压力持续存在，脊髓的血流就会减少（图 10-4）。这些临床征象与硬膜外隙病变可以改变其压力 / 容量关系的实验结果相吻合[49]。

用类似的机制我们就不难解释，为什么有些患者会在硬膜外麻醉后出现相关的神经功能障碍，以及为什么从来没有临床症状的硬膜外肿瘤会在这个时候得到诊断[50]（图 10-4）。那些罹患多发性骨髓瘤、肺癌、前列腺癌以及乳腺癌的患者特别容易发生硬膜外隙转移[51]。其他的占位性病变，如腰椎室管膜瘤[52]、糖尿病硬化症[52]和滑膜囊肿[53]，也与神经阻滞麻醉后截瘫的发生有关[1]。

（3）椎管狭窄：椎管狭窄并非一个专业术语，它是指中央脊椎管横截面积缩减的状况。一些解剖学异常可以导致椎管狭窄，大多数与脊柱退行性病变或者老化有关。骨质的肥

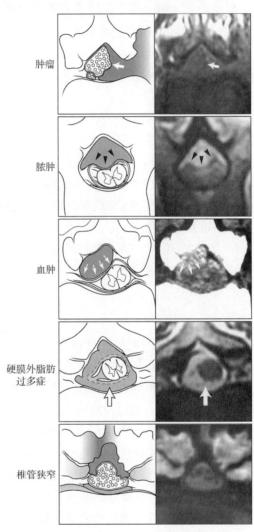

肿瘤

脓肿

血肿

硬膜外脂肪过多症

椎管狭窄

图 10-4　各种硬膜外病变产生的脊髓占位效应

箭代表受压的脊髓或者马尾神经。在最上幅图，椎旁肿瘤转移灶延伸至硬膜外隙。第二、三幅图，硬膜外脓肿和血肿压迫脊髓并造成脊髓移位。第四幅图演示了脊髓被大量的硬膜外脂肪所围困。最后一幅图显示了由黄韧带及周围骨组织增生所继发而来的中央管横截面积的减小

大性改变，如骨刺或者小关节的增生，会减少中央脊椎管的横截面积。黄韧带亦可以增厚和减少脊椎管内的空间（图 10-4）。椎孔间近旁的骨质肥大不仅减少了中央管的容积，而且干扰了硬膜外液体自然外溢的途径。正常情况下，过量的硬膜外麻醉药溶液可以通过椎间孔流向脊髓外周，从而防止异常的硬膜外压力的形成。目前，椎管狭窄作为神经阻滞麻醉相关神经损伤的原因之一，其真正的临床意义尚不清楚。部分原因在于麻醉学文献对椎管狭窄的程度仍缺乏明确的分级。在脊麻或硬膜外麻醉后合并神经功能缺失的诸多病例中，33 例脊髓血肿有 6 例与脊髓自身病理改变有关[7]。Mayo Clinic 历时 15 年的回顾性研究发现，术前存在脊髓的病理改变（特别是神经根压迫性病变，或多发神经系统疾病）的患者，在脊神经阻滞麻醉后，神经系统并发症的发生率为 1.1%（95% 可信区间为 0.5%，2.0%），此数值要略高于没有脊髓病理改变的患者[56]。重要的是，这些发现仅仅确认了一种关联，即很多术后瘫痪的患者同时存在椎管狭窄，而二者间的因果关系并未被证实。事实上，也有报道提出，在未诊断椎管狭窄的患者，在全身麻醉后出现了脊神经的损伤[57]。从病理生理学上看，压力 / 容量关系受到不利影响，椎管狭窄的存在可能会减少血液、脓汁或局麻药液在脊神经周围的沉积容量。因此不难推论，这种竞争占据椎管内空间的机制可以部分地解释了为什么硬膜外血肿在老年人中更为常见[7]。

不恰当的体位也被认为与脊髓缺血有关，其机制与椎管狭窄类似。此类情况诸如截石位[54]、侧卧位[44, 58]或者脊柱过度前凸体位[59]，脊髓变形的结果改变了硬膜外隙 / 蛛网膜下隙的压力 / 容量特征、脊髓血管的完整性和（或）硬膜外液的回流。

四、危 险 因 素

尽管大多数的机械性脊神经损伤都是无法预知的，但还是有一些已经确定的危险因素应予避免。在依靠体表标志来确定脊椎间隙水平时要特别仔细，尤其是在肥胖的患者。超声定位比单纯的体格检查更具优势[60]。长期鞘内注射阿片类药物的患者是鞘内肉芽肿的高发人群。超过 90% 伴有后背痛的癌症患者都可能合并肿瘤的椎管内转移[51]。尽管后背疼痛在癌症患者仅仅是一种提示硬膜外转移的很罕见的体征，但是，一旦这种症状出现在硬膜外隙导管置入之前，就应该引起重视[61]。目前最具争议的一种危险因素是：脊麻、硬膜外麻醉或者脊神经周围的神经阻滞患者，接受全身麻醉或者深度镇静下实施（框 10-2）。美国区域麻醉和疼痛医学协会（ASRA）已明确规定，在常规情况下，成年患者不应在全身麻醉或者深度镇静下实施椎管内麻醉[9]。

框 10-2　临床争议

• 对于正接受全麻或者深度镇静的成年患者，实施神经区域阻滞麻醉或者在脊髓近旁实施外周神经阻滞一直备受争议。而对神志清醒或者轻微镇静的患者可以实施这种阻滞的理由则是基于这样一种假设：一旦穿刺针和（或）局麻药无意中接近或者进入脊髓或脊神经中，清醒患者一般都会出现前驱的警示症状，如感觉异常、注射痛或者非特异性的不适感。有病例报道描述了毁灭性的脊髓损伤出现在了对全麻患者实施脊神经阻滞，或在脊髓近旁的实施外周神经阻滞之时。然而，许多由于穿刺针和（或）药物注射造成脊髓损伤的报道仍然发生在了神志清醒的患者身上。他们之中的一些人甚至在整个操作过程中从未感到过任何异常的征兆。此外，脊髓本身就缺乏感觉神经分布也是一个因素。因此即使注射针或穿刺针接触到了硬脊膜，也未必一定引发相应的警示症状。总之，对神智清醒的患者实施脊神经阻滞操作，并不能完全地杜绝脊髓损伤的发生。但无疑的是，清醒的患者至少还有机会向麻醉医师报告一些不适感觉，这些不适觉能极大程度上提醒麻醉医师注意针尖与脊神经的接近程度。因此，美国区域麻醉和疼痛医学协会（ASRA）在其发表的"临床建议和神经系统并发症"一文中表态，对于成年患者，脊神经阻滞不应"常规地"在全麻或者深度镇静之时实施[12, 19]

五、诊断与治疗

当患者出现超过预期的运动阻滞范围，或是运动阻滞时间明显延长，或运动或感觉阻滞再次出现，此时麻醉医生应高度警惕脊神经损伤。当所有这些预期之外的神经功能缺失可能与脊神经麻醉相关联时，快速的诊断和治疗最为重要。发病的方式和临床表现有助于鉴别诊断。在老年人，突发的无痛性下肢感觉缺失最有可能是因为血管损伤或者脊髓前动脉综合征（ASAS）。相反地，缓慢进行性发作的神经系统症状，特别是伴有背痛或者发热，往往与硬膜外血肿或者脓肿有关。最终的确定诊断则必须依赖神经影像学检查，最好是 MRI，或者计算机断层扫描（CT）[62]。重要的是，在影像学上提示的硬膜外隙液体影像，不要误认为是硬膜外输注液体的残留[63]。如果是穿刺针戳伤或者血管性梗死，早期在 MRI 可能没有阳性发现，但是数日后再次重复影像学检查，则可能发现梗死、水肿或者脊髓内出血等征象（表 10-1）。

表 10-1　机械性脊神经损伤的鉴别诊断

	穿刺针导致的脊髓损伤	穿刺针导致的血管损伤	脊髓前动脉综合征（ASAS）	硬膜外血肿	硬膜外脓肿	硬膜外隙脂肪过多症或肿瘤
危险因素	非特异性；脊椎间隙的误判	椎旁入路	动脉粥样硬化；迁延性的严重低血压	抗凝状态	感染	肿瘤转移
患者年龄	非特异性	非特异性	老年	老年风险更高	非特异性	非特异性
发病	突发至数小时	突发至数小时	突发至数小时	突发至 1～3 天	1～3 天	突发至数小时
运动指征	运动减弱至无力	运动减弱至无力	运动减弱至无力	增强的运动阻滞	增强的运动阻滞	运动减弱至无力
感觉指征	多样	多样	多种或不变	增强的感觉阻滞	增强的感觉阻滞	多样
全身症状	无	无	无	不同的背痛，排便/膀胱功能紊乱	发热，委靡，背痛	既往的背痛加重
影像学	MRI 起初可正常	MRI 起初可正常	脊髓梗死；起初可能正常	硬膜外受压	硬膜外受压	硬膜外受压

尽管目前针对完全性的血管损伤尚无特效的治疗方法，但是，对于那些怀疑是或者正处于进展期的患者，诱导性高血压、大剂量的类固醇和（或）减少脑脊液容量等经验性治疗可能会奏效。但是这些治疗方法尚未证实和充分地研究，仅有一些动物实验和病例报道此类方法的有益效应。一旦神经影像学提示有占位性病变（包括出血、脓汁或其他形式的脊髓内占位病变），立即请求神经外科的会诊至关重要。如能在症状出现后 8 小时之内行外科减压，可以为患者创造完全或部分恢复的最好时机[64]。

六、预　　防

一个需要我们清醒认识的事实是，大部分的脊神经损伤都是不可预测的，也是无法完全避免的。对于正在或即将接受抗凝治疗的患者，避免或者准确掌握椎管内麻醉的时机，是预防椎管内血肿的关键。脊椎间隙的精确定位、小心的进针、谨慎的技术操作，以及尽可能地避免对全身麻醉下的成年患者实施椎管内阻滞或邻近脊髓的外周神经阻滞（框 10-2）等，都有助于减少发生神经并发症的可能性。高度的警惕性可以帮助识别那些有硬膜外肿瘤转移风险的患者[61]。对于那些已知椎管狭窄的患者，狭窄的位置和严重程度可能指导麻醉医师改变穿刺进针的路径，或者考虑其他的麻醉或镇痛方法，如用低容量的蛛网膜下隙麻醉技术替代大容量的硬膜外麻醉技术，或者避免实施椎管内麻醉。遗憾的是，由于这方面的文献还不完善，我们还不能提出一个严谨的循证医学的推荐意见指导临床（框 10-3）。

框 10-3　机械性脊髓损伤的预防

下面的方法可能会降低机械性脊髓损伤的风险：

· 避免对凝血功能异常的患者实施椎管内阻滞操作
· 谨慎操作，包括严格地遵循无菌原则，仔细确认穿刺椎间隙，严格控制进针方向和导管置入
· 只对神志清醒或者轻微镇静的患者实施椎管内阻滞。这样可以让成年患者有机会报告一些警示性的异常感觉，而不是被全身麻醉或者深度镇静所掩盖
· 对于已知硬膜外肿瘤的患者，在实施脊神经阻滞前，要充分考虑风险和收益
· 影像学引导技术在一些阻滞操作中可以帮助精确地穿刺，但并不能完全避免损伤
· 尽管足够重视或者有精确的操作技术，机械性的脊髓损伤仍然可能发生。许多理论上能使患者发生脊神经损伤的因素，对于麻醉医师和患者而言可能都是不知情的

　　然而，即使由一名技术出色、经验丰富的麻醉医师来操作，脊髓损伤仍会发生。最令人烦恼的是那些极为罕见的易感情况，例如，异常的脊髓尾端终止型，脊髓栓系，脊髓主要滋养血管内不稳定斑块的形成，硬膜外脂肪过多症，还有因椎管狭窄造成的椎管中央横截面积的极度减少。而绝大多数此类情况，患者和麻醉医师恰恰都是不知情的。

七、小　结

　　区域麻醉或疼痛治疗相关的脊神经机械性损伤是极其罕见的。尽管清醒患者也不能表现出穿刺针或者导管对脊髓造成直接损伤时的体征，但笔者还是认为，清醒患者至少有机会报告一些在进针或者注射麻醉药物时发生的异常感觉。除了经椎间孔入路的操作及椎旁疼痛阻滞外，对脊髓血管造成直接损伤，从解剖上来讲几乎是不可能的。椎管内阻滞相关性 ASAS，经常被认为与术中低血压或者使用血管收缩药物有关，这是不恰当的。蛛网膜下隙或者硬膜外隙占位性病变能阻碍脊髓的血流，从而导致脊髓缺血或者梗死。在这些情况下，迅速的诊断和治疗对于神经功能的恢复至关重要。

（张冬颖译，王俊科校）

参 考 文 献

1. Neal JM. Anatomy and pathophysiology of spinal cord injuries associated with regional anesthesia and pain medicine. *Reg Anesth Pain Med* 2008;33:423–434.
2. Lee LA, Posner KL, Domino KB, et al. Injuries associated with regional anesthesia in the 1980s and 1990s. *Anesthesiology* 2004;101:143–152.
3. Auroy Y, Benhamou D, Bargues L, et al. Major complications of regional anesthesia in France. The SOS regional anesthesia hotline service. *Anesthesiology* 2002;97:1274–1280.
4. Auroy Y, Narchi P, Messiah A, et al. Serious complications related

to regional anesthesia. Results of a prospective survey in France. *Anesthesiology* 1997;87:479–486.

5. Nedeltchev K, Loher TJ, Stepper F, et al. Long-term outcome of acute spinal cord ischemia syndrome. *Stroke* 2004;35:560–565.

6. Cook TM, Counsell D, Wildsmith JAW. Major complications of central neuraxial block: report of the Third National Audit Project of the Royal College of Anaesthetists. *Br J Anaesth* 2009;102:179–190.

7. Moen V, Dahlgren N, Irestedt L. Severe neurological complications after central neuraxial blockades in Sweden 1990–1999. *Anesthesiology* 2004;101:950–959.

8. Wang LP, Hauerberg J, Schmidt JR. Incidence of spinal epidural abscess after epidural analgesia. *Anesthesiology* 1999;91:1928–1936.

9. Neal JM, Bernards CM, Hadzic A, et al. ASRA Practice Advisory on neurologic complications in regional anesthesia and pain medicine. *Reg Anesth Pain Med* 2008;33:404–422.

10. Kim J, Bahk J, Sung J. Influence of age and sex on the position of the conus medullaris and Tuffier's line in adults. *Anesthesiology* 2003;99:1359–1363.

11. Render CA. The reproducibility of the iliac crest as a marker of lumbar spine level. *Anaesthesia* 1996;51:1070–1071.

12. Lirk P, Kolbitsch C, Putz G, et al. Cervical and high thoracic ligamentum flavum frequently fails to fuse in the midline. *Anesthesiology* 2003;99:1387–1390.

13. Lirk P, Moriggl B, Colvin J, et al. The incidence of ligamentum flavum midline gaps. *Anesth Analg* 2004;98:1178–1180.

14. Hogan QH. Epidural anatomy examined by cryomicrotome section. Influence of age, vertebral level, and disease. *Reg Anesth* 1996;21:395–406.

15. Bernards CM, Hadzic A, Suresh S, et al. Regional anesthesia in anesthetized or heavily sedated patients. *Reg Anesth Pain Med* 2008;33:449–460.

16. Jacob AK, Borowiec JC, Long TR, et al. Transient profound neurologic deficit associated with thoracic epidural analgesia in an elderly patient. *Anesthesiology* 2004;101:1470–1471.

17. Tripathi M, Nath SS, Gupta RK. Paraplegia after intracord injection during attempted epidural steroid injection in an awake-patient. *Anesth Analg* 2005;101:1209–1211.

18. Tsui BCH, Armstrong K. Can direct spinal cord injury occur without paresthesia? A report of delayed spinal cord injury after epidural placement in an awake patient. *Anesth Analg* 2005;101:1212–1214.

19. Kumar R, Berger RJ, Dunsker SB, et al. Innervation of the spinal dura: myth or reality? *Spine* 1996;21:18–26.

20. Absalom AR, Martinelli G, Scott NB. Spinal cord injury caused by direct damage by local anaesthetic infiltration needle. *Br J Anaesth* 2001;87:512–515.

21. Hamandi K, Mottershead J, Lewis T, et al. Irreversible damage to the spinal cord following spinal anesthesia. *Neurology* 2002;59:624–626.

22. van den Berg AA, Sadek M, Swanson S. Epidural injection of lidocaine reduces the response to dural puncture accompanying spinal needle insertion when performing combined spinal-epidural anesthesia. *Anesth Analg* 2005;101:882–885.

23. Huntoon MA, Hurdle M-FB, Marsh RW, et al. Intrinsic spinal cord catheter placement: implications of new intractable pain in a patient with a spinal cord injury. *Anesth Analg* 2004;99:1763–1765.

24. Kao M-C, Tsai S-K, Tsou M-Y, et al. Paraplegia after delayed detection of inadvertent spinal cord injury during thoracic epidural catheterization in an anesthetized elderly patient. *Anesth Analg* 2004;99:580–583.

25. Horlocker TT, McGregor DG, Matsushige DK, et al. A retrospective review of 4767 consecutive spinal anesthetics: central nervous system complications. *Anesth Analg* 1997;84:578–584.

26. Pong RP, Gmelch BS, Bernards CM. Does a paresthesia during spinal needle insertion indicate intrathecal needle placement? *Reg Anesth Pain Med* 2009;34(1):29–32.

27. Benumof JL. Permanent loss of cervical spinal cord function associated with interscalene block performed under general anesthesia. *Anesthesiology* 2000;93:1541–1544.

28. Reynolds F. Damage to the conus medullaris following spinal anaesthesia. *Anaesthesia* 2001;56:238–247.

29. Hoy K, Hansen ES, He S-Z, et al. Regional blood flow, plasma volume, and vascular permeability in the spinal cord, the dural sac, and lumbar nerve roots. *Spine* 1994;19:2804–2811.

30. Morishita K, Murakamik G, Fujisawa Y, et al. Anatomical study of blood supply to the spinal cord. *Ann Thor Surg* 2003;76:1967–1971.

31. Sliwa JA, Maclean IC. Ischemic myelopathy: a review of spinal vasculature and related clinical syndromes. *Arch Phys Med Rehabil* 1992;73:365–371.

32. Brown DL, Rorie DK. Altered reactivity of isolated segmental lumbar arteries of dogs following exposure to ethanol and phenol. *Pain* 1994;56:139–143.

33. Lo JN, Buckley JJ. Spinal cord ischemia: a complication of celiac plexus block. *Reg Anesth* 1982;7:66–68.

34. Wong GY, Brown DL. Transient paraplegia following alcohol celiac plexus block. *Reg Anesth* 1995;20:352–355.

35. Rathmell JP, April C, Bogduk N. Cervical transforaminal injection of steroids. *Anesthesiology* 2004;100:1595–1600.

36. Benzon HT, Chew TL, McCarthy R, et al. Comparison of the particle sizes of the different steroids and the effect of dilution: a review of the relative neurotoxicities of the steroids. *Anesthesiology* 2007;106:331–338.

37. Rathmell JP, Benzon HT. Transforaminal injection of steriods: should we continue? *Reg Anesth Pain Med* 2004;29:397–399.

38. Kobrine AI, Doyle TF, Martins AN, et al. Autoregulation of spinal cord blood flow. *Clin Neurosurg* 1975;22:573–581.

39. Hickey R, Albin MS, Bunegin L, et al. Autoregulation of spinal cord blood flow: is the cord a microcosm of the brain? *Stroke* 1986;17:1183–1189.

40. Cole DJ, Lin DM, Drummond JC, et al. Spinal tetracaine decreases central nervous system metabolism during somatosensory stimulation in the rat. *Can J Anaesth* 1990;37:231–237.

41. Kuroda Y, Sakabe T, Nakakimura K, et al. Epidural bupivacaine suppresses local glucose utilization in the spinal cord and brain of rats. *Anesthesiology* 1990;73:944–950.

42. Drummond JC. The lower limit of autoregulation: time to revise our thinking? *Anesthesiology* 1997;86:1431–1433.

43. Neal JM. Effects of epinephrine in local anesthetics on the central and peripheral nervous systems: neurotoxicity and neural blood flow. *Reg Anesth Pain Med* 2003;28:124–134.

44. Bhuiyan MS, Mallick A, Parsloe M. Post-thoracotomy paraplegia coincident with epidural anaesthesia. *Anaesthesia* 1998;53:583–586.

45. Peng P, Massicotte EM. Spinal cord compression from intrathecal catheter-tip inflammatory mass: case report and a review of etiology. *Reg Anesth Pain Med* 2004;29:237–242.

46. Shields DC, Palma C, Khoo LT, et al. Extramedullary intrathecal catheter granuloma adherent to the conus medullaris presenting as cauda equia syndrome. *Anesthesiology* 2005;102:1059–1061.

47. Toombs JD, Follett KA, Rosenquist R, et al. Intrathecal catheter tip inflammatory mass: a failure of clonidine to protect. *Anesthesiology* 2005;102:687–690.

48. Guegan Y, Fardoun R, Launois B, et al. Spinal cord compression by extradural fat after prolonged corticosteroid therapy. *J Neurosurg* 1982;56:267–269.

49. Rocco AG, Philip JH, Boas RA, et al. Epidural space as a Starling resistor and elevation of inflow resistance in a diseased epidural space. *Reg Anesth* 1997;22:167–177.

50. Graham GP, Dent CM, Matthews P. Paraplegia following spinal anaesthesia in a patient with prostatic metastasis. *Br J Urol* 1992;70:445–452.

51. Loblaw DA, Laperriere NJ. Emergency treatment of malignant extradural spinal cord compression: an evidence-based guideline. *J Clin Oncol* 1998;16:1613–1624.

52. Jaeger M, Rickels E, Schmidth A, et al. Lumbar ependymoma presenting with paraplegia following attempted spinal anaesthesia. *Br J Anaesth* 2002;88:438–440.

53. Eastwood DW. Anterior spinal artery syndrome after epidural anesthesia in a pregnant diabetic patient with scleroderma. *Anesth Analg* 1991;73:90–91.

54. Wills JH, Wiesel S, Abram SE. Synovial cysts and the lithotomy position causing cauda equina syndrome. *Reg Anesth Pain Med* 2004;29:234–236.

55. de Seze M-P, Sztark F, Janvier G, et al. Severe and long-lasting complications of the nerve root and spinal cord after central neuraxial blockade. *Anesth Analg* 2007;104:975–979.

56. Hebl JR, Horlocker TT, Kopp SL, et al. Neuraxial blockade in

patients with preexisting spinal stenosis, lumbar disc disease, or prior spinal surgery: efficacy and neurological complications. *Anesth Analg* 2010;111:1511–1519.

57. Lewandrowski K-U, McLain RF, Lieberman I, et al. Cord and cauda equina injury complicating elective orthopedic surgery. *Spine* 2006;31:1056–1059.

58. Hong DK, Lawrence HM. Anterior spinal artery syndrome following total hip arthroplasty under epidural anaesthesia. *Anaesth Intens Care* 2001;29:62–66.

59. Beloeil H, Albaladejo P, Hoen S, et al. Bilateral lower limb hypoesthesia after radical prostatectomy in the hyperlordotic position under general anesthesia. *Can J Anaesth* 2003;50:653–656.

60. Perlas A. Evidence for the use of ultrasound in neuraxial blocks. *Reg Anesth Pain Med* 2010;35:S43–S46.

61. Rathmell JP, Roland T, DuPen SL. Management of pain associated with metastatic epidural spinal cord compression: use of imaging studies in planning epidural therapy. *Reg Anesth Pain Med* 25:113–118.

62. Sorenson EJ. Neurological injuries associated with regional anesthesia. *Reg Anesth Pain Med* 2008;33:442–448.

63. Davidson EM, Sklar E, Bhatia R, et al. Magnetic resonance imaging findings after uneventful continuous infusion neuraxial analgesia: a prospective study to determine whether epidural infusion produces pathologic magnetic resonance imaging findings. *Anesth Analg* 2010;110:233–237.

64. Horlocker TT, Wedel DJ, Rowlingson JC, et al. Regional anesthesia in the patient receiving antithrombotic or thrombolytic therapy: American Society of Regional Anesthesia and Pain Medicine Evidence-Based Guidelines (Third Edition). *Reg Anesth Pain Med* 2010;35:64–101.

局麻药神经毒性和马尾综合征

Kenneth Drasner

局麻药可以表现出两种毒性作用：其一，全身毒性，局麻药通过血管系统移入中枢神经系统和（或）心脏系统导致各种各样的生理性干扰；其二，神经毒性，神经组织直接接触局麻药而产生的毒性。本章所涉及神经毒性专指中枢神经系统（脊髓和脊神经根），即通常所指马尾综合征。外周神经毒性将在第 14 章讨论。

一、定 义

考虑到局麻药潜在的神经毒性，近期的临床和实验研究均将局麻药的治疗指数限定在很小的范围。[1]但是，局麻药毒性的实际风险性，依据其所限定的应用范围和发现症状时点的不同而不同。例如，局麻药恰当地应用于脊麻和硬膜外麻醉，很少会发生具有临床意义的持续性功能损害。相对而言，轻微的损害并非少见，尽管这些损害反应对神经系统功能和结构的改变是暂时和完全可逆的。严格地说，局麻药本身的麻醉作用就是一种神经毒性。但是，通常应用时，神经系统表现出的毒性作用并不是通过这种可逆的钠通道结合和阻滞获得，而是远远超出神经阻滞作用。尽管道理很简单，但是往往很难确定因果关系，因为通常难以区分麻醉药的神经毒性和其他潜在的致病因素。另外，局麻药的不利作用可能是间接的，例如通过干扰神经血流等机制起作用[2,3]。更复杂的因素可能包括复合给药的佐剂的潜在毒性。例如，实验研究表明，肾上腺素能够增加脊麻

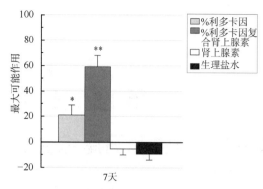

图 11-1　鞘内给予 5％利多卡因、5％利多卡因复合肾上腺素（0.2mg/ml）、肾上腺素（0.2mg/ml）或生理盐水 7 天后感觉神经功能变化（摘自 Hashimoto K，Hampl KF，Nakamura Y，et al. Epinephrine increases the neurotoxic potential of intrathecally administered lidocaine in the rat. Anesthesiology，2001. 94：876-881）

所用利多卡因的毒性[4]（图 11-1），较为合理的推测是长时间暴露于局麻药导致清除的延迟所致。

充分的动物实验数据支持这样的结论，目前应用的所有局麻药在低于临床常用浓度的情况下都能够干扰神经的功能和（或）形态学[5, 6]。这些信息对于探明神经损伤机制、改进临床策略以减少或消除神经毒性风险至关重要。但是，这些结论延伸到临床实践还是富有挑战性的，因为，从动物实验得到的临床阳性结果可以被轻易夸大。因此，如果由实验室研究定义的轻微短暂的亚临床损伤的神经毒性现象，可能会是比较常见的。但是，本章所涉及的神经毒性严格定义为从神经损伤机制上能够有明确证据证明是由局麻药毒性所导致的具有临床意义罕见的神经损伤。因此，短暂性神经综合征（TNS）并不在考虑范围之内，因为 TNS 和神经损伤的关系并不明确（第 13 章）。尽管实验研究夸大了临床损伤的程度，但是还是有必要回顾实验研究的结论，因为它能够帮助理解损伤的机制以及了解加重和减轻损伤的诸多因素。

二、概　　述

自从局麻药引入临床麻醉实践，脊麻和硬膜外麻醉后导致的神经损伤就有周期性的个别报道，由此而引起人们对局麻药潜在毒性的关注。最早引起关注的是 Ferguson 和 Watkins 于 1937 年报道的 14 例应用重比重杜拉卡因引起马尾综合征，杜拉卡因含有 10％普鲁卡因、15％乙醇、甘油、阿拉伯树胶或麦醇溶蛋白[7]。尽管有关猫的实验研究证实 10％普鲁卡因本身就能够导致相似的损害，但是乙醇的天然本质却分散了人们对局麻药的注意力。

早在 1980 年，有关硬膜外剂量的 2- 氯普鲁卡因误注入鞘内所产生的神经损伤的报道又重新引起人们对局麻药神经毒性的关注[8]。但是，与杜拉卡因引起损害相似，可疑的毒性物质是氯普鲁卡因溶剂（抗氧化剂亚硫酸氢钠），引起人们对局麻药溶剂的关注，而局麻药的实际毒性仍不明确[9]。尽管实验数据还有争论[10]，但多数认为 2- 氯普鲁卡因没有神经毒性（至少毒性不大于其他局麻药）。

尽管 2- 氯普鲁卡因神经毒性的问题并没有得到解决，但局麻药神经毒性问题再一次淡出了人们的视线，仅在十多年后有关连续脊麻带来损害的报道才又引起人们的兴趣[11]。开始报道了 4 例：3 例与市售专用连续脊麻的带有小孔（28G）微导管给予 5％利多卡因和 7.5％葡萄糖有关。另一例与应用普通硬膜外导管置入蛛网膜下隙给予 0.5％丁卡因和 5％葡萄糖进行连续脊麻有关[11]。尽管在麻醉技术上略有不同，但这 4 个病例都具备导致神经毒性的共同重要因素：给予的麻醉药产生局限的骶神经阻滞；为获得满意的手术麻醉效果，需要反复给予局麻药；累积剂量超过单次脊麻最大剂量。后续的在体和体外实验研究已经证实[12, 13]，神经毒性产生的机制为局麻药分布不均和大剂量局麻药联合作用使蛛网膜下隙的局限区域局麻药达到神经毒性浓度（框 11-1）。在 1 年内又有另外 8 例报道，其病因与上述机制完全一致[14]。

框 11-1 连续脊麻：局麻药给药指南

- 导管置入确切，置管长度满足固定即可
- 选择最低有效浓度
- 限制局麻药用药剂量
- 给予蛛网膜下隙的实验剂量测试阻滞平面
- 如果可疑局麻药分部不匀，积极采取加速药物扩散措施（如改变患者体位、改变腰骶曲度、变换溶液比重）
- 达到给药极限剂量后麻醉效果仍不满意，放弃此种技术

（摘自 Rigler ML，Drasner K，Krejcie TC，et al. Cauda equine syndrome after continuous spinal anesthesia. Anesth Analg，1991.72：275-281）

美国食品药品监督管理局（FDA）因为这些病例的出现停止了微导管（≤27G）的应用，并且对所用医务人员发布公告，"连续脊麻会伴随灾难性后果"[14]。但是，这些措施并没有降低风险，从业者仍然应用大孔径（硬膜外隙）导管实施连续脊麻，在硬膜外置管过程中无意穿透硬膜后置入蛛网膜下隙。而且，不久的将来，小孔径导管会重新应用于临床[15]。因此，避免神经毒性的损害发生就需要充分了解致病因素和恰当的临床管理（框 11-1）。

导致连续脊麻神经毒性损害的致病因素并非此种技术独有，单次脊麻同样发生。局麻药分布不均在单次脊麻同样可以发生。实际上，局麻药分布不均是"脊麻失败"最常见的原因。在这样病例中，与连续脊麻一样，单次注射失败后重复注射增加了风险，因为第二次注射导致同样局限的分布（尽管比通过固定的导管风险小）。再次强调，蛛网膜下隙局麻药分布不均和相对较高剂量的麻醉药物可能形成具有毒性作用浓度的局麻药。针对一份 1991 例未公开索赔记录数据库的调查和后来的病例报告均有力证明这一致病机制[16]。

在常规麻醉操作中还有第三种机制能够导致鞘内给予相对较大剂量的局麻药。当尝试进行硬膜外麻醉时，操作者没有判断出穿刺针和导管处于蛛网膜下隙，误注了远远超过脊麻药量的"硬膜外剂量"。虽然广泛脊麻带来的血流动力学和呼吸并发症被充分重视，但这些并发症恰当处理后不会留有远期后果。相反，局部组织毒性作用可能是永久性的。正如上所述，1980 年人们开始注意到这种局麻药的毒性反应，最初报道的药物是 2- 氯普鲁卡因[8]。曾经认为利多卡因是安全应用"金标准"，从 1992 年开始也有类似毒性反应的报道。

连续脊麻的损伤、单次脊麻失败后重复注射以及鞘内注射"硬膜外剂量"的脊麻药量，这些方式所用药量均远远超过常规单次脊麻的用药量，也就构成了毒性损伤的显著危险因素。后续两篇报道更引起人们关注的是，单次脊麻推荐应用剂量的利多卡因也可能引起损伤。一例是给予重比重利多卡因和肾上腺素引起的马尾综合征[18]，另一篇报道来自法国的区域麻醉前瞻性研究数据[19]。这些数据提示，在近 1 万例利多卡因单次注射脊麻病例中，有 8 例造成永久性损伤，而且只能用神经毒性的机制解释。所有神经毒性病例都发生在正常推荐剂量的高限（≥75mg），其中 2 例永久损伤发生在推荐极量（100mg）。在没有其他病因存在的情况下，神经损伤集中发生在用药剂量高限的病例，这就是造成

神经毒性作用最可能的病因。

最近有关利多卡因引起神经损伤的报道，并得到实验数据的支持，人们开始寻求其他局麻药用于脊麻。利多卡因易于引起 TNS 的发生，更坚定了人们的决心（第 13 章）。尽管有过不良的报道，基于早期系统性志愿者的研究[21-23]、小规模的临床研究[24]、广泛的临床应用，人们又开始重新关注 2- 氯普鲁卡因，希望该药能不负众望安全应用于临床，但是目前还需要大量的临床研究数据支持其安全性[25]。目前应用 2- 氯普鲁卡因的信心还是来源于亚硫酸氢盐是造成神经毒性的主要原因，而非局麻药本身[9]。但是，如上所述，真正的因果关系并没有建立，而且最近的研究表明亚硫酸氢盐实际上可能具有神经保护作用[26]（第 8 章）。具有讽刺意义的是，这些数据表明 2- 氯普鲁卡因和利多卡因存在着几乎等效剂量（1mg=1mg）的毒性作用，脊麻应用 2- 氯普鲁卡因还需要提供可靠的剂量范围。（先前所报道的病例是与误注了硬膜外高剂量的 2- 氯普鲁卡因脊麻有关）

三、病 理 生 理

局麻药的神经毒性研究已近百年，但其病理生理学至今还尚知甚少。问题依然是，不仅局麻药毒性的潜在机制无法明确，而且局麻药多种神经损害作用在神经毒性方面都有表现。尤其是应用细胞培养[6, 27, 28]或者蛙[5]、小龙虾[29]、兔[30]和鼠[31]离体的轴突节段研究证明了局麻药临床常用浓度的很多有害作用，包括传导障碍、细胞膜损害、酶抑制、细胞膜电位缺失、酶的外渗、细胞骨架断裂、胞内钙离子蓄积、轴突传输中断、生长锥瓦解、神经突退化和细胞死亡。正如预期，阻断和减轻这些作用可以减少和预防神经毒性作用。例如，在培养的背根神经节神经元预注钙缓冲液 BAPTA 可以预防局麻药诱发的细胞内高钙，从而抑制局麻药诱发的细胞死亡[6]。但是，不同有害因子之间如何相互作用还不清楚，特别是哪种作用是"上游"并未得出结论，尽管已知的胞膜破裂（可能通过去污剂效应）可能是早期发生的破坏[32]。更为复杂的是，需要谨慎解释局麻药浓度对离体轴突节段和培养细胞的影响，因为作用于神经元或细胞的局麻药在体相关浓度大多是推测的。

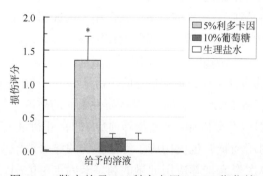

图 11-2　鞘内给予 5％利多卡因、10％葡萄糖或生理盐水 7 天后神经切片损伤评分（摘自 Hashimoto K，Sakura S，Bollen AW，et al. Comparative toxicity of glucose and lidocaine administered intrathecally in the rat. Reg Anesth Pain Med，1998. 23：444-450）

尽管局麻药毒性作用潜在的机制并没有清晰的定义，但是在体研究同样说明了其临床相关的毒性作用。到目前为止，给予正常动物鞘内注射临床应用浓度的局麻药能够诱发和临床损伤一致的功能缺失以及定位相同的形态学损害[4, 33, 34]。充分的证据证明这些损伤是局麻药本身引起的，而非葡萄糖或渗透压的作用（重比重 5％利多卡因渗透压 857mOsm）。特别是，鞘内给予利多卡因引起的剂量依赖性感觉缺失并不受 7.5％葡萄糖的影响，与 5％利多卡因比较，10％葡萄糖并不引起功能损害和形态学改变[34]（图 11-2）。而且，在体外直接作用于轴突，7.5％葡萄糖并不影响化合物动作电位或利多卡因引起的传导阻滞。[5]

尽管神经毒性是局麻药直接作用的结果,但是并非阻滞电压门控钠通道或抑制轴突转运的结果,对轴突转运的影响是通过河豚提取的一种致麻痹毒素——河豚毒素(TTX)的实验研究得出的结论[35]。与局麻药作用相似,TTX 通过和钠通道的结合阻断轴突转运。但是,TTX 功能强大,高度选择性,相比而言,传统局麻药与离子通道结合不牢固,会产生浓度依赖性不同的生物学效应。鞘内注射 TTX 会产生长时间的脊麻效应。但是,即使是应用常规脊麻 10 倍剂量的 TTX,神经功能也会完全恢复,没有组织学的损伤。相反,等量的任何一种传统局麻药都会产生广泛的功能损害和对应的广泛组织学破坏。因此,麻醉作用和毒性作用并不是同一机制产生的。

四、危 险 因 素

过去二十年的临床经验和实验研究已经澄清了许多局麻药毒性作用的危险因素,日渐成为临床实践中推荐改进的基础。这些因素包括麻醉技术、麻醉药物以及麻醉药溶剂的成分和特性。

(一)局麻药剂量、浓度和分布

影响局麻药毒性作用最重要的因素是蛛网膜下隙浸润神经的局麻药浓度,因为处于更高的表面 - 容积比和缺少外周神经的保护鞘使受浸润神经更易受损(图 11-3)。三个因素决定了蛛网膜下隙局麻药的浓度:用于脊麻的局麻药液的浓度、给药剂量和麻醉药在蛛网膜下隙的分布。考虑到以上因素,限制剂量比降低浓度更行之有效。除极端的分布不均之外,蛛网膜下隙局麻药浓度的决定因素是用药剂量而不是浓度。

局限性局麻药的分布可能是无意的(失败的脊麻)或者有意的(鞍区阻滞)。无意的分布不均,更多的可能是重比重溶液、选择性尾侧脊麻以及缓慢的注药。缓慢注药更易导致分布不均,多是因为应用小孔导管脊麻,小孔导管产生的高阻力限制了注药速度。如果有意限制局麻药的分布,应该适当调整药量,因为更少的药物就可以产生满意的效果,反之则增加毒性风险。

(二)麻醉药物

临床应用利多卡因脊麻后引起神经损伤比起布比卡因和丁卡因发病率更高,风险更大。上文提及的来自法国的有关区域阻滞的前瞻性研究的数据支持这一结论[19]。尽管在研究者的临床实践中广泛应用布比卡因,但是 12 例非创伤性损害中有 9 例与应用利多卡因有关。这一结论同样得到离体和在体实验研究的证实,利多卡因能够引起离体神经更多的神经传导障碍[5],与布比卡因和丁卡因比较,利多卡因能够引起健康动物更持久的感觉障碍和组织学损害[33]。相反,也有报道证实,利多卡因的毒性作用与丙胺卡因和 2- 氯普鲁卡因相当[25, 36]。与 2- 氯普鲁卡因比较,利多卡因实际上治疗指数更好;多数作者评价利多卡因药效更强,较小剂量即可获得满意的麻醉效果。

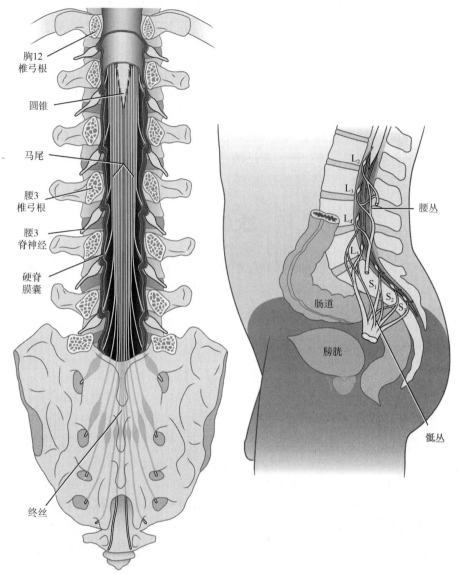

图 11-3　马尾脊神经根在椎管内下行较长距离才能从相应椎间孔穿出，因此，增加其对可能具有神经毒性物质的暴露。马尾损伤表现为下肢运动减弱，直肠膀胱功能障碍和（或）会阴部感觉缺失

（三）血管收缩药

脊麻局麻药溶液中通常加入血管收缩药以增强麻醉效果延长麻醉时间。但是，血管收缩药也可以通过加重局部缺血、减少局麻药吸收以及直接影响神经元等引起毒性作用。近期实验室数据表明肾上腺素能增加鞘内利多卡因所引起的神经损伤[4]（图 11-1）。更为重要的是，在没有局麻药的情况下，单独鞘内给予肾上腺素，既不引起神经功能持久损害，也没有组织学损伤。

五、诊 断 评 价

（一）临床特点

关于脊麻和硬膜外麻醉，局麻药的神经毒性临床表现的特征与尾部脊髓、腰骶部神经根、蛛网膜下隙的解剖排列一致。胎儿期，脊髓延伸在整个椎管。但出生时，脊髓尾部终止于第 3 腰椎水平，成年后通常终止于第 1 腰椎下缘。所以，成人脊麻针常规置入不应超过第 2 腰椎，因此，最高浓度的局麻药是集中在尾部脊髓和圆锥。同理，硬膜外麻醉剂量的局麻药误注入鞘内，如此大剂量局麻药也同样作用于这个区域。

脊髓终点以下，下段脊髓的神经根平行排列形成马尾（因与马尾相似而得名）（图 11-3）。这些神经根到达相应椎间孔间距较长，正是这个较长的间距为局麻药的暴露和毒性作用提供了机会。因为神经根平行排列，所以易于共同受损，表现为多种神经根受累的马尾综合征，临床特征为不同程度的直肠膀胱功能障碍，会阴部感觉缺失和下肢运动减弱。

（二）鉴别诊断

马尾综合征虽然诊断并不困难，但是毒性作用并不总是限定于神经结构的改变（甚至并未涉及），更确切地说，临床表现能够反映出蛛网膜下隙局麻药浓度的分布。马尾综合征还有其他潜在的病因，不同于局麻药诱发的损害，有些是可以治疗的。例如，排除因为血肿和脓肿等压迫性损害造成的临床表现很重要，因为，恢复程度和功能缺失程度与发现损伤到外科减压时间密切相关。相关的临床信息如凝血功能和脓毒血症能够提供线索做出判断。出现神经损伤临床症状的时程对于病因的诊断也十分重要。局麻药的神经毒性作用与神经阻滞麻醉作用同步存在，并在麻醉作用消退后仍不缓解；而术后曾经出现功能恢复，虽然没有继续给予局麻药，但出现渐进性的功能丧失，高度提示是压迫性损伤造成的。无论如何，因为时间宝贵，任何可疑迹象都应行急诊磁共振成像（MRI）检查。其他潜在病因（如创伤、免疫反应、意外使用神经毒性物质）也应逐一排除。

六、预　　防

因为局麻药引起的神经毒性作用尚无有效的治疗方法，所以预防就显得十分重要。幸运的是，尽管毒性作用的病理生理还需要进一步明确，但是，最近 20 年来，对临床损害的致病因素已经十分清楚（框 11-1）。最为重要的是，损伤是呈剂量依赖性的，临床实践支持剂量最少化，这是因为我们不能除外大剂量的局麻药进入蛛网膜下隙的可能性。因此，CSA 的指南包括制定满足外科手术的最小有效量[11]，如果已达限量而麻醉效果不理想，就应该放弃此技术，多选择全麻。

脊麻失败后反复操作使情况变得更为复杂，要充分认识到操作确实失败了，即药物没有注入蛛网膜下隙。目前已有关于脊麻失败后反复操作的技术指南，其中包括操作技术错误的评估和二次注射药量的调整[16]。简单有效（甚至是安全的）的方法是参考CSA 技术的药量。就是说，两次注药相加的最大剂量不要超过单次鞘内给药剂量（框11-2）。

框 11-2　临床警告：脊麻失败后重复注射

• 两次注药相加的最大剂量不要超过单次鞘内给药的剂量

因无意鞘内注入硬膜外剂量的利多卡因和 2- 氯普鲁卡因可能带来损伤，所以硬膜外麻醉时实验剂量和分次给药显得至关重要。如果通过误入蛛网膜下隙导管给予高剂量的局麻药，无论给予何种药物，都可以反复回抽少量（5 ～ 10ml）脑脊液，用盐水替换。这种方法由 Lemmon 和 Paschal 在其早期 CSA 应用中首次报道，可以加速阻滞的功能恢复[37]。尽管有关减轻神经毒性的临床有效性需要更多证明，但此方法对于处理鞘内误注局麻药[38] 和过量的吗啡[39] 直观上很有效（实际应用也有效）（框 11-3）。值得注意的是，显著的区别是，硬膜外隙给予相同高剂量的局麻药并没有表现出毒性作用。

框 11-3　临床警告：硬膜外剂量局麻药误注鞘内

• 如果通过误入蛛网膜下隙导管给予高剂量的局麻药，无论给予何种药物，都可以反复回抽少量（5 ～ 10ml）脑脊液，用生理盐水替换

另外，实验证据表明，传统推荐利多卡因上限剂量可能诱发神经损害，故应该尽可能减少用量。而且，100mg 已经超出足以获得满意脊麻的需求量。尽管推荐剂量的证据还不充足，笔者个人经验认为不要超过 60mg。如果 2- 氯普鲁卡因同样应用于脊麻，60mg 的限制剂量仍需谨慎使用，虽然推荐剂量基于动物实验得出的结论，两者毒性相当（毫克对毫克），但还需要大量的临床数据支持其安全性。

毒性作用在一定程度上是浓度依赖的。但是，如上文讨论，蛛网膜下隙局麻药的实际浓度更多地依赖给药剂量而非给药浓度，因为脑脊液有稀释作用。无论如何，脊麻应该选择最低有效浓度，降低浓度有利无弊。例如，5％利多卡因临床效果并不优于 2％利多卡因。

实验数据证实，肾上腺素能够加重鞘内给予利多卡因引起的感觉损害和组织学破坏[4]。已有鞘内给予 100mg 利多卡因和肾上腺素导致神经损害的病例报道[18]，这些数据结合起来说明脊麻不应该联合应用利多卡因和血管收缩药物。尽管有人质疑这些发现的临床相关性以及单一病例报告的显著性，但继续应用利多卡因脊麻的主要原因是缺少一种安全有效的短效局麻药的替代品。但是，考虑到长效作用，可以选择长效局麻药代替利多卡因加入肾上腺素的方法。布比卡因可以产生良好的麻醉效果，治疗指数安全，还可以忽略收缩血管药物的应用（或 TNS）。另外，如果脊麻利多卡因的效果不佳，还可以加入芬太尼而不必担心毒性作用，尽管芬太尼并不延长局麻药作用时间。总之，没有充足的理由继续鞘内给予利多卡因复合肾上腺素。同样，也应该避免鞘内给予 2- 氯普鲁卡因复合肾上腺素。另外，一项联合应用 2- 氯普鲁卡因和肾上腺素的研究，少数志愿者伴发流行性感冒样症状[23]。这些症状可能与肾上腺素溶剂中的微量亚硫酸氢盐遇到低 pH 的市售

2- 氯普鲁卡因释放二氧化硫有关。尽管还需进一步证实这一理论（是否症状重复出现），但这一发现，为应用 2- 氯普鲁卡因脊麻时避免加入血管收缩药的推荐意见提供了补充证据。

七、治　疗

不幸的是，局麻药引起的脊髓和神经根的神经毒性损害尚无有效方法治疗。尽管有人提倡大剂量类固醇激素治疗计划（类似于创伤性脊髓损伤治疗），但并没有明确的疗效。

损伤恢复程度依赖于损伤程度和自身恢复能力。大部分的局麻药神经毒性引起的马尾综合征，运动功能损伤轻微，直肠和（尤其是）膀胱功能障碍最为显著。往往需要更多的支持治疗避免继发性并发症。

八、总　结

在当代的麻醉实践中，脊髓和神经根的神经毒性损害仍受到关注。尽管毒性作用的定义使实际发病率各异，但临床显著性神经损伤很少发生。无论如何，神经损害的严重后果要求从业者了解和熟悉局麻药毒性的致病因素，以便于消除其发生的可能性，或者至少降至最低。

（谭文斐译，王俊科校）

参 考 文 献

1. Drasner K. Local anesthetic neurotoxicity: clinical injury and strategies that may minimize risk. *Reg Anesth Pain Med* 2002;27:576–580.
2. Kalichman MW, Lalonde AW. Experimental nerve ischemia and injury produced by cocaine and procaine. *Brain Res* 1991;565:34–41.
3. Kozody R, Ong B, Palahniak RJ, et al. Subarachnoid bupivacaine decreases spinal cord blood flow in dogs. *Can Anaesth Soc J* 1985;32:216–222.
4. Hashimoto K, Hampl KF, Nakamura Y, et al. Epinephrine increases the neurotoxic potential of intrathecally administered lidocaine in the rat. *Anesthesiology* 2001;94:876–881.
5. Lambert LA, Lambert DH, Strichartz GR. Irreversible conduction block in isolated nerve by high concentrations of local anesthetics. *Anesthesiology* 1994;80:1082–1093.
6. Gold MS, Reichling DB, Hample KF, et al. Lidocaine toxicity in primary afferent neurons from the rat. *J Pharmacol Exp Ther* 1998;285:413–421.
7. Ferguson F, Watkins K. Paralysis of the bladder and associated neurologic sequelae of spinal anaesthesia (cauda equina syndrome). *Br J Surg* 1937;25:735–752.
8. Ravindran RS, Bond VK, Tasch MD, et al. Prolonged neural blockade following regional analgesia with 2-chloroprocaine. *Anesth Analg* 1980;59:447–451.
9. Gissen A, Datta S, Lambert D. The chloroprocaine controversy. II. Is chloroprocaine neurotoxic? *Reg Anesth* 1984;9:135–144.
10. Kalichman MW, Powell MW, Reisner LS, et al. The role of 2-chloroprocaine and sodium bisulfite in rat sciatic nerve edema. *J Neuropathol Exp Neurol* 1986;45:566–575.
11. Rigler ML, Drasner K, Krejcie TC, et al. Cauda equina syndrome after continuous spinal anesthesia. *Anesth Analg* 1991;72:275–281.
12. Rigler ML, Drasner K. Distribution of catheter-injected local anesthetic in a model of the subarachnoid space. *Anesthesiology* 1991;75:684–692.
13. Drasner K. Models for local anesthetic toxicity from continuous spinal anesthesia. *Reg Anesth* 1993;18:434–438.
14. FDA Safety Alert. Cauda equina syndrome associated with the use of small-bore catheters in continuous spinal anesthesia. May 29, 1992.
15. Arkoosh VA, Palmer CM, Yun EM, et al. A randomized, double-masked, multicenter comparison of the safety of continuous intrathecal labor analgesia using a 28-gauge catheter versus continuous epidural labor analgesia. *Anesthesiology* 2009;108:286–298.
16. Drasner K, Rigler M. Repeat injection after a "failed spinal": at times, a potentially unsafe practice. *Anesthesiology* 1991;75:713–714.
17. Drasner K, Rigler ML, Sessler DI, et al. Cauda equina syndrome following intended epidural anesthesia. *Anesthesiology* 1992;77:582–585.
18. Gerancher J. Cauda equina syndrome following a single spinal administration of 5% hyperbaric lidocaine through a 25-gauge Whitacre needle. *Anesthesiology* 1997;87:687–689.
19. Auroy Y, Messiah A, Litt L, et al. Serious complications related to regional anesthesia: results of a prospective survey in France. *Anesthesiology* 1997;87:479–486.
20. Drasner K. Lidocaine spinal anesthesia: a vanishing therapeutic index? *Anesthesiology* 1997;87:469–472.
21. Kopacz DJ. Spinal 2-chloroprocaine: minimum effective dose. *Reg Anesth Pain Med* 2005;30:36–42.
22. Kouri ME, Kopacz DJ. Spinal 2-chloroprocaine: a comparison with lidocaine in volunteers. *Anesth Analg* 2004;98:75–80.
23. Smith KN, Kopacz DJ, McDonald SB. Spinal 2-chloroprocaine: a dose-ranging study and the effect of added epinephrine. *Anesth Analg* 2004;98:81–88.
24. Casati A, et al. Intrathecal 2-chloroprocaine for lower limb outpatient surgery: a prospective, randomized, double-blind, clinical evaluation. *Anesth Analg* 2006;103:234–238.

25. Drasner K. Chloroprocaine spinal anesthesia: back to the future? *Anesth Analg* 2005;100:549–552.
26. Taniguchi M, Bollen AW, Drasner K. Sodium bisulfite: scapegoat for chloroprocaine neurotoxicity? *Anesthesiology* 2004;100: 85–91.
27. Radwan IA, Saito S, Goto F. Growth cone collapsing effect of lidocaine on DRG neurons is partially reversed by several neurotrophic factors. *Anesthesiology* 2002;97:630–635.
28. Johnson ME, Saenz JA, Da Silva AD, et al. Effect of local anesthetic on neuronal cytoplasmic calcium and plasma membrane lysis (necrosis) in a cell culture model. *Anesthesiology* 2002;97:1466–1476.
29. Kanai Y, Katsuki H, Takasaki M. Graded, irreversible changes in crayfish giant axon as manifestations of lidocaine neurotoxicity in vitro. *Anesth Analg* 1998;86:569–573.
30. Byers MR, Fink BR, Kennedy RD, et al. Effects of lidocaine on axonal morphology, microtubules, and rapid transport in rabbit vagus nerve in vitro. *J Neurobiol* 1973;4:125–143.
31. Kanai Y, Katsuki H, Takasaki M. Lidocaine disrupts axonal membrane of rat sciatic nerve in vitro. *Anesth Analg* 2000;91:944–948.
32. Kitagawa N, Oda M, Totoki T. Possible mechanism of irreversible nerve injury caused by local anesthetics: detergent properties of local anesthetics and membrane disruption. *Anesthesiology* 2004;100:962–967.
33. Drasner K, Sakura S, Chan VW, et al. Persistent sacral sensory deficit induced by intrathecal local anesthetic infusion in the rat. *Anesthesiology* 1994;80:847–852.
34. Hashimoto K, Sakura S, Bollen AW, et al. Comparative toxicity of glucose and lidocaine administered intrathecally in the rat. *Reg Anesth Pain Med* 1998;23:444–450.
35. Sakura S, Bollen AW, Ciriales R, et al. Local anesthetic neurotoxicity does not result from blockade of voltage-gated sodium channels. *Anesth Analg* 1995;81:338–346.
36. Kishimoto T, Bollen AW, Drasner K. Comparative spinal neurotoxicity of prilocaine and lidocaine. *Anesthesiology* 2002;97: 1250–1253.
37. Lemmon W, Paschal G. Continuous-serial, fractional, controllable intermittent-spinal anesthesia, with observations on 1000 cases. *Surg Gynecol Obstet* 1942;74:948–956.
38. Tsui BC, et al. Reversal of an unintentional spinal anesthetic by cerebrospinal lavage. *Anesth Analg* 2004;98:434–436.
39. Kaiser K, Bainton C. Treatment of intrathecal morphine overdose by aspiration of cerebrospinal fluid. *Anesth Analg* 1987;66: 475–477.

第 *12* 章
脊髓缺血性损伤

Christopher M. Bernards   Joseph M. Neal

脊髓缺血性损伤是围术期极为罕见的并发症，但因其具有灾难性后果，会引起患者和医生同样的恐惧感。不幸的是，因其发病率低，难于进行前瞻性的研究。结果是，我们缺少实验室数据清晰定义其人口统计学特点，以及进一步明确造成脊髓缺血性损伤的技术危险因素。因为数据匮乏，本章将讨论脊髓血流的正常解剖和生理，希望能够为麻醉医生识别区域麻醉过程中虽少见但仍可能发生缺血并发症提供必要的背景知识。

一、定　　义

广义地讲，不能满足脊髓代谢需要的氧或营养供应的任何情况都可能带来脊髓缺血损伤的风险。因此，即使脊髓血流正常甚至增加的情况下，严重低氧、贫血或低血糖都能够导致脊髓"缺血"。但是，发生缺血更多的原因是脊髓血流的减少，例如，供应脊髓血管受到外源性压迫（硬膜外血肿）、脑脊液压力增加（鞘内注射大量液体）、自发性脊髓血管栓塞、供应脊髓血管医源性阻塞（主动脉手术）、长时间严重低血压及其他因素[1]。最让人担心的是多个危险因素并存的情况（例如，伴随阻塞性血管病变的患者接受腹主动脉瘤切除术时出现了贫血、低血压、同时还要硬膜外给药和主动脉血流阻断）。

二、概　　述

脑脊髓缺血性损伤[2,3]能够在全麻[4]和椎管内阻滞麻醉[5]的手术过程中自发性产生。

脊麻或硬膜外麻醉后发生的脊髓缺血损害发病率并不清楚，但很少见。例如，Auroy 等报告 1998 ～ 1999 年间 10 个月，向法国 SOS 区域阻滞麻醉服务机构自愿报告的 41 079 例脊麻和 35 293 例硬膜外麻醉病例中，未见缺血性并发症的发生。Nedeltchev 等 [2] 回顾了 1990 ～ 2002 年间在其研究所发生的 57 例脊髓前动脉综合征中，有 1 例与硬膜外麻醉有关。调查者发现，不能证实硬膜外麻醉是致病原因，但是，因为没有其他病因的存在，所以无法排除其致病的可能性。

三、脊髓血管解剖、生理学和药理学

（一）血管解剖

1. 动脉系统　供应脊髓的动脉复杂多变（图 12-1）。大部分变异与个体差异有关，表现在供应脊髓血管起源不同。

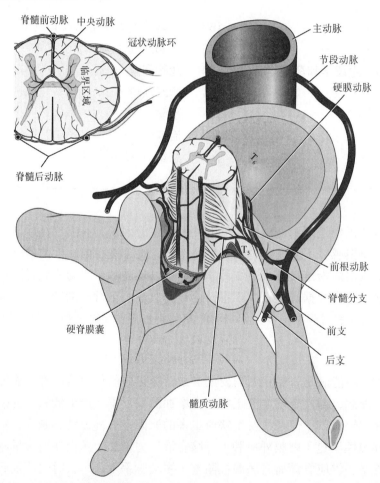

图 12-1　脊髓动脉血供，截面图（摘自 Sliwa JA，Maclean IC. Ischemic myelopathy：a review of spinal vasculature and related clinical syndromes. Arch Phys Med Rehabil，1992. 73：365-372）

　　总的来说，脊髓的血供来源于两根脊髓后动脉和一根脊髓前动脉。后动脉发起于椎动脉或小脑后下动脉。脊髓前动脉起始于椎动脉，成对分支在中线汇合，此处椎动脉汇合形成基底动脉。脊髓前动脉供应脊髓前 2/3 区域和马尾。脊髓后动脉供应脊髓后 1/3 区域，但不供应马尾神经根。因为单根脊髓前动脉供应脊髓前 2/3 区域，所以发生前动脉综合征远比后动脉综合征更为常见。

　　脊髓前后动脉通过分支连接环绕脊髓冠状动脉环，因此对前、后动脉循环的交通区域提供的血容量很有限（图 12-1）。前后动脉间有限的交通是构成缺血综合征的特殊临床基础。前动脉、后动脉及冠状动脉环发出穿入小动脉供应脊髓的深层。穿入小动脉之间没有吻合支，因此脊髓的中心区域呈现临界区域。

　　前后动脉的血流通过各个节段汇入的各种"补充"小动脉而增加（图 12-2）。由于文献中有关这些动脉的分类不一，对其解剖的理解比较困惑。在本文中，从主动脉或其主干分支发出到达椎间孔的血管命名为节段动脉。那些从椎间孔发出穿过硬膜外隙伴行神经根的血管命名为脊髓根动脉。到达脊髓的根动脉末端命名为脊髓髓质动脉。

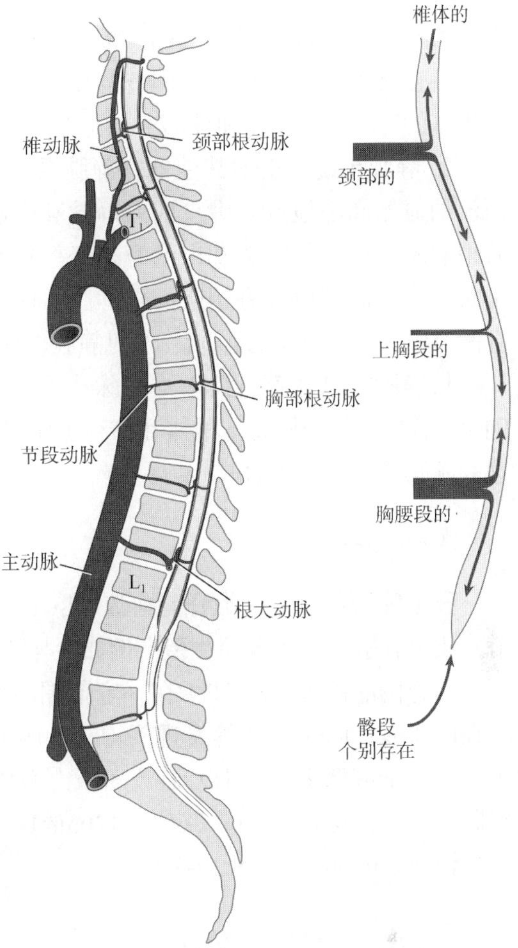

　　胚胎早期，两侧节段动脉伴随每一个脊髓节段（共计 62），但是大部分在胚胎发育成熟期退化了。余下的节段动脉在数量、大小和位置方面个体差异较大。那些靠脊柱最近的节段动脉保留了下来（如椎动脉、肋颈

图 12-2　脊髓动脉血供，纵面图（摘自 Rathmell JP, Neal JM, Viscomi CM, eds. Regional Anesthesia: The Requisites in Anesthesiology. Philadelphia, PA: Elsevier-Mosby, 2004:157-163）

干、甲状颈干、主动脉肋间分支、腰动脉、髂腰动脉、骶外侧动脉）。

　　节段动脉通过椎间孔进入椎管，转变为根动脉分支。根动脉分成前后分支伴随对应的神经根（图 12-1）。大部分根动脉分支并不到达脊髓，而是终止于脊神经根。少数根动脉终支到达脊髓，命名为脊髓髓质动脉。Tureen[9] 报道平均只有 24 支髓质动脉达到脊髓，多数与脊髓后动脉汇合。实际上，Mettler[10] 报道脊髓前动脉仅接受 4 ～ 10 支髓质动脉的汇合。

　　最重要的节段动脉是根最大动脉（或 Adamkiewicz 动脉），负责供应脊髓前部 25% ～ 50% 的血供。根最大动脉（arteria radicularis magna）起源和形成多变，临床意义重大。Biglioli 等报道此动脉 71% 起源左侧，65% 起源 L_1 和 L_3 之间。他们同样注意到也可起源高至 T_9 低至 L_5。实际上，也有报道起源高至 T_5。根最大动脉起源临床意义重大，因为该动脉血流被阻断（主动脉钳夹）会带来脊髓缺血的风险。

　　总之，T_2 节段至头侧和 T_8 节段至尾侧脊髓高度血管化，中胸段脊髓血管化较少。因此，

中胸段脊髓低灌注的风险较高。但是，同样需要注意到，中胸段脊髓部位的灰质和神经元较颈髓和腰膨大部位少，因此需要的血供也少。因此，中胸段脊髓是否生理上就比血供丰富的区域更易发生血流减少的风险尚不清楚。

2. 静脉系统 正如其他器官静脉系统，脊髓静脉回流变异很大。总之，从脊髓中央回流的血液离心地汇入中央前后静脉和脊髓表面不同部位的外周静脉。这些静脉汇入前后根静脉，后者与脊髓发出的脊神经根伴行。尽管根静脉分布比根动脉均匀，但也并不是每一个脊髓节段都有相应的根静脉，而且直径变化很大。如果前后根静脉出现在同一脊髓节段，它们将汇合形成一条根静脉，伴行于邻近的脊神经。

根静脉穿过硬膜后汇入椎静脉丛（Batson 丛）。此静脉丛最初位于硬膜外隙的前外侧[12]，后贯穿整个椎管。椎体和棘突旁肌肉的静脉回流同样汇入此丛。另外，椎静脉丛与盆腔颅底静脉系统相通。

（二）血管生理学

技术障碍使研究人类脊髓血流（SCBF）变得困难。但动物模型提示，脊髓血流的调节本质上和脑血流的调控相似。例如，与脑血管一样，脊髓血管的血流也是自身调节的。因此，脊髓灌注压（SCPP）在一定范围内变化时，脊髓血流是恒定的（框 12-1）。利用罗猴的研究，Kobrine[13] 等发现平均动脉压（MAP）为 50 ～ 135mmHg 时，脊髓血流保持不变。高于或低于此范围，血流随压力而变化。同样，Hickey 等[14] 应用鼠模型发现脑和脊髓血流的自身调节范围（60 ～ 120mmHg）。而且，全脑和全脊髓血流也可以测定（约每分钟 60ml/100g）（图 12-3）。

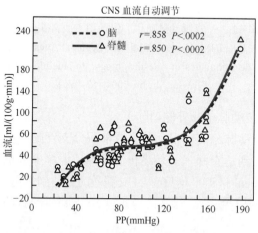

图 12-3 大鼠脑和脊髓共同功能性灌注压血流（PP=MAP-ICP）。灌注压为 60 ～ 120mmHg 时，大鼠脑和脊髓血流基本上是恒定的（引自 Hickey R，Albin MS，Bunegin L et al. Autoregulation of spinal cord，flow：is the cord a microcosm of the brain. Stroke，1986.17：1183-1189）

框 12-1 脊髓血流的决定因素

脊髓血流（SCBF）类似脑血流有自身调节机制。脊髓灌注压决定于：
- 平均动脉压
- 较高的静脉压和脑脊液压力
- 脊髓血管的 CO_2 反应性
- SCBF 呈血流 - 代谢匹配关系

人类自身调节机制研究并不深入，但 Abe[15] 和 Tsuji[16] 等利用脊髓手术时 PGE₁ 诱导性低血压测定了人的脊髓血流。两项研究均证实，平均动脉压降至 60mmHg 时，脊髓血流都是恒定的。但是，对于多数人的缺血阈是如何构成的还知之甚少。对实施颈动脉内膜剥脱术的患者进行脑电监测，Sharbrough[17] 等发现脑血流降低 50％ 时神经生理功能并没有减弱。近年来，Drummond[18] 等质疑，对于公认的脑自动调节压力（LLA）低限值 50mmHg 是否太低，特别是对有潜在高血压的患者。这一理论对纠正人类已存在的数据可能具有局限性，但提醒一些医生重新思考患者血流自动调节的低限值。因此，Drummond[18] 在 1997 年给编者来信中建议，对于非麻醉正常血压的成年人脑血流自身调节的低限值应该接近 65mmHg，还可以理解为超过脑血流储备低限值是低于基础平均动脉压的 40%。因为吸入麻醉药和局麻药的扩血管与代谢不匹配效应，其本身就可以降低 LLA（下文讨论），所以我们以往所接受的清醒患者 LLA 值可能更接近于麻醉状态下的 LLA。当然还需要进一步的研究来证实我们的理解。

脊髓灌注压（SCPP）由流入压力（平均动脉压）和流出阻力［最高静脉压（VP）或脑脊液压（CSFP）］压差值决定。即 SCPP=MAP−CSFP（或 VP）。所以，脊髓缺血的风险有全身性低血压、供应脊髓血流的任何动脉阻塞（如主动脉钳夹、动脉粥样硬化、创伤性血管损伤、硬膜外血肿等）、CSFP 增加（硬膜外血肿、硬膜外注射）、静脉回流受阻（硬膜外血肿、硬膜外注射）、病理状态如急性肺损伤需要机械通气[19]等。

CSFP 对脊髓血流的影响值得特殊关注，因为在低血流状态下，CSFP 对脊髓灌注压影响具有重要临床意义。部分动物实验研究表明，脑脊液引流（即降低 CSFP）能够显著增加脊髓血流，降低主动脉钳夹期间脊髓缺血的风险[20, 21]。人体的研究可以得到同样的结果[22]。更为重要的是，硬膜外隙局麻药注射能够产生明显的容量相关性 CSFP 增加[23-25]。尽管大多数患者能够很好地耐受这种压力的增加，但是可以推断，在脊髓灌注降低时（即主动脉钳夹）向硬膜外隙注射药物会增加脊髓缺血的风险。

除脑血管自身调节外，动物模型研究证实脊髓血管（如同脑血管）具有 CO_2 反应性。尤其是，$PaCO_2$ 增加则脊髓血流增加，$PaCO_2$ 降低则脊髓血流降低。[26, 27] 重要的是，脊髓横断后 CO_2 反应性依然保留，说明 CO_2 反应是局部调节而非高级中枢调控。因此，过度通气（低碳酸血症）会增加脊髓缺血的风险，尤其同时存在脊髓灌注压降低时。

像大脑一样，脊髓也有血流 - 代谢匹配关系。增加或降低代谢活动，脊髓血流也随之增加或降低。Sakamoto 和 Monafo 的研究发现[28]，通过局部降温降低代谢活动可以引起脊髓血流的显著降低。重要的是，通过降低代谢而引起的血流降低并不增加脊髓缺血的风险，因为血流量和组织代谢需求量呈精确的匹配关系。当解释局麻药对脊髓血流的影响时，这是有力的理论根据。

（三）药理学

明确椎管内给药对脊髓血流的影响是理解椎管内阻滞相关性缺血风险的基础。特别应该明确鞘内给药是否对脊髓血流有直接作用。有关这方面的文献报道还不是很详细。因为对 MAP、$PaCO_2$、体温、药物介导的脊髓代谢率降低（研究药物或伴随的全麻用药）、药物对自身调节的影响等因素的不可控性，研究者很难获得可靠的数据。由于这些因素的不可控性，往往很明确，对脊髓血流的影响是局麻药的直接作用，还是局麻药对 MAP、代谢率等因素影响的结果。

（四）局麻药

1. 鞘内注射　有关局麻药对脊髓血流影响的研究结果并未达成一致（即增加血流、减少血流、无影响）。结果的不同反映出许多研究因素的不同，如研究中所涉及的局麻药、动物模型、血流的测定方法、同时全麻药联合应用、MAP 是否维持在自身调节的范围等[29, 30]。

Kozody 等学者[31] 对戊巴比妥麻醉下机械通气的犬鞘内给予布比卡因（20mg），利用具有放射活性的微球体测定对脊髓血流的影响。他们发现布比卡因本身能够使脊髓血流降低约 37%，MAP 降低约 30%。

从几个方面可以解释这些研究结论。例如，脊髓血流降低可以解释为局麻药对脊髓血流自身调节机制的影响，由于 MAP 降低（即脊髓灌注压降低）而引起脊髓血流相应减少。但是，也有数据表明，脊麻期间自身调节机制是完好的。例如，Doli 等[32] 发现，单纯应用丁卡因脊麻，即使 MAP 从 110mmHg 降到 89mmHg 也不影响脊髓血流。但是，当动物因为出血导致 MAP 降至 66mmHg，脊髓血流显著降低。这些数据支持这样的结论，除非 MAP 降至自身调节阈值以下，否则脊麻期间自身调节机制是完整的。

另一种解释是局麻药阻滞神经元活动可以降低神经元代谢率，由于血流 - 代谢的匹配关系而引起相应的血流降低。这一结论与 Kuroda[33] 后期研究结果一致，他们研究了鼠布比卡因硬膜外阻滞前后脊髓葡萄糖代谢率，发现硬膜外布比卡因阻滞引起葡萄糖代谢率降低 18%～29%。同样，Crosby 证实，鞘内给予布比卡因能够使脊髓表面葡萄糖代谢减少 15%～21%。Cole[35] 和 Breckwoldt[36] 等应用不同方法研究局麻药对脊髓代谢活性的影响发现，鞘内给予丁卡因能够明显增加脊髓耐受缺血的能力，可能与降低代谢率有关。

尽管没有给出明确的证据，但是 Kozody 观察到的鞘内给予布比卡因降低脊髓血流是脊髓代谢率降低的结果，并不是自身调节机制受损所致。有关丁卡因对脊髓血流的研究各不相同。Kozody[37] 等在戊巴比妥麻醉机械通气犬模型发现，丁卡因（20mg）能够使脊髓血流增加约 140%。血流增加的机制并不清楚，但丁卡因干扰血流 - 代谢匹配关系可能是一个原因。自身调节的缺失不能解释该研究结果，因为椎管内阻滞并未引起 MAP 的增加。

相反，Doli[32] 等发现，利用氟烷麻醉机械通气的犬模型，鞘内给予 5mg 丁卡因对脊髓血流没有影响。同样，Porter[38] 等发现，利用戊巴比妥麻醉猫模型，鞘内给予 5mg 丁卡因对脊髓血流也没有影响。

在这些研究中令人感兴趣的是，丁卡因鞘内给药后对脊髓血流影响不同，可以完全归因于所应用剂量（Kozody，20mg；Doli 和 Porter 等，5mg）的不同。但是，因为缺乏明确的鞘内丁卡因对脊髓血流剂量依赖性的研究，还难以欣然接受这种结论。

Dohi[19] 等利用麻醉犬模型观察鞘内给予不同剂量利多卡因对脊髓血流的影响。他们发现单纯利多卡因 10mg、20mg、30mg 或 50mg，对脊髓血流的影响没有统计学意义，但均引起 MAP 显著降低。同样，应用戊巴比妥麻醉猫的模型，Porter[38] 等发现无论利多卡因（15mg）还是甲哌卡因（10mg）对脊髓血流都没有影响，但能显著降低 MAP。

2. 硬膜外　有关硬膜外局麻药影响的研究比鞘内给药的研究较少。Mitchell 等[40] 用阿片类药麻醉的犬模型研究了腰段硬膜外给予 100mg 利多卡因（5ml，2%）对脊髓血流的影响。研究发现，脊髓所有节段的血流下降 20%～40%，距离注射局麻药部位越近的节段血流降低越明显。尽管通过输注乳酸盐林格液使 MAP 保持在基线，但是脊髓血流还是降低的。另外，他们利用诱发电位记录到硬膜外阻滞降低了脊髓神经元活性，说明脊髓血流的减少与脊髓代谢降低有关。

Bouaziz 等[41] 利用戊巴比妥麻醉幼年和成年兔研究硬膜外给予 20mg 利多卡因（1ml，2%）的作用。他们发现，成年动物尽管 MAP 显著下降，但腰部脊髓血流没有变化。相反，幼年动物脊髓血流与 MAP 同步下降。这些结果说明，成年动物能够保持正常的自身调节，而局麻药可以影响幼年动物自身调节作用。人类是否也存在这种年龄相关的变化还不得而知。

（五）鞘内复合血管活性药物

有时在局麻药中加入去氧肾上腺素和肾上腺素以延长作用时间或（和）改善脊麻和硬膜外阻滞的效果。一般常识提示，这些药物通过 α_1 肾上腺素能受体介导的缩血管作用降低了局麻药的清除率，从而达到延长局麻药作用时间的效果。应用这一简单的常识无法解释的是，同样是肾上腺素能受体激动药，接近等效 α_1 受体激动药在延长脊麻作用时间方面，为什么去氧肾上腺素需求量是肾上腺素的 10～20 倍。可能的解释是，去氧肾上腺素和肾上腺素的阻滞延长作用不是通过缩血管作用产生的。

Kozody 等[42] 同样观察到去氧肾上腺素和肾上腺素的延长阻滞作用不是通过缩血管作用产生的，（利用具有放射活性的微小球技术）肾上腺素（200µg）和去氧肾上腺素（5mg）对戊巴比妥麻醉犬的脊髓血流没有任何影响。Doli 等[32] 也报道，利用氢清除技术测定氟烷麻醉犬脊髓血流变化，鞘内给予肾上腺素（100µg、300µg、500µg）对脊髓血流没有影响。

与 Kozody 等的研究相反，Dohi 等[39] 发现，鞘内给予去氧肾上腺素 2mg、3mg 和 5mg 会引起剂量依赖性的脊髓血流减少（25%～45%）。1mg 去氧肾上腺素就能使脊髓血流显著降低。为什么 Kozody 和 Dohi 有关去氧肾上腺素的报道会产生如此大的分歧还不清楚。但是，值得注意的是，Dohi 等应用的是氢清除技术测定血流，而 Kozody 等应用的是"金标准"微小球技术。氢清除技术需要在脊髓插入氢敏感电极，电极插入本身就会降低血流[43]。

Iida 等[44] 尝试利用各种药物对脊髓表面软膜血管的作用和测定血管直径的变化来说明血管活性药物对脊髓循环的影响。他们发现局部应用肾上腺素（5µg/ml）和去氧肾上腺素（5µg/ml）可以使软膜血管直径轻微收缩（8%～11%）。这些研究并没有测试脊髓血流的变化，但先前的研究提示，软膜动脉的直径变化与其所供应组织血流大小并不匹配[45]。

因此，有关肾上腺素和去氧肾上腺素对脊髓血流的直接影响，目前现有的数据提示，鞘内给予肾上腺素对脊髓血流没有显著影响[46]。有关去氧肾上腺素的作用还不是很清楚，但最好的数据（Kozody 和 Iida）提示，去氧肾上腺素的影响也不显著。这就会存在疑问，如果这些药物不减低脊髓血流，它们是如何延长和提高局麻药阻滞作用的。一种可能的解释是，药物缩血管作用不是在脊髓而是其他部位。特别是硬膜可能是药物作用部位，因其具有丰富的血供。实际上，Kozody 等发现尽管鞘内给予肾上腺素和去氧肾上腺素并不影响脊髓血流，但它们显著降低了硬膜血流。另一种可能的解释是，肾上腺素和去氧肾上腺素的 α_2 肾上腺素受体作用是其改善局麻药阻滞效果的原因。这类似于 α_2 受体激动药可乐定的抑制伤害性感受传导作用，从而改善局麻药阻滞效果。令人兴奋的是，这种假设可以解释为什么去氧肾上腺素需要的剂量远远超过肾上腺素。因为，临床常用剂量的去氧肾上腺素 α_2 受体激动药作用微弱，必须超出生理作用的剂量才能产生可以监测到的 α_2 受体介导的延长阻滞作用（框 12-2）。

框 12-2　血管收缩药延长椎管内局麻药阻滞时间的机制

- 肾上腺素和去氧肾上腺素（可能）不降低脊髓血流
- 肾上腺素和去氧肾上腺素显著降低硬膜血流，从而降低局麻药清除
- 肾上腺素和去氧肾上腺素（较弱）作为脊髓 α_2 肾上腺素能受体激动药直接镇痛作用

（六）局麻药复合血管收缩药

尽管有很多关于肾上腺素和去氧肾上腺素单独应用对脊髓血流影响的研究，但是临床上更多的是关注缩血管药物复合局麻药的效果。

1. 鞘内给药　不幸的是，目前有关脊麻给予局麻药复合血管活性药物效果的数据没有明确的结论。例如，Porter 等[31] 鞘内给予丁卡因（5mg）、利多卡因（15mg）、甲哌卡因（10mg）均复合肾上腺素（10μg/ml）对脊髓血流都没有影响。相反，Kristensen 等[47] 报道利用激光多普勒测定鼠模型血流变化发现，布比卡因（0.025mg、0.125mg、0.25mg）单独应用就可以引起脊髓血流剂量依赖性降低。0.125mg 和 0.25mg 布比卡因复合肾上腺素并不进一步降低脊髓血流。但是，当在最低剂量的布比卡因中加入肾上腺素时，可进一步降低脊髓血流量（减少 10%～37%）。

这些学者并没有就布比卡因单独应用引起的脊髓血流下降给出确切的解释，但最可能的原因是局麻药对脊髓代谢活动的抑制，而血流因血流 - 代谢匹配关系发生等比降低。这种假说与上文提及的脊麻能够降低脊髓代谢活动的理论相一致。有关 Kristensen 等观察到的肾上腺素复合最低浓度布比卡因引起脊髓血流进一步降低的现象，可以解释为 α_2 介导的神经元代谢活动的进一步降低。肾上腺素不能进一步降低较大剂量布比卡因引起的脊髓血流降低，可以解释为当应用较大剂量的布比卡因后，已经产生最大程度 $CMRO_2$ 的降低，加入肾上腺素不能进一步降低代谢率。

Dohi 等[39] 以犬脊麻模型（$n=5$）观察了利多卡因复合去氧肾上腺素对脊髓血流的影响。结果显示利多卡因本身对脊髓血流没有影响，但加入去氧肾上腺素（5mg）使血流降低。然而，这一结论很难评价，因为作者没有提供脊髓血流均值变化，以及变化是否具有统计学意义，也没有报告是否同时伴有 MAP 的降低。

2. 硬膜外给药　Bouaziz 等[41] 在兔模型测试了硬膜外给予利多卡因（20mg）复合肾上腺素（5μg/ml）的作用。成年兔利多卡因复合肾上腺素对脊髓血流没有显著影响。未成年动物，单独应用利多卡因可以引起脊髓血流与 MAP 同步降低，但是给予肾上腺素后并

未引起脊髓血流额外的变化。

　　作为一个读者的评价，有关鞘内和硬膜外给药对脊髓血流影响的研究到目前为止还是"不完善的"。已有的研究数据既显得相互矛盾、缺乏对照、结果又不完整。但是，动物实验数据表明，局麻药通过降低脊髓代谢活动引起脊髓血流降低的程度，实际上是对实验性脊髓缺血的一种保护措施。另外，加入的血管活性药物（特别是肾上腺素）并没有增加脊髓缺血的风险（第 8 章）。

　　重要的是，对于大多数患者而言，临床经验也提示，椎管内阻滞加或不加血管活性药物对脊髓血流并没有显著的影响[46]。到目前为止，至于一些少见病例或临床状况下，不管是局麻药本身，或局麻药复合血管收缩药，还是血管收缩药本身是否能够显著增加脊髓缺血的风险还不得而知，因为这种现象极为少见，所以原因更加难以探讨。

四、危 险 因 素

　　区域阻滞相关的脊髓缺血性损伤最主要原因是有争议性的硬膜外血肿（偶尔有鞘内）。这种情况下缺血的病理生理学还不是很清楚：血肿扩张增加的压力影响静脉回流和动脉输入。血肿的存在可以合理地判断脊髓缺血的来源。

　　脊髓缺血和梗死还与经椎间孔硬膜外注射类固醇治疗颈神经根痛有关[48-51]。这些病例中血流受损的机制并不清楚。一个可能的解释是穿刺针损伤了穿过椎间孔的一个主要滋养动脉。与这一解释一致的研究是，Huntoon 等[52]发现，10 例尸检结果，95 个切开的间孔中，有 7 个穿过椎间孔后面的根血管被穿刺针损伤。第二个可能的原因是类固醇悬液微粒（己曲安奈德）注入根动脉带入脊髓，阻塞脊髓毛细血管[53,54]。与这个机制一致的是，Baker 等[55]椎间孔硬膜外注射类固醇之前，实验性根动脉注射造影剂，能够观察到造影剂汇入脊髓。无论哪一种潜在的机制均与经椎间孔注射脊髓损伤有关，已经很明确的是在这个操作中脊髓存在损伤风险，需要采取措施降低风险，例如，应用非颗粒性类固醇制剂，至于是否需要在 X 线透视下实时注射造影剂测试还有待于进一步明确（第 28 章）[56]。

　　经椎间孔注射引起的脊髓缺血性损伤，或椎管内阻滞引起的硬膜外血肿清楚地表明区域麻醉操作是致病因素。让人烦恼的是缺少明确病因的脊髓缺血。不过，在这些病例讨论病因往往陷入"追溯常见的可疑因素"的困境，如果患者刚好曾经接受过区域阻滞，那么就成为最可疑的原因。全身性低血压可能是围术期脊髓缺血最主要的病因。因为脊髓血流是压力依赖性的，所以自然会认为低血压（或更确切说，低灌注）是一个可能的机制。但是，重要的问题是：什么程度的低血压，维持多长时间能够增加患者脊髓缺血的风险？不幸的是，对于脊髓血流没有专门的研究说明这些问题。有关非心脏手术麻醉中血压的大规模研究提示，低血压与 1 年死亡率并不相关。Bijker 等[57]的这项研究发现老年患者保持收缩压或 MAP 降低 40% 将增加灾难性的后果，同时，所需提升血压的时间越长，死亡风险越大。有理由推测，脊髓低灌注同样有一定的范围，灌注压越低，可耐受的时间越短。但是，有关低血压的许多研究提供了更多的信息。这些研究中涉及数百例患者，其 MAP 降至 34 ～ 60mmHg，持续 20 分钟至数小时没有导致脊髓损伤[16,58-70]。

对于那些经历极端低血压伴随心脏停搏的患者通常发生脑损伤，发生脊髓损伤极为罕见。因此，尽管经常提及术中低血压是术后脊髓缺血的原因，但低血压本身并不是本质原因。重要的是，临床经验说明，全身低血压对某些器官（脑、心肌）比脊髓更易遭受缺血损伤。因此，在没有其他终末器官损伤情况下，单纯低血压不可能造成脊髓缺血损伤。

也就是说，当有其他危险因素并存时，全身性低血压可能是脊髓缺血的一个诱因。例如，血管疾病（特别是椎体血管、颈动脉和主动脉）能够放大低血压的效应，因为狭窄血管灌注压的降低比正常血管更为严重。栓子现象（来源于动脉粥样硬化、空气或脂肪）或血管阻塞性沉积（来源于镰状细胞病或其他血红蛋白病）也能因为低血压而加重。氧供因为低血压介导的脊髓血流降低而下降，贫血和（或）低氧能够使这种现象加剧。同样，高代谢状态（例如，高温、甲状腺毒症和肌阵挛性癫痫发作）增加氧需求，远远超过低血压调节的脊髓血流下降所能提供的氧供给量。当全身低血压时（SCPP=MAP-CSFP），脑脊液压（CSFP）增加（如硬膜外注射）可加重对脊髓血流（SCBF）的损害。尽管硬膜外注射后CSFP增加是短暂的（最大作用15分钟），但是对于危重患者也足以造成缺血。其他有关压力变化的情况，例如严重椎管狭窄、硬膜外脂肪过多症或肿瘤将在第10章讨论。

手术中患者过度伸展体位造成脊髓血管（脊髓内和脊髓外）受累也是导致脊髓缺血的原因之一。例如，Deinsberger 等[71] 对进行后颅窝手术患者，半坐位颈部伸屈旋转，利用体感诱发电位（SSEPs）监测脊髓完整性。他们观察到当患者需要体位改变时，14.5%的患者发生 SSEPs 显著下降。作者推测血管受压导致脊髓缺血是 SSEPs 降低的一个潜在原因。同样，Bhuiyan[72] 等报告一例伴有脊髓动脉狭窄患者，术后发生脊髓梗死，认为与开胸手术期间过度侧屈体位有关。最后，还有报道，椎间盘突出患者发生术后脊髓损伤是由脊柱过度伸屈压迫脊髓所致。[73]

这些与体位相关的损伤说明在手术中发生脊髓缺血的机制与麻醉无关，同时也有助于说明（例如，开胸手术胸段硬膜外阻滞或间盘突出的患者脊麻）这种类型手术期间发生脊髓缺血损伤，是误将缺血原因归咎于区域麻醉操作。

五、诊断评价

在区域阻滞，特别是椎管内阻滞的背景下诊断围术期脊髓缺血十分困难。最基本的困难是从业者习惯性倾向认为早期脊髓缺血的感觉-运动改变等病理体征/症状是麻醉阻滞的结果，第一反应是简单地等待阻滞的消退，或者如果是持续硬膜外输注，仅仅是降低局麻药的输注速率。这一理念的不幸结果是延误了明确诊断和适当治疗（特别是硬膜外血肿的情况），可导致灾难性后果的发生。临床医生必须高度警觉，放宽申请适当诊断性检查除外可以治疗性的脊髓缺血病因（如血肿）。[74]

早期诊断脊髓缺血的第二个陷阱是成像技术对于发现早期脊髓缺血并不敏感。发病后1小时 T_2 加权 MR 成像并不能做出诊断，症状出现后3小时分布加权成像能够发现缺血[75, 76]。CT 脊髓造影对一些急性的脊髓缺血并不敏感[3]。重要的是，尽管 CT 和 MRI 技术难于发现早期脊髓缺血，但是这两项技术对于诊断肿块病变（如硬膜外血肿）所造成的脊髓缺血是敏感的。

六、预　防

区域阻滞麻醉引起的脊髓缺血的预防必须针对最高发病率的病因——脊髓血肿。基于这个考虑，最有效的预防措施是对患者的既往史和用药史有全面了解，评估患者是否具有凝血病的风险。针对正在服用或曾经服用抗凝药物[77]（例如，华法林、血小板抑制剂、非甾体抗炎药、肝素等）的患者进行椎管内阻滞时，推荐阅读美国区域麻醉和疼痛医学协会有关椎管内麻醉和镇痛和抗凝会议当前评论和推荐建议（第 4 章）。

另一个有关区域麻醉和脊髓损伤的越来越明确的原因，是经椎间孔注射导致的少见的脊髓血流的阻断。目前缺乏对照研究的数据，很难给出预防并发症的建议，只能提示在注射没有颗粒的类固醇悬液之前，X 线透视下注射造影剂排除血管内注射的可能性[54, 56, 78]（第 28 章）。

除上述两项预防措施外，没有进一步的数据支持如何预防区域麻醉导致的脊髓缺血。有人推测椎管狭窄是一个危险因素，但是，目前现有的数据很难确定，椎管狭窄严重程度与脊髓损伤高风险是否必然相关或真正有因果关系[79, 80]（第 10 章和第 20 章）。

七、治　疗

脊髓缺血的治疗必须针对病因。这其中主要的是除外硬膜外血肿或鞘内血肿，必须早期诊断早期处理才能改善神经功能恢复。例如，Lawton 等[81]观察 30 例硬膜外血肿的患者，评价神经系统症状的严重性和出现症状到外科干预后神经系统恢复的程度。这个研究中，症状出现 12 小时内进行外科干预者比晚些进行干预者恢复得更好。还有报道减压时间应该是 8 小时以内或更少[74, 82]。

如果没有明确的缺血病因，应建立适当的支持治疗措施。正如同其他神经损伤，应该避免发生继发性损伤。这其中主要应该避免低血压（即低灌注）。维持稍高于正常MAP 很重要。另外，脑脊液引流（通过降低 CSFP 提高脊髓灌注）在主动脉瘤修复术中预防脊髓缺血被证明有效[83, 84]。其他能够诱发脊髓继发损伤的因素包括高血糖、高温、低氧和贫血。

有关脊髓缺血的几个治疗性策略有科学理论根据，但是缺乏足够临床证据。例如，在创伤性脊髓损伤的治疗中，应用的大剂量甲泼尼龙部分有效，但并不是全部病例，所以仍有争议。但是对脊髓缺血是否有效尚不清楚。同样，纳洛酮、镁、甘露醇、雌激素、右美沙芬和环孢素 A 在一些实验研究中证明能够减轻继发性神经损伤，但是推荐在人类脊髓缺血的治疗中应用还缺乏足够的数据。

八、总　结

除硬膜外和鞘内血肿之外，由明确的椎管内阻滞因素所致的脊髓缺血性损伤十分罕见。椎管内阻滞后发生的大部分脊髓缺血病例报告都不能明确认定阻滞是直接原因，往往是椎管内麻醉"受到株连"。

脊髓血管解剖与生理知识明确了脊麻和硬膜外麻醉可能增加脊髓缺血风险的潜在机制。一支重要根动脉的阻断是一个明显的潜在机制，理论上硬膜外或脊麻针在硬膜外隙误伤根血管也是可能的（第10章）。低于患者自身调节/缺血阈的持续性全身低血压，特别是脊髓血供不稳定的患者，可能会产生缺血。如果过度通气引起$PaCO_2$减低或硬膜外注射引起压力增加都能增加缺血风险。重要的是，已有动物实验数据提示，鞘内或硬膜外局麻药阻滞能够降低缺血风险，其原因在于可以降低代谢率增加血管储备。没有证据证明局麻药增加脊髓缺血的风险。实际上，局麻药可能具有神经保护的特性。

已有的数据提示局麻药中加入肾上腺素对脊髓血流并未产生不良影响，大量的临床实践经验也与这一观点相一致。有关去氧肾上腺素对脊髓血流影响的动物实验数据并不明确，但是，临床经验也提示去氧肾上腺素本身并不会导致脊髓缺血（框12-3）。因此，在未有直接血管损伤、血管内误注损伤性物质（胶体药物悬液）或鞘内血肿形成的情况下，椎管内阻滞不可能导致脊髓缺血性损伤。

框 12-3　临床警示

- 目前鲜有科学的证据证明，脊髓缺血损伤与椎管内区域阻滞技术或目前应用的局麻药或复合的血管活性药有关。已知的脊髓缺血损伤的因素包括直接血管损伤、脊髓滋养血管内直接注射毒性物质或药物造成血管阻塞、由于腔隙占位性病变，如硬膜外血肿或脓肿引起血管的压迫。大部分围术期脊髓缺血性损伤与麻醉技术无关

（谭文斐译，王俊科校）

参 考 文 献

1. Neal JM. Anatomy and pathophysiology of spinal cord injuries associated with regional anesthesia and pain medicine. *Reg Anesth Pain Med* 2008;33:423–434.
2. Nedeltchev K, Loher TJ, Stepper AF, et al. Long-term outcome of acute spinal cord ischemia syndrome. *Stroke* 2004;35:560–565.
3. Elksnis SM, Hogg JP, Cunningham ME. MR imaging of spontaneous spinal cord infarction. *J Comput Assist Tomogr* 1991;15:228–232.
4. Beloeil H, Albaladejo P, Hoen S, et al. Bilateral lower limb hypoesthesia after radical prostatectomy in the hyperlordotic position under general anesthesia. *Can J Anaesth* 2003;50:653–656.
5. Hong DK, Lawrence HM. Anterior spinal artery syndrome following total hip arthroplasty under epidural anaesthesia. *Anaesth Intensive Care* 2001;29:62–66.
6. Auroy Y, Benhamou D, Bargues L, et al. Major complications of regional anesthesia in France: the SOS Regional Anesthesia Hotline Service. *Anesthesiology* 2002;97:1274–1280.
7. Sliwa JA, Maclean IC. Ischemic myelopathy: a review of spinal vasculature and related clinical syndromes. *Arch Phys Med Rehabil* 1992;73:365–372.
8. Neal JM. Neurologic complications. In: Rathmell JP, Neal JM, Viscomi CM, eds. *Regional Anesthesia: The Requisites in Anesthesiology.* Philadelphia, PA: Elsevier-Mosby, 2004:157–163.
9. Tureen L. Circulation of the spinal cord and the effect of vascular occlusion. *Res Nerv Ment Dis Proc* 1938;18:394–437.
10. Mettler F. *Neuroanatomy.* St. Louis, MO: Mosby, 1948.
11. Biglioli P, Roberto M, Cannata A, et al. Upper and lower spinal cord blood supply: the continuity of the anterior spinal artery and the relevance of the lumbar arteries. *J Thorac Cardiovasc Surg* 2004;127:1188–1192.
12. Hogan QH. Lumbar epidural anatomy: a new look by cryomicrotome section. *Anesthesiology* 1991;75:767–775.
13. Kobrine AI, Doyle TF, Rizzoli HV. Spinal cord blood flow as affected by changes in systemic arterial blood pressure. *J Neurosurg* 1976;44:12–15.
14. Hickey R, Albin MS, Bunegin L, et al. Autoregulation of spinal cord blood flow: is the cord a microcosm of the brain? *Stroke* 1986;17:1183–1189.
15. Abe K, Nishimura M, Kakiuchi M. Spinal cord blood flow during prostaglandin E1 induced hypotension. *Prostaglandins Leukot Essent Fatty Acids* 1994;51:173–176.
16. Tsuji T, Matsuyama Y, Sato K, et al. Evaluation of spinal cord blood flow during prostaglandin E1-induced hypotension with power Doppler ultrasonography. *Spinal Cord* 2001;39:31–36.
17. Sharbrough FW, Messick JM, Sundt TM. Correlation of continuous electroencephalograms with cerebral blood flow measurements during carotid endarterectomy. *Stroke* 1973;4:674–683.
18. Drummond JC. The lower limit of autoregulation: time to revise

our thinking? *Anesthesiology* 1997;86:1431–1433.

19. Kreyer S, Putensen C, Berg A, et al. Effects of spontaneous breathing during airway pressure release ventilation on cerebral and spinal cord perfusion in experimental acute lung injury. *J Neurosurg Anesthesiol* 2010;22:323–329.

20. Uceda P, Basu S, Robertazzi RR, et al. Effect of cerebrospinal fluid drainage and/or partial exsanguination on tolerance to prolonged aortic cross-clamping. *J Card Surg* 1994;9:631–637.

21. Bower TC, Murray MJ, Gloviczki P, et al. Effects of thoracic aortic occlusion and cerebrospinal fluid drainage on regional spinal cord blood flow in dogs: correlation with neurologic outcome. *J Vasc Surg* 1989;9:135–144.

22. Cina CS, Abouzahr L, Arena GO, et al. Cerebrospinal fluid drainage to prevent paraplegia during thoracic and thoracoabdominal aortic aneurysm surgery: a systematic review and meta-analysis. *J Vasc Surg* 2004;40:36–44.

23. Kopacz DJ, Carpenter RL, Mulroy MF. The reliability of epidural anesthesia for repeat ESWL: a study of changes in epidural compliance. *Reg Anesth* 1990;15:199–203.

24. Usubiaga JE, Wikinski JA, Usubiaga LE. Epidural pressure and its relation to spread of anesthetic solutions in epidural space. *Anesth Analg* 1967;46:440–446.

25. Usubiaga JE, Usubiaga LE, Brea LM, et al. Effect of saline injections on epidural and subarachnoid space pressures and relation to postspinal anesthesia headache. *Anesth Analg* 1967;46:293–296.

26. Scremin OU, Decima EE. Control of blood flow in the cat spinal cord. *J Neurosurg* 1983;58:742–748.

27. Marsala M, Vanicky I, Yaksh TL. Effect of graded hypothermia (27 degrees to 34 degrees C) on behavioral function, histopathology, and spinal blood flow after spinal ischemia in rat. *Stroke* 1994;25:2038–2046.

28. Sakamoto T, Monafo WW. Regional spinal cord blood flow during local cooling. *Neurosurgery* 1990;26:958–962.

29. Hodgson PS, Neal JM, Pollock JE, et al. The neurotoxicity of drugs given intrathecally (spinal). *Anesth Analg* 1999;88:797–809.

30. Iida H, Iida M. Effects of spinal analgesics on spinal circulation. The safety standpoint. *J Neurosurg Anesthesiol* 2008;20:180–187.

31. Kozody R, Ong B, Palahniuk RJ, et al. Subarachnoid bupivacaine decreases spinal cord blood flow in dogs. *Can Anaesth Soc J* 1985;32:216–222.

32. Dohi S, Takeshima R, Naito H. Spinal cord blood flow during spinal anesthesia in dogs: the effects of tetracaine, epinephrine, acute blood loss, and hypercapnia. *Anesth Analg* 1987;66:599–606.

33. Kuroda Y, Sakabe T, Nakakimura K, et al. Epidural bupivacaine suppresses local glucose utilization in the spinal cord and brain of rats. *Anesthesiology* 1990;73:944–950.

34. Crosby G. Local spinal cord blood flow and glucose utilization during spinal anesthesia with bupivacaine in conscious rats. *Anesthesiology* 1985;63:55–60.

35. Cole DJ, Shapiro HM, Drummond JC, et al. Halothane, fentanyl/nitrous oxide, and spinal lidocaine protect against spinal cord injury in the rat. *Anesthesiology* 1989;70:967–972.

36. Breckwoldt WL, Genco CM, Connolly RJ, et al. Spinal cord protection during aortic occlusion: efficacy of intrathecal tetracaine. *Ann Thorac Surg* 1991;51:959–961.

37. Kozody R, Palahniuk RJ, Cumming MO. Spinal cord blood flow following subarachnoid tetracaine. *Can Anaesth Soc J* 1985;32:23–29.

38. Porter SS, Albin MS, Watson WA, et al. Spinal cord and cerebral blood flow responses to subarachnoid injection of local anesthetics with and without epinephrine. *Acta Anaesthesiol Scand* 1985;29:330–338.

39. Dohi S, Matsumiya N, Takeshima R, et al. The effects of subarachnoid lidocaine and phenylephrine on spinal cord and cerebral blood flow in dogs. *Anesthesiology* 1984;61:238–244.

40. Mitchell P, Goad R, Erwin CW, et al. Effect of epidural lidocaine on spinal cord blood flow. *Anesth Analg* 1989;68:312–317.

41. Bouaziz H, Okubo N, Malinovsky JM, et al. The age-related effects of epidural lidocaine, with and without epinephrine, on spinal cord blood flow in anesthetized rabbits. *Anesth Analg* 1999;88:1302–1307.

42. Kozody R, Palahniuk RJ, Wade JG, et al. The effect of subarachnoid epinephrine and phenylephrine on spinal cord blood flow. *Can Anaesth Soc J* 1984;31:503–508.

43. Verhaegen MJ, Todd MM, Warner DS, et al. The role of electrode size on the incidence of spreading depression and on cortical cerebral blood flow as measured by H2 clearance. *J Cereb Blood Flow Metab* 1992;12:230–237.

44. Iida H, Ohata H, Iida M, et al. Direct effects of alpha1- and alpha2-adrenergic agonists on spinal and cerebral pial vessels in dogs. *Anesthesiology* 1999;91:479–485.

45. Haberl RL, Heizer ML, Ellis EF. Laser-Doppler assessment of brain microcirculation: effect of local alterations. *Am J Physiol* 1989;256:H1255–H1260.

46. Neal JM. Effects of epinephrine in local anesthetics on the central and peripheral nervous systems: neurotoxicity and neural blood flow. *Reg Anesth Pain Med* 2003;28:124–134.

47. Kristensen JD, Karlsten R, Gordh T. Spinal cord blood flow after intrathecal injection of ropivacaine and bupivacaine with or without epinephrine in rats. *Acta Anaesthesiol Scand* 1998;42:685–690.

48. Brouwers PJ, Kottink EJ, Simon MA, et al. A cervical anterior spinal artery syndrome after diagnostic blockade of the right C6-nerve root. *Pain* 2001;91:397–399.

49. Hodges SD, Castleberg RL, Miller T, et al. Cervical epidural steroid injection with intrinsic spinal cord damage. Two case reports. *Spine* 1998;23:2137–2142.

50. Ludwig MA, Burns SP. Spinal cord infarction following cervical transforaminal epidural injection: a case report. *Spine* 2005;30:E266–E268.

51. McMillan MR, Crumpton C. Cortical blindness and neurologic injury complicating cervical transforaminal injection for cervical radiculopathy. *Anesthesiology* 2003;99:509–511.

52. Huntoon MA. Anatomy of the cervical intervertebral foramina: vulnerable arteries and ischemic neurologic injuries after transforaminal epidural injections. *Pain* 2005;117:104–111.

53. Benzon HT, Chew TL, McCarthy R, et al. Comparison of the particle sizes of the different steroids and the effect of dilution: a review of the relative neurotoxicities of the steroids. *Anesthesiology* 2007;106:331–338.

54. Rathmell JP, Benzon HT. Transforaminal injection of steroids: should we continue? (editorial). *Reg Anesth Pain Med* 2004;29:397–399.

55. Baker R, Dreyfuss P, Mercer S, et al. Cervical transforaminal injection of corticosteroids into a radicular artery: a possible mechanism for spinal cord injury. *Pain* 2003;103:211–215.

56. Neal JM, Bernards CM, Hadzic A, et al. ASRA Practice Advisory on neurologic complications in regional anesthesia and pain medicine. *Reg Anesth Pain Med* 2008;33:404–422.

57. Bijker JB, van Klei WA, Vergouwe Y, et al. Intraoperative hypotension and 1-year mortality after noncardiac surgery. *Anesthesiology* 2009;111:1217–1226.

58. Bernard JM, Passuti N, Pinaud M. Long-term hypotensive technique with nicardipine and nitroprusside during isoflurane anesthesia for spinal surgery. *Anesth Analg* 1992;75:179–185.

59. Lam AM, Gelb AW. Cardiovascular effects of isoflurane-induced hypotension for cerebral aneurysm surgery. *Anesth Analg* 1983;62:742–748.

60. Lessard MR, Trepanier CA, Baribault JP, et al. Isoflurane-induced hypotension in orthognathic surgery. *Anesth Analg* 1989;69:379–383.

61. Lessard MR, Trepanier CA, Brochu JG, et al. Effects of isoflurane-induced hypotension on renal function and hemodynamics. *Can J Anaesth* 1990;37:S42.

62. Lustik SJ, Papadakos PJ, Jackman KV, et al. Nicardipine versus nitroprusside for deliberate hypotension during idiopathic scoliosis repair. *J Clin Anesth* 2004;16:25–33.

63. Prys-Roberts C, Lloyd JW, Fisher A, et al. Deliberate profound hypotension induced with halothane: studies of haemodynamics and pulmonary gas exchange. *Br J Anaesth* 1974;46:105–116.

64. Sum DC, Chung PC, Chen WC. Deliberate hypotensive anesthesia with labetalol in reconstructive surgery for scoliosis. *Acta Anaesthesiol Sin* 1996;34:203–207.

65. Thompson GE, Miller RD, Stevens WC, et al. Hypotensive anesthesia for total hip arthroplasty: a study of blood loss and organ function (brain, heart, liver, and kidney). *Anesthesiology* 1978;48:91–96.

66. Toivonen J, Kaukinen S. Clonidine premedication: a useful adjunct in producing deliberate hypotension. *Acta Anaesthesiol Scand* 1990;34:653–657.

67. Toivonen J, Kaukinen S, Oikkonen M, et al. Effects of deliberate hypotension induced by labetalol on renal function. *Eur J Anaesthesiol* 1991;8:13–20.

68. Toivonen J, Kuikka P, Kaukinen S. Effects of deliberate hypotension induced by labetalol with isoflurane on neuropsychological function. *Acta Anaesthesiol Scand* 1993;37:7–11.

69. Toivonen J, Virtanen H, Kaukinen S. Deliberate hypotension induced by labetalol with halothane, enflurane or isoflurane for middle-ear surgery. *Acta Anaesthesiol Scand* 1989;33:283–289.

70. Toivonen J, Virtanen H, Kaukinen S. Labetalol attenuates the negative effects of deliberate hypotension induced by isoflurane. *Acta Anaesthesiol Scand* 1992;36:84–88.

71. Deinsberger W, Christophis P, Jodicke A, et al. Somatosensory evoked potential monitoring during positioning of the patient for posterior fossa surgery in the semisitting position. *Neurosurgery* 1998;43:36–40; discussion 40–42.

72. Bhuiyan MS, Mallick A, Parsloe M. Post-thoracotomy paraplegia coincident with epidural anaesthesia. *Anaesthesia* 1998;53:583–586.

73. Brower RS, Herkowitz HN, Weissman ML. Conus medullaris injury due to herniated disk and intraoperative positioning for arthroscopy. *J Spinal Disord* 1995;8:163–165.

74. Sorenson EJ. Neurological injuries associated with regional anesthesia. *Reg Anesth Pain Med* 2008;33:442–448.

75. Fujikawa A, Tsuchiya K, Takeuchi S, et al. Diffusion-weighted MR imaging in acute spinal cord ischemia. *Eur Radiol* 2004; 14:2076–2078.

76. Kuker W, Weller M, Klose U, et al. Diffusion-weighted MRI of spinal cord infarction: high resolution imaging and time course of diffusion abnormality. *J Neurol* 2004;251:818–824.

77. Horlocker TT, Wedel DJ, Rowlingson JC, et al. Regional anesthesia in the patient receiving antithrombotic or thrombolytic therapy: American Society of Regional Anesthesia and Pain Medicine Evidence-Based Guidelines (Third Edition). *Reg Anesth Pain Med* 2010;35:64–101.

78. Rathmell JP, April C, Bogduk N. Cervical transforaminal injection of steroids. *Anesthesiology* 2004;100:1595–1600.

79. Hebl JR, Horlocker TT, Kopp SL, et al. Neuraxial blockade in patients with preexisting spinal stenosis, lumbar disc disease, or prior spinal surgery: efficacy and neurological complications. *Anesth Analg* 2010;111:1511–1519.

80. Moen V, Dahlgren N, Irestedt L. Severe neurological complications after central neuraxial blockades in Sweden 1990–1999. *Anesthesiology* 2004;101:950–959.

81. Lawton MT, Porter RW, Heiserman JE, et al. Surgical management of spinal epidural hematoma: relationship between surgical timing and neurological outcome. *J Neurosurg* 1995;83:1–7.

82. Vandermeulen EP, Van Aken H, Vermylen J. Anticoagulants and spinal-epidural anesthesia. *Anesth Analg* 1994;79:1165–1177.

83. Blacker DJ, Wijdicks EF, Ramakrishna G. Resolution of severe paraplegia due to aortic dissection after CSF drainage. *Neurology* 2003;61:142–143.

84. Tiesenhausen K, Amann W, Koch G, et al. Cerebrospinal fluid drainage to reverse paraplegia after endovascular thoracic aortic aneurysm repair. *J Endovasc Ther* 2000;7:132–135.

第 13 章

短暂神经症

Julia E. Pollock

自 1948 年以来，5％利多卡因重比重药液开始应用于无数脊麻病例。利多卡因起效的可预见性及短暂的作用时间，使其成为最常用的脊麻药物。1991 年报道了连续脊麻后马尾综合征（CES）病例[1,2]，使脊麻中应用利多卡因问题开始受到关注。1993 年报道 4 例脊麻患者出现术后臀部和下肢疼痛的病例，使这一问题更受重视[3]，该综合征现被称为短暂神经症（transient neurologic symptoms，TNS）。

一、定义和历史

Phillips 等于 1968 年首次发表了鞘内应用利多卡因安全性的前瞻性研究文章[4]。该研究评估了 10 440 例应用利多卡因施行脊麻患者（93％为产科患者），其结论为利多卡因用于脊麻是安全的。数据分析表明，在研究期间有 284 例患者主诉有背痛，其中 91 人因脊麻后发生背痛而拒绝今后再次施行脊麻。随后，数百万患者在脊麻中应用 5％利多卡因重比重液，仅有极少数病例发生并发症。1991 年报道连续脊麻后发生马尾综合征，使人们开始重新评估利多卡因的安全性[1,2]。这是最早有关连续脊麻后马尾综合征的病例报道。在该报道中，除 1 例应用其他麻醉药外，其余病例均使用了利多卡因。推测这些患者出现马尾综合征的原因是由于脊麻微导管的物理特性（促使局麻药浓聚于腰骶部神经根周围），以及同时应用特别大剂量的局麻药。随后，在美国食品药品监督管理局（FDA）的指导下，脊麻微导管技术退出了美国市场。

1993 年，Schneider 等报告 4 例截石位行脊麻的患者出现了术后臀部和下肢疼痛，人们开始关注脊麻中单次使用 5％利多卡因重比重液的问题。在最初报告中，使用短暂性根性激惹这一名词来描述这一综合征。最终将其更名为短暂神经症（TNS），以更好地反映其症状和缺少明确病因的特点。在 Schneider 的报告中，所有患者均很快痊愈。即使如此，在随后的病例报告和编者按中，对 5% 利多卡因重比重液的继续使用提出质疑，并建议应当通过合适的管理机构重新评估其安全性[5, 6]。

TNS 一词用于描述发生于脊麻后 24 小时内，累及臀部或放射到下肢的单侧或双侧疼痛，疼痛的部位可以包括或不包括后腰部。TNS 一词本身就存在争议，因其暗含了神经病学方面的病因，后者尚需证实（框 13-1）。

框 13-1　TNS 的诊断性特征

- 于脊麻作用消失后 24 小时内出现症状
- 大多数患者表现为单侧或双侧臀部酸胀或疼痛，少数患者表现为放射至大腿前部或后部的感觉迟钝
- 所有患者均不出现背痛
- 症状在 6 小时至 4 天内缓解
- 体检或影像学检查无神经学病变

二、概　　述

在 Schneider 首次病例报告之后，有多篇病例报道和多项实验及临床研究评估了脊麻后发生 TNS 的特点。前瞻性随机对照研究[7-25]表明接受利多卡因脊麻患者中，TNS 的发生率明显不同（图 13-1）。很明显，与其他局麻药相比，脊麻中使用利多卡因的 TNS 发生率最高。TNS 的发生与利多卡因脊麻的相关性，在两个独立的荟萃分析研究中均得到证实[26, 27]。Freedman 等的随机流行病学研究表明，不同种类外科手术的 TNS 发生率亦不同（表 13-1）[28]。例如，TNS 的发生率在截石位手术患者中为 30%～36%[7, 9, 12]，膝关节镜手术为 18%～22%[8, 10, 15, 16]，仰卧位手术发生率为 4%～8%[18, 19]。该结果很容易用来解释 TNS 发生率在不同研究之间的差异。

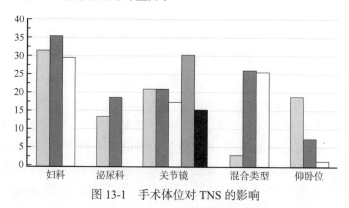

图 13-1　手术体位对 TNS 的影响

表 13-1　TNS 的相关随机对照研究

第一作者和发表年份	手术类型和病例数	不同局麻药的 TNS 发生率
Hampl（1995）[7]	泌尿科 44	5% 利多卡因 32%
		0.5% 布比卡因 0%

续表

第一作者和发表年份	手术类型和病例数	不同局麻药的 TNS 发生率
Pollock（1996）[8]	膝关节镜，腹股沟疝修补术 159	5%利多卡因 16% 2%利多卡因 16% 0.75%布比卡因 0%
Hampl（1996）[9]	泌尿科 50	5%利多卡因 32% 2%利多卡因 40%
Liguori（1998）[10]	膝关节镜 60	2%利多卡因 22% 1.5%甲哌卡因 0%
Martinez-Bourio（1998）[11]	混合类型手术 200	5%利多卡因 4% 5%普鲁卡因 1%
Salmela（1998）[13]	大多数为泌尿科 90	2.5%利多卡因 20% 4%甲哌卡因 37% 5%布比卡因 0%
Hampl（1998）[12]	妇科 90	2%利多卡因 30% 2%普鲁卡因 3% 0.5%普鲁卡因 0%
Pollock（1999）[15]	膝关节镜 109	2%利多卡因 16% 1.0%利多卡因 22% 0.5%利多卡因 17%
Hiller（1999）[14]	混合类型手术 60	5%利多卡因 27% 全身麻醉 3%
Hodgson（2000）[16]	膝关节镜 70	5%利多卡因 31% 10%普鲁卡因 6%
Keld（2000）[17]	混合类型手术 70	5%利多卡因 26% 0.5%布比卡因 3%
Ostgaard（2000）[18]	泌尿科 100	2%利多卡因 14% 2%普鲁卡因 1%
DeWeert（2000）[19]	仰卧位混合类型手术 70	2%利多卡因 3% 2%普鲁卡因 0%
Salazar（2001）[20]	仰卧位整形外科手术 80	2%利多卡因 2.5% 2%甲哌卡因 2.5%
Lindh（2001）[21]	腹股沟疝后期活动 107	2%利多卡因早期 23% 2%利多卡因后期 23%
Philip（2001）[22]	产后输卵管结扎 58	5%利多卡因 3% 0.75%布比卡因 7%
Aouad（2001）[23]	剖宫产术 200	5%利多卡因 0% 0.75%布比卡因 0%
Tong（2003）[24]	泌尿科 453	5%利多卡因 18% 1%利多卡因 21%
Silvanto（2004）[25]	膝关节镜 120	2%利多卡因早期 7.5% 2%利多卡因 6 小时 28% 2%利多卡因晚期 13%

由于 TNS 症状短暂且体格检查和神经学检查无异常，很多医生对这一综合征的临床重要性提出质疑。随机选取 453 例泌尿科患者，采用 80mg 1％或 5％利多卡因重比重液施行脊麻，试图对其中发生 TNS 患者的功能受损程度进行量化研究[24]。该研究评估了 TNS 的发生率和功能受损的情况：TNS 的发生率，应用 1％利多卡因为21％，5％利多卡因为 18％；TNS 患者的日常活动能力，如行走、站立和睡眠明显受影响。

所有患者均接受利多卡因脊麻。大多数妇科和泌尿科患者采用截石位。所有关节镜手术的患者均为膝关节镜手术。混合类型患者是指采用不同手术体位的研究。垂直柱状图代表不同的研究结果，分别引自如下参考文献：妇科[7, 9, 12]、泌尿科[13, 24]、膝关节镜[8, 10, 15, 16, 25]、混合类型手术[11, 14, 17]和仰卧位[8, 19, 20]。

三、病　理　生　理

TNS 可能的病因包括局麻药的特殊毒性[5, 6]、穿刺针损伤、坐骨神经牵拉所致神经缺血[3]、患者的体位、笔尖式细针造成的局麻药浓聚[29]、肌肉痉挛、肌筋膜扳机点[30]、早期活动和（或）背根神经节刺激[31]。接受布比卡因脊麻的患者很少发生 TNS，这表明 TNS 不是由蛛网膜下隙阻滞本身所引起。因此，蛛网膜下隙阻滞及相关因素（脊麻针置入、病床间的转运或手术本身）不是 TNS 发生的独立病因[32]。

许多研究者推测 TNS 是直接神经毒性的一种症状。在实验室模型中，局麻药有明显的神经毒性。与布比卡因和氯普鲁卡因相比，利多卡因、丁卡因和丙胺卡因在动物模型中确实有更大的神经毒性[33]。利多卡因在临床应用的浓度范围内（1％～ 5％）可以抑制离体蛙坐骨神经传导[34, 35]。然而文献报道的 TNS 发生率增高的因素与马尾综合征发生率增高的因素并不相同，马尾综合征已知是局麻药毒性所引起，这一点并不支持神经毒性是局麻药 TNS 的发生原因。例如，更大剂量和更高浓度的局麻药及添加血管收缩药可增高马尾综合征的发生率，但这些因素并不增高 TNS 的发生率。有作者试图通过志愿者发生 TNS 前和发生过程中的肌电图、神经传导和体感诱发电位，来确证利多卡因直接神经毒性是否为 TNS 的病因。在该小样本研究中，即使是局麻药毒性敏感区域后角神经根，也并未发现受试者电生理检查的异常[36]。

实验和临床研究一直试图探究 TNS 的发病原因。多数情况下，TNS 确实与利多卡因脊麻有关，利多卡因浓度从 5％降低至 0.5％并不降低 TNS 的发生率[15, 24]，而且高渗透压[7]、高比重或添加葡萄糖也不是 TNS 发生的因素。外科体位因素对 TNS 发生的影响仍不清楚，潜在的病因包括骨骼肌牵张或坐骨神经牵拉。

四、危　险　因　素

临床研究试图确定哪些患者存在发生 TNS 的风险。利多卡因脊麻以及截石位[24]是重要的危险因素。Freedman 等的流行病学研究显示门诊患者是 TNS 的危险因素[28]，但随后的随机对照研究没有证实早期活动可以成为一个独立的危险因素[21, 25]。例如其中一项随机研究[21]选取腹股沟疝患者采用 100mg 2％利多卡因重比重液实施脊麻，TNS 的发生率为 23％，早期活动（术后立即活动）与延迟活动（术后 12 小时）相比，TNS 的发生率无差异。关节镜手术和肥胖都影响 TNS 的发生率（框 13-2）。

尽管注意到孕妇脊麻后神经功能障碍和发生疼痛的风险会增加，但随机对照研究显示剖宫产或产后输卵管结扎术的妇女 TNS 的发生率却较低（分别为 0 ～ 8％和 3％）[23]。该发生率与仰卧位其他种类手术的非怀孕患者的研究结果相一致。

五、诊断评估

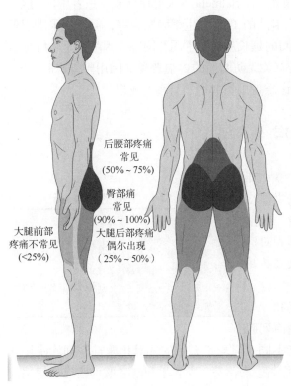

图 13-2　TNS 相关症状的分布和发生率

后腰部疼痛
常见
（50％～ 75％）

臀部痛
常见
（90％～ 100％）

大腿后部疼痛
偶尔出现
（25％～ 50％）

大腿前部
疼痛不常见
（＜25％）

许多随机研究对 TNS 患者的特征均有描述。绝大多数患者在双侧大腿前部或后部出现各种疼痛症状，如烧灼痛、钝痛、绞痛或放射痛。约一半患者疼痛放射至下肢，50％～ 100％患者有后腰部疼痛（图 13-2）。采用 1 ～ 10 分制来评估疼痛的程度，平均分为 6.2 分（范围为 1 ～ 9 分）[8, 15]。多在术后 12 ～ 24 小时内发病，症状持续 6 小时至 4 天。TNS 的症状与 2- 氯普鲁卡因硬膜外麻醉后的背痛有明显的不同，后者在硬膜外阻滞作用消失后立即出现，表现为后腰部疼痛但不伴有放射痛。TNS 患者无神经学检查异常表现和运动功能减弱的症状。因此，如果患者出现神经学检查异常或运动功能减弱，必须要考虑其他可能的病因，如硬膜外血肿或神经根损伤（框 13-3）。

六、预　防

目前，由于 TNS 的治疗方法并不总是有效，所以重在预防。尽管利多卡因脊麻还不能完全放弃，仔细地选择合适的患者是至关重要的。因发生 TNS 的最大危险因素是利多卡因脊麻下行膝关节镜手术或截石位手术[24]，因此上述情况下应当避免施行利多卡因脊麻。

框 13-3　如下情况发生时应怀疑其他不祥的
诊断，而非 TNS

出现腿部感觉迟钝以外的任何一种神经症状
- 下肢无力
- 直肠或膀胱功能失调
- 发热

如果出现上述任意一种症状，考虑更改为如下诊断：
- 硬膜外血肿
- 硬膜外脓肿
- 马尾神经综合征

腹股沟疝修补术患者利多卡因脊麻后 TNS 的发生率为 4% ～ 8%[8]，风险或许可以接受，而且除利多卡因外，其他可选择的有效的短效脊麻药很有限。将 5% 利多卡因稀释至 0.5% 并不能降低 TNS 的发生率[15, 24]。对高风险的患者选择其他的脊麻药并不容易。普鲁卡因、甲哌卡因、布比卡因、丙胺卡因和 2-氯普鲁卡因均在考虑范围内，但目前尚无理想药物可以替代利多卡因。

普鲁卡因的 TNS 发生率低于利多卡因，但麻醉效果不可靠，且与芬太尼合用时增加恶心和瘙痒的发生[16]。甲哌卡因在欧洲用于脊麻时常规使用 4% 重比重液。甲哌卡因确切 TNS 发生率尚有争论。Liguori 等报道在关节镜检查的患者中使用 1.5% 甲哌卡因无 TNS 发生，而 Salmela 等报道在泌尿科患者中使用 4% 甲哌卡因，TNS 的发生率为 37%[13]。布比卡因的 TNS 发生率确实为零，但即使采用很低剂量也会产生与剂量不对等的麻醉恢复时间的延长。丙胺卡因和阿替卡因可能是较好的替代药物，但在美国无法用于脊麻[12, 37, 38]。最近有关无防腐剂的 2-氯普鲁卡因用于脊麻的研究，作为利多卡因的替代药物，在志愿者和急诊患者中均取得了可喜的成果[39-47]。

七、治　　疗

尽管 TNS 的自然病程短暂，但患者感觉非常不适且难以有效治疗。目前治疗的方法仍仅限于传统药物治疗和一些干预性的治疗手段，包括阿片类药物、非甾体抗炎药、肌肉放松剂和对症治疗。不过这些治疗方法的病例报道，大多数是无对照研究结果（框 13-4）。

非甾体抗炎药是治疗 TNS 最有效的药物。一般认为，这类药物的镇痛作用是通过抑制前列腺

框 13-4　TNS 的治疗选择

- 再次确认其短暂的自然病程
- 选择非甾体抗炎药治疗
- 对症治疗（热疗、舒适的体位）
- 肌肉放松剂（如果出现肌肉痉挛）
- 阿片类药物作为上述治疗方法的适当有效的补充
- 扳机点注射：无对照研究，但低风险

素的合成来完成的。丙酸衍生物尽管效能不同，但均是有效的环氧化酶抑制剂。使用非甾体抗炎药的患者一般都会有较好的疼痛缓解。布洛芬、萘普生和酮咯酸均已成功使用。如 TNS 伴有明显的肌肉痉挛症状，加用肌肉放松剂如环苯扎林可能有益。这类药物作用于脑干而非脊髓水平，如药物作用于脊髓则会产生全部的骨骼肌松弛。证据显示该类药物同时影响 γ 和 α 运动神经元，最终的效果是减轻躯体运动活动的紧张性。对症治疗可以增加患者的舒适度，包括利用枕头抬高下肢以及使用加热毯。

除系统的药物治疗外，有采用扳机点注射的方法治疗利多卡因脊麻后 TNS 的病例报

道 [30]。在首例报道中，患者是在脊麻后 2 周接受该方法治疗。很难确定这些患者术后 2 周所出现的典型的肌肉挛痉症状是否为 TNS 或者 TNS 所诱发。但不管怎样，扳机点注射相对容易操作且风险较低。因此对于那些因不适症状较重而返回医院或诊所寻求治疗的患者来说，这种方法是不错的选择。

当患者椎管内麻醉后主诉腰腿痛，必须首先排除其他更严重的原因（框 13-3）。运动功能减弱不是 TNS 的症状，往往提示其他病因，包括椎管内血肿。一旦排除其他可能的病因（血肿、脓肿和马尾综合征）就可以开始 TNS 的治疗。重新确认患者的不适症状持续时间短暂，且一般在 1 ～ 4 天内消失。

八、总　　结

局麻药都具有潜在的神经毒性，尤其当其浓度和剂量大于临床使用量时。虽然在实验室模型中局麻药具有潜在的神经毒性，但是脊麻并发症相关的大样本观察证实，临床鞘内应用局麻药是相对安全的。目前还不能确定神经毒性是单次脊麻后 TNS 的病因。然而，由于 TNS 的确会引起功能障碍、混淆鉴别诊断，对于 TNS 高危的患者，包括在截石位下手术或行膝关节镜手术患者，最好避免采用利多卡因脊麻。

（虞建刚　译）

参 考 文 献

1. Rigler M, Drasner K, Krejcie T, et al. Cauda equina syndrome after continuous spinal anesthesia. *Anesth Analg* 1991;72:275–281.
2. Schell R, Brauer F, Cole D, et al. Persistent sacral root deficits after continuous spinal anesthesia. *Can J Anaesth* 1991;38:908–911.
3. Schneider M, Ettlin T, Kaufmann M, et al. Transient neurologic toxicity after hyperbaric subarachnoid anesthesia with 5% lidocaine. *Anesth Analg* 1993;76:1154–1157.
4. Phillips O, Ebner H, Nelson A, et al. Neurologic complications following spinal anesthesia with lidocaine: a prospective review of 10,440 cases. *Anesthesiology* 1969;30:284–289.
5. deJong R. Last round for a "heavyweight"? *Anesth Analg* 1994;78:3–4.
6. Drasner K. Lidocaine spinal anesthesia: a vanishing therapeutic index? *Anesthesiology* 1997;87:469–471.
7. Hampl KF, Schneider MC, Thorin D, et al. Hyperosmolarity does not contribute to transient radicular irritation after spinal anesthesia with hyperbaric 5% lidocaine. *Reg Anesth* 1995;20:363–368.
8. Pollock JE, Neal JM, Stephenson CA, et al. Prospective study of the incidence of transient radicular irritation in patients undergoing spinal anesthesia. *Anesthesiology* 1996;84:1361–1367.
9. Hampl KF, Schneider MC, Pargger H, et al. A similar incidence of transient neurologic symptoms after spinal anesthesia with 2% and 5% lidocaine. *Anesth Analg* 1996;83:1051–1054.
10. Liguori GA, Zayas VM, Chisholm M. Transient neurologic symptoms after spinal anesthesia with mepivacaine and lidocaine. *Anesthesiology* 1998;88:619–623.
11. Martinez-Bourio R, Arzuaga M, Quintana JM, et al. Incidence of transient neurologic symptoms after hyperbaric subarachnoid anesthesia with 5% lidocaine and 5% prilocaine. *Anesthesiology* 1998;88:624–628.
12. Hampl KF, Heinzmann-Wiedmer S, Luginbuehol I, et al. Transient neurologic symptoms after spinal anesthesia. *Anesthesiology* 1998;88:629–633.
13. Salmela L, Aromma U. Transient radicular irritation after spinal anesthesia induced with hyperbaric solutions of cerebrospinal fluid-diluted lidocaine 50 mg/ml or mepivacaine 40 mg/ml or bupivacaine 5 mg/ml. *Acta Anaesthesiol Scand* 1998;42:765–769.
14. Hiller A, Karjalainen K, Balk M, et al. Transient neurologic symptoms after spinal anaesthesia with hyperbaric 5% lidocaine or general anaesthesia. *Br J Anaesth* 1999;82:575–579.
15. Pollock J, Liu S, Neal J, et al. Dilution of spinal lidocaine does not alter the incidence of transient neurologic symptoms. *Anesthesiology* 1999;90:445–449.
16. Hodgson P, Liu S, Batra M, et al. Procaine compared with lidocaine for incidence of transient neurologic symptoms. *Reg Anesth Pain Med* 2000;25:218–222.
17. Keld DB, Hein L, Dalgaard M, et al. The incidence of transient neurologic symptoms after spinal anaesthesia in patients undergoing surgery in the supine position: hyperbaric lidocaine 5% versus hyperbaric bupivacaine 0.5%. *Acta Anaesthesiol Scand* 2000;44:285–290.
18. Ostgaard G, Hallaraker O, Ulveseth OK, et al. A randomised study of lidocaine and priolocaine for spinal anaesthesia. *Acta Anaestheiol Scand* 2000;44:436–440.

19. DeWeert K, Traksel M, Gielen M, et al. The incidence of transient neurologic symptoms after spinal anaesthesia with lidocaine compared to prilocaine. *Anaesthesia* 2000;55:1003–1024.

20. Salazar F, Bogdanovich A, Adalia R, et al. Transient neurologic symptoms after spinal anaesthesia using isobaric 2% mepivacaine and isobaric 2% lidocaine. *Acta Anaesthesiol Scand* 2001;45:240–245.

21. Lindh A, Andersson AS, Westman L. Is transient lumbar pain after spinal anaesthesia with lidocaine influence by early mobilisation? *Acta Anaesthesiol Scand* 2001;45:290–293.

22. Philip J, Sharma S, Gottumukkla V, et al. Transient neurologic symptoms after spinal anesthesia with lidocaine in obstetric patients. *Anesth Analg* 2001;92:405–409.

23. Aouad M, Siddik S, Jalbout M, et al. Does pregnancy protect against intrathecal lidocaine-induced transient neurologic symptoms? *Anesth Analg* 2001;92:401–404.

24. Tong D, Wong J, Chung F, et al. Prospective study on incidence and functional impact of transient neurologic symptoms associated with 1% versus 5% hyperbaric lidocaine in short urologic procedures. *Anesthesiology* 2003;98:485–494.

25. Silvanto M, Tarkkila P, Makela ML, et al. The influence of ambulation time on the incidence of transient neurologic symptoms after lidocaine spinal anesthesia. *Anesth Analg* 2004;98:542–546.

26. Eberhart LH, Morin AM, Kranke P, et al. Transiente neurologishce symptome nach spinalanasthesie. *Der Anaesthesist* 2002;7:539–546.

27. Zaric D, Christiansen C, Pace NL, et al. Transient neurologic symptoms after spinal anesthesia with lidocaine versus other local anaesthetics: a systematic review. *Anesth Analg* 2005;6:1811–1816.

28. Freedman J, Li D, Drasner K, et al. Risk factors for transient neurologic symptoms after spinal anesthesia. *Anesthesiology* 1998;89:633–641.

29. Beardsley D, Holman S, Gantt R, et al. Transient neurologic deficit after spinal anesthesia: Local anesthetic maldistribution with pencil point needles? *Anesth Analg* 1995;81:314–320.

30. Naveira FA, Copeland S, Anderson M, et al. Transient neurologic toxicity after spinal anesthesia, or is it myofascial pain? Two case reports. *Anesthesiology* 1998;88:268–270.

31. Dahlgren N. Transient radicular irritation after spinal anaesthesia-reply 2. *Acta Anaesthesiol Scand* 1996;40:865.

32. Frey K, Holman S, Mikat-Stevens M, et al. The recovery profile of hyperbaric spinal anesthesia with lidocaine, tetracaine and bupiva-caine. *Reg Anesth Pain Med* 1998;23:159–163.

33. Ready L, Plumer M, Haschke R. Neurotoxicity of intrathecal local anesthetics in rabbits. *Anesthesiology* 1985;63:364–370.

34. Lambert L, Lambert D, Strichartz G. Irreversible conduction block in isolated nerve by high concentrations of local anesthetics. *Anesthesiology* 1994;80:1082–1093.

35. Bainton C, Strichartz G. Concentration dependence of lidocaine-induced irreversible conduction loss in frog nerve. *Anesthesiology* 1994;81:657–667.

36. Pollock J, Burkhead D, Neal J, et al. Spinal nerve function in five volunteers experiencing transient neurologic symptoms after lidocaine subarachnoid anesthesia. *Anesth Analg* 2000;90:658–665.

37. Kallio H, Snall EVT, Loude T, et al. Hyperbaric articaine for day-case spinal anaesthesia. *Br J Anaesth* 2006;97:704–709.

38. Hendriks MP, de Weert CJM, Snoeck MMJ, et al. Plain articaine or prilocaine for spinal anaesthesia in day- case knee arthroscopy: a double-blind randomized trial. *Br J Anaesth* 2008;102:259–263.

39. Kouri M, Kopacz D. Spinal 2-chloroprocaine: a comparison with lidocaine in volunteers. *Anesth Analg* 2004;98:75–80.

40. Smith K, Kopacz D, McDonald S. Spinal 2-chloroprocaine: a dose-ranging study and the effect of added epinephrine. *Anesth Analg* 2004;98:81–88.

41. Vath J, Kopacz D. Spinal 2-chloroprocaine: the effect of added fentanyl. *Anesth Analg* 2004;98:89–94.

42. Warren D, Kopacz D. Spinal 2-chloroprocaine: the effect of added dextrose. *Anesth Analg* 2004;98:95–101.

43. Casati A, Fanelli G, Danelli G, et al. Spinal anaesthesia with lidocaine or preservative free 2-chloroprocaine for outpatient knee arthroscopy: a prospective, randomized, double blind comparison. *Anesth Analg* 2007;104:959–964.

44. Casati A, Danelli G, Berti M, et al. Intrathecal 2-chloroprocaine for lower limb outpatient surgery: a prospective, randomized, double-blind, clinical evaluation. *Anesth Analg* 2006;103:234–238.

45. Sell A, Tein T, Pitkanen M. Spinal 2-chloroprocaine: effective dose for ambulatory surgery. *Acta Anaesthesiol Scand* 2008;52:695–699.

46. Hejtmanek MR, Pollock JE. Chloroprocaine for spinal anesthesia: a retrospective analysis. *Acta Anaesthesiol Scand* 2011;55:267–272.

47. Forster JG, Kallio H, Rosenberg PH, et al. Chloroprocaine vs. articaine as spinal anaesthetics for day-case knee arthroscopy. *Acta Anaesthesiol Scand* 2011;55:273–281.

C 部分　周围神经阻滞并发症

第 14 章

周围神经损伤

James R. Hebl

　　周围神经损伤一直被认为是局部麻醉的潜在并发症。Neuhof[1] 在 1914 年首次报道了臂丛麻醉后桡神经麻痹与原发损伤无关的病例。随后，Woolley 和 Vandam[2] 于 1959 年查阅现有文献发现几例臂丛阻滞后出现持续性神经症状的案例。他们报道的神经损伤发生率从 0.1%[3] 到 5.6%[4] 不等，并且认为这些损伤多与机械创伤以及局麻药物毒性有关。Woolley 和 Vandam[2] 认为"使用小针头防止损伤发生避免血肿形成"应成为首要目标。另外，他们还建议在神经阻滞期间可谨慎地使用镇静药，可以使患者避免产生不愉快的体验及回忆。

　　此后，一些临床以及基础研究开始关注周围神经损伤的组织改变，并且试图确认术后神经功能紊乱的危险因素。最终患者因素、手术因素以及麻醉因素都被认定为围术期神经损伤的危险因素（框 14-1）。本章中我们将会阐述各个研究中周围神经损伤的预计风险，回顾相关解剖知识并且讨论与周围神经损伤相关的危险因素。我们会重点介绍麻醉相关的危险因素，并且提供一些预防措施供临床工作者选择以避免发生灾难性不良后果。

一、周围神经损伤定义

外科手术后出现的疼痛、感觉异常、感觉运动觉缺陷、神经源性功能紊乱（如脑神经功能紊乱）都可以归为周围神经损伤。这些症状可以是初发的（即无既往史），也可是既往神经疾病的进展表现。局部麻醉后出现的持续性神经损伤是指超出局麻药常规作用时间的感觉运动觉异常。围术期神经损伤大多数具有自限性持续时间短暂，神经学专家和神经外科医生认为超过 12 个月的神经损伤为永久性神经损伤。

框 14-1　周围神经损伤的危险因素

患者危险因素	外科危险因素	麻醉风险因素
• 性别	• 手术创伤牵拉	• 穿刺针或置管引起的机械损伤
• 吸烟史	• 止血带造成的缺血	• 神经束内注射
• 高龄	• 血管损伤	• 缺血损伤（血管收缩剂）
• 糖尿病史	• 围术期炎症反应	• 周围神经水肿
• 易感体质	• 血肿	• 局麻药物毒性
• 神经系统病史	• 铸件压迫刺激	
	• 术后感染或脓肿形成	
	• 患者体位	

二、概　　述

（一）背景和发病情况

围术期神经损伤的发生率在不同的研究调查中得到了不同的结果。例如，在过去的十年中前瞻性随机研究报道的局部麻醉后神经损伤的发生率从 0.02％[5] 到 11％[6] 不等。研究方法的不同可能导致了各个研究结果的差异性（框 14-2）[7]。

框 14-2　导致神经损伤发生率不同的因素

样本大小	排除标准
• 小样本研究 vs 大样本研究	• 变量（排除或不排除神经系统病史）
外科操作以及阻滞方法	**围术期神经损伤定义**
• 复杂外科操作 vs 单一外科操作	• 新近出现的损伤 vs 原有损伤加重 vs 二者均包括
• 上肢神经阻滞 vs 下肢神经阻滞 vs 二者综合	• 麻醉相关损伤 vs 手术损伤 vs 二者均包括
麻醉实施者	**术后评估方法**
• 高年资 vs 低年资	• 麻醉医生评估 vs 患者自行评估 vs 外科随访 vs 患者志愿 vs 赞助者调查
阻滞时患者状态	**评估时间**
• 清醒 vs 镇静 vs 全麻	• 变量（48 小时至 6 个月）

Welch 等[8] 调查了同一机构中 10 年 380 680 名患者，术后神经损伤的发生率为 0.03％。他们对神经外科、心外科、普外科以及骨科患者的研究发现，全麻以及硬膜外麻醉后神

经损伤的发生率要高于脊麻和周围神经阻滞。但 Jacob 等[9] 近期针对 12 329 名行全膝关节置换术患者的研究认为，麻醉的方法（全麻或局麻）与术后神经损伤的发生率无关。

Auroy 等[10] 进行了早期大规模前瞻性研究，评估局部麻醉相关并发症的风险。法国这项 5 个月的调查中共有 103 730 例局部麻醉，其中包括 71 053 例椎管内麻醉，21 278 例周围神经阻滞，11 229 例局部静脉麻醉。34 名患者（0.03%）出现局部麻醉方法相关的神经并发症，26% 的患者并发症与局部麻醉相关。34 名神经并发症患者中，24 名患者（70%）为脊麻，6 名（18%）为硬膜外麻醉，4 名（12%）为周围神经阻滞（PNB）。85% 的患者神经并发症发生在术后 48 小时内，并且 3 个月内得到缓解。所有 PNB 后出现神经并发症的患者均在置管时出现感觉异常或在注药时出现疼痛。患者感觉受损的分布范围与阻滞范围一致。

Auroy 等[5] 历时 10 个月随访 158 083 名局部麻醉的患者，其中包括 50 223 名周围神经阻滞患者。局部麻醉相关的神经并发症发生率为 4/10 000（0.04%）（表 14-1）。研究者进一步调查了外周神经阻滞相关的神经并发症发生率，有趣的是二者发生率相同，均为 4/10 000（0.04%）。后路腰丛阻滞神经并发症的发生率要高于其他周围神经阻滞方法（表 14-2）。脊麻的心脏停搏以及神经并发症的发生率要高于其他类型的局部麻醉（表 14-1）。由局部麻醉方法导致神经并发症的患者有 26 名（0.02%），其中 16 名（62%）于术后 6 个月内完全恢复。PNB 后出现神经并发症的有 12 名患者，其中 7 名（58%）持续时间超过 6 个月，9 名在实施 PNB 时使用了神经刺激仪。

表 14-1　局部麻醉的严重并发症

方法	心脏停搏	呼吸衰竭	死亡	癫痫	神经损伤
脊麻	10	2	3	1	14
（n=41 251）	（2.4）	（0.5）	（0.7）	（0.2）	（3.4）
硬膜外麻醉	0	3	0	3	0
（n=35 379）		（0.8）		（0.8）	
周围神经阻滞	1	2	1	6	12
（n=50 223）	（0.2）	（0.4）	（0.2）	（1.2）	（2.4）
静脉局部麻醉	0	0	0	0	0
（n=4448）					
周围神经阻滞（n=17 071）	0	0	0	0	0
全部	11	7	4	10	26
（n=158 083）	（0.7）	（0.4）	（0.3）	（0.6）	（1.6）

注：表中所列数据为案例数量以及发生率（n/10 000）。

经许可引自 Auroy Y，Benhamou D，Bargues L，et al. Major complications of regional anesthesia in France：the SOS Regional Anesthesia Hotline Service. Anesthesiology，2002. 97：1274-1280.

Barrington 等[11] 近期对澳大利亚 9 所医院 7000 多名 PNB 的患者进行了前瞻性研究。63% 的患者应用超声成像进行神经定位。神经损伤的发生率为 0.5%，其中仅 10% 与 PNB 相关，而大多数都无麻醉相关病因。PNB 相关的神经损伤发生率为 0.04%，这与其他大型研究结果相近[5, 10]。Horlocker 等[12] 研究发现 90% 的围术期神经损伤继发于外科因素（即非麻醉因素）。局部麻醉相关的神经损伤大部分（66%）持续时间超过 6 个月，33% 持续时间超过 1 年[11]。Jacob 等[9] 认为麻醉相关神经损伤（即 PNB 后神经损伤）恢复概率要低于外科因素引起的神经损伤。

表 14-2　周围神经阻滞的严重并发症

方法	心脏停搏	呼吸衰竭	死亡	癫痫	神经损伤
肌间沟阻滞 （n=3459）	0	0	0	0	1 （2.9）
锁骨上阻滞 （n=1899）	0	0	0	1 （5.3）	0
腋路阻滞 （n=11024）	0	0	0	1 （0.9）	2 （1.8）
肱骨中段阻滞 （n=7402）	0	0	0	1 （1.4）	1 （1.4）
后路腰丛阻滞 （n=394）	1 （25.1）	2 （50.8）	1 （25.4）	1 （25.4）	0
股神经阻滞 （n=10 309）	0	0	0	0	3 （3）
坐骨神经阻滞 （n=8507）	0	0	0	2 （2.4）	2 （2.4）
腘神经阻滞 （n=952）	0	0	0	0	3 （32）
全部 （n=50 223）	1 （0.2）	2 （0.4）	1 （0.2）	6 （1.2）	12 （2.4）

注：表中所列数据为案例数量以及发生率（n/10 000）。

经许可引自 Auroy Y，Benhamou D，Bargues L，et al. Major complications of regional anesthesia in France：the SOS Regional Anesthesia Hotline Service. Anesthesiology，2002. 97：1274-1280.

许多研究者认为神经周围连续置管后，周围神经损伤率要高于神经周围单次注射。神经周围置管后轻微神经损伤（感觉迟钝、感觉障碍、感觉麻木）的发生率从 0[13] 到 8％[14] 不等，并且严重或者长期（3～6 个月）神经损伤的发生率与神经周围单次注射有差异[13-18]。

在这些研究的基础上，许多研究者认为局部麻醉相关神经并发症的首要病因为针刺机械损伤以及局麻药的神经毒性。尽管大部分研究认为严重的麻醉相关并发症发生率极低，但是它也可能发生在高年资麻醉医生身上，我们应对实施局部麻醉的患者保持警觉，最大限度减少围术期神经损伤的发生率。

（二）公开索赔分析

Cheney 等[19] 检索了美国麻醉医师协会公开索赔数据库，详细地记述了神经损伤在医疗纠纷索赔申请中所占的位置。4183 例索赔中有 670 例索赔与麻醉相关神经损伤有关。最常见的神经损伤部位是尺神经（28％）、臂丛（20％）、腰骶丛（16％）以及脊髓（13％），另外 22％为单一神经病变。与全麻相比，局部麻醉更易发生神经损伤索赔，但尺神经损伤与全麻的关系更大（85％）。

在臂丛损伤患者中由局部麻醉方式（腋路、肌间沟、锁骨上阻滞）引起的占 16％，其中 31％ 患者在置管或注药时出现感觉异常。尺神经损伤的患者由局部麻醉方式引起的占 30％，并且所有患者都没有出现感觉异常。在这些案例中 21％ 的患者术后即可出现神经损伤症状，62％ 延迟至术后 1 ～ 28 天（平均 3 天）[19]。术后 24 小时内出现的神经损伤多为神经内或外血肿、神经内水肿或者是大量神经纤维损伤 [12, 20]。术后几天或几周出现的神经损伤也有报道 [10, 12, 19-21]，病因与前者不同，多为组织反应、瘢痕形成或炎症反应导致的神经纤维退行性病变所致 [20, 22]。从目前研究来看，我们无法得知机械性损伤、局麻药毒性或者二者联合是否可导致术后延期发生的神经损伤。

Lee 等 [23] 对 1980 ～ 1999 年间美国麻醉医师协会公开索赔数据库中局部麻醉相关的严重损伤事件进行了研究。在这 20 年间共有 1005 例局部麻醉索赔经过鉴定，其中 368 例（37％）为产科相关索赔，637 例（63％）为非产科相关索赔。所有的产科索赔均与椎管内麻醉或镇痛相关。余下的 637 例非产科索赔中有 134 例（21％）与 PNB 并发症相关。对公开索赔数据库的最近研究结果发现，周围神经阻滞案例中采用最多的为腋路阻滞法（40％），向下依次为肌间沟阻滞法（23％）、静脉局部麻醉（19％）、锁骨上阻滞法（8％）、肋间肌神经阻滞（2％）、颈丛阻滞（2％）、脚踝封锁（2％）[24]。59％ 神经损伤与周围神经损伤相关，可以分为暂时性与永久性。多于一半的患者神经损伤与阻滞方法相关。134 例周围神经索赔中，79 例（59％）发生了暂时性或永久性神经损伤。上肢神经阻滞较下肢神经阻滞更易发生周围神经损伤 [23, 24]。PNB 的其他并发症还包括死亡或脑死亡（13％）、气胸（10％）、精神抑郁（2％）、皮肤炎感染（2％）以及其他（14％）。因不合格的护理而导致的周围神经索赔案例占 21％ [24]。

三、病 理 生 理

（一）周围神经解剖

周围神经系统（PNS）占整个神经组织不足 0.1％。Schwann 细胞包绕的体周围神经包括初级神经根、脊神经节、混合神经、神经丛、神经干以及自主神经系统。每个独立的有髓神经纤维镶嵌于神经内膜结缔组织层组成束，最终形成周围神经。包绕每束神经纤维的鳞状上皮鞘为神经束膜，调节有髓神经纤维内部微环境的稳态。结缔组织填充神经束外周（即周围神经间隙），被神经外膜所包绕（图 14-1）。

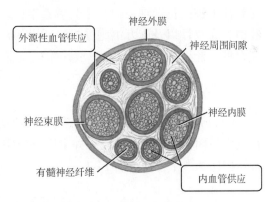

图 14-1 周围神经解剖横断面

周围神经以及血管供应横断图（经 Mayo 医学教育研究基金会允许）

周围神经系统由感觉神经和运动神经组成。感觉神经胞体位于脊神经节，而运动神经元胞体位于脊索前角。有髓神经纤维的功能依赖于轴突以及髓鞘的完整性。神经冲动的传递呈"跳跃式"，即从一个郎飞结跳到下一个郎飞结。髓鞘的绝缘性为跳跃式传导提供了充分的条件。

周围神经功能的完整性与它的微循环息息相关。神经内膜内部存在交换血管，神经束外周存在无营养作用的大血管（图 14-1）[26]。外部循环受肾上腺素支配，对含肾上腺素物质敏感。

（二）周围神经损伤发病机制

患者自身因素、外科因素、麻醉因素等多种因素均可导致周围神经损伤的发生（框 14-1）。尽管病因不同，周围神经损伤的发病机制是相同的。神经损伤发生后，损伤远端部位变性被吞噬分解。这一过程为继发性，也称华勒变性，最多需 4 周完成，而形态学上的改变在 72 小时内就可以发生。在此期间虽然轴突远端因碎裂液体丢失，神经仍保留一定程度功能。远端碎片呈现卵形或球形进一步促进吞噬分解。损伤 1 周后，大量巨噬细胞移动至损伤部位，2 ～ 4 周内吞噬所有碎片，同时施万细胞进行有丝分裂"填补"变性的轴突和髓鞘[27]。

损伤部位的近端反应为原发性，也称退行性变性。这一过程的持续时间取决于损伤节段、范围以及是否伤及有髓神经纤维。退行性变性的范围受近端损伤程度的影响，至少限于一个节间距。母细胞形态学上改变因细胞类型以及距损伤部位的距离而不同。距损伤部位越近，轴突胞体形态改变越明显。严重的损伤会使细胞出现组织学上的改变，如染色质分解、胞质肿胀、胞核偏心移位。这些改变一般会在损伤后 5 ～ 7 天出现，细胞死亡或者在 4 ～ 6 周后恢复，伴随水肿减弱、胞核复位以及尼氏小体再集聚。

轴突变性在伤后 24 小时出现。在此过程中，神经内膜管以及施万细胞会在损伤部位远端退行性变性近端之间进行重组。这一位置是接收轴突残端再生神经芽的最佳部位。不管神经芽是从有髓神经还是无髓神经分化而来，最初都是无髓鞘的。如果神经内膜管完整性未被损伤，轴突神经芽会沿着生长，几周到几个月后重新支配末梢器官。如果神经内膜完整性以及施万细胞受损，新生的众多轴突神经芽就会无序生长至神经外膜、神经束膜或者相邻的其他部位形成残端神经瘤。此时，就很难恢复对远端器官的支配功能。

（三）周围神经损伤的分类

Seddon 等[28] 于 1943 年首次确立周围神经损伤的分类标准。尽管这一分类标准被广泛接受，但因为它临床意义较小并未广泛应用，但许多 Seddon 定义的专有名词被用来形容神经损伤的严重程度（框 14-3）

框 14-3　周围神经损伤分类的专有名词

· 神经失用症：周围神经出现微小损伤或受压，但轴突未受损。胞体轻度水肿以及髓鞘局部瓦解会导致神经传导暂时障碍。通常在数日或数周内得到缓解和恢复

· 轴突中断：轴突明显损伤出现中断并且发生华勒变性，但神经内膜的管状结构以及周围施万细胞未受损，神经能够再生并且恢复功能

· 神经断裂：严重的撕脱以及挤压伤导致轴突完全横断。轴突、神经内膜管状结构、周围施万细胞彻底被破坏。神经束膜以及神经外膜也有不同程度的损伤。通常很难恢复神经功能

在 Seddon 分类的基础上，Sunderland[29] 创立了一种应用更为广泛更被认可的周围神

经损伤分类标准。这一分类标准与临床联系紧密，每一类别都有详尽的解剖功能损伤分类，从而更好地评估预后。改良的 Sunderland 分类系统如表 14-3 所示。

四、危险因素

局部麻醉导致的周围神经损伤有多种因素参与（框 14-1），包括患者因素、外科因素以及麻醉相关因素[30, 31]。

（一）患者危险因素

围术期神经损伤最常见的患者危险因素包括男性、高龄、易感体质、糖尿病和原有神经疾病（多种病因）[8, 32-34, 36, 38-42]。原有的神经疾病可能包括如下情况：糖尿病神经病变、化疗导致的周围神经病变、椎管狭窄、压迫性神经疾病以及多发性硬化。虽然多发性硬化主要是中枢神经系统疾病，但也增加周围神经损伤风险[43]。许多临床医生忽略了多发性硬化患者 PNS 后的亚临床症状[44]。事实上，亚临床感觉神经损伤存在于45%～78%的 MS 患者中，有43%以上患者不只一处外周神经异常。吸烟[8, 22, 33, 47-49]和高血压[8]也与周围神经损害有关。Welch等[8]认为慢性高血压病的患者由于血流量改变（即微循环改变）以及血流动力学不稳定（即局部低灌注），对损伤更为敏感。

不考虑潜在危险因素，继发于机械损伤（如压迫）、缺血（如周围循环疾病）、药物毒性（如顺铂化疗）或代谢紊乱（如糖尿病）的慢性神经病变，患者发生远期神经损伤危险性较高[50-52]。Upton 和 McComas[50] 最先提出"双卡现象"，即原有的神经功能损害患者在其他部位更易出现继发损伤（图 14-2）。继发损伤可由各种伴随疾病、外科操作、麻醉等危险因素导致。Osterman[51] 认为两个低程度的周围神经干损害要比单个严重，而且二者的联合损害远高出两个单个损害相加。继发损伤不仅发生在原神经干周围，还可发生于任何一个神经传导通路。因此，存在神经功能损害

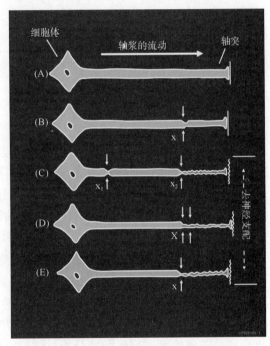

图 14-2 神经损伤导致去神经支配

轴浆的流动用阴影部分表示。轴浆流完全缺失导致去神经支配（C、D、E）。A，正常神经元；B，神经元仅在一处（x）发生轻微损伤，尚不足以造成远端去神经支配；C，神经元在两处不同位置（x_1 和 x_2）同时发生轻度损伤，可能造成远端去神经支配（即"双卡"）；D，神经元仅在一处（X）发生严重损伤即可造成远端去神经支配；E，轴突先前合并的长期基础疾病（药物毒性、代谢性及缺血性疾病）可能已经使神经元的轴浆流量减低，可能已经表现或未表现出症状，但是极易导致神经元远端（x）去神经支配（如"双卡"）（经 Mayo 医学教育研究基金会授权）

的患者椎管内麻醉以及周围神经阻滞时发生"双卡现象"的风险较高。

表 14-3 Sunderland 神经损伤分级

损伤程度	轴突神经传导	Wallerian变性	神经内膜完整性	功能丧失	恢复 / 时间过程
Ⅰ 型	在受损伤局灶中断	无	完整	可变；通常是运动神经＞感觉神经	完全恢复功能需要数天至数周
Ⅱ 型	在受损伤部位远端中断	有	完整	运动神经、感觉神经及交感神经功能短暂丧失	再生及功能恢复需要数周至数月
Ⅲ 型	在受损伤部位远端中断	有	神经内膜连续性受损	运动神经、感觉神经及交感神经功能长时间丧失	可部分再生；但不会完全功能恢复
Ⅳ 型	在受损伤部位远端中断	有	神经内膜及神经束连续性受损	运动神经、感觉神经及交感神经功能严重丧失；神经胞体死亡率高	通常导致永久性功能丧失；手术治疗很难改善
Ⅴ 型	在受损伤部位远端中断	有	完整的神经干离断	运动神经、感觉神经及交感神经功能严重丧失；神经胞体死亡率高	手术治疗很难恢复功能

摘自 Sunderland S. A classification of peripheral nerve injuries producing loss of function. Brain. 1951. 74：491-516.

（二）手术危险因素

手术危险因素包括：术中直接损伤或过度牵拉伤[30, 53-55]、血管损伤[56, 57]、围术期炎症反应或感染[12, 22]、血肿形成[58]、长时间应用止血带[9, 59]或者器械及敷料的使用不当。Horlocker 等[12]对 607 位患者进行的 1614 例上肢神经阻滞进行了回顾性研究，结果发现，共发生 62 例神经系统并发症，其中 55 例被认定为手术原因，约占 88.7%。直接手术损伤或过度牵拉损伤 40 例（73%），炎症或感染 6 例（11%），血肿或血管损伤 4 例（7%），器械刺激 3 例（5%），止血带压迫缺血 2 例（4%）。有趣的是，所有涉及运动障碍的并发症均存在手术因素。14 名（25%）患者需要连续介入治疗来恢复神经功能[12]。另外，Barrington 等[11]也发现大多数（90%）术后神经系统障碍源于非麻醉因素。

为研究患者、手术、麻醉相关因素与神经损伤发生率的相关性，Jacob 等[9]对 12 329 例全膝关节置换术进行回顾性分析。结果发现，双侧手术和应用止血带是增加神经损伤发生率的手术危险因素，止血带的使用时间每增加 30 分钟，神经损伤的发生率就会增加 28%[9]。之前已有研究证明，延长止血带的膨胀时间能增加术后神经损伤的可能，并且缩短再灌注的间隔时间不能明显降低神经损伤的发生率[59]。

外科手术过程中的牵拉、收缩、挤压、挫伤是术中神经损伤的主要原因。然而，当外周神经损伤的临床表现不能用手术创伤、术中体位或者局部麻醉解释时，应考虑是否存在其他病因。术后炎性神经病变就是其中之一，这是一种造成术后神经功能障碍的常见原因，而且其发生通常具有不可预见性。尽管目前尚未明确，术后炎性神经病变可能是手术、接种疫苗或者感染等生理应激后继发的一种特发性免疫反应[22]，这种神经病变在负放射成像设置和正常辅助血清测试中，可能表现为局部、多病灶或者弥漫性神经系统损伤。这些神经系统损伤在术后可能延迟出现（即这种损伤不在术后立即出现），也可能远离手术或者麻醉区域。术后炎性神经病变的主要危险因素包括：糖尿病、恶性肿瘤、全身性感染和吸烟史[22]。近期输血或者应用吸入性麻醉药因为能够抑制患者的免疫系统，是术后炎性神经病变的触发因素。

（三）麻醉危险因素

术中可能直接或间接造成神经损伤的局部麻醉因素主要包括：穿刺针或置管引起的机械性创伤，缺血性神经损伤继发的血管收缩或神经水肿，由局麻药神经毒性造成的化学性损伤[30, 60]。

1. 机械性创伤：穿刺针的损伤　很多学者已经对麻醉穿刺过程中患者出现的异常感觉及穿刺针类型与外周神经机械损伤的关系进行了大量研究[12, 20, 21, 39, 61-67]。动物实验证实穿刺针的尺寸、类型（长斜面和短斜面）和斜面的构造都与神经损伤有关[61, 65]。Selander等[65]用两种不同类型的穿刺针分别在离体和原位在体兔的坐骨神经进行穿刺，观察不同类型穿刺针对神经的损伤程度。离体实验结果显示，应用长斜面（14°）穿刺针出现神经损伤的概率明显高于应用短斜面针（如45°）（90% vs 53%）；而原位在体实验发现，应用两种针型进行神经穿刺时均存在明显的神经束滑动现象，使神经损伤的发生率明显降低（长斜面47% vs 短斜面10%）。另外，与应用长斜面穿刺针相比，应用短斜面穿刺针进行神经穿刺时，除神经损伤的发生率减低，发生神经损伤的程度亦明显轻微。所以，Selander认为，用短斜面穿刺针可能显著减少神经束损伤的危险，建议在临床工作中应用短斜面穿刺针进行外周神经阻滞。

很多解剖学和组织学方面研究也都支持短斜面穿刺针减少神经损伤的说法。研究发现，从神经束横断面来看，多数神经束之间均以结缔组织相连，外周末梢神经尤为明显[68-70]。因为短斜面穿刺针更容易穿透疏松的结缔组织，而神经束被致密的神经外鞘膜保护[71]，不易被短斜面穿刺针刺破。所以，应用短斜面穿刺针一般不易发生严重的神经束内损伤，这也就解释了尽管有些患者接受了神经内（非神经束内）注射但也未造成术后神经功能障碍的现象[72, 73]。与短斜面穿刺针相比，尖端锋利的长斜面针穿透离体坐骨神经的发生率要高出3.2%。

Rice和McMahon[61]在大鼠模型中对穿刺针的尺寸及结构与外周神经损伤的相关性进行了研究。Selander等只对神经损伤2小时内组织学的改变进行了研究，而Rice和McMahon对神经穿刺后28天内大鼠的组织学、功能和行为改变进行了连续观察。结果发现，与横长斜面穿刺针或短斜面穿刺针相比，应用长斜面穿刺针按照穿刺针斜面与神经走行方向相平行的方向刺入神经后，即刻和7天内神经损伤的发生率较低，而穿刺28天后，由长斜面针（平行和横面）造成的损伤均能够完全恢复，而由短斜面针造成的神

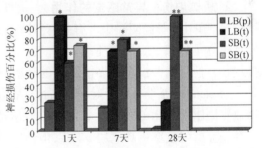

图 14-3　神经穿刺后不同时间、穿刺针种类和穿刺方向与大鼠坐骨神经损伤百分比的关系

神经损伤由三种等级评分累计组成：突触破坏（等级0～5）、轴突变性（等级有/无）和不规则纤维再生（等级有/无）。用短斜面穿刺针比长斜面穿刺针造成的神经病变更严重且需更长时间恢复。由短斜面穿刺针造成的神经损伤常导致损伤后28天持续的损伤加重。LB（p），长斜面穿刺针与神经纤维平行；LB（t），长斜面穿刺针与神经纤维横向；SB（p），短斜面穿刺针与神经纤维平行；SB（t），短斜面穿刺针与神经纤维横向。*$P < 0.05$ vs LB（p）**$P < 0.05$ vs LB（p）和LB（t）（转载获得牛津大学出版社/英国麻醉学杂志许可。

©英国麻醉学杂志管理与委托委员会）

经损伤却持续加重。研究还发现，神经穿刺后 4 周，长斜面穿刺针组的神经损伤评分也明显低于短斜面穿刺针组（图 14-3）。所以，Rice 和 McMahon 认为，应用长斜面穿刺针进行神经阻滞时，造成神经束损伤的发生率较低，损伤的严重程度更轻微，恢复时间也更短。

这些结论看上去与 Selander 的研究结果相矛盾，其实这是由两个实验的基本设计不同造成的。首先，Selander 等研究的是神经干穿刺后即刻（2 小时）外周有鞘膜包绕的神经束损伤的概率，而 Rice 和 McMahon 研究的是离体神经穿透后的损伤发生率、严重程度以及长期（28 天）后果。其次，两个实验使用的实验动物不同。Selander 等用兔子的坐骨神经为实验材料，其神经成多束状，穿刺针针尖滑离神经束的概率很高。他们讨论分析后提出假设，穿刺针滑离神经束是导致使用短斜面针和长斜面针穿刺后神经损伤发生率明显不同的主要原因。与之相比，Rice 和 McMahon 使用的大鼠坐骨神经，在大腿中段水平是一根较长的单根神经，几乎没有穿刺针针尖滑离的可能，所以，在所有的穿刺事件中神经束均被穿透。

总结起来，Selander 的研究结论认为应用短斜面穿刺针出现神经损害的概率较低，其原因可能为神经干是由多条神经束组成的，穿刺时穿刺针针尖容易滑离神经束，不易造成神经损伤。如果穿刺针刺入神经束，两实验均发现应用短斜面穿刺针造成的神经损伤更为严重，而且 Rice 等发现，长斜面穿刺针造成的神经损伤自我修复更快、更有序。所有，应用长斜面穿刺针进行神经阻滞时，我们应该更加关注的是远期后果。另外，很多学者主张应用长斜面穿刺针，主要是因为应用尖端尖锐的穿刺针患者可能感觉更舒适[74]。但是，必须强调的是，目前仍没有以人为研究对象的研究来支持或反驳应用不同种类或斜面穿刺针造成神经损害的发生率如何，在外周神经阻滞中选取何种穿刺针更为合适，尚需进一步临床研究作为指导。

2. 机械创伤：异常感觉的作用 一直以来，"没有异感，就没有麻醉"的说法广为流行[75]，在外周神经阻滞中，有些麻醉医生为更可靠的神经定位，有时会有意引出患者的异常感觉（异感）。尽管理论上讲，引出异感就意味着穿刺针可能已经对神经造成了直接损伤，但目前并没有太多前瞻性的随机对照研究来支持或反对这一观点[20, 39, 63, 66, 67, 76, 77]。Selander 等[20] 早期针对异感与神经损伤之间关系进行的一项前瞻性研究显示，与采用血管周围法相比（0.8%），经腋路臂丛神经阻滞过程中，寻找异感法造成术后神经损伤并发症的发生率更高（2.8%），但该差异并没有统计学意义，这可能是因为在采用血管周围法进行腋路阻滞时，将部分无意间引出异感并注药的病例也计算了其中，增加了采用血管周围法出现术后神经损伤的发生率。Winnie[78] 认为，如果把出现与未出现异感的病例区分开，采用两种方法出现术后神经损伤的发生率一定存在统计学差异。但是，在采用血管周围法进行腋路阻滞时，约 40% 的患者无意间引出过异感，所以，在标准神经阻滞技术以及结果分析方面存在一定困难。术后神经功能障碍发生的程度从轻微的过度敏感到严重麻痹不等，持续时间可能从 2 周至 1 年以上。有趣的是，在神经损伤持续超过 52 周的病例中，有 67% 的患者接受过在原有神经阻滞基础上的补充阻滞。理论上讲，在补充注射时，由于穿刺针刺入神经丛时缺失异感这样的预警信号，造成神经损伤的风险可能会明显增加。

Urban 和 Urquhart[39] 也进行了一项前瞻性研究，对不同方法臂丛神经阻滞后异感的发生情况进行观察，阻滞方法主要包括经动脉法、异感法和神经刺激法。经肌间沟阻滞的患者，术后第一天持续异感的发生率为 9%，术后 2 周的发生率为 3%。最主要的并发症是手部的感觉迟钝，除 1 例外（0.4%）其他患者均在 6 周内缓解。与使用甲哌卡因和利多卡因相比，使用布比卡因进行神经阻滞的患者 2 周内出现感觉异常的发生率明显增高（$P = 0.013$），这可能主要是由患者上肢麻醉后长时间的位置不当引起的，并非是局麻药的毒性反应。经腋路臂丛神经阻滞的患者术后异感的发生率更高，约有 19% 的患者术后异常感觉持续 1 天以上，并且与局麻药种类、穿刺针类型、麻醉方法（异感法 vs 经动脉法）以及止血带的使用时间无关。术前合并神经系统疾病的患者，神经阻滞后急性术后异常感觉的发生率较高（$P = 0.02$），只有 5% 的患者在术后 2 周表现新的感觉异常。症状仅局限于手指的麻木、刺痛和前臂的感觉异常。同样，除 1 例外（0.4%）其他患者均在 4 周内缓解。有意思的是，两组患者阻滞后出现感觉异常的比例均很高（肌间沟 54%；腋路 18%），在腋路组患者中，很多都是在进针过程中出现异感，手术后却出现持续的感觉异常。

研究显示[63, 67]，即使穿刺过程中患者出现异感，只要没有注入局麻药，神经系统并发症的发生率也会很低。Selander[63] 在一项观察经腋路置管对持续臂丛神经阻滞作用的研究中发现，置管过程中，约有 39% 的患者出现异感，一旦引出异感，重新操作，放弃注药，只有在穿刺、置管、回抽过程中，患者均没有疼痛及感觉异常者，方可注入麻醉药。令人惊奇的是，如此操作后未出现 1 例术后神经系统并发症（0）。另外，Stan 等[67] 报道，对 996 例患者经腋路动脉旁法进行臂丛神经阻滞，术后神经系统并发症的发生率仅为 0.2%。在神经阻滞操作过程中，Stan 等一旦引出异感，即放弃注药，调整针尖方向，重新进针。结果整项研究中共有 119（12%）名患者出现感觉异常，但是并无 1 例术后神经系统损伤发生，只有 2 例（0.2%）患者出现术后的感觉异常，考虑为持续阻滞过程中的机械性损伤或是颅内注射所致。

上述研究结果显示，在神经阻滞过程中，引出异感后仍继续注入局麻药可能与由麻醉所致的围术期神经损伤有关。但也有其他学者通过动物模型，直视下观察神经穿刺与异感发生的关系，对此提出了异议[79]。Moore[79] 等认为，顺利引出异感并不能说明以下问题：①针尖刺破神经外膜；②神经已被刺穿；③神经纤维已被切割；④神经内注药。他同时强调，目前尚没有足够的临床数据显示，神经阻滞过程中引出异感一定会导致暂时或永久性的神经功能障碍。Winchell 和 Wolfe[66] 及 Pearce[76] 均赞成 Moore 的观点。Winchell 和 Wolfe[66] 报道，在 854 例臂丛神经阻滞中，尽管操作过程中有 835（98%）名患者出现过异常感觉，但是术后神经系统损伤的发生率仅为 0.36%，只表现为肢体远端的感觉减低，而且会在 7 个月内自行缓解。Pearce[76] 等在一项前瞻性研究中，观察四种腋窝血管神经丛定位方法（经动脉法、异感法、经静脉法、拴系法）的术后并发症，发现有 24% 的患者在进针时出现异感，有 58% 的患者在注药时感觉到压力性感觉异常，主要并发症包括急性局麻药中毒（3.5%）、腋窝压痛及瘀伤（9%）、腋窝血肿（3%）和术后麻木（12.5%）。但有趣的是，经动脉法组的患者发生术后上肢麻木的比例明显高于其他组，作者推断这可能是由于亚临床表现的血肿形成导致了暂时性术后神经系统症状，而并非与操作过程中引出的异感有关。

3. 缺血损伤：肾上腺素和神经水肿的作用 在外周神经阻滞中，常需在局麻药中加入适量肾上腺素，1：200 000 浓度的肾上腺素不仅可以延长局麻药的作用时间，还可以减少在阻滞区域的血管摄取[80]。这种肾上腺能作用能够避免这些局麻药的快速再分布入血，造成潜在的毒性反应。所以，在对不含有终末动脉的区域进行神经阻滞的过程中，很多学者仍推荐使用肾上腺素。

然而，近期大量关于肾上腺素与神经血流在损伤神经纤维病理生理中作用的研究显示[26, 81-83]，外周神经的修复高度依赖于神经纤维的微循环[25]。外周神经的血供主要来源于两方面：①神经内膜固有血管；②较大、非滋养血管的神经外供血（图14-1）。这些神经外血管在神经纤维外间隙沿其长轴走行，并穿过神经外膜与神经内血管相吻合[26]。这部分神经外血供是个神经循环的一个重要组成部分，剥脱神经外膜血液供应，整个神经血流将减少50%，并且可导致内部神经纤维发生脱髓鞘[84]。正是这部分神经外血管受到肾上腺素的控制，对肾上腺素具有高反应性[85]。

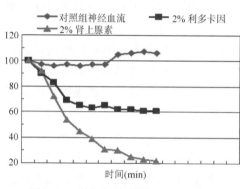

图14-4　利多卡因对神经血流的影响

添加和未添加肾上腺素的2%利多卡因对大鼠坐骨神经血流的影响（引自 Myers RR，Heckman HM .Effects of local anesthesia on nerve blood flow: studies using lidocaine with and without epinephrine. Anesthesiology, 1989.71: 757-762，已经授权）

Myers 和 Heckman[26] 对添加或未添加肾上腺素的利多卡因对大鼠坐骨神经血供的影响进行了对比。结果发现，应用添加对照量生理盐水的2%利多卡因可使神经血流减少39%，而添加等量肾上腺素（1：200 000）2%利多卡因使神经血供降低更加明显（78% vs 39%）。两组数据均明显低于基线或是生理盐水对照组（图14-4）。2%利多卡因和2%利多卡因/肾上腺素混合组之间的差异也具有统计学意义。所以，可以推断肾上腺素可能导致严重的神经缺血，给神经纤维及其支持结构细胞造成不可逆的病理损伤。不过发生这种神经损伤的风险可能只限于正在接受毒性药物治疗（如化疗）、合并代谢性疾病（如糖尿病）或神经系统病变的患者（图14-2E）[86]。合并有上述情况者，在外周神经阻滞中应降低肾上腺素浓度。相反，对于血管和神经解剖正常的患者，不必过于在意肾上腺素对神经缺血的影响。

神经内注药同样可能造成神经缺血损伤[64, 87]。Selander 和 Sjostrand[87]研究发现，神经内注射可使神经髓鞘内压力超过600mmHg，如果神经内压力增加可能高于神经毛细血管的灌注压，持续时间超过15分钟，就可能对神经内微循环造成影响。过高的神经内压还可能改变血-神经屏障的渗透性，干扰神经内部微环境。最终导致外周神经纤维发生轴索变性以及病理性损伤，包括施万细胞损伤和轴索营养不良，特别是在接受毒性药物治疗或者合并代谢异常的患者中表现尤为突出。神经损伤处可观察到成纤维细胞过度增生，神经纤维外周增厚，神经纤维化，这些改变可发展为长时间的组织反应或瘢痕形成，可能与外周神经阻滞后症状持续几天甚至数周有关[10, 12, 19-21]。

4. 化学损伤：局麻药的毒性作用 临床经验表明，局麻药物在正确给药途径和推荐剂量下使用是相对安全的。但是，当浓度过高、暴露时间过长（如持续注射或使用肾上腺素）或神经内注射时，可导致神经发生严重的退化改变，造成长时间的神经系统后遗症[21, 64, 89, 90]。如果出现临床表现，往往提示神经损伤已经比较严重，导致至少多条神经纤维之间信号传导发生障碍，该信号传导障碍可能直接源于轴突或者施万细胞[60]遭受的毒性或缺血损伤，也可能来自神经渗透性或微循环发生改变的间接影响[91]。

在动物模型上，很多研究已经观察到局麻药对神经的确具有一定的急性毒性作用[92-94]。Kalichman 等[94]应用 4 种不同局麻药作用于大鼠在体坐骨神经，分别观察局麻药的神经毒性作用。他们在暴露的大鼠坐骨神经上分别注射了 1ml 不同浓度的氨链（利多卡因、依替卡因）或者酯链（2- 氯丙烷、普鲁卡因）局麻药，注射部位为坐骨神经下面与肌肉连续的组织内，该方法保证了很好的神经周围注射，同时能够避免对神经造成物理性损伤。通过对局麻药注射 48 小时后发生的神经损伤（轴索变性或脱髓鞘）、神经水肿及功能异常情况进行分析评价，他们发现，所有的神经系统毒性反应都是药物浓度依赖的，即局麻药浓度越高，神经损伤程度越重。这 4 种局麻药中，依替卡因神经毒性最强，其次是利多卡因和 2- 氯丙烷，普鲁卡因神经毒性最弱，该顺序与它们阻滞运动神经传导的药物顺序相一致，因此，作者认为局麻药的毒性很可能与局麻药的效能平行。

有趣的是，上述急性（48 小时内）组织病理学及功能障碍在局麻药暴露 10 ～ 14 天后并未出现[88,89,95]。Gentili 等[89]分别在大鼠坐骨神经周围注射不同浓度（加或不加肾上腺素）的 5 种不同局麻药（利多卡因、布比卡因、甲哌卡因、丁卡因、普鲁卡因），以分别观察它们的神经毒性作用。10 天后显微镜检查并未发现神经轴突损伤，无论使用何种局麻药，所有神经内纤维结构仍为正常结构，轴索及髓鞘改变与使用生理盐水对照组无明显区别。该研究结果表明，无论短效或长效，使用肾上腺素与否，应用常规局麻药，10 天后均不会出现严重的神经病理学改变。

许多研究也得出了相似的结论，如分别局部使用布比卡因（加入或不加肾上腺素）[64, 88, 95]、利多卡因[88, 95]、丁卡因[88]或 2- 氯丙烷[88]，暴露 10 ～ 14 天后，发现在体、大体标本、显微镜检查以及功能变化均正常。因此，可以说那些由局麻药造成的急性组织学改变（48 小时内）和功能毒性作用均是短暂的自然现象，并且完全可逆。也就是说，局麻药具有一定有限并可逆的毒性作用[96]。

Kroin 等[90]在一项观察利多卡因毒性作用的研究中，通过两种不同的导管，在大鼠坐骨神经周围分别注射等容量的 1%、2% 或 4% 浓度的利多卡因溶液，每天注射 3 次，连续注射 3 天。第一种导管是一个 10mm 长的"套袖"样导管，围绕在坐骨神经周围，该导管可以保证注入的利多卡因溶液不被稀释或向外扩散。第二种导管是一种带有两个侧孔的单管，放置于距离神经纤维 3 mm 处。在最后一次注射 48 小时后，通过测量大鼠脚爪屈肌的肌张力对胫神经进行功能评价，然后对神经进行显微镜及组织学检查。

结果发现，通过"套袖"样导管注药 2 天后，注入 4% 利多卡因组所有大鼠的足尖肌张力降低至接近零，而注入 1% 和 2% 利多卡因组大鼠的肌张力仍然维持在注药前水平。组织学检查发现，4% 的利多卡因导致套管及套管远端区域神经大约 25% 的轴突发生变性，而注入 1% 和 2% 的利多卡因组大鼠只在套管区域发生不足 10% 的轴突变性，这与生理盐水对照组相似。这些表明，功能上的缺失可能早于显微镜检查发现的组织学改变。

所有通过侧孔管注射局麻药的大鼠坐骨神经均保留了功能及组织学的完整性。4% 利

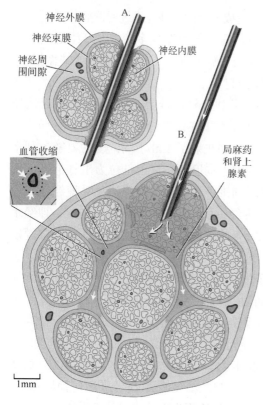

图 14-5 外周神经损伤的多种因素

几种因素可能导致外周神经损伤。实际上神经损伤可能需要多种因素的组合。神经阻滞针可能直接造成全部或部分性神经横断伤（A），也可能因神经束内注射导致神经 - 血管屏障破坏（B）。一旦神经 - 血管屏障遭到破坏，神经就会暴露于化学毒性因素：局麻药、缺血以及由添加了肾上腺素所致的局麻药清除率下降

多卡因组中约有14%，即7只中有1只大鼠的坐骨神经表现出少量的神经轴突退行性变化。作者认为，使用"套袖"样导管组大鼠坐骨神经发生严重的神经毒性主要归因于长时间暴露于高浓度的局麻药液，而侧孔管能使局麻药在神经周围区域迅速扩散并被稀释，限制了高浓度局麻药与神经的长时间接触。所以得出结论，在外周神经周围注射利多卡因时，只有当利多卡因不能被快速稀释时，4%浓度的利多卡因才具有一定的神经毒性，而低浓度的（1%和2%）利多卡因无论如何使用均无神经毒性。

最后，有学者指出局部麻醉所致的外周神经损伤可能是由机械性和化学性损伤共同作用导致的[21, 64, 89, 97]（图14-5）。Selander等[64]对活体兔坐骨神经进行神经束内注药观察，结果发现，表面应用0.5%布比卡因（加入或不加入1：200 000肾上腺素）和1%布比卡因均未造成神经轴索的退行性改变，也未发现注射后10～14天神经内膜血管通透性的变化；而神经内注射相同种类和剂量的局麻药则使兔坐骨神经发生明显的神经轴索变性及神经内膜水肿。有趣的是，注射生理盐水与0.5%布比卡因（不添加肾上腺素）所造成的神经损伤程度相同，说明这些损伤的结果可能与注射的制剂无关，而是注射损伤的结果。但是注射高浓度（1%）和添加肾上腺素的布比卡因（0.5%）要比注射未添加肾上腺素的布比卡因（0.5%）和生理盐水所造成神经轴索损伤的程度严重得多。他们认为，外周神经阻滞中导致神经损伤的因素可能是多方面的，包括损伤性因素、毒性因素以及缺血性因素等，而且，机械性神经损伤（神经束内注射）可能会增强局麻药的神经毒性。

Gentili等[89]通过大鼠坐骨神经，也对神经束内注射局麻药进行了神经损伤方面的观察，结果发现，表面应用布比卡因、甲哌卡因、利多卡因、普鲁卡因、丁卡因10天并未对神经造成严重的组织学损伤；当给药方式改为神经内注射时，所有局麻药均使神经发生了不同程度的轴索损伤。神经损伤的程度随局麻药的种类不同而有所差别，通常主要表现为神经丛表面出血瘀斑，神经周围组织增厚，髓磷脂发生明显退行性变。一般神经结构变化在局麻药注射后1小时内即可出现，而且在注射后10天内神经损伤程度不断进展。有趣的是，与Selander等[64]的研究结果不同，Gentili等并未发现神经内注射生理盐水会导致神经损伤。因此，作者认为，机械性和化学性损伤同时发生才必然会导致重要的神

经损伤。造成神经损伤的可能机制包括局麻药的直接神经毒性和血管 - 神经屏障被破坏所致的神经水肿、神经纤维内压力升高以及神经周围化学微环境改变，这些机械性、缺血性和毒性改变可能造成严重而不可逆的神经轴索变性[89]。

5. 神经性定位：神经刺激仪的作用　神经刺激技术最早是由 Greenblatt 和 Denson 于 1962 年应用于局部麻醉中的[98]，此项技术的突出优点包括成功率高、可应用于镇静或不能合作患者、避免因寻找异感造成神经损伤、避免动脉穿刺造成继发性血管病变或血肿形成[99-102]。许多学者认为，合理应用神经刺激仪可能完全避免由穿刺针造成的神经损伤[78, 103]，但是截至目前，尚没有足够的前瞻性、随机对照研究能够证明，与异感法、动脉穿透法和超声引导法相比，应用神经刺激仪能够降低神经并发症的发生率（见第 17 章）。

不同研究显示，应用神经刺激仪进行区域麻醉时，神经系统并发症的发生率从 0[99, 102, 104] 到 8％不等[39, 77]。但是，在各项研究中，就神经损伤发生率来讲，不同技术（神经刺激仪、异感法、动脉穿透法）之间并没有明显的统计学差异。Goldberg 等[99] 早期进行的一项前瞻性、随机对照研究，对臂丛神经阻滞中各种技术之间的有效性及安全性进行了比较。将 59 名行择期上肢手术的患者随机分为 3 组，分别使用动脉穿透法、异感法和神经刺激仪法经腋路进行臂丛神经阻滞，均以 40ml / 70kg 的剂量使用 1.5％的甲哌卡因进行单次注射。结果发现，各组之间神经阻滞成功率及补充麻醉比率并无显著差异，而且各组均未发生任何麻醉术后并发症。

Liguori 等近期进行的一项前瞻性、随机对照研究也得出了相似的研究结果[77]。Liguori 等[77] 将 218 名患者随机分为异感组或电刺激组，分别采用异感法和电刺激法经肌间沟进行臂丛神经阻滞。神经刺激组中约有 23％的患者感觉到了异感。在神经阻滞成功率（异感组 96％，神经刺激组 94％）及感觉阻滞起效时间上，两组之间没有明显差别，但使用神经刺激仪法进行神经阻滞的患者需要更加充分的镇静，完成阻滞需要的时间也更长。神经刺激仪组中 11 人（10.1％）和异感组中 10 人（9.3％）发生了麻醉相关的 PONS，两组 PONS 发生率也无明显差别，而且所有神经系统损伤均在 12 个月内自主恢复。因此，Liguori 等认为，在选择神经定位方法时，应该主要考虑患者的舒适程度和麻醉医生的经验多少，而不应过分关注 PONS 的发生率[77]。

Fanelli 等[105] 的一项研究显示，同样应用神经刺激仪，经肌间沟臂丛神经阻滞时神经系统并发症的发生率明显高于经腋路入路。该前瞻性研究结果显示，臂丛神经阻滞后 1 个月内神经系统并发症的发生率约为 1.3％，而肌间沟臂丛神经阻滞神经损伤的并发症发生率明显高于腋路臂丛神经阻滞（4％ vs 1％；$P < 0.005$），3 个月内（2 ～ 14 周）所有患者的神经功能均恢复正常。分析各项因素，只有神经阻滞的方法（肌间沟阻滞）和加压止血带的压力可能与术后神经功能紊乱相关。然而，通过多因素回归分析显示，只有止血带压力大于 400 mmHg 与术后神经功能紊乱有显著关联[105]。

许多神经刺激仪使用拥护者认为，神经刺激仪可以应用于深度镇静、麻醉以及不合作的患者，因为神经刺激法不需要引出异感就能够精确定位阻滞针的位置。然而，Choyce 等[106] 的一项研究结果显示事实可能并非如此。在他们的研究中，对经腋路臂丛神经阻滞患者的主观感觉出的异感与神经刺激仪引出的客观运动反应之间的联系进行了研究。他们用导电的刺激针引出异感，逐渐增大神经刺激的电流强度，直到获得客观的运动反应。有趣的是，患者感觉到异感后，约有25%的患者需要增大电流至大于0.5mA才能引出客观的运动反应，其中42%患者的神经刺激电流在0.75mA至3.3mA之间，引出异感位置与神经刺激仪引出运动反应位置相一致的只有81%。这些研究结果说明，尽管神经阻滞针可能已经接近神经，但未必都能引出运动反应。

Uremy和Stanton[107]也认为使用神经刺激仪并不能完全避免阻滞针损伤或者神经内注射的发生。他们分别使用绝缘针（$n=10$）和导电针（$n=20$）通过异感法对未使用任何术前药的受试者进行经肌间沟臂丛神经阻滞（$n=30$）。引出异感前一直关闭神经刺激仪，引出异感后，打开神经刺激仪，刺激电流逐渐增大至最大值1mA，结果只在30%受试者中引出运动反应。有趣的是，引出异感的位置与引出运动反应的位置之间并无相关性。该结果进一步证明，使用神经刺激仪未必能够完全避免阻滞针对深度镇静或麻醉患者造成的神经损伤。

Benumof[107]报道了4例使用神经刺激仪对全麻患者行肌间沟臂丛神经阻滞结果造成双侧颈部脊神经索功能丧失的病例，进一步强调了上述观点。各例病例的MRI均显示，神经轴索出现严重空洞或出血，说明在阻滞过程中可能发生了髓内注射。因此，神经刺激仪可使麻醉医生接近神经结构而不会发生机械性损伤或外周神经损伤的说法未必正确。

6. 神经定位：超声引导的作用　超声引导是区域阻滞麻醉中神经定位的常用方法，其主要优点包括神经阻滞起效快、成功率高、阻滞时间长、血管意外发生率低、对阻滞针要求低、局麻药用量少、操作简便等[109-111]。该技术的提倡者指出，超声引导可能降低神经并发症的发生率，因为它可以对神经阻滞针实时成像，能够保证阻滞针安全地接近目标神经。尽管如此，超声引导能否确实降低外周神经损伤的发生率尚不确定[111,112]（见第17章）。

部分病例报告及病例研究显示，尽管使用超声引导也可能发生较为严重的神经损伤[43,113,114]。Koff等[43]报道的一个行全肩关节成形术病例，患者在超声引导下经肌间沟臂丛神经阻滞后发生了严重的臂丛神经损伤，术后8个月此患者持续出现了上肢运动功能及活动范围的严重受限。Cohen和Gray[113]报道一例在超声引导下经肌间沟臂丛神经阻滞后行肩部切开引流术的病例，由于未察觉而进行了神经内注射，导致患者C_5和C_6神经根分布区感觉丧失并软瘫，但该患者的神经功能6周内完全恢复了。另外，Reiss等[114]报告一例在超声引导下经锁骨上臂丛神经阻滞行左侧拇指关节囊成形术的病例，阻滞过程也造成了臂丛神经损伤和桡神经功能障碍，损伤后8个月，患者左手仍有垂腕表现并且不能正常活动。现有的病例报道及其他文献均表明，尽管超声引导能够提供神经阻滞针的实时图像，但仍然可能发生严重的神经损伤。

Fredrickson和Kilfoyle[109]等在一项大型的前瞻性研究中，对超声引导下进行的区域阻滞麻醉发生的神经系统并发症进行了分析研究。该研究历时3年，研究对象为911名超声引导下行上肢（肌间沟、锁骨上、锁骨下）或下肢（股神经、坐骨神经）区域神经阻滞的患者。除其中14例（1.5%）患者外，对所有患者进行了电话随访，随访神经阻滞后 10 ～ 21 天神经系统并发症的发生情况。结果发现，阻滞后 10 天神经系统并发症（包括各种原因）的发生率为 8.2%，1 个月时发生率为 3.7%，6 个月为 0.6%，而且，在造成长久损伤（> 6 个月）的病例中，约有 33% 可能与神经阻滞技术有关。有趣的是，尽管使用了超声引导，能够观察到阻滞针的实时图像，但仍有 12% 患者在阻滞过程中出现了异感，而且出现异感患者的神经损伤并发症的发生率明显增高。所以，Fredrickson 和 Kilfoyle 认为，超声引导下进行神经阻滞发生神经损伤并发症的发生率与传统其他神经阻滞技术（如神经刺激法）并无差异[109]，这一观点也被很多随后的前瞻性、随机对照研究所证实。

因此，很多学者对"因为起效迅速、持续时间长、无并发症而且成功率高，超声引导可以说是局部麻醉的里程碑"的说法存在争议[115]。尽管超声技术倡导者认为，超声引导能够提供目标神经以及阻滞针的实时图像，但是现有证据并不能证明这一点[111, 112]，而且在临床上也并未观察到倡导者所推测的超声引导的诸多优点，如避免阻滞针与神经的直接接触、神经内注射及机械性损伤等[72, 73, 113, 116, 117]。事实上，想在神经阻滞全过程都看到阻滞针的针尖和目标神经是件非常困难的事。Sites 等[118]进行观察发现，初学者（行超声引导下神经阻滞次数 < 10 次）在超声引导下进行神经阻滞过程中看不清阻滞针的概率高达 43%，即使是有经验者（行超声引导下神经阻滞次数 > 60 次），也有 10% 不能始终看清针尖位置。因此，尽管超声引导技术具有起效快、成功率高、阻滞时间长、对阻滞针要求低、局麻药量少以及操作时间短等很多优点，但是临床医生必须清楚超声引导在避免神经损伤方面其实并无优势，如果不能清楚地认识这一点，对其信任甚至认为十分安全，反而会增加神经损伤的发生率，对患者预后不利[119]。

五、诊断评估

尽管大部分神经并发症都能够在几天或几周内自我恢复，但仍有很多严重的神经损伤需要神经科进一步检查和治疗[120]。所以，在术前应该对患者已有的神经缺陷进行详细记录，便于对术后新出现神经损伤或原有神经功能障碍发生恶化进行早期判断。尽管区域阻滞前充分了解患者的神经基础状态非常重要，但在实际工作中这一点往往被忽略，而在术后又不能重新评估。因此，许多专家建议在进行区域阻滞麻醉前，都应该对患者进行一项简单的神经功能检测以明确其已经存在的神经功能障碍。

对术后神经损伤进行诊断首先应该明确各种神经功能紊乱的定义（图 14-6）[120]。术后感觉或运动功能不全并不一定都是由神经损伤造成，必须首先要与暂时的或者延迟的麻醉效果相区别。术后神经功能障碍定义的几个要点包括：①症状出现的时间和严重程度（与阻滞时间相关性）；②症状的种类和性质（感觉、运动、交感神经）；③发生功能障碍的临床过程（持续的、间断的、渐进的）；④患者既往史（如患者既往合并的神经功能缺陷、糖尿病、用药史、外周血管疾病）。同样，外科事件如术中损伤或结扎、血管损伤、出血并发症、因术野暴露困难而过度牵拉等，必须与外科同事进行讨论分析。

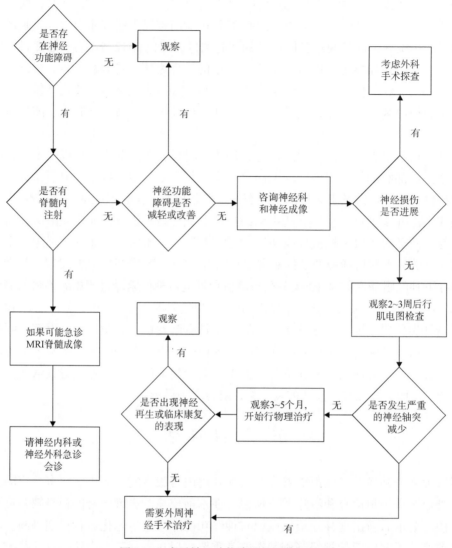

图 14-6 术后神经功能障碍的评估和处理

关于术后神经功能障碍诊断和处理方法的推荐意见（引自 Sorenson EJ. Neurological injuries associated with regional anesthesia. Reg Anesth pain Med，2008.3. 42-448）

即使不怀疑神经损伤出现，术后常规进行全面的体征检查也非常重要[121]。注射部位远端缺血通常与注射部位出现的血肿或瘀斑有关。另外，止血不充分和过度的抗凝治疗可能导致出血相关并发症，进而压迫神经结构。阻滞部位出现明显的局部压痛，可能是发生感染的症状和体征，需要及时寻找感染病因。如果术后出现新的神经功能障碍，应该尽快请有经验的神经内科或神经外科医生进行详细的神经学检查，以明确损伤的到底是单一外周神经、多条外周神经、神经丛还是神经根[120]，同时应该对神经损伤的严重程度做出判断，这是影响神经远期预后的一个重要影响因素。尽早请神经科医生会诊的重要性不是为了评估损伤的严重程度，而是为了对神经损伤症状的进展或恢复情况进行监测，并协调下一步诊治。早期行 CT 或 MRI 等影像学检查对感染或其他炎性疾病的早期诊断十分有益，也可以帮助判断不断增大的血肿是否需要急诊手术治疗。

几十年来，电生理学一直应用于各种神经功能紊乱的诊断或预后评估中，它能够提供阻滞前神经状态、新发病灶、病理学进展等多方面信息[120]。神经损伤后的系列研究可能使临床医生对其临床过程更加了解（框14-4）[27]。神经传导研究、激发电位和肌电图（EMG）是几种最常用的检测方法，每种系列检测手段都能够提供神经传导性、轴突和髓磷脂完整性以及肌肉支配能力等信息。

> **框 14-4　外周神经损伤后电生理学检测的临床优点**
>
> - 损伤记录
> - 解剖定位
> - 确定损伤的严重程度和机制
> - 康复模式
> - 判断预后
> - 获取客观数据建立损伤文档
> - 确定病理过程
> - 选择合适肌肉进行肌腱锻炼（如果可用）

（一）感觉神经传导分析

感觉神经传导分析主要用于评估感觉神经纤维功能的完整性。该方法可以对感觉神经传导动作电位（SNAPs）的幅度和速率进行测量，既可以在神经传导正常方向上进行顺向测定，也可以在主要外周神经远端逆行测定。感觉神经传导分析的主要目标是评估功能性轴突的数目（SNAPs 的幅度）以及这些轴突髓鞘的状态（SNAPs 的传导速率）。合并轴突退化性疾病（如神经束内注射或糖尿病性神经病变）的患者，感觉神经传导分析的特点为感觉神经动作电位幅度显著降低，此时，只要最大的神经轴突仍正常，传导的速率可能只轻度减慢。相反，脱髓鞘性神经疾病（如止血带压迫或者格林巴列综合征）通常导致传导速率的异常，伴或不伴有感觉神经动作电位幅度的变化[121]。

（二）肌电图

肌电图能够测量和记录肌肉的电活动。出现运动神经元疾病时，这种电活动能够帮助定位病变位置。合并神经性疾病，通过肌肉受影响形式可以定位病灶是发生在脊髓、神经根、神经丛还是外周神经。但是，不同疾病的肌电图没有特异性表现，也就是说不能用肌电图来对神经肌肉疾病进行明确诊断。总体上，肌电图异常主要分为三类。

1. 对针过度反应　主要表现为正向、节律性波，通常见于去神经的肌肉纤维或活动性肌病。

2. 异常自主活动　以肌束震颤或肌纤维纤颤为主要表现。肌纤维纤颤是由去神经化的单条肌肉纤维产生的节律电位，通常提示存在或即将产生神经疾病。肌束震颤或肌纤维纤颤一般发生在神经损伤后 2～3 周，此时轴索的退行性变导致运动终板的破坏。肌纤维纤颤电位通常在神经损伤后 1～3 个月达到高峰。

3. 肌肉支配异常　随着神经损伤程度的加重，支配肌肉运动的轴索数目逐渐减少，导致运动神经元自主动作电位降低，肌肉支配异常的严重程度通常与病灶损伤的严重程度相符。

尽管应用广泛，但是神经传导分析和肌电图仍有其各自的局限性。它们只能对较大的感觉和运动神经进行评估，而检测不到细小脱髓鞘神经纤维的功能紊乱。而且，损伤后许多异常不能立即在肌电图上反映出来，损伤后几个星期才有所表现。尽管在去神经证据出现及开始神经生理学检测（14 ～ 21 天）之前，一般不建议进行肌电图检测，但是为了获取神经损伤之前的基础状态信息（对侧肢体评估），进行肌电图检测有可能有助于排查出隐匿（亚临床）病变和合并疾病[121]。

六、预　　防

由于患者、手术和麻醉等多种因素（框 14-1）都可能导致外周神经损伤，这就使避免和预防神经损害并发症的发生成为一项困难而又复杂的挑战。麻醉医生无法改变患者和手术的危险因素，只能着眼于麻醉相关因素。目前，尽管很多麻醉相关风险因素已经明确，但是其中大部分结论均只是出自细胞及动物实验结果的推测。例如，关于阻滞针针型安全性（锐针或钝针）[61, 65] 以及局麻药添加剂可能造成继发神经缺血损伤[26]的说法，均尚缺乏前瞻性、随机对照临床试验的证实。此外，通常建议的避免对熟睡或深度镇静患者进行区域阻滞麻醉以及避免发生局麻药注射痛的主张，均也只是基于独立的病例报告或有限的病例分析[52, 122]。尚缺乏足够前瞻性、随机对照的临床研究来明确证实这些建议或主张是否真的具有优越性或安全性[52]。

尽管尚缺乏足够的临床数据，麻醉相关危险因素的重要性仍不容忽视。为减少围术期神经损伤的发生概率，在临床工作中还应充分考虑现有的动物及有限的临床研究结果，使患者尽可能地暴露于更少的患者、手术及麻醉相关危险因素面前[52]。例如，一位合并明显椎管狭窄和糖尿病性神经病变的老年男性患者接受下肢手术，连续外周神经阻滞并置管的利与弊就值得我们充分思考。这种情况下，在已合并神经损伤的基础上再增加多种麻醉危险因素（穿刺针或导管导致的机械性损伤、局麻药毒性作用及神经缺血性损伤）（双重打压现象），风险可能要远大于收益。不过，如果我们在临床操作过程中稍加谨慎，如减少局麻药用量或浓度，降低肾上腺素浓度，临床危险性可能会明显降低[52]。因此，对于每位不同患者，都应对所有麻醉技术的潜在危险和益处进行详尽讨论，这样才能够做出明智选择。

七、治疗与康复

绝大多数围术期神经损伤都是暂时并可以自愈的[120]，因此，在损伤康复的初期，可以只采取适当的保护措施（如肢体保护、物理性康复治疗以及一定范围内的活动锻炼）和细心观察。但是，明确围术期造成神经损伤的原因（如压迫、血肿形成、神经受损）并及时纠正是非常重要的。如果患者出现神经功能障碍，不能被手术创伤、术中体位和局部麻醉技术解释的，应请神经科医生进行评估，决定是否需要进行外周神经活检，如果确定或怀疑发生感染应尽早进行免疫治疗[22]。神经科医生的会诊意见一般较重要,能够提供系列的临床和电生理学检测,以监测症状的进展及恢复情况[52, 120]。多数情况下,应该在发现神经损伤后立刻进行物理治疗,以保持未受影响肌肉的肌张力和关节运动。关于术后神经损伤的处理意见详见图 14-6。

如果神经损伤症状持续存在(3 ~ 5 个月)或不断进展,应考虑请神经外科医生进行进一步评估[120]。外科手术的目的主要有三点:①避免感觉运动功能的进一步恶化;②缓解疼痛和其他神经症状;③功能恢复。外科干预配合物理治疗通常能够达到这些目标。但是,在治疗计划开始之前,患者、患者家属以及主治医生的期望值都应是客观、现实的,而且应对可能出现的并发症或更坏结果进行充分讨论。

围术期神经损伤的早期外科干预指征较少,主要包括血肿减压、骨筋膜综合征、血管损伤(如动静脉瘘、压迫性的假性动脉瘤)、医源性神经损伤(如神经意外缝结)、术中神经横断或撕裂伤。上述情况下,72 小时内手术治疗对于清洁、创伤性神经损伤能够端端吻合恢复正常神经结构是至关重要的。相反,钝性横断或神经损伤最好在几星期后处理,此时近端和远端的神经瘤已很明显,可以彻底切除,便于健康神经组织修复及随后的手术治疗[123]。

多数的持续外周神经损伤其实并不是由完全或部分神经纤维的横断所致。相反,局灶(如穿刺针或置管导致的机械性损伤和神经内注射)或弥散性(如术中创伤或牵拉、止血带压迫、缺血或局麻药毒性)神经损伤更容易发生。这些情况下,与早期手术干预相比,更推荐密切临床观察和电生理检查。重要的是,我们必须认真观察细微的康复变化,因为无论临床或者电生理检查都不能明确提示康复是否有效或功能是否完全恢复。此时,如果等待更多神经再植证据出现的时间过长实际上可能损害了神经的完整性,不利于神经的整体恢复。因此,如果早期自主恢复的征象明确出现,保守性的非手术治疗可以继续进行[120]。但是,如果一直没有临床或电生理恢复的证据出现,就应该考虑采取手术探查或神经松解。一般局部病灶的手术探查时间建议在损伤后 2 ~ 3 个月,而弥漫性神经损伤则推荐在损伤后 3 ~ 5 个月进行手术探查[123]。

八、总 结

外周神经损伤是一种罕见又具有灾难性威胁的围术期并发症。患者、手术以及麻醉危险因素可能都是造成神经损伤的潜在病因,而且可能多种因素同时扮演重要角色。"双重打压"现象表明,合并多种危险因素时,患者出现术后神经损伤并发症的风险更高。重要的是,应对围术期神经损伤进行充分了解,这样才能对患者进行快速评估,确定潜在病因并在术后出现神经损伤时采取合理干预措施。预防方法有限,最主要的是尽量减少患者所暴露危险因素的数量。长期治疗的成功与否取决于患者和主治医生比较客观、现实的期望值,以及一个好的个体化、多学科治疗方案。

(唐 冰译,王俊科校)

参 考 文 献

1. Neuhof H. Supraclavicular anesthetization of the brachial plexus. *JAMA* 1914;62:1629–1632.
2. Woolley EJ, Vandam LD. Neurological sequelae of brachial plexus nerve block. *Ann Surg* 1959;149:53–60.
3. Kulenkampff D, Persky MA. Brachial plexus anesthesia. Its indications, technic, and dangers. *Ann Surg* 1928;87:883.
4. Moberg E, Dhuner KG. Brachial plexus block analgesia with xylocaine. *J Bone Joint Surg Am* 1951; 33-A:884–888.
5. Auroy Y, Benhamou D, Bargues L, et al. Major complications of regional anesthesia in France: the SOS Regional Anesthesia Hotline Service. *Anesthesiology* 2002;97:1274–1280.
6. Liu SS, Zayas VM, Gordon MA, et al. A prospective, randomized, controlled trial comparing ultrasound versus nerve stimulator guidance for interscalene block for ambulatory shoulder surgery for postoperative neurological symptoms. *Anesth Analg* 2009;109:265–271.
7. Brull R, McCartney CJL, Chan VWS, et al. Neurological complications after regional anesthesia: contemporary estimates of risk. *Anesth Analg* 2007;104:965–974.
8. Welch MB, Brummett CM, Welch TD, et al. Perioperative peripheral nerve injuries: a retrospective study of 380,680 cases during a 10-year period at a single institution. *Anesthesiology* 2009;111:490–497.
9. Jacob AK, Mantilla CB, Sviggum HP, et al. Perioperative nerve injury after total knee arthroplasty: regional anesthesia risk during a 20-year cohort study. *Anesthesiology* 2011;114:311–317.
10. Auroy Y, Narchi P, Messiah A, et al. Serious complications related to regional anesthesia: results of a prospective survey in France. *Anesthesiology* 1997;87:479–486.
11. Barrington MJ, Watts SA, Gledhill SR, et al. Preliminary results of the Australasian Regional Anaesthesia Collaboration: a prospective audit of more than 7000 peripheral nerve and plexus blocks for neurologic and other complications. *Reg Anesth Pain Med* 2009;34:534–541.
12. Horlocker TT, Kufner RP, Bishop AT, et al. The risk of persistent paresthesia is not increased with repeated axillary block. *Anesth Analg* 1999;88:382–387.
13. Borgeat A, Blumenthal S, Lambert M, et al. The feasibility and complications of the continuous popliteal nerve block: a 1001-case survey. *Anesth Analg* 2006;103:229–233.
14. Borgeat A, Dullenkopf A, Ekatodramis G, et al. Evaluation of the lateral modified approach for continuous interscalene block after shoulder surgery. *Anesthesiology* 2003;99:436–442.
15. Capdevila X, Pirat P, Bringuier S, et al. Continuous peripheral nerve blocks in hospital wards after orthopedic surgery. *Anesthesiology* 2005;103:1035–1045.
16. Borgeat A, Ekatodramis G, Kalberer F, et al. Acute and nonacute complications associated with interscalene block and shoulder surgery: a prospective study. *Anesthesiology* 2001;95:875–880.
17. Bergman BD, Hebl JR, Kent J, et al. Neurologic complications of 405 consecutive continuous axillary catheters. *Anesth Analg* 2003;96:247–252.
18. Compere V, Rey N, Baert O, et al. Major complications after 400 continuous popliteal sciatic nerve blocks for post-operative analgesia. *Acta Anaesthesiol Scand* 2009;53:339–345.
19. Cheney FW, Domino KB, Caplan RA, et al. Nerve injury associated with anesthesia: a closed claims analysis. *Anesthesiology* 1999;90:1062–1069.
20. Selander D, Edshage S, Wolff T. Paresthesiae or no paresthesiae? Nerve lesions after axillary blocks. *Acta Anaesthesiol Scand* 1979;23:27–33.
21. Lofstrom B, Wennberg A, Wien L. Late disturbances in nerve function after block with local anaesthetic agents. An electroneurographic study. *Acta Anaesthesiol Scand* 1966;10:111–122.
22. Staff NP, Engelstad J, Klein CJ, et al. Post-surgical inflammatory neuropathy. *Brain* 2010;133:2866–2880.
23. Lee LA, Posner KL, Domino KB, et al. Injuries associated with regional anesthesia in the 1980s and 1990s: a closed claims analysis. *Anesthesiology* 2004;101:143–152.
24. Lee LA, Posner KL, Cheney FW, et al. Complications associated with eye blocks and peripheral nerve blocks: an american society of anesthesiologists closed claims analysis. *Reg Anesth Pain Med* 2008; 33:416–422.
25. Lundborg G. Ischemic nerve injury. Experimental studies on intraneural microvascular pathophysiology and nerve function in a limb subjected to temporary circulatory arrest. *Scand J Plast Reconstr Surg Suppl* 1970;6:3–113.
26. Myers RR, Heckman HM. Effects of local anesthesia on nerve blood flow: studies using lidocaine with and without epinephrine. *Anesthesiology* 1989;71:757–762.
27. Jobe M, Martinez S. Peripheral nerve injuries. In: Canale S, ed. *Campbell's Operative Orthopaedics*. 10th ed. Philadelphia, PA: Mosby, 2003.
28. Seddon HJ, Medawar PB, Smith H. Rate of regeneration of peripheral nerves in man. *J Physiol* 1943;102:191–215.
29. Sunderland S. A classification of peripheral nerve injuries producing loss of function. *Brain* 1951;74:491–516.
30. Neal JM, Hebl JR, Gerancher JC, et al. Brachial plexus anesthesia: essentials of our current understanding. *Reg Anesth Pain Med* 2002;27:402–428.
31. Neal JM, Gerancher JC, Hebl JR, et al. Upper extremity regional anesthesia: essentials of our current understanding, 2008. *Reg Anesth Pain Med* 2009;34:134–170.
32. Warner MA, Warner ME, Martin JT. Ulnar neuropathy. Incidence, outcome, and risk factors in sedated or anesthetized patients. *Anesthesiology* 1994;81:1332–1340.
33. Warner MA, Martin JT, Schroeder DR, et al. Lower-extremity motor neuropathy associated with surgery performed on patients in a lithotomy position. *Anesthesiology* 1994;81:6–12.
34. Hebl JR, Kopp SL, Schroeder DR, et al. Neurologic complications after neuraxial anesthesia or analgesia in patients with preexisting peripheral sensorimotor neuropathy or diabetic polyneuropathy. *Anesth Analg* 2006;103:1294–1299.
35. Gebhard RE, Nielsen KC, Pietrobon R, et al. Diabetes mellitus, independent of body mass index, is associated with a "higher success" rate for supraclavicular brachial plexus blocks. *Reg Anesth Pain Med* 2009;34:404–407.
36. Kalichman MW, Calcutt NA. Local anesthetic-induced conduction block and nerve fiber injury in streptozotocin-diabetic rats. *Anesthesiology* 1992;77:941–947.
37. Kroin JS, Buvanendran A, Williams DK, et al. Local anesthetic sciatic nerve block and nerve fiber damage in diabetic rats. *Reg Anesth Pain Med* 2010;35:343–350.
38. Dripps RD, Vandam LD. Exacerbation of pre-existing neurologic disease after spinal anesthesia. *N Engl J Med* 1956;255:843–849.
39. Urban MK, Urquhart B. Evaluation of brachial plexus anesthesia for upper extremity surgery. *Reg Anesth* 1994;19:175–182.
40. Moen V, Dahlgren N, Irestedt L. Severe neurological complications after central neuraxial blockades in Sweden 1990–1999. *Anesthesiology* 2004;101:950–959.
41. Hebl JR, Horlocker TT, Kopp SL, et al. Neuraxial blockade in patients with preexisting spinal stenosis, lumbar disk disease, or prior spine surgery: efficacy and neurologic complications. *Anesth Analg* 2010;111:1511–1519.
42. Horlocker TT, Cabanela ME, Wedel DJ. Does postoperative epidural analgesia increase the risk of peroneal nerve palsy after total knee arthroplasty? *Anesth Analg* 1994;79:495–500.
43. Koff MD, Cohen JA, McIntyre JJ, et al. Severe brachial plexopathy following an ultrasound guided single injection nerve block for total shoulder arthroplasty in a patient with multiple sclerosis. *Anesthesiology* 2008;108:325–328.
44. Hughes RAC. Peripheral neuropathy. *BMJ* 2002;324:466–469.
45. Sarova-Pinhas I, Achiron A, Gilad R, et al. Peripheral neuropathy in multiple sclerosis: a clinical and electrophysiologic study. *Acta Neurol Scand* 1995;91:234–238.
46. Pogorzelski R, Baniukiewicz E, Drozdowski W. Subclinical lesions of peripheral nervous system in multiple sclerosis patients. *Neurol Neurochir Pol* 2004;38:257–264.
47. Richardson JK, Jamieson SC. Cigarette smoking and ulnar mononeuropathy at the elbow. *Am J Phys Med Rehabil* 2004;83:730–734.

48. Mitchell BD, Hawthorne VM, Vinik AI. Cigarette smoking and neuropathy in diabetic patients. *Diabetes Care* 1990;13:434–437.
49. Faden A, Mendoza E, Flynn F. Subclinical neuropathy associated with chronic obstructive pulmonary disease: possible pathophysiologic role of smoking. *Arch Neurol* 1981;38:639–642.
50. Upton AR, McComas AJ. The double crush in nerve entrapment syndromes. *Lancet* 1973;2:359–362.
51. Osterman AL. The double crush syndrome. *Orthop Clin North Am* 1988;19:147–155.
52. Neal JM, Bernards CM, Hadzic A, et al. ASRA practice advisory on neurologic complications in regional anesthesia and pain medicine. *Reg Anesth Pain Med* 2008;33:404–415.
53. Lynch NM, Cofield RH, Silbert PL, et al. Neurologic complications after total shoulder arthroplasty. *J Shoulder Elbow Surg* 1996;5:53–61.
54. Hildebrand KA, Patterson SD, Regan WD, et al. Functional outcome of semiconstrained total elbow arthroplasty. *J Bone Joint Surg Am* 2000;82-A:1379–1386.
55. Cheng SL, Morrey BF. Treatment of the mobile, painful arthritic elbow by distraction interposition arthroplasty. *J Bone Joint Surg Br* 2000;82:233–238.
56. Benzel EC, Prejean CA, Hadden TA. Pulsatile dysesthesia and an axillary artery pseudoaneurysm associated with a penetrating axillary artery injury. *Surg Neurol* 1989;31:400–401.
57. Groh GI, Gainor BJ, Jeffries JT, et al. Pseudoaneurysm of the axillary artery with median-nerve deficit after axillary block anesthesia. A case report. *J Bone Joint Surg Am* 1990;72:1407–1408.
58. Ben-David B, Stahl S. Axillary block complicated by hematoma and radial nerve injury. *Reg Anesth Pain Med* 1999;24:264–266.
59. Horlocker TT, Hebl JR, Gali B, et al. Anesthetic, patient, and surgical risk factors for neurologic complications after prolonged total tourniquet time during total knee arthroplasty. *Anesth Analg* 2006;102:950–955.
60. Hogan QH. Pathophysiology of peripheral nerve injury during regional anesthesia. *Reg Anesth Pain Med* 2008;33:435–441.
61. Rice AS, McMahon SB. Peripheral nerve injury caused by injection needles used in regional anaesthesia: influence of bevel configuration, studied in a rat model. *Br J Anaesth* 1992;69:433–438.
62. Moore DC. Complications of regional anesthesia. *Clin Anesth* 1969;2:218–251.
63. Selander D. Catheter technique in axillary plexus block. Presentation of a new method. *Acta Anaesthesiol Scand* 1977;21:324–329.
64. Selander D, Brattsand R, Lundborg G, et al. Local anesthetics: importance of mode of application, concentration and adrenaline for the appearance of nerve lesions. An experimental study of axonal degeneration and barrier damage after intrafascicular injection or topical application of bupivacaine (Marcain). *Acta Anaesthesiol Scand* 1979;23:127–136.
65. Selander D, Dhuner KG, Lundborg G. Peripheral nerve injury due to injection needles used for regional anesthesia. An experimental study of the acute effects of needle point trauma. *Acta Anaesthesiol Scand* 1977;21:182–188.
66. Winchell SW, Wolfe R. The incidence of neuropathy following upper extremity nerve blocks. *Reg Anesth* 1985;10:12–15.
67. Stan TC, Krantz MA, Solomon DL, et al. The incidence of neurovascular complications following axillary brachial plexus block using a transarterial approach. A prospective study of 1,000 consecutive patients. *Reg Anesth* 1995;20:486–492.
68. Moayeri N, Bigeleisen PE, Groen GJ. Quantitative architecture of the brachial plexus and surrounding compartments, and their possible significance for plexus blocks. *Anesthesiology* 2008;108:299–304.
69. Moayeri N, Groen GJ. Differences in quantitative architecture of sciatic nerve may explain differences in potential vulnerability to nerve injury, onset time, and minimum effective anesthetic volume. *Anesthesiology* 2009;111:1128–1134.
70. van Geffen GJ, Moayeri N, Bruhn J, et al. Correlation between ultrasound imaging, cross-sectional anatomy, and histology of the brachial plexus: a review. *Reg Anesth Pain Med* 2009;34:490–497.
71. Sala-Blanch X, Ribalta T, Rivas E, et al. Structural injury to the human sciatic nerve after intraneural needle insertion. *Reg Anesth Pain Med* 2009;34:201–205.
72. Bigeleisen PE. Nerve puncture and apparent intraneural injection during ultrasound-guided axillary block does not invariably result in neurologic injury. *Anesthesiology* 2006;105:779–783.
73. Robards C, Hadzic A, Somasundaram L, et al. Intraneural injection with low-current stimulation during popliteal sciatic nerve block. *Anesth Analg* 2009;109:673–677.
74. ANSI/ADA specification no. 54 for double-pointed parenteral, single use needles for dentistry. Council on Dental Materials, Instruments, and Equipment. *J Am Dent Assoc* 1986;113:952.
75. Moore DC. *Regional Block.* 4th ed. Springfield, IL: Charles C. Thomas, 1965.
76. Pearce H, Lindsay D, Leslie K. Axillary brachial plexus block in two hundred consecutive patients. *Anaesth Intensive Care* 1996;24:453–458.
77. Liguori GA, Zayas VM, YaDeau JT, et al. Nerve localization techniques for interscalene brachial plexus blockade: a prospective, randomized comparison of mechanical paresthesia versus electrical stimulation. *Anesth Analg* 2006;103:761–767.
78. Winnie AP. Does the transarterial technique of axillary block provide a higher success rate and a lower complication rate than a paresthesia technique? New evidence and old. *Reg Anesth* 1995;20:482–485.
79. Moore DC. "No paresthesias-no anesthesia," the nerve stimulator or neither? *Reg Anesth* 1997;22:388–390.
80. Fink BR, Aasheim GM, Levy BA. Neural pharmacokinetics of epinephrine. *Anesthesiology* 1978;48:263–266.
81. Myers RR, Mizisin AP, Powell HC, et al. Reduced nerve blood flow in hexachlorophene neuropathy: relationship to elevated endoneurial fluid pressure. *J Neuropathol Exp Neurol* 1982;41:391–399.
82. Myers RR, Powell HC. Galactose neuropathy: impact of chronic endoneurial edema on nerve blood flow. *Ann Neurol* 1984;16:587–594.
83. Tuck RR, Schmelzer JD, Low PA. Endoneurial blood flow and oxygen tension in the sciatic nerves of rats with experimental diabetic neuropathy. *Brain* 1984;107:935–950.
84. Rundquist I, Smith QR, Michel ME, et al. Sciatic nerve blood flow measured by laser Doppler flowmetry and [14C]iodoantipyrine. *Am J Physiol* 1985;248:H311–317.
85. Rechthand E, Hervonen A, Sato S, et al. Distribution of adrenergic innervation of blood vessels in peripheral nerve. *Brain Res* 1986;374:185–189.
86. Schneider U, Jund R, Nees S, et al. Differences in sensitivity to hyperglycemic hypoxia of isolated rat sensory and motor nerve fibers. *Ann Neurol* 1992;31:605–610.
87. Selander D, Sjostrand J. Longitudinal spread of intraneurally injected local anesthetics. An experimental study of the initial neural distribution following intraneural injections. *Acta Anaesthesiol Scand* 1978;22:622–634.
88. Myers RR, Kalichman MW, Reisner LS, et al. Neurotoxicity of local anesthetics: altered perineurial permeability, edema, and nerve fiber injury. *Anesthesiology* 1986;64:29–35.
89. Gentili F, Hudson AR, Hunter D, et al. Nerve injection injury with local anesthetic agents: a light and electron microscopic, fluorescent microscopic, and horseradish peroxidase study. *Neurosurgery* 1980;6:263–272.
90. Kroin JS, Penn RD, Levy FE, et al. Effect of repetitive lidocaine infusion on peripheral nerve. *Exp Neurol* 1986;94:166–173.
91. Kalichman MW. Physiologic mechanisms by which local anesthetics may cause injury to nerve and spinal cord. *Reg Anesth* 1993;18:448–452.
92. Kalichman MW, Powell HC, Myers RR. Pathology of local anesthetic-induced nerve injury. *Acta Neuropathol (Berl)* 1988;75:583–589.
93. Kalichman MW, Powell HC, Myers RR. Quantitative histologic analysis of local anesthetic-induced injury to rat sciatic nerve. *J Pharmacol Exp Ther* 1989;250:406–413.
94. Kalichman MW, Moorhouse DF, Powell HC, et al. Relative neural toxicity of local anesthetics. *J Neuropathol Exp Neurol* 1993;52:234–240.
95. Barsa J, Batra M, Fink BR, et al. A comparative in vivo study of local neurotoxicity of lidocaine, bupivacaine, 2-chloroprocaine, and a mixture of 2-chloroprocaine and bupivacaine. *Anesth Analg* 1982;61:961–967.
96. Selander D. Neurotoxicity of local anesthetics: animal data. *Reg Anesth* 1993;18:461–468.

97. Chambers WA. Peripheral nerve damage and regional anaesthesia. *Br J Anaesth* 1992;69:429–430.

98. Greenblatt GM, Denson JS. Needle nerve stimulatorlocator: nerve blocks with a new instrument for locating nerves. *Anesth Analg* 1962;41:599–602.

99. Goldberg ME, Gregg C, Larijani GE, et al. A comparison of three methods of axillary approach to brachial plexus blockade for upper extremity surgery. *Anesthesiology* 1987;66:814–816.

100. Eeckelaert JP, Filliers E, Alleman JJ, et al. Supraclavicular brachial plexus block with the aid of a nerve stimulator. *Acta Anaesthesiol Belg* 1984;35:5–17.

101. Baranowski AP, Pither CE. A comparison of three methods of axillary brachial plexus anaesthesia. *Anaesthesia* 1990;45:362–365.

102. Davis WJ, Lennon RL, Wedel DJ. Brachial plexus anesthesia for outpatient surgical procedures on an upper extremity. *Mayo Clin Proc* 1991;66:470–473.

103. Gentili ME, Wargnier JP. Peripheral nerve damage and regional anaesthesia. *Br J Anaesth* 1993;70:594.

104. Carles M, Pulcini A, Macchi P, et al. An evaluation of the brachial plexus block at the humeral canal using a neurostimulator (1417 patients): the efficacy, safety, and predictive criteria of failure. *Anesth Analg* 2001;92:194–198.

105. Fanelli G, Casati A, Garancini P, et al. Nerve stimulator and multiple injection technique for upper and lower limb blockade: failure rate, patient acceptance, and neurologic complications. Study Group on Regional Anesthesia. *Anesth Analg* 1999;88:847–852.

106. Choyce A, Chan VW, Middleton WJ, et al. What is the relationship between paresthesia and nerve stimulation for axillary brachial plexus block? *Reg Anesth Pain Med* 2001;26:100–104.

107. Urmey WF, Stanton J. Inability to consistently elicit a motor response following sensory paresthesia during interscalene block administration. *Anesthesiology* 2002;96:552–554.

108. Benumof JL. Permanent loss of cervical spinal cord function associated with interscalene block performed under general anesthesia. *Anesthesiology* 2000;93:1541–1544.

109. Fredrickson MJ, Kilfoyle DH. Neurological complication analysis of 1000 ultrasound guided peripheral nerve blocks for elective orthopaedic surgery: a prospective study. *Anaesthesia* 2009;64:836–844.

110. Neal JM, Brull R, Chan VW, et al. The ASRA evidence-based medicine assessment of ultrasound-guided regional anesthesia and pain medicine: executive summary. *Reg Anesth Pain Med* 2010;35:S1–S9.

111. Liu SS, Ngeow JE, Yadeau JT. Ultrasound-guided regional anesthesia and analgesia: a qualitative systematic review. *Reg Anesth Pain Med* 2009;34:47–59.

112. Neal JM. Ultrasound-guided regional anesthesia and patient safety: an evidence-based analysis. *Reg Anesth Pain Med* 2010;35:S59–S67.

113. Cohen JM, Gray AT. Functional deficits after intraneural injection during interscalene block. *Reg Anesth Pain Med* 2010;35:397–399.

114. Reiss W, Kurapati S, Shariat A, et al. Nerve injury complicating ultrasound/electrostimulation-guided supraclavicular brachial plexus block. *Reg Anesth Pain Med* 2010;35:400–401.

115. Horlocker TT, Wedel DJ. Ultrasound-guided regional anesthesia: in search of the holy grail. *Anesth Analg* 2007;104:1009–1011.

116. Russon K, Blanco R. Accidental intraneural injection into the musculocutaneous nerve visualized with ultrasound. *Anesth Analg* 2007;105:1504–1505.

117. Schafhalter-Zoppoth I, Zeitz ID, Gray AT. Inadvertent femoral nerve impalement and intraneural injection visualized by ultrasound. *Anesth Analg* 2004;99:627–628.

118. Sites BD, Spence BC, Gallagher JD, et al. Characterizing novice behavior associated with learning ultrasound-guided peripheral regional anesthesia. *Reg Anesth Pain Med* 2007;32:107–115.

119. Hebl JR. Ultrasound-guided regional anesthesia and the prevention of neurologic injury: fact or fiction? *Anesthesiology* 2008;108:186–188.

120. Sorenson EJ. Neurological injuries associated with regional anesthesia. *Reg Anesth Pain Med* 2008;33:442–448.

121. Hogan Q, Hendrix L, Jaradeh S. Evaluation of neurologic injury after regional anesthesia. In: Finucane BT, ed. *Complications of Regional Anesthesia*. 1st ed. Philadelphia, PA: Churchill Livingstone, 1999:271–291.

122. Bernards CM, Hadzic A, Suresh S, et al. Regional anesthesia in anesthetized or heavily sedated patients. *Reg Anesth Pain Med* 2008;33:449–460.

123. Spinner RJ, Kline DG. Surgery for peripheral nerve and brachial plexus injuries or other nerve lesions. *Muscle Nerve* 2000;23:680–695.

第 **15** 章

肌 肉 毒 性

Quinn H. Hogan

在区域麻醉及疼痛治疗的并发症讨论中，很少考虑到肌肉损伤。尽管局麻药的肌肉毒性很少引起重大临床伤害事件，但是它确确实实存在而一直未受到重视。本章内容回顾了区域麻醉过程中肌肉损伤的发生机制、临床意义以及如何预防和治疗。

一、定 义

区域麻醉操作过程可以通过几种机制引起肌肉损伤。闭塞性止血带所引起的局部缺血可能导致肌肉损害，如静脉区域麻醉，但是这种损害仅发生于止血带充血持续6小时后，而充气致缺血时间远超过局麻药作用时间。肌肉缺血性损伤既可源于出血性腔隙综合征，也可发生于穿刺针损伤直接导致血管闭塞[1]。然而，归根结底其主要机制是肌肉毒性，而肌肉毒性可定义为局麻药物直接作用于肌细胞，并导致肌细胞破坏的分子过程。

二、并发症概述

区域麻醉应用的局麻药溶液对于肌肉组织来说均是毒素。因为大多数局麻药液都是在肌组织的最邻近区域内注射的，所以，所有区域麻醉几乎都可能发生肌毒性。尽管这种肌肉损害可以预见，但肌肉毒性却很少成为重要临床事件[2, 3]。几个因素可以对此进行解释。只有成熟肌细胞被局麻药物损伤，而基底层肌细胞、血管系统肌细胞、神经元以及最重要的未成熟肌细胞（肌母细胞）仍未受损。这样，肌组织（受损肌组织）可以在3～4周内完全再生[4, 5]。实际上，应用局麻药治疗肌筋膜痛时，正是这种注射位点上的旧细胞毁损和新细胞再生促发了有益的治疗作用，也有可能同时伴随着新血管的生成[6]。在临床上，其他一些因素掩饰了肌肉损伤。这些因素包括术后制动、难以检查到的深部损伤位点，或者注药部位在几天后产生了疼痛或炎症却缺乏仔细检查。而且，源于肌毒性的疼痛可能归咎于手术。一般来说眼外肌肌肉损伤很少由局麻药肌毒性所致，这是一个例外。但是，人们也越来越多地意识到眼部区域麻醉后眼外肌功能不良。没有正规的大样本调查评估局麻药可致眼外肌损伤的发生率。然而，虽然此种事件的发生率很低，但仍有许多病例报道该种损伤是常规局麻药注射的结果[7, 8]。

三、病 理 生 理

任何一种常用浓度的局麻药在注射5分钟之内，肌纤维都会高度收缩[9,10]。在15分钟内，肌肉细胞中的肌质网和线粒体的溶解变性就是毒性反应的证据[9, 11]。24小时后，肌细胞开始水肿、坏死等炎性反应过程，继而伴随细胞碎片被吞噬，并出现嗜酸粒细胞[12]，最终由前驱细胞再生成肌纤维组织（图15-1）。肌纤维明显异常可达数月[13]。这些细胞变化可预见性地发生于所有样本中。

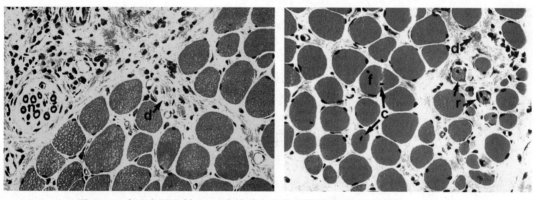

图 15-1　布比卡因注射54天胸锁乳突肌的组织学表现（HE 染色，×125）

肌肉毒性的变化是显而易见的，包括嗜酸粒细胞浸润（e）、变性纤维（d）、纤维分裂（f）、纤维中央核（c）和重组纤维（r）。神经（n）和血管（v）不受影响（引自 Hogan Q, Dotson R, Erickson S, et al. Local anesthetic myotoxicity: a case and review. Anesthesiology, 1994. 80: 924-947）

局麻药产生肌肉毒性的分子机制还没有充分阐明，这是由于局麻药对细胞内环境的多重作用（图15-2）。局麻药物能够对培养中成熟的肌细胞产生不可逆性损伤，能消除继动作电位阻滞或神经肌接头阻滞而产生的去神经支配作用，这可能是其损伤的病因[14]。河豚毒，一种对肌肉内钙离子没有直接作用的局麻药，是没有肌肉毒性的[15]。因此，对Na^+通道的抑制也同样不是产生肌毒性的病理原因[16]。如果肌质网中钙离子聚集受到阻碍，局麻药就不可能引发肌收缩，即局麻药肌毒性的最早期表现。这说明毒性反应并非是局麻药对肌纤维的直接作用所致[17]。单用咖啡因复制的局麻药肌坏死的模型研究表明，成熟多核肌细胞肌质网中的细胞内钙离子的病理性释放是局麻药肌毒性的关键因素。

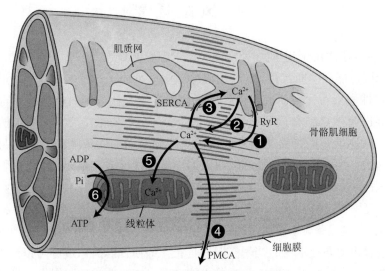

图 15-2　局麻药肌毒性的细胞位点

在暴露于局麻药的情况下，Ca^{2+} 从肌质网通过 Ryanodine 受体（是一种钙释放通道）①或者直接通过肌质网膜②释放，提高胞质内 Ca^{2+} 水平。另外，局麻药可能作用于肌质网 - 内质网钙离子 ATP 酶（SERCA）③和质膜钙离子 ATP 酶（PMCA）④来抑制胞质内 Ca^{2+} 清除机制。局麻药作用使线粒体内膜电位减低也会干扰线粒体对 Ca^{2+} 的摄取⑤并且减少细胞能量的产生⑥

　　成熟肌细胞维持一定浓度的储存 Ca^{2+} 积蓄于肌质网内膜系统中。通过 Ca^{2+} 释放通路（亦被称为内质网钙通道蛋白）从肌质网释放 Ca^{2+} 引发横纹肌收缩。局麻药所致肌质网上 Ca^{2+} 的病理性释放 [18]，本质上像小规模的恶性高热，通过激活细胞内酶系统导致肌收缩和细胞毁损。有证据表明局麻药能使肌质网膜产生广泛的渗透性 [17]。或者，还有其他研究已经阐明是麻醉药分子对 Ca^{2+} 通道的直接作用 [19]。这种作用复杂且依赖于药物浓度、pH、肌质网上 Ca^{2+} 负荷情况 [20-22]。

　　Komai 和 Lokata[23] 研究表明布比卡因能增加通道的 Ca^{2+} 释放活动，而丁卡因则抑制。因此，这很可能是局麻药的普遍特性，包括丁卡因、普鲁卡因、苯佐卡因和地布卡因对肌质网膜上 Ca^{2+} 释放并无特异性作用。而很例外的，另外一些局麻药包括布比卡因 [23]、利多卡因 [19] 和丙胺卡因 [19] 对内质网钙通道蛋白却有直接作用，从而能够解释这些局麻药具有更强的肌毒性。肌质网中的 Ca^{2+} 依赖 ATP 酶能使 Ca^{2+} 释放后转运回细胞内，局麻药能够抑制该酶活性，这种抑制进一步促进 Ca^{2+} 的病理性释放 [24-27]，并且有证据表明负责从细胞内转出 Ca^{2+} 的浆膜泵也受到了抑制 [28]。有意思的是，局麻药对初级感觉神经元的损伤可能类似肌细胞损伤的过程，特别是细胞内储存 Ca^{2+} 病理性释放的触发过程 [29]。

　　从本质上说，局麻药物干扰了线粒体的生物能量学过程。有研究表明布比卡因作用于骨骼肌时，能消除跨线粒体内膜上电压差，导致无氧磷酸化 [30, 31]。由于线粒体在调节 Ca^{2+} 内环境中的重要作用，该机制可促使或干扰以上情况。而且，线粒体内的初始过程可能促发细胞凋亡，而储存 Ca^{2+} 的耗损也可促使肌质网应激应答，使肌质网上已蓄积的蛋白进一步聚集而不予释放，依次介导细胞凋亡。因此，局麻药物广泛破坏了肌细胞内环境机制，以单独或协同途径导致肌细胞的破坏 [32]。

四、风险因素

所有受试局麻药均能产生肌坏死，而布比卡因影响最强，普鲁卡因则最弱 [33]。最近研究证明罗哌卡因也能产生肌毒性 [34]，尽管在等效浓度下弱于布比卡因 [35, 36]。虽然左旋布比卡因的肌肉毒性尚未有比较研究，但是，可预见左旋布比卡因具有较高肌毒性，因为 s-异构体具有促进储存 Ca^{2+} 释放和破坏 Ca^{2+} 信号传导的特殊效应 [31, 37]。肌肉的敏感性并非特例。由高氧代谢能量的纤维构成的肌肉尤其敏感，而那些依赖糖酵解代谢的肌肉则能抵抗布比卡因的毒性 [30]。小鼠的局麻药肌肉毒性敏感性比成年鼠要大 [38]，尽管目前人类中还没有发现这种差异。

损伤的程度呈剂量相关 [39, 40]，并且连续注药时损伤加重 [41, 42]。猪持续 6 小时的股神经阻滞过程的肌损伤程度显著大于单次注射局麻药组，同时伴随形成钙化性沉积和瘢痕 [36]。同样地，从微粒体缓慢释出的布比卡因，当暴露时间延长，即使亚麻醉浓度亦可以产生肌毒性 [43]。在注射溶液中加入类固醇 [44] 和肾上腺素 [45] 也能增强局麻药造成的肌损伤。肌肉外局麻药注射，如皮下脂肪，会对邻近肌肉组织产生损害 [9, 46]，而肌内注射会造成最大程度的肌损害（框15-1）。据报道 [47, 48]，透明质酸酶能够增加局麻药的肌毒性。然而，是对大鼠和家兔眼轮匝肌的实验研究中证实有此种作用。与此相反地，临床报道却认为对球后和球周进行局麻时，应用透明质酸酶确实减少了肌毒性的发生 [49, 50]。

框 15-1　增强局麻药肌肉毒性的因素

- 布比卡因＞罗哌卡因、利多卡因、丙胺卡因＞地卡因、普鲁卡因
- 剂量相关
- 直接肌内注射
- 连续或间断注射、类固醇、肾上腺素

五、诊断性评估

局麻药注射部位周围的持续性疼痛和肌肉紧张超过一天是肌肉毒性的初始表现。仔细地触诊，通过被动伸展和主动收缩肌肉而诱发的疼痛可以进一步确定注射药物最邻近区域的肌肉激惹。注射 3 ～ 4 天后炎性反应达高峰时，症状将最为严重。磁共振影像可早在注射后第 2 天即能显示出肌肉肿胀和肌肉信号强度发生的改变 [51]（图 15-3）。大约 4 周以后，肌电图检查可以显示出细小、简短、多相运动动作电位肌病的特征。尽管活检鲜有指证，但组织学检查是确诊的方式，能够确认细胞溶解、炎性浸润和最终的肌细胞再生。其他诊断证据包括感染和血肿。

因为患者易于察觉到眼外肌内或其周围注

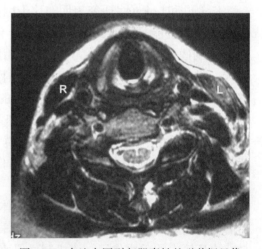

图 15-3　布比卡因引起肌毒性的磁共振显像
这种轴向图像（T_2 加权快速脊髓回声获得）在 C_6 椎体水平显示，相比于右侧的正常胸锁乳突肌（R），左侧放大的胸锁乳突肌信号增强（L）（来自 Hogan Q, Dotson R, Erickson S, et al. Local anesthetic myotoxicity: a case and review. Anesthesiology, 1994. 80: 924-947）

入局麻药后所造成的轻微感光失衡，所以眼睛是肌肉功能紊乱的一个非常敏感的指示部位。最近报道指出，在一些成功的白内障手术[52-59]或巩膜扣带术[60]后可发生复视、伴有或不伴有眼睑下垂。患者主诉典型症状是摘下眼罩即可出现复视。详细检查发现瘢痕周围肌肉，最初表现为轻瘫和最终导致挛缩，因肌肉短缩出现过度收缩期。在已报道的肌肉损伤中，多是由局麻药毒性所致[59]。球后阻滞[61]或球周阻滞肌损伤发生率为0.25%，而全麻或表面麻醉下白内障手术的肌损伤发生率为零。尽管术后斜视也可能是缝合部位的外科创伤、神经麻痹或血管意外损伤[53]引起，但这些病例大都经历过球后或球周注射局麻药。肌肉功能受损多见于局麻药注射区域，影像学已证实阻滞针径路部位肌肉增厚[62]。阻滞针创伤本身或肌内注射生理盐水都不损伤人的眼外肌[63]。

由于相对大剂量的局麻药沉积于小肌肉群，可以预见眼肌肉损伤发生率较高，并且大鼠实验证据清晰地表明临床应用浓度局麻药球后注射对眼外肌造成了大面积损伤[64,65]。然而，这种损伤在人类极少发生。这可能是由于物种区别，与啮齿类相比，灵长类动物眼外肌更能抵抗该种损伤。给猴进行球后注射仅仅在邻近注射点的肌肉表面发生退行性变[63]。虽然损伤在某些情况下是广泛的，但是大部分肌肉并不受损。在另一项灵长类动物研究中，也证实了眼外肌对局麻药损伤的相对抵抗特性[66]。这些作者们报道，内含广泛肌质网的肌纤维损伤较重，而含有大量线粒体的肌纤维损伤则轻微，这表明肌浆中钙水平增高最终导致钙沉积。一般来说，因为眼外肌含有大量线粒体，就可以解释对于其他肌肉，眼外肌群对局麻药敏感性显著降低。另外，眼窝内的脂肪组织会竞争局麻药分子，从而减少其在肌组织中的浓度。然而，即使是在以上两项灵长类研究中，并非所有样本阻滞后都能认定肌毒性。临床相关的肌肉损伤主要机制可能是意外肌内注射所致。那么，是临床条件下局麻药肌毒性确实很少发生，还是在人群中普遍存在，尚未被充分认识，还有待于确证。

六、预　　防

应该尽量避免能增加局麻药物肌肉损伤的上述各种可能因素，包括药物注入肌内、注射液中加入类固醇或肾上腺素、应用大剂量局麻药，以及重复注射。老年人肌肉再生能力可能很有限，所以该人群的预防尤为重要。不能承受肌肉损伤风险的患者不适于神经阻滞麻醉，包括已有肌病症状者，或者是注药部位的邻近的肌肉特别需要保持强壮者，如运动员、体力劳动者、音乐工作者。

眼科手术时，避免眼外肌内注射阻滞技术可将肌毒性降至最低，如眼筋膜囊区域（巩膜）注射而非球后或球周阻滞[67]。然而，当注射入眼筋膜囊区域剂量的局麻药剂量足以产生运动阻滞时，其也可通过巩筋膜进入眼直肌。提倡该种阻滞的理念也是基于其血管和中枢神经系统并发症可能低于球后[69]和球周阻滞。

七、治　　疗

因为肌肉再生通常迅速而完全，所以局麻药肌毒性损伤几乎勿需特殊治疗。然而，也有极少数病例的炎症会持续几周[2]，或造成永久性肌肉组织缺失的后果[3]。有潜在益处的治疗和低风险因素包括：避免重复肌内注射、制动、非类固醇抗炎药、康复疗法、有选择性地进行全身性类固醇药物的治疗。当有初期临床征象时，即可以采取针对性治疗措施以阻断局麻药肌毒性的病理过程。当肌肉组织暴露于布比卡因时，同时注射红细胞生成素，用以保护线粒体正常结构和功能[70]；乙酰半胱氨酸能防止布比卡因[32]诱发的细胞凋亡的介质产生。因此，未来可以开发局麻药肌损伤保护性药物。

八、总　　结

局麻药肌毒性多为隐匿性。因为局麻药的药理效应具有高度可预测性，神经阻滞期间肌损伤可能是一般性问题，只有极少数损伤具有临床意义。是局麻药肌毒性产生了肌肉实质性损伤误认为是其他原因所致，还是绝大多数损伤极轻微，目前尚不清楚。在不久的将来，通过生理影像学的进展，如核磁分光镜检技术，可能揭示这一现象[71]。

（王玲玲 译，王俊科 校）

参 考 文 献

1. Ott B, Neuberger L, Frey HP. Obliteration of the axillary artery after axillary block, *Anaesthesia* 1989;44:773–774.
2. Hogan Q, Dotson R, Erickson S, et al. Local anesthetic myotoxicity: a case and review. *Anesthesiology* 1994;80:942–947.
3. Parris WCV, Dettbarn WD. Muscle atrophy following bupivacaine trigger point injection. *Anesthesiol Rev* 1989;16:50–53.
4. Foster AH, Carlson BM. Myotoxicity of local anesthetics and regeneration of the damaged muscle fibers. *Anesth Analg* 1980;59:727–736.
5. Komorowski TE, Shepard B, Okland S, et al. An electron microscopic study of local anesthetic-induced skeletal muscle fiber degeneration and regeneration in the monkey. *J Orthop Res* 1990; 8:495–503.
6. Jejurikar SS, Welling TH, Zelenock JA, et al. Induction of angiogenesis by lidocaine and basic fibroblast growth factor: a model for *in vivo* retroviral-mediated gene therapy. *J Surg Res* 1997;67:137–146.
7. Rainin EA, Carlson BM. Postoperative diplopia and ptosis: a clinical hypothesis based on the myotoxicity of local anesthetics. *Arch Ophthalmol* 1985;103:1337–1339.
8. Salama H, Farr AK, Guyton DL. Anesthetic myotoxicity as a cause of restrictive strabismus after scleral buckling surgery. *Retina* 2000;20:478–482.
9. Benoit PW, Belt D. Destruction and regeneration of skeletal muscle after treatment with a local anesthetic, bupivacaine (Marcaine). *J Anat* 1970;107:547–556.
10. Hall-Craggs ECB. Early ultrastructural changes in skeletal muscle exposed to the local anesthetic bupivacaine (Marcaine). *Br J Exp Pathol* 1980;61:139–149.
11. Nonaka I, Takagi A, Ishiura S, et al. Pathophysiology of muscle fiber necrosis induced by bupivacaine hydrochloride (Marcaine). *Acta Neuropathol* 1983;60:167–174.
12. Pere P, Watanabe H, Pitkanen M, et al. Local myotoxicity of bupivacaine in rabbits after continuous supraclavicular brachial plexus block. *Reg Anesth* 1993;18:304–307.
13. Sadeh M, Czyzewski K, Stern L. Chronic myopathy induced by repeated bupivacaine injections. *J Neurol Sci* 1985;67:229–238.
14. Schultz E, Lipton BH. The effect of Marcaine on muscle and non-muscle cells in vitro. *Anat Rec* 1978;191:351–369.
15. Padera RF, Tse JY, Bellas E, et al. Tetrodotoxin for prolonged local anesthesia without myotoxicity. *Muscle Nerve* 2006;34:747–753.
16. Benoit PW, Yagiela JA, Fort NF. Pharmacological correlation between local anesthetic-induced myotoxicity and disturbances

of intracellular calcium distribution. *Toxicol Appl Pharmacol* 1980;52:187–198.
17. Pike GK, Abramson JJ, Salama G. Effects of tetracaine and procaine on skinned muscle fibers depend on free calcium. *J Muscle Res Cell Motil* 1989;10:337–349.
18. Johnson PN, Inesi G. The effects of methylxanthines and local anesthetics on fragmented sarcoplasmic reticulum. *J Pharmacol Exp Ther* 1969;169:308–314.
19. Shoshan-Barmatz V, Zchut S. The interaction of local anesthetics with the ryanodine receptor of the sarcoplasmic reticulum. *J Membr Biol* 1993;133:171–181.
20. Xu L, Jones R, Meissner G. Effects of local anesthetics on single channel behavior of skeletal muscle calcium release channel. *J Gen Physiol* 1993;101:207–233.
21. Zahradnikova A, Palade P. Procaine effects on single sarcoplasmic reticulum Ca^{2+} release channels. *Biophys J* 1993;64:991–1003.
22. Gyorke S, Lukyanenko V, Gyorke I. Dual effects of tetracaine on spontaneous calcium release in rat ventricular myocytes. *J Physiol* 1997;500:297–309.
23. Komai H, Lokuta AJ. Interaction of bupivacaine and tetracaine with the sarcoplasmic reticulum Ca^{2+} release channel of skeletal and cardiac muscles. *Anesthesiology* 1999;90:835:43.
24. Takahashi SS. Local anesthetic bupivacaine alters function of sarcoplasmic reticulum and sarcolemmal vesicles from rabbit masseter muscle. *Pharmacol Toxicol* 1994;75:119–128.
25. Kutchai H, Mahaney JE, Geddis LM, et al. Hexanol and lidocaine affect the oligomeric state of the Ca-ATPase of sarcoplasmic reticulum. *Biochemistry* 1994;33:13208–13222.
26. Takara D, Sanchez GA, Alonso GL. Effect of carticaine on the sarcoplasmic reticulum Ca^{2+}-adenosine triphosphatase. *Nauyn Schmiedebergs Arch Pharmacol* 2000;362:497–503.
27. Zink W, Graf BM, Sinner B, et al. Differential effects of bupivacaine on intracellular Ca^{2+} regulation: potential mechanisms of its myotoxicity. *Anesthesiology* 2002;97:710–716.
28. Garcia-Martin E, Gonzalez-Cabanillas S, Gutierrez-Merino C. Modulation of calcium fluxes across synaptosomal plasma membrane by local anesthetics. *J Neurochem* 1990;55:370–378.
29. Gold MS, Reichling DB, Hampl KF, et al. Lidocaine toxicity in primary afferent neurons from the rat. *J Pharmacol Exp Ther* 1998;285:413–421.
30. Irwin W, Fontaine E, Agnolucci L, et al. Bupivacaine myotoxicity

is mediated by mitochondria. *J Biol Chem* 2002;277:12221–12227.

31. Nouette-Gaulain K, Sirvent P, Canal-Raffin M, et al. Effects of intermittent femoral nerve injections of bupivacaine, levobupivacaine, and ropivacaine on mitochondrial energy metabolism and intracellular calcium homeostasis in rat psoas muscle. *Anesthesiology* 2007;106:1026–1034.

32. Galbes O, Bourret A, Nouette-Gaulain K, et al. N-acetylcysteine protects against bupivacaine-induced myotoxicity caused by oxidative and sarcoplasmic reticulum stress n human skeletal myotubes. *Anesthesiology* 2010;113:560–569.

33. Foster AH, Carlson BM. Myotoxicity of local anesthetics and regeneration of the damaged muscle fibers. *Anesth Analg* 1980;59:727–736.

34. Amanti E, Drampa F, Kouzi-Koliakos K, et al. Ropivacaine myotoxicity after single intramuscular injection in rats. *Eur J Anaesthesiol* 2006;23:130–135.

35. Zink W, Seif C, Bohl JRE, et al. The acute myotoxic effects of bupivacaine and ropivacaine after continuous peripheral nerve blockades. *Anesth Analg* 2003;97:1173–1179.

36. Zink W, Bohl JRE, Hacke N, et al. The long term myotoxic effects of bupivacaine and ropivacaine after continuous peripheral nerve blocks. *Anesth Analg* 2005;101:548–554.

37. Zink W, Missler G, Sinner B, et al. Differential effects of bupivacaine and ropivacaine enantiomers on intracellular Ca^{2+} regulation in murine skeletal muscle fibers. *Anesthesiology* 2005;102:793–798.

38. Nouette-Gaulain K, Dadure C, Morau D, et al. Age-dependent bupivacaine-induced muscle toxicity during continuous peripheral nerve block in rats. *Anesthesiology* 2009;111:1120–1127.

39. Benoit PW, Belt WD. Some effects of local anesthetic agents on skeletal muscle. *Exp Neurol* 1972;34:264–278.

40. Zhang C, Phamonvaechavan P, Rajan A, et al. Concentration-dependent bupivacaine myotoxicity in rabbit extraocular muscle. *J AAPOS* 2010;14:323–327.

41. Kytta J, Heinon E, Rosenberg PH, et al. Effects of repeated bupivacaine administration on sciatic nerve and surrounding muscle tissue in rats. *Acta Anaesthesiol Scand* 1986;30:625–629.

42. Benoit PW. Microscarring in skeletal muscle after repeated exposures to lidocaine with epinephrine. *J Oral Surg* 1978;36:530–533.

43. Padera R, Bellas E, Tse JY, et al. Local myotoxicity from sustained release of bupivacaine from microparticles. *Anesthesiology* 2008;108:921–928.

44. Guttu RL, Page DG, Laskin DM. Delayed healing of muscle after injection of bupivacaine and steroid. *Ann Dent* 1990;49:5–8.

45. Benoit PW. Reversible skeletal muscle damage after administration of local anesthetics with and without epinephrine. *J Oral Surg* 1978;36:198–201.

46. Brun A. Effect of procaine, carbocain and xylocaine on cutaneous muscle in rabbits and mice. *Acta Anaesthesiol Scand* 1959;3:59–73.

47. Hall-Craggs ECB. Rapid degeneration and regeneration of a whole skeletal muscle following treatment with bupivacaine. *Exp Neurol* 1975;43:349–358.

48. McLoon LK, Wirtschafter J. Regional differences in the subacute response of rabbit orbicularis oculi to bupivacaine-induced myotoxicity as quantified with a neural cell adhesion molecule immunohistochemical marker. *Invest Ophthalmol Vis Sci* 1993;34:3450–3458.

49. Brown SM, Brooks SE, Mazow ML, et al. Cluster of diplopia cases after periocular anesthesia without hyaluronidase. *J Cataract Refract Surg* 1999;25:1245–1249.

50. Jehan FS, Hagan JC, Whittaker TJ, et al. Diplopia and ptosis following injection of local anesthesia without hyaluronidase. *J Cataract Refract Surg* 2001;27:1876–1879.

51. Taylor G, Devys JM, Heran F, et al. Early exploration of diplopia with magnetic resonance imaging after peribulbar anaesthesia. *Br J Anaesth* 2004;92:899–901.

52. Rainin EA, Carlson BM. Postoperative diplopia and ptosis: a clinical hypothesis based on the myotoxicity of local anesthetics. *Arch Ophthalmol* 1985;103:1337–1339.

53. Catalano RA, Nelson LA. Persistent strabismus presenting after cataract surgery. *Ophthalmology* 1987;94:491–494.

54. Hamed LM. Strabisumus presenting after cataract surgery. *Ophthalmology* 1991;98:247–252.

55. Grimmett MR, Lambert SR. Superior rectus muscle overaction after cataract extraction. *Am J Ophthalmol* 1992;114:72–80.

56. Esswein MB, von Noorden GK. Paresis of a vertical rectus muscled after cataract extraction. *Am J Ophthalmol* 1993;116:424–430.

57. Munoz M. Inferior rectus muscle overaction after cataract extraction. *Am J Ophthalmol* 1994;118:664–666.

58. Hunter DG, Lam GC, Guyton DL. Inferior oblique muscle injury from local anesthesia for cataract surgery. *Ophthalmology* 1995;102:501–509.

59. Capo H, Guyton DL. Ipsilateral hypertropia after cataract surgery. *Ophthalmology* 1996;103:721–730.

60. Salama H, Farr AK, Guyton DL. Anesthetic myotoxicity as a cause of restrictive strabismus after scleral buckling surgery. *Retina* 2000;20:478–482.

61. Gomez-Arnau JI, Yanguela J, Gonzales A, et al. Anaesthesia-related diplopia after cataract surgery. *Br J Anaesth* 2003;90:189–193.

62. Hamed LM, Mancuso A. Inferior rectus muscle contracture syndrome after retrobulbar anesthesia. *Ophthalmology* 1991;98:1506–1012.

63. Carlson BM, Emerick S, Komorowski TE, et al. Extraocular muscle regeneration in primates: local anesthetic-induced lesions. *Ophthalmology* 1992;99:582–589.

64. Carlson BM, Rainin EA. Rat extraocular muscle degeneration: repair of local anesthetic-induced damage. *Arch Ophthalmol* 1985;103:1373–1377.

65. Okland S, Komorowski TE, Carlson BM. Ultrastructure of mepivacaine-induced damage and regeneration in rat extraocular muscle. *Invest Ophthalmol Vis Sci* 1989;30:1643–1651.

66. Porter JD, Edney DP, McMahon EJ, et al. Extraocular myotoxicity of the retrobulbar anesthetic bupivacaine hydrochloride. *Invest Ophthalmol Vis Sci* 1988;29:163–174.

67. Steele MA, Lavrich JB, Nelson LB, et al. Sub-Tenon's infusion of local anesthetic for strabismus surgery. *Ophthalmic Surg* 1992;23:40–43.

68. Ripart J, Metge L, Prat-Pradal D, et al. Medial canthus single-injection episcleral (sub-Tenon anesthesia): computed tomography imaging. *Anesth Analg* 1998;87:42–45.

69. Ripart J, L'Hermite J, Charavel P, et al. Regional anesthesia for ophthalmic surgery performed by single episcleral (sub-Tenon) injection: a 802 cases experience. *Reg Anesth Pain Med* 1999;24:S59.

70. Nouette-Galain K, Bellance N, Prevost B, et al. Erythropoietin protects against local anesthetic myotoxicity during continuous regional analgesia. *Anesthesiology* 2009;110:648–659.

71. Newman RJ, Radda GK. The myotoxicity of bupivacaine, a 31P n.m.r. investigation. *Br J Pharmacol* 1983;79:395–399.

William F. Urmey

作为麻醉医生，我们应当掌握区域阻滞相关基础及相应的生理变化。神经阻滞区域麻醉如臂神经丛麻醉对呼吸系统的影响是可预知的。本章主要详细介绍了与区域阻滞技术相关肺脏并发症的病理生理改变和处理方法。

一、定　义

区域阻滞对呼吸系统有着明显的影响。包括肺功能、胸壁运动、气体交换和肺通气的改变。目前对于神经阻滞肺部并发症的有关研究还相对较少，涉及麻醉方式及呼吸系统的文章也很少提及区域阻滞[1, 2]。区域阻滞对呼吸系统影响主要与麻醉药对支配呼吸肌的运动神经阻滞相关。事实上，区域阻滞能提供一种很好的呼吸肌可逆阻滞的试验模型。

继发于肌间沟阻滞的呼吸暂停或呼吸衰竭极少发生，但是区域阻滞技术导致膈肌麻痹仍会对呼吸功能产生明显影响。肌间沟阻滞后 15 分钟内用力肺活量（FVC）和 1 秒用力呼气量（FEV_1）明显降低 20%～40%。甲哌卡因肌间沟阻滞可使肺容量减少持续 3～5 小时，而布比卡因可持续 9 小时[3]。在合并呼吸系统疾病时[4]，呼吸衰竭或呼吸暂停更易发生，但外周神经阻滞相关的呼吸衰竭或呼吸暂停典型的病因为气胸[5]或局麻药误入蛛网膜下隙或硬膜外隙[6-9]（第 18 章）。

二、概　述

呼吸衰竭是椎管内麻醉极为罕见的并发症。区域阻滞相关急性呼吸衰竭的常见原因为全脊麻和大范围硬膜外阻滞，或过量的阿片类药物注入蛛网膜下隙或硬膜外隙。呼吸衰竭通常继发于麻醉药物向头侧过度扩散。呼吸系统发生改变主要继发于对延髓的直接影响。阿片类药物经蛛网膜下隙或硬膜外途径给药发生呼吸抑制的概率为 0.07%～0.90%[10-16]。在大多数接受神经阻滞的患者中，呼吸系统的变化极少被临床关注（第 19 章和第 20 章）。

自从 Urmey 首次报道[17]肌间沟阻滞一侧膈肌麻痹导致的呼吸功能受损发生率为100%后，许多研究者随后也证实了此结论的可靠性[18-21]。锁骨上阻滞膈肌麻痹的发生率为 80%[22]，明显低于肌间沟入路。尽管膈肌麻痹的发生率更低[23-24]，锁骨上阻滞相关的呼吸系统改变仍然比较明显[25, 26]。相对而言，锁骨下入路对呼吸系统的影响相对较小。最新研究发现锁骨下入路相关一侧膈肌麻痹发生率为 26%[27]。在有关胸锁乳突肌入路技术的临床研究中发现，有 60% 可逆性的膈肌麻痹。

臂神经丛神经阻滞中采用锁骨上或锁骨下入路均可能发生气胸。其他如肋间神经阻滞、椎旁神经阻滞和胸膜间阻滞的气胸发生率分别为 0.07%～19%[29-32]、0.5%[33] 和 2%[34]。

其他罕见并发症如持续或永久性膈神经麻痹，在肌间沟入路臂神经丛阻滞中有报道[35-37]。可能为针尖直接触及神经或药物注射入神经内引起直接损伤（框 16-1）。同理，胸锁乳突肌间入路更加靠前和跨越膈神经的操作也可能引起此损伤[28]。超声下显示膈神经在环状软骨水平距离 C_5 神经根仅 2mm（图 16-1）。随着膈神经在颈部每向下走行 1cm，膈神经与臂神经丛神经距离向前方增加 3mm。因此，如 Winnie 所述[38]，在低于常规肌间沟水平进行操作能降低膈神经损伤的发生率。

框 16-1　区域阻滞的呼吸系统并发症

神经轴索区域阻滞			
1. 全脊麻	2. 过度硬膜外麻醉	3. 阿片类药物向头侧扩散	
臂神经丛神经麻醉			
1. 累及其他神经的阻滞	2. 一侧膈肌麻痹	3. 永久性的膈神经阻滞	
气胸			
1. 锁骨上神经阻滞	2. 肩胛上神经阻滞	3. 椎旁阻滞	4. 肋间神经阻滞

三、病 理 生 理

（一）胸壁肌肉麻痹

呼吸生理学家这样定义"胸壁"：肋骨、腹壁和膈肌。如果我们知道腹壁肌肉、肋间肌和膈肌麻痹的潜在危害，我们就应当能了解并解释椎管内麻醉对呼吸系统的改变。相关研究已经在动物及人体上开展[39-46]。

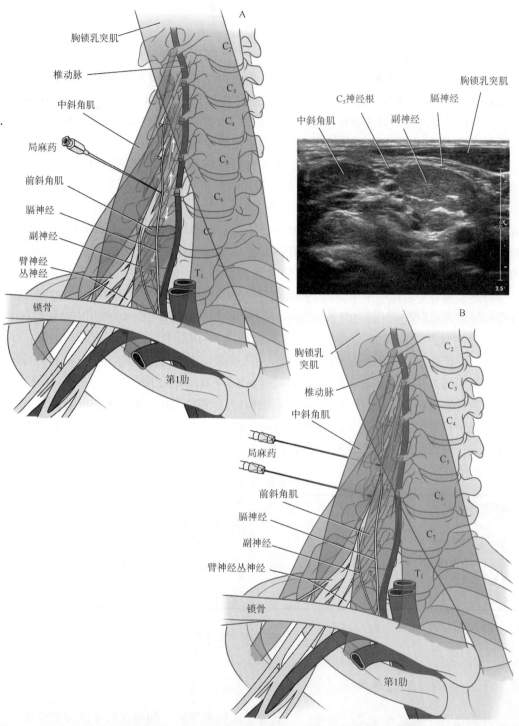

图 16-1 （A）传统的肌间沟阻滞以寻找异感或者外周神经电刺激阻滞神经，穿刺针于颈 6 水平置入。这种技术需要相对大容量的局麻药使之向颈神经根扩散，这可导致膈神经阻滞和膈肌麻痹。位于前斜角肌前面的膈神经可被局麻药阻滞或者穿刺针损伤。（B）超声引导可减少局麻药容量。但在超声引导下，局麻药在 C₅ 水平注入，膈神经仅距离 C₅ 神经根不足 2mm。这也是超声引导引起膈神经阻滞的可能机制

随着脊髓麻醉和硬膜外麻醉向头侧水平升高，胸壁肌肉也会逐层被阻滞，呼吸功能可能仅靠膈肌维持。这种情况近似四肢瘫患者。在常规的椎管内麻醉时，主要呼吸肌（膈肌）未受到影响，肺功能几乎无改变。相对其他区域阻滞（如肌间沟或胸膜内阻滞），通过阻滞膈神经导致膈肌麻痹，会进一步影响肺功能和胸壁功能[17, 19, 47]。然而，正常呼吸运动中，肋间肌和膈肌以统一协调的方式收缩驱使肋骨运动[46-48]。如果这种协同作用被神经阻滞所阻滞，就会引起胸廓变形，正常的呼吸运动也会发生改变。

（二）椎管内麻醉

许多研究发现，正常患者行硬膜外麻醉或脊麻对常规肺功能实验（PFTs）影响较小[49]，此结论在 30 例接受 2％利多卡因 20～30ml 硬膜外麻醉的患者中得到进一步证实[18]。硬膜外麻醉感觉平面上升至 $T_{5\sim6}$ 时，用力肺活量（FVC）减少约 176ml，而呼气峰流速仅减少 0.34L/s（$P < 0.05$）。因此，即使椎管内麻醉对呼吸肌和胸壁的影响较明显，但在评估呼吸系统功能改变时，基础肺功能试验相对不敏感。因为基础肺功能试验是依赖于肺和胸壁肌肉的机械运动。实际上，1 秒用力呼气量（FEV_1）在肺部发生病理变化时能更有效地评估肺功能。即使在呼气量有变化时，FEV_1 也是可重复的。相反，在椎管内麻醉影响到呼吸肌功能和胸廓运动时，用 FEV_1 或 FVC 来评估则不敏感。例如 Sundberg 等研究[50]发现，$T_{1\sim5}$ 胸段硬膜外麻醉仅使 FVC 减少 300ml，Takascki 和 Takahashi[51]也发现胸段硬膜外麻醉使 FVC 减少 11％，同样，Groeben 等[52]发现在慢性阻塞性肺疾病（COPD）患者，胸段硬膜外麻醉引起 FVC 和 FEV_1 减少 8％。值得注意的是，腹部或胸段硬膜外麻醉对肺功能有轻度影响，但完善的镇痛却能使普通外科手术或腹部血管手术患者的 FVC 获得改善[53]。

Warner[54] 研究高位硬膜外麻醉（接近 T_1 感觉水平）对患者胸壁功能的影响，发现高位硬膜外麻醉在阻断了胸骨旁肋间肌运动同时保留了斜角肌和膈肌功能，高位硬膜外麻醉限制了胸廓扩张，仅 1 例出现胸壁反常运动。因为呼气末时膈肌会发生明显足侧移位，高位硬膜外麻醉会增加功能残气量（FRC）。椎管内麻醉联合应用静脉镇静药物，对反常呼吸有明显的影响。在脊麻复合丙泊酚镇静时，观察到胸廓运动幅度变小及 PO_2 明显下降，这些改变部分归因于上呼吸道梗阻[55]。

尽管交感神经被阻滞，但胸段硬膜外麻醉并不增加呼吸道梗阻机会，且仅使 FEV_1 小幅降低[56, 56]。在剖宫产分娩时，硬膜外麻醉对肺活量测试结果也并无明显影响。相反，Capdevila 等[57]研究发现，健康受试者颈段硬膜外麻醉会明显影响呼吸模式、膈肌功能和呼吸驱动力。颈段硬膜外麻醉使膈肌运动幅度降低，使吸气压峰值降低 40.5％，FVC 降低 26.3％。同样，Takasaki 和 Takahashi 发现颈段硬膜外麻醉 FVC 平均降低 28％；Michalek 等[58]发现 $C_{2\sim5}$ 水平的颈段硬膜外麻醉使 FVC 和 FEV_1 降低约 20％；一项临床研究发现，在 423 例颈段硬膜外麻醉下行颈动脉内膜剥脱术的患者，有 3 名患者发生呼吸功能不全需气管插管[59]。

（三）呼吸动力学

为了解硬膜外麻醉运动药源性运动神经阻滞所引起的呼吸系统改变，我们必须先熟悉正常胸廓运动和呼吸动力学。Mead、de Troyer[43] 和其他许多生理学家已经做了大量的前期工作。Goldman 和 Mead 最先描述压力 - 容积变化的特点，运用磁力仪来间接测量肺容积的改变，肺容积改变主要由以下两个因素影响：①胸廓（RC）；②膈肌（AB-Di）。通过胸壁三部分测量肺内压变化：① RC；② AB；③膈肌。以下等式描述了跨壁压各部分的变化。

$$P_{RC}=P_{PL}-P_{BS}=P_{PL}$$
（在大气压下，$P_{BS}=0$）　　　　　　　　　　　　[16.1]

$$P_{ABW}=P_{AB}-P_{BS}=P_{AB}$$　　　　　　　　[16.2]

$$P_{DI}=P_{PL}-P_{AB}$$　　　　　　　　　　　[16.3]

P_{RC} 为胸跨壁压，P_{PL} 为胸膜内压，P_{BS} 为体表压，P_{ABW} 为跨腹壁压，P_{AB} 为腹内压，P_{DI} 为跨膈肌压。

即使胸壁运动有两种不同的幅度[41]，但当胸壁所有肌肉自主松弛时，仅有一种相应的容量和压力。放松状态下的压力容积曲线则由此产生。Goldman 和 Mead 注意到，安静状态下的呼吸运动符合此曲线的特点。加压系统会使跨壁压发生改变，在受试者身上覆盖一个大的腹壁加压袋来被动测量呼吸肌放松状态下腹壁压力，每1cm 水柱跨膈肌压力（P_{DI}）的改变，胸膜内压（P_{PL}）也以相同幅度降低；另外，相应腹压的增加会使胸廓扩张，这在以下等式中得到证实。

$$P_{RC}=P_{PL}-P_{DI}=P_{PL}-（P_{PL}-P_{AB}）=P_{AB}$$　　　　　[16.4]

因此，在膈肌动力缺失时胸廓的运动依赖于腹内压的改变。因为膈肌的收缩也能增加腹内压（P_{AB}）。由此 Goldman 和 Mend[43] 曾错误地得出膈肌是潮气呼吸时唯一做功的肌肉的结论。

后来在四肢瘫患者的研究证实[46]，孤立的膈肌运动仅能使胸廓的下半部分扩张，上半部分胸廓随胸内压下降会向内聚拢。这也和 Eisele 描述高位硬膜外时所提到的相似[60]。在1968 年，他们对运动神经阻滞达 T_1 水平的高位硬膜外麻醉的患者进行观察发现，胸廓的下半部分随吸气动作扩张而上半部分胸廓却被动回缩。

Mead 对膈肌运动设想一种几何图形来解释这种较新的发现。膈肌与胸壁直接贴合（Zap）区使腹内压（P_{AB}）直接作用于胸廓内壁，膈肌收缩使腹内压（P_{AB}）增加，压力会通过 Zap 区传递到胸廓[61]，使胸廓下半部分扩张。Urmey[62] 通过动物实验也证实了这一结论。关于膈肌运动对下半部分胸廓的影响主要在以下两方面（图 16-2）。

（1）对收缩部分：膈肌向内矢量和肋骨及胸椎共同机械作用提升并膨胀胸廓。

（2）对贴合部分：腹内压的增加会通过 Zap 的传递来扩张胸廓。

以上仅作用于胸廓的下半部分。在肋间肌功能缺

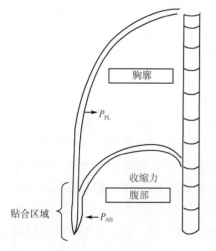

图 16-2　胸壁侧面图解

P_{PL}，胸膜内压；P_{AB}，腹内压（摘自 Green N.Physiology of Spinal Anesthesia，Pulmonary Ventilation and H emodynamics. Baltimore，MD：Williams & Wilkins，1981.）

失的情况下，降低的胸内压会使胸廓上半部分被动回缩。这也解释了在脊麻、硬膜外麻醉[63, 64]及四肢瘫时胸廓变形的特点（图 16-3）。

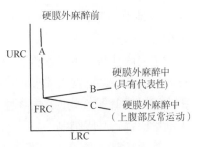

图 16-3　硬膜外麻醉前和麻醉中上部胸廓（URC）和下部胸廓（LRC）扩张

FRC，功能残气量（摘自 Urmey W，Lamber D，Concepcion M.Routine apinal or epidural anesthesia cause riv cage distortion during spontaneous inspiration.Anesthesiology，1987. 67：A538）

（四）咳力减低

脊麻和硬膜外麻醉对有效咳嗽有着平面相关的不同程度的影响。与基础肺功能测试不同，有效咳嗽力量毫无疑问会明显受到椎管内麻醉的影响。在一项研究中发现，使用 0.75％布比卡因腰段硬膜外麻醉使平面达 $T_{3\sim4}$，会使咳嗽时吸气压峰值降低 50％左右[65]（图 16-4）。Egbert[66]发现脊麻患者在咳嗽时腹内压将会降低 53％。随着椎管内麻醉平面的上升，胸腹肌肉阻滞程度也相应增加。

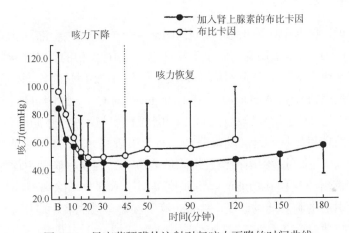

图 16-4　局麻药硬膜外注射引起咳力下降的时间曲线

（摘自 Case studies of regional anesthesia. In：Complication of Regional Anesthsia.New York，NY：Churchill-Livingstone，1999）

（五）肺气体交换

有关脊麻和硬膜外麻醉期间的肺气体交换尚未有深入研究。现有的少数临床研究表明在椎管内麻醉时机体氧耗和二氧化碳产生稍微降低，减少 10％～20％左右，这可能是因为麻醉后肌肉麻痹和运动受限，因此会降低全身新陈代谢[67]。每分通气量，肺泡／动脉氧分压浓度梯度、肺泡无效腔或分流量几乎不发生改变[68]。但在脊麻患者，同时用氮气洗出时发现肺通气的分布发生了改变[49, 69]。先前所提及的胸壁机械运动的改变是接受椎管内麻醉患者肺部通气分布发生改变所致的原因。

（六）肺通气的调控

有关椎管内麻醉对呼吸调控的影响，有几项研究证实每分通气量、呼吸频率和潮气量仅有很小改变。在椎管内麻醉时动脉二氧化碳分压（PCO_2）保持在正常水平。事实上，椎管内麻醉肺通气并无明显变化。CO_2 反应曲线在未镇静的椎管内麻醉患者仅有微小变化，这可能是由于紧张或体内儿茶酚胺水平增加。区域麻醉期间静脉应用镇静药物，患者很可能发生肺通气改变。

更有临床意义的是在椎管内麻醉时加用阿片类药物对肺通气的影响。曾有在鞘内应用芬太尼或舒芬太尼发生呼吸骤停的病例[70-74]。在患有睡眠呼吸暂停低通气综合征的患者[74]，鞘内注射阿片类药物时，必须密切关注呼吸状况。鞘内或硬膜外注射吗啡镇痛时，会发生剂量依赖的呼吸抑制[75]。

综上所述，椎管内麻醉对呼吸的影响主要归因于腹壁肌和肋间肌麻痹。椎管内阻滞平面越向头部扩散，对呼吸系统的生理影响更大。T_1 和 T_1 以上平面的阻滞类似四肢瘫患者（仅有膈肌功能），椎管内麻醉很大程度上引起肺通气分布的改变，此种影响远小于锁骨上径路臂神经丛阻滞所引起的膈肌麻痹对呼吸的影响。临床上，椎管内麻醉对基础肺功能、潮气量、呼吸调节和每分通气量的影响极轻微。对患有肺部疾患的患者，椎管内麻醉是一种很安全的麻醉方法。

（七）臂神经丛区域麻醉

从原因上来说，膈肌麻痹是由肌间沟阻滞时局麻药扩散至颈部相邻的膈神经所致[76]（图16-1）。现已知膈肌麻痹是由局麻药作用于发自 $C_{3\sim5}$ 颈神经根的膈神经所致，这是因为药物在进入臂神经丛时会向上扩散至颈丛[19]。Winnie 等[77]用放射性对比剂标记的局麻药进行注射验证了此结论。Urmey、McDonald[19] 和 Gloeggler[78] 对 $C_{2\sim3}$ 水平局麻后进行皮肤感觉测试也发现同样的变化[79, 80]。这种膈肌功能和肺功能的改变与颈神经的阻滞程度呈正相关。

肌间沟阻滞可能发生持续性肺功能降低。有几项研究[19, 20, 78, 81]发现 FEV_1 和 FVC 会降低 20%～40%，在个别病例中甚至发现降低 60%[78]，在这些病例中均伴有完全性或几乎完全性膈神经麻痹。这种肺功能的降低程度类似手术部分切除膈神经[82]或因病理性完全膈神经麻痹所引起的肺功能的改变。Gould 等[84]在健康志愿者中应用 1% 甲哌卡因直接浸润膈神经发现肺功能会降低 27%。

四、危 险 因 素

（一）椎管内麻醉

椎管内麻醉的禁忌证很少涉及呼吸系统疾病。患有呼吸系统疾病的患者，也很少被告知在接受椎管内麻醉（脊麻和硬膜外麻醉）后并发症的风险没有比健康患者增高。脊麻和硬膜外麻醉并不影响单肺通气时氧合及低氧性肺血管收缩，也不会导致支气管收缩。因此脊麻和硬膜外麻醉可安全应用于哮喘患者。实际上，椎管内麻醉过程中在局麻药中加入肾上腺素反而会使支气管舒张。

（二）臂神经丛区域麻醉

对侧肺叶切除术和对侧持续的膈神经麻痹是肌间沟径路臂神经丛神经阻滞的绝对禁

忌证。更多的相对禁忌证包括 COPD 和不能耐受肺活量降低 25% 的呼吸系统疾病。用力肺活量（FVC）小于 1L 者是肌间沟阻滞和锁骨上臂神经丛阻滞的相对禁忌证。伴随胸壁运动僵硬的强直性脊柱炎患者应用肌间沟阻滞会增加呼吸衰竭的风险，因为强直性脊柱炎导致的胸壁僵硬会使患者的呼吸功能更多地依赖于膈肌运动。同样，侧卧位或胸廓运动受限伴随对侧膈肌功能受限也是一个危险因素。事实上，阻滞侧在上的侧卧位患者拔管时和肌间沟阻滞后一侧膈肌功能丧失时，有发生呼吸衰竭的报道[4]（框 16-2）。肥胖患者更易发生术后肺不张或肺部并发症，特别在进行时间较长或持续的锁骨上臂神经丛神经阻滞时[85]。

框 16-2　锁骨上臂神经丛神经阻滞的禁忌证

· 对侧肺切除术	· 用力肺活量小于 1L
· 对侧膈神经功能失调	· 强直性脊柱炎或类似限制性疾病
· 不能耐受 25% 肺功能减少的患者	· 限制胸廓扩展因素：侧卧位或胸壁的包扎和捆绑

五、诊断评估

　　一侧膈肌麻痹是锁骨上臂神经丛神经阻滞的并发症之一。健康患者在神经阻滞后极少发生窒息。重要的是，通常相关肺功能的改变发生在阻滞后 15 分钟内。通常此时麻醉医师应在场。行锁骨上臂神经丛神经阻滞的患者应吸氧和监测脉搏血氧饱和度。应配备呼吸末二氧化碳波形监测和辅助通气设备。膈神经阻滞时间长短取决于所用局麻药的种类和用量。用甲哌卡因行肌间沟阻滞时膈神经及膈肌阻滞达 3 ～ 4 小时，布比卡因则可持续 9 小时以上。

　　荧光透视法[86]、双倍曝光的胸部透视[87]和呼吸容量曲线被用于诊断一侧膈肌麻痹。超声也逐渐被用于气胸的诊断。超声及基础肺功能测试可用于既往肺部或膈肌疾病患者的术前评估。

　　胸透可用于可疑气胸的诊断（框 16-3），但少量气胸可能漏诊。在呼气相时胸透利于气胸诊断。值得注意的是，临床上气胸需要发展到一定程度才能被发现。在无正压通气的情况下，临床上气胸通常要发展 6 ～ 12 小时才能在影像学上有显现。在影像学表现前，气胸常伴有胸膜炎性胸痛，听诊时呼吸音减弱或呼吸困难。治疗方法包括胸科医生会诊，如有指征行胸廓造口术。

框 16-3　外周神经阻滞相关气胸的表现及诊断

· 首发症状为胸膜性胸壁疼痛，而不是呼吸困难
· 在无正压通气情况下，胸部影像学表现通常会延迟 6 ～ 12 小时
· 在用力呼气相时胸部影像学表现更有助于诊断较小范围气胸

六、预防及治疗

　　麻醉方式、局麻药用量及注入速度的选择可避免不必要的较高平面阻滞。蛛网膜下

隙阻滞时，注入等比重局麻药可限制药物过多向头侧扩散，由此可使更多胸壁肌肉保持正常功能。脊麻时注入适宜剂量的等比重局麻药极少发生明显的呼吸系统抑制。在持续神经阻滞中，缓慢注药及间断分次注药避免了高平面脊麻或硬膜外麻醉阻滞范围过广。在椎管内麻醉注药后即应密切监测感觉阻滞平面，以做到早期预防、诊断和治疗呼吸方面的问题。脊麻可根据患者体位来调节平面。即使规范防范措施，但也可能偶尔发生意外的高平面阻滞导致呼吸窘迫。

呼吸困难多发生于患者对高平面阻滞所引起呼吸肌麻痹的恐惧。此时必须排除过高平面导致的呼吸衰竭。患者能说话是让人放心的。握手试验是简单快速的判断方法。有力的抓握表明臂神经丛并未受到影响，阻滞平面在颈部水平向足侧延续表明膈肌功能维持良好。麻醉面罩和使用带有二氧化碳监测的呼吸回路能及时诊断通气不足。低氧血症和动脉血氧饱和度降低也是通气不足的晚期征象。治疗措施包括必要的面罩辅助、正压通气甚至气管内插管来控制呼吸。

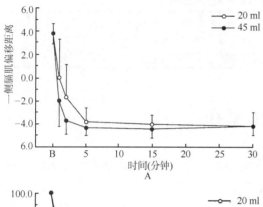

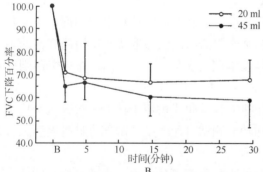

图 16-5　肌间沟阻滞致不完全性膈肌偏移距离和 FVC 偏差率的时间曲线

正偏移表示膈肌向尾侧运动，负偏移表示膈肌反常向头部运动。注入 45ml 和 20ml 局麻药两组之间无显著性差异（摘自 Urmey W，Gloeggler P. Pulmonary function changs during interscalene block：effects of decreasing local anesthetic injection volume. Reg Anesth，1993. 18：244-249）

（一）不完全性膈肌麻痹

局麻药用量减少至 20ml 未降低不完全性膈肌麻痹的发生率[78]（图 16-5），用手指压迫注射点头侧部位也不能预防[79, 80]。锁骨上阻滞后肺功能降低很大程度上依赖于局麻药的用量及浓度。0.75％的布比卡因 20 ～ 28ml 能使肺功能降低 20％～ 40％[81]。当注射 0.125％ 5 ～ 9ml 布比卡因时，肺功能降低和膈肌运动异常至少持续 24 小时。在肌间沟阻滞时，注射 1.5％甲哌卡因 20ml 后，FVC 平均降低 32.0％ ±8.9％[78]。减少局麻药用量及浓度，如注射 10ml 0.25％布比卡因可获得良好镇痛效果，对呼吸的影响也较小[88]。0.5％的罗哌卡因行肌间沟阻滞，未能减少对肺功能的影响[88]，肌间沟置管输注 0.2％的罗哌卡因伴有膈肌运动及肺功能显著降低[89]，同时伴有肺下叶萎陷[90]。最近研究发现，在极小局麻药和靶向超声引导下，能避免臂神经丛神经阻滞膈肌麻痹。尽管应用小剂量的局麻药能提供可接受的镇痛效果，但是这些研究的临床实用性仍未确定，因为全麻会掩盖区域阻滞的部分作用[91-93]。锁骨下臂神经丛阻滞虽不常见，也可能导致膈神经麻痹。锁骨下臂神经丛神经阻滞时入路越接近锁骨，越易引起膈神经麻痹[94, 95]。有研究发现此方法膈神经麻痹发生率为 20％[27]。

在可耐受的情况下，可将患者置于坐位或直立位来缓解呼吸困难。坐位或沙滩椅位会使膈肌动力最优化，增加功能残气量，缓解主观症状[19]。少数患者也需要正压通气。辅助通气、面罩正压通气，有指征者行喉罩或气管插管控制通气。肌间沟臂神经丛阻滞期间的呼吸困难也可能与患者紧张有关。

（二）气胸

目前，气胸是臂神经丛阻滞后极少发生的并发症。气胸发生的可能性与臂神经丛阻滞的操作有关。Kulenkampff 传统锁骨上阻滞方法气胸发生率为 0.6%～6%[96]。现代锁骨上臂神经丛阻滞技术应用超声成像技术来观察肺尖的位置。但是，采用超声引导下锁骨上神经阻滞操作也有发生气胸的报道[97, 98]。臂神经丛神经下部结构与胸膜及肺解剖关系紧密，在实施锁骨上臂神经丛神经阻滞时，通常需要在超声引导下进行操作。如在图 16-6 矢状位 MRI 成像中所见。臂神经丛神经阻滞的肌间沟入路位置较高，在颈神经根水平。Winne 认为在肌间沟臂神经丛神经阻滞时，实际上不可能发生气胸。根据 Winne 入路，用适宜的针头（＜4cm）常规正确地行肌间沟臂神经丛阻滞是不可能发生气胸的。假如臂神经丛麻醉时发生气胸，说明操作不是经肌间沟入路。已有相关报道证实，连续肌间沟阻滞，置入导管触及胸膜则可能发生气胸，已有相关报道证实[99-101]。血管旁锁骨下神经阻滞和锁骨上其他入路，包括铅锤（plumb bob）技术，均有助于避免气胸的发生。然而，包括胸锁乳突肌入路在内的所有操作均可能发生气胸。Franco 和 Vieria[102] 报道 1001 例患者，用神经刺激仪行血管旁锁骨下神经阻滞后无一例发生气胸。但未对患者进行系统的气胸评估。

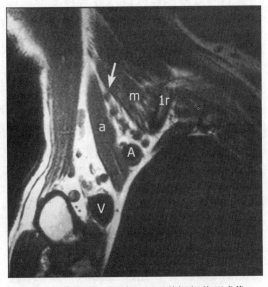

图 16-6　臂神经丛神经根磁共振矢状面成像
（箭所指）

神经根被前斜角肌（a）和中斜角肌（m）之间的脂肪所包绕。第 1 肋（1r）、锁骨下动脉（A）和静脉（V）被标记。臂神经丛神经下部结构与肺解剖关系紧密。这种毗邻关系在行锁骨上阻滞时要特别注意。在超声实时引导时，整个穿刺过程需要清楚显示针尖（摘自 Bowen et al.Neuroimaging Clin N Am，2004.14：59-85）

锁骨下神经阻滞的进步是进针点在 Raj 技术基础上向外侧偏移，在 1973 年[103] 首次发表的对旧技术的改良。1977 年，Sims[104] 对此技术进一步修改，Whiffler[105] 的冠状位技术在 1981 年发表，2001 年 Grossi[106] 也对此技术进行了改良。这些改良技术均成功地逐渐减少了气胸的发生率。在外周神经刺激技术引导下也有锁骨下神经阻滞相关气胸的报道[107]。超声技术的引入使操作者能看到肺尖，能有效避免气胸的发生。与超声引导下的锁骨上神经阻滞相比较，锁骨下入路针尖方向更能有效避开肺尖，使气胸几乎不可能发生。但 VIB 有很大的可能会发生气胸。腋路能够完全避免气胸的发生。

七、总　结

常规进行的区域阻滞技术中，椎管内阻滞技术（如脊麻或硬膜外麻醉）及锁骨上径路臂神经丛阻滞等对呼吸系统的影响最为严重。椎管内麻醉神经阻滞的效果是通过平面依赖性的腹肌或肋间肌的阻滞程度来评估的。升高腹肌或肋间肌的阻滞平面就会引起膈肌依赖性呼吸模式。相对来说，颈段硬膜外麻醉、肌间沟和其他锁骨上径路臂神经丛阻滞则会导致一侧膈肌麻痹。臂神经丛阻滞相关膈肌麻痹会使基础肺功能降低，但患者有效咳嗽能力得以最大程度的保留。相反，脊麻或硬膜外麻醉对基础肺功能影响较小，但会明显抑制患者的咳嗽能力。椎管内麻醉更为严重的呼吸并发症包括呼吸骤停或呼吸衰竭，这是由高平面阻滞或阿片类药物作用于脊髓或延髓所致。气胸和持续的膈神经麻痹是臂神经丛阻滞罕见但严重并发症。这些并发症是技术依赖性的。在超声引导下，针尖的可视性操作对避免气胸的发生有重要意义。在实施肌间沟径路臂神经丛阻滞时，应注意解剖关系，更偏向足侧方向寻找臂神经丛神经，用神经刺激仪探测膈肌收缩，有助于防止持续性膈神经损伤。在进行区域阻滞技术操作时，应用合适的监测来评估呼吸系统的影响，以便能及时有效地进行辅助或控制通气治疗。

（曹学照译，王俊科校）

参 考 文 献

1. Froese AB, Bryan AC. Effects of anesthesia and paralysis on diaphragmatic mechanics in man. *Anesthesiology* 1974;41:242–255.
2. Rehder K, Marsh H. Respiratory mechanics during anesthesia and mechanical ventilation. In: Fishman A, ed. *The Handbook of Physiology - Section 3: The Respiratory System.* Bethesda, MD: American Physiological Society, 1986:737–752.
3. Urmey W, Gloeggler P. Effects of bupivacaine 0.5% compared with mepivacaine 1.5% used for interscalene brachial plexus block (abstract). *Reg Anesth* 1992;17:13.
4. Gentili M, Lefoulon-Gourves M, Mamelle J, et al. Acute respiratory failure following interscalene block: complications of combined general and regional anesthesia (letter). *Reg Anesth* 1994;19:292–293.
5. Brown D, Cahill D, Bridenbaugh L. Supraclavicular nerve block: anatomic analysis of a method to prevent pneumothorax. *Anesth Analg* 1993;76:530–539.
6. Cook LB. Unsuspected extradural catheterization in an interscalene block. *Br J Anaesth* 1991;67:473–475.
7. Kumar A, Battit GE, Froese AB, et al. Bilateral cervical and thoracic epidural blockade complicating interscalene brachial plexus block: report of two cases. *Anesthesiology* 1971;35:650–652.
8. Ross S, Scarborough CD. Total spinal anesthesia following brachial-plexus block. *Anesthesiology* 1973;39:458.
9. Scammell SJ. Case report: inadvertent epidural anaesthesia as a complication of interscalene brachial plexus block. *Anaesth Intensive Care* 1979;7:56–57.
10. Mulroy MF. Monitoring opioids. *Reg Anesth* 1996;21:89–93.
11. Rawal N, Arner S, Gustafsson LL, et al. Present state of extradural and intrathecal opioid analgesia in Sweden. A nationwide follow-up survey. *Br J Anaesth* 1987;59:791–799.
12. de Leon-Casasola OA, Parker B, Lema MJ, et al. Postoperative epidural bupivacaine-morphine therapy. Experience with 4,227 surgical cancer patients. *Anesthesiology* 1994;81:368–375.
13. Scott DA, Beilby DS, McClymont C. Postoperative analgesia using epidural infusions of fentanyl with bupivacaine. A prospective analysis of 1,014 patients. *Anesthesiology* 1995;83:727–737.
14. Stenseth R, Sellevold O, Breivik H. Epidural morphine for postoperative pain: experience with 1085 patients. *Acta Anaesthesiol Scand* 1985;29:148–156.
15. Ready LB, Chadwick HS, Ross B. Age predicts effective epidural morphine dose after abdominal hysterectomy. *Anesth Analg* 1987;66:1215–1218.
16. Lubenow TR, Faber LP, McCarthy RJ, et al. Postthoracotomy pain management using continuous epidural analgesia in 1,324 patients. *Ann Thorac Surg* 1994;58:924–929; discussion 929–930.
17. Urmey W, Talts K, Sharrock N. One hundred percent incidence of hemidiaphragmatic paresis associated with interscalene brachial plexus anesthesia as diagnosed by ultrasonography. *Anesth Analg* 1991;72:498–503.
18. Urmey W, McDonald M. Changes in pulmonary function tests (PFT) during high-dose epidural anesthesia (abstract). *Anesthesiology* 1990;73:A1154.
19. Urmey W, McDonald M. Hemidiaphragmatic paresis during interscalene brachial plexus block: effects on pulmonary function and chest wall mechanics. *Anesth Analg* 1992;74:352–357.
20. Pere P, Pitkanen M, Rosenberg PH, et al. Effect of continuous interscalene brachial plexus block on diaphragm motion and on ventilatory function. *Acta Anaesthesiol Scand* 1992;36:53–57.
21. Casati A, Fanelli G, Cedrati V, et al. Pulmonary function changes after interscalene brachial plexus anesthesia with 0.5% and 0.75% ropivacaine: a double-blinded comparison with 2% mepivacaine. *Anesth Analg* 1999;88:587–592.

22. Knoblanche GE. The incidence and aetiology of phrenic nerve blockade associated with supraclavicular brachial plexus block. *Anaesth Intensive Care* 1979;7:346–349.

23. Neal JM, Moore JM, Kopacz DJ, et al. Quantitative analysis of respiratory, motor, and sensory function after supraclavicular block. *Anesth Analg* 1998;86:1239–1244.

24. Mak PH, Irwin MG, Ooi CG, et al. Incidence of diaphragmatic paralysis following supraclavicular brachial plexus block and its effect on pulmonary function. *Anaesthesia* 2001;56:352–356.

25. Dullenkopf A, Blumenthal S, Theodorou P, et al. Diaphragmatic excursion and respiratory function after the modified Raj technique of the infraclavicular plexus block. *Reg Anesth Pain Med* 2004;29:110–114.

26. Rodriguez J, Barcena M, Rodriguez V, et al. Infraclavicular brachial plexus block effects on respiratory function and extent of the block. *Reg Anesth Pain Med* 1998;23:564–568.

27. Rettig HC, Gielen MJ, Boersma E, et al. Vertical infraclavicular block of the brachial plexus: effects on hemidiaphragmatic movement and ventilatory function. *Reg Anesth Pain Med* 2005;30:529–535.

28. Pham-Dang C, Gunst JP, Gouin F, et al. A novel supraclavicular approach to brachial plexus block. *Anesth Analg* 1997;85:111–116.

29. Shanti CM, Carlin AM, Tyburski JG. Incidence of pneumothorax from intercostal nerve block for analgesia in rib fractures. *J Trauma* 2001;51:536–539.

30. Bartlett R. Bilateral intercostal nerve block for upper abdominal surgery. *Surg Gynecol Obstet* 1940;71:194–197.

31. Moore DC. Intercostal nerve block for postoperative somatic pain following surgery of thorax and upper abdomen. *Br J Anaesth* 1975;47 suppl:284–286.

32. McCleery R, Zollinger R, Lenahan N. A clinical study of the effect of intercostal nerve block with Nupercaine in oil following upper abdominal surgery. *Surg Gynecol Obstet* 1948;86:680–686.

33. Lonnqvist PA, MacKenzie J, Soni AK, et al. Paravertebral blockade. Failure rate and complications. *Anaesthesia* 1995;50: 813–815.

34. Stromskag KE, Minor B, Steen PA. Side effects and complications related to interpleural analgesia: an update. *Acta Anaesthesiol Scand* 1990;34:473–477.

35. Robaux S, Bouaziz H, Boisseau N, et al. Persistent phrenic nerve paralysis following interscalene brachial plexus block. *Anesthesiology* 2001;95:1519–1521.

36. Bashein G, Robertson HT, Kennedy WF Jr. Persistent phrenic nerve paresis following interscalene brachial plexus block. *Anesthesiology* 1985;63:102–104.

37. Ediale KR, Myung CR, Neuman GG. Prolonged hemidiaphragmatic paralysis following interscalene brachial plexus block. *J Clin Anesth* 2004;16:573–575.

38. Winnie AP. Interscalene brachial plexus block. *Anesth Analg* 1970;49:455–466.

39. De Troyer A, Kelly S. Chest wall mechanics in dogs with acute diaphragm paralysis. *J Appl Physiol* 1982;53:373–379.

40. De Troyer A, Kelly S, Zin WA. Mechanical action of the intercostal muscles on the ribs. *Science* 1983;220:87–88.

41. De Troyer A, Sampson M, Sigrist S, et al. How the abdominal muscles act on the rib cage. *J Appl Physiol* 1983;54:465–469.

42. Konno K, Mead J. Measurement of the separate volume changes of rib cage and abdomen during breathing. *J Appl Physiol* 1967;22:407–422.

43. Goldman MD, Mead J. Mechanical interaction between the diaphragm and rib cage. *J Appl Physiol* 1973;35:197–204.

44. Estenne M, De Troyer A. Relationship between respiratory muscle electromyogram and rib cage motion in tetraplegia. *Am Rev Respir Dis* 1985;132:53–59.

45. De Troyer A, Heilporn A. Respiratory mechanics in quadriplegia. The respiratory function of the intercostal muscles. *Am Rev Respir Dis* 1980;122:591–600.

46. Urmey W, Loring S, Mead J, et al. Upper and lower rib cage deformation during breathing in quadriplegics. *J Appl Physiol* 1986;60:618–622.

47. Kowalski SE, Bradley BD, Greengrass RA, et al. Effects of interpleural bupivacaine (0.5%) on canine diaphragmatic function. *Anesth Analg* 1992;75:400–404.

48. De Troyer A, Estenne M. Coordination between rib cage muscles and diaphragm during quiet breathing in humans. *J Appl Physiol* 1984;57:899–906.

49. Greene N. *Physiology of Spinal Anesthesia, Pulmonary Ventilation and Hemodynamics*. Baltimore, MD: Williams & Wilkins, 1981.

50. Sundberg A, Wattwil M, Arvill A. Respiratory effects of high thoracic epidural anaesthesia. *Acta Anaesthesiol Scand* 1986;30:215–217.

51. Takasaki M, Takahashi T. Respiratory function during cervical and thoracic extradural analgesia in patients with normal lungs. *Br J Anaesth* 1980;52:1271–1276.

52. Groeben H, Schafer B, Pavlakovic G, et al. Lung function under high thoracic segmental epidural anesthesia with ropivacaine or bupivacaine in patients with severe obstructive pulmonary disease undergoing breast surgery. *Anesthesiology* 2002;96:536–541.

53. Manikian B, Cantineau JP, Bertrand M, et al. Improvement of diaphragmatic function by a thoracic extradural block after upper abdominal surgery. *Anesthesiology* 1988;68:379–386.

54. Warner DO, Warner MA, Ritman EL. Human chest wall function during epidural anesthesia. *Anesthesiology* 1996;85:761–773.

55. Yamakage M, Kamada Y, Toriyabe M, et al. Changes in respiratory pattern and arterial blood gases during sedation with propofol or midazolam in spinal anesthesia. *J Clin Anesth* 1999;11:375–379.

56. Tenling A, Joachimsson PO, Tyden H, et al. Thoracic epidural analgesia as an adjunct to general anaesthesia for cardiac surgery. Effects on pulmonary mechanics. *Acta Anaesthesiol Scand* 2000;44:1071–1076.

57. Capdevila X, Biboulet P, Rubenovitch J, et al. The effects of cervical epidural anesthesia with bupivacaine on pulmonary function in conscious patients. *Anesth Analg* 1998;86:1033–1038.

58. Michalek P, David I, Adamec M, et al. Cervical epidural anesthesia for combined neck and upper extremity procedure: a pilot study. *Anesth Analg* 2004;99:1833–1836, table of contents.

59. Bonnet F, Derosier JP, Pluskwa F, et al. Cervical epidural anaesthesia for carotid artery surgery. *Can J Anaesth* 1990;37:353–358.

60. Eisele J, Trenchard D, Burki N, et al. The effect of chest wall block on respiratory sensation and control in man. *Clin Sci* 1968;35:23–33.

61. Mead J. Functional significance of the area of apposition of diaphragm to rib cage [proceedings]. *Am Rev Respir Dis* 1979;119:31–32.

62. Urmey WF, De Troyer A, Kelly KB, et al. Pleural pressure increases during inspiration in the zone of apposition of diaphragm to rib cage. *J Appl Physiol* 1988;65:2207–2212.

63. Pascucci RC, Hershenson MB, Sethna NF, et al. Chest wall motion of infants during spinal anesthesia. *J Appl Physiol* 1990;68:2087–2091.

64. Urmey W, Lambert D, Concepcion M. Routine spinal or epidural anesthesia causes rib cage distortion during spontaneous inspiration (abstract). *Anesthesiology* 1987;67:A538.

65. Mineo R, Sharrock N, Castellano P, et al. Effect of adding epinephrine to epidural bupivacaine assessed by thoraco-abdominal muscle strength (abstract). *Reg Anesth* 1990;15:70.

66. Egbert LD, Tamersoy K, Deas TC. Pulmonary function during spinal anesthesia: the mechanism of cough depression. *Anesthesiology* 1961;22:882–885.

67. Steinbrook RA. Respiratory effects of spinal anesthesia. *Int Anesthesiol Clin* 1989;27:40–45.

68. Steinbrook RA, Topulos GP, Concepcion M. Ventilatory responses to hypercapnia during tetracaine spinal anesthesia. *J Clin Anesth* 1988;1:75–80.

69. Hedenstierna G, Lofstrom J. Effect of anaesthesia on respiratory function after major lower extremity surgery. A comparison between bupivacaine spinal analgesia with low-dose morphine and general anaesthesia. *Acta Anaesthesiol Scand* 1985;29:55–60.

70. Cornish PB. Respiratory arrest after spinal anesthesia with lidocaine and fentanyl. *Anesth Analg* 1997;84:1387–1388.

71. Ferouz F, Norris MC, Leighton BL. Risk of respiratory arrest after intrathecal sufentanil. *Anesth Analg* 1997;85:1088–1090.

72. Liu SS, Neal JM, Pollock JE, et al. Respiratory depression with addition of fentanyl to spinal anesthesia. *Anesth Analg* 1997;85:1416–1417.

73. Lu JK, Schafer PG, Gardner TL, et al. The dose-response pharmacology of intrathecal sufentanil in female volunteers. *Anesth Analg* 1997;85:372–379.

74. Ostermeier AM, Roizen MF, Hautkappe M, et al. Three sudden postoperative respiratory arrests associated with epidural opioids in patients with sleep apnea. *Anesth Analg* 1997;85:452–460.

75. Bailey PL, Rhondeau S, Schafer PG, et al. Dose-response pharmacology of intrathecal morphine in human volunteers. *Anesthesiology* 1993;79:49–59; discussion 25A.

76. Shaw W. Paralysis of the phrenic nerve during brachial plexus anesthesia. *Anesthesiology* 1949;10:627–628.

77. Winnie AP, Radonjic R, Akkinemi S, et al. Factors influencing the distribution of local anesthetics in the brachial plexus sheath. *Anesth Analg* 1979;58:225–234.

78. Urmey W, Gloeggler P. Pulmonary function changes during interscalene block: effects of decreasing local anesthetic injection volume. *Reg Anesth* 1993;18:244–249.

79. Urmey W, Grossi P, Sharrock N, et al. Digital pressure during interscalene block is clinically ineffective in preventing anesthetic spread to the cervical plexus. *Anesth Analg* 1996;83:366–370.

80. Sala-Blanch X, Lazaro JR, Correa J, et al. Phrenic nerve block caused by interscalene brachial plexus block: effects of digital pressure and a low volume of local anesthetic. *Reg Anesth Pain Med* 1999;24:231–235.

81. Pere P. The effect of continuous interscalene brachial plexus block with 0.125% bupivacaine plus fentanyl on diaphragmatic motility and ventilatory function. *Reg Anesth* 1993;18:93–97.

82. Fackler CD, Perret GE, Bedell GN. Effect of unilateral phrenic nerve section on lung function. *J Appl Physiol* 1967;23:923–926.

83. Arborelius Jr M, Lilja B, Senyk J. Regional and total lung function studies in patients with hemidiaphragmatic paralysis. *Respiration* 1975;32:253–264.

84. Gould L, Kaplan S, McElhinney AJ, et al. A method for the production of hemidiaphragmatic paralysis. Its application to the study of lung function in normal man. *Am Rev Respir Dis* 1967;96:812–814.

85. Erickson JM, Louis DS, Naughton NN. Symptomatic phrenic nerve palsy after supraclavicular block in an obese man. *Orthopedics* 2009;32:368.

86. Kreitzer SM, Feldman NT, Saunders NA, et al. Bilateral diaphragmatic paralysis with hypercapnic respiratory failure. A physiologic assessment. *Am J Med* 1978;65:89–95.

87. Hickey R, Ramamurthy S. The diagnosis of phrenic nerve block on chest x-ray by a double-exposure technique. *Anesthesiology* 1989;70:704–707.

88. al-Kaisy AA, Chan VW, Perlas A. Respiratory effects of low-dose bupivacaine interscalene block. *Br J Anaesth* 1999;82:217–220.

89. Borgeat A, Perschak H, Bird P, et al. Patient-controlled interscalene analgesia with ropivacaine 0.2% versus patient-controlled intravenous analgesia after major shoulder surgery: effects on diaphragmatic and respiratory function. *Anesthesiology* 2000;92:102–108.

90. Sardesai AM, Chakrabarti AJ, Denny NM. Lower lobe collapse during continuous interscalene brachial plexus local anesthesia at home. *Reg Anesth Pain Med* 2004;29:65–68.

91. Renes SH, Spoormans HH, Gielen MJ, et al. Hemidiaphragmatic paresis can be avoided in ultrasound-guided supraclavicular brachial plexus block. *Reg Anesth Pain Med* 2009;34:595–599.

92. Renes SH, Rettig HC, Gielen MJ, et al. Ultrasound-guided low-dose interscalene brachial plexus block reduces the incidence of hemidiaphragmatic paresis. *Reg Anesth Pain Med* 2009;34:498–502.

93. Renes SH, van Geffen GJ, Rettig HC, et al. Minimum effective volume of local anesthetic for shoulder analgesia by ultrasound-guided block at root C7 with assessment of pulmonary function. *Reg Anesth Pain Med* 2010;35:529–534.

94. Gentili ME, Deleuze A, Estebe JP, et al. Severe respiratory failure after infraclavicular block with 0.75% ropivacaine: a case report. *J Clin Anesth* 2002;14:459–461.

95. Stadlmeyer W, Neubauer J, Finkl RO, et al. Unilateral phrenic nerve paralysis after vertical infraclavicular plexus block. *Anaesthesist* 2000;49:1030–1033.

96. Winnie AP. *Plexus Anesthesia, Perivascular Techniques of Brachial Plexus Block*. Philadelphia, PA: WB Saunders, 1990.

97. Bhatia A, Lai J, Chan VW, et al. Case report: pneumothorax as a complication of the ultrasound-guided supraclavicular approach for brachial plexus block. *Anesth Analg* 2010;111:817–819.

98. Le V, Moore R, Wang D. Pneumothorax after an ultrasound-guided supraclavicular block (abstract). *Reg Anesth Pain Med* 2010;35:S165.

99. Borgeat A, Ekatodramis G, Kalberer F, et al. Acute and nonacute complications associated with interscalene block and shoulder surgery: a prospective study. *Anesthesiology* 2001;95:875–880.

100. Bryan NA, Swenson JD, Greis PE, et al. Indwelling interscalene catheter use in an outpatient setting for shoulder surgery: technique, efficacy, and complications. *J Shoulder Elbow Surg* 2007;16:388–395.

101. Jenkins CR, Karmakar MK. An unusual complication of interscalene brachial plexus catheterization: delayed catheter migration. *Br J Anaesth* 2005;95:535–537.

102. Franco C, Vieira Z. 1,001 subclavian perivascular brachial plexus blocks. Success with a nerve stimulator. *Reg Anesth Pain Med* 2000;25:41–46.

103. Raj PP, Montgomery SJ, Nettles D, et al. Infraclavicular brachial plexus block—a new approach. *Anesth Analg* 1973;52:897–904.

104. Sims JK. A modification of landmarks for infraclavicular approach to brachial plexus block. *Anesth Analg* 1977;56:554–555.

105. Whiffler K. Coracoid block–a safe and easy technique. *Br J Anaesth* 1981;53:845–848.

106. Grossi P. Brachial plexus block. The anesthetic line is a guide for new approaches. *Minerva Anestesiol* 2001;67:45–49.

107. Sanchez HB, Mariano ER, Abrams R, et al. Pneumothorax following infraclavicular brachial plexus block for hand surgery. *Orthopedics* 2008;31:709.

第 17 章

神经定位技术对安全性的影响

Joseph M. Neal

与外周神经刺激（PNS）技术一样，超声引导区域麻醉（UGRA）技术是区域麻醉的重大进步，已出现近 40 年。在注射局麻药或其他药物前，均需采用超声引导、外周神经刺激或传统异感法进行神经定位。每一种神经定位的新技术都使麻醉更加安全有效。

本章主要从区域麻醉的五大并发症方面阐述神经定位技术对患者安全性的影响，包括术后神经系统症状（PONS）、局麻药全身毒性（LAST）、一侧膈肌麻痹（HDP）、气胸及脊髓损伤[1]（表 17-1）。本章也涉及一些较轻的不良反应，如喉返神经或颈胸交感

表 17-1　证据强度：超声引导对患者安全性的影响

外周神经损伤（Ⅲ）

- 可能无法证实应用各种神经定位技术神经损伤存在统计学差异
- 随机临床试验（RCTs）病例数不够以及大样本病例系列未发现神经损伤的替代标志存在差异，例如阻滞时或阻滞后即刻发生的感觉异常，或者术后暂时性神经系统症状
- 超声引导区域麻醉（UGRA）引起的围术期神经损伤发生率与外周神经刺激（PNS）相似

局麻药全身毒性作用（Ⅰa 及 Ⅲ）

- 与 PNS 相比，UGRA 可降低意外刺破血管的风险，意外刺破血管是局麻药全身毒性作用的替代标志（Ⅰa）

续表

- 证据有冲突的关键在于 UGRA 不影响局麻药引起的抽搐的发生率（Ⅲ）

一侧膈肌麻痹（Ⅰa 及Ⅳ）

- 随机临床试验证实少量局麻药行 UGRA 肌间沟阻滞时可减少（但不能消除）一侧膈肌麻痹（HDP）的发生率、减轻其严重程度。超声引导行锁骨上阻滞时 HDP 发生率接近 0（Ⅰa）
- 没有随机临床试验或病例报告能够解决有肺功能损害风险的患者能否进行锁骨上区域麻醉阻滞的问题。因为 HDP 的发生仍不可预测，所以对于任何无法耐受肺功能降低 25%～ 30%的患者都应保持警惕

气胸（Ⅲ）

- 没有充分研究能够直接表明应用 UGRA 时发生气胸的风险性
- 即使应用 UGRA 仍可发生气胸（Ⅲ）

局麻药异常分布（Ⅳ）

- 没有研究报道超声引导上肢阻滞对局麻药扩散至椎管旁的影响。有个别研究报道喉返神经及颈胸部交感干被意外麻醉的发生率
- 虽然应用超声通过减少局麻药量可能会降低其发生率，但尚无资料可以证实或反驳此理论（Ⅳ）

证据可信度水平：Ⅰa 证据来自荟萃分析；Ⅲ证据来自精心设计的非实验性描述性研究，例如比较研究或病例报告；Ⅳ为专家观点。

改自 Neal JM. Ultrasound-guided regional anesthesia and patient safety：an evidence-based analysis. Reg Anesth Pain Med，2010. 35： S59-S67. 经美国区域麻醉和疼痛医学协会允许。

干意外阻滞。PNS 和 UGRA 两种神经定位技术是本章的重点。考虑到与异感法相关并发症对比的资料有限[2]，正文中仅在必要时提及。关于神经定位技术对椎管内阻滞[3]及神经干阻滞[4]安全性影响的有关资料也相对不足。同样，由于相关文献较少[5]，本章也不讨论疼痛介入治疗中超声技术与其他影像技术的比较。

一、定　义

根据神经科医生的一般共识，本章将永久性神经损伤定义为神经阻滞一年后仍存在的神经功能缺陷。不足一年者则称为 PONS，可分为早期及迟发性神经症状，通常为短暂性。神经损伤早期出现 PONS 提示有可能出现永久性神经损伤，但是由 PONS 转为永久神经损伤的比例尚不清楚。LAST 是指局麻药对中枢神经系统（CNS）或心脏的毒性作用，但本章仅涉及最严重的局麻药并发症：抽搐和（或）心搏骤停。

二、术后神经系统症状

（一）概述

区域麻醉相关外周神经损伤的发生率很难定义，而且阻滞后经过的时间长短对其影响也较大。永久性神经损伤极为罕见，绝大多数研究报道以 PONS 的程度来描述，如持续性感觉异常或短暂性感觉和（或）运动功能障碍。外周神经阻滞的 24 小时，约 19%的患者可出现 PONS。这些症状通常可慢慢消失，99% 病例症状一年后完全消失[2,6]。20 世

纪 90 年代和 2000 年法国的研究报道，1.4 ~ 1.9/10 000（95% 可信区间为（0.5 ~ 4.8）/10 000）的患者在 6 个月仍有神经损伤症状[7, 8]。资料还不足以确定永久性神经损伤的发生率。在一项对 1995 ~ 2005 年间文献中神经系统并发症综述的报道中，65 092 例阻滞中仅有 1 例出现永久性神经损伤[9]。

（二）病理生理

外周神经损伤病理生理的详细讨论见第 14 章。最近的研究极大地扩展并改变了我们对阻滞针 - 神经距离和神经损伤假想机制的认识。本节重点阐述与神经定位技术密切相关的外周神经损伤的病理生理。

通常认为区域麻醉相关神经损伤的机制是由于阻滞针破坏了神经的结构完整性，对神经 - 血管屏障造成了机械性损伤和（或）破坏，使局麻药与裸露的神经束发生接触而导致神经毒性作用。在超声广泛用于神经损伤研究之前，多数专家都认为阻滞针破坏神经的结构完整性即可引起损伤[10]。虽有动物研究确切地表明神经外膜是局麻药和神经轴突间最重要的物理屏障，但临床研究中无法区分阻滞针到底只是穿透了神经外膜抑或破坏了神经束膜而导致神经束的暴露。阻滞针穿透神经一般是指"神经内注药"，而不考虑是哪种神经结构成分被破坏。随着超声技术的出现，神经阻滞时可以很清楚地观察到以下两种情况。一是用 PNS 或异感法神经阻滞时，阻滞针常常穿透神经外膜进入神经内的结缔组织中，要比临床医生以前估计的更为常见[11]。二是虽然神经外膜被破坏，但极少引起神经损伤。动物实验中发现，只有人为地（常常很难做到）将阻滞针置入神经束膜中破坏神经束结构，才能引起组织学损伤和功能损害。总之，外周神经损伤理论认为，阻滞针破坏了神经束膜内的结构成分是导致某些类型神经损伤的前提。若该理论成立，那么通过神经定位技术避免阻滞针与神经外膜的伤害性接触应该能够降低神经损伤的风险。

根据上述神经损伤的病理生理，以下我们从理论上探讨各种神经定位技术对神经损伤的影响。利用超声技术对动物和人体的研究增进了人们对 PNS 时刺激针与神经距离关系的认识。这些研究表明，在较广的刺激电流范围内，刺激针可位于神经外或神经外膜下。例如，一项腋路阻滞的研究表明，异感法判断阻滞针接触到神经（通过超声图像确认）的敏感性仅为 38%，而肌肉运动反应为 75%（≤ 0.5mA）[12]。腘窝坐骨神经阻滞时，运动反应的敏感性为 83%（0.2 ~ 0.5mA）[13]。在人体锁骨上入路神经阻滞研究中发现，当阻滞针置于神经外膜下时刺激电流 ≤ 0.2mA，若 > 0.2mA 或 ≤ 0.5mA 时则无法区分阻滞针在神经外或神经内[14]。动物研究表明刺激电流与刺激针实际位置的关系缺乏一致性[15]，提示 PNS 无法可靠地确认阻滞针与神经的位置关系（图17-1）。研究表明应用超声引导定位技术可观察到阻滞针针尖接触到神经并使其凹进[14]，而注射局麻药时神经肿胀则提示针尖位于神经外膜下[14-18]（图 17-2）。超声技术较 PNS 可以更精确地判断阻滞针与神经的位置关系，但是神经肿胀并不一定实际发生神经损伤[18]，因此尚不清楚阻滞针接触到神经与实际发生神经损伤有何联系。因此，从确认阻滞针接触到神经的角度来说，无论 PNS 还是 UGRA 都不完全是预测或预防外周神经损伤的敏感性或特异性技术。

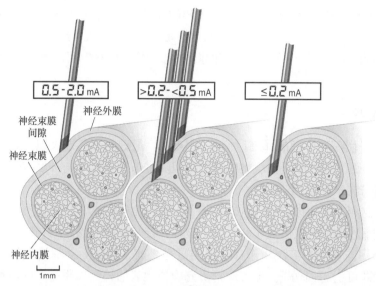

图 17-1　PNS 对于精确提示阻滞针在神经内的敏感程度有限

刺激电流 ≤ 0.2mA 时，能可靠地提示刺激针位于神经内，即神经外膜下，但有可能在神经束膜内，也可能在神经束膜外。在 0.2mA 及 ≥ 0.5mA 时，刺激针可能在神经内的任何位置，或者完全在神经外。该图使用了 Bigeleisen 等锁骨上神经阻滞以及 Robards 等腘窝坐骨神经阻滞的人体研究资料（改自 *Anethesiology*，*Anesthesia and Analgesia*）

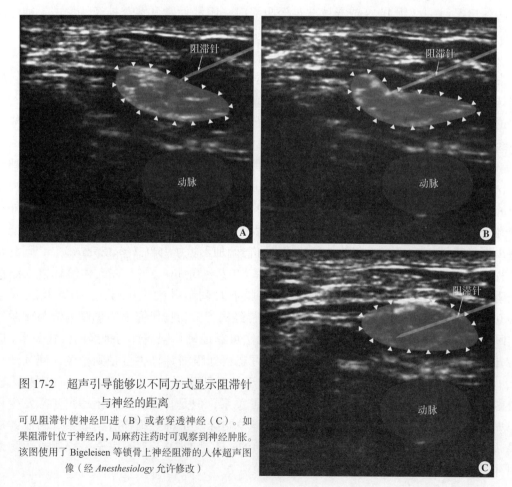

图 17-2　超声引导能够以不同方式显示阻滞针与神经的距离

可见阻滞针使神经凹进（B）或者穿透神经（C）。如果阻滞针位于神经内，局麻药注药时可观察到神经肿胀。该图使用了 Bigeleisen 等锁骨上神经阻滞的人体超声图像（经 *Anesthesiology* 允许修改）

（三）神经定位技术的影响

虽然从 PONS 角度比较神经定位技术的研究不多，但已有研究表明各种技术在严重神经损伤的发生率方面没有差异。一项比较异感法及 PNS 技术行肌间沟阻滞的研究发现，二者感觉异常的发生率无差异（9.3% vs 10.1%）[19]。另一项比较 PNS 与 UGRA 行肌间沟阻滞的研究中，在第 4 周和第 6 周随访，未发现 PONS 存在差异（7% vs 6%）[20]。澳大利亚区域麻醉协会对 7000 例神经阻滞调查短暂性 PONS（随访至术后 60 天）的发生率[21]，未发现 PNS 组和 UGRA 组存在统计学差异。虽然对比不同时期的研究结果可能不合理，但是值得注意的是，PONS 早期和晚期的发生率（4/10 000）几乎与十年前使用 PNS 技术进行神经阻滞法国的研究结果相同[7, 8, 22]。另一项研究[23]也发现 PNS 与 UGRA 早期神经系统症状的发生率无差异。有几例神经损伤的病例报告表明，尽管应用超声技术，但 UGRA 并不能完全避免短暂性或永久性神经损伤的发生[24-26]。

总之，无法进行足够样本量的研究以区分神经定位技术对术后迟发性神经症状的影响，更不用说永久性损伤[27]（框 17-1）。现有的研究数量较少，也无法证实通过 PONS 的替代标志能可靠地确认神经定位技术对短暂性神经损伤有显著的影响。目前尚无针对糖尿病或化疗致周围神经病等外周神经损伤高风险患者的研究。这类患者可能更适合研究各种神经定位技术的安全性。

框 17-1　证明罕见事件的安全性

若要证明长期神经损伤的发生率降低 50%，即从 4/10 000 降至 2/10 000

α 为 0.05，β 为 0.8，则每组患者例数需要超过 70 000 例

三、局麻药全身毒性作用

（一）概述

与神经损伤类似，LAST 的发生率很大程度取决于如何定义。中枢神经系统兴奋症状及血流动力学改变等局麻药入血的早期症状的发生率为 1/1000[28]。但抽搐或心搏骤停等危及生命的毒性反应极少发生[29]。法国研究发现周围神经阻滞引起抽搐的发生率为 7.5/10 000 [95% 可信区间为（3.9 ～ 11.2）/10 000]，而 21 278 例阻滞患者中无一例发生 LAST 相关的心搏骤停[8]。意外刺破血管是 LAST 的替代标志，可通过回抽、血肿形成或超声直视下发现。由于其预示更为严重并发症的发生，因此没有资料可以准确说明刺破血管与严重 LAST 之间的关系。

（二）病理生理

LAST 的病理生理与神经定位技术的关系可从两个角度进行说明。首先，即刻发生的 LAST 提示未及时发现血管内注药，而神经定位技术则可在注入大量局麻药之前即能准确判定。PNS 技术没有统一的明确指征可以判断刺破血管。而 UGRA 可避免刺破血管，或

在注药后在目标组织周围未观察到局麻药液时停止注药。其次，由于 UGRA 应用局麻药量较小，组织摄取受限，从而减弱了毒性反应。

（三）神经定位技术的影响

无明确证据表明神经定位技术可影响 LAST 的发生率。有研究和荟萃分析[30]表明，与 PNS 技术相比，应用超声技术可显著降低意外刺破血管的发生率。但还不清楚这是否意味着可真正减少抽搐或心搏骤停的发生[21]。澳大利亚协会未发现应用 UGRA 和 PNS 技术时严重 LAST 事件的发生率存在差异。该研究中 UGRA 组 LAST 的发生率为 0.98/1000，接近先前报道的 PNS 组的 0.8/1000 发生率[7]。匹兹堡质控研究显示 UGRA 与 PNS 相比，抽搐发生率差异显著（$P=0.044$），要优于后者，但是由于未给予肾上腺素试验剂量，可能影响了两组 LAST 的发生率[23]。

超声引导使用少量局麻药就可产生等效的麻醉作用。虽然成人使用的局麻药量显著减少，但仍可引起严重的 LAST 事件。例如，超声引导股神经阻滞时局麻药平均用量仅为 15ml（95％可信区间为 7 ～ 23），而 PNS 为 26ml[31]；但对于合并心脏疾病、年龄过小或过大者，若将 15ml 强效局麻药误注入血管内仍可引起 LAST[32]。小儿体重轻，发生 LAST 风险较高，因此使用尽量少的局麻药阻滞目标神经对儿科患者是最有意义的[32]。儿科患者应用超声同成人一样可降低意外刺破血管的风险，但尚无研究对儿科患者的 LAST 直接评估[33]。由于儿童对局麻药吸收快，血药浓度高，因此应用 UGRA 时应尽可能减少儿科患者局麻药用量，不但是有益的，更是安全的保障[34]。

四、一侧膈肌麻痹

（一）概述

应用 PNS 行肌间沟阻滞时，HDP 的发生率为 100％[35]。若采用锁骨上入路[36]或锁骨下外侧入路阻滞[2]时沿臂神经丛向远端注药，HDP 的发生率则分别降至 50％和接近 0。应用 UGRA 时 HDP 发生率显著降低，其 95％可信区间：肌间沟入路时为 13％～ 45％[38]，锁骨上入路时为 0 ～ 14％[39]。

（二）病理生理

应用 PNS 技术时，当局麻药经前斜角肌表面或在椎前筋膜间隙扩散至 $C_{3\sim5}$ 神经根时即可阻滞膈神经[35-40]。两种机制均为容积效应，尤其是沿臂神经丛走行向远端注药而远离神经根时。应用超声技术阻滞时使用的局麻药量较少。应用超声引导行肌间沟入路阻滞时，虽然局麻药在椎前筋膜层的扩散可能受限，但在其进针水平上，膈神经距离 C_5 神经根不到 2mm[41]。

（三）神经定位技术的影响

与 PNS 相比，UGRA 可明显降低 HDP 的发生率。可能与用药量有关。肌间沟[37, 38]及锁骨上入路[39] 行臂神经丛阻滞时，应用 UGRA 可降低 HDP 的发生率，减轻其严重程度。一些研究者报道肌间沟入路时 HDP 发生率在应用 0.5％罗哌卡因 5ml（$C_{5\sim6}$ 水平）[38] 时可降至 45％，0.75％罗哌卡因 10ml（C_7 水平）[37] 可降至 13％；而其他研究者[42] 在环状软骨水平应用 0.5％罗哌卡因 10ml 或 20ml 时则未发现发生率有差异。锁骨上入路阻滞时对膈肌影响较小，使用 0.75％罗哌卡因[39]20ml HDP 发生率为 0，95％可信区间为 0～14％；罗哌卡因用量为（33±8）ml[43]时为 1％，95％可信区间为 0.4％～2.3％。尽管这些研究结果令人印象深刻，但是降低 HDP 发生率的实际效果还是存在疑问，而肌间沟入路还不能完全消除 HDP 的发生。既然不能完全避免 HDP，也无法对单个患者的反应做出预测，也就无法确切地知道 HDP 高风险的患者用少量局麻药进行肌间沟阻滞时是否安全，此类患者甚至无法耐受肺功能降低 30％[27]。

五、气　胸

（一）概述

气胸准确的发生率无法得知，但几十年前传统入路行锁骨上臂神经丛阻滞时其发生率为 0.5％～6％。基于最近超声引导锁骨上阻滞的研究推导，气胸发生率 95％可信区间的上限为 0.5％[27]。

（二）神经定位技术的影响

患者在锁骨上及锁骨下内侧入路行臂神经丛阻滞时，阻滞针易刺破胸膜发生气胸。虽然胸膜在超声下容易识别，但在锁骨上[44] 和锁骨下[45] 阻滞时仍有气胸发生。尚无 UGRA 和 PNS 关于气胸并发症的比较研究。

六、局麻药异常分布

（一）概述

肌间沟阻滞时局麻药可注入或扩散至椎管内，但较为罕见，尚无确切发生率的报道。局麻药分布的其他部位则更好理解。应用传统 PNS 技术行锁骨上阻滞时 1.3％累及喉返神经阻滞，行颈部椎旁阻滞时为 10％。颈胸交感干阻滞表现为霍纳综合征，应用大容量局麻药及 PNS 技术行锁骨上阻滞时的发生率为 20％～90％，而颈部椎旁阻滞时为 40％[2]。

（二）病理生理

肌间沟阻滞时引起椎管内麻醉可能是由于阻滞针向内进针过深（朝向脊髓或脊膜）或局麻药注入神经根的硬脊膜袖套中（图 18-1）。Winnie 法阻滞[46] 时，PNS 或异感法的进针方向均偏向内侧。而 Borgeat 法[47] 进行了改良，进针偏向外侧并采用了较安全的浅表入路（见第 18 章）。超声引导肌间沟阻滞也采用了由外向内的浅表进针入路，理论上避免了接近脊髓及所有神经根硬脊膜袖套（最长者除外）。

声嘶与喉返神经和迷走神经毗邻臂神经丛直接相关。同样，由于颈胸交感干毗邻 C_8 和 T_1 神经根，所以易发生霍纳综合征。虽然可以推测局麻药异常分布部位可能与注药量有关，但是没有证据显示采用传统 PNS 技术且局麻药量为 20～40ml 时，喉返神经和颈胸部交感干阻滞的发生率存在差异[2]。由于采用 UGRA 技术所使用局麻药量较少，理论上可能降低这些不良反应的发生率。不过，若药液沿组织扩散的作用大于药量的影响时则不成立。

（三）神经定位技术的影响

尚无应用神经定位技术时发生局麻药扩散至喉返神经或颈胸部交感干引起不良反应的比较研究。其发生率在应用超声技术时要低于 PNS，可能与局麻药量较少有关。

七、预　　防

在上述各种区域麻醉并发症中，似乎只有 HDP 的发生率在应用 UGRA 技术时较 PNS 显著降低。即便如此，超声也不能完全预防该并发症。因此，尚无有力证据表明选择神经定位技术能可靠地预防外周神经损伤、LAST、HDP、气胸及其他由于局麻药异常扩散引起的并发症。

预防的措施之一就是避免对某一技术过度自信，特别是尚未证实其益处时。作者在本段中表达了自己关于对应用 UGRA 有意地进行神经内注药（假定为神经外膜下，但在神经束膜外）可改善神经阻滞的质量（如起效时间和作用时程）这一观点的看法。某医院应用超声引导行肌间沟和锁骨上阻滞时意外神经内注药的发生率为 17%（95% 可信区间为 12%～22%）[48]。临床中可观察到少数明确发生神经内注药的患者并没有出现神经损伤[13, 14, 17, 48, 49]，因此一些知名研究者认为有意地进行神经内注药可能有益[50, 51]。作者和其他人[24, 52, 53]基于以下两点反对此观点：①神经损伤的发生率较低，无法基于少数已发表的神经内注药无害的病例报告得出定论；②目前超声仪器的空间分辨率尚不足以分辨出阻滞针在神经束膜之内或之外。因此，作者的观点是有意地进行神经外膜下注药，其未知的有限益处远不抵其未知的严重潜在风险[52]。

八、小　　结

无有力证据表明神经定位技术，尤其是 UGRA 和 PNS，能够显著降低 PONS、LAST、气胸及局麻药异常分布等严重并发症的发生率。超声引导在降低 HDP 发生率、减轻其严重程度方面要优于后者，但是其益处有限，因为并非对所有患者都有效，而且其作用还具有不可预测性（见表 17-1）。

（吴滨阳 译）

参 考 文 献

1. Neal JM, Brull R, Chan VWS, et al. The ASRA evidence-based medicine assessment of ultrasound-guided regional anesthesia and pain medicine: executive summary. *Reg Anesth Pain Med* 2010;35:S1–S9.

2. Neal JM, Gerancher JC, Hebl JR, et al. Upper extremity regional anesthesia. Essentials of our current understanding, 2008. *Reg Anesth Pain Med* 2009;34:134–170.

3. Perlas A. Evidence for the use of ultrasound in neuraxial blocks. *Reg Anesth Pain Med* 2010;35:S43–S46.

4. Abrahams M, Horn J-L, Noles LM, et al. Evidence-based medicine: ultrasound guidance for truncal blocks. *Reg Anesth Pain Med* 2010;35:S36–S42.

5. Narouze SN. Ultrasound-guided interventional procedures in pain medicine: evidence-based medicine. *Reg Anesth Pain Med* 2010;35:S55–S58.

6. Neal JM, Bernards CM, Hadzic A, et al. ASRA Practice Advisory on neurologic complications in regional anesthesia and pain medicine. *Reg Anesth Pain Med* 2008;33:404–422.

7. Auroy Y, Benhamou D, Bargues L, et al. Major complications of regional anesthesia in France. The SOS regional anesthesia hotline service. *Anesthesiology* 2002;97:1274–1280.

8. Auroy Y, Narchi P, Messiah A, et al. Serious complications related to regional anesthesia. Results of a prospective survey in France. *Anesthesiology* 1997;87:479–486.

9. Brull R, McCartney CJL, Chan VWS, et al. Neurological complications after regional anesthesia: contemporary estimates of risk. *Anesth Analg* 2007;104:965–974.

10. Hogan QH. Pathophysiology of peripheral nerve injury during regional anesthesia. *Reg Anesth Pain Med* 2008;33:435–441.

11. Sala-Blanch X, Ribalta T, Rivas E, et al. Structural injury to the human sciatic nerve after intraneural needle insertion. *Reg Anesth Pain Med* 2009;34:201–205.

12. Perlas A, Niazi A, McCartney C, et al. The sensitivity of motor reponses to nerve stimulation and paresthesia for nerve localization as evaluated by ultrasound. *Reg Anesth Pain Med* 2006;31:445–450.

13. Robards C, Hadzic A, Somasundaram L, et al. Intraneural injection with low-current stimulation during popliteal sciatic nerve block. *Anesth Analg* 2009;109:673–677.

14. Bigeleisen PE, Moayeri N, Groen GJ. Extraneural versus intraneural stimulation thresholds during ultrasound-guided supraclavicular block. *Anesthesiology* 2009;110:1235–1243.

15. Chan VW, Brull R, McCartney CJ, et al. An ultrasonic and histologic study of intraneural injection and electrical stimulation in pigs. *Anesth Analg* 2007;104:1281–1284.

16. Altermatt FR, Cummings TJ, Auten KM, et al. Ultrasonographic appearance of intraneural injections in the porcine model. *Reg Anesth Pain Med* 2010;35:203–206.

17. Bigeleisen PE. Nerve puncture and apparent intraneural injection during ultrasound-guided axillary block does not invariably result in neurologic injury. *Anesthesiology* 2006;105:779–783.

18. Lupu CM, Kiehl T-R, Chan VWS, et al. Nerve expansion seen on ultrasound predicts histological but not functional nerve injury following intraneural injection in pigs. *Reg Anesth Pain Med* 2010;35:132–139.

19. Liguori GA, Zayas VM, YaDeau JT, et al. Nerve localization techniques for interscalene brachial plexus blockade: a prospective, randomized comparison of mechanical paresthesia versus electrical stimulation. *Anesth Analg* 2006;103:761–777.

20. Liu SS, Zayas VM, Gordon MA, et al. A prospective, randomized, controlled trial comparing ultrasound versus nerve stimulator guidance for interscalene block for ambulatory shoulder surgery for posoperative neurological symptoms. *Anesth Analg* 2009;109:265–271.

21. Barrington MJ, Watts SA, Gledhill SR, et al. Preliminary results of the Australasian Regional Anaesthesia Collaboration. A prospective audit of over 7000 peripheral nerve and plexus blocks for neurological and other complications. *Reg Anesth Pain Med* 2009;34:534–541.

22. Benhamou D, Auroy Y, Amalberti R. Safety during regional anesthesia: what do we know and how can we improve our practice? (editorial). *Reg Anesth Pain Med* 2010;35:1–3.

23. Orebaugh SL, Williams BA, Vallejo M, et al. Adverse outcomes associated with stimulator-based peripheral nerve blocks with versus without ultrasound visualization. *Reg Anesth Pain Med* 2009;34:251–255.

24. Cohen JM, Gray AT. Functional deficits after intraneural injection during interscalene block. *Reg Anesth Pain Med* 2010;35:397–399.

25. Koff MD, Cohen JA, McIntyre JJ, et al. Severe brachial plexopathy after an ultrasound-guided single-injection nerve block for total shoulder arthroplasty in a patient with multiple sclerosis. *Anesthesiology* 2008;108:325–328.

26. Reiss W, Kurapati S, Shariat A, et al. Nerve injury complicating ultrasound/electrostimulation-guided supraclavicular brachial plexus block. *Reg Anesth Pain Med* 2010;35:400–401.

27. Neal JM. Ultrasound-guided regional anesthesia and patient safety: an evidence-based analysis. *Reg Anesth Pain Med* 2010;35:S59–S67.

28. Mulroy MF, Hejtmanek MR. Prevention of local anesthetic systemic toxicity. *Reg Anesth Pain Med* 2010;35:177–180.

29. Neal JM, Bernards CM, Butterworth JF, et al. ASRA practice advisory on local anesthetic systemic toxicity. *Reg Anesth Pain Med* 2010;35:152–161.

30. Abrahams MS, Aziz MF, Fu RF, et al. Ultrasound guidance compared with electrical neurostimulation for peripheral nerve block: a systematic review and meta-analysis of randomized controlled trials. *Br J Anaesth* 2009;102:408–417.

31. Casati A, Baciarello M, Di Cianni S, et al. Effects of ultrasound guidance on the minimum effective anaesthetic volume required to block the femoral nerve. *Br J Anaesth* 2007;98:823–827.

32. Di Gregorio G, Neal JM, Rosenquist RW, et al. Clinical presentation of local anesthetic systemic toxicity: a review of published cases, 1979–2009. *Reg Anesth Pain Med* 2010;35:181–187.

33. Tsui BC, Pillay JJ. Evidence-based medicine: assessment of ultrasound imaging for regional anesthesia in infants, children and adolescents. *Reg Anesth Pain Med* 2010;35:S47–S54.

34. Weintraud M, Lundblad M, Kettner S, et al. Ultrasound versus landmark-based technique for ilioinguinal-iliohypogastric nerve blockade in children: the implications on plasma levels of ropivacaine. *Anesth Analg* 2009;108:1488–1492.

35. Urmey WF, Talts KH, Sharrock NE. One hundred percent incidence of hemidiaphragmatic paresis associated with interscalene brachial plexus anesthesia as diagnosed by ultrasonography. *Anesth Analg* 1991;72:498–503.

36. Neal JM, Moore JM, Kopacz DJ, et al. Quantitative analysis of respiratory, motor, and sensory function after supraclavicular block. *Anesth Analg* 1998;86:1239–1244.

37. Renes SH, Rettig HC, Gielen MJ, et al. Ultrasound-guided low-dose interscalene brachial plexus block reduces the incidence of hemidiaphragmatic paresis. *Reg Anesth Pain Med* 2009;34:498–502.

38. Riazi S, Carmichael N, Awad I, et al. Effect of local anaesthetic volume (20 vs 5 ml) on the efficacy and respiratory consequences of ultrasound-guided interscalene brachial plexus block. *Br J Anaesth* 2008;101:549–556.

39. Renes SH, Spoormans HH, Gielen MJ, et al. Hemidiaphragmatic paresis can be avoided in ultrasound-guided supraclavicular brachial plexus block. *Reg Anesth Pain Med* 2009;34:595–599.

40. Urmey W, McDonald M. Hemidiaphragmatic paresis during interscalene brachial plexus block: effects on pulmonary function and chest wall mechanics. *Anesth Analg* 1992;74:352–357.

41. Kessler J, Schafhalter-Zoppoth I, Gray AT. An ultrasound study of the phrenic nerve in the posterior cervical triangle: implications for the interscalene brachial plexus block. *Reg Anesth Pain Med* 2008;33:545–550.

42. Sinha SK, Abrams JH, Barnett JT, et al. Decreasing the local anesthetic volume from 20 to 10 mL for ultrasound-guided interscalene block at the cricoid level does not reduce the incidence of hemidiaphragmatic paresis. *Reg Anesth Pain Med* 2011;36:17–20.

43. Perlas A, Lobo G, Lo N, et al. Ultrasound-guided supraclavicular block. Outcome of 510 consecutive cases. *Reg Anesth Pain Med* 2009;34:171–176.

44. Bhatia A, Lai J, Chan VWS, et al. Pneumothorax as a complication of the ultrasound-guided supraclavicular approach for brachial plexus block. *Anesth Analg* 2010;111:817–819.
45. Koscielniak-Nielsen Z, Rasmussen H, Hesselbjerg L. Pneumothorax after an ultrasound-guided lateral sagittal infraclavicular block. *Acta Anaesthesiol Scand* 2008;52:1176.
46. Winnie AP. Interscalene brachial plexus block. *Anesth Analg* 1970;49:455–466.
47. Borgeat A, Dullenkopf A, Ekatodramis G, et al. Evaluation of the lateral modified approach for continuous interscalene block after shoulder surgery. *Anesthesiology* 2003;99:436–442.
48. Liu SS, YaDeau JT, Shaw PM, et al. Incidence of unintentional intraneural injection and postoperative neurological complications with ultrasound-guided interscalene and supraclavicular nerve blocks. *Anaesthesia* 2011;66:168–174.
49. Sala-Blanch X, Lopez AM, Carazo J, et al. Intraneural injection during nerve stimulator-guided sciatic nerve block at the popliteal fossa. *Br J Anaesth* 2009;102:855–861.
50. Bigeleisen PE, Chelly J. An unsubstantiated condemnation of intra-neural injection. *Reg Anesth Pain Med* 2011;36:95.
51. Rosenblatt MA, Bigeleisen PE. Ultrasound-guided intraneural injection: a powerful tool for regional anesthesia. In: Bigeleisen PE, ed. *Ultrasound-Guided Regional Anesthesia and Pain Medicine*. Philadelphia, PA: Wolters Kluwer/Lippincott Williams & Wilkins, 2010.
52. Neal JM, Wedel DJ. Ultrasound guidance and peripheral nerve injury. Is our vision as sharp as we think it is? *Reg Anesth Pain Med* 2010;35:335–337.
53. Reiss W, Kurapati S, Shariat A, et al. Reply to Drs. Bigeleisen and Chelly. *Reg Anesth Pain Med* 2011;36:88–99.
54. Silvestri E, Martinoli C, Derchi LE, et al. Echotexture of peripheral nerves: correlation between US and histologic findings and criteria to differentiate tendons. *Radiology* 1995;197:291–296.

Alain Borgeat   José Aguirre

　　局麻药用于外周神经阻滞时会偶然直接进入或扩散进入其他组织，常可引发局麻药毒副作用或意外发生。足量的局麻药意外入血多引起全身毒性反应。局麻药注入错误位置或是穿刺针的直接损伤也可能造成某些空腔脏器损伤，如传统方法进行闭孔神经阻滞经常造成膀胱、直肠或阴道损伤。本章主要介绍在颈部及其周围神经阻滞时经常发生的局麻药意外注射问题。

一、定　　义

　　外周神经或神经丛阻滞过程中，造成意外的脊髓麻醉是最严重的并发症之一（框 18-1）。经肌间沟入路臂丛神经阻滞就是一个典型的例子，局麻药可能意外注入硬膜外隙、硬膜下腔或者蛛网膜下隙，从而导致高位脊髓麻醉或是多节段硬膜外隙麻醉。由于局麻药液可沿神经扩散，在椎旁阻滞或腰大肌阻滞时，局麻药也可能意外注入蛛网膜下隙或是硬膜外隙。

　　第 7 章虽已对局麻药的全身毒性反应进行了详细讨论，但在近端臂丛神经阻滞时，仍应特别注意避免局麻药入血的发生，因为这些阻滞方法的注药部位都非常接近大脑的供血动脉，即使是非常少量的局麻药注入椎动脉、颈动脉或锁骨下动脉（其逆行流入颈动脉或椎动脉）都可能导致患者迅速癫痫发作，例如在肌间沟臂丛神经阻滞时，经椎动脉注射 2.5mg 的布比卡因即可引发患者惊厥。

框 18-1　局麻药的意外注射

- 软组织扩散：颈胸交感神经节、迷走神经或喉返神经
- 血管内注射或从血管周围组织吸收
- 局麻药蓄积和（或）针刺伤造成的空腔脏器穿孔

另外，在近端臂丛神经阻滞时，如肌间沟入路或锁骨上入路，局麻药经常通过软组织扩散至阻滞靶神经以外的其他神经，从而引起相应的副作用，但通常较动脉内注射或脊髓周围直接注射所引起的副作用轻微。局麻药阻滞颈胸段交感神经节可导致 Horner 综合征（表现为上睑下垂、瞳孔缩小和少汗），阻滞迷走神经或喉返神经，可引起患者声音嘶哑。

二、概　　述

目前，肌间沟入路时意外椎管内麻醉的发生率尚不确定。有报道，肌间沟入路时局麻药可发生硬膜外隙及脊髓内扩散[1-6]，其中绝大多数发生在采用 Winnie 法及某些后路神经阻滞时（如颈部的椎旁阻滞）。Macaire 等[7] 对 4319 例腰大肌间隙阻滞病例进行了一项回顾性研究，这些病例分别由 42 组不同操作者分别实施完成，结果显示，局麻药扩散入脊髓的发生率约为 0.6%，各组硬膜外隙扩散的发生率从 1% 到 10% 变化不等。

有研究显示，在肌间沟入路或锁骨上入路进行臂丛神经阻滞时，Horner 综合征的发生率为 12%～75%[8]。喉返神经阻滞常发生在右侧，在肌间沟入路时其发生率为 6%～12%，锁骨上入路时约为 1.3%。Horner 综合征和声音嘶哑可能同时发生。

三、病 理 生 理

（一）椎管内注入

肌间沟阻滞后发生全脊髓麻醉和高位硬膜外麻醉可能由多种原因造成（框 18-2），如操作者将穿刺针误入椎间孔可将局麻药直接注射至硬膜下腔（或硬膜外隙），局麻药注射至神经内或神经周围，药物还可能发生二次转移进入硬膜下隙[8]。Selander 和 Sjostrand[9] 的研究表明，坐骨神经内注射药物后可有 20% 进入椎管内的现象。他们应用兔模型还发现，神经或神经束内注入用放射性核素标记的局麻药能够沿神经束快速扩散，扩散距离与注药压力的高低有关（300～750mm Hg）。这表明，神经束不仅是一组神经纤维，也是连接周围神经系统和中枢神经系统（CNS）的重要管道。另外，尸检报告表明，较长的神经根硬膜袖套可超出椎间孔 3～5cm，穿刺针也可能刺入硬膜袖套[10] 将局麻药意外注入鞘内[11]（图 18-1）。

框 18-2　神经和神经丛阻滞：进入椎管的路径

• 通过椎间孔注入硬膜外隙、硬膜下隙、蛛网膜下隙	• 注入硬膜袖套
• 局麻药通过椎间孔逆行进入硬膜外隙	• 远端神经束内注射，逆行进入脊髓

腰大肌阻滞或椎旁神经阻滞时，局麻药意外注入或扩散进入椎管内的途径与前面描述的途径基本相似，可能是直接注入神经束内，或是通过椎间孔或硬膜袖套注入，也可能是局麻药液逆行扩散进入硬膜外隙。

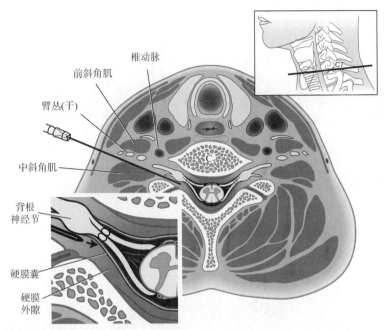

图 18-1　左颈部横断面，臂丛神经至背神经根节区域（进针路径）

脊神经根袖套位于神经节内侧，应注意神经节也邻近硬膜外隙、蛛网膜下隙及椎动脉区域（来源于 Quinn H，Hogan. Brachial plexus anesthesia: essential of our current understanding. Reg Anesth Pain Med，2002. 27:402-428，已获许可）

（二）软组织扩散

在下颈部，星状神经节及喉返神经均与臂丛神经毗邻。星状神经节位于第 7 颈椎横突的前方，在第 7 颈椎横突与第 1 肋骨之间、椎动脉后方（图 18-2）。右侧喉返神经在锁骨下动脉处与迷走神经分开，在其下折返，并沿气管食管间沟向上走行。在左侧，喉返神经跨过主动脉弓后与迷走神经分开，在弓下折返，沿气管食管间沟上行（图 18-3）。这些结构在肌间沟神经阻滞时易受到影响，特别是采用 Winnie 法和后入路法时。

四、危 险 因 素

在应用 Winnie 法进行肌间沟阻滞时，由于往往需要穿刺针内侧成角并且刺入较深，所以误将局麻药注入硬膜外隙或髓内的发生率较高。Sardasai 等 [12] 在研究中发现，Winnie 法中穿刺针的进针角度与脊神经出椎间孔的角度非常一致，所以穿刺针极易穿过椎间孔误入椎管内。后路肌间沟阻滞，如穿刺针进针角度过于靠内，局麻药误入椎管内的风险可能更大。

目前，在腰大肌间隙阻滞中，大部分人均主张应用 Capdevila 等 [13] 提出的操作方法，因为该方法能够明显降低局麻药扩散进入硬膜外隙（髓内）的概率。与 Winnie 法 [14] 中穿刺针需内侧倾斜不同，Capdevila 法中穿刺针在各个平面刺入皮肤的角度均不大。Capdevila 法仍以横突作为固定的骨性标志，为避开脊髓，减少局麻药注入或扩散入中枢神经的机会，穿刺针抵横突后进针不应超过 2cm。另外，外展肌群出现收缩运动，往往提示穿刺针的位置可能过于靠内。

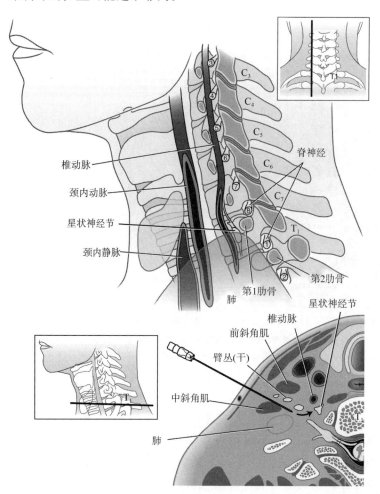

图 18-2 颈部矢状面，肌间沟入路臂丛神经阻滞时局麻药可能影响星状神经节功能

标记处为 C_8 和 T_1 神经根附近的星状神经节，同时可见颈静脉及颈内动脉的横切面（来源于 Quinn H. 改自 Neal JM, Hebl JR, Gerancher JC, et al.Brachial plexus anesthesia: essential of our current understanding. Reg Anesth Pain Med, 2002.27: 402-428, 已获许可）

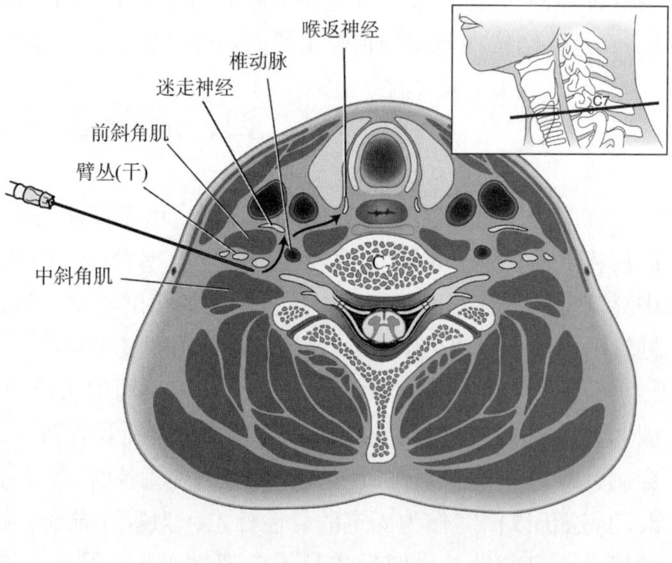

图 18-3 颈部横面图

箭头标明，在肌间沟阻滞时局麻药很容易影响到迷走神经及喉返神经（图片来源于 Quinn H. 改自 Neal JM, Hebl JR, Gerancher JC, et al.Brachial plexus anesthesia: essential of our current understanding. Reg Anesth Pain Med, 2002.27: 402-428, 已获许可）

五、诊断评价

（一）误入椎管内

将局麻药意外注入或是局麻药扩散进入椎管内后，患者可表现出不能说话、意识障碍，甚至是快速进展为双侧肢体麻痹等多种中枢神经系统症状。仔细观察患者的症状表现能够帮助麻醉医师准确判断局麻药进入的是硬膜外隙、硬膜下隙或是蛛网膜下隙（表18-1）。全脊髓麻醉是局麻药注入椎管内后发生的进展最为迅速且最为严重的并发症，其典型症状主要包括瞳孔散大、呼吸暂停、肌肉麻痹、低血压以及心动过缓等。双侧瞳孔散大在全脊髓麻醉患者最为常见，其表现与动眼神经副核发出的副交感神经发生功能障碍时相似，这表明可能有部分局麻药进入了脑脊液。呼吸暂停也是全脊髓麻醉的一个典型表现，但并不经常发生。进行性心动过缓、低血压以及偶发的室性心律失常可能是由颈胸段脊髓麻醉阻滞了心脏的兴奋神经纤维（$T_{1 \sim 4}$）或是局麻药扩散至延髓所致。

表 18-1　肌间沟阻滞后发生椎管内麻醉的鉴别诊断

体征	椎管内注药位置		
	蛛网膜下隙	硬膜下隙	硬膜外隙
发病时间	迅速（5分钟）	延迟（10～15分钟）	渐进（15～20分钟）
瞳孔	双侧散大	与蛛网膜下隙相比，由于药液分布不对称，瞳孔不一致	双侧瞳孔不散大
呼吸	有		
血流动力学改变	低血压，心动过缓 室性心律失常		不同程度的低血压 心动过缓，室性心律失常

与蛛网膜下隙注药所致的全脊髓麻醉不同，硬膜外隙或硬膜下腔阻滞引发的症状和体征多表现为渐进性。由于硬膜外隙与颅内不相通，硬膜外隙阻滞的患者一般不会出现瞳孔散大等延髓抑制的症状和体征。硬膜下腔注药后，患者出现临床症状的时间远较蛛网膜下隙注药后患者出现临床症状的时间晚，且常表现为双侧症状不对称。

腰大肌间隙阻滞后，脊髓阻滞的临床症状和体征与硬膜外隙或硬膜下腔注药后的表现相似，通常首先出现下肢的感觉或运动神经阻滞及低血压，然后可能出现局麻药影响中枢神经系统的表现。

（二）误入血管内

虽然局麻药误注入动脉血管内即刻引发患者癫痫发作及意识消失是其典型症状，但此时难以与误注入椎管内的症状相鉴别。局麻药入血后，患者也可能出现低血压和心动过缓，主要是局麻药对心肌的抑制作用所致。另外，血管内注药或局麻药被快速吸收入血还可能引发中枢神经系统的毒性反应以及循环波动，而运动无力或麻痹与局麻药全身毒性反应相一致。例如，在臂丛神经阻滞时，由组织吸收导致的局麻药毒性反应通常症状出现较晚，并且在多数情况下均表现为渐进性（特定症状依次发生）。

六、预　防

（一）误入椎管或血管内

有多种措施可以预防意外椎管内麻醉的发生。因为一些患者的 C_6 椎间孔与皮肤的距离只有 23 mm，所以麻醉医师在采用肌间沟阻滞法时应特别注意穿刺针不宜刺入过深。此外，选择不同的肌间沟阻滞方法时，发生麻醉并发症的概率也明显不同。到目前为止，只有 Winnie 法和后路法有发生椎管内注药的报道，改良侧路法尚无相关并发症发生[16, 17]。超声引导下肌间沟阻滞时，与改良侧路法相似，由于穿刺针进针较表浅，相关并发症的发生率应该明显降低，但尚缺乏充分文献证实（图 18-4），各穿刺技术的优缺点详见表 18-2。已经证实，在腰丛神经阻滞中注射压力过高可能使局麻药易于扩散进入硬膜外隙[18]，在肌间沟臂丛神经阻滞中是否如此尚不清楚。从解剖学上讲，腰丛神经阻滞的注药区域组织张力较高而臂丛神经干附近区域非常柔软，这两种阻滞部位完全不同。而且，当通过导管注药时，注药阻力的大小亦很难估计。

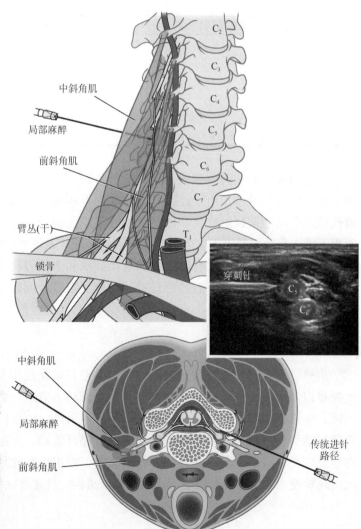

图 18-4　理论上，利用超声引导可能降低肌间沟阻滞发生意外椎管内麻醉概率或穿刺性神经损伤如上图和下图左侧所示，经超声引导，跨过中斜角肌，在 C_5 水平由外向内接近臂丛神经（超声图像插图），穿刺针始终位于脊髓神经表层。相比之下，采用传统的 Winnie 法（下图右侧），穿刺针的进针方向则直接朝向脊髓神经

表 18-2　肌间沟阻滞：常用技术的优缺点

	Winnie	后路法（颈椎椎旁）	改良侧路法
蛛网膜下隙注射	＋＋	＋＋	－
硬膜外注射	＋＋	＋＋	－
脊椎动脉注射	＋	＋	－
血管内注射	＋	＋	＋
气胸	＋	＋	－
不适	＋	＋＋	＋
便于置管	－	＋	＋＋

注：根据作者的经验：＋容易发生；＋＋很容易发生；－不易发生。

　　减少局麻药意外扩散和蓄积的首要基本注意事项是注药缓慢并反复回抽。尽管如此，药物仍有可能进入血管或椎管内。如前所述，选择不同的肌间沟阻滞法，发生这些并发症的概率也明显不同，Winnie 法（偏内、偏后、偏尾侧）进针方向指向椎管，特别是进针方向过于水平位时（图 18-5B），针尖通过椎间孔进入椎管内的风险较高。后路法是在（颈椎）椎旁阻滞，所以存在穿刺针刺入椎间孔处的根硬膜袖套，造成脊神经损伤的风险。改良侧路法穿刺针远离椎管，发生上述并发症的概率较低（图 18-5A）。

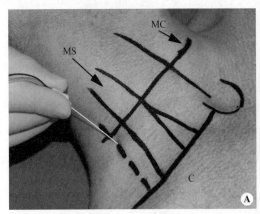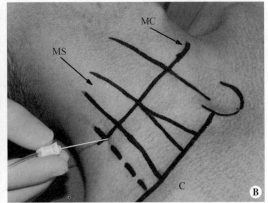

图 18-5　Winnie 法与改良侧路法肌间沟阻滞

A，改良侧路法肌间沟阻滞，穿刺针以 45°～60° 刺入肌间沟，针尖远离椎管；B，Winnie 法，进针方向偏内，向足端，偏后（指向 C_6 横突），该法针尖接近椎管（MC，环甲膜；MS，胸锁乳突肌锁骨头端；C，锁骨；虚线，肌间沟）

　　在神经周围置管时，导管超出针尖 2～3cm 并无任何益处，反而增加风险。置管过长，麻醉医师可能不易控制导管位置（肌间沟处的导管可能置入胸膜）。

　　另外，预防肌间沟阻滞并发症发生的最重要的注意事项是，操作过程必须在患者清醒或是轻度镇静的情况下进行（第 10 章），因为这时患者都能够清楚地表述痛性麻木（表明注药太接近神经根）和（或）注射痛（可能是神经内注射）。对患者进行浅镇静还有利于早期识别并及时处理局麻药的全身毒性反应。该预防措施对腰大肌间隙阻滞同样适用。

（二）软组织扩散

在肌间沟阻滞过程中，很难预测和避免颈胸段交感神经和喉返神经阻滞的发生。理论上讲，采用改良侧路法或超声引导法，进针较浅，应该能够降低其发生率，但到目前为止，尚无前瞻性研究证明该观点。就像不能完全避免局麻药扩散进入椎管内一样，超声本身不能阻止局麻药在软组织内扩散，其优势可能是使进针路线更表浅。同样，尚无文献证实，减少局麻药的注药量是否能够降低颈胸段交感神经和喉返神经阻滞的发生率。

七、治　　疗

（一）椎管内注入

无论发现将局麻药注入蛛网膜下隙还是硬膜外隙，均应立即停止注药。然后根据情况，决定给予患者纯氧辅助通气或机械通气。当局麻药误入硬膜外隙时，适当辅助通气即可；误入蛛网膜下隙时，也未必一定需要气管内插管。发生椎管内注药时，还应充分考虑患者相关因素，如心理状态、给药种类及手术条件等。为了防止血流动力学剧烈波动，应适当扩容，应用阿托品、麻黄碱或肾上腺素等药物纠正心动过缓或低血压。如低血压和心动过缓不能及时纠正，应考虑积极应用肾上腺素并及早进行心肺复苏。另外，心电监护应持续到患者阻滞症状完全消失。

（二）软组织扩散

在肌间沟阻滞过程中，患者出现 Horner 综合征和声音嘶哑时，尚无有效的治疗措施，可充分安慰患者，并告知患者局麻药消除后症状即会消失。

八、总　　结

在近端臂丛神经、椎旁或腰大肌间隙阻滞时，发生局麻药意外注射并非常见，但一旦发生后果严重。麻醉医师必须警惕，在这些操作后可能发生硬膜外隙或蛛网膜下隙麻醉。避免已知的危险因素并采用相对安全的阻滞方法可减少这些并发症的发生率。

（唐　冰译，王俊科校）

参 考 文 献

1. Tetzlaff JE, Yoon HJ, O'Hara J, et al. Alkalinization of mepiva-caine accelerates onset of interscalene block for shoulder surgery. *Reg Anesth* 1990;15:242–244.

2. Mahoudeau G, Gaertner E, Launoy A, et al. Interscalenic block: accidental catheterization of the epidural space. *Ann Fr Anesth Reanim* 1995;14:438–441.

3. Dutton RP, Eckhardt WF III, Sunder N. Total spinal anesthesia after interscalene blockade of the brachial plexus. *Anesthesiology* 1994;80:939–941.

4. Passannante AN. Spinal anesthesia and permanent neurologic deficit after interscalene block. *Anesth Analg* 1996;82:873–874.

5. Norris D, Klahsen A, Milne B. Delayed bilateral spinal anaesthesia following interscalene brachial plexus block. *Can J Anaesth* 1996;43:303–305.

6. Iocolano CF. Total spinal anesthesia after an interscalene block. *J Perianesth Nurs* 1997;12:163–168:quiz 169–70.

7. Macaire P, Gaertner E, Choquet O. Le bloc du plexus lombaire est-il dangereux? In: SFAR, ed. *Évaluation et traitement de la douleur*.

Paris, France: Elsevier, 2002:37–50.

8. Neal JM, Hebl JR, Gerancher JC, et al. Brachial plexus anesthesia: essentials of our current understanding. *Reg Anesth Pain Med* 2002;27:402–428.

9. Selander D, Sjostrand J. Longitudinal spread of intraneurally injected local anesthetics: an experimental study of the initial neural distribution following intraneural injections. *Acta Anaesthesiol Scand* 1978;22:622–634.

10. Evans PJ, Lloyd JW, Wood GJ. Accidental intrathecal injection of bupivacaine and dextran. *Anaesthesia* 1981;36:685–687.

11. Kowalewski R, Schurch B, Hodler J, et al. Persistent paraplegia after an aqueous 7.5% phenol solution to the anterior motor root for intercostal neurolysis: a case report. *Arch Phys Med Rehabil* 2002;83:283–285.

12. Sardesai AM, Patel R, Denny MN, et al. Interscalene plexus block: can the risk of entering the spinal canal be reduced. *Anesthesiology* 2006;105:9–13.

13. Capdevila X, Macaire P, Dadure C, et al. Continuous psoas compartment block for postoperative analgesia after total hip arthroplasty: new landmarks, technical guidelines, and clinical evaluation. *Anesth Analg* 2002;94:1606–1613.

14. Winnie AP, Ramamurthy S, Durrani Z. The inguinal paravascular technic of lumbar plexus anesthesia: the "3-in-1 block." *Anesth Analg* 1973;52:989–996.

15. Lombard TP, Couper JL. Bilateral spread of analgesia following interscalene brachial plexus block. *Anesthesiology* 1983;58:472–473.

16. Borgeat A, Dullenkopf A, Ekatodramis G, et al. Evaluation of the lateral modified approach for continuous interscalene block after shoulder surgery. *Anesthesiology* 2003;99:436–442.

17. Long TR, Wass CT, Burkle CM. Perioperative interscalene blockade: an overview of its history and current clinical use. *J Clin Anesth* 2002;14:546–556.

18. Gadsden JC, Lindenmuth DM, Hadzic A, et al. Lumbar plexus block using high-pressure injection leads to contralateral and epidural spread. *Anesthesiology* 2008;109:683–688.

第二篇

疼痛治疗

A 部分　急性疼痛治疗的并发症

第 19 章

阿片类药物全身用药及患者自控镇痛的相关并发症

Jane C. Ballantyne　Thomas H. Scott

　　阿片类药物一直是治疗中重度急性疼痛的首选药物，这是因为其他镇痛药不能提供同等的镇痛效果，也不能根据疗效进行定量。非阿片类镇痛药用于轻中度疼痛或作为阿片类药物辅助用药时，具有镇痛效果、副作用或两者兼有的封顶效应。另一方面，即使是重度疼痛，阿片类药物通常可以安全地定量直至得到满意的镇痛效果。神经阻滞是取得类似镇痛药效果的唯一方法，但是神经阻滞的适应证有限，在治疗中重度疼痛时并不能完全取代阿片类药物。长期椎管内应用阿片类药物的副作用及不良后遗症在本书的其他章节讲述，本部分重点讲述阿片类药物应用于急性疼痛治疗时的并发症。

　　框 19-1 中列出了阿片类药物常见的药理作用。恶心、皮肤瘙痒等副作用干扰了阿片类药物的治疗效果。恶心通常可通过应用止吐药、更换阿片类药物、减少阿片类药物用量来控制，辅助应用氯胺酮、右美托咪定和区域神经阻滞也可以减少阿片类药物相关的恶心和皮肤瘙痒。尽管 H_1 组胺受体拮抗药通常被用来治疗阿片类药物引起的皮肤瘙痒，但很少有临床或病理生理基础来支持其作为治疗副作用的常规用药。阿片类药物引起的皮肤瘙痒可应用阿片 μ 受体拮抗药（纳洛酮）、混合型阿片受体激动药/拮抗药（纳布啡）、5-HT$_3$ 受体拮抗药（昂丹司琼）、多巴胺 D_2 受体激动药（氟哌利多）和丙泊酚[1]来治疗。阿片类药物的其他药理作用可能有益或者没有，视情况而定。例如，在治疗急性重度或癌症疼痛时阿片类药物引起的欣快感是有益的，但对于个别脆弱（老年人或应用其他精神类药物）的患者可能会诱发精神错乱。镇静作用对于焦虑痛苦的患者是有益的，但如果存在呼吸抑制则是有害的。在急性疼痛的治疗过程中，阿片类药物的两种药理作用会产生潜在的严重并发症：呼吸抑制和肠蠕动减弱。呼吸抑制可引起缺氧和高碳酸血症，甚至死亡。这是阿片类药物唯一可以导致突然死亡的副作用，也是应用阿片类药物治疗急性疼痛需谨慎选择剂量的主要原因。肠蠕动减弱可使肠梗阻恶化或引起便秘。由于其在急性疼痛治疗中的重要性，本章将重点讨论阿片类药物引起的呼吸抑制及肠蠕动减弱。

框 19-1　阿片类镇痛药的药理作用

· 镇痛	· 烦躁
· 呼吸抑制	· 镇静
· 抑制咳嗽	· 皮肤瘙痒
· 恶心	· 瞳孔缩小
· 欣快	· 对肠道的影响

一、呼 吸 抑 制

（一）定义

呼吸抑制最常见的定义是呼吸徐缓或呼吸频率减少。然而，在文献中对于呼吸抑制的定义并没有明确采用呼吸频率的指标来判定呼吸抑制，而在不同的研究中更多地被定义为缺氧、低氧血症、高碳酸血症或呼吸徐缓[2,3]。

（二）概述

呼吸抑制是阿片类药物的一个众所周知及确认的药理作用，文献中暂没有其发生率的报道。此反应对剂量依赖并且对于存在的危险因素高度敏感。相比慢性疼痛，呼吸抑制更易发生在急性疼痛治疗中，因为患者通常是阿片类药物易感人群或者联合应用其他呼吸抑制药（催眠药和抗焦虑药物）。对于阿片类药物敏感的患者，即使是低剂量也不可避免出现不同程度的呼吸抑制。轻度呼吸抑制可能需要吸氧，除此之外在临床上无需其他处理。严重的呼吸抑制可以导致缺氧性脑损伤甚至死亡，这是阿片类药物在急性疼痛治疗中最严重的不良反应。该不良反应通常可通过应用安全剂量的给药方案及适当的监测来避免。

（三）发生机制

脑干延髓腹外侧区被认为是阿片类药物呼吸抑制作用的主要靶点（图 19-1）。该区域是呼吸节律的主要发生器[4-6]。外源性阿片类药物经全身血液循环透过血脑屏障或椎管内给药时经脑脊液（CSF）到达该区域。

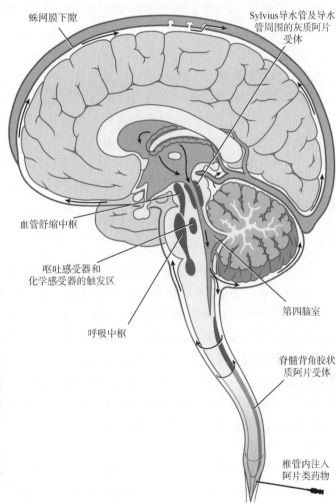

图 19-1　脊髓阿片类药物的作用靶点脑脊液流程图

注入硬膜外隙或鞘内的药物将会积聚在注射部位的脑脊液中。亲水性药物如吗啡的蓄积作用往往大于亲脂性药物如芬太尼。扩散缓慢的药物如吗啡，将随脑脊液主体流向头端大脑脑室系统。脑脊液主体流向个体差异较大。如果药物确实到达脑室系统，特别是第四脑室将可能引起呼吸抑制（也可能是恶心），这是因为呼吸中枢化学感受器触发区在第四脑室旁。缓慢扩散的药物可能会提供一个很好的镇痛作用，因为药物可广泛扩散到集中在背角胶状质的阿片受体

（四）危险因素

呼吸抑制在阿片类药物易感的患者中更易发生，因此也是急性疼痛治疗的一个特定风险因素。阿片类药物在与其他镇静药物（催眠药、麻醉药、抗焦虑药）联合应用时将产生强大的协同效应，加剧其呼吸抑制作用。应用于小儿、老人及体弱患者时呼吸抑制的风险也将增加[7]。新生儿和婴幼儿的神经系统发育不成熟（并且清除率低）增加了敏感性。老年人敏感性增加主要由于清除率降低。对于危重患者，许多因素都可以导致呼吸抑制，包括基础精神状态恶化、清除率降低和全身虚弱。其他特殊的危险因素有神经肌肉疾病（包括重症肌无力）、慢性肺疾病和睡眠呼吸暂停。

（五）诊断评估

发生急性的呼吸暂停可能出现在以下两种情况：①静脉注射大剂量阿片类药物，尤其是亲脂性阿片类药物如芬太尼后快速出现；②有些时候发生在椎管内给药后，特别是鞘内应用吗啡。除此之外更常见的是，在呼吸暂停之前有一段渐进性的呼吸频率减慢，早期干预可以防止发展成严重的缺氧或呼吸暂停。监测呼吸频率比氧合更重要，因为低氧可能直到呼吸抑制的后期才会出现。脉搏血氧饱和度可以作为缺氧的监测指标，但在早期预警中用处不大。在低氧发生之前应对呼吸频率的下降做出反应。监测呼吸频率的方法有直接观察呼吸运动和使用呼吸监测仪。呼吸监测仪应用传感器探测胸壁的运动。如今多通道监测仪常合并应用呼吸监测仪及心电图电极来感知胸壁运动。使用专用传感器的监护仪更为可靠，并有时用于新生儿及婴儿，新生儿的胸壁运动幅度小，更需要高灵敏度传感器。二氧化碳浓度监测仪也可以用于监测呼吸频率和高碳酸血症，但是不能应用于清醒的非插管患者。所有的监测设备都可能发生错误，最可靠的方法为直接观察法。在高风险期（如在给药的早期），即使应用了呼吸监测仪及脉搏血氧饱和度监测也应经常直接观察呼吸频率。

（六）预防

三种方法可用于减少呼吸抑制的严重并发症：①使用安全剂量，并根据存在的风险因素适当调整。②呼吸抑制的密切监测和早期干预。③应用阿片类药物的节俭策略。

1. 干预措施 阿片受体拮抗药可以用于逆转阿片类药物引起的呼吸抑制，但也有弊端。小剂量应用即可逆转镇痛作用，由此原本控制良好的疼痛变得痛苦难忍。激动药的作用通常比拮抗药持久，因此一旦拮抗药的作用消失有再发呼吸抑制的风险。纳洛酮的推荐用法是 0.4ml 稀释到 10ml 生理盐水中，每次给予 1ml 同时观察效果。在给予纳洛酮前，简单的方法如摇晃患者、提醒他们呼吸、与他们交谈或其他刺激方式均可以试用。其他兴奋药如毒扁豆碱或氟马西尼在不逆转镇痛作用的同时可成功逆转呼吸抑制，特别是在麻醉后。

2. 阿片类药物节俭策略 阿片类药物节俭策略的概念源于对改善手术预后理念的认识，即手术后及早重新建立正常的生理功能，其中包括让患者早下床、及早拔出营养管和导尿管、早期进食、鼓励咳嗽和深呼吸及早日恢复正常活动。而许多阿片类药物的作用却与这些目标背道而驰，特别是镇静和对肠道的影响。阿片类药物节俭策略包括硬膜外镇痛、神经阻滞、右美托咪定、氯胺酮及非甾体抗炎药（NSAIDs）。

研究证据显示，相比静脉注射阿片类药物，连续硬膜外镇痛具有更好的镇痛效果，同时还能减轻术后呼吸抑制和对肠道功能恢复的影响（表 19-1）[8-16]。硬膜外这种效果是因为在硬膜外隙应用的小剂量（如果有）阿片类药物，仅有少量的全身吸收。因此脊髓镇痛达到最大化，而呼吸抑制、镇静、恶心及肠蠕动减弱等全身不良反应最少。硬膜外缓释吗啡可能是其中的一个例外，最近一项荟萃分析显示，相比肠外应用阿片类药物，它有更高的呼吸抑制发生率[17]。

表 19-1 验证硬膜外镇痛减少呼吸抑制的主要研究

研究	类型	样本量	治疗方案	观察指标	是否减轻	统计学显著性
Rodgers(2000)	Meta 分析	9559	区域阻滞 vs 非区域阻滞	呼吸抑制（呼吸徐缓）	是	0.5% vs 0.8%，$P < 0.001$
Park（2001）	大型试验，只有主动脉亚组	374	硬膜外 vs 非硬膜外	呼吸衰竭[a]	是	14% vs 28%，$P < 0.01$
Rigg（2002）	大型试验	915	硬膜外 vs 非硬膜外	呼吸衰竭[b]	是	23% vs 30%，$P=0.02$

注：所有的对照组患者术后镇痛均应用阿片类药物全身给药。

　　a. 呼吸衰竭定义为术后需要气管插管和机械通气超过 24 小时或术后 1 小时需要再次插管和机械通气；

　　b. 呼吸衰竭定义为术后需机械通气超过 1 小时或再次气管插管；或 $PaO_2 \leqslant 50$ mm Hg；或 $PaCO_2 \geqslant 50$ mm Hg。

氯胺酮是 NMDA（N- 甲基 -D- 天冬氨酸）受体拮抗药，临床功能为具有镇痛特性的分离性麻醉药。其主要副作用是剂量依赖性的精神症状，尤其是梦幻、幻觉、谵妄。围术期持续给予亚麻醉剂量氯胺酮可减少术后阿片类药物的总用量[18-25]。但是，切皮前单次给予氯胺酮，未见节俭效应，对其相关副作用几乎没有作用[26, 27]。2005 年的一项 Cochrane 系统评价发现，37 项研究中有 27 项均显示，围术期应用氯胺酮可减少 24 小时内的阿片类药物用量及恶心、呕吐的发生率，且副作用很少或没有[28]。遗憾的是，没有对呼吸抑制影响的相关研究。但是，在术后 2 ～ 4 小时内氯胺酮组的"镇静评分"显著增加，此后氯胺酮组及非氯胺酮组之间没有差别。氯胺酮减少阿片类药物相关的呼吸抑制，将使胸科手术患者获益。与单独应用吗啡患者自控镇痛（PCA）比较，联合应用吗啡和氯胺酮 PCA 可降低术后疼痛评分和氧饱和度下降的发生率[18-20]。在这些研究中没有氯胺酮相关性不良精神症状的报道。在腹部[22, 23, 29]及整形[21, 24]手术患者中也显示可降低恶心发生率及改善术后疼痛评分，并且氯胺酮的相关副作用较少。一项研究，不同手术人群 1026 例患者，吗啡和氯胺酮质量比为 1 ∶ 1 剂量、行术后镇痛，统计分析发现梦幻或幻觉的发生率为 6.2%，呼吸抑制（呼吸徐缓，RR < 8/min 持续 10 分钟）为 1.2%[30]。因此，在特定患者中，应用亚麻醉剂量氯胺酮是减少阿片类药物总用量安全有效的方法，进而降低阿片类药物相关呼吸抑制并发症。

右美托咪定和可乐定是中枢 α_2 肾上腺素受体激动药，因其具有镇静和镇痛特性而在麻醉中得到应用。这些药物往往可以产生治疗性心动过缓和低血压的作用。在高剂量或敏感的个体（如新生儿和儿童），中枢神经系统（CNS）的抑制可继发呼吸抑制[31-34]。应用适宜剂量，药物通常会产生镇静、遗忘、轻度镇痛作用及轻微的呼吸抑制[35]。右美托咪定静脉给药，而可乐定多经椎管内给药，也可口服、经皮或关节腔内给药。就阿片类药物节俭策略而言，静脉注射右美托咪定主要有两个作用，首先在操作性镇静过程中作为镇静镇痛辅助用药，其次作为治疗围术期疼痛的镇痛辅助用药。诱导前或术中应用右美托咪定，对术后即刻阿片类药物的节俭效应在很多研究中已经得到证实，尽管这种效应不会持续到术后第一天[36-43]。术后应用右美托咪定也可能起到重要作用，例如，一项关于 100 例女性患者，经腹全子宫切除术术后镇痛的随机对照研究显示，应用右美托咪定（5μg/ml）/

吗啡（1mg/ml）PCA，在疼痛评分、阿片类药物用量、恶心、呕吐方面要优于单独吗啡PCA，在呼吸抑制、镇静及减慢心率和平均动脉压方面没有差别[44]。同右美托咪定一样，已证实在围术期通过椎管内[31, 45-48]、口服[49]和关节腔内[50, 51]给予可乐定均可加强镇痛作用并减少阿片类药物用量。有关可乐定减少阿片类药物相关副作用的研究数据较为有限。总之，α_2肾上腺素受体激动药确实显示其镇痛及阿片类药物的节俭效应，尽管像许多镇静药物一样作为阿片类药物的辅助用药，但他们本身是否能减少阿片类药物所致的呼吸抑制还不能确定。

NSAIDs 也作为阿片类药物节俭策略的辅助镇痛药进行研究。毫无疑问，NSAIDs 可以减少镇痛所需的阿片类药的总剂量[52-58]。然而对于呼吸抑制，文献中尚未明确得出结论，NSAIDs 可以降低呼吸抑制的发生率，仅有几项研究结果显示有此作用[52, 54, 56, 58]。

外周神经阻滞类似于硬膜外镇痛，在少量或没有应用阿片类药物时即可提供良好的急性疼痛的治疗效果。许多研究都已证实外周神经阻滞在四肢手术[59-61]及某些类型腹部手术，特别是开放式阑尾切除术、剖宫产术、子宫切除术，是减少阿片类药物用量的有效方法[62-64]。遗憾的是，外周神经阻滞在多种类型腹部及胸科手术中不能应用。即使是上下肢的手术，导管移位需要重新放置或补充阿片类药物，术后急性疼痛频繁依赖于阿片类药物限制了它的作用优势。然而，最近一项纳入了膝关节镜手术行股神经阻滞的 10 项研究 1016 例患者的荟萃分析表明，即使是单次股神经阻滞也显著降低恶心发生率、术后 24 小时和术后 48 小时的疼痛评分及术后 12 ～ 24 小时的吗啡消耗量[61]。在静脉单独应用阿片类药物、单次股神经阻滞及连续股神经阻滞的组间镇静评分中没有差别。因此，如果条件允许，外周神经阻滞将是减少术后镇痛的阿片类药物用量的实用选择。然而，它们减少阿片类药物相关呼吸并发症的作用仍未被证实。

（七）总结

呼吸抑制是阿片类药物潜在的严重副作用，特别是在全身应用阿片类药物治疗急性疼痛时更易发生。使用安全剂量、了解危险因素、适当的监测、早期干预及应用阿片类药物节俭策略有助于减少相关并发症。

二、药物过量

（一）概述

避免药物过量的主要原因是避免阿片类药物引起的呼吸抑制。许多原因可导致剂量错误的发生（框 19-2）。大多数剂量错误是人为失误造成，也有些是系统失误所引起。采用标准化给药方案，尤其是应用电脑系统编码来订购、分发及运送药物可以明显减少人为因素和系统因素造成的剂量错误[65, 66]。

框 19-2　阿片类药物用药剂量错误原因

· 未能遵循推荐的给药方案	· 订单误读
· 对危险因素缺乏认识，没有意识到风险的存在，和（或） 　未能根据风险调整剂量	· 对治疗不熟悉
· 计算错误	· 药房配药错误

（二）预防

　　必须提出的一个问题是使用 PCA 是否可能通过减少不恰当的用药剂量来减少呼吸抑制的发生率。由于 PCA 小量多次给药及患者自控剂量，使其具有内在安全性（图 19-2）。若是剂量参数设置正确、使用方法正确（如不能被除患者之外的任何人误操作），通常不会出现药物过量，因为在他们疼痛缓解时就会停止启动镇痛泵。传统的方法被认为是不太安全的，因为用药次数减少的同时将增加单次用药量。肌内（IM）或皮下（SC）注射用药时吸收缓慢，在常规用量时，比静脉注射用药更安全，但是仍然有可能在达到止痛效果后继续吸收超过镇痛阈值剂量。

　　尽管 PCA 在安全性和避免药物过量方面具有理论上的优势，但未有文献支持其较高的安全性。两篇荟萃分析文章，一篇发表于 1993 年[67]，另一篇发表于 2001 年[68]，显示 PCA 在减少不良反应方面并没有显现出优势。第一个荟萃分析中纳入了 15 项研究（787 例患者），第二个纳入了 32 项研究（2072 例患者）。第一个荟萃分析结果显示，较传统的镇痛方法相比，患者更倾向于 PCA 镇

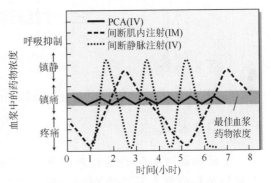

图 19-2　随着时间推移三组不同给药方式：PCA（患者自控镇痛）、IV（静脉注射）和 IM（肌内注射）下血浆中药物浓度与阿片类镇痛药药理作用之间的关系

痛方式，PCA 具有略好的镇痛效果。患者满意度的平均差异为 42%（P=0.02），而在 0 ～ 100 范围内的镇痛评分平均差异为 5.6（P=0.006）。然而，在阿片类药物用量、副作用（包括呼吸抑制）或住院天数上二者没有差异。最近一篇发表于 2006 年的 Cochrane 系统性评价，关于患者自控静脉注射阿片类药物与传统方法（同样需要静脉注射阿片类镇痛药）相比较，也证实了上述两个荟萃分析的结果[69]。此荟萃分析纳入了 38 项临床研究（3074 例患者），尽管跨越了将近 20 年，结果与第一个和第二个的分析结果相差很小。因此，再次证实了患者偏好于 PCA 镇痛方式，并具有稍好的镇痛效果。在副作用方面（包括呼吸抑制）并没有显著差异，也无有力证据证明 PCA 能够影响手术预后。加拿大一项回顾性研究，术后应用 PCA 的 1600 例患者，其中有 8 例出现呼吸抑制[70]。呼吸抑制的相关危险因素（框 19-3）包括使用背景输注剂量（除患者自控用量外）、联合应用镇静药及患者有睡眠呼吸暂停病史。无一病例是由于操作人员失误或设备故障造成的呼吸抑制。

<table>
<tr><td colspan="2" align="center">框 19-3　PCA 期间呼吸抑制的相关危险因素</td></tr>
</table>

• 除了患者自控剂量外使用背景（基础）输注剂量	• 睡眠呼吸暂停病史
• 联合使用镇静药	

（三）总结

PCA 似乎是阿片类药物用于治疗急性术后疼痛一个更安全的给药方式。但是，文献不支持 PCA 更安全这一论点，尽管较传统方法患者更偏于接受 PCA。也许很难比较两种镇痛方式在安全性方面的差异，因为最终安全性依赖于用药剂量而不是实施方法，且用药剂量由医生来决定。例如，如果在行自控镇痛的同时增加背景输注剂量，很可能患者自控给药的固有安全性将降低。尽管有这方面的考虑，但目前的证据尚不能支持 PCA 具有更高的安全性。

三、对肠道功能的影响

（一）定义

长期应用阿片类药物可引起便秘或肠梗阻时间延长。

（二）概述

便秘和肠梗阻时间延长是一个严重的医疗问题，可能引起严重的后遗症。便秘引起的医疗问题在几个方面的表现不同于肠梗阻时间延长。便秘往往发生于长期使用阿片类药物情况下，未经治疗的便秘最终可引起粪便嵌塞，可能需要手术治疗。粪便嵌塞还可能导致肠破裂。这种影响可以通过在连续阿片类药物治疗时使用肠道制剂来避免。

肠梗阻往往发生于手术患者或外伤后，特别是既往有肠管损伤或肠道手术史。在手术患者，肠道常常已经排空（口服肠道准备用药后），出现的问题是肠管麻痹和不耐受经口摄入。手术后正常饮食的恢复延迟有许多弊端。在进食之前，胰岛素、糖皮质激素及生长激素的反应均不能恢复正常。肠蠕动直至肠道内出现液体或食物时才恢复正常，因此就会出现一个加重肠壁瘫痪和液体及食物不耐受的恶性循环。肠梗阻是延迟手术后恢复及住院时间的主要原因，这些都伴有手术预后不良[71]。

（三）病理生理

阿片类药物增强肠壁的肌张力，从而干扰了正常的胃肠蠕动、延缓内容物的排出并增加了液体的吸收时间[72-74]。它们还刺激括约肌，包括 Oddi 和幽门括约肌[75-76]。这些药理作用是由阿片受体介导的，主要是 μ 受体和 κ 受体，在肠道肌群中存在大量阿片受体。

（四）危险因素

任何引起完全或部分肠道梗阻的因素均可增加阿片类药物导致便秘及肠梗阻时间延长的风险。这些因素包括腹腔内肿块、粘连、憩室、肠扭转和肠套叠。某些特定的阿片类药物，如吗啡，可能较其他药物更易引起括约肌痉挛。这是基于早期对胆道压力测量的研究，但后来内镜研究显示所有的阿片类药物均可以使括约肌收缩，且他们之间的差异似乎并没有临床意义[78, 79]。肠道的影响是剂量依赖性的，因此使用高剂量将带来特别高的风险。

（五）诊断评估

诊断评估包括病史、体格检查和必要的腹部影像学检查。肠鸣音消失是肠梗阻的特点，而金属性肠鸣音是机械性肠梗阻的特点。观察立位腹部平片（KUB）时，大量粪块提示便秘，空气环提示肠梗阻。

（六）预防

应用阿片类药物治疗患者，通过肠道内置刺激性泻药（如番泻叶制剂）和大便软化剂（如多库酯钠）组成的肠道制剂来避免便秘。但是在术后疼痛治疗中，阿片类药物会延长肠梗阻时间而不是产生便秘，而肠梗阻不应用泻药来治疗。虽然某些干预不能防止术后肠梗阻，但是对减轻阿片类药物引起的肠梗阻时间延长有帮助。这些干预措施包括改变用药途径、使用口服拮抗药和阿片类药物节俭策略。

1. **给药途径**　口服阿片类受体激动药直接作用于肠黏膜，可能加剧阿片类药物对肠道的影响。因此，应当持续肠道外应用阿片类药物直至完全恢复进食。芬太尼透皮贴剂有时也有效，但还是优先选择椎管内给药途径（见下文）。

2. **阿片受体拮抗剂外周效应**　口服小剂量阿片受体拮抗药纳洛酮和纳曲酮可以改善肠道蠕动，而不会过度影响镇痛效果。最近，甲基纳曲酮和阿维莫泮（阿片受体拮抗剂，吸收率低而且不易透过血脑屏障）成功地用于治疗阿片类药物引起的便秘（甲基纳曲酮）[80-82]和术后肠梗阻（阿维莫泮）[81, 83-85]。在 2008 年，两种药物均被 FDA 批准用于治疗住院患者阿片类药物引起的肠道功能紊乱。甲基纳曲酮用于治疗危重病例的难治性肠道功能紊乱，阿维莫泮获准用于术后肠梗阻的预防和治疗[86]。但是 FDA 也发出警告，接受阿维莫泮治疗的患者心肌梗死的发病率可能会增加。

3. **阿片类药物的节俭策略**　硬膜外镇痛是最有效的节省阿片类药物用药量的镇痛方式，因其能最大限度地减少阿片类药物对术后患者肠道的有害影响和呼吸抑制作用。除了阿片类药物的节俭策略（低血浆阿片类药物浓度，选择性阿片类药物行脊髓镇痛）外，椎管内给予局麻药还有其他益处。通过阻断内脏交感神经，使副交感神经的兴奋作用不受干扰。已经发表的评估肠梗阻的专项研究证实，与全身应用阿片类药物相比，硬膜外镇痛能缩短肠梗阻的时间，进而减少总住院天数[87-91]。

研究也证实 NSAIDs 药物具有阿片类药物节俭作用[54-57]，但是这种阿片类药物节俭作用对于肠梗阻是否有益处呢？一些数量有限的研究证实可促进恢复，减少恶心和镇静，促进肠蠕动及早日恢复肠道功能[53, 92-94]，但也有一些研究显示其对功能恢复没有任何益处[54, 56, 95, 96]。总之，关于 NSAIDs 药的阿片类药物节俭作用，是否能加快全身或肠道功能的尽早恢复尚不明确。

关于使用氯胺酮、右美托咪定、可乐定及神经阻滞来加快腹部手术后肠道功能恢复的研究是非常有限的。一项前瞻性随机实验比较了氯胺酮和吗啡 PCA 与单独吗啡 PCA 的效果，证实了氯胺酮对阿片类药物的节俭作用，但并未能加快肠道功能的恢复[29]。另一项研究发现术后联合应用氯胺酮和吗啡，较单独应用吗啡可减少恶心、呕吐及皮肤瘙痒，但并没有报道对肠道功能恢复的影响[29]。有限的研究数据显示硬膜外应用可乐定可加快术后肠道功能的恢复。在一项小样本随机实验研究中，40 例患者硬膜外应用可乐定预处理，术后应用吗啡和可乐定硬膜外患者自控镇痛（PCEA），与应用吗啡和罗哌卡因行术后镇痛进行比较，结果显示，前者吗啡的总用药量减少、疼痛评分改善，术后 72 小时内肠道功能恢复更快[97]。在减肥手术患者术中应用右美托咪定未能改善术后肠道功能的恢复，尽管右美托咪定能降低恶心、呕吐的发生率[38, 39]。腹横肌阻滞可以减少阿片类药物用量，减少恶心、呕吐和皮肤瘙痒的发生，但也未显示有加快肠道功能恢复或减少肠梗阻的作用[62-64]。目前的研究结果太有限，以至于在阿片类药物节俭策略中，还不能以加快肠道功能恢复为目的提出常规用药方法。

（七）总结

虽然阿片类药物对肠道的影响不像呼吸抑制那样发生突然、后果严重，但是阿片类药物节俭策略主要还是针对改善肠道蠕动，进而减少肠梗阻和促进肠道功能恢复。尽管外周阿片受体拮抗药是预防和治疗阿片类药物所致肠道功能紊乱的不错选择，但临床经验有限以及可能增加心肌梗死发病率（爱维莫潘），故建议谨慎应用这些药物。硬膜外镇痛是减轻阿片类药物肠道副作用的最有效方式，特别推荐应用于肠道手术术后镇痛（除非有禁忌证）。

四、行为学问题

在某些情况下，护理人员及患者对成瘾的恐惧仍然是其犹豫是否应用阿片类药物的一个原因。在 1980 年，Porter 和 Jick[98]的一个有重要意义的报告大大消除了这些恐惧，这篇报道指出，在波士顿医院接受阿片类药物治疗的 11 882 例患者中只有 4 例出现了成瘾问题。治疗指南强烈支持在治疗急性疼痛时，自由使用阿片类药物，并强调成瘾是不可能发生的[99, 100]。自 Porter 和 Jick 报道以来，多年临床经验也证实，在初次应用阿片类药物治疗急性疼痛时成瘾性几乎从不发生。

然而，当既往或目前有药物滥用史者可能会出现行为学问题，因此，对药物滥用患者，急性疼痛的治疗有其特殊性。阿片类药物耐受患者的疼痛常难以控制，对阿片类药物寻求行为的真正目的也很难解释，因此常导致这一人群镇痛不足。应用可掌控的大剂量用药策略和密切监测的效果最好。与其他患者一样，阿片类药物节俭策略有助于有效疼痛缓解并减少阿片类药物用量。对于每个患者都应该尝试确定目前药物的最大用量，这样就可以制订一项新的急性疼痛治疗方案。确定患者既往或目前有"消遣性毒品应用"病史非常重要，这些信息可能不可靠但至少应该去寻找。确定患者是否发生戒断症状，如果有应进行治疗。应用 α_2 受体激动药如可乐定可能有效，因为它具有镇痛和逆转戒断症状的作用。苯二氮䓬类药物和（或）抗精神病药及一般支持措施可能也会有所帮助。可能需要大剂量的阿片类药物来避免戒断和治疗疼痛。甚至有酒精、可卡因、大麻等滥用患者可与阿片类药物产生一定程度的交叉耐药性，因此需要高于平常的阿片类药物剂量。应用美沙酮治疗患者需持续用药，或转换其他阿片类药，或必要时额外增加阿片类药及改变给药方式[101]。PCA 是药物滥用者的有效顺势用药方式，该给药方式可以控制疼痛这一主要因素，并且能够减少对药物的额外需求所产生的焦虑。在急性疼痛治疗期间登记患者的行为学依赖问题没有必要或没有益处，尽管这样对药物成瘾治疗工作人员，包括精神科医生和社会工作者密切合作，为患者的出院或后期康复治疗做准备工作有帮助。

五、镇痛不足

（一）概述

虽然本章主要专注于阿片类药物过度使用引起的相关并发症，使用不足所导致的相关并发症也不容忽视。许多情况下，使用非阿片类药物替代品治疗重度疼痛，尤其替代品或阿片类药物节俭策略有禁忌证时。最近的许多报道、研究和共识提示，许多类型的疼痛（包括术后疼痛）存在镇痛不足问题[100, 102-109]，多由患者和医生恐惧阿片类药物的医疗并发症而对其存管制态度所造成[110-112]。

（二）病理生理学

镇痛不足与阿片类药物的不良反应同样有碍于正常生理功能的恢复和改善手术预后。当患者不能通过充分咳嗽清除分泌物、不能配合使用激动肺量计减少肺不张或不能下床行走促进静脉血回流及肠蠕动时，将不利于正常生理功能的恢复。适宜镇痛的益处已在无数研究中得到验证，良好的疼痛控制可改善手术预后[55, 113]。

疼痛缓解除了有益于手术预后外，越来越多的基础研究证据表明，未受控制的疼痛可使中枢神经系统改变，导致疼痛敏感性增加[114-118]。这些改变对术后疼痛及转变为慢性疼痛的过程中是否具有临床意义尚不清楚。尽管与临床的相关性还不清楚[119, 120]，阿片类药物或神经阻滞等疼痛治疗措施可抑制机体代谢性应激反应。疼痛治疗不足可能对患者造成心理伤害，这是需要良好镇痛的另一原因[121, 122]。

（三）诊断评估

疼痛评估唯一令人信服的方法是规范化的测量，即使用简易的言语量表评分和视觉量表评分，让患者评定疼痛的程度。目前国际医疗卫生机构认证联合委员会（JCAHO）对于疼痛的评估、记录和治疗已经制定出明确的规范和要求[123]，疼痛也已经作为"第五生命体征"记录在患者的医疗病例记录中。令人遗憾的是，在疼痛的评估和治疗过程中需要经过一些必需的步骤，但这也表明人们对疼痛的存在和治疗必要性的认识正在逐步增强。

六、总　　结

近来，我们已经意识到，因阿片类药物使用不足而造成的镇痛不足问题，大部分是因患者恐惧成瘾以及医生的顾虑所致。重新将阿片类药物作为人类急性疼痛（和癌痛）的治疗用药已获成功。在重度疼痛的治疗时往往没有其他药物可以替代，因此我们必须做好应用阿片类药物的准备，但是我们也必须意识到，在应用阿片类药物治疗的同时会出现相关的并发症。框 19-4 中总结了能最大限度减少并发症的策略。阿片类药物疼痛治疗包括：精确调整给药剂量以求疗效最大化而不良反应最小化，同时尽量减少不良反应，利用非阿片类药物干预手段以减少阿片类药物的需求量，应用相应的对策治疗不良反应。

框 19-4　避免全身阿片类药物用于急性疼痛治疗时的并发症

- 通过合理使用阿片类药物避免镇痛不足的并发症
- 用于急性疼痛治疗不必过分担心药物成瘾，阿片类药物的使用不应该受到限制
- 镇痛不足的评估最好用正规标准的疼痛评分来确定
- 阿片类药物节俭策略（包括硬膜外镇痛和 NSAIDs）可减少阿片类药物的需求和风险
- 使用标准给药方案并根据已知的风险调整用药
- 呼吸抑制的监测在治疗早期尤为重要
- 直接观察患者是最可靠和最有效的监测手段
- 早期识别和干预能消除呼吸抑制的严重后果

（刘　钢译，王俊科校）

参　考　文　献

1. Ganesh A, Maxwell LG. Pathophysiology and management of opioid-induced pruritus. *Drugs* 2007;67(16):2323–2333.
2. Ko S, Goldstein DH, VanDenKerkhof EG. Definitions of "respiratory depression" with intrathecal morphine postoperative analgesia: a review of the literature. *Can J Anaesth* 2003;50(7):679–688.
3. Cousins MJ, Mather LE. Intrathecal and epidural administration of opioids. *Anesthesiology* 1984;61(3):276–310.
4. Takita K, Herlenius EA, Lindahl SG, et al. Actions of opioids on respiratory activity via activation of brainstem mu-, delta- and kappa-receptors; an in vitro study. *Brain Res* 1997;778(1):233–241.
5. Takeda S, Eriksson LI, Yamamoto Y, et al. Opioid action on respiratory neuron activity of the isolated respiratory network in newborn rats. *Anesthesiology* 2001;95(3):740–749.
6. Tabatabai M, Kitahata LM, Collins JG. Disruption of the rhythmic activity of the medullary inspiratory neurons and phrenic nerve by fentanyl and reversal with nalbuphine. *Anesthesiology* 1989;70(3):489–495.
7. Cepeda MS, Farrar JT, Baumgarten M, et al. Side effects of opioids during short-term administration: effect of age, gender, and race. *Clin Pharmacol Ther* 2003;74(2):102–112.
8. Rodgers A, Walker N, Schug S, et al. Reduction of postoperative mortality and morbidity with epidural or spinal anaesthesia: results from overview of randomised trials. *BMJ* 2000;321(7275):1493.
9. Park WY, Thompson JS, Lee KK. Effect of epidural anesthesia and analgesia on perioperative outcome: a randomized, controlled Veterans Affairs cooperative study. *Ann Surg* 2001;234(4):

560–569.

10. Rigg JR, Jamrozik K, Myles PS, et al. Epidural anaesthesia and analgesia and outcome of major surgery: a randomised trial. *Lancet* 2002;359(9314):1276–1282.

11. American Society of Anesthesiologists Task Force on Neuraxial Opioids, Horlocker TT, Burton AW, et al. Practice guidelines for the prevention, detection, and management of respiratory depression associated with neuraxial opioid administration. *Anesthesiology* 2009;110(2):218–230.

12. Werawatganon T, Charuluxanun S. Patient controlled intravenous opioid analgesia versus continuous epidural analgesia for pain after intra-abdominal surgery. *Cochrane Database Syst Rev* 2005;(1):004088.

13. Zingg U, Miskovic D, Hamel CT, et al. Influence of thoracic epidural analgesia on postoperative pain relief and ileus after laparoscopic colorectal resection: benefit with epidural analgesia. *Surg Endosc* 2009;23(2):276–282.

14. Gendall KA, Kennedy RR, Watson AJ, et al. The effect of epidural analgesia on postoperative outcome after colorectal surgery. *Colorectal Dis* 2007;9(7):584–598.

15. Marret E, Remy C, Bonnet F, et al. Meta-analysis of epidural analgesia versus parenteral opioid analgesia after colorectal surgery. *Br J Surg* 2007;94(6):665–673.

16. Nakayoshi T, Kawasaki N, Suzuki Y, et al. Epidural administration of morphine facilitates time of appearance of first gastric interdigestive migrating complex in dogs with paralytic ileus after open abdominal surgery. *J Gastrointest Surg* 2007;11(5):648–654.

17. Sumida S, Lesley MR, Hanna MN, et al. Meta-analysis of the effect of extended-release epidural morphine versus intravenous patient-controlled analgesia on respiratory depression. *J Opioid Manag* 2009;5(5):301–305.

18. Atangana R, Ngowe Ngowe M, Binam F, et al. Morphine versus morphine-ketamine association in the management of post operative pain in thoracic surgery. *Acta Anaesthesiol Belg* 2007;58(2):125–127.

19. Carstensen M, Moller AM. Adding ketamine to morphine for intravenous patient-controlled analgesia for acute postoperative pain: a qualitative review of randomized trials. *Br J Anaesth* 2010;104(4):401–406.

20. Nesher N, Ekstein MP, Paz Y, et al. Morphine with adjuvant ketamine vs higher dose of morphine alone for immediate post-thoracotomy analgesia. *Chest* 2009;136(1):245–252.

21. Remerand F, Le Tendre C, Baud A, et al. The early and delayed analgesic effects of ketamine after total hip arthroplasty: a prospective, randomized, controlled, double-blind study. *Anesth Analg* 2009;109(6):1963–1971.

22. Zakine J, Samarcq D, Lorne E, et al. Postoperative ketamine administration decreases morphine consumption in major abdominal surgery: a prospective, randomized, double-blind, controlled study. *Anesth Analg* 2008;106(6):1856–1861.

23. Sami Mebazaa M, Mestiri T, Kaabi B, et al. Clinical benefits related to the combination of ketamine with morphine for patient controlled analgesia after major abdominal surgery. *Tunis Med* 2008;86(5):435–440.

24. Adam F, Chauvin M, Du Manoir B, et al. Small-dose ketamine infusion improves postoperative analgesia and rehabilitation after total knee arthroplasty. *Anesth Analg* 2005;100(2):475–480.

25. Michelet P, Guervilly C, Helaine A, et al. Adding ketamine to morphine for patient-controlled analgesia after thoracic surgery: influence on morphine consumption, respiratory function, and nocturnal desaturation. *Br J Anaesth* 2007;99(3):396–403.

26. Dullenkopf A, Muller R, Dillmann F, et al. An intraoperative preincision single dose of intravenous ketamine does not have an effect on postoperative analgesic requirements under clinical conditions. *Anaesth Intensive Care* 2009;37(5):753–757.

27. Abu-Shahwan I. Ketamine does not reduce postoperative morphine consumption after tonsillectomy in children. *Clin J Pain* 2008;24(5):395–398.

28. Bell RF, Dahl JB, Moore RA, et al. Peri-operative ketamine for acute post-operative pain: a quantitative and qualitative systematic review (Cochrane review). *Acta Anaesthesiol Scand* 2005;49(10):1405–1428.

29. McKay WP, Donais P. Bowel function after bowel surgery: morphine with ketamine or placebo; a randomized controlled trial pilot study. *Acta Anaesthesiol Scand* 2007;51(9):1166–1171.

30. Sveticic G, Eichenberger U, Curatolo M. Safety of mixture of morphine with ketamine for postoperative patient-controlled analgesia: an audit with 1026 patients. *Acta Anaesthesiol Scand* 2005;49(6):870–875.

31. Hansen TG, Henneberg SW. Caudal clonidine in neonates and small infants and respiratory depression. *Paediatr Anaesth* 2004;14(6):529–530.

32. Garg R. Be vigilant during use of intrathecal clonidine in former preterm infants. *Paediatr Anaesth* 2009;19(1):58.

33. Aouad MT, Moukaddem FH, Akel SR, et al. Respiratory failure in a former preterm infant following high spinal anesthesia with bupivacaine and clonidine. *Paediatr Anaesth* 2008;18(10):1000–1001.

34. Luebbe N, Walz R, Walz K, et al. Clonidine prolongs fentanyl-induced ventilatory depression. *Eur J Anaesthesiol* 1998;15(3):292–296.

35. Bailey PL, Sperry RJ, Johnson GK, et al. Respiratory effects of clonidine alone and combined with morphine, in humans. *Anesthesiology* 1991;74(1):43–48.

36. Olutoye OA, Glover CD, Diefenderfer JW, et al. The effect of intraoperative dexmedetomidine on postoperative analgesia and sedation in pediatric patients undergoing tonsillectomy and adenoidectomy. *Anesth Analg* 2010;111(2):490–495.

37. Sadhasivam S, Boat A, Mahmoud M. Comparison of patient-controlled analgesia with and without dexmedetomidine following spine surgery in children. *J Clin Anesth* 2009;21(7):493–501.

38. Tufanogullari B, White PF, Peixoto MP, et al. Dexmedetomidine infusion during laparoscopic bariatric surgery: the effect on recovery outcome variables. *Anesth Analg* 2008;106(5):1741–1748.

39. Bakhamees HS, El-Halafawy YM, El-Kerdawy HM, et al. Effects of dexmedetomidine in morbidly obese patients undergoing laparoscopic gastric bypass. *Middle East J Anesthesiol* 2007;19(3):537–551.

40. Arain SR, Ruehlow RM, Uhrich TD, et al. The efficacy of dexmedetomidine versus morphine for postoperative analgesia after major inpatient surgery. *Anesth Analg* 2004;98(1):153–158.

41. Gomez-Vazquez ME, Hernandez-Salazar E, Hernandez-Jimenez A, et al. Clinical analgesic efficacy and side effects of dexmedetomidine in the early postoperative period after arthroscopic knee surgery. *J Clin Anesth* 2007;19(8):576–582.

42. Gurbet A, Basagan-Mogol E, Turker G, et al. Intraoperative infusion of dexmedetomidine reduces perioperative analgesic requirements. *Can J Anaesth* 2006;53(7):646–652.

43. Unlugenc H, Gunduz M, Guler T, et al. The effect of pre-anaesthetic administration of intravenous dexmedetomidine on postoperative pain in patients receiving patient-controlled morphine. *Eur J Anaesthesiol* 2005;22(5):386–391.

44. Lin TF, Yeh YC, Lin FS, et al. Effect of combining dexmedetomidine and morphine for intravenous patient-controlled analgesia. *Br J Anaesth* 2009;102(1):117–122.

45. Tripi PA, Palmer JS, Thomas S, et al. Clonidine increases duration of bupivacaine caudal analgesia for ureteroneocystostomy: a double-blind prospective trial. *J Urol* 2005;174(3):1081–1083.

46. Paech MJ, Pavy TJ, Orlikowski CE, et al. Postcesarean analgesia with spinal morphine, clonidine, or their combination. *Anesth Analg* 2004;98(5):1460–1466.

47. Sites BD, Beach M, Biggs R, et al. Intrathecal clonidine added to a bupivacaine-morphine spinal anesthetic improves postoperative analgesia for total knee arthroplasty. *Anesth Analg* 2003;96(4):1083–1088.

48. Paech MJ, Pavy TJ, Orlikowski CE, et al. Postoperative epidural infusion: a randomized, double-blind, dose-finding trial of clonidine in combination with bupivacaine and fentanyl. *Anesth Analg* 1997;84(6):1323–1328.

49. Goyagi T, Tanaka M, Nishikawa T. Oral clonidine premedication enhances postoperative analgesia by epidural morphine. *Anesth Analg* 1999;89(6):1487–1491.

50. Tran KM, Ganley TJ, Wells L, et al. Intraarticular bupivacaine-clonidine-morphine versus femoral-sciatic nerve block in pediatric patients undergoing anterior cruciate ligament reconstruction. *Anesth Analg* 2005;101(5):1304–1310.

51. Joshi W, Reuben SS, Kilaru PR, et al. Postoperative analgesia for

outpatient arthroscopic knee surgery with intraarticular clonidine and/or morphine. *Anesth Analg* 2000;90(5):1102–1106.

52. Gillies GW, Kenny GN, Bullingham RE, et al. The morphine sparing effect of ketorolac tromethamine. A study of a new, parenteral non-steroidal anti-inflammatory agent after abdominal surgery. *Anaesthesia* 1987;42(7):727–731.

53. Chen JY, Ko TL, Wen YR, et al. Opioid-sparing effects of ketorolac and its correlation with the recovery of postoperative bowel function in colorectal surgery patients: a prospective randomized double-blinded study. *Clin J Pain* 2009;25(6):485–489.

54. Moote C. Efficacy of nonsteroidal anti-inflammatory drugs in the management of postoperative pain. *Drugs* 1992;44(suppl 5): 14–29.

55. Kehlet H. Multimodal approach to control postoperative pathophysiology and rehabilitation. *Br J Anaesth* 1997;78(5): 606–617.

56. Ballantyne JC. Use of nonsteroidal antiinflammatory drugs for acute pain management. *Probl Anesth* 1998;10(1):606–617.

57. Ballantyne JC, Ulmer JF, Marenholz D. Acute Pain Management. ACHPR Guideline Technical Report. 1995.

58. Hodsman NB, Burns J, Blyth A, et al. The morphine sparing effects of diclofenac sodium following abdominal surgery. *Anaesthesia* 1987;42(9):1005–1008.

59. Fredrickson MJ, Ball CM, Dalgleish AJ. Analgesic effectiveness of a continuous versus single-injection interscalene block for minor arthroscopic shoulder surgery. *Reg Anesth Pain Med* 2010;35(1):28–33.

60. Hogan MV, Grant RE, Lee Jr L. Analgesia for total hip and knee arthroplasty: a review of lumbar plexus, femoral, and sciatic nerve blocks. *Am J Orthop* (Belle Mead NJ) 2009;38(8): E129–E133.

61. Paul JE, Arya A, Hurlburt L, et al. Femoral nerve block improves analgesia outcomes after total knee arthroplasty: a meta-analysis of randomized controlled trials. *Anesthesiology* 2010;113(5): 1144–1162.

62. McDonnell JG, Curley G, Carney J, et al. The analgesic efficacy of transversus abdominis plane block after cesarean delivery: a randomized controlled trial. *Anesth Analg* 2008;106(1):186–191, table of contents.

63. Carney J, McDonnell JG, Ochana A, et al. The transversus abdominis plane block provides effective postoperative analgesia in patients undergoing total abdominal hysterectomy. *Anesth Analg* 2008;107(6):2056–2060.

64. Petersen PL, Mathiesen O, Torup H, et al. The transversus abdominis plane block: a valuable option for postoperative analgesia? A topical review. *Acta Anaesthesiol Scand* 2010;54: 529–535.

65. Hantson P, Vanbinst R, Wallemacq P. Accidental methadone overdose in an opiate-naive elderly patient. *Intensive Care Med* 2003;29(11):2105.

66. Khan FA, Hoda MQ. Drug related critical incidents. *Anaesthesia* 2005;60(1):48–52.

67. Ballantyne JC, Carr DB, Chalmers TC, et al. Postoperative patient-controlled analgesia: meta-analyses of initial randomized control trials. *J Clin Anesth* 1993;5(3):182–193.

68. Walder B, Schafer M, Henzi I, et al. Efficacy and safety of patient-controlled opioid analgesia for acute postoperative pain. A quantitative systematic review. *Acta Anaesthesiol Scand* 2001; 45(7):795–804.

69. Hudcova J, McNicol E, Quah C, et al. Patient controlled opioid analgesia versus conventional opioid analgesia for postoperative pain. *Cochrane Database Syst Rev* 2006;(4):CD003348.

70. Etches RC. Respiratory depression associated with patient-controlled analgesia: a review of eight cases. *Can J Anaesth* 1994;41(2):125–132.

71. Miedema BW, Johnson JO. Methods for decreasing postoperative gut dysmotility. *Lancet Oncol* 2003;4(6):365–372.

72. Murphy DB, Sutton JA, Prescott LF, et al. Opioid-induced delay in gastric emptying: a peripheral mechanism in humans. *Anesthesiology* 1997;87(4):765–770.

73. Thorn SE, Wattwil M, Lindberg G, et al. Systemic and central effects of morphine on gastroduodenal motility. *Acta Anaesthesiol Scand* 1996;40(2):177–186.

74. De Schepper HU, Cremonini F, Park MI, et al. Opioids and the gut: pharmacology and current clinical experience. *Neurogastroenterol Motil* 2004;16(4):383–394.

75. Vieira ZE, Zsigmond EK, Duarate B, et al. Evaluation of fentanyl and sufentanil on the diameter of the common bile duct by ultrasonography in man: a double blind, placebo controlled study. *Int J Clin Pharmacol Ther* 1994;32(6):274–277.

76. Radnay PA, Duncalf D, Novakovic M, et al. Common bile duct pressure changes after fentanyl, morphine, meperidine, butorphanol, and naloxone. *Anesth Analg* 1984;63(4):441–444.

77. Kurz A, Sessler DI. Opioid-induced bowel dysfunction: pathophysiology and potential new therapies. *Drugs* 2003;63(7): 649–671.

78. Lee F, Cundiff D. Meperidine vs morphine in pancreatitis and cholecystitis. *Arch Intern Med* 1998;158(21):2399.

79. Thompson DR. Narcotic analgesic effects on the sphincter of Oddi: a review of the data and therapeutic implications in treating pancreatitis. *Am J Gastroenterol* 2001;96(4):1266–1272.

80. Yuan CS, Foss JF. Oral methylnaltrexone for opioid-induced constipation. *JAMA* 2000;284(11):1383–1384.

81. McNicol ED, Boyce D, Schumann R, et al. Mu-opioid antagonists for opioid-induced bowel dysfunction. *Cochrane Database Syst Rev* 2008;(2):CD006332.

82. Thomas J, Karver S, Cooney GA, et al. Methylnaltrexone for opioid-induced constipation in advanced illness. *N Engl J Med* 2008;358(22):2332–2343.

83. Liu SS, Hodgson PS, Carpenter RL, et al. ADL 8–2698, a trans-3,4-dimethyl-4-(3-hydroxyphenyl) piperidine, prevents gastrointestinal effects of intravenous morphine without affecting analgesia. *Clin Pharmacol Ther* 2001;69(1):66–71.

84. Schmidt WK. Alvimopan⁺ (ADL 8–2698) is a novel peripheral opioid antagonist. *Am J Surg* 2001;182(5A suppl):27S–38S.

85. Taguchi A, Sharma N, Saleem RM, et al. Selective postoperative inhibition of gastrointestinal opioid receptors. *N Engl J Med* 2001;345(13):935–940.

86. Becker G, Blum HE. Novel opioid antagonists for opioid-induced bowel dysfunction and postoperative ileus. *Lancet* 2009;373 (9670):1198–1206.

87. de Leon-Casasola OA, Karabella D, Lema MJ. Bowel function recovery after radical hysterectomies: thoracic epidural bupivacaine-morphine versus intravenous patient-controlled analgesia with morphine: a pilot study. *J Clin Anesth* 1996;8(2):87–92.

88. Steinbrook RA. Epidural anesthesia and gastrointestinal motility. *Anesth Analg* 1998;86(4):837–844.

89. Stevens RA, Mikat-Stevens M, Flanigan R, et al. Does the choice of anesthetic technique affect the recovery of bowel function after radical prostatectomy? *Urology* 1998;52(2):213–218.

90. Williams BA, DeRiso BM, Figallo CM, et al. Benchmarking the perioperative process: III. Effects of regional anesthesia clinical pathway techniques on process efficiency and recovery profiles in ambulatory orthopedic surgery. *J Clin Anesth* 1998;10(7): 570–578.

91. Jorgensen H, Wetterslev J, Moiniche S, et al. Epidural local anaesthetics versus opioid-based analgesic regimens on postoperative gastrointestinal paralysis, PONV and pain after abdominal surgery. *Cochrane Database Syst Rev* 2000;(4):001893.

92. Reasbeck PG, Rice ML, Reasbeck JC. Double-blind controlled trial of indomethacin as an adjunct to narcotic analgesia after major abdominal surgery. *Lancet* 1982;2(8290):115–118.

93. Grass JA, Sakima NT, Valley M, et al. Assessment of ketorolac as an adjuvant to fentanyl patient-controlled epidural analgesia after radical retropubic prostatectomy. *Anesthesiology* 1993;78(4): 642–648.

94. Schlachta CM, Burpee SE, Fernandez C, et al. Optimizing recovery after laparoscopic colon surgery (ORAL-CS): effect of intravenous ketorolac on length of hospital stay. *Surg Endosc* 2007;21(12):2212–2219.

95. Thind P, Sigsgaard T. The analgesic effect of indomethacin in the early post-operative period following abdominal surgery. A double-blind controlled study. *Acta Chir Scand* 1988;154(1): 9–12.

96. Higgins MS, Givogre JL, Marco AP, et al. Recovery from outpatient laparoscopic tubal ligation is not improved by preoperative administration of ketorolac or ibuprofen. *Anesth Analg* 1994;79(2):274–280.

97. Wu CT, Jao SW, Borel CO, et al. The effect of epidural clonidine on perioperative cytokine response, postoperative pain, and bowel function in patients undergoing colorectal surgery. *Anesth Analg* 2004;99(2):502–509.

98. Porter J, Jick H. Addiction rare in patients treated with narcotics. *N Engl J Med* 1980;302(2):123.

99. National Guideline Clearinghouse | Assessment and management of pain. Available at: http://www.guideline.gov/content.aspx?id=11507&search=acute+pain. Accessed November 4, 2010.

100. American Pain Society Quality of Care Committee. Quality improvement guidelines for the treatment of acute pain and cancer pain. *JAMA* 1995;274(23):1874–1880.

101. Mitra S, Sinatra RS. Perioperative management of acute pain in the opioid-dependent patient. *Anesthesiology* 2004;101(1):212–227.

102. Marks RM, Sachar EJ. Undertreatment of medical inpatients with narcotic analgesics. *Ann Intern Med* 1973;78(2):173–181.

103. Donovan M, Dillon P, McGuire L. Incidence and characteristics of pain in a sample of medical-surgical inpatients. *Pain* 1987;30(1):69–78.

104. Abbott FV, Gray-Donald K, Sewitch MJ, et al. The prevalence of pain in hospitalized patients and resolution over six months. *Pain* 1992;50(1):15–28.

105. Gu X, Belgrade MJ. Pain in hospitalized patients with medical illnesses. *J Pain Symptom Manage* 1993;8(1):17–21.

106. Carr DB, Miaskowski C, Dedrick SC, et al. Management of perioperative pain in hospitalized patients: a national survey. *J Clin Anesth* 1998;10(1):77–85.

107. Carr DB, Goudas LC. Acute pain. *Lancet* 1999;353(9169):2051–2058.

108. Drayer RA, Henderson J, Reidenberg M. Barriers to better pain control in hospitalized patients. *J Pain Symptom Manage* 1999;17(6):434–440.

109. Oden R. Acute postoperative pain: incidence, severity, and the etiology of inadequate treatment. *Anesthesiol Clin North Am* 1989;7:1–15.

110. Bostrom M. Summary of the Mayday Fund Survey: public attitudes about pain and analgesics. *J Pain Symptom Manage* 1997;13(3):166–168.

111. Stieg RL, Lippe P, Shepard TA. Roadblocks to effective pain treatment. *Med Clin North Am* 1999;83(3):809–821.

112. Gilson AM, Maurer MA, Joranson DE. State medical board members' beliefs about pain, addiction, and diversion and abuse: a changing regulatory environment. *J Pain* 2007;8(9):682–691.

113. Ballantyne JC, Carwood C. Optimal postoperative analgesia. In: Fleisher LA, ed. *Evidence Based Practice of Anesthesiology*. Philadelphia, PA: W B Saunders Company, 2004:449–457.

114. Price DD, Mao J, Mayer DJ. Central mechanisms of normal and abnormal pain states. In: Fields HL, Liebeskine JC, eds. *Progress in Pain Research and Management*. Seattle, WA: IASP Press, 1994:61–84.

115. Woolf CJ. Evidence for a central component of post-injury pain hypersensitivity. *Nature* 1983;306(5944):686–688.

116. Ji RR, Woolf CJ. Neuronal plasticity and signal transduction in nociceptive neurons: implications for the initiation and maintenance of pathological pain. *Neurobiol Dis* 2001;8(1):1–10.

117. Ma QP, Allchorne AJ, Woolf CJ. Morphine, the NMDA receptor antagonist MK801 and the tachykinin NK1 receptor antagonist RP67580 attenuate the development of inflammation-induced progressive tactile hypersensitivity. *Pain* 1998;77(1):49–57.

118. Coderre TJ, Katz J, Vaccarino AL, et al. Contribution of central neuroplasticity to pathological pain: review of clinical and experimental evidence. *Pain* 1993;52(3):259–285.

119. Liu S, Carpenter RL, Neal JM. Epidural anesthesia and analgesia. Their role in postoperative outcome. *Anesthesiology* 1995;82(6):1474–1506.

120. Hall GM, Ali W. The stress response and its modification by regional anaesthesia. *Anaesthesia* 1998;53(suppl 2):10–12.

121. Tasmuth T, Estlanderb AM, Kalso E. Effect of present pain and mood on the memory of past postoperative pain in women treated surgically for breast cancer. *Pain* 1996;68(2–3):343–347.

122. Desbiens NA, Wu AW, Alzola C, et al. Pain during hospitalization is associated with continued pain six months later in survivors of serious illness. The SUPPORT Investigators. Study to Understand Prognoses and Preferences for Outcomes and Risks of Treatments. *Am J Med* 1997;102(3):269–276.

123. Approaches to Pain Management, Second Edition (PDF book) – Joint Commission Resources. Available at: http://www.jcrinc.com/e-books/EBAPM10/2213/. Accessed November 3, 2010.

第 *20* 章

连续硬膜外镇痛相关性并发症

Christopher L. Wu   Jean-Pierre P. Ouanes

术后硬膜外镇痛是一种相对安全、有效的控制术后疼痛的方法。随机和非随机的系统分析数据表明，与全身应用阿片类药物相比，硬膜外镇痛提供了显著优越的术后镇痛效果[1, 2]（表20-1）。此外，围术期硬膜外镇痛可能带来一些生理效益。一些研究数据表明，硬膜外镇痛可能改善术后发病率和病死率[3-6]，虽然这对于手术预后的作用可能受到多种因素的影响，例如导管置入的位置是否与切口部位一致、镇痛药物的选择（阿片类药物或局部麻醉药）、硬膜外镇痛的持续时间等[7]。术后硬膜外镇痛也可能改善以患者为中心的临床预后，如提高患者满意度和生存质量[8, 9]。

表 20-1   术后硬膜外镇痛的大型临床或系统回顾性研究

研究者及发表年份	镇痛分类	样本数量	研究设计分类	镇痛依据[a]	镇痛药物
Block，2003	MIX	6698 S	META	1a	MIX
Brodner，2000	MIX	6349 S	OBS	2b	MIX
Broekema，1996	MIX	614 S	OBS	2b	0.125%BUP 1µg/ml SUF
Burstal，1998	MIX	1062 S	OBS	2b	MIX
Cashman，2004	MIX	165 T	SYST	2a	MIX
de Leon-Casasola，1994	CAN	4227 S	OBS	2b	0.05/0.1% BUP 0.01% MOR

续表

研究者及发表年份	镇痛分类	样本数量	研究设计分类	镇痛依据 [a]	镇痛药物
Dolin, 2002	MIX	165 T	SYST	2a	MIX
Flisberg, 2003	MIX	1670 S	OBS	2b	0.25% BUP
Liu, 2010	ORTHO	3736 S	OBS	1b	MIX
Liu, 1998	MIX	1030 S	OBS	2b	0.05% BUP 4μg/ml FEN
Lubenow, 1994	THOR	1324 S	OBS	2b	MIX
Marret, 2007	COLO	806 S	META	1a	MIX
Ready, 1999	MIX	25 000 S	OBS	2b	MIX
Rygnestad, 1997	MIX	2000 S	OBS	2b	0.25% BUP 0.04 mg/ml MOR
Scherer, 1993	MIX	1071 S	OBS	2b	0.375% BUP
Scott, 1995	MIX	1014 S	OBS	2b	0.1% BUP 1-10 μg/ml FEN
Tan, 2010	MIX	928 S	OBS	1b	0.125% BUP + 2 μg/ml FEN
Tanaka, 1993	ABD	40 010 S	OBS	2b	MIX
Werawatganon, 2005	ABD	711 S	SYS	1a	MIX
Wheatley, 2001	MIX	n/a	SYST	2a	MIX
Wigfull, 2001	MIX	1057 S	OBS	2b	0.1% BUP 5 μg/ml FEN
Wu, 2005	MIX	50 T	META	1a	MIX

注：ABD（腹部的），BUP（布比卡因），CAN（癌症），COLO（结肠直肠的），FEN（芬太尼），META（荟萃分析），MIX（混合的），n/a（未获得），MOR（吗啡），OBS（临床观察研究），S（样本），SUF（舒芬太尼），SYST（系统回顾性研究），T（系列研究）和 THOR（胸部的）。

a. 证据等级基于 Oxford Centre for Evidence-based Medicine Levels of Evidence（2001）的推荐（http://www.cebm.net/index.aspx?o=1025；accessed December 22, 2010）。

尽管连续硬膜外镇痛对术后疼痛治疗有潜在的优势，但也存在相关风险和并发症。大多数并发症（如恶心、呕吐、皮肤瘙痒、尿潴留、运动阻滞、置入导管失败）没有生命危险，但可能给患者带来困扰，降低患者的满意度和恢复质量，甚至延长术后恢复时间。其他并发症，如导管移位误入血管内或蛛网膜下隙、永久性严重神经损伤、硬膜外血肿或脓肿极为罕见。

一般来说，连续硬膜外镇痛的并发症可分为药物相关性和导管相关性的并发症。药物相关性并发症包括恶心、呕吐、皮肤瘙痒、运动阻滞、低血压和呼吸抑制；导管相关性并发症包括导管失效或脱落、导管移位误入蛛网膜下隙或血管内、硬膜外血肿或脓肿。连续硬膜外镇痛相关性罕见而灾难性并发症已在其他章节有更详细的描述（第 4 章、第 5 章、第 7 章、第 11 章）。这一章我们主要比较在硬膜外镇痛中常见的药物相关性和导管相关性的不良反应和并发症。

一、药物相关并发症

尽管许多药物可以用于术后硬膜外镇痛，但最常见的两种连续硬膜外镇痛用药是阿片类药物和局部麻醉药。和预想的一样，硬膜外镇痛使用阿片类药物或局部麻醉药时，副作用的发生率存在差异。阿片类药物和局部麻醉药联合用药是硬膜外镇痛的经典用药方式，联合应用能最大限度减少各自并发症的发生率，而且即使不能起到协同镇痛的作用，也能提供单纯相加的镇痛效果。尽管最佳的硬膜外局部麻醉药和阿片类药物联合应用的组合方式还没有确定，布比卡因、罗哌卡因、左旋布比卡因（布比卡因或左旋布比卡因浓度低于0.125%，或罗哌卡因浓度低于0.2%）因其特异性、选择性的感觉运动阻滞特点，常应用于硬膜外镇痛[10-12]。亲脂性阿片类药物如芬太尼（2～5 μg/ml）或舒芬太尼（0.5～1 μg/ml）在用于通常的镇痛中可快速确定用药剂量，特别适合患者自控镇痛[13, 15]，亲水性阿片类药物（吗啡0.05～0.1 mg/ml 或氢化吗啡 0.01～0.05 mg/ml）加入局部麻醉药中也能提供有效的术后镇痛效果[13, 15]。然而，无论是阿片类药物还是局部麻醉药都可以单独应用于连续硬膜外镇痛。应该指出的是，在不同的研究中对于每种并发症定义的差异，使相应并发症的发生率有很大变化。

（一）阿片类药物硬膜外给药相关并发症

阿片类药物单独应用于术后连续硬膜外镇痛比局部麻醉药更有优势，一般不引起运动阻滞或低血压。然而，阿片类药物硬膜外输注可能引起与全身性应用阿片类药物相似的副作用，如恶心、呕吐、皮肤瘙痒和呼吸抑制（图 20-1）。虽然亲脂性阿片类药物如

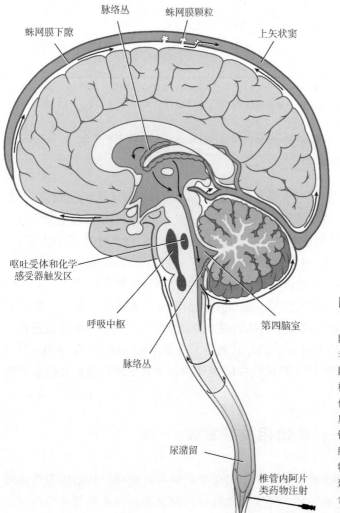

图 20-1　阿片类药物硬膜外给药作用的解剖部位

阿片类药物通过鞘内给药直接进入脑脊液或者从硬膜外隙通过硬脊膜弥散入脑脊液。其随着脑脊液循环进入中枢神经系统的延髓中枢，与特异性受体结合产生可预测的阿片样作用。与脊髓背角和脑干、中脑导管周围灰质等更高级神经中枢特异性受体的结合产生镇痛作用。恶心、呕吐是阿片类药物与第四脑室基底部（被称为化学感受器触发区）的特异性受体结合的结果。阿片类药物与位于延髓的血管运动和呼吸中枢的特异性受体结合会引起特征性的阿片类药物相关性迷走神经张力增高和呼吸抑制

芬太尼或舒芬太尼可应用于连续硬膜外输注，但是其镇痛作用部位是全身性的，而并不是作用于脊髓，静脉注射或硬膜外输注芬太尼的随机对照研究结果表明，二者在血浆药物浓度、副作用、疼痛评分之间没有显著差异[16, 17]。另一方面，亲水性阿片类药物如吗啡或氢化吗啡的镇痛作用部位主要在脊髓，特别是当手术部位与硬膜外导管置入位置不吻合或局部麻醉药的副作用（如低血压、运动阻滞）干扰术后硬膜外镇痛效果时，硬膜外连续输注此类药物可能更有效。虽然亲水性阿片类药物单次剂量或间断硬膜外给药可以提供有效的术后镇痛效果，但是硬膜外连续输注可能副作用更少，镇痛效果更佳。另外，与传统的按需全身给药相比，硬膜外连续输注可以提供更好的镇痛效果。

（二）恶心、呕吐

1. 概述　术后连续硬膜外镇痛相关的恶心呕吐（PONV）是比较常见的，总发生率为 3% ~ 60%（表 20-2 和框 20-1）。一项连续硬膜外镇痛随机研究荟萃分析结果表明，与单独应用阿片类药物行硬膜外镇痛相比，以局部麻醉药为基础的用药方案（加用或不加用阿片类药物）PONV 的发生率普遍较低（即 PONV 的发生率最高为 42% vs 60%）[1]。而且阿片类药物的选择也会影响硬膜外镇痛相关并发症发生率，如硬膜外连续输注芬太尼（单独或联合局部麻醉药）比输注吗啡时 PONV 的发生率低[20-24]。此外，连续输注阿片类药物术后恶心呕吐的累计发生率明显高于单次注射（45% ~ 80% vs 20% ~ 50%）[22, 23, 25, 26]。

框 20-1　硬膜外镇痛恶心呕吐的发生率

· 单独输注阿片类药物 > 阿片类药物 + 局部麻醉药联合输注 · 吗啡 > 芬太尼	· 连续注射 > 单次硬膜外注射（累积发生率）

表 20-2　术后连续硬膜外镇痛副作用和并发症的总发生率[a]

研究者及发表年份	PONV	皮肤瘙痒	低血压	运动阻滞	呼吸抑制
Block, 2003	5% ~ 60%	2% ~ 38%	1% ~ 14%	1% ~ 7%	n/a
Brodner, 2000	0 ~ 11.9%	n/a	n/a	0.9% ~ 50.1%	0
Broekema, 1996	7.8%	14.9%	2%	6.5%	0.4%
Burstal, 1998	2.8%	2.4%	2.9%	8.4%	0.24%
Cashman, 2004	n/a	n/a	5.5%	n/a	0.1%
de Leon-Casasola, 1994	22%	22%	3%	n/a	0.07%
Flisberg, 2003	3.2%	4.4%	6%	3.4%	0.04%
Liu, 2010	30%	15%	10%	n/a	0
Liu, 1999	14.8%	16.7%	6.8%	2%	0.3%
Lubenow, 1994	11.2%	14.1%	4.3%	1.1%	0.07%
Popping, 2008	25.4%	22.9%	5%	n/a	n/a
Ready, 1999	n/a	n/a	8% ~ 11%	2% ~ 51%	n/a

研究者及发表年份	PONV	皮肤瘙痒	低血压	运动阻滞	呼吸抑制
Rygnestad, 1997	18.6%	n/a	0.7%	3.5%	0.15%
Scherer, 1993	n/a	n/a	n/a	n/a	0.1%
Scott, 1995	3.1%	10.2%	6.6%	3%	0.4%
Tan, 2010	0.5%	0.1%	2.2%	1.7%	0
Wheatley, 2001	n/a	n/a	0.7% ~ 3%	0.1% ~ 3%	0.24% ~ 1.6%
Wigfull, 2001	n/a	1.8%	4.3%	0.1%	0.2%
Wu, 2005	21.8% ~ 30.3%	28.3% ~ 42.8%	n/a	3.2% ~ 28.3%	n/a

a. 依据参考文献定义并发症。系统性回顾研究特定并发症发生率的范围。单个研究的多重结果（如记录术后每天恶心呕吐的发生率），选择记录最高发生率。

N. 恶心；V. 呕吐。

2. 病理生理学 椎管内阿片类药物相关的术后恶心呕吐与延髓化学感受器触发区和后区的激活有关，这是由脑脊液中的阿片类药物向头侧迁移造成的[27]。临床和实验数据表明，椎管内阿片类药物相关的术后恶心呕吐的发生率呈现剂量依赖性[28-31]。

3. 预防和治疗 虽然多种药物（包括纳洛酮、氟哌利多、甲氧氯普胺、地塞米松和东莨菪碱经皮吸收贴剂）可用于治疗术后恶心呕吐，但大多数研究证实这些药物用于术后恶心呕吐的预防和治疗主要适用于椎管内阿片类药物的单次注射，而不是连续的硬膜外输注[25, 26, 32, 33]（框 20-2）。对吗啡连续硬膜外镇痛相关的术后恶心呕吐干预措施的研究很少，Nakata 等进行了一项研究，120 例接受胸部或腹部手术的患者，术中硬膜外隙注射 2mg 吗啡，继而术后持续硬膜外输注吗啡 4mg/d。患者随机接受生理盐水、术中单次剂量静脉注射氟哌利多（2.5mg）、术后连续输注氟哌利多（2.5mg/d）、术中单剂量静脉注射氟哌利多（2.5mg），继之术后连续硬膜外输注氟哌利多（2.5mg/d）。结果显示，无论静脉还是硬膜外应用氟哌利多，均明显降低连续硬膜外注射吗啡导致的术后恶心呕吐的发生率和严重程度[26]。

框 20-2　硬膜外镇痛相关恶心呕吐的治疗

• 地塞米松静脉注射 • 氟哌利多静脉注射	• 东莨菪碱经皮吸收制剂 • 效果尚不明确的药物：昂丹司琼、托烷司琼（5- 羟色胺受体拮抗药）

其他随机对照研究观察了多种干预措施预防和治疗阿片类药物单次给药（如椎管内单次给予吗啡用于剖宫产术后镇痛）所引起的术后恶心呕吐。几乎所有受试药物（5- 羟色胺受体拮抗剂、地塞米松、氟哌利多、甲氧氯普胺、东莨菪碱经皮吸收贴剂），对预防和治疗椎管内阿片类药物引起的术后恶心呕吐均相对有效，尽管研究结果显示每种干预药物的治疗效果存在差异。地塞米松（5mg 静脉注射）似乎对椎管内阿片类药物单次注射引起的术后恶心呕吐的疗效最一致，至少有 6 项随机对照研究结果支持其在预防椎管内阿片类药物相关的术后恶心呕吐中的治疗效果[25, 34-38]。这些研究中，患者均为接受各种妇科和产科手术的女性。然而，另外其他两项研究[39, 40]并未证明地塞米松对预防和治疗椎管内阿片类药物引起的术后恶心呕吐有明确的作用。氟哌利多和东莨菪碱经皮吸收

制剂对减少椎管内阿片类药物引起的术后恶心呕吐也是有效的，但是考虑到安全问题（氟哌利多）或副作用（东莨菪碱经皮吸收制剂），这些药物并不常用[44, 45]。最后，5-羟色胺受体拮抗药（如昂丹司琼、托烷司琼）对椎管内阿片类药物相关性术后恶心呕吐的有效性是不明确的，一些随机对照研究证明其对降低术后恶心呕吐的发病率有效[39, 46]，而另一些研究并没有得出相似的结论[36, 47]。

（三）皮肤瘙痒

1. 概述　皮肤瘙痒是连续硬膜外镇痛一种较常见的副作用，特别是使用含有阿片类药物的镇痛方案[1]（框 20-3）。连续硬膜外镇痛皮肤瘙痒的总发生率为 2%～38%（表 20-2），但一项荟萃分析表明，与局部麻醉药和阿片类药物联合应用相比（发病率低于 2%），单独应用阿片类药物连续硬膜外镇痛（发病率 7%～38%）的皮肤瘙痒症发病率更高。使用芬太尼替代吗啡用于硬膜外镇痛可以明显降低皮肤瘙痒的发病率[22, 24, 48]。连续硬膜外注射阿片类药物的皮肤瘙痒发病率较高（可能达 60%～100%），而硬膜外应用局部麻醉药或全身应用阿片类药物时，皮肤瘙痒的发生率较低，为 15%～18%[48-50]，与单次椎管内注射阿片类药物（通常是吗啡）相似。

框 20-3　硬膜外镇痛相关皮肤瘙痒症发病率

• 单独应用阿片类药物＞阿片类药物＋局部麻醉药	• 连续输注≌单次注射
• 吗啡＞芬太尼	

2. 病理生理学　尽管提出了一些观点，但椎管内阿片类药物引起的皮肤瘙痒的病因目前尚不明确。其中一项假说认为，中枢系统中存在"痒"中心[51]，类似于术后恶心呕吐的呕吐中枢[51]。实验研究表明，这个"痒"中枢可能位于延髓背角或位于含有三叉神经核的低位延髓[51, 52]。阿片 μ 受体可能通过中枢抑制性神经递质（如 γ-氨基丁酸和甘氨酸）的阿片样物质拮抗作用参与介导椎管内阿片类药物引起的皮肤瘙痒[51, 53]。此外，其他受体（尤其是 5-羟色胺受体）也可能在椎管内阿片类药物引起的皮肤瘙痒中起到了一定作用[51]。外周组织的组胺释放不是椎管内阿片类药物引起皮肤瘙痒的一个重要病因。临床和实验数据表明，瘙痒的发病率和椎管内阿片类药物使用剂量之间存在剂量依赖性[54-57]。然而，一项高质量的系统回顾性研究得出的结论似乎并非如此[50]。

3. 预防和治疗　多种药物已用于预防和治疗椎管内阿片类药物引起的瘙痒，尽管绝大多数的研究是观察单次椎管内注射阿片类药物（通常是吗啡）后，而不是连续硬膜外注射阿片类药物后（框 20-4）。这些药物包括阿片受体拮抗药、丙泊酚、氟哌利多和 5-羟色胺受体拮抗药。一项系统回顾性研究表明，单纯阿片受体拮抗药（如纳洛酮）和阿片受体激动-拮抗药（如环丁甲羟氢吗啡/纳布啡）对预防椎管内阿片类药物引起的皮肤瘙痒都是有效的。然而，较高剂量［如纳洛酮超过 $2\mu g/(kg \cdot h)$］预防椎管内阿片类药物引起的皮肤瘙痒更有效，但同时也降低了镇痛效果[50]。一项随机研究表明，纳布啡（40mg 静脉注射）与安慰剂相比能有效预防瘙痒，但同时引起嗜睡[51]。一项有趣的研究，选择亚催眠剂量的丙泊酚，预防和治疗椎管内阿片类药物引起的瘙痒，非产科患者随机研究结果表明，丙泊酚对预防（10mg 单次静脉注射后，30mg 静脉注射超过 24 小时）和治疗（10mg

单次静脉注射）椎管内阿片类药物引起的皮肤瘙痒是有效的[58, 59]。然而，产科患者的随机对照试验研究并不能确认亚催眠剂量丙泊酚的治疗作用[60, 61]。最后，由于 5- 羟色胺受体可能参与介导椎管内阿片类药物引起的皮肤瘙痒，一些随机对照研究证实，5- 羟色胺受体拮抗药（昂丹司琼）用于预防或治疗皮肤瘙痒，能够有效地降低其发病率或严重程度[46, 62-68]。两项系统回顾分析得出了相矛盾的结果，其中较早的一项分析表明，5- 羟色胺受体拮抗药显著降低瘙痒发生率（需要治疗人数 = 6）和严重程度[69]，然而最近的一项荟萃分析表明，5- 羟色胺受体拮抗药对减少剖宫产患者皮肤瘙痒的发病率是无效的，尽管瘙痒严重程度有所减轻及需要治疗的人数减少了[70]。

框 20-4　治疗硬膜外镇痛相关皮肤瘙痒的有效药物

• 纳洛酮 • 纳布啡	• 小剂量丙泊酚（用于非产科患者）

（四）呼吸抑制

1. 概述　呼吸抑制是单次或连续硬膜外注射阿片类药物都可引起的一种并发症，此并发症相对罕见却可能危及生命（框 20-5）。阿片类药物硬膜外给药相关的呼吸抑制的发生率某种程度上取决于个别试验中对呼吸抑制的定义不同（如需要纳洛酮治疗、呼吸频率、血氧饱和度低于预计水平，$PaCO_2$ 高于预计水平）而有较大变异[71]。然而大规模研究表明总发生率（依据应用纳洛酮治疗）小于 1%（表 20-2）。椎管内阿片类用药相关的呼吸抑制的发生率为 0.04% ～ 1.6%，并呈现剂量依赖性（表 20-2）。一篇包含 165 项试验（共有 50 642 例硬膜外镇痛患者）的系统回顾分析发现，需要应用纳洛酮拮抗的呼吸抑制的平均发生率仅为 0.1%（95 % 可信区间为 0.1% ～ 0.2%）[71]。硬膜外阿片类药物合理应用（单次或连续注射），与全身应用阿片类药物相比，呼吸抑制的发生率似乎并不增高[71, 72]。此外，一篇系统回顾表明，硬膜外镇痛的呼吸抑制（需使用纳洛酮拮抗）的平均发病率（0.1%，95% 可信区间为 0.1% ～ 0.2%）较患者静脉自控镇痛（1.9%，95% 可信区间为 1.9% ～ 2.0%）显著降低[71]。硬膜外阿片类药物镇痛患者是否需要重症监护仍有争议，但许多大规模研究显示，常规实施这一

框 20-5　硬膜外镇痛相关的呼吸抑制的发生率

• 硬膜外镇痛的患者出现需要纳洛酮治疗的呼吸抑制发病率低于 1%
• 阿片类药物硬膜外与全身给药引起的呼吸抑制发病率相似

技术也是相对安全的（呼吸抑制的发生率小于 0.9%）[73-76]。

2. 病理生理学　阿片类药物硬膜外给药相关呼吸抑制发生机制与硬膜外隙阿片类药物 [不论是通过全身性吸收入血（即早期呼吸抑制），还是沿着脊髓通过脑脊液向脑部播散（即延迟呼吸抑制）] 和位于脑干腹侧呼吸核团的阿片类受体相互作用有关，尽管阿片类药物对呼吸系统影响的确切位点尚不明确[77, 78]。因为亲脂性阿片类药物（如芬太尼、舒芬太尼）更容易被全身性吸收，故硬膜外应用可引起早期呼吸抑制，但与亲水性阿片类药物相比，延迟呼吸抑制发生率相对较低[79-81]。硬膜外注射水溶性阿片类药物产生的延迟呼吸抑制，通常是由于阿片类药物随着脑脊液向头侧扩散，往往发生在注射后的 12 小时内[82]。

3. 危险因素　尽管椎管内阿片类药物引起呼吸抑制相关危险因素尚不完全清楚，但

某些危险因素已经被证实，包括用药量增加、高龄、联合全身应用阿片类药物或镇静药、长时间大手术、并存疾病及胸外科手术（框 20-6）[82]。此外，最新的研究数据表明，与静脉阿片类药物患者自控镇痛相比，硬膜外缓释吗啡呼吸抑制的发生率显著增高[83]。

框 20-6　椎管内阿片类药物相关性呼吸抑制的危险因素

• 高龄	• 并存疾病（如慢性肺疾病、阻塞性睡眠呼吸暂停综合征）
• 用药量增加	• 胸外科手术
• 联合全身应用阿片类药物或镇静药	

4. 预防和治疗　值得注意的是，传统的临床监测指标（如呼吸频率）并不能有效地预测患者通气功能状态或将要出现的呼吸抑制[28]。用于预防和治疗连续硬膜外镇痛相关性呼吸抑制的干预措施，目前尚无大规模随机对照试验的专项研究。但是，必要时应用阿片受体拮抗药如纳洛酮（0.1 ～ 0.4mg 单次静脉注射，必要时 0.5 ～ 5μg/（kg·h）持续输注，因为纳洛酮临床作用持续时间较硬膜外阿片类药物呼吸抑制的时间短）和气道处理，可有效地治疗硬膜外阿片类药物引起的呼吸抑制[13, 18]。关于预防、监测及治疗阿片类药物硬膜外给药引起的呼吸抑制的临床指南已在近期发布[84]。

（五）阿片类药物相关并发症的总结

对手术后患者，阿片类药物硬膜外给药是非常有效的镇痛方式。大多数副作用（如皮肤瘙痒、恶心、呕吐）尽管不会危及生命，但若发生相对频繁也偶尔会使患者感到困扰。椎管内阿片类药物引起严重的呼吸抑制非常罕见，但是很可能危及生命。椎管内阿片类药物的谨慎合理应用（如危险因素的识别）在理论上可能会减少硬膜外阿片类药物相关呼吸抑制的发生。

（六）硬膜外局部麻醉药相关并发症

尽管局部麻醉药和阿片类药物联合应用于连续硬膜外镇痛是最常用的术后镇痛方案，但是单独输注局部麻醉药也常用于术后镇痛。然而单纯使用局部麻醉药在控制疼痛的效果上要弱于联合应用阿片类药物，而且还可能存在较高的失败率（感觉阻滞平面的减退和镇痛不足）和较高的运动阻滞及低血压的发生率[14, 85, 86]。然而，在某些情况下，如患者难以忍受硬膜外阿片类药物的副作用（如恶心、呕吐或皮肤瘙痒）需考虑单独应用局部麻醉药实施硬膜外镇痛。另外在某些特定的临床情况下，如患者合并严重的阻塞性呼吸睡眠暂停，尽管硬膜外应用阿片类药物的适应证和禁忌证尚不明确，但是从理论上应考虑到全身吸收可能产生呼吸抑制。

（七）低血压

1. 概述　连续硬膜外术后镇痛可能发生低血压，以局部麻醉药为基础用药方案的连续硬膜外镇痛更为多见。与阿片类药物不同，局部麻醉药椎管内给药或使用硬膜外镇痛可以阻滞交感神经纤维，从而引起术后低血压。随机试验系统分析表明，以局部麻醉药为基础用药方案的连续硬膜外镇痛术后低血压的发生率明显高于单独应用阿片类药物（局部麻醉药为 8% ～ 14%，阿片类药物为 0 ～ 1%）。虽然所报道的连续硬膜外镇痛术后低血压发生率的差别很大（0.7% ～ 14%）（表 20-2），但一项大型的系统回顾分析（纳入

20 370 例患者）报道，术后低血压（按该研究定义的）平均发生率为 5.5%（95% 可信区间为 3.2% ～ 9.3%）[71]。当低血压定义为低于预定水平（如收缩压低于 100mmHg），则低血压的发生率为 5.6%（95% 可信区间为 3.0% ～ 10.2%），与上述分析结果相类似[71]。还有一些其他关于低血压发病率的报道，其中一项大型的系统回顾分析显示，低血压的发生率为 0.7% ～ 3%，另两项以局部麻醉药为基础用药方案的患者自控镇痛研究报道，低血压的发生率分别为 4.3 % 和 6.8 %[14, 87, 88]。

2. 病理生理　术后硬膜外镇痛低血压可能是局部麻醉药导致交感神经阻滞，从而引起体循环血管阻力降低所致。理论上，腰段硬膜外置管低血压发生率低于胸段硬膜外置管，因为高胸段交感神经阻滞也可能减弱正常的心脏代偿机制（心率增快）。

3. 预防和治疗　目前没有大规模随机对照专项研究各种预防和治疗连续硬膜外镇痛相关术后低血压的干预措施（框 20-7）。如果患者没有发生严重或威胁生命的低血压，治疗方法包括减少局部麻醉药的总剂量（通过减慢给药速度或降低给药浓度）、改为单纯应用阿片类药物行硬膜外镇痛（连续硬膜外应用阿片类药物本身不会引起术后低血压）、补充液体和（或）血管收缩药。重要的是，要首先考虑术后低血压其他病因的可能性，才能将其归因于硬膜外镇痛。

框 20-7　硬膜外镇痛相关性低血压的治疗策略

• 保证低血压不引起致命后果（如心、脑低灌注）	• 改用阿片类药物进行硬膜外镇痛
• 首先考虑其他病因（如手术造成的持续性失血）	• 使用血管收缩药
• 通过减慢给药速度或降低药物浓度来减少局部麻醉药的总用量	

（八）运动阻滞

1. 概述　与单纯阿片类药物连续硬膜外镇痛不同，由于局部麻醉药对运动神经纤维的抑制作用，可导致下肢运动阻滞。由于对硬膜外镇痛相关运动阻滞的定义（患者自诉运动障碍、不能行走、改良的 Bromage 评分）不同，文献报道的运动阻滞发生率差别很大。一项随机对照试验的荟萃分析结果表明，术后硬膜外镇痛相关运动阻滞的发生率为 1% ～ 7%，还有其他一些大型临床观察报道，运动阻滞的发生率稍低，为 1% ～ 3%（表 20-2）。

2. 病理生理　局部麻醉药硬膜外用药引起运动阻滞的原因，可能为局部麻醉药阻滞了硬膜外间隙中脊神经的运动纤维。应用强效或高浓度的局麻药可使硬膜外隙局麻药的总量增加，从而增加运动阻滞的发生率。硬膜外导管的实际位置会影响运动阻滞的严重程度（此内容在后续章节也会提及），例如，理论上，腰段硬膜外置管使大剂量的局麻药作用于下肢运动神经纤维上，因此下肢运动阻滞的发生率也更高。

3. 危险因素　连续硬膜外镇痛引起运动阻滞的危险因素包括以下几个方面：以局部麻醉药为基本用药的镇痛方案（比单纯应用阿片类药物风险高）、使用高浓度的局部麻醉药、腰段硬膜外置管比胸段置管风险更高（框 20-8）[88-91]。例如，不同浓度局部麻醉药的随机试验结果表明，局部麻醉药浓度越高，运动阻滞发生率越高。由于连续硬膜外镇痛的节段性阻滞特点，不难发现腰段硬膜外置管比胸段置管更易发生运动阻滞[88]。

框 20-8　硬膜外镇痛运动阻滞固有的危险因素

• 局部麻醉药为基本药溶液，不是单纯阿片药溶液	• 腰段（不是胸段）硬膜外置管
• 高浓度局部麻醉药	

4. 预防和治疗　关于预防和治疗连续硬膜外镇痛运动阻滞的干预措施，目前尚无大规模随机对照专项研究（框 20-9）。在腹部和胸部手术中，为了预防运动阻滞，临床医生能采取的最有效的方法，是硬膜外导管在与切口皮肤节段相一致的腔置管（导管 - 切口一致硬膜外镇痛）。但是如果手术部位（如下肢）要求必须在腰段置入硬膜外导管时，导管 - 切口一致性硬膜外镇痛就没有意义了。轻中度运动阻滞时，可改用低浓度局麻药镇痛方案处理，而重度运动阻滞或要降低其发生率则需用阿片类药物完全替代局部麻醉药[89-91]。如果患者在接受低剂量 / 低浓度的局部麻醉药镇痛时出现完全或持续性运动阻滞，临床医生应该警惕运动阻滞的原因往往并不是局部麻醉药过量，而是存在其他原因（如硬膜外血肿、硬膜外脓肿或导管进入蛛网膜下隙）[14]。虽然停止连续硬膜外药物输注后运动阻滞可以恢复或减轻，但是，在停药后 4 ~ 6 个小时内神经检查发现，运动阻滞持续存在或加重时，应该迅速对其做出评估并考虑是否存在其他原因（如硬膜外血肿、硬膜外脓肿或导管进入蛛网膜下隙），必要时请相关科室医生会诊[14]。

框 20-9　连续硬膜外镇痛相关运动阻滞的预防和处理

• 手术切口相应节段硬膜外隙置管可降低胸部手术后运动阻滞的发生率
• 硬膜外镇痛药溶液中减少局部麻醉药用量或不用
• 即使减少或停止局部麻醉药输注后，仍然出现持续性或完全性的运动阻滞，则应考虑其他原因（如硬膜外血肿、硬膜外脓肿或导管进入蛛网膜下隙）

（九）局麻药相关性并发症总结

以局部麻醉药为基本用药方案的硬膜外镇痛是最有效的术后镇痛方法。但是硬膜外使用局部麻醉药会引起一系列副作用（如低血压、运动阻滞），进而降低硬膜外镇痛的整体效果。虽然这些副作用通常不危及生命且易于治疗，但是必须强调的是需对其诱因进行鉴别诊断，在评价和治疗的过程中应该警惕是否存在更为凶险的病因（如硬膜外血肿和休克）。

二、硬膜外置管相关并发症

除了药物相关的副作用和并发症外，硬膜外导管本身也可能引起术后并发症。最近有关局部麻醉药毒性[92]和在接受抗凝和溶栓治疗患者中应用区域阻滞麻醉[93]的临床指南和应用指导意见已经出版，在本书的其他章节也会阐述一些与硬膜外置管相关的严重并发症（第 4 章、第 5 章）。尽管穿刺后导管会被固定于皮肤上，但是导管仍然可能从硬膜外隙中脱出或进入蛛网膜下隙或血管内。用粘膏甚至缝线固定的导管有时也会向内或向外移动 2 厘米以上的距离[94-96]，外部导管移动超出预定位置就可能会引起导管相关副作用和并发症。

（一）导管移位误入蛛网膜下隙

1. **概述**　硬膜外导管从硬膜外隙移位误入蛛网膜下隙是相对罕见的，其整体发生率很少有报道，一些大样本临床观察表明，此类并发症的发生率为 0 ～ 0.18%（表 20-3）。

表 20-3　置入导管失效、进入蛛网膜下隙和血管内移位发生率

硬膜外导管的相关研究	并发症 / 失效 [a]	误入蛛网膜下隙	误入血管
Brodner，2000	3.2% ～ 5.6%	n/a	n/a
Burstal，1998	13%	0.09%	0.28%
de Leon-Casasola，1994	1.6%	0	0
Dolin，2002	5.7%	n/a	n/a
Liu，1999	12%	0.1%	0
Lubenow，1994	6.2%	n/a	n/a
Popping，2008	7%	n/a	n/a
Ready，1991	5%	0.2%	0.2%
Ready，1999	17%	n/a	n/a
Scherer，1993	n/a	0	n/a
Scott，1995	18.7%	0.1%	n/a
Tanaka，1993	4.1%	n/a	0.67%
Wheatley，2001	n/a	0.15% ～ 0.18%	0.18%
Wigfull，2001	14.5%	n/a	n/a
Range	1.6% ～ 18.7%	0 ～ 0.2%	0.18% ～ 0.67%

a 如果有可用数据，导管脱落的并发症也被记录。

2. **危险因素**　目前尚不清楚哪些危险因素能够增加硬膜外导管移位误入蛛网膜下隙的发生率。例如，导管硬度的不同可能使导管刺破组织（如硬脊膜），甚至血管。

3. **发生机制**　目前在临床上应用的有两种硬膜外导管，一种是以尼龙 / 聚氨酯为材料的硬性硬膜外导管，另一种是柔韧性更好的环形加固的硬膜外导管[97, 98]，尼龙 / 聚氨酯导管的抗弯曲硬度是环形加固导管的两倍（环形加固导管的韧性更好）[98]。另一方面，带金属导丝的尼龙 / 聚氨酯硬膜外导管的抗弯硬度是无导丝尼龙 / 聚氨酯硬膜外导管的23 ～ 90 倍，而无导丝的硬膜外导管韧性更好[98]。虽然目前还不清楚这些研究结果的临床重要性，也没有相关的大样本研究，但是有一种猜测是，"更硬的"硬膜外导管向蛛网膜下隙或血管内置入或移位的发生率可能更高[97]。一项分娩镇痛非随机试验观察，1352例应用环形加固的韧性硬膜外导管，1260 例应用硬性尼龙 / 聚氨酯硬膜外导管，结果显示，两种导管刺破硬脊膜的概率均是 0.4%[99]。此外，还有一种推测是，使用腰硬联合阻滞技术可能会使硬膜外导管向蛛网膜下隙移位的风险增加。然而一项使用人类尸体模型的研究否定了这种假设，研究结果表明，无论是柔韧的 19 号 Arrow Flex Tip Plus（Arrow International Inc. MI，USA）的单孔导管，还是硬度较强的 20 号 Portex（Sims，Hythe，Kent，UK）三孔尖端封闭式导管都不能通过 25 号 Whitacre 脊麻穿刺针形成的针孔（90次尝试，0 次成功）[100]，而且在这一模型中两种导管均不能刺破完整的硬脊膜[100]。

明确硬膜外导管是否能从硬膜外间隙移位误入蛛网膜下隙是非常重要的。因为硬膜外镇痛使用药物的剂量几乎是蛛网膜下隙用药量的 10 倍[101]，其结果将导致局部麻醉药或阿片类药物的相对过量，从而引起过度的运动 - 感觉阻滞、低血压或呼吸抑制。

4. 诊断、预防和治疗 由于硬膜外导管移位误入蛛网膜下隙的发生率相对较低，目前还没有大规模的随机对照试验专门研究预防和治疗该并发症的干预措施。但是临床医生应该意识到可能出现的症状和鉴别诊断，其中包括引起严重后果的潜在病因诊断，如硬膜外血肿和硬膜外脓肿，因为二者都可能引起过度或完全性运动阻滞。未见脑脊液从硬膜外导管中流出，并不能完全排除导管进入蛛网膜下隙，如果确实发生了硬膜外导管进入蛛网膜下隙，停止硬膜外药物输注会改善或消除运动阻滞，并通过神经系统检查，在 4 ~ 6 小时内可恢复正常。如果停药后运动阻滞持续存在或加重，应该考虑是否存在其他病因（如硬膜外血肿或硬膜外脓肿），必要时请相关科室医生会诊。

（二）导管移位误入血管

1. 概述 另一种相对罕见的导管相关并发症是硬膜外导管从硬膜外间隙移位误入血管，如硬膜外隙静脉。一些大样本临床观察表明这一并发症的发生率为 0 ~ 0.67%（表 20-3）。另外一项大规模群体研究报道，椎管内阻滞分娩镇痛患者 19 259 例，硬膜外导管误入血管的发生率（0.25%）与之相似[102]。

2. 危险因素和发生机制 增加硬膜外导管误入血管发生率的危险因素尚不明确。理论上，硬性尼龙 / 聚氨酯硬膜外导管和柔韧性更好的环形加固的硬膜外导管的硬度不同，可能导致硬膜外导管置入静脉或移位误入血管的发生率也会不同[97]。尽管不同类型硬膜外导管移位误入血管的发生率未有大规模相关研究资料，但是有一些关于置入硬膜外导管时误入血管内的相关研究数据。在一项 2612 例产妇的非随机试验中，应用柔韧性更好的环形加固的硬膜外导管时，硬膜外导管误入静脉的发生率为 1.1%，然而应用硬性尼龙 /聚氨酯硬膜外导管时，其发生率为 5.7%（$P < 0.0001$）[99]。在另一项 222 例产妇要求硬膜外分娩镇痛而行硬膜外置管的研究中，应用柔韧性更好的环形加固的硬膜外导管时，硬膜外导管刺破误入静脉的发生率为 0，而应用硬性尼龙 / 聚氨酯硬膜外导管时，其发生率为 10%（$P < 0.0001$）[97]。在这些研究中意外性导管刺破误入静脉的总发生率（3.3% ~ 5%）[97, 99]与另一项关于 10 995 例硬膜外分娩镇痛的大型前瞻性观察研究的结果相似（发生率为 3%）[103]。

3. 诊断、预防和治疗 如果硬膜外导管移位误入静脉，由于镇痛药未输入硬膜外隙，患者可能表现为镇痛不足。理论上，局部麻醉药直接注入血管后会表现出局部麻醉药全身毒性反应(耳鸣、口周麻木，甚至抽搐或心血管不良事件)。在常规的硬膜外用药方案中，局部麻醉药的血浆浓度不可能达到中毒水平。当然如果导管移位误入血管而不是在预期的硬膜外间隙，临床医生处理术后严重疼痛的患者时，如果单次给予大剂量的局部麻醉药，就有可能发生危险[104]。临床医生首先应该回吸硬膜外导管核实有无血液，给予试验剂量（例如，含有 1 ∶ 200 000 肾上腺素的 1.5% 利多卡因 3ml），然后分次硬膜外给药。尽管目前没有大规模的随机对照试验研究预防和治疗硬膜外导管血管内移位的干预方法，一般来说，硬膜外导管移位误入血管一经证实，建议拔除导管，并在其他部位重新置管。与单次大剂量硬膜外给药直接入血相比，以局部麻醉药为基础镇痛方案剂量即使直接进入血管也不容易出现局部麻醉药毒性反应[105]。需要提出的是，出现局部麻醉药毒性反应的患者中，只有 60% 会出现典型的中毒症状，其余患者的症状并不典型，而且有些患者中毒症状延迟出现[104]。如果患者发生局部麻醉药毒性反应，医生应该熟练地做出正确的诊断和相应的治疗，包括气道处理、吸氧、辅助通气、基础生命支持和静脉注射脂肪乳。

（三）导管脱出或置管失效

1. **概述**　虽然系统数据分析表明与全身性应用阿片类药物镇痛相比，硬膜外镇痛确实提供了更佳的术后镇痛效果[1, 106]，但是，因硬膜外导管脱出或出现副作用需要提前拔除导管时，就会造成一定比例的镇痛失败。硬膜外导管提前拔除或脱出的发生率可能会高得惊人，一些大型观察性研究报道其失败率高达 14.5% ～ 18.7%。但是另一篇涵盖了 165 例试验的系统回顾分析结果表明，实际硬膜外导管提前脱出率仅为 5.7%（95% 可信区间为 4.0% ～ 7.4%）[2]，这一失败率与一些分娩硬膜外镇痛所报道的结果（5% ～ 7%）相似[102, 103]。

2. **预防**　硬膜外导管提前拔除降低了硬膜外镇痛的整体效果。通常硬膜外导管是通过胶带 / 敷料固定在皮肤上的，偶尔通过缝合或做皮下隧道加以固定[94]，但是这些方法都不能完全防止导管在穿刺点附近移动。不论患者身体处于什么样的状态，体位的变化都可使硬膜外导管在皮肤表面明显移动了一段距离，而很可能部分导管脱出硬膜外隙[106]。为了防止硬膜外导管脱出硬膜外隙，有作者主张多孔硬膜外导管至少插入硬膜外隙 4 厘米，同时，患者应取坐位或侧卧位下固定导管[106]。一项涉及 102 例患者的随机试验表明，一种钳夹固定装置可以显著减少硬膜外导管的移动[96]，而另一项随机试验也指出一种透明的黏性咬合敷料配合另外一个滤过肩贴固定硬膜外导管能更有效地预防导管移位[95]。

3. **硬膜外导管相关并发症总结**　一般来说，硬膜外镇痛能够非常有效地控制术后疼痛，但是有时硬膜外导管的位置不恰当会发生导管相关并发症，从而降低整体的镇痛效果。硬膜外导管移位脱出的发生率可能要比我们所预料的高得多，而其他一些并发症极为少见，但其后果较严重，例如，血管内移位引起的局部麻醉药中毒，而且有些并发症如导管移位误入蛛网膜下隙与其他并发症（如硬膜外血肿）可能有类似的临床表现。

三、连续硬膜外镇痛的其他并发症

连续硬膜外镇痛其他并发症包括尿潴留、足跟和其他部位压疮。

（一）尿潴留

1. **概述**　硬膜外应用阿片类药物和局部麻醉药都可能引起尿潴留。大多数手术患者都常规留置尿管，因此与连续硬膜外镇痛（用阿片类药物或是局部麻醉药）相关尿潴留确切的发病率还不明确。椎管内应用阿片类药物尿潴留的发生率高达 70% ～ 80%[28, 57]，远高于非肠道应用阿片类药物尿潴留发生率（18%）[49, 57]，局部麻醉药连续硬膜外镇痛尿潴留的发生率相对较高，为 10% ～ 30%[107, 108]。

2. **病理生理学**　椎管内应用阿片类药物或局部麻醉药相关性尿潴留与逼尿肌收缩受抑制和排尿紧迫感下降有关。椎管内应用阿片类药物后，逼尿肌收缩呈剂量依赖性受抑制，脊髓中阿片类受体激活所导致的排尿感下降，引起膀胱功能降低[27, 109]。尽管有一些研究数据表明，椎管内应用阿片类药物导致的尿潴留似乎并不与阿片类药物的剂量有关[28, 57, 110]，但最近的一些试验数据表明，逼尿肌活动的抑制与恢复时间均呈剂量依赖性[109]。

3. 治疗　椎管内阿片类药物相关性尿潴留可用低剂量的纳洛酮拮抗，但是需要注意镇痛作用同时也可能被纳洛酮所逆转[111]。局部麻醉药连续硬膜外镇痛所导致的膀胱功能障碍是由于排尿反射被阻断造成的，阻滞平面降至骶 3 水平时膀胱功能才会恢复[112]。因此，连续硬膜外局部麻醉药浓度越高（通过增加局部麻醉药输注速度或浓度）感觉 - 运动阻滞范围越广，尿潴留发生率也越高[108]。

（二）压疮

1. 概述　连续硬膜外镇痛的另一个并发症是压疮，尤其是足跟。尽管此并发症确切的发生率尚不明确，但相关病例报道亦屡见不鲜[113-119]。

2. 危险因素　尽管连续硬膜外镇痛相关性压疮危险因素尚不明确，但是有些风险因素可能与之相关，包括运动阻滞、腿部运动受限，或者患者本身因素如年老、消瘦 / 虚弱、无意识、卧床或者有转移性肿瘤[115, 119]。目前尚不清楚术中还是术后因素占主导地位，但在术后第一天就可能出现压疮[115, 119]。

3. 预防　压疮危险因素的评估是否应该作为连续硬膜外镇痛患者的常规监测尚有争议。有些（尚未被证实）预防压疮的措施，其中包括使用压力缓解床垫和足跟垫、避免低血压和运动 / 感觉阻滞，常规为运动阻滞患者翻身。[115]

四、总　　结

连续硬膜外镇痛是一种临床常用并有效的术后镇痛方法。如同其他医疗干预手段一样，连续硬膜外镇痛方法也存在风险、副作用及并发症。尽管多数的副作用和并发症是不会危及患者生命的，但可能会给患者带来困扰。因此，临床医生在评估和应用连续硬膜外镇痛方法时要依据患者的个人情况制定个性化的治疗方案，在考虑患者自身和手术种类基础上，权衡连续硬膜外镇痛方法的利弊。

（刘　钢译，王俊科校）

参 考 文 献

1. Block BM, Liu SS, Rowlingson AJ, et al. Efficacy of postoperative epidural analgesia: a meta-analysis. *JAMA* 2003;290:2455–2463.
2. Dolin SJ, Cashman JN, Bland JM. Effectiveness of acute postoperative pain management: I. Evidence from published data. *Br J Anaesth* 2002;89:409–423.
3. Wu CL, Hurley RW, Anderson GF, et al. Effect of postoperative epidural analgesia on morbidity and mortality following surgery in medicare patients. *Reg Anesth Pain Med* 2004;29:525–533.
4. Ballantyne JC, Carr DB, deFerranti S, et al. The comparative effects of postoperative analgesic therapies on pulmonary outcome: cumulative meta-analyses of randomized, controlled trials. *Anesth Analg* 1998;86:598–612.
5. Beattie WS, Badner NH, Choi P. Epidural analgesia reduces postoperative myocardial infarction: a meta-analysis. *Anesth Analg* 2001;93:853–858.
6. Rodgers A, Walker N, Schug S, et al. Reduction of postoperative mortality and morbidity with epidural or spinal anaesthesia: results from overview of randomised trials. *BMJ* 2000;321:1493.
7. Wu CL, Fleisher LA. Outcomes research in regional anesthesia and analgesia. *Anesth Analg* 2000;91:1232–1242.
8. Wu CL, Richman JM. Postoperative pain and quality of recovery. *Curr Opin Anaesthesiol* 2004;17:455–460.
9. Carli F, Mayo N, Klubien K, et al. Epidural analgesia enhances functional exercise capacity and health-related quality of life after colonic surgery: results of a randomized trial. *Anesthesiology* 2002;97:540–549.
10. Stevens RA, Bray JG, Artuso JD, et al. Differential epidural block. *Reg Anesth* 1994;17:22–25.
11. White JL, Stevens RA, Beardsley D, et al. Differential epidural block: does the choice of local anesthetic matter? *Reg Anesth* 1994;19:335–338.
12. Zaric D, Nydahl PA, Philipson L, et al. The effect of continuous lumbar epidural infusion of ropivacaine (0.1%, 0.2%, and 0.3%) and 0.25% bupivacaine on sensory and motor block in volunteers: a double-blind study. *Reg Anesth* 1996;21:14–25.
13. Grass JA. Epidural analgesia. *Probl Anesth* 1998;10:445.

14. Wheatley RG, Schug SA, Watson D. Safety and efficacy of postoperative epidural analgesia. *Br J Anaesth* 2001;87:47–61.

15. de Leon-Casasola OA, Lema MJ. Postoperative epidural opioid analgesia: what are the choices? *Anesth Analg* 1996;83:867–875.

16. Loper KA, Ready LB, Downey M, et al. Epidural and intravenous fentanyl infusions are clinically equivalent after knee surgery. *Anesth Analg* 1990;70:72–75.

17. Sandler AN, Stringer D, Panos L, et al. A randomized, double-blind comparison of lumbar epidural and intravenous fentanyl infusions for postthoracotomy pain relief. Analgesic, pharmacokinetic, and respiratory effects. *Anesthesiology* 1992;77:626–634.

18. Guinard JP, Mavrocordatos P, Chiolero R, et al. A randomized comparison of intravenous versus lumbar and thoracic epidural fentanyl for analgesia after thoracotomy. *Anesthesiology* 1992;77:1108–1115.

19. Rauck RL, Raj PP, Knarr DC, et al. Comparison of the efficacy of epidural morphine given by intermittent injection or continuous infusion for the management of postoperative pain. *Reg Anesth* 1994;19:316–324.

20. Loper KA, Ready LB. Epidural morphine after anterior cruciate ligament repair: a comparison with patient-controlled intravenous morphine. *Anesth Analg* 1989;68:350–352.

21. Malviya S, Pandit UA, Merkel S, et al. A comparison of continuous epidural infusion and intermittent intravenous bolus doses of morphine in children undergoing selective dorsal rhizotomy. *Reg Anesth Pain Med* 1999;24:438–443.

22. Gedney JA, Liu EH. Side-effects of epidural infusions of opioid bupivacaine mixtures. *Anaesthesia* 1998;53:1148–1155.

23. White MJ, Berghausen EJ, Dumont SW, et al. Side effects during continuous epidural infusion of morphine and fentanyl. *Can J Anaesth* 1992;39:576–582.

24. Ozalp G, Guner F, Kuru N, et al. Postoperative patient-controlled epidural analgesia with opioid bupivacaine mixtures. *Can J Anaesth* 1998;45:938–942.

25. Tzeng JI, Hsing CH, Chu CC, et al. Low-dose dexamethasone reduces nausea and vomiting after epidural morphine: a comparison of metoclopramide with saline. *J Clin Anesth* 2002;14:19–23.

26. Nakata K, Mammoto T, Kita T, et al. Continuous epidural, not intravenous, droperidol inhibits pruritus, nausea, and vomiting during epidural morphine analgesia. *J Clin Anesth* 2002;14:121–125.

27. Chaney MA. Side effects of intrathecal and epidural opioids. *Can J Anaesth* 1995;42:891–903.

28. Bailey PL, Rhondeau S, Schafer PG, et al. Dose-response pharmacology of intrathecal morphine in human volunteers. *Anesthesiology* 1993;79:49–59.

29. Kelly MC, Carabine UA, Mirakhur RK. Intrathecal diamorphine for analgesia after caesarean section: a dose finding study and assessment of side-effects. *Anaesthesia* 1998;53:231–237.

30. Milner AR, Bogod DG, Harwood RJ. Intrathecal administration of morphine for elective Caesarean section: a comparison between 0.1 mg and 0.2 mg. *Anaesthesia* 1996;51:871–873.

31. Kirson LE, Goldman JM, Slover RB. Low-dose intrathecal morphine for postoperative pain control in patients undergoing transurethral resection of the prostate. *Anesthesiology* 1989;71:192–195.

32. Choi JH, Lee J, Choi JH, et al. Epidural naloxone reduces pruritus and nausea without affecting analgesia by epidural morphine in bupivacaine. *Can J Anaesth* 2000;47:33–37.

33. Moscovici R, Prego G, Schwartz M, et al. Epidural scopolamine administration in preventing nausea after epidural morphine. *J Clin Anesth* 1995;7:474–476.

34. Ho ST, Wang JJ, Tzeng JI, et al. Dexamethasone for preventing nausea and vomiting associated with epidural morphine: a dose-ranging study. *Anesth Analg* 2001;92:745–748.

35. Tzeng JI, Wang JJ, Ho ST, et al. Dexamethasone for prophylaxis of nausea and vomiting after epidural morphine for post-caesarean section analgesia: comparison of droperidol and saline. *Br J Anaesth* 2000;85:865–868.

36. Wang JJ, Tzeng JI, Ho ST, et al. The prophylactic effect of tropisetron on epidural morphine-related nausea and vomiting: a comparison of dexamethasone with saline. *Anesth Analg* 2002;94:749–753.

37. Wang JJ, Ho ST, Wong CS, et al. Dexamethasone prophylaxis of nausea and vomiting after epidural morphine for post-cesarean

analgesia. *Can J Anaesth* 2001;48:185–190.

38. Wang JJ, Ho ST, Liu YH, et al. Dexamethasone decreases epidural morphine-related nausea and vomiting. *Anesth Analg* 1999;89:117–120.

39. Szarvas S, Chellapuri RS, Harmon DC, et al. A comparison of dexamethasone, ondansetron, and dexamethasone plus ondansetron as prophylactic antiemetic and antipruritic therapy in patients receiving intrathecal morphine for major orthopedic surgery. *Anesth Analg* 2003;97:259–263.

40. Nortcliffe SA, Shah J, Buggy DJ. Prevention of postoperative nausea and vomiting after spinal morphine for Caesarean section: comparison of cyclizine, dexamethasone and placebo. *Br J Anaesth* 2003;90:665–670.

41. Ben-David B, DeMeo PJ, Lucyk C, et al. Minidose lidocaine-fentanyl spinal anesthesia in ambulatory surgery: prophylactic nalbuphine versus nalbuphine plus droperidol. *Anesth Analg* 2002;95:1596–1600.

42. Kotelko DM, Rottman RL, Wright WC, et al. Transdermal scopolamine decreases nausea and vomiting following cesarean section in patients receiving epidural morphine. *Anesthesiology* 1989;71:675–678.

43. Loper KA, Ready LB, Dorman BH. Prophylactic transdermal scopolamine patches reduce nausea in postoperative patients receiving epidural morphine. *Anesth Analg* 1989;68:144–146.

44. Shafer SL. Safety of patients reason for FDA black box warning on droperidol. *Anesth Analg* 2004;98:551–552.

45. Kranke P, Morin AM, Roewer N, et al. The efficacy and safety of transdermal scopolamine for the prevention of postoperative nausea and vomiting: a quantitative systematic review. *Anesth Analg* 2002;95:133–143.

46. Yazigi A, Chalhoub V, Madi-Jebara S, et al. Prophylactic ondansetron is effective in the treatment of nausea and vomiting but not on pruritus after cesarean delivery with intrathecal sufentanil-morphine. *J Clin Anesth* 2002;14:183–186.

47. Pitkanen MT, Numminen MK, Tuominen MK, et al. Comparison of metoclopramide and ondansetron for the prevention of nausea and vomiting after intrathecal morphine. *Eur J Anaesthesiol* 1997;14:172–177.

48. Bucklin BA, Chestnut DH, Hawkins JL. Intrathecal opioids versus epidural local anesthetics for labor analgesia: a meta-analysis. *Reg Anesth Pain Med* 2002;27:23–30.

49. Walder B, Schafer M, Henzi I, et al. Efficacy and safety of patient-controlled opioid analgesia for acute postoperative pain: a quantitative systematic review. *Acta Anaesthesiol Scand* 2001;45:795–804.

50. Kjellberg F, Tramer MR. Pharmacological control of opioid-induced pruritus: a quantitative systematic review of randomized trials. *Eur J Anaesthesiol* 2001;18:346–357.

51. Szarvas S, Harmon D, Murphy D. Neuraxial opioid-induced pruritus: a review. *J Clin Anesth* 2003;15:234–239.

52. Thomas DA, Williams GM, Iwata K, et al. The medullary dorsal horn: a site of action of morphine in producing facial scratching in monkeys. *Anesthesiology* 1993;79:548–554.

53. Krajnik M, Zylicz Z. Understanding pruritus in systemic disease. *J Pain Symp Manage* 2001;21:151–168.

54. Ko MC, Naughton NN. An experimental itch model in monkeys: characterization of intrathecal morphine-induced scratching and antinociception. *Anesthesiology* 2000;92:795–805.

55. Stocks GM, Hallworth SP, Fernando R, et al. Minimum local analgesic dose of intrathecal bupivacaine in labor and the effect of intrathecal fentanyl. *Anesthesiology* 2001;94:593–598.

56. Herman NL, Choi KC, Affleck PJ, et al. Analgesia, pruritus, and ventilation exhibit a dose-response relationship in parturients receiving intrathecal fentanyl during labor. *Anesth Analg* 1999;89:378–383.

57. Slappendel R, Weber EW, Dirksen R, et al. Optimization of the dose of intrathecal morphine in total hip surgery: a dose-finding study. *Anesth Analg* 1999;88:822–826.

58. Torn K, Tuominen M, Tarkkila P, et al. Effects of sub-hypnotic doses of propofol on the side effects of intrathecal morphine. *Br J Anaesth* 1994;73:411–412.

59. Borgeat A, Wilder-Smith OH, Saiah M, et al. Subhypnotic doses of propofol relieve pruritus induced by epidural and intrathecal morphine. *Anesthesiology* 1992;76:510–512.

60. Beilin Y, Bernstein HH, Zucker-Pinchoff B, et al. Subhypnotic

doses of propofol do not relieve pruritus induced by intrathecal morphine after cesarean section. *Anesth Analg* 1998;86:310–313.

61. Warwick JP, Kearns CF, Scott WE. The effect of subhypnotic doses of propofol on the incidence of pruritus after intrathecal morphine for caesarean section. *Anaesthesia* 1997;52:270–275.

62. Wells J, Paech MJ, Evans SF. Intrathecal fentanyl-induced pruritus during labour: the effect of prophylactic ondansetron. *Int J Obstet Anesth* 2004;13:35–39.

63. Waxler B, Mondragon SA, Patel SN, et al. Prophylactic ondansetron does not reduce the incidence of itching induced by intrathecal sufentanil. *Can J Anaesth* 2004;51:685–689.

64. Tzeng JI, Chu KS, Ho ST, et al. Prophylactic iv ondansetron reduces nausea, vomiting and pruritus following epidural morphine for postoperative pain control. *Can J Anaesth* 2003;50:1023–1026.

65. Korhonen AM, Valanne JV, Jokela RM, et al. Ondansetron does not prevent pruritus induced by low-dose intrathecal fentanyl. *Acta Anaesthesiol Scand* 2003;47:1292–1297.

66. Gurkan Y, Toker K. Prophylactic ondansetron reduces the incidence of intrathecal fentanyl-induced pruritus. *Anesth Analg* 2002;95:1763–1766.

67. Charuluxananan S, Somboonviboon W, Kyokong O, et al. Ondansetron for treatment of intrathecal morphine-induced pruritus after cesarean delivery. *Reg Anesth Pain Med* 2000;25:535–539.

68. Kyriakides K, Hussain SK, Hobbs GJ. Management of opioid-induced pruritus: a role for 5-HT3 antagonists? *Br J Anaesth* 1999;82:439–441.

69. George RB, Allen TK, Habib AS. Serotonin receptor antagonists for the prevention and treatment of pruritus, nausea, and vomiting in women undergoing cesarean delivery with intrathecal morphine: a systematic review and meta-analysis. *Anesth Analg* 2009;109:174–82.

70. Bonnet MP, Marret E, Josserand J, and Mercier FJ (2008). Effect of prophylactic 5-HT3 receptor antagonists on pruritus induced by neuraxial opioids: a quantitative systematic review. *Br J Anaesth* 2009;101:311319.

71. Cashman JN, Dolin SJ. Respiratory and haemodynamic effects of acute postoperative pain management: evidence from published data. *Br J Anaesth* 2004;93:212–223.

72. Etches RC. Respiratory depression associated with patient-controlled analgesia: a review of eight cases. *Can J Anaesth* 1994;41:125–132.

73. de Leon-Casasola OA, Parker B, Lema MJ, et al. Postoperative epidural bupivacaine-morphine therapy: experience with 4,227 surgical cancer patients. *Anesthesiology* 1994;81:368–375.

74. Ready LB, Loper KA, Nessly M, et al. Postoperative epidural morphine is safe on surgical wards. *Anesthesiology* 1991;75:452–456.

75. Stenseth R, Sellevold O, Breivik H. Epidural morphine for postoperative pain: experience with 1085 patients. *Acta Anaesthesiol Scand* 1985;29:148–156.

76. Rygnestad T, Borchgrevink PC, Eide E. Postoperative epidural infusion of morphine and bupivacaine is safe on surgical wards: organisation of the treatment, effects and side-effects in 2000 consecutive patients. *Acta Anaesthesiol Scand* 1997;41:868–876.

77. Takita K, Herlenius EA, Lindahl SG, et al. Actions of opioids on respiratory activity via activation of brainstem mu-, delta- and kappa-receptors; an in vitro study. *Brain Res* 1997;778:233–241.

78. Shook JE, Watkins WD, Camporesi EM. Differential roles of opioid receptors in respiration, respiratory disease, and opiate-induced respiratory depression. *Am Rev Respir Dis* 1990;42:895–909.

79. Swenson JD, Owen J, Lamoreaux W, et al. The effect of distance from injection site to the brainstem using spinal sufentanil. *Reg Anesth Pain Med* 2001;26:306.

80. Norris MC, Fogel ST, Holtmann B. Intrathecal sufentanil (5 vs. 10 microg) for labor analgesia: efficacy and side effects. *Reg Anesth Pain Med* 1998;23:252–257.

81. Katsiris S, Williams S, Leighton BL, et al. Respiratory arrest following intrathecal injection of sufentanil and bupivacaine in a parturient. *Can J Anaesth* 1998;45:880–883.

82. Mulroy MF. Monitoring opioids. *Reg Anesth* 1996;21 (6 suppl):89–93.

83. Sumida S, Lesley MR, Hanna MN, et al. Meta-analysis of the effect of extended-release epidural morphine versus intravenous patient-controlled analgesia on respiratory depression. *J Opioid Manag* 2009;5:301–305.

84. American Society of Anesthesiologists Task Force on Neuraxial Opioids, Horlocker TT, Burton AW, Connis RT, et al. Practice guidelines for the prevention, detection, and management of respiratory depression associated with neuraxial opioid administration. *Anesthesiology* 2009;110:218–230.

85. Kopacz DJ, Sharrock NE, Allen HW. A comparison of levobupivacaine 0.125%, fentanyl 4 microg/mL, or their combination for patient-controlled epidural analgesia after major orthopedic surgery. *Anesth Analg* 1999;89:1497–1503.

86. Scott DA, Beilby DS, McClymont C. Postoperative analgesia using epidural infusions of fentanyl with bupivacaine: a prospective analysis of 1,014 patients. *Anesthesiology* 1995;83:727–737.

87. Wigfull J, Welchew E. Survey of 1057 patients receiving postoperative patient-controlled epidural analgesia. *Anaesthesia* 2001;56:70–75.

88. Liu SS, Allen HW, Olsson GL. Patient-controlled epidural analgesia with bupivacaine and fentanyl on hospital wards: prospective experience with 1,030 surgical patients. *Anesthesiology* 1998;88:688–695.

89. Liu SS, Moore JM, Luo AM, et al. Comparison of three solutions of ropivacaine/fentanyl for postoperative patient-controlled epidural analgesia. *Anesthesiology* 1999;90:727–733.

90. Hodgson PS, Liu SS. A comparison of ropivacaine with fentanyl to bupivacaine with fentanyl for postoperative patient-controlled epidural analgesia. *Anesth Analg* 2001;92:1024–1028.

91. Scott DA, Beilby DS, McClymont C. Postoperative analgesia using epidural infusions of fentanyl with bupivacaine: a prospective analysis of 1,014 patients. *Anesthesiology* 1995;83:727–737.

92. Neal JM, Bernards CM, Butterworth JF 4th, et al. ASRA practice advisory on local anesthetic systemic toxicity. *Reg Anesth Pain Med* 2010;35:152–161.

93. Horlocker TT, Wedel DJ, Rowlingson JC, et al. Regional anesthesia in the patient receiving antithrombotic or thrombolytic therapy: American Society of Regional Anesthesia and Pain Medicine Evidence-Based Guidelines (Third Edition). *Reg Anesth Pain Med* 2010;35:64–101.

94. Chadwick VL, Jones M, Poulton B, et al. Epidural catheter migration: a comparison of tunnelling against a new technique of catheter fixation. *Anaesth Intensive Care* 2003;31:518–522.

95. Burns SM, Cowa CM, Barclay PM, et al. Intrapartum epidural catheter migration: a comparative study of three dressing applications. *Br J Anaesth* 2001;86:565–567.

96. Clark MX, O'Hare K, Gorringe J, et al. The effect of the Lockit epidural catheter clamp on epidural migration: a controlled trial. *Anaesthesia* 2001;56:865–870.

97. Banwell BR, Morley-Forster P, Krause R. Decreased incidence of complications in parturients with the arrow (FlexTip Plus) epidural catheter. *Can J Anaesth* 1998;45:370–372.

98. Eckmann DM. Variations in epidural catheter manufacture: implications for bending and stiffness. *Reg Anesth Pain Med* 2003;28:37–42.

99. Jaime F, Mandell GL, Vallejo MC, et al. Uniport soft-tip, open-ended catheters versus multiport firm-tipped close-ended catheters for epidural labor analgesia: a quality assurance study. *J Clin Anesth* 2000;12:89–93.

100. Angle PJ, Kronberg JE, Thompson DE, et al. Epidural catheter penetration of human dural tissue: in vitro investigation. *Anesthesiology* 2004;100:1491–1496.

101. Mercadante S. Neuraxial techniques for cancer pain: an opinion about unresolved therapeutic dilemmas. *Reg Anesth Pain Med* 1999;24:74–83.

102. Pan PH, Bogard TD, Owen MD. Incidence and characteristics of failures in obstetric neuraxial analgesia and anesthesia: a retrospective analysis of 19,259 deliveries. *Int J Obstet Anesth* 2004;13: 227–233.

103. Paech MJ, Godkin R, Webster S. Complications of obstetric epidural analgesia and anaesthesia: a prospective analysis of 10,995 cases. *Int J Obstet Anesth* 1998;7:5–11.

104. Di Gregorio G, Neal JM, Rosenquist RW, et al. Clinical presentation of local anesthetic systemic toxicity: a review of published cases, 1979 to 2009. *Reg Anesth Pain Med* 2010;35: 181–187.

105. Weinberg GL. Treatment of local anesthetic systemic toxicity

(LAST). *Reg Anesth Pain Med* 2010;35:188–193.

106. Hamilton CL, Riley ET, Cohen SE. Changes in the position of epidural catheters associated with patient movement. *Anesthesiology* 1997;86:778–784.

107. Curatolo M, Petersen-Felix S, Scaramozzino P, et al. Epidural fentanyl, adrenaline and clonidine as adjuvants to local anaesthetics for surgical analgesia: meta-analyses of analgesia and side-effects. *Acta Anaesthesiol Scand* 1998;42:910–920.

108. Turner G, Blake D, Buckland M, et al. Continuous extradural infusion of ropivacaine for prevention of postoperative pain after major orthopaedic surgery. *Br J Anaesth* 1996;76:606–610.

109. Kuipers PW, Kamphuis ET, van Venrooij GE, et al. Intrathecal opioids and lower urinary tract function: a urodynamic evaluation. *Anesthesiology* 2004;100:1497–1503.

110. O'Riordan JA, Hopkins PM, Ravenscroft A, et al. Patient-controlled analgesia and urinary retention following lower limb joint replacement: prospective audit and logistic regression analysis. *Eur J Anaesthesiol* 2000;17:431–435.

111. Wang J, Pennefather S, Russell G. Low-dose naloxone in the treatment of urinary retention during extradural fentanyl causes excessive reversal of analgesia. *Br J Anaesth* 1998;80:565–566.

112. Kamphuis ET, Ionescu TI, Kuipers PW, et al. Recovery of storage and emptying functions of the urinary bladder after spinal anesthesia with lidocaine and with bupivacaine in men. *Anesthesiology* 1998;88:310–316.

113. Cherng CH, Wong CS. Pressure sore induced by epidural catheter in a patient receiving postoperative pain control. *Reg Anesth Pain Med* 2003;28:580.

114. Alfirevic A, Argalious M, Tetzlaff JE. Pressure sore as a complication of labor epidural analgesia. *Anesth Analg* 2004;98:1783–1784.

115. Shah JL. Lesson of the week: postoperative pressure sores after epidural anaesthesia. *BMJ* 2000;321:941–942.

116. Alexander R. Pressure sore following low-dose epidural infusion. *Anaesthesia* 2000;5:709–710.

117. Punt CD, van Neer PA, de Lange S. Pressure sores as a possible complication of epidural analgesia. *Anesth Analg* 1991;73:657–659.

118. Pither CE, Hartrick CJ, Raj PP. Heel sores in association with prolonged epidural analgesia. *Anesthesiology* 1985;63:459.

119. Smet IG, Vercauteren MP, De Jongh RF, et al. Pressure sores as a complication of patient-controlled epidural analgesia after cesarean delivery. *Case report. Reg Anesth* 1996;21:338–341.

第 *21* 章

连续外周神经阻滞并发症

Brian M. Ilfeld   Matthew T. Charous

神经周围的局麻药输注，也称连续外周神经阻滞（CPNB），常用于改善术后镇痛，该方法经皮在外周神经附近置入导管，通过导管输注局麻药提供有效的、特定位置的镇痛。这种方法在 1946 年首次被提出，将穿刺针用一种软木材料固定于臂丛神经分支附近，从而提供“持续的”锁骨上阻滞麻醉[1]。然而，随着近来穿刺针技术、导管置入技术（如超声引导）、导管设计以及输注泵技术的进展，医生更加容易操作。同时不断有证据表明，此技术带来诸多益处的同时，并发症也随之而生。本章回顾了可能出现的并发症，介绍了尽可能减少并发症的措施，详细阐述了发生并发症时的恰当处理方法。

一、概　　述

连续外周神经阻滞可引起各种相关性并发症，可依次发生于病程中的各个阶段。其发生的主要阶段包括置管操作过程中、局麻药输注给药过程中、输注后以及门诊非住院患者的输注给药。

二、相 关 研 究

遗憾的是，近来外周神经局麻药输注技术应用较广泛，而由于缺乏大样本的临床研究，相关并发症发生率的评估变得困难。在几项最大的前瞻性研究中，有一项包括了 700 例患者的行肩部手术的肌间沟神经周围输注的研究，结果表明相关并发症的发生率是非常低的，至少和单次注射给药相比是一样低的[2]。另一些有关其他部位导管技术并发症的研究也提示了类似发生率[3-6]。

三、原因及处理

放置导管的过程中所出现的各种并发症,是由放置导管时所使用的穿刺针引起,因此,其并发症和单次注射时发生的并发症是相同的。本文着重叙述周围神经置管的相关内容,有关单次注射周围神经阻滞所导致的常见并发症,读者可参考第14章到第18章的详细论述。

(一)置管过程中的并发症

1. 导管位置不正确　有相当一部分病例会发生导管位置不正确。目前有多种方法和器械用于放置导管,常规的置管方式一般先通过穿刺针给予单次剂量的局麻药来满足手术需要,然后再留置导管[7-9]。使用这种方法常常能满足手术的要求,但往往会发生导管位置的不准确性[5, 8-12]。而这种导管位置的不正确,常发生在留置导管后数小时内,在单次注射给药产生的麻醉效果消退前是不易被发觉的。这种情况可能取决于多种因素,既包括医生的经验、所用的器械和操作方法,也有患者方面的因素,如体型等[13, 14]。而在应用超声引导时,起初似乎降低了出现此种情况的风险,但常常很难显示出导管尖端相对于神经的位置[8],如注入空气等其他技术可能导致假阳性或假阴性的结果[15-16]。据报道被称为"二次阻滞失败"的范围是0~40%(框21-1)。为了努力降低这种难于确定的导管位置不正确的发生,一些研究者采取了首先留置导管,然后通过导管给予局麻药的方式[2, 18-21],如果阻滞效果不佳,将会重新放置导管。不过,这种方法降低了手术麻醉的成功率,最好只用于术后镇痛[8]。

框21-1　二次阻滞失败

• 通过穿刺针或神经周围导管给予的初始剂量的局麻药能达到一个完善的阻滞效果,但是掩盖了导管位置的不正确。这种情况导致了首次高浓度药物阻滞效果消退后的二次阻滞失败,而使更低浓度的局麻药不能达到一个充分的镇痛阻滞效果

但是,即使用这种通过导管首次给药的方法,医生也必须等待5~15分钟来明确麻醉效果以决定是否需要重新放置导管。为了进一步提高准确位置置管的成功率和减少操作时间,研制出了一种"电刺激"导管,其尖端可以导电[22-25],这种导管设计可以在给予局麻药之前反馈出导管尖端与靶神经的位置关系[18-20]。有数据表明电刺激导管通常比非电刺激导管的位置更贴近靶神经或靶神经丛[26-28]。然而,与非电刺激导管相比较,其临床优势还不很明确[29-32]。另外,放置电刺激导管一般来说要比放置其他导管花费更多的时间,特别是在应用超声引导时[9, 33-36]。一种理想的置管方法和器械还未能得以确认,还需进一步研究。

2. 误伤血管　单次注射周围神经阻滞时,误伤血管是一众所周知的并发症,当在神经周围放置导管时,为了便于导管的放置,使用的穿刺针规格较大,可能误伤血管的概率增加,在0~11%之间,其显著影响因素有多种,最可能的是解剖定位、置管方法(如超声引导)以及穿刺针或导管的设计样式[3, 6, 17, 19, 38, 39]。最近有报道,研究者通过喙突径路对76例患者实施锁骨下神经置管,没有发生误伤血管,而同一研究者同样通过喙突径路,采用不同的穿刺针和导管,却报道有11%的误伤血管率[19],间接证明了上述影响因素[40, 41]。起初虽有证据表明使用超声引导可以明显减少误伤血管的发生率,但最终的数据还没能发布[8, 9, 33-36, 42-44]。如果发生误伤血管,需退出穿刺针或导管,局部直接压迫,

注意排除对远端血管的损害。虽然颈部血肿导致延迟性霍纳综合征是一种罕见并发症，但仍有报道[45]。有些血肿需数周时间方能恢复（霍纳综合征可数月）。因为有多项病例报道，血肿消除后神经功能可完全恢复，所以医生和患者都不需过多担心。在一些特殊病例，手术切开和引流是必要的。

即使发生误伤血管而导致血肿，仍然可以在直接压迫一段时间后，应用神经刺激器和绝缘穿刺针成功置入神经周围导管，尽管血肿会传导电流，并在随后的电刺激试验中可能降低寻找靶神经的可能性[19]。超声引导可以避免这个问题[8]。值得一提的是，有报道称在接受低分子量肝素抗凝治疗的患者行腰大肌置管时出现了有临床意义的血肿[46, 47]，鉴于此，一些医生采取类似预防椎管内麻醉时出现血肿的原则来处理腰大肌置管的患者[46]，尽管还有其他人对此提出疑问。在第三次美国局部麻醉学会上，将有关椎管内麻醉和抗凝治疗的共识，同样明确推荐用于深部阻滞操作，如后路腰丛阻滞或置管，特别是导管拔除后才能给予各种抗凝药物（如依诺肝素 30mg，每日 2 次）[50]。而"深部操作"并没有明确定义，其含义大概包括腰大肌、高位坐骨神经，也可能是锁骨下置管。

3. 局麻药误注血管　即使通过置入的导管将首次量的局麻药注射到手术部位的神经周围，医生也需要注意误入血管而产生局麻药毒性的可能[51]。与单次注射给药一样，在推注麻醉药前均应缓慢回抽，在分次给药过程中也应确保间断回抽。大多数医生将局麻药中加入肾上腺素作为血管收缩标记物[52]。使用超声引导虽然可以降低误注入血管的发生，但还不能完全预防[53]。当通过穿刺针给予一次剂量的局麻药后，仍有可能发生不易察觉的导管误入血管[40, 51]。因此，研究者建议在注药前先给予含有肾上腺素的"试验剂量"[54]。医生应了解局麻药中毒的症状、体征和治疗方法（第 7 章）[52, 55, 56]。

4. 误入椎管内　当在腰大肌间隙、肌间沟和椎旁等部位置管时，可能会误入硬膜外隙[57-61]或者鞘内[62]。误注局麻药的后果是极其严重的，可导致意识消失，严重低血压需立即复苏[63]。为了尽量避免鞘内注射，给予局麻药前应常规回抽有无脑脊液。与导管误入血管一样，通过穿刺针给予初始剂量局麻药后，随后导管容易误置入硬膜外隙[57]、鞘内[62]，甚至进入胸腔[64]。因此，在通过导管给予麻醉药前，应该给予一个"试验剂量"的局麻药[10, 40, 62, 65, 66]。显而易见，位置错误的导管应当拔除，并密切观察患者是否出现相关并发症[62]。医生应了解局麻药误注鞘内、硬膜外隙或胸腔的症状、体征和治疗方法，随时备有复苏设备（第 18 章）[63]。值得一提的是，当在椎管周围操作时，即使将导管准确地置入椎管周围，也可能使局麻药扩散至硬膜外隙，引起交感神经张力丧失和低血压[39, 59, 67, 68]。另外，一些医生提出，为了尽量确保导管不移位而偏离目标，置管时仅需导管通过针尖很小一段距离即可[60, 61, 69]。而当使用超声引导后，这些问题会成为历史，但至少直到多年以后，有了新的方法并具备充分的经验之前，还是强烈要求医生应牢记发生这种并发症的可能性。

5. 神经损伤　神经损伤是单次注射和 CPNBs 的一个公认并发症，可能与穿刺损伤和（或）之后的局麻药 / 辅助药的毒性有关[70]。也有人推测，为了方便置管而设计了较粗的穿刺针增加了神经损伤的机会，也有极少数证据有不一样的观点[2]。在一项 512 例患者采用肌间沟阻滞行肩部手术的前瞻性研究中，有 11% 的患者在术后 10 天出现了与手术无关的感觉异常、感觉迟钝或疼痛。单次注射给药组的发生率为 17%（统计学无显著差异）[38]。除 1 例外所有患者在随后的 9 个月内均恢复。另一项前瞻性研究，观察了 84 例矫形手术的 1398 次 CPNBs，有 13 例（0.9%）因并发神经问题而停止输注给药，其中 12 例患者的症状是一过性的。另一例患者采用连续股神经阻滞行全膝关节置换手术，发生了永久性的神经损伤，调查其原因是由于并发了腹膜后血肿，虽然神经损伤的原因还不能明确诊断，但腹膜后血肿是由股动脉损伤所致[6]。

出现神经损伤的真正原因最可能与穿刺针/导管的样式、阻滞部位的解剖以及给药方案有关，目前的证据也提示区域神经阻滞时神经周围放置导管似乎不增加神经损伤的风险，医生可以不必担心（框 21-2）[2, 4, 38]。使用超声引导有可能降低神经损伤的风险[44, 71]，但是还没有数据支持此观点，而超声引导的周围神经阻滞时的确发生了神经损伤[72-74]。置管后可疑神经损伤的诊断和治疗与单次注射给药引起的没有不同（除了拔除导管）。读者可参考第 14 章有关这些重要议题的详尽论述。

框 21-2 临床说明

• 有限的数据表明，神经周围置管并不增加神经损伤的发生率，不超过单次注射神经阻滞的发生率

（二）输注给药期间的并发症

1. **导管脱落** 导管意外脱落是输注给药期间最常见的并发症之一[5, 10, 23, 40, 66, 76, 77]。据报道导管脱落率大致在 0 ～ 30% 之间，最可能与解剖位置、器械类型、导管的固定方法有关[17, 77-79]。满意的固定导管的每种方法一定要充分注重患者的益处，方法包括无菌液体粘贴剂（如苯甲酰苯基甲醇）、无菌胶布（如粘合胶带）、用胶带或有特殊设计装置的安全连接导管接口（如思乐扣）、皮下导管隧道[22, 80]，以及 α- 氰基丙烯酸正丁酯胶（TH 胶）的使用[84]。有研究者报道，采用以上综合方法[18-20, 82]，输注给药 6 ～ 27 天时的导管固定率达 95% ～ 100%。

2. **感染** 虽然导管置入部位的细菌菌落是比较常见的[85, 86]，但临床感染并不常见[6, 38, 86-88]。在一项 211 例股部导管的研究中，将导管拔除后培养 48 小时，57% 出现细菌培养阳性[85]，3 例患者（1.5%）被观察到有一过性全身细菌感染症状，拔除导管后症状消失，另外 9 例患者（4%）有穿刺部位的不适感，但穿刺部位和腰大肌的超声检查并没发现脓肿。在一项 405 例腋部置管的前瞻性研究中，感染的发生率是 0.25%[89]。在一项超过 800 例肌间沟[78] 和后胭部[4] 置管的前瞻性研究中，并未出现感染，在随后的同一作者另一项肌间沟置管研究中，700 例患者中有 6 例（0.8%）在置管后 3 ～ 4 天出现了穿刺部位感染的症状和体征。

三项大规模研究，证实感染的发生率是很低的[5, 6, 9]。这些研究分别包括了 1398、3491 和 2285 例的置管，感染率分别为 0.6%、4.2% 和 4.2%，自愈率为 0.2%、12.4% 和 3.2%，需手术干预的分别为 0、0.8% 和 0.9%[5, 6, 90]。另外，有 1 例在股神经周围输注给药的患者 4 天后发生腰大肌脓肿[91]。在这些病例中，所有感染都在 10 天内治愈[91]。总体来说，相对少的感染发生率可能与局麻药的杀菌和本身特性有关。无论如何，从非手术的脓肿到需要重症监护的脓毒血症[48, 92, 94]，感染还是的确发生了。通过正确的药物治疗，所有患者均得以康复，还没有出现因导管感染而导致永久性神经损伤的病例。

与神经周围置管相关的感染的风险因素包括重症监护病房的治疗、导管的使用时间

超过 48 小时、没有预防性给予抗生素治疗、腋部和股部置管、频繁更换敷料[88, 95]。置管部位发生感染的症状和体征与身体其他部位是一样的，包括局部红肿、硬结、化脓性渗出物、局部不适以及菌血症的症状和体征。治疗包括拔除导管，将导管尖端送检细菌培养以帮助指导抗菌治疗[85]。除需手术引流的脓肿外，超声波对治疗是有帮助的[2]。现有的证据表明导管穿刺部位感染是很少发生的，适当治疗后不会导致持续性损害[2, 4, 38, 85, 89, 91]。将导管的使用时间限制在 3 天之内将减少感染的发生率，医生应平衡镇痛的需要与感染风险的关系[86, 96]，不管怎样，放置导管时的严格无菌操作可能是减少感染发生的最重要因素。

3. 导管移位　虽然有初始导管置入位置错误的病例报道，但是在已经确认置入正确位置之后发生了自发性移位到邻近解剖位置的病例尚无报道，自发性导管移位仍是一个理论上的风险[51, 58, 62, 64, 99]。可能的并发症包括移位到血管内或胸膜腔而导致局麻药中毒，以及在行肌间沟、胸锁乳突间、椎旁或腰大肌置管时进入硬膜外隙和鞘内。早期症状可能出现疼痛减轻伴随硬膜外或鞘内麻醉症状。值得一提的是，导管的尖端有可能意外地进入硬膜外隙（也可能是其他结构），一部分需要拔除导管[57]。因此，在导管位置改变后均应给予含有肾上腺素的试验剂量局麻药[57, 100]。

反复给予大剂量的布比卡因无论在动物模型[101, 102]还是患者[99, 103]都可以引起肌坏死，提示肌肉内导管移位可以导致病理结局（第 15 章）[104]。在小型猪，持续输注 6 小时的布比卡因后导致了严重的组织损害，而罗哌卡因仅在很小程度上导致肌纤维损伤[105]。此外，动物模型提示布比卡因比罗哌卡因引起更严重的肌纤维细胞凋亡[105-107]。虽然还没有报道在人体神经周围持续输注常规剂量的局麻药（相对于反复大剂量）能导致肌肉损伤，但在使用导管时，特别是置入肌腹内的导管时，医生要考虑如何避免使用布比卡因（如使用神经刺激器和绝缘针置入腰大肌的导管）[59, 67, 108]。

肌坏死的症状和体征包括肌肉触痛，肌伸展时的疼痛加剧，回缩时疼痛缓解，血清肌肉型肌酸激酶水平升高，肌电图表现为炎症和坏死性肌病、低蛋白，低血流量，T_1 加权磁共振表现为水肿[104]。如果手术部位的疼痛突然减弱伴随着导管尖端部位的疼痛加剧，意味着肌坏死的发生，应拔除导管[104]。

4. 迟发性局麻药中毒　所有使用连续阻滞技术的医生，都应该考虑到在周围神经连续输注给药术后局麻药的全身毒性问题。长效局麻药的最大安全剂量以及全身性毒性的发生率还不清楚，有中毒早期症状的病例报道，如口周麻木，停药后可消失[89, 109]。然而，有两个参加了安慰剂对照研究的受试者，出现了早期的中毒症状，需要停药后才得以缓解，而后发现这两个受试者使用的都是生理盐水（未公布数据，Iileldal，2001）。如下所列的低浓度（如 0.125% ~ 0.2%）长效局麻药（如布比卡因和罗哌卡因）方案可用于肾或肝疾病的患者，在有效镇痛的同时其血药浓度远低于中毒水平：基础速率 5 ~ 10ml/h，单次追加剂量 2 ~ 5ml，锁定时间 20 ~ 60 分钟[77, 84, 87, 109-118]。特别重要的是一项长期（1 ~ 4 周）使用 0.2% 罗哌卡因行周围神经输注给药的前瞻性研究报道称没有局麻药中毒发生，虽然 15 个受试者中有 2 个受试者的罗哌卡因血浆浓度达到中毒范围[84]。有趣的是，罗哌卡因输注的持续时间与其血浆游离浓度并不相关[84]。

作为一种预防措施，医生应该考虑观察接受连续神经阻滞的患者所出现的局麻药中毒症状和体征，另外，指导患者具备自我管理给药的能力以减少局麻药的消耗量[18-20, 119-126]。

最后，一些研究者使用了弹性注射泵，当患者开启注射泵和导管连接处的控制夹时，注射泵能够提供"恒定"剂量[127-129]。在特定的一段时间之后，指导患者重新关闭控制夹时[127,128]，如果患者忘记夹闭导管，有可能在一个小时内药盒内所有局麻药都会被注入体内，虽然这种情况还没有明显的发病率，但也曾有报道这种潜在的严重后果[129]。这种方法的安全性将有待于证实，医生应该权衡目前各种控制性注射泵的相对风险和受益。

5. 神经损伤　连续神经阻滞麻醉不同于单次注药麻醉，因其还有导管留置在体内，还要给予较大剂量的局麻药，导管留置的时间较长[134]。有限的证据表明这种增加局麻药的暴露会导致负面的影响[102]。在一动物模型中，重复给予0.5%布比卡因超过3天可导致明显的髓鞘破坏和空泡形成[102]，然而，连续输注3小时的布比卡因对肌肉组织仅有轻微的损伤[102]。此外，来自人体的前瞻性临床证据表明，神经周围导管输注0.2%的罗哌卡因对神经的损伤不比单次给药严重[39,39]。有2例关于在肌间沟置管引起臂丛神经刺激症状的病例报道[135]，在这些病例中，多次重复给予0.25%布比卡因已经超过了几天的时间，拔除导管后，患者的不适症状消失[135]。

有1例患者在连续股神经阻滞后出现了长时间的感觉和运动功能障碍，术后电生理检查提示为亚临床的多发性神经病，在术前还未能知晓[136]，经长期随访提示，肌肉的感觉和运动功能已完全恢复[136]。也有证据表明，在糖尿病患者，局麻药诱导的神经损害的风险也是增加的[137,138]。在置管后怀疑有神经损伤的诊断和治疗与单次注射给药是相同的（除外拔除导管），读者可参考第14章有关这些重点题目的详细论述。

6. 跌倒　虽然围术期CPNB的主要目的是抑制痛觉纤维，但局麻药也影响其他的传入神经纤维和传出神经纤维[140]，因此，神经周围输注给药可能引起肌力减弱[141]，特别是股神经周围输注给药，因为行走要依赖于股四头肌的功能。三个随机、双盲、安慰剂对照研究的Meta-分析得出结论，股神经周围输注给药的确增加跌倒的风险[142]。必须要降低跌倒的风险，跌倒对于很多患者来说是灾难性的，特别是老年患者[143,144]。遗憾的是，降低局麻药的浓度，在避免肌力减弱的同时，也降低了镇痛的效果[145]，权衡二者，仍保留总的给药剂量，通过增加给药容量而降低药物浓度，这样对感觉和运动阻滞几乎没有影响[146]。医生应该考虑实施干预措施以降低患者跌倒风险，如减少局麻药的剂量[146]；在某些病例[19,147]（不是所有病例[18]），可提供容量限制型患者自控给药系统，以便减少基础给药剂量，又不影响镇痛效果；在行走过程中使用膝关节稳定装置或助行器/拐杖等[148]；培训心理治疗师、护士和外科医生有关CPNB引起肌力减弱和预防跌倒的必要性。

（三）输注后并发症

1. 导管打结和滞留　有很多导管滞留的病例报道[19,149-152]，一个近6000例的回顾性研究证实有0.13%的发生率。最常见的原因是导管在皮下或筋膜下打结，已有报道发生在髂筋膜[149]、股部[150]、腰大肌间隙[151]和坐骨神经的导管滞留病例[152]。有一病例需手术拔除导管[150,151]。然而，拔除打结的髂筋膜导管只需简单的髋关节屈曲即可[149]或者一个相对无创的X线透视检查[153]。在所有导管打结的病例中，置管时导管都超过了穿刺针尖端5cm以上，因为为了尽量减少导管脱落的风险，经常使导管超过穿刺针3～5cm，或者在股部或髂筋膜穿刺时尽量使导管尖端靠近腰丛[6,12,95,121,123,153-158]。遗憾的是，这些方法容易使导管在皮下或髂筋膜下打结而增加了导管滞留的风险[149,153]，已有报道

95%～100% 的导管滞留率是因导管采用了最大 5cm 的长度 [10, 18-20, 40, 41, 66, 159]（同时没有使用引导丝的塞尔丁格技术 [121, 123, 157, 158]），在股部穿刺置管时，即使导管进入 15～20cm，导管尖端也很少能到达腰丛 [154]。因此，虽然导管置入适宜长度尚无一致的意见，但目前的数据表明插入深度超过 5cm 是不必要的，而最大的问题是增加导管打结的风险 [149]。

有一少见病例，手术后因外科医生的疏忽用止血钳将一根后路腰丛导管的尖端黏附于手术组织上 [160]。导管滞留还发生在电刺激导管，其金属尖端在组织里变成了"钩状" [19]。锁骨下置管和术后输注给药不会发生严重问题，其并发症只是在拔除时会感到疼痛。X 线检查不能发现打结，可在全麻下手术取出导管。这些少见并发症的总体发生率还不清楚，但是一研究者放置的 1000 余例电刺激导管，仅 1 例发生导管滞留（Andre Boezaart，2003）。因为这种并发症的原因还不清楚，所以防范措施充其量也是推测得出的。然而，值得注意的是向前用力插入导管时可能增加其金属末端变成抓钩状的风险，导管拔除过程中的感觉异常也应当作为一个警示信号。

2. 导管切断或折断　通过穿刺针尖端的导管，在穿刺针内回撤时，可能会"切下"一段导管 [6]，因此，仅在使用特殊设计的可以回撤导管的组合用穿刺针 / 导管时方可尝试这个动作。当在使用特制的穿刺针 / 导管组合用具（如一些电刺激导管）出现任何阻力时，应停止回撤导管，也应在导管阻力消失之后拔出穿刺针 [6, 18-20, 159, 161]。有一病例报道，即一根 6 厘米长的股部导管被切断滞留在体内 1 周，并引起同侧腹股沟、大腿和膝部的持续性疼痛 [162]。即使导管上有不能透过 X 线的标志带，但 X 线平扫也不能显示导管片段。然而使用 CT 扫描定位到了这个片段，在手术取出片段后 1 周内，股神经痛的症状消失 [162]。另一病例，用超声诊断出腋窝部的导管片段并手术取出 [89]。使医生放心的是，在所有报道的导管或片段治疗的病例中，无一病例在取出后还遗留永久性症状 [19, 89, 162]。最后，医生应确认导管的尖端是否完整成功取出 [82]。

（四）门诊患者输注给药的并发症

通过使用一便携的输注泵在神经周围置管输注给药，使门诊患者在理论上享受着以前只有在住院患者一样的镇痛标准 [82]，然而，在家中无医护人员看护的患者，并发症的诊断要比住院患者花费更多时间，管理也更加困难 [163]。因为不是所有的患者都愿意或有能力接受使用导管和输注泵系统所发生问题的额外责任，对于非住院患者安全的局麻药输注给药，适宜患者的选择是很重要的 [82]（框 21-3）。

框 21-3　门诊输注给药成功策略的关键概念

• 合适的病例选择（在医学、心理学及合适的服务支持体系）是非常重要的	• 理解力、特定语言和书面指导能力
• 在门诊患者整个神经周围导管应用期间需医生的监护	• 设备特别是便携式输注泵的全面熟悉

1. 医疗相关并发症　与此相关，研究者经常排除那些已知肝肾功能不全的患者以防局麻药中毒 [12, 40, 66, 110]。对于那些可能影响膈神经或同侧膈肌功能的给药途径（如肌间沟或颈椎旁置管），因肌间沟径路输注局麻药能引起频发的同侧膈神经麻痹，所以患有心肺疾病患者应除外 [164]。虽然那些体格相对健壮的患者，对整个肺功能的影响是很小的 [165]，

但仍有 1 例在家中行肌间沟连续输注给药的患者发生了肺叶萎陷[166]。由于这项技术应用的安全性没有在医生指导的住院患者中做过调查，因此应该慎重应用[167]。为了尽量减少这些并发症，研究者建议每天通过电话同患者进行联系[10, 40, 54, 66, 128]，除了电话沟通之外，还应提供每日两次的家庭护理访视。

2. 患者指导　因术后患者出现不同程度的认知功能障碍较常见，研究者常要求术后第一天晚上在患者身边至少留一名"看护者"[10, 18-20, 40, 41, 66]，至于是一整夜还是整个输注给药过程中均需看护，其必要性还没有最后确定[163]。尽管没有最近的调查结论，研究者仍一致认为语言和书写能力的指导可以降低并发症，应该提供这些指导，而且要一直与在整个输注给药过程中相关的医疗服务人员保持电话联系[40, 98, 128, 169]。虽然多家中心对于拔除导管仅提供书面指导[172, 173]，如果导管需患者或看护者拔除，医疗服务人员通过电话指导有助于避免并发症[171]。有一未提供指导的病例，患者紧靠皮肤切断了导管，此导管难以拔除而需到急诊室取出[18]。

一例门诊手术患者，在进行单次注射神经阻滞后，下肢感觉尚未完全恢复即出院而出现了轻微的并发症[174]。然而，连续外周神经阻滞患者的下肢是否能够承重尚未得到证实，因此，保守处理可能是比较适合的，一些研究者也建议患者避免使用他们的患肢进行承重[20, 66, 175]。出院前通常要对患者完成拐杖等使用的演示，使患者具备没有任何困难地使用这些救助措施的能力。必须强调保护患侧肢体，任何可移动的支架或夹板都应保持在适当的位置，除非在物理治疗期间[82]。对股神经或后路腰丛输注给药的患者，必须强调警惕有跌倒的风险（参见以上论述）。

3. 输注泵功能障碍　目前有多种可用的小型、便携式输注泵，在确定一个最佳设备用于临床时，必须重视其诸多因素[82, 130-133, 176]。在对非住院患者输注给药时，出现输注泵功能障碍是一个挑战性的并发症，因为更换输注泵不像住院患者那样容易。现尚无资料公布有关各种输注泵的失败率和可信度[82, 177, 178]。有的电子泵，临床使用持续输注累计达10 000 小时，也无错误报警的记录[18-20, 159]，而非电子泵不能提供声音报警，这让患者或医疗服务人员都很担忧[168, 179, 180]，而且在导管发生堵塞或泵功能障碍时也无法报警[66]。

四、总　　结

有大量和越来越多的证据表明了 CPNB 带来的巨大临床益处，然而，因为现代技术的相关进展，可利用的相应资料数据有限，需要进一步的前瞻性研究确定：最理想的超声引导的穿刺置管技术；神经周围输注给药相关并发症的实际发生率；以及必要的程序以减少并发症的发生率、完善诊断评估及后续管理。

（王昆鹏译，王俊科校）

参 考 文 献

1. Ansbro FP. A method of continuous brachial plexus block. *Am J Surg* 1946;71:716–722.

2. Borgeat A, Dullenkopf A, Ekatodramis G, et al. Evaluation of the lateral modified approach for continuous interscalene block after shoulder surgery. *Anesthesiology* 2003;99:436–442.

3. Borgeat A, Ekatodramis G, Dumont C. An evaluation of the infraclavicular block via a modified approach of the Raj technique. *Anesth Analg* 2001;93:436–441.

4. Borgeat A, Blumenthal S, Karovic D, et al. Clinical evaluation of a modified posterior anatomical approach to performing the popliteal block. *Reg Anesth Pain Med* 2004;29:290–296.
5. Neuburger M, Breitbarth J, Reisig F, et al. Complications and adverse events in continuous peripheral regional anesthesia. Results of investigations on 3,491 catheters. *Anaesthesist* 2006;55:33–40.
6. Wiegel M, Gottschaldt U, Hennebach R, et al. Complications and adverse effects associated with continuous peripheral nerve blocks in orthopedic patients. *Anesth Analg* 2007;104:1578–1582.
7. Grant SA, Nielsen KC, Greengrass RA, et al. Continuous peripheral nerve block for ambulatory surgery. *Reg Anesth Pain Med* 2001;26:209–214.
8. Ilfeld BM, Fredrickson MJ, Mariano ER. Ultrasound-guided perineural catheter insertion: three approaches but few illuminating data. *Reg Anesth Pain Med* 2010;35:123–126.
9. Mariano ER, Loland VJ, Sandhu NS, et al. Comparative efficacy of ultrasound-guided and stimulating popliteal-sciatic perineural catheters for postoperative analgesia. *Can J Anaesth* 2010;57: 919–926.
10. Ilfeld BM, Morey TE, Wright TW, et al. Continuous interscalene brachial plexus block for postoperative pain control at home: a randomized, double-blinded, placebo-controlled study. *Anesth Analg* 2003;96:1089–1095.
11. Salinas FV. Location, location, location: continuous peripheral nerve blocks and stimulating catheters. *Reg Anesth Pain Med* 2003;28:79–82.
12. Ganapathy S, Wasserman RA, Watson JT, et al. Modified continuous femoral three-in-one block for postoperative pain after total knee arthroplasty. *Anesth Analg* 1999;89:1197–1202.
13. Nielsen KC, Guller U, Steele SM, et al. Influence of obesity on surgical regional anesthesia in the ambulatory setting: an analysis of 9,038 blocks. *Anesthesiology* 2005;102:181–187.
14. Coleman MM, Chan VW. Continuous interscalene brachial plexus block. *Can J Anaesth* 1999;46:209–214.
15. Sandhu NS, Capan LM. Ultrasound-guided infraclavicular brachial plexus block. *Br J Anaesth* 2002;89:254–259.
16. Swenson JD, Davis JJ, DeCou JA. A novel approach for assessing catheter position after ultrasound-guided placement of continuous interscalene block. *Anesth Analg* 2008;106:1015–1016.
17. Klein SM, Grant SA, Greengrass RA, et al. Interscalene brachial plexus block with a continuous catheter insertion system and a disposable infusion pump. *Anesth Analg* 2000;91:1473–1478.
18. Ilfeld BM, Morey TE, Wright TW, et al. Interscalene perineural ropivacaine infusion: a comparison of two dosing regimens for postoperative analgesia. *Reg Anesth Pain Med* 2004;29:9–16.
19. Ilfeld BM, Morey TE, Enneking FK. Infraclavicular perineural local anesthetic infusion: a comparison of three dosing regimens for postoperative analgesia. *Anesthesiology* 2004;100:395–402.
20. Ilfeld BM, Thannikary LJ, Morey TE, et al. Popliteal sciatic perineural local anesthetic infusion: a comparison of three dosing regimens for postoperative analgesia. *Anesthesiology* 2004;101:970–977.
21. Pham-Dang C, Kick O, Collet T, et al. Continuous peripheral nerve blocks with stimulating catheters. *Reg Anesth Pain Med* 2003;28:83–88.
22. Boezaart AP, de Beer JF, du Toit C, et al. A new technique of continuous interscalene nerve block. *Can J Anaesth* 1999;46:275–281.
23. Sutherland ID. Continuous sciatic nerve infusion: expanded case report describing a new approach. *Reg Anesth Pain Med* 1998;23:496–501.
24. Kick O, Blanche E, Pham-Dang C, et al. A new stimulating stylet for immediate control of catheter tip position in continuous peripheral nerve blocks. *Anesth Analg* 1999;89:533–534.
25. Copeland SJ, Laxton MA. A new stimulating catheter for continuous peripheral nerve blocks. *Reg Anesth Pain Med* 2001;26:589–590.
26. Salinas FV, Neal JM, Sueda LA, et al. Prospective comparison of continuous femoral nerve block with nonstimulating catheter placement versus stimulating catheter-guided perineural placement in volunteers. *Reg Anesth Pain Med* 2004;29:212–220.
27. Casati A, Fanelli G, Koscielniak-Nielsen Z, et al. Using stimulating catheters for continuous sciatic nerve block shortens onset time of surgical block and minimizes postoperative consumption of pain medication after halux valgus repair as compared with conventional nonstimulating catheters. *Anesth Analg* 2005;101:1192–1197.
28. Rodriguez J, Taboada M, Carceller J, et al. Stimulating popliteal catheters for postoperative analgesia after hallux valgus repair. *Anesth Analg* 2006;102:258–262.
29. Stevens MF, Werdehausen R, Golla E, et al. Does interscalene catheter placement with stimulating catheters improve postoperative pain or functional outcome after shoulder surgery? A prospective, randomized and double-blinded trial. *Anesth Analg* 2007;104:442–447.
30. Hayek SM, Ritchey RM, Sessler D, et al. Continuous femoral nerve analgesia after unilateral total knee arthroplasty: stimulating versus nonstimulating catheters. *Anesth Analg* 2006;103:1565–1570.
31. Morin AM, Eberhart LH, Behnke HK, et al. Does femoral nerve catheter placement with stimulating catheters improve effective placement? A randomized, controlled, and observer-blinded trial. *Anesth Analg* 2005;100:1503–1510.
32. Barrington MJ, Olive DJ, McCutcheon CA, et al. Stimulating catheters for continuous femoral nerve blockade after total knee arthroplasty: a randomized, controlled, double-blinded trial. *Anesth Analg* 2008;106:1316–1321.
33. Mariano ER, Loland VJ, Sandhu NS, et al. Ultrasound guidance versus electrical stimulation for femoral perineural catheter insertion. *J Ultrasound Med* 2009;28:1453–1460.
34. Mariano ER, Cheng GS, Choy LP, et al. Electrical stimulation versus ultrasound guidance for popliteal-sciatic perineural catheter insertion: a randomized controlled trial. *Reg Anesth Pain Med* 2009;34:480–485.
35. Mariano ER, Loland VJ, Bellars RH, et al. Ultrasound guidance versus electrical stimulation for infraclavicular brachial plexus perineural catheter insertion. *J Ultrasound Med* 2009;28:1211–1218.
36. Mariano ER, Loland VJ, Sandhu NS, et al. A trainee-based randomized comparison of stimulating interscalene perineural catheters with a new technique using ultrasound guidance alone. *J Ultrasound Med* 2010;29:329–336.
37. Chelly JE, Williams BA. Continuous perineural infusions at home: narrowing the focus. *Reg Anesth Pain Med* 2004;29:1–3.
38. Borgeat A, Ekatodramis G, Kalberer F, et al. Acute and nonacute complications associated with interscalene block and shoulder surgery: a prospective study. *Anesthesiology* 2001;95:875–880.
39. Boezaart AP, de Beer JF, Nell ML. Early experience with continuous cervical paravertebral block using a stimulating catheter. *Reg Anesth Pain Med* 2003;28:406–413.
40. Ilfeld BM, Morey TE, Enneking FK. Continuous infraclavicular brachial plexus block for postoperative pain control at home: a randomized, double-blinded, placebo-controlled study. *Anesthesiology* 2002;96:1297–1304.
41. Ilfeld BM, Morey TE, Enneking FK. Continuous infraclavicular perineural infusion with clonidine and ropivacaine compared with ropivacaine alone: a randomized, double-blinded, controlled study. *Anesth Analg* 2003;97:706–712.
42. Mariano ER, Afra R, Loland VJ, et al. Continuous interscalene brachial plexus block via an ultrasound-guided posterior approach: a randomized, triple-masked, placebo-controlled study. *Anesth Analg* 2009;108:1688–1694.
43. Mariano ER, Loland VJ, Ilfeld BM. Interscalene perineural catheter placement using an ultrasound-guided posterior approach. *Reg Anesth Pain Med* 2009;34:60–63.
44. Neal JM. Ultrasound-guided regional anesthesia and patient safety: an evidence-based analysis. *Reg Anesth Pain Med* 2010;35:S59–S67.
45. Ekatodramis G, Macaire P, Borgeat A. Prolonged Horner syndrome due to neck hematoma after continuous interscalene block. *Anesthesiology* 2001;95:801–803.
46. Weller RS, Gerancher JC, Crews JC, et al. Extensive retroperitoneal hematoma without neurologic deficit in two patients who underwent lumbar plexus block and were later anticoagulated. *Anesthesiology* 2003;98:581–585.
47. Klein SM, D'Ercole F, Greengrass RA, et al. Enoxaparin associated with psoas hematoma and lumbar plexopathy after lumbar plexus block. *Anesthesiology* 1997;87:1576–1579.
48. Clendenen SR, Robards CB, Wang RD, et al. Case report: continuous interscalene block associated with neck hematoma and postoperative sepsis. *Anesth Analg* 2010;110:1236–1238.
49. Chelly JE, Greger JR, Casati A, et al. What has happened to evidence-based medicine? *Anesthesiology* 2003;99:1028–1029.

50. Horlocker TT, Wedel DJ, Rowlingson JC, et al. Regional anesthesia in the patient receiving antithrombotic or thrombolytic therapy: American Society of Regional Anesthesia and Pain Medicine Evidence-Based Guidelines (Third Edition). *Reg Anesth Pain Med* 2010;35:64–101.

51. Tuominen MK, Pere P, Rosenberg PH. Unintentional arterial catheterization and bupivacaine toxicity associated with continuous interscalene brachial plexus block. *Anesthesiology* 1991;75:356–358.

52. Mulroy MF. Systemic toxicity and cardiotoxicity from local anesthetics: incidence and preventive measures. *Reg Anesth Pain Med* 2002;27:556–561.

53. Loubert C, Williams SR, Helie F, et al. Complication during ultrasound-guided regional block: accidental intravascular injection of local anesthetic. *Anesthesiology* 2008;108:759–760.

54. Klein SM. Beyond the hospital: continuous peripheral nerve blocks at home. *Anesthesiology* 2002;96:1283–1285.

55. Klein SM, Benveniste H. Anxiety, vocalization, and agitation following peripheral nerve block with ropivacaine. *Reg Anesth Pain Med* 1999;24:175–178.

56. Weinberg GL. Current concepts in resuscitation of patients with local anesthetic cardiac toxicity. *Reg Anesth Pain Med* 2002;27:568–575.

57. Cook LB. Unsuspected extradural catheterization in an interscalene block. *Br J Anaesth* 1991;67:473–475.

58. Mahoudeau G, Gaertner E, Launoy A, et al. Interscalenic block: accidental catheterization of the epidural space. *Ann Fr Anesth Reanim* 1995;14:438–441.

59. De Biasi P, Lupescu R, Burgun G, et al. Continuous lumbar plexus block: use of radiography to determine catheter tip location. *Reg Anesth Pain Med* 2003;28:135–139.

60. Frohm RM, Raw RM, Haider N, et al. Epidural spread after continuous cervical paravertebral block: a case report. *Reg Anesth Pain Med* 2006;31:279–281.

61. Rotzinger M, Neuburger M, Kaiser H. Inadvertant epidural placement of a psoas compartment catheter. Case report of a rare complication. *Anaesthesist* 2004;53:1069–1072.

62. Litz RJ, Vicent O, Wiessner D, et al. Misplacement of a psoas compartment catheter in the subarachnoid space. *Reg Anesth Pain Med* 2004;29:60–64.

63. Pousman RM, Mansoor Z, Sciard D. Total spinal anesthetic after continuous posterior lumbar plexus block. *Anesthesiology* 2003;98:1281–1282.

64. Souron V, Reiland Y, De Traverse A, et al. Interpleural migration of an interscalene catheter. *Anesth Analg* 2003;97:1200–1201.

65. Moore DC, Batra MS. The components of an effective test dose prior to epidural block. *Anesthesiology* 1981;55:693–696.

66. Ilfeld BM, Morey TE, Wang RD, et al. Continuous popliteal sciatic nerve block for postoperative pain control at home: a randomized, double-blinded, placebo-controlled study. *Anesthesiology* 2002;97:959–965.

67. Capdevila X, Macaire P, Dadure C, et al. Continuous psoas compartment block for postoperative analgesia after total hip arthroplasty: new landmarks, technical guidelines, and clinical evaluation. *Anesth Analg* 2002;94:1606–1613.

68. Singelyn FJ, Contreras V, Gouverneur JM. Epidural anesthesia complicating continuous 3-in-1 lumbar plexus blockade. *Anesthesiology* 1995;83:217–220.

69. Faust A, Fournier R, Hagon O, et al. Partial sensory and motor deficit of ipsilateral lower limb after continuous interscalene brachial plexus block. *Anesth Analg* 2006;102:288–290.

70. Al Nasser B, Palacios JL. Femoral nerve injury complicating continuous psoas compartment block. *Reg Anesth Pain Med* 2004;29:361–363.

71. Hebl JR. Ultrasound-guided regional anesthesia and the prevention of neurologic injury: fact or fiction? *Anesthesiology* 2008;108:186–188.

72. Neal JM, Wedel DJ. Ultrasound guidance and peripheral nerve injury: is our vision as sharp as we think it is? *Reg Anesth Pain Med* 2010;35:335–337.

73. Reiss W, Kurapati S, Shariat A, et al. Nerve injury complicating ultrasound/electrostimulation-guided supraclavicular brachial plexus block. *Reg Anesth Pain Med* 2010;35:400–401.

74. Cohen JM, Gray AT. Functional deficits after intraneural injection during interscalene block. *Reg Anesth Pain Med* 2010;35:397–399.

75. West GA, Haynor DR, Goodkin R, et al. Magnetic resonance imaging signal changes in denervated muscles after peripheral nerve injury. *Neurosurgery* 1994;35:1077–1085.

76. Singelyn FJ, Aye F, Gouverneur JM. Continuous popliteal sciatic nerve block: an original technique to provide postoperative analgesia after foot surgery. *Anesth Analg* 1997;84:383–386.

77. Tuominen M, Haasio J, Hekali R, et al. Continuous interscalene brachial plexus block: clinical efficacy, technical problems and bupivacaine plasma concentrations. *Acta Anaesthesiol Scand* 1989;33:84–88.

78. Borgeat A, Kalberer F, Jacob H, et al. Patient-controlled interscalene analgesia with ropivacaine 0.2% versus bupivacaine 0.15% after major open shoulder surgery: the effects on hand motor function. *Anesth Analg* 2001;92:218–223.

79. Lehtipalo S, Koskinen LO, Johansson G, et al. Continuous interscalene brachial plexus block for postoperative analgesia following shoulder surgery. *Acta Anaesthesiol Scand* 1999;43:258–264.

80. Ekatodramis G, Borgeat A. Subcutaneous tunneling of the interscalene catheter. *Can J Anaesth* 2000;47:716–717.

81. Klein SM, Nielsen KC, Buckenmaier III CC, et al. 2-Octyl cyanoacrylate glue for the fixation of continuous peripheral nerve catheters. *Anesthesiology* 2003;98:590–591.

82. Ilfeld BM, Enneking FK. Continuous peripheral nerve blocks at home: a review. *Anesth Analg* 2005;100:1822–1833.

83. Ilfeld BM, Wright TW, Enneking FK, et al. Total shoulder arthroplasty as an outpatient procedure using ambulatory perineural local anesthetic infusion: a pilot feasibility study. *Anesth Analg* 2005;101:1319–1322.

84. Bleckner LL, Bina S, Kwon KH, et al. Serum ropivacaine concentrations and systemic local anesthetic toxicity in trauma patients receiving long-term continuous peripheral nerve block catheters. *Anesth Analg* 2010;110:630–634.

85. Cuvillon P, Ripart J, Lalourcey L, et al. The continuous femoral nerve block catheter for postoperative analgesia: bacterial colonization, infectious rate and adverse effects. *Anesth Analg* 2001;93:1045–1049.

86. Gaumann DM, Lennon RL, Wedel DJ. Continuous axillary block for postoperative pain management. *Reg Anesth Pain Med* 1988;13:77–82.

87. Stojadinovic A, Auton A, Peoples GE, et al. Responding to challenges in modern combat casualty care: innovative use of advanced regional anesthesia. *Pain Med* 2006;7:330–338.

88. Capdevila X, Bringuier S, Borgeat A. Infectious risk of continuous peripheral nerve blocks. *Anesthesiology* 2009;110:182–188.

89. Bergman BD, Hebl JR, Kent J, et al. Neurologic complications of 405 consecutive continuous axillary catheters. *Anesth Analg* 2003;96:247–252.

90. Neuburger M, Buttner J, Blumenthal S, et al. Inflammation and infection complications of 2285 perineural catheters: a prospective study. *Acta Anaesthesiol Scand* 2007;51:108–114.

91. Adam F, Jaziri S, Chauvin M. Psoas abscess complicating femoral nerve block catheter. *Anesthesiology* 2003;99:230–231.

92. Neuburger M, Lang D, Buttner J. Abscess of the psoas muscle caused by a psoas compartment catheter. Case report of a rare complication of peripheral catheter regional anaesthesia. *Anaesthesist* 2005;54:341–345.

93. Tucker CJ, Kirk KL, Ficke JR. Posterior thigh abscess as a complication of continuous popliteal nerve catheter. *Am J Orthop* (Belle Mead NJ) 2010;39:E25–E27.

94. Capdevila X, Jaber S, Pesonen P, et al. Acute neck cellulitis and mediastinitis complicating a continuous interscalene block. *Anesth Analg* 2008;107:1419–1421.

95. Capdevila X, Pirat P, Bringuier S, et al. Continuous peripheral nerve blocks in hospital wards after orthopedic surgery: a multicenter prospective analysis of the quality of postoperative analgesia and complications in 1,416 patients. *Anesthesiology* 2005;103:1035–1045.

96. Head S, Enneking FK. Infusate contamination in regional anesthesia: what every anesthesiologist should know. *Anesth Analg* 2008;107:1412–1418.

97. Hebl JR. The importance and implications of aseptic techniques during regional anesthesia. *Reg Anesth Pain Med* 2006;31:311–323.

98. Grant SA, Neilsen KC. Continuous peripheral nerve catheters for ambulatory anesthesia. *Curr Anesthesiol Rep* 2000;2:304–307.

99. Hogan Q, Dotson R, Erickson S, et al. Local anesthetic myotoxicity: a case and review. *Anesthesiology* 1994;80:942–947.

100. Mulroy MF, Norris MC, Liu SS. Safety steps for epidural injection of local anesthetics: review of the literature and recommendations. *Anesth Analg* 1997;85:1346–1356.

101. Sadeh M, Czyewski K, Stern LZ. Chronic myopathy induced by repeated bupivacaine injections. *J Neurol Sci* 1985;67:229–238.

102. Kytta J, Heinonen E, Rosenberg PH, et al. Effects of repeated bupivacaine administration on sciatic nerve and surrounding muscle tissue in rats. *Acta Anaesthesiol Scand* 1986;30:625–629.

103. Parris WC, Dettbarn WD. Muscle atrophy following nerve block therapy. *Anesthesiology* 1988;69:289.

104. Zink W, Graf BM. Local anesthetic myotoxicity. *Reg Anesth Pain Med* 2004;29:333–340.

105. Zink W, Seif C, Bohl JR, et al. The acute myotoxic effects of bupivacaine and ropivacaine after continuous peripheral nerve blockades. *Anesth Analg* 2003;97:1173–1179.

106. Zink W, Bohl JR, Hacke N, et al. The long term myotoxic effects of bupivacaine and ropivacaine after continuous peripheral nerve blocks. *Anesth Analg* 2005;101:548–554.

107. Nouette-Gaulain K, Dadure C, Morau D, et al. Age-dependent bupivacaine-induced muscle toxicity during continuous peripheral nerve block in rats. *Anesthesiology* 2009;111:1120–1127.

108. Pandin PC, Vandesteene A, d'Hollander AA. Lumbar plexus posterior approach: a catheter placement description using electrical nerve stimulation. *Anesth Analg* 2002;95:1428–1431.

109. Tuominen M, Pitkanen M, Rosenberg PH. Postoperative pain relief and bupivacaine plasma levels during continuous interscalene brachial plexus block. *Acta Anaesthesiol Scand* 1987;31:276–278.

110. Denson DD, Raj PP, Saldahna F, et al. Continuous perineural infusion of bupivacaine for prolonged analgesia: pharmacokinetic considerations. *Int J Clin Pharmacol Ther Toxicol* 1983;21:591–597.

111. Ekatodramis G, Borgeat A, Huledal G, et al. Continuous interscalene analgesia with ropivacaine 2 mg/ml after major shoulder surgery. *Anesthesiology* 2003;98:143–150.

112. Kaloul I, Guay J, Cote C, et al. Ropivacaine plasma concentrations are similar during continuous lumbar plexus blockade using the anterior three-in-one and the posterior psoas compartment techniques: [Les concentrations plasmatiques de ropivacaine sont similaires pendant le bloc continu du plexus lombaire realise par voie anterieure trois-en-un et par voie posterieure de la loge du psoas]. *Can J Anaesth* 2004;51:52–56.

113. Anker-Moller E, Spangsberg N, Dahl JB, et al. Continuous blockade of the lumbar plexus after knee surgery: a comparison of the plasma concentrations and analgesic effect of bupivacaine 0.250% and 0.125%. *Acta Anaesthesiol Scand* 1990;34:468–472.

114. Rosenberg PH, Pere P, Hekali R, et al. Plasma concentrations of bupivacaine and two of its metabolites during continuous interscalene brachial plexus block. *Br J Anaesth* 1991;66:25–30.

115. Pere P, Tuominen M, Rosenberg PH. Cumulation of bupivacaine, desbutylbupivacaine and 4-hydroxybupivacaine during and after continuous interscalene brachial plexus block. *Acta Anaesthesiol Scand* 1991;35:647–650.

116. Dahl JB, Christiansen CL, Daugaard JJ, et al. Continuous blockade of the lumbar plexus after knee surgery– postoperative analgesia and bupivacaine plasma concentrations. A controlled clinical trial. *Anaesthesia* 1988;43:1015–1018.

117. Tuominen M, Rosenberg PH, Kalso E. Blood levels of bupivacaine after single dose, supplementary dose and during continuous infusion in axillary plexus block. *Acta Anaesthesiol Scand* 1983;27:303–306.

118. Buckenmaier CC III, Rupprecht C, McKnight G, et al. Pain following battlefield injury and evacuation: a survey of 110 casualties from the wars in Iraq and Afghanistan. *Pain Med* 2009;10:1487–1496.

119. Chelly JE, Greger J, Gebhard R. Ambulatory continuous perineural infusion: are we ready? [letter; comment]. *Anesthesiology* 2000;93:581–582.

120. Ilfeld BM, Enneking FK. A portable mechanical pump providing over four days of patient-controlled analgesia by perineural infusion at home. *Reg Anesth Pain Med* 2002;27:100–104.

121. Singelyn FJ, Gouverneur JM. Extended "three-in-one" block after total knee arthroplasty: continuous versus patient-controlled techniques. *Anesth Analg* 2000;91:176–180.

122. Singelyn FJ, Seguy S, Gouverneur JM. Interscalene brachial plexus analgesia after open shoulder surgery: continuous versus patient-controlled infusion. *Anesth Analg* 1999;89:1216–1220.

123. Singelyn FJ, Vanderelst PE, Gouverneur JM. Extended femoral nerve sheath block after total hip arthroplasty: continuous versus patient-controlled techniques. *Anesth Analg* 2001;92:455–459.

124. Iskandar H, Rakotondriamihary S, Dixmerias F, et al. Analgesia using continuous axillary block after surgery of severe hand injuries: self-administration versus continuous injection. *Ann Fr Anesth Reanim* 1998;17:1099–1103.

125. di Benedetto P, Casati A, Bertini L. Continuous subgluteus sciatic nerve block after orthopedic foot and ankle surgery: comparison of two infusion techniques. *Reg Anesth Pain Med* 2002;27:168–172.

126. Eledjam JJ, Cuvillon P, Capdevila X, et al. Postoperative analgesia by femoral nerve block with ropivacaine 0.2% after major knee surgery: continuous versus patient-controlled techniques. *Reg Anesth Pain Med* 2002;27:604–611.

127. Rawal N, Axelsson K, Hylander J, et al. Postoperative patient-controlled local anesthetic administration at home. *Anesth Analg* 1998;86:86–89.

128. Rawal N, Allvin R, Axelsson K, et al. Patient-controlled regional analgesia (PCRA) at home: controlled comparison between bupivacaine and ropivacaine brachial plexus analgesia. *Anesthesiology* 2002;96:1290–1296.

129. Ganapathy S, Amendola A, Lichfield R, et al. Elastomeric pumps for ambulatory patient controlled regional analgesia. *Can J Anaesth* 2000;47:897–902.

130. Ilfeld BM, Morey TE, Enneking FK. The delivery rate accuracy of portable infusion pumps used for continuous regional analgesia. *Anesth Analg* 2002;95:1331–1336.

131. Ilfeld BM, Morey TE, Enneking FK. Delivery rate accuracy of portable, bolus-capable infusion pumps used for patient-controlled continuous regional analgesia. *Reg Anesth Pain Med* 2003;28:17–23.

132. Ilfeld BM, Morey TE, Enneking FK. Portable infusion pumps used for continuous regional analgesia: delivery rate accuracy and consistency. *Reg Anesth Pain Med* 2003;28:424–432.

133. Ilfeld BM, Morey TE, Enneking FK. New portable infusion pumps: real advantages or just more of the same in a different package? *Reg Anesth Pain Med* 2004;29:371–376.

134. Kalichman MW, Moorhouse DF, Powell HC, et al. Relative neural toxicity of local anesthetics. *J Neuropathol Exp Neurol* 1993;52:234–240.

135. Ribeiro FC, Georgousis H, Bertram R, et al. Plexus irritation caused by interscalene brachial plexus catheter for shoulder surgery. *Anesth Analg* 1996;82:870–872.

136. Blumenthal S, Borgeat A, Maurer K, et al. Preexisting subclinical neuropathy as a risk factor for nerve injury after continuous ropivacaine administration through a femoral nerve catheter. *Anesthesiology* 2006;105:1053–1056.

137. Horlocker TT, O'Driscoll SW, Dinapoli RP. Recurring brachial plexus neuropathy in a diabetic patient after shoulder surgery and continuous interscalene block. *Anesth Analg* 2000;91:688–690.

138. Williams BA, Murinson BB. Diabetes mellitus and subclinical neuropathy: a call for new paths in peripheral nerve block research. *Anesthesiology* 2008;109:361–362.

139. Borgeat A, Aguirre J, Curt A. Case scenario: neurologic complication after continuous interscalene block. *Anesthesiology* 2010;112:742–745.

140. Ilfeld BM, Yaksh TL. The end of postoperative pain–a fast-approaching possibility? And, if so, will we be ready? *Reg Anesth Pain Med* 2009;34:85–87.

141. Borgeat A, Kalberer F, Jacob H, et al. Patient-controlled interscalene analgesia with ropivacaine 0.2% versus bupivacaine 0.15% after major open shoulder surgery: the effects on hand motor function. *Anesth Analg* 2001;92:218–223.

142. Ilfeld BM, Duke KB, Donohue MC. The association between lower extremity continuous peripheral nerve blocks and patient falls after knee and hip arthroplasty. *Anesth Analg* 2010;111:1552–1554.

143. Kandasami M, Kinninmonth AW, Sarungi M, et al. Femoral nerve block for total knee replacement - a word of caution. *Knee* 2009;16:98–100.

144. Feibel RJ, Dervin GF, Kim PR, et al. Major complications associated with femoral nerve catheters for knee arthroplasty: a word of caution. *J Arthroplasty* 2009;24:132–137.

145. Brodner G, Buerkle H, Van Aken H, et al. Postoperative analgesia after knee surgery: a comparison of three different concentrations of ropivacaine for continuous femoral nerve blockade. *Anesth Analg* 2007;105:256–262.

146. Ilfeld BM, Moeller LK, Mariano ER, et al. Continuous peripheral nerve blocks: is local anesthetic dose the only factor, or do concentration and volume influence infusion effects as well? *Anesthesiology* 2010;112:347–354.

147. Capdevila X, Dadure C, Bringuier S, et al. Effect of patient-controlled perineural analgesia on rehabilitation and pain after ambulatory orthopedic surgery: a multicenter randomized trial. *Anesthesiology* 2006;105:566–573.

148. Muraskin SI, Conrad B, Zheng N, et al. Falls associated with lower-extremity-nerve blocks: a pilot investigation of mechanisms. *Reg Anesth Pain Med* 2007;32:67–72.

149. Offerdahl MR, Lennon RL, Horlocker TT. Successful removal of a knotted fascia iliaca catheter: principles of patient positioning for peripheral nerve catheter extraction. *Anesth Analg* 2004;99:1550–1552.

150. Motamed C, Bouaziz H, Mercier FJ, et al. Knotting of a femoral catheter. *Reg Anesth* 1997;22:486–487.

151. MacLeod DB, Grant SA, Martin G, et al. Identification of coracoid process for infraclavicular blocks. *Reg Anesth Pain Med* 2003;28:485.

152. David M. Knotted peripheral nerve catheter. *Reg Anesth Pain Med* 2003;28:487–488.

153. Burgher AH, Hebl JR. Minimally invasive retrieval of knotted nonstimulating peripheral nerve catheters. *Reg Anesth Pain Med* 2007;32:162–166.

154. Capdevila X, Biboulet P, Morau D, et al. Continuous three-in-one block for postoperative pain after lower limb orthopedic surgery: where do the catheters go? *Anesth Analg* 2002;94:1001–1006.

155. Spansberg NL, Anker-Moller E, Dahl JB, et al. The value of continuous blockade of the lumbar plexus as an adjunct to acetylsalicyclic acid for pain relief after surgery for femoral neck fractures. *Eur J Anaesthesiol* 1996;13:410–412.

156. Singelyn FJ, Ferrant T, Malisse MF, et al. Effects of intravenous patient-controlled analgesia with morphine, continuous epidural analgesia, and continuous femoral nerve sheath block on rehabilitation after unilateral total-hip arthroplasty. *Reg Anesth Pain Med* 2005;30:452–457.

157. Singelyn FJ, Deyaert M, Joris D, et al. Effects of intravenous patient-controlled analgesia with morphine, continuous epidural analgesia, and continuous three-in-one block on postoperative pain and knee rehabilitation after unilateral total knee arthroplasty. *Anesth Analg* 1998;87:88–92.

158. Singelyn FJ, Gouverneur JM. Postoperative analgesia after total hip arthroplasty: i.v. PCA with morphine, patient-controlled epidural analgesia, or continuous "3-in-1'" block?: a prospective evaluation by our acute pain service in more than 1,300 patients. *J Clin Anesth* 1999;11:550–554.

159. Ilfeld BM, Morey TE, Thannikary LJ, et al. Clonidine added to a continuous interscalene ropivacaine perineural infusion to improve postoperative analgesia: a randomized, double-blind, controlled study. *Anesth Analg* 2005;100:1172–1178.

160. Stierwaldt R, Ulsamer B. Complications during the use of a catheter for continuous lumbar plexus block during implantation of a total hip endoprosthesis. *Reg Anaesth* 1991;14:38–39.

161. Chin KJ, Chee V. Perforation of a Pajunk stimulating catheter after traction-induced damage. *Reg Anesth Pain Med* 2006;31:389–390.

162. Lee BH, Goucke CR. Shearing of a peripheral nerve catheter. *Anesth Analg* 2002;95:760–761.

163. Klein SM, Steele SM, Nielsen KC, et al. The difficulties of ambulatory interscalene and intra-articular infusions for rotator cuff surgery: a preliminary report. [Difficultes des perfusions interscalenes et intra-articulaires ambulatoires pour la reparation de la coiffe des rotateurs: un rapport preliminaire]. *Can J Anaesth* 2003;50:265–269.

164. Pere P. The effect of continuous interscalene brachial plexus block with 0.125% bupivacaine plus fentanyl on diaphragmatic motility and ventilatory function. *Reg Anesth* 1993;18:93–97.

165. Borgeat A, Perschak H, Bird P, et al. Patient-controlled interscalene analgesia with ropivacaine 0.2% versus patient-controlled intravenous analgesia after major shoulder surgery: effects on diaphragmatic and respiratory function. *Anesthesiology* 2000;92:102–108.

166. Sardesai AM, Chakrabarti AJ, Denny NM. Lower lobe collapse during continuous interscalene brachial plexus local anesthesia at home. *Reg Anesth Pain Med* 2004;29:65–68.

167. Smith MP, Tetzlaff JE, Brems JJ. Asymptomatic profound oxyhemoglobin desaturation following interscalene block in a geriatric patient. *Reg Anesth Pain Med* 1998;23:210–213.

168. Capdevila X, Macaire P, Aknin P, et al. Patient-controlled perineural analgesia after ambulatory orthopedic surgery: a comparison of electronic versus elastomeric pumps. *Anesth Analg* 2003;96:414–417.

169. Macaire P, Gaertner E, Capdevila X. Continuous post-operative regional analgesia at home. *Minerva Anestesiol* 2001;67:109–116.

170. Johnson T, Monk T, Rasmussen LS, et al. Postoperative cognitive dysfunction in middle-aged patients. *Anesthesiology* 2002;96:1351–1357.

171. Ilfeld BM, Esener DE, Morey TE, et al. Ambulatory perineural infusion: the patients' perspective. *Reg Anesth Pain Med* 2003;28:418–423.

172. Swenson JD, Bay N, Loose E, et al. Outpatient management of continuous peripheral nerve catheters placed using ultrasound guidance: an experience in 620 patients. *Anesth Analg* 2006;103:1436–1443.

173. Davis JJ, Swenson JD, Greis PE, et al. Interscalene block for postoperative analgesia using only ultrasound guidance: the outcome in 200 patients. *J Clin Anesth* 2009;21:272–277.

174. Klein SM, Nielsen KC, Greengrass RA, et al. Ambulatory discharge after long-acting peripheral nerve blockade: 2382 blocks with ropivacaine. *Anesth Analg* 2002;94:65–70.

175. Corda DM, Enneking FK. A unique approach to postoperative analgesia for ambulatory surgery. *J Clin.Anesth* 2000;12:595–599.

176. Ilfeld BM. Ambulatory perineural local anesthetic infusion: portable pump and dosing regimen selection. *Tech Reg Anesth Pain Manag* 2004;8:90–98.

177. Sawaki Y, Parker RK, White PF. Patient and nurse evaluation of patient-controlled analgesia delivery systems for postoperative pain management. *J Pain Symptom Manage* 1992;7:443–453.

178. Remerand F, Vuitton AS, Palud M, et al. Elastomeric pump reliability in postoperative regional anesthesia: a survey of 430 consecutive devices. *Anesth Analg* 2008;107:2079–2084.

179. Ilfeld BM, Morey TE. Use of term "patient-controlled" may be confusing in study of elastometric pump. *Anesth Analg* 2003;97:916–917.

180. Zahnd D, Aebi S, Rusterholz S, et al. A randomized crossover trial assessing patient preference for two different types of portable infusion-pump devices. *Ann Oncol* 1999;10:727–729.

B 部分　交感神经阻滞并发症

第22章

星状神经节和腰交感神经阻滞的并发症

Richard L. Rauck　James P. Rathmell

　　对于实施区域阻滞的麻醉医生和疼痛医生而言，交感神经系统是非常重要的，因为交感神经负责调解血管紧张性冲动的传出，并将伤害性冲动传入脊髓。许多急性外伤性或慢性神经病理性疼痛是通过交感神经系统传导的伤害性冲动来维持的，应用交感阻滞常可缓解这类疼痛。

　　在大多数情况下，来源于内脏和体表损伤后的交感维持性疼痛，通过应用局麻药和神经毁损性阻滞能够得到有效缓解，作用部位主要在交感神经系统的以下三个主要层次：颈胸神经节（包括星状神经节）、腹腔神经丛以及腰交感神经节。通过交感神经阻滞能够缓解的疼痛被称为交感维持性疼痛（框 22-1）。

框 22-1　交感神经维持性疼痛和复杂性区域疼痛综合征

- 复杂性区域疼痛综合征（CRPS）的患者常表现为持续性疼痛和血管舒缩性变化（受累区域肿胀、水肿以及温度和肤色的改变），提示交感神经系统功能发生改变。在 CRPS 的患者，受累区域的交感神经节阻滞多能使疼痛明显缓解。神经学家将交感神经节阻滞后得以缓解的疼痛命名为交感神经维持性疼痛，而交感神经阻滞后仍然持续的疼痛命名为非交感神经依赖性疼痛
- CRPS 分为 1 型（反射性交感神经萎缩症）和 2 型（灼性神经痛）。CRPS 的两个类型都发生在创伤之后，CRPS 1 型发生于拉伤、扭伤及骨折后，没有损伤神经主干或神经丛，CRPS 2 型与 1 型有相同的临床特点（持续性痛和交感神经功能紊乱），但伴有神经主干的损伤，如涉及臂神经丛的枪伤

　　最近一个荟萃分析的综述，提出了关于交感神经阻滞适用范围的合理建议（框 22-2）[1]。

主要是用于对交感神经阻滞有反应的疼痛诊断［如复杂性区域疼痛综合征（CRPS）］以及缺血性疼痛的治疗。从目前的证据来看，反复多次的交感神经阻滞在治疗 CRPS 或带状疱疹后遗神经痛（PHN）的有效性还不清楚。最新（2001 年）和最全面（2002 年）的观点对交感神经阻滞治疗 CRPS 的有效性提出了疑问[2,3]。交感神经阻滞的有效性几乎完全基于病例分析，其中不到 1/3 的患者获得完全的疼痛缓解，暂时性缓解是很常见的。缺乏对照组的病例分析可能导致过高地估计了治疗效果。同样，交感神经阻滞用于治疗带状疱疹或者 PHN 的系统回顾也提示在这个领域仍需要进一步研究[4]。尽管目前支持其有效性的证据有限，但可以确认的是，交感神经阻滞是治疗许多这类疼痛性疾病的一种方法，而且在短期内仍然是最常用的。

框 22-2　交感神经阻滞在疼痛治疗中的应用

1. 疼痛诊断：交感神经阻滞能够确定疼痛对神经阻滞无效还是有效，但是，对交感神经阻滞有效并不是确定或排除 CRPS 的诊断依据
2. 神经病理性疼痛的治疗
　（1）PHN：应用交感神经阻滞治疗带状疱疹急性疼痛和后遗痛（PHN）的文献，不支持交感神经阻滞能够减少带状疱疹长期疼痛发生率的观点。在急性疱疹感染期间，应用神经阻滞联合积极药物治疗是否能减少带状疱疹后遗痛（PHN）的发生尚需进一步研究
　（2）目前认为 CRPS（RSD）的治疗是渐进性治疗过程，交感神经阻滞的作用只是疼痛治疗策略的一部分
3. 缺血性疼痛：对于严重的周围血管疾病患者，应用神经毁损或射频热凝技术所产生的永久性交感神经阻滞，可以长期促进血液循环、减轻疼痛和溃疡，其有效率高达 50%。特别适合于腰交感神经水平，在实时影像引导下，经皮穿刺技术是安全的

大多数交感神经阻滞的方法已有描述达数十年，交感神经阻滞［包括星状神经节、内脏神经丛和腰交感神经节（腰交感阻滞）］的应用已超过了半个多世纪。临床医生对这些技术的风险和并发症逐步有了较好的认识。但是，对某些新技术如腹下神经丛阻滞和新的穿刺路径如经间盘交感神经阻滞的风险却了解甚少。本章着重阐述星状神经节和腰交感阻滞多种方法的已知和潜在并发症。内脏神经丛、腹下神经丛和奇神经节阻滞相关性风险在第 23 章和第 24 章详述。

一、星状神经节阻滞

（一）定义及概述

星状神经节阻滞可由于误注血管、硬膜外隙和鞘内而产生诸多并发症（框 22-3）。穿刺能导致颈部血管或神经组织损伤，星状神经节阻滞也可能引起气胸，但感染比较少见。以往文献中还没有星状神经节阻滞相关并发症发生率的报道。在最近对加拿大麻醉医师学会会员的调查表明，大约有 1/3 的麻醉医师把慢性疼痛治疗作为他们工作的一部分，最常用的手段包括星状神经节阻滞（61%）和交感神经阻滞（50%），可知这些技术仍然是最常用的[5]。但是，对大多数并发症的描述只见于个别的病例报道。

框 22-3　星状神经节阻滞相关并发症

常见	不常见	罕见
• 喉返神经和膈神经阻滞 • 臂丛神经阻滞	• 气胸 • 惊厥大发作 • 全脊髓麻醉 • 严重高血压	• 一过性闭锁综合征 • 气管旁血肿 • 软组织感染 / 骨髓炎

（二）发生机制

1. 血管内注射　有些动脉和静脉血管紧邻穿刺部位，即 C_6 或 C_7 的横突前结节处（图 22-1）。静脉内注射一般不会引起后遗症，因为常规局麻药的容量和浓度不会产生毒性反应，还可以通过降低局麻药的浓度如 0.25% 的布比卡因来进一步减少局麻药中毒的风险。

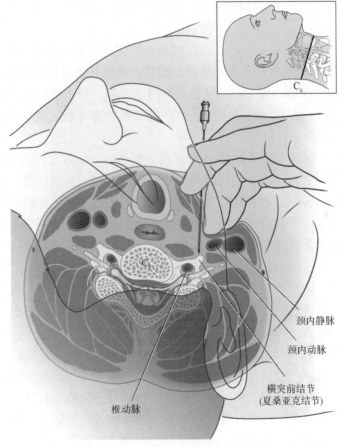

图 22-1　星状神经节阻滞的轴向图

将颈部大血管轻压向一侧，将穿刺针置入 C_6 横突前结节（夏桑亚克结节），注意横突孔内椎动脉、脊神经、硬膜囊以及颈动脉和颈静脉

而动脉内注射则不然，据报道，仅 2.5mg 布比卡因或 1.25mg 布比卡因与 5mg 利多卡

因混合液注入椎动脉或颈内动脉内，几乎立即出现全身性惊厥发作[6]。椎动脉内注射多发生在穿刺针偏向正中和后方，当穿刺触及骨质时，往往把后结节误认为前结节，从后结节少许退针后，特别是靠近正中位置时，会导致椎动脉内注射。

颈内动脉也位于星状神经节阻滞的入路穿刺点附近，适宜方法是触摸颈内动脉搏动，在进针前将其压向侧方，大多数情况下能防止误穿颈内动脉。如果发生颈内动脉内注射，将导致类似椎动脉内注射的临床表现。

神经节阻滞极少发生直接感染。交感神经阻滞（如星状神经节阻滞）是去交感作用的诊断性和治疗性操作，局麻药能暂时地有效阻滞这些神经，局麻药阻滞后的长期益处已有报道。加入皮质类固醇激素能否增强局麻药的作用还没有被证实。如果神经节部位有外伤（如枪伤），皮质类固醇激素合并局麻药注射似乎是有道理的。常规给予皮质类固醇激素可能会受到质疑，因为有误注椎动脉、颈内动脉或者脊髓动脉的危险。特别指出，颗粒状的皮质类固醇激素（如醋酸甲泼尼龙悬浮液），如意外误注入上述动脉可能会导致栓塞脑卒中。

2. 硬膜外隙或鞘内注射　颈神经在星状神经节阻滞的部位附近穿过椎间孔（图22-1），如穿刺针由后结节向前结节方向进针，能刺入硬膜外隙或伴随脊神经走行的硬脊膜袖套内。如果穿刺针在蛛网膜下隙，回抽会出现脑脊液，但由于医生更关注回抽出血液的风险，可能忽略这一情况。臂丛神经支配区的感觉异常也可能出现或不出现，如果出现，应考虑向前重新调整穿刺针方向。

在 C_6 和 C_7 水平硬膜外隙注射 10ml 局麻药，可产生不同效应，主要取决于局麻药的浓度和是否注入全部药量。以我们的经验，硬膜外隙注射（高浓度局麻药）能够产生深度感觉和运动阻滞，但不累及膈神经。肋间神经阻滞后主观上会出现呼吸窘迫。重要的是，要了解局麻药在硬膜外隙的阻滞作用起效时间是延迟出现的，特别是布比卡因或罗哌卡因，需 15～20 分钟才能达到最大阻滞作用，因此，确保在这期间密切监护患者是至关重要的。

用于星状神经节阻滞的局麻药注入鞘内通常会导致全脊髓麻醉，常发生气道反射和膈神经功能丧失。患者初始症状多为呼吸困难或不能活动上肢，随即出现下肢阻滞及发生对侧运动阻滞，则进一步确认鞘内注射。

3. 喉返神经阻滞和膈神经阻滞　喉返神经阻滞和膈神经阻滞是星状神经节阻滞的常见副作用。这是由局麻药物从神经节区域外溢所致。因为需要药物扩散来获得满意的阻滞效果，所以可以预知这些神经将被暂时阻滞。喉返神经阻滞的症状包括声音嘶哑，偶尔出现呼吸喘鸣。患者常主诉呼吸变得越来越困难，喉部有异物感。膈神经阻滞对患者无碍，除非并存严重呼吸系统疾病。引起膈神经阻滞的潜在风险是同时实施双侧星状神经节阻滞，正因此原因，我们很少同时进行双侧阻滞，多数医生的做法是两次注射间隔几天至一周时间。

4. 霍纳综合征　星状神经节阻滞经常会出现霍纳综合征，实际上，很多医生把出现霍纳综合征作为局麻药作用于星状神经节产生去交感作用的证据。因此，霍纳综合征作为一个预知的并发症是星状神经节有效阻滞的最佳特征，没有这些症状和体征，不会获得有效的阻滞效果。霍纳综合征的体征包括瞳孔缩小、上睑下垂以及眼球内陷。星状神经节成功阻滞的表现列在框 22-4。有霍纳综合征并不等同于上肢的去交感化。Malmqvist 等[7] 的一项研究采用五种测定去交感化的指标（包括霍纳综合征、阻滞侧的肢体皮温升高及交感性电流反应）来评估星状神经节阻滞的有效性。作者发现 54 例阻滞中仅有 15 例在星状神经节阻滞后具有 4 项或 5 项明确的表现。

框 22-4　星状神经节阻滞成功体征

- 霍纳综合征
  - 瞳孔缩小
  - 上睑下垂
  - 眼球内陷
- 无汗
- 鼻塞
- 手及前臂静脉扩张
- 阻滞侧肢体皮温至少增加 $1℃$

Hogan 等[8] 的一项研究应用 MRI 检查了星状神经节阻滞后的药物分布和扩散的对比像，他们发现注射剂并没有弥散至星状神经节，而是向后扩散（向或不向星状神经节的下部扩散），这样能够产生霍纳综合征，但不能使肢体去交感化。其他扩散部位包括颈部臂丛、锁骨下臂丛、硬膜外隙或蛛网膜下隙。

星状神经节阻滞后的霍纳综合征消退时也是局麻药阻滞作用终止时，理想的情况下，局麻药的镇痛时间要长于霍纳综合征。星状神经节附近注射神经毁损药可导致永久霍纳综合征，Racz 等报道，使用稀释性神经毁损溶液（3%）是安全的，不会引起永久性霍纳综合征（个人意见）。然而，星状神经节附近使用神经破坏药不提倡用于常规病例，如果使用也仅限于与患者进行明确商讨后的特殊情况。

5. 气胸　肺的胸膜顶可延伸至超过第 1 肋骨，最为常见的是胸膜顶可达 C_6 水平，即为星状神经节阻滞穿刺部位（图 22-2）。C_7 前入路星状神经节阻滞更靠近胸膜顶，在个别病例可能刺破胸膜。特别是有肺部疾病或肺过度膨胀的患者更易发生，如患有慢性阻塞性肺疾患的患者。

后入路行上胸段交感链阻滞时易碰到壁层胸膜，凡是采用此入路者务必要小心，应在 X 线或 CT 引导下操作。但无论如何小心也可能导致气胸，在采用后入路交感链或星状神经节阻滞前应当告知患者这一潜在并发症。

6. 臂丛神经阻滞　星状神经节阻滞后能出现臂丛神经阻滞。分布于上肢的大部分交感神经都是离开交感链后与臂丛神经中的躯体神经伴行，有少部分上肢交感神经（常被称为 anomalous kuntz 神经），可能不经过星状神经节，直接加入到臂丛神经[9]。因而只有在臂丛神经阻滞或上胸段交感链阻滞时，才能阻断这些上肢交感神经纤维。

标准 C_6 前入路星状神经节阻滞，不会出现臂丛神经阻滞。然而，常可部分阻滞臂丛神经的神经根，这种情况最常发生于穿刺针插入过深，越过横突前结节，而直抵后结节，当从后结节退针后注射局麻药时有可能阻滞一个或多个臂丛神经根。

7. 其他并发症　星状神经节阻滞可能发生血肿，实际上，星状神经节阻滞后气管旁血肿致气道阻塞和死亡已有报道[10]，椎动脉和颈动脉损伤最为常见。更严重的极为罕见的并发症是意外刺伤颈动脉或椎动脉后内膜斑块脱落，其表现类似脑卒中，应按急诊处理，给予生命支持并直接转送到急诊室进行急救治疗。

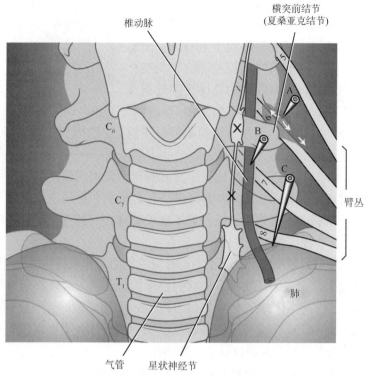

图 22-2　星状神经节阻滞并发症

星状神经节的交感神经纤维分布于上肢、头和颈部，由第 1 胸神经节和颈下神经节组成，因其梭形的形状而得名（在很多个体，两个神经节仍然是分离的）。星状神经节位于 T_1 横突和钩突连接处的第 1 肋的头端上方，在肺尖的后内侧和椎动脉的内侧，这是两个容易损伤的结构。经典的星状神经节阻滞是在 C_6 或 C_7 水平进针而避免引起气胸，使用一定容量的药液将会沿着椎前筋膜向内下方扩散至星状神经节（通常为 10ml）。当没有 X 线引导时，操作者触及 C_6 横突的前结节（Chassaignac 结节）进针定位，在 X 线引导下，穿刺针能够更简单和安全地越过椎体水平抵达 C_6 或 C_7 的钩突下。穿刺针置入位置不正确能够导致：（A）药液扩散至附近由脊神经组成的臂丛神经，（B）损伤椎动脉或者动脉内注射或者（C）气胸，局麻药也能沿着脊神经进入硬膜外隙（引自 Rathmell JP. Altas of image-guided intervention in regional anesthesia and pain medicine. 2nd ed. Philadelphia，PA：Lippincott Williams & Wilkins，2012. 经允许）

　　同样，意外刺伤动脉也可能导致动脉壁夹层，极为罕见，最可能的原因是穿刺针恰好刺入动脉壁内，回吸无血液而注入局麻药形成了夹层，有症状的患者应当稳定病情或复苏，然后直接送往急诊室。

　　星状神经节阻滞后发生感染是极其罕见的，但也有发生颈椎椎体骨髓炎的病例报道[11, 12]。我们 20 多年的实践证明，穿刺部位用酒精消毒、使用无菌手套等规范操作，可预防所有感染性并发症的发生。更为合理的正规手术准备，应采用聚维酮碘（或类似的）溶液消毒，手术区覆盖无菌敷料，但应避免遮挡患者的面部。不管怎样，很多医生认为在操作过程中如果出现注射入血管时，观察患者的面部的即时反应是重要的。如果发生感染，最可能的病原体是葡萄球菌，除非误入食管。因为在操作过程中穿刺针能够触及骨质，所以任何感染均应采用抗生素治疗并密切观察，对口服抗生素无效的患者应考虑会诊。

有 2 例个别病例报道，在星状神经节阻滞后出现一过性闭锁综合征[13, 14]，这 2 例患者存在意识，但不能呼吸和运动，只保留眼球运动。该作者认为是药物注入椎动脉内所致。在 20 余年的实践中，我们也发现 2 例相似病例，然而，我们认为是全脊髓麻醉所致，是这些病例的症状不同还是误诊还不清楚。幸运的是，在这 4 个病例中（我们的和报道的），患者都平安恢复。由于这些患者意识清楚，只是不能动作和呼吸，要给予恰当的镇静和不断安慰他们。

Wallace 和 Milholland 还报道了星状神经节阻滞后对侧和双侧出现霍纳综合征的病例，他们还报道了双侧喉返神经阻滞，这种情况会造成威胁生命的气道风险。

Kimura 等[16]报道 7 例患者星状神经节阻滞后出现严重高血压（收缩压达 200mmHg以上），他们推断是因为局麻药沿颈动脉鞘扩散，引起迷走神经阻滞，使压力感受反射减弱，随后出现了难以控制的交感活性增强。

（三）预防和治疗

1.血管内注射　在注药前仔细回抽有助于防止血管内注射，但不是 100% 有效。穿刺针的轻微移动能够改变位置使其从血管外进入血管内。在穿刺针上安装连接管并由另外一个人操作回抽和给药可能进一步降低血管内注射的机会，尽管尚未证实。众多医生提倡间断注射局麻药也可以减少大血管内注射的概率。

近年来，已有描述使用超声下实施星状神经节阻滞来替代盲穿或 X 线引导技术[17]，星状神经节是一个表浅的结构，用 X 线不能显示的软组织和血管组织（图 22-3），使用超声能辨别出并能可靠地避开这些血管结构[18]，将来有可能替代其他技术进行星状神经节阻滞。

如果发生误注血管（动脉）内，常出现癫痫样大发作，不过，这些都是一过性的，通常在开始治疗前已经缓解。治疗主要是保护气道和防止口腔（牙齿和舌）损伤。尽可能及早吸氧，尽管在治疗前发作已经结束。癫痫大发作最严重的风险是呕吐误吸，由于这个原因，操作前让患者坚持"禁食"状态是可取的。也应考虑建立静脉通路，特别是有潜在困难气道或颈部较粗的患者。

2.硬膜外隙或鞘内注射　硬膜外隙注射（高浓度局麻药）能导致深度感觉和运动阻滞，但膈神经常不受累。肋间神经阻滞后通常继发主观感觉性呼吸困难，如果气道反射未受损，在持续氧饱和度和心脏监测下给予患者对症支持治疗（供氧和静脉输液），常不需气管插管。可同时给予小剂量苯二氮䓬类药物缓解患者的恐惧。

用于星状神经节阻滞剂量的局麻药鞘内注射通常产生全脊髓麻醉，致气道反射和膈神经功能丧失。患者主诉最初症状是呼吸困难或者不能活动上肢，随后出现下肢阻滞和对侧运动阻滞可进一步确诊。需要气管内插管和辅助通气，以及血压、心脏和氧饱和度监测直至阻滞消退。阻滞的时间取决于所给药物和总量，这个过程中患者意识通常清楚，一旦患者气道受到保护，生命体征平稳，建议给予镇静药物保持患者舒适。语言安慰能使患者进一步平息恐惧，确信对其影响是暂时的。

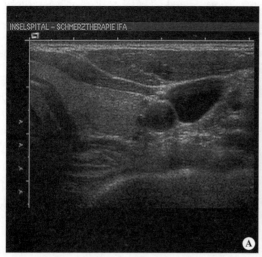
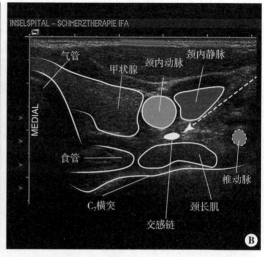

图 22-3　超声所示的星状神经节阻滞的相关解剖

A：横断面（短轴）超声显示 C_7 横突水平图像；B：标记图标记所示在 C_7 横突前能看到椎动脉回声，超声在 C_6 水平不能清晰地看到椎动脉，因其位于横突前的横突孔内。在 C_7 水平，在气管的外侧能看到甲状腺的上缘。虚线箭头指示在一个平面上置入穿刺针的最佳路径，如在超声影像的横断面上按着箭头方向从外侧向中线置入穿刺针

3. 喉返神经和膈神经阻滞　喉返神经阻滞的症状包括声音嘶哑，偶尔有呼吸喘鸣。患者常主诉呼吸变得越来越困难，喉部有异物感。对症治疗是足以让患者确信，局麻药消退后这些症状会消失。应提醒患者在星状神经节阻滞后先喝清水以确认他们的上呼吸道没有受累，一旦他们感觉能舒适地咽下清水，可逐步给予常规食品。膈神经阻滞很少会成为一个问题，除非患者并存严重呼吸系统疾病。引起膈神经阻滞的潜在风险是双侧同时进行星状神经节阻滞，这就是不同时进行双侧阻滞的一个原因，大多数的做法是两次注射间隔数天或一周时间。

4. 气胸　如果置入穿刺针的过程中有空气抽出，医生应判定是否刺入气管或肺实质。如果怀疑有肺部问题，操作后应听诊呼吸音，任何异常体征应当行胸部 X 线检查，吸气相和呼气相都要考虑。随着床旁超声的普遍应用，即使很小的气胸也能在床边立即诊断[19]；时间 - 运动型（M 型）超声的使用显著地简化了诊断。

气胸也可能延迟出现，如怀疑有气胸但还不能肯定，而患者又出现了症状，应提醒他们打电话或去急诊。已经形成气胸的患者应住院密切观察，由呼吸科或心胸外科医生会诊。

5. 臂丛神经阻滞　标准的星状神经节 C_6 前入路不会出现臂丛神经阻滞。然而，形成臂丛神经的神经根常被部分阻滞，这种情况最常发生于穿刺针插入过深，越过了横突前结节而直抵后结节，当从后结节退针后注射局麻药时，有可能阻滞一个或多个臂丛神经根。

局麻药引起的臂丛神经阻滞无长期不良后果。神经内注射几乎是不可能的，但是，一旦穿刺针刺入神经外膜层可产生肢端放射痛，应予避免，尽管未必发生。对发生部分运动阻滞的门诊患者，应告知其感觉缺失可达 24 小时以上（取决于所用局麻药的容量和

浓度），应将肢体避开不安全位置，如能够灼伤的地方。应用肢体吊带有助于减少运动阻滞相关风险。

部分臂丛神经阻滞，为星状神经节阻滞的判断带来困难。如果星状神经节没有被同样阻滞，即使臂丛神经全部被阻滞，也不会产生完全的交感阻滞。患者常常会被运动功能阻滞、感觉迟钝、痛性感觉缺失等弄得心烦意乱。虽然完全的臂丛神经阻滞对患有严重的肌张力障碍和 CRPS 的患者来说是一种极好的治疗方式，但是就星状神经节阻滞而言，并不希望看到此副作用（即使大多数是无害的）。

6. 其他并发症　血肿：星状神经节阻滞后血肿最常发生在误穿椎动脉或颈动脉。如果发生血肿，医生或护士直接压迫，同时和患者持续交流，确保在压迫过程中脑皮质的动脉供血。

斑块脱落：意外刺伤颈动脉或椎动脉，可能造成动脉夹层，如果导致斑块脱落，能发展为脑卒中，应按急诊处理，如有指征应及时给予生命支持并转送到急诊室。

感染：通过穿刺部位酒精消毒、戴无菌手套等规范无菌技术操作，可以使感染的风险降至最低。尽管如此还是建议应用更正规的手术准备，即用聚维酮碘或类似溶液消毒和术区覆盖无菌敷料。但是，很多医生认为，在操作过程中如果出现注射入血管时，观察患者的面部即时反应是至关重要的，因此应避免遮挡患者的面部。如果发生感染，最可能的病原体是葡萄球菌，除非误入食管。所以任何感染均应采用抗生素治疗并密切观察，对口服抗生素无效的患者应考虑会诊。

闭锁综合征：如果怀疑闭锁综合征（患者仍有意识，但不能呼吸和动作，只保留眼球运动）应立即支持治疗——呼吸支持、镇静及不断鼓励患者使其消除顾虑（有意识却不能动作或呼吸的患者）。

双侧喉返神经阻滞：双侧喉返神经阻滞能够导致威胁生命的呼吸道风险，必须密切监测。如果患者不能维持基本氧饱和度应行气管插管。

二、腰交感神经阻滞

（一）概述、发生率及机制

腰交感神经阻滞通常用于疑有下肢交感神经维持性疼痛患者的诊断和治疗，也可用于下肢供血不足的患者，偶尔用于其他神经病理性下肢痛的患者，如糖尿病性神经病变和 PHN（虽然成功率有限）。一项近期前瞻性研究显示，在 X 线引导下实施腰交感神经阻滞 216 例，证实注入腰大肌的发生率为 21.3%（46/216），注入血管的发生率为 12.5%（27/216）[20]。这一阻滞技术相关的其他并发症的发生率尚未有公开发表的数据所证实，下面所涉及的并发症均来源于病例报道，已报道的腰交感神经阻滞并发症包括误注血管内、误注椎管内、感染（包括椎间盘炎）、硬脊膜穿刺后疼痛（PDPH）及血肿形成（框 22-5）。

框 22-5　腰交感神经阻滞的并发症

• 血管内注射（全身抽搐、心血管虚脱）	• 硬脊膜刺破后疼痛
• 椎管内注射（脊髓蛛网膜下隙或硬膜外阻滞）	• 血肿（表浅、腹膜后）
• 感染（腹膜后脓肿、椎间盘炎）	

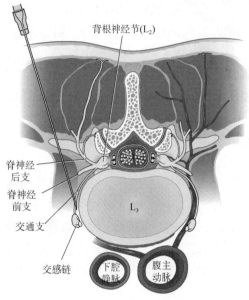

图 22-4　腰交感神经阻滞的轴面图
穿刺针越过横突，针尖的位置靠近 L_3 椎体表面前正中部位的腰交感神经节

（二）发生机制

1. 血管内注射　腰交感神经阻滞穿刺的路径在脊柱的左侧靠主动脉较近，在右侧靠下腔静脉较近（图 22-4），大剂量的局麻药特别是布比卡因，不论注射到哪一根血管，都会引起惊厥发作或心血管虚脱，如果是布比卡因，则复苏的时间长且更加困难。

2. 椎管内注射　穿刺针有可能从椎间孔进入，穿透脊神经的硬膜鞘，最后进入硬膜外隙或蛛网膜下隙。目前普遍应用X线进行操作，这种情况已很少发生。在"盲法"（例如仅使用体表标志指导穿刺）穿刺时，当穿刺的角度太小，靶点指向椎间孔而不是椎体的前外侧面时，仍有可能进入椎管内。

3. 毁损性腰交感神经阻滞的并发症　放射线的应用降低了腰交感阻滞并发症的发生率。酒精和苯酚对照研究表明，使用酒精更有可能出现 L_2 神经痛，然而这两种药物都能引起 L_2 神经痛。即使应用对比剂规范药液扩散范围也还能发生此类并发症。由于这个原因，一些医生提倡使用射频消融去神经技术。有多种疾病需射频来达到充分的去神经化[21]，已有的资料还不足以说明射频是否能减少神经痛的发生率。然而，已有射频腰交感神经毁损术后发生神经痛的病例报道。

4. 椎间盘炎　椎间盘正邻近腰交感阻滞穿刺路径（图 22-4），穿刺针意外穿过部分椎间盘并非少见，通常不会导致并发症，但可能发生椎间盘炎。

5. 术后出血　很多正在服用血液稀释剂或者抗凝药的患者就诊要求疼痛介入治疗，本章所讨论的所有操作过程在穿刺路径附近都有重要的血管。Maier 等[22]报道了 2 例腰交感阻滞后严重出血的患者，一例为大的皮下血肿，另一例为巨大腹膜后血肿，这 2 例患者均接受不可逆性血小板聚集抑制药治疗（噻氯匹定和氯吡格雷）。

6. 其他并发症　硬脊膜刺破后疼痛：已有 2 例报道[23]，最可能的原因是穿刺针穿过了含有脑脊液的神经根硬膜袖囊，其中一例尝试硬膜外血补片治疗未获成功。

意外运动阻滞：穿刺针过于偏向后外侧，其尖端将进入腰大肌鞘或肌肉内，X线显示横纹肌影像则表明穿刺针进入肌肉内。如果注射局麻药，将发生腰丛运动阻滞，患者出现下肢无力。

图中标注：背根神经节(L_2)、脊神经后支、脊神经前支、交通支、交感链、下腔静脉、腹主动脉、L_3

肾损伤/输尿管穿刺伤：穿刺针过于偏向外深侧面，会引起肾损伤和输尿管穿刺伤，大多数医生避免进针点超过中线 7～8cm。不过，如果没有注入神经毁损药物，无严重后果，否则可能导致输尿管狭窄或尿液外渗。

（三）预防和治疗

1. 血管内注射　大剂量局麻药特别是布比卡因，不论注入哪一根血管，都会引起惊厥发作或心血管虚脱，如果是布比卡因，复苏的时间将会延长，复苏也将变得困难。推荐在注药时要仔细反复回抽并且间断注药。最近一项 216 例腰交感神经阻滞的评估，作者发现在 L_2 水平注射较 L_3 或 L_4 水平误注血管的发生率为低[20]；同时该作者主张应用 X 线透视技术实时检测穿刺针是否误入血管。如果用含有肾上腺素的局麻药药液，心率的变化有提示注入血管的作用。有关局麻药毒性的详细描述参见第 7 章。

2. 椎管内注射　在腰交感神经阻滞时恰当应用 X 线影像指导，椎管内注射很少发生，如果仅是注入局麻药，一段时间后副作用会消除，有时可能需要支持治疗和使用血管加压药物。神经毁损性腰交感神经阻滞只能在影像技术指导下实施以确保穿刺针在椎体前部，同时跟踪确保无药物回流进入椎管内。

3. 椎间盘炎　以往，腰交感神经阻滞时没有使用手术敷料、手术衣等，这样是否能够增加椎间盘炎的风险还不清楚。然而，无论什么时候尽可能地避开椎间盘是明智的，否则会带来潜在椎间盘炎的严重后果。在常规应用影像指导前，我们经历了一例严重的椎间盘炎患者，最后需手术切除部分椎骨以解除感染。

4. 术后出血　停用抗凝药或者其他血小板聚集抑制药物有一定的风险。在干预治疗前停用抗凝治疗可使患者面临栓塞脑卒中的危险，应充分考虑停药或继续给药的风险/受益比，这两种方法可能都是适合的。建议咨询患者的原保健医生或专家指导抗凝治疗（参见第 4 章有关接受抗凝药物治疗患者神经阻滞管理的风险和建议的详尽讨论）。

5. 其他并发症　硬脊膜刺破后疼痛：诊断和治疗已在第 9 章讨论。虽然硬膜外血补片治疗并非不合理，但硬膜刺破部位多在侧方接近椎间孔，这种方法很容易失败。我们已观察到，这种并发症多发生在没有 X 线引导的操作。我们的经验与以往文献报道相一致，血补片治疗头痛症状是无效的，但所有病例的症状均是一过性的，几天后会缓解。

意外运动阻滞：如果股神经丛阻滞导致下肢无力，应对患者密切观察并告知注意事项，如果注射的药物是布比卡因，下肢无力将持续几个小时，应告知患者谨慎行动防止跌倒，根据患者情况采取密切监测。

肾损伤/输尿管穿刺伤：穿刺针过于偏向外深侧面，会引起肾损伤和输尿管穿刺伤，大多数医生避免进针点超过中线 7～8cm。不过，如果没有注入神经毁损药物，无严重后果，否则可能导致输尿管狭窄或尿液外渗。

三、总　　结

交感神经阻滞并发症具有典型的自限性。血管与常被阻滞的神经丛和交感链非常邻近，要细心避免将局麻药注入大血管，特别是布比卡因。血管内注射大剂量的苯酚也能引起严重问题，颈部注射皮质类固醇激素（如星状神经节阻滞）会造成特殊的风险。

椎间盘也靠近神经阻滞穿刺路径，而"经间盘"法神经阻滞技术已有较多阐述[24]，很多医生在决定采取某一径路之前，往往都会考虑风险/受益比。虽然感染易治疗，但是深筋膜感染能够发展为脓肿，如未经治疗最终可播散至硬膜外隙。

最后，在身体的大部分区域，躯体神经根也位于交感神经附近。X线的应用有助于医生减少神经根损伤的风险，但并不能完全消除风险。如果患者能保持清醒状态有能力充分交流，那么即使在操作过程中穿刺针触及神经结构也不可能造成永久性的损伤，一过性感觉异常和神经炎通常是自限性的，无需特殊治疗，经过几周能够缓解。

（王昆鹏译，宋　涛校）

参 考 文 献

1. Boas RA. Sympathetic nerve blocks: in search of a role. *Reg Anesth Pain Med* 1998;23:292–305.
2. Cepeda MS, Lau J, Carr DB. Defining the therapeutic role of local anesthetic sympathetic blockade in complex regional pain syndrome: a narrative and systematic review. *Clin J Pain* 2002;18:216–233.
3. Tran de QH, Duong S, Bertini P, et al. Treatment of complex regional pain syndrome: a review of the evidence. *Can J Anaesth* 2010;57:149–166.
4. Wu CL, Marsh A, Dworkin RH. The role of sympathetic nerve blocks in herpes zoster and postherpetic neuralgia. *Pain* 2000;87:121–129.
5. Peng PW, Castano ED. Survey of chronic pain practice by anesthesiologists in Canada. *Can J Anaesth* 2005;52:383–389.
6. Kozody R, Ready LB, Barsa JE, et al. Dose requirement of local anaesthetic to produce grand mal seizure during stellate ganglion block. *Can Anaesth Soc J* 1982;29:489–491.
7. Malmqvist EL, Bengtsson M, Sorensen J. Efficacy of stellate ganglion block: a clinical study with bupivacaine. *Reg Anesth* 1992;17:340–347.
8. Hogan QH, Erickson SJ, Haddox JD, et al. The spread of solutions during stellate ganglion block. *Reg Anesth* 1992;17:78–83.
9. Cho HM, Lee DY, Sung SW. Anatomical variations of rami communicantes in the upper thoracic sympathetic trunk. *Eur J Cardiothorac Surg* 2005;27:320–324.
10. Kashiwagi M, Ikeda N, Tsuji A, et al. Sudden unexpected death following stellate ganglion block. *Leg Med* (Tokyo) 1999;1:262–265.
11. Shimada Y, Marumo H, Kinoshita T, et al. A case of cervical spondylitis during stellate ganglion block. *J Nippon Med Sch* 2005;72:295–299.
12. Maeda S, Murakawa K, Fu K, et al. A case of pyogenic osteomyelitis of the cervical spine following stellate ganglion block. *Masui* 2004;53:664–667.
13. Dukes RR, Alexander LA. Transient locked-in syndrome after

vascular injection during stellate ganglion block. *Reg Anesth* 1993;18:378–380.
14. Tuz M, Erodlu F, Dodru H, et al. Transient locked-in syndrome resulting from stellate ganglion block in the treatment of patients with sudden hearing loss. *Acta Anaesthesiol Scand* 2003;47:485–487.
15. Wallace MS, Milholland AV. Contralateral spread of local anesthetic with stellate ganglion block. *Reg Anesth* 1993;18:55–59.
16. Kimura T, Nishiwaki K, Yokota S, et al. Severe hypertension after stellate ganglion block. *Br J Anaesth* 2005;94:840–842.
17. Gofeld M, Bhatia A, Abbas S, et al. Development and validation of a new technique for ultrasound-guided stellate ganglion block. *Reg Anesth Pain Med* 2009;34:475–479.
18. Nix CM, Harmon DC. Avoiding intravascular injection during ultrasound-guided stellate ganglion block. *Anaesthesia* 2011;66:134–135.
19. Ueda K, Ahmed W, Ross AF. Intraoperative pneumothorax identified with transthoracic ultrasound. *Anesthesiology* 2011;115:653–655.
20. Hong JH, Kim AR, Lee MY, et al. A prospective evaluation of psoas muscle and intravascular injection in lumbar sympathetic ganglion block. *Anesth Analg* 2010;111:802–807.
21. Rocco AG. Radiofrequency lumbar sympatholysis. The evolution of a technique for managing sympathetically maintained pain. *Reg Anesth* 1995;20:3–12.
22. Maier C, Gleim M, Weiss T, et al. Severe bleeding following lumbar sympathetic blockade in two patients under medication with irreversible platelet aggregation inhibitors. *Anesthesiology* 2002;97:740–743.
23. Artuso JD, Stevens RA, Lineberry PJ. Post dural puncture headache after lumbar sympathetic block: a report of two cases. *Reg Anesth* 1991;16:288–291.
24. Ohno K, Oshita S. Transdiscal lumbar sympathetic block: a new technique for a chemical sympathectomy. *Anesth Analg* 1997;85:1312–1316.

第23章

腹腔神经丛毁损的并发症

Indy M. Wilkinson   Steven P. Cohen   Michael A. Erdek

一、定义及概述

    腹腔神经丛毁损（neurolytic celiac plexus block，NCPB）术是一项镇痛治疗技术，主要用于因腹腔内肿瘤所引发的内脏痛的治疗。在腹腔丛或内脏神经周围注射神经毁损药液（如乙醇或苯酚）可以实现阻滞的作用。鉴于 NCPB 术的潜在风险，多数医生都在用局麻药行"诊断"性阻滞并出现阳性反应（疼痛缓解）后方采用 NCPB 术。NCPB 术的适应证主要包括腹腔内肿瘤所引发的癌痛，但粗浅的证据显示它对非肿瘤性疼痛，如慢性胰腺炎所引发的疼痛同样有效[1, 2]。腹腔神经丛阻滞有效地治疗了因食管癌、胃癌、结肠癌、胆囊癌、胆管癌及肝转移癌所引发的疼痛[3]。该技术对儿童的肝母细胞癌和成神经细胞瘤的止痛治疗有益[4, 5]。

    据国家癌症研究会（National Cancer Institute，NCI）估计，仅在美国每年就有超过 43 000 的新增胰腺癌患者。加上 NCI 估计的下列肿瘤的年发病数量，结肠癌（140 000）、胃癌（21 000）、食管癌（16 000）、胆囊癌（10 000）以及小肠癌（7000），在美国，每年将有超过 200 000 例新增肿瘤患者适于做诊断性 NCPB 术[6]。然而，实际上 NCPB 术仅在胰腺癌的治疗中被经常采用，有些患者疼痛缓解的时间达到半年或更长的时间。肿瘤的解剖部位与疗效相关，胰头癌的效果优于胰体或胰尾癌或扩散到其他部位的肿瘤[7]。这可能是因为转移或扩散提示肿瘤更活跃。Wong 等进行的随机对照实验显示，在胰腺癌疼痛的治疗中，NCPB 术的效果优于传统的药物治疗，同时减少了全身阿片类药物的用量和相关的不良反应[8]。NCPB 术主要用于内脏器官疼痛的治疗，因此用局麻药对腹腔神经丛进行诊断性阻滞，可用于内脏源性和躯体源性疼痛的鉴别。但是，28% 的患者对腹腔神经丛诊断性阻滞有效，而进行腹腔神经丛毁损无效[9]。有证据表明，在进行诊断性阻滞时不用镇静剂或使用更低剂量的阿片类药物，更有益于在后续的 NCPB 术中收到阳性的治疗效果[10]。

（一）解剖

腹腔神经丛和内脏神经参与多数内脏器官疼痛的传导（图 23-1）。腹腔丛由交感神经的节前神经纤维网和位于腹主动脉前外侧的交感神经节构成，它围绕着腹腔干动脉起始部，大约相当于 T_{12}/L_1 椎体的水平。作为解剖上最大的神经丛，它主要由下列神经纤维分支构成：内脏大神经（$T_5 \sim T_9$），内脏小神经（$T_{10} \sim T_{11}$），内脏最小神经（T_{12}）。交感神经节后纤维离开神经节后直接进入上腹部器官，不包括降结肠、乙状结肠、直肠和盆腔内脏器官。腹腔神经丛阻滞通常在 CT 引导下进行，这样可以直接看到腹腔丛周围的结构，以及穿刺针路径上的结构（图 23-2）。

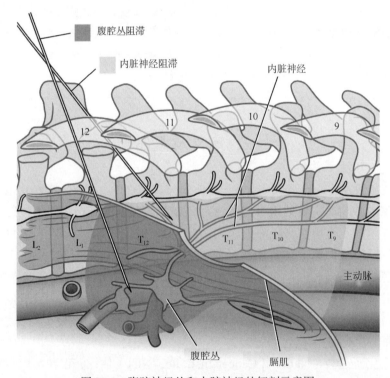

图 23-1　腹腔神经丛和内脏神经的解剖示意图

腹腔神经丛由弥散的神经纤维网络及各自的神经节构成，位于主动脉前外侧 T_{12}/L_1 椎体水平。交感神经节前纤维由胸交感链发出至腹腔神经节，沿下位胸椎椎体前外侧下行，依次包括内脏大神经（由 $T_5 \sim T_9$ 构成）、内脏小神经（$T_{10} \sim T_{11}$ 构成）、内脏最小神经（T_{12} 构成）。穿透膈脚法的内脏神经毁损术是将局麻药或神经毁损药直接注入腹主动脉前外侧，能接触腹腔神经节的部位。针穿过膈脚抵达腹腔丛。相比之下，内脏神经阻滞法穿刺针位于膈脚后方，接近 T_{12} 椎体水平的位置。阴影显示了不同穿刺法药液扩散的情况（摘自 Rathmell JP. Altas of image-guided intervention in regional anesthesia and pain medicine. 2nd ed. Philadelphia，PA：Lippincott Williams & Wilkins，2012. 经允许）

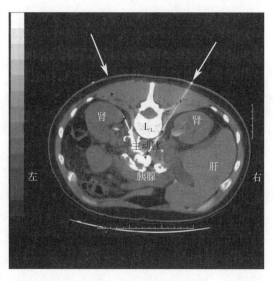

图 23-2　NCPB 术两根穿刺针穿过膈脚到位后的 CT 图像

通过两根针分别注入（每侧各 10ml）神经毁损药（10% 苯酚溶于碘苯六醇 100mg/ml）。箭头指示每一侧穿刺针大致的轨迹。造影剂沿左侧主动脉的前外侧扩散，并沿主动脉前方胰腺后方扩散。在右侧穿刺针附近（见星号）可见软组织肿块影，由淋巴结和转移的肿瘤构成（摘自 Rathmell JP，Gallant JM，Brown DL. Computed tomography and the anatomy of celiac plexus blick. RegAnesth Pain Med，2000. 25：411-416. 经允许）

（二）阻滞技术

腹腔丛阻滞可以通过很多技术实现，包括前入路和后入路。后入路又可进一步分为膈脚内法和膈脚外法，二者区别在于药液分布的解剖部位不同，膈脚内法药液分布在膈肌脚与脊柱之间，而膈脚外法药液则分布在膈肌脚的腹腔侧，主动脉周围。膈脚内法阻滞的是内脏神经（包括内脏大神经、内脏小神经及内脏最小神经）（图 23-1），而膈脚外法阻滞的则是腹腔神经丛。前入路法很少采用，又可分为经皮法和经腹腔镜法两种途径。另外，腹腔神经丛毁损还可以通过手术的方式在直视下进行。采用何种技术取决于患者的解剖条件、肿瘤的特点及所采用的技术可能出现的并发症等情况。

膈脚内法与膈脚外法是临床经常采用的两种穿刺方法，区别两种方法的重要解剖结构是膈肌脚。膈肌脚是一种肌腱组织，由膈肌的后下方向下延伸而成并附着于椎体上。在穿透膈肌法的路径中，针由后方刺入，并一直向前推进穿透膈脚抵达到腹腔丛附近。这种穿刺技术将阻滞的药液注射到主动脉前侧方，直接作用于腹腔神经丛。在该方法中，膈肌起到了屏障的作用，可以防止神经毁损药液向后方扩散，从而减少了意外损伤脊髓节段动脉和神经根的风险。在膈脚外法穿刺路径中，有一种是穿透主动脉法，该方法是按照后入路的穿刺方法选取左侧进针，沿着腹主动脉后前位方向穿透主动脉，到达其前侧方腹腔神经丛所在的部位。在穿透膈脚法的入路中，穿刺针依次穿过皮肤、皮下脂肪组织、腰椎旁肌肉、腹后壁及膈脚。膈脚内穿刺法，穿刺针在 T_{12}/L_1 水平由背侧进针沿椎体或椎间盘外缘刺入，抵达椎体前缘膈脚后方停止。该穿刺方法损伤血管的风险小，所需的药液容量小，腹腔内肿瘤转移很少影响药液的扩散。

传统的膈脚内法常采用双针穿刺，除此之外也可以采用单针穿刺，具体做法是在影像引导下使穿刺针针尖尽量抵达椎体前方靠近中线的位置，以便使毁损药液向双侧有更广泛的扩散[11]。另一种做法是采用更小号的穿刺针，经过下胸段某一节间盘进行穿刺，使穿刺针经过间盘针尖抵达纤维环的前方注药。与传统的穿刺技术相比，单针穿刺所用的时间缩短了[12]，痛苦更小一些，组织损伤少[13]。但经间盘穿刺，存在间盘炎的风险[14]，并增加了神经根损伤的概率，同时从长期随访观察来看也增加了间盘退变的可能性[15]。减少风险的措施包括：选用更小号的套管针以避免间盘退变；穿刺过程中慎重使用镇静剂以减少神经根损伤的风险；采用双针穿刺技术能减少椎间盘炎的风险，这一点在腰间盘造影检查中得到证实[16]。有些专家提出预防性使用抗生素能减少椎间盘炎的发生，但这种说法并未得到循证医学数据的支持[15, 17, 18]。

内脏神经阻滞是膈脚内穿刺法的一种技术变通，其主要区别在于，内脏神经阻滞是将穿刺针尽量接近 T_{12} 椎体头端的中间或前方的位置（比传统膈脚内法穿刺位置更高）。无论是内脏神经阻滞的穿刺法还是传统的膈脚内法，它们对内脏神经的阻滞都是通过药液向头端的扩散而实现的，因此，其实质上是相同的技术。然而，对于采用哪种方法更好存在争论，均无证据支持一种方法优于另一种。

在经皮前入路穿刺法中，患者取仰卧位。用 CT 或超声确定腹腔干动脉的起始位置。用 15cm 穿刺针，在超声引导下穿刺抵达主动脉前方、腹腔干动脉的起始部，注入局麻药或神经毁损药[19]。该穿刺方法对疼痛的缓解程度与经后入路穿刺的方法相当[20]。前入路穿刺方法的优势在于，仰卧位使患者感到更舒适，尤其是对于那些腹腔肿瘤转移的终末期患者。另外，在穿刺针路径上除了腹腔神经丛之外，没有任何重要的神经结构，因此，理论上没有神经系统的并发症。其弊端在于刺破肠道，有一例病例报道，采用该技术后因刺破肠道而出现了腹膜后脓肿并进而形成了血管 - 肠瘘[21]。通过腹腔镜的前入路方式，因为在可视下操作风险会相应减低，但患者可能要面临全身麻醉所固有的风险。

（三）神经毁损药液

乙醇和苯酚是经典的神经毁损药物，其中乙醇更常用。经典的浓度范围为 50% ～ 100%，容量为 20 ～ 50ml，膈脚内法使用的容量更小[22]。乙醇的作用机制为，它能萃取神经细胞膜内的胆固醇和磷脂，使脂蛋白和黏蛋白发生沉积[9]。直接注射乙醇将引起剧烈的疼痛，专家建议在注射前 5 分钟给予 5 ～ 10ml 的局麻药，以减少不舒适的反应。另一种减少疼痛的方法是用局麻药将 100% 的乙醇稀释成 50% 的浓度。

一些作者提出使用浓度＞ 6% 的苯酚（通常用甘油做溶剂），因为苯酚可以引起神经坏死[9, 23]，低浓度时有可逆性局部麻醉作用。苯酚通过使神经轴索及周围血管变性的方式实现无选择性的组织破坏效应。苯酚对外周神经的毁损程度与浓度相关，神经的病理变化从节段性的脱髓鞘到完全的华勒变性[24]。苯酚的一个优势是注射时无疼痛。苯酚的缺点在于起效慢，持续的时间短。轴索再生的现象比乙醇快。另外，过高的黏滞度限制了其在临床的使用。

二、发生并发症的机制和概率

尽管 NCPB 术是相对安全的，也同样存在相关并发症。这些并发症即包括轻微的、可预料的及成功阻滞后必然发生的并发症（其中有些是我们所不希望的），也包括严重的甚至危及生命的并发症。在面对因腹腔内肿瘤转移而使预期寿命有限的患者时，我们必须要充分考虑出现并发症的潜在风险，在患者镇痛治疗获益与其所承担的风险之间认真权衡利弊，并在治疗前与患者和（或）其法定代理人讨论治疗的潜在并发症。

在一项由 Wong 等进行的随机对照实验中，纳入了 104 名行 NCPB 术的患者，最常见的并发症是虚弱或 $T_{10} \sim L_2$ 支配区间的麻木（8%）、低位的胸痛（3%）、直立性低血压（2%）、射精困难（2%）、排尿困难（1%），以及腿部的温热和胀满的感觉（1%）。回顾 1986 ~ 1990 年间 2730 例患者的治疗，NCPB 术最严重的并发症包括截瘫、膀胱和肠道功能障碍，比例为 1/683[25]。

Ischia 等[26]在一项包括了 61 名胰腺癌患者的前瞻性研究中，对三种 NCPB 术的穿刺方法进行了比较，三种方法为穿透主动脉法、经典的膈脚内法和双侧的内脏神经阻滞法。尽管在镇痛效果和严重并发症的发生率方面三种方法之间没有差别，但是直立性低血压在膈脚内法和内脏神经阻滞中更常见，而肠蠕动增强（如腹泻）在穿透主动脉法和穿透膈脚法中更常见。

（一）全身并发症

当用乙醇进行毁损时有个别患者因为缺乏醛脱氢酶而发生乙醛中毒。这种变异是因为在 ALDH-2 的 487 活性位点上赖氨酸残基取代了谷氨酸，多见于东亚地区。乙醛在血中聚集能引起心悸、脸红和低血压。进行乙醇毁损时如果同时使用了抑制醛脱氢酶的药物，同样可以引起毒性反应。在两个独立的病例报告中[27, 28]，患者使用了抑制乙醛脱氢酶的药物——羟羧氧酰胺菌素和卡莫氟，结果在进行腹腔神经丛毁损时出现了戒酒硫样的反应，表现出短暂的脸红、出汗、眩晕、呕吐和低血压。其他具有类似作用的药物包括：甲硝唑、氯霉素、甲苯磺丁脲、氯磺丙脲和其他 β- 内酰胺类抗生素。

有些患者用乙醇毁损后出现类似于饮酒后的全身反应。Thompson 及其同事发现当用50% 浓度的乙醇 50ml 行内脏神经毁损时，有 5 位患者在术后首个 20 分钟内血浆中乙醇浓度达到峰值 0.021g/dl[29]。虽然该浓度仅相当于法定酒精中毒剂量的 25%，但如果对老人或低体重患者使用更高浓度时，有可能影响认知功能。对于全身并发症，通常给予对症支持，无需特殊处理，因为多数问题具有自限性。

苯酚血管内注射或迅速的血管内吸收，同样会导致全身毒性反应。苯酚中毒除了造成感觉和运动功能损害之外，还能因为中枢神经系统中乙酰胆碱浓度增高而造成抽搐。当苯酚全身用量超过临床常用剂量（大于 8g）时，将出现类似于局麻药过量时的反应，如全身惊厥和循环虚脱。这种反应可能至少部分归因于中枢神经系统中乙酰胆碱浓度升高[30]。如果不发生血管内注射的话，临床剂量超过 1g 时也不至于引起严重的毒性反应[31]。

（二）神经系统并发症

NCPB 术后神经系统并发症主要表现在远离腹腔神经丛的躯干或下肢的感觉和运动功能障碍。尽管其发生率很低（1/683 例出现截瘫）[25]，但将严重影响患者的生活质量。出现此类并发症的机制是多方面的。通常认为是神经毁损药液被意外地注射到了神经组织周围而没有注射到腹腔丛和内脏神经周围。针头通过的路径附近的神经组织可能被意外损伤，这些组织包括硬膜外和鞘内的脊髓，存在于椎间孔的胸、腰神经根和腰丛。即使没有直接接触这些神经组织，他们的供血中断也会导致组织坏死和永久的损伤。研究显示乙醇可以导致狗的节段腰动脉的血管痉挛，并且在腹腔丛阻滞之后向脊髓供血的根动脉的意外注射可能是截瘫的潜在缺血原因（图23-3）[22, 32]。如果怀疑动脉血管痉挛，应及时请放射线科会诊，因为之前的研究显示及时注射动脉血管扩张剂可以逆转神经后遗症[33]。要强调的是即使在影像引导下操作，也不能完全防止神经方面的并发症。在2730位接受NCPB术的大量患者中，出现4例永久截瘫患者[25]。4例患者全部采用了影像引导，包括使用造影剂来确定针头的最终位置。

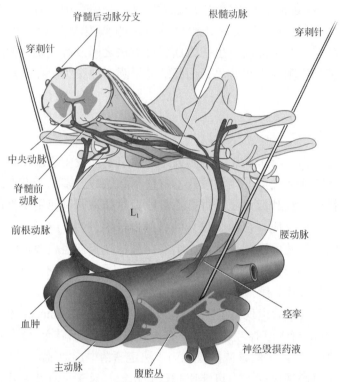

图 23-3　低位胸椎和高位腰椎水平脊髓动脉供血示意图

脊髓最大的供血动脉是 Adamkiewicz 动脉（前根动脉），其分支来自于腰动脉（在本图）

（三）心血管并发症

心血管并发症包括从轻微、短暂的直立性低血压到更严重的大血管并发症如动脉夹层和假性动脉瘤等。其他血管并发症包括静脉炎、血栓、血管痉挛、组织缺血坏死、小神经周围的微小循环损伤。近3%的患者最长在NCPB术后5天发生直立性低血压[8]。由于腹腔丛和内脏神经属于交感神经网，他们的阻滞会导致副交感神经张力的相对增高。结果使内脏血管扩张而出现相对血容量不足和直立性低血压。操作中确保适当的血管容量为先可以使心血管并发症最小化。治疗包括补液、仰卧位休息及避免突然的体位变换。用弹性绷带包裹下肢已成功应用于治疗发展为直立性低血压并且需要在阻滞后的第1周行走的患者。在难治病例中，可以考虑应用 α1 受体激动药。

NCPB术后已经发现有出现动脉夹层和动脉血管瘤的病例。操作过程中针头的直接损伤或对血管壁内的液体注射可导致动脉损伤。后一种情况可以在荧光透视下通过对比注射而探测到。研究显示乙醇通过增加细胞内的钙离子浓度而使人体动脉肌细胞有收缩性，但是这是否能改变临床并发症发生率还不知道[35]。此外，对主动脉和下腔静脉的针刺几乎不会导致腹膜后出血。伴有直立性低血压和后背疼痛的患者应接受连续血流动力学监测，以避免该并发症因未被察觉而出现意外。与主动脉相关的并发症常见于膈脚前穿刺法。对于伴有严重腹主动脉粥样硬化或腹主动脉原位移植的患者而言，临床医生应重点考虑采用膈脚内穿刺法。

（四）肺部并发症

NCPB 术后肺部并发症包括肺损伤、气胸、胸腔积液、乳糜胸和膈肌麻痹[36, 37]。这些并发症很少发生，但以高位胸椎为靶点穿刺时容易发生。针刺破胸膜将引起气胸。当神经毁损药液被误注射入膈肌或膈肌周围时，可能引起胸膜渗出[38]。

（五）胃肠道并发症

胃肠道并发症包括轻微的肠蠕动增强和直接的胃肠道脏器的损伤。肠蠕动增强是治疗所期待的副作用，但是对于极度虚弱或脱水的患者而言，该副作用可能危及生命[39]。与直立性低血压的发生机制相同，肠蠕动增强也是交感神经/副交感神经功能失衡的结果（副交感神经占上风）。肠蠕动增强具有自限性，使用洛派丁胺或其他胃肠动力拮抗药可临时缓解症状。穿刺针能造成肠道和胰腺的直接穿刺损伤。如果发生胰腺损伤，仅能通过血淀粉酶轻微升高来发现[40]。

（六）泌尿生殖器并发症

泌尿生殖器并发症包括射精功能障碍、肾损伤所引发的血尿以及因神经毁损药意外注射而引发的肾栓塞[14]。肾损伤多因穿刺针距离中线旁开超过 7.5cm，或以高位椎体为靶点穿刺（$T_{11\sim12}$），或针位于椎体的侧方[41]。

三、并发症的诊断及评估方法

NCPB 术后并发症的诊断及治疗，因各自发生的并发症和受累器官不同而不同，具体内容总结于表 23-1。

表 23-1　NCPB 术相关并发症的体征、症状、诊断及评估方法和治疗

器官系统	并发症	临床症状和体征	诊断及评估方法	治疗
全身	过敏反应	瘙痒，皮疹，水肿，荨麻疹，低血压，呼吸困难	临床检查，血压监测	治疗方法取决于反应的严重程度，从自限到使用抗组胺药、糖皮质激素、肾上腺素和气道管理
	醉酒	欣快，构音困难，运动失调，意识消失	临床检查，血液酒精浓度测定	支持治疗
神经系统	惊厥	意识模糊，抽搐，尿失禁，意识丧失	临床检查，脑电图	气道管理，苯二氮䓬类药，巴比妥类药
	躯体或下肢感觉/运动缺失	麻木，无力，轻瘫，感觉异常，截瘫	神经系统检查，影像学检查，肌电图	紧急神经系统评估

续表

器官系统	并发症	临床症状和体征	诊断及评估方法	治疗
心血管系统	直立性低血压	直立性低血压,头重脚轻,晕厥	直立位血压测定	自限,补液,绷带缠腿,α_1 受体激动药
	血肿	疼痛,低血压	影像学检查	自限,被迫手术或介入治疗
	主动脉夹层	疼痛,低血压	影像学检查	紧急手术或介入治疗
肺	肺损伤,气胸,乳糜胸,胸膜渗出	呼吸困难,低血压,心动过速,一侧呼吸音减弱或消失	影像学检查	自限,穿刺减压 / 胸腔引流
胃肠系统	肠蠕动增强	腹泻,便失禁	临床检查	洛派丁胺,补液,支持治疗
泌尿生殖系统	肾损伤	血尿,低血压	影像学检查	泌尿学科会诊
	尿失禁	尿失禁	神经学科会诊	治疗手段有限
	射精功能障碍	性功能障碍	神经或泌尿系统评估	治疗手段有限

四、寻 求 会 诊

　　轻微的并发症如直立性低血压和肠蠕动增强,被视为是 NCPB 术成功的标志,但是对于任何血流动力学不稳定的患者,均应给予密切监测并积极查找病因。一旦怀疑可能发生严重的并发症,操作者应立即找专家会诊。与 NCPB 术相关的严重并发症如主动脉夹层和血管痉挛,如果未得到及时处理将造成永久性的损伤,这部分患者需要进行紧急处理。

五、总　　结

　　腹腔神经丛阻滞毁损对于因腹腔内恶性肿瘤和胰腺炎所引发的内脏痛具有镇痛作用,且优于药物镇痛治疗,同时避免了由镇痛药引起的副作用。这是一项相对安全的操作,常见的并发症很轻微且具有自限性。严重并发症很少见,但如果未得到及时处理将危及生命。因此,对于每一位患者而言,应充分考虑治疗的利益 / 风险分析,并与患者和家属进行明确的讨论。

(王秋石译,宋　涛校)

参 考 文 献

1. Whiteman M, Rosenberg H, Haskin P et al. Celiac plexus block for interventional radiology. *Radiology* 1986;161:836–838
2. Rykowski JJ, Hilgier M. Continuous celiac plexus block in acute pancreatitis. *Reg Anesth* 1995;20:528–532.
3. Eisenberg E, Carr DB, Chalmers TC. Neurolytic celiac plexus block for treatment of cancer pain: a meta-analysis. *Anesth Analg* 1995;80(2):290–295.
4. Berde C, Sethna N, Fisher D et al. Celiac plexus blockade for a 3-year-old boy with hepatoblastoma and refractory pain. *Pediatrics* 1990;5:779–781
5. Staats P, Kost-Byerly S. Celiac plexus blockade in a 7-year-old child with neuroblastoma. *J Pain Symptom Manage* 1995;10:321–324
6. Cancer Trends Progress Report—2009/2010 Update, National Cancer Institute, NIH, DHHS, Bethesda, MD, April 2010, http://progressreport.cancer.gov
7. Rykowski JJ, Hilgier M. Efficacy of neurolytic celiac plexus block in varying locations of pancreatic cancer: influence on pain relief. *Anesthesiology* 2000;92(2):347–354.
8. Wong GY, Schroeder DR, Carns PE, et al. Effect of neurolytic celiac plexus block on pain relief, quality of life, and survival in patients with unresectable pancreatic cancer: a randomized controlled trial. *JAMA* 2004;291(9):1092–1099.

9. Fugere F, Lewis G. Celiac plexus block for chronic pain syndromes. *Can J Anaesth* 1993;40:954–963

10. Erdek M, Halpert D, Fernandez M, et al. Assessment of celiac plexus block and neurolysis outcomes and technique in the management of refractory visceral cancer pain. *Pain Med* 2010;11(1):92–100.

11. De Cicco, M. Single-needle celiac plexus block: is needle tip position critical in patients with no regional anatomic distortions? *Anesthesiology* 1997;87(6):1301–1308.

12. Ugur F, Gulcu N, Boyaci A. Celiac plexus block with the long stylet needle technique. *Adv Ther* 2007;24(2);296–301.

13. Stojanovic MP, Dey D, Hord ES, et al. A prospective crossover comparison study of the single-needle and multiple-needle techniques for facet-joint medial branch block. *Reg Anesth Pain Med* 2005;30:484–490.

14. Kapoor SG, Huff J, Cohen SP. Systematic review of the incidence of discitis after cervical discography. *Spine J* 2010;10(8):739–745.

15. Carragee EJ, Don AS, Hurwitz EC, et al. Does discography cause accelerated progression of degeneration changes in the lumbar disc: a ten-year matched cohort study. *Spine* 2009;34(21):2338–2345.

16. Fraser RD, Osti OL, Vernon-Roberts B. Discitis after discography. *J Bone Joint Surg Br* 1987;69:26–35

17. Willems PC, Jacobs W, Duinkerke ES, et al. Lumbar discography: should we use prophylactic antibiotics? A study of 435 consecutive discograms and a systematic review of the literature. *J Spinal Disord Tech* 2004;17:243–247.

18. Sharma SK, Jones JO, Zeballos PP, et al. The prevention of discitis during discography. *Spine J* 2009;9:936–943

19. Zenz M, Kurs-Muller K, Strumpf M, et al. The anterior sonographic-guided celiac plexus blockade. Review and personal observations. *Anaesthesist* 1993;42(4):246–255.

20. Romanelli D, Beckmann C, Heiss F. Celiac plexus block: efficacy and safety of the anterior approach. *Am J Roentgenol* 1993;160:497–500.

21. Navarro-Martinez J, Montes A, Comps O, et al. Retroperitoneal abscess after neurolytic celiac plexus block from the anterior approach. *Reg Anesth Pain Med* 2003;28(6):528–530.

22. De Leon-Casasola OA, Ditonio E. Drugs commonly used for nerve blocking: neurolytic agents. In: Raj PP, ed. *Practical Management of Pain*. 3rd ed. St. Louis: Mosby, 2000:575–578.

23. Akhan O, Altinok D, Özmen MN, et al. Correlation between the grade of tumoral invasion and pain relief in patients with celiac ganglia block. *AJR* 1997;168:1565–1567.

24. Gregg RV, Constantini CH, Ford DJ, et al. Electrophysiologic and histopathologic investigation of phenol in renografin as a neurolytic agent. *Anesthesiology* 1985;63:239.

25. Davis DD. Incidence of major complications of neurolytic coeliac plexus block. *J R Soc Med* 1993;86:264–266.

26. Ischia S, Ischia A, Polati E, et al. Three posterior percutaneous celiac plexus block techniques: a prospective randomized study in 61 patients with pancreatic cancer pain. *Anesthesiology* 1992;76:534–540.

27. Noda J, Umeda S, Mori K, et al. Acetaldehyde syndrome after celiac plexus alcohol block. *Anesth Analg* 1986;65(12):1300–1302.

28. Noda J, Umeda S, Mori K, et al. Disulfiram-like reaction associated with carmofur after celiac plexus alcohol block. *Anesthesiology* 1987;67(5):809–810.

29. Thompson GE, Moore DC, Bridenbaugh DL, et al. Abdominal pain and alcohol celiac plexus nerve block. *Anesth Analg* 1977;56:1–5.

30. Sett SS, Taylor DC. Aortic pseudoaneurysm secondary to celiac plexus block. *Ann Vasc Surg* 1991;5:88–91.

31. Benzon HT. Convulsions secondary to intravascular phenol: a hazard of celiac plexus block. *Anesth Analg* 1979;58:150–151.

32. Brown DL, Rorie DK. Altered reactivity of isolated segmental lumbar arteries of dogs following exposure to ethanol and phenol. *Pain* 1994;56:139–143.

33. Vijayvergiya R, Otal PS, Bagga S, et al. Symptomatic carotid vasospasm caused by a distal-protection device during stent angioplasty of the right internal carotid artery. *Tex Heart Inst J* 2010;37(2):226–229.

34. Kaplan R, Schiff-Keren B, Alt E. Aortic dissection as a complication of celiac plexus block. *Anesthesiology*. 1995;83:632–635.

35. Johnson ME, Sill JC, Brown DL, et al. The effect of the neurolytic agent ethanol on cytoplasmic calcium in arterial smooth muscle and endothelium. *Reg Anesth* 1996;21:6–13.

36. Rosenthal J. Diaphragmatic paralysis complicating alcohol splanchnic nerve block. *Anesth Analg* 1998;86:845–846.

37. Fine PG, Bubela C. Chylothorax following celiac plexus block. *Anesthesiology* 1985;63:454–456.

38. Fujita Y, Takori M. Pleural effusion after CT-guided alcohol celiac plexus block. *Anesth Analg* 1987;66:911–912.

39. Matson JA, Ghia JN, Levy JH. A case report of a potentially fatal complications associated with Ischia's transaortic method of celiac plexus block. *Reg Anesth* 1985;10:193–196.

40. Lubenow TR, Ivankovich AD. Serum alcohol, CPK, and amylase levels following celiac plexus block with alcohol. *Reg Anesth* 1988;13(Suppl):64.

41. Moore DC. Celiac (splanchnic) plexus block with alcohol for cancer pain of the upper intra-abdominal viscera. In: Bonica JJ, Ventafridda V, eds. *Advances in Pain Research and Therapy*. Vol 2. New York, NY: Raven Press, 1979:357–371.

第24章

上腹下丛及奇神经节阻滞并发症

James M. Hitt   Oscar A. de Leon-Casasola

一、定义及概述

　　有关上腹下丛及奇神经节阻滞的解剖和实施方法已经非常详尽，但是由于该技术治疗盆腔内脏痛的临床观察资料少，且有并发症发生，因此以下内容更多着重于讨论潜在并发症。

　　内脏牵拉、压迫、肿瘤侵犯或浸润所导致定位模糊的伤害性疼痛称为内脏痛，常表现为模糊、深在、挤压、痉挛绞窄样痛。其他症状还包括牵涉样痛（如肿瘤生长牵张肝包膜出现肩部疼痛）和迷走神经激惹所致恶心/呕吐。

　　癌性内脏痛可以口服药物治疗，包括非甾体抗炎药、阿片类药及辅助药物的联合应用。上腹下丛松解可以有效控制癌性盆腔内脏痛，可以作为药物治疗的重要辅助手段。因为癌痛患者常合并伤害性疼痛与神经病理性疼痛，故该方法不能完全消除疼痛，大部分患者仍需口服药物，只是所需剂量减少。因此上腹下丛松解的目的在于减少和减轻阿片及非阿片类镇痛药物的不良反应。

二、上腹下丛阻滞

　　盆腔癌痛患者疼痛严重并且对口服或非胃肠道应用阿片药物不敏感，过度镇静等其他不良反应也影响这些药物的应用。因此，辅助上腹下丛阻滞可改善此类患者的生活质量。

（一）临床应用

上腹下丛阻滞可以减轻癌症或慢性非癌性疾病所致盆腔内脏痛[1,2]。分布于盆腔内脏的传入纤维并入交感神经干、神经节及分支，上腹下丛阻断能够镇痛可能具有类似于因伤害性疼痛行周围神经或背根神经节切断的作用。最近有研究[1]指出内脏痛是盆腔肿瘤患者癌痛综合征的重要成分，晚期尤甚。因此，对晚期盆腔肿瘤患者应积极实施经皮上腹下丛神经松解术。

（二）解剖

上腹下丛位于腹膜后、L_5 下 1/3 至 S_1 上 1/3 椎体两侧（图 24-1）。来自盆腔脏器的神经纤维汇入下腹下丛，该丛纤维再并入上腹下丛。下腹下丛结构不明显，仅是一组纤维分支，难以在该水平行神经松解术，相反，上腹下丛因为具有两个明确的神经节而易于阻断。

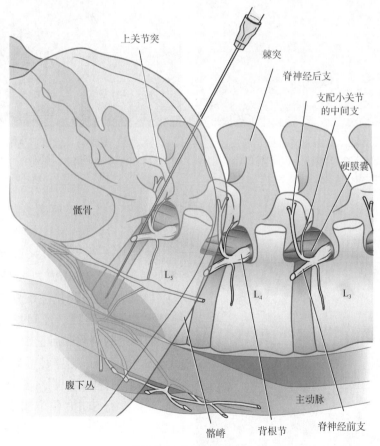

图 24-1　上腹下丛解剖

上腹下丛由疏松丛状结构的交感神经纤维组成，位于 L_5 椎体前侧面并向下分布于骶骨表面。穿刺针应置于 L_5 椎体下方 L_5/S_1 椎间盘的前侧面以阻滞上腹下丛（引自 Rathmell JP. Atlas of image-guided intervention in regional anesthesia and pain medicine.2nd ed.Philadelphia，PA：Lippincott Williams&Wikins，2012.）

（三）操作

患者俯卧，骨盆下垫枕使腰曲平坦。2 根 7cm 长度穿刺针与正中线成 45°、足侧 30° 方向置入，针尖到达 $L_5 \sim S_1$ 椎间盘前侧方。注意回抽避免进入髂血管。双重透视确定穿刺针位置。前后位（AP）像用于确定针尖位于 L_5 和 S_1 椎体之间，这是为保证安全、避免神经毁损药物向上扩散的重要步骤。侧位像确定针尖恰好超过椎体的前侧部。注射 3 ~ 5ml 水溶性造影剂以证实针尖位置正确并排除进入血管。在前后位像，造影剂扩散范围应局限在中线区域；在侧位像，腰肌筋膜后方光滑的造影剂轮廓说明针尖深度正确。图 24-2 和图 24-3 显示上腹下丛神经松解给药前合适的针尖位置及造影剂扩散范围。

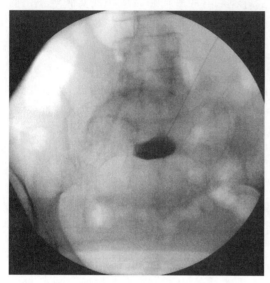

图 24-2　上腹下丛阻滞

腰骶区域后前位像显示 22G 穿刺针位于腰骶椎骨结合处。经一根穿刺针注射 3ml 造影剂，可见向中线分布

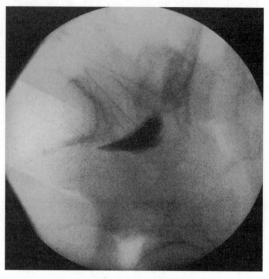

图 24-3　上腹下丛阻滞

腰骶区域侧位像显示两根 22G 穿刺针，一根置于正确位置，另一根不恰当地位于 L_5 椎体的上 1/3 水平

如果是试验阻滞或针对非癌痛患者，只应用局麻药。为治疗癌痛患者，苯酚是神经毁损代表药。

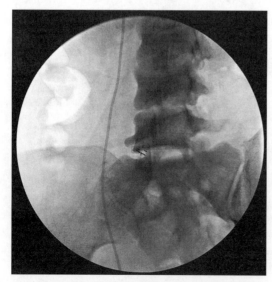

图 24-4　经间盘入路上腹下丛阻滞

腰骶椎骨斜位像显示经间盘入路进针点及穿刺路径

除经典入路外还可采取经间盘入路。经典上腹下丛（SHPB）入路困难的因素包括髂动脉粥样硬化性疾病、L_5 横突、L_5 神经根和髂嵴阻挡。经间盘入路有两个途径，即传统的侧路和后正中入路，前者类似 L_5 ~ S_1 椎间盘造影路径，后者需穿过蛛网膜下隙[4]。图 24-4 和图 24-5 分别显示了传统经间盘入路行 SHPB 斜位和侧位针尖位置。图 24-5 证实造影剂分布于上腹下丛所在的后腹腔。

Gamal 等[3] 比较了 30 例经典入路和经间盘 SHPB 并报告称经间盘入路操作时间短、具有同样治疗效果并且没有并发症。尽管该方法没有并发症报道，如欲常规应用此入路，应参考间盘造影远期并发症相关问题。

CT 或超声引导前入路法行 SHPB 也有报道[5, 6]。采取前入路法之前，患者需行肠道和膀胱准备以减少内脏损伤及腹腔、后腹腔感染。一组 10 例患者的研究认为 CT 引导下前入路法是 SPHB 的一个安全有效的选择[5]。本操作清晰显示主动脉、髂血管和腰神经根，只是由于穿刺针经过肠袢，确有肠道细菌进入后腹腔。

（四）疗效

Plancarte 等[2]通过记录视觉模糊疼痛评分（VAPS）最早证实了 SHPB 的有效性，该研究显示 70% 癌性盆腔痛患者 VAPS 降低。其中大部分为宫颈癌患者。后来另一个研究显示 69% 的患者 VAPS 降低。此外，每日阿片（吗啡）平均需求量在有效组减少 67%〔（736±633）mg/d 减 至（251±191）

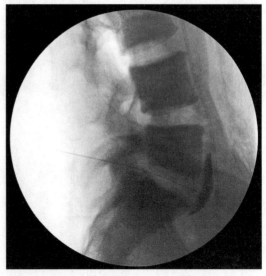

图 24-5　经间盘入路上腹下丛阻滞
腰骶区域侧位像显示 22G 穿刺针经过 L_5/S_1 间盘。可见 3ml 造影剂在后腹腔扩散，由 L_5 椎体足侧 1/2 处分布至 S_1 椎体头侧 1/3

mg/d〕，无效组减少 45%〔（1443±703）mg/d 减至（800±345）mg/d〕[1]。近期一个多中心研究评估了 159 例盆腔痛患者，经过 1 ～ 2 次神经松解，115 例（72%）获得满意的疼痛缓解。所有患者 3 周后每日平均阿片消耗从相当于等效剂量吗啡（58±43）mg 降至（35±18）mg，减少 40%。阿片的消耗量在有效组〔（56±32）mg/d 减至（32±16）mg/d〕和无效组〔（65±28）mg/d 减至（48±21）mg/d〕均明显减少[7]。这两项研究中，治疗后 3 周阿片消耗量至少降低 50% 和 VAPS 降至＜ 4/10 为治疗有效[1, 7]。

Rosenberg 等[8]最近报道了一例经尿道前列腺切除后应用该方法治疗慢性非癌性严重阴茎疼痛患者的效果。该患者没有用神经毁损药物，仅用 0.2% 布比卡因与 20mg 醋酸甲泼尼龙行诊断性阻滞即有效缓解疼痛＞ 6 个月。该技术用于慢性良性疼痛尚未获得充足大样本证实。

（五）并发症：机制、风险因素、治疗与预防

来自墨西哥癌症学会、Roswell Park 癌症学会和 M.D.Anderson 癌症中心的总共 200 余例经验显示，上腹下丛阻滞未出现神经并发症[7]。可是针尖位置错误会导致灾难性后果（图 24-6 与图 24-7），一个穿刺针置于 L_5 椎体的上 1/3 部分，注射造影剂后向后扩散并勾勒出 L_5 神经根轮廓。穿刺针尖应放置于下 1/3 部分以避免该问题。另外，必须仔细评估造影剂范围以排除异常扩散。

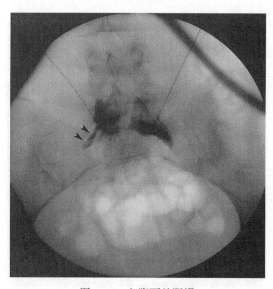

图 24-6　上腹下丛阻滞

腰骶区域后前位像显示 22G Chiba 穿刺针置于 L$_5$ 椎体上 1/3 水平，注射 3ml 造影剂向后分布至 L$_5$ 脊神经（箭头），如果注射神经毁损药物可能会直接损伤 L$_5$ 脊神经，丧失部分下肢感觉及运动功能

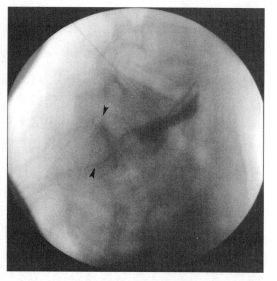

图 24-7　上腹下丛阻滞

图 24-6 的侧位横截面图像显示：尽管穿刺针尖置于椎体前部，但是造影剂向后扩散（箭头）

目前仅有少量详细介绍上腹下丛阻滞的文章，无一有并发症出现。由于紧邻髂血管，容易误入血管，如果存在动脉粥样硬化性疾病，有斑块脱落产生远端血管栓塞风险。

有少量经间盘入路上腹下丛治疗的文章发表，椎间盘炎、椎间盘突出及椎间盘破裂并未出现[3, 4]。严格无菌操作和预防性应用抗生素可以降低椎间盘炎的风险，但是无法完全消除此风险，一旦发生，会有严重疼痛，并且需要长期静脉应用抗生素。虽然没有专门文献报道椎间盘相关并发症，但最近有研究观察了椎间盘造影对椎间盘退变的远期影响[9]。这是一个回顾性配对研究，应用磁共振检查观察椎间盘退变的进展，观察对象为无症状或症状轻微的三节段诱发疼痛的椎间盘造影术后 7 ～ 10 年的患者，结果显示，椎间盘造影后有显著的退变加重，包括与穿刺侧病变不相称的进展性椎间盘退变和新发椎间盘突出[9]。本结果说明任何纤维环的穿刺都可能有远期影响，在实施经间盘入路 SHPB 时应警惕这些风险。

前入路 SHPB 还会有肠或膀胱穿孔、后腹腔感染和脓肿形成的风险。术前肠道和膀胱准备可以降低风险，但是完全避开肠道非常困难。CT 引导可以显示重要血管和神经结构，要求患者术中保持不动方能精确定位。由于前入路特有的感染风险，需权衡其可否作为后入路或鞘内输注系统植入的替代方法。降低上腹下丛阻滞风险的建议见框 24-1。

框 24-1　预防上腹下丛阻滞并发症推荐意见

- 格外注意针尖位置，应置于 L$_5$ ～ S$_1$ 结合处
- 对髂血管有动脉硬化表现的患者避免采用传统入路，可以选择经 L$_5$ ～ S$_1$ 间盘入路，但必须权衡椎间盘退变加速、新发椎间盘突出及椎间盘破裂风险
- 前入路可以选择，但是后腹腔感染、肠及膀胱损伤显著，必须权衡得失，对于控制慢性盆腔痛，可以考虑应用鞘内输注系统植入

三、奇神经节阻滞

奇神经节是位于后腹腔骶尾结合部的单个神经节，是两条交感链的末端标志。奇神经节毁损技术可以有效治疗恶性肿瘤导致的会阴区内脏痛（Walther's）[10]。对会阴区模糊痛并伴随尿急、灼热感的患者，该阻滞效果尚存争议。已经发表的临床资料有限，其价值并不明确。

（一）解剖

奇神经节是单个神经节位于后腹腔骶尾结合部，是两条交感链的末端标志，是机体内唯一不成对的自主神经节。灰交通支穿过脊神经节进入脊神经。不同于胸段和上腰段水平，在奇神经节水平没有白交通支经脊神经达该节[11]。分布于会阴区、直肠远端、肛门、尿道末端、外阴和阴道外 1/3 的交感神经传入纤维汇聚于此。Plancarte 等[12]最早报道了奇神经节阻滞技术。操作时患者侧卧位，髋部充分屈曲。22G 3.5 英寸（译者注：1 英寸 =2.54cm）长腰穿针，距针柄 1 英寸处弯曲 30°后，局麻下穿过肛门尾骨韧带，以凹面向后方向在放射线引导下沿正中线进针，同时在近骶尾韧带处直肠指检以避免刺破直肠。注射 2ml 水溶性造影剂观察分布情况以明确位置。Nebab 和 Florence[13]把针弯成弓形。还有另外两种方法，一个是取截石位[14]，使肛门尾骨韧带至奇神经节路径呈平直状态，无需弯曲穿刺针；另一个是经骶尾韧带入路[15]，20G 1.5 英寸穿刺针在影像引导下直接穿过骶尾韧带达骶尾骨前方。该方法避免了穿刺针以下组织损伤并无需手指放入肛门。

如为诊断性阻滞，只应用局麻药。如为神经毁损，使用苯酚。有报道经骶尾韧带入路反复行奇神经节冷冻消融成功治疗了经腹会阴手术后良性疼痛的病例。

（二）疗效

3 项前瞻性观察总结了奇神经节阻滞的效果。Plancarte 等[12]评估了 16 例（13 女、3 男）24 ～ 87 岁难治性晚期（药物治疗仅缓解 30% 疼痛）癌痛患者（宫颈癌 9 例、结肠癌 2 例、膀胱癌 2 例、直肠癌 1 例、子宫内膜癌 2 例）。所有患者均有会阴痛，其中 8 例表现为灼热及暴发痛，另外 8 例表现为混合性疼痛。疼痛源于直肠（7 例）、会阴（6 例）和阴道（3 例）。经骶尾韧带入路神经松解后，8 例疼痛完全缓解，其余患者疼痛减轻（60% ～ 90%）。2 例再次松解。根据存活时间随访了 14 ～ 120 天。

Swofford 和 Rataman[17]总结了经骶尾韧带入路的疗效。20 例 35 ～ 70 岁会阴痛经常规镇痛治疗无效患者（18 例应用布比卡因 / 类固醇阻滞、2 例神经毁损）。布比卡因 / 类固醇组，5 例疼痛完全缓解（100%），10 例疼痛减轻＞ 75%，3 例疼痛减轻＞ 50%。2 例毁损患者获得完全缓解。疼痛减轻持续时间从 4 周至长期。

Vranken 等[18]观察了奇神经节阻滞治疗其他方法无效的尾骨痛患者。20 例（17 女、3 男）尾骨痛患者（原发痛 7 例、骨折 3 例、创伤 10 例），经 0.25% 布比卡因 5ml 注射后，疼痛无减轻或生活质量无改善，鉴于此研究，奇神经节阻滞治疗尾骨痛无效。

（三）并发症：机制、风险因素、治疗和预防

虽然奇神经节阻滞有可能损伤邻近组织，但是尚无相关并发症报道。Plancarte 等[19] 观察到 1 例造影剂扩散至骶管，调整穿刺针位置后解决。尽管报道较少也无明确成功或失败的预测标准，但是可认为奇神经节阻滞适用于定位不明确的会阴灼痛。因未见并发症报道，据此认为该方法安全。为防止并发症，选择经骶尾韧带入路不但易于操作并且可降低直肠穿孔和潜在脓肿风险。由于可用资料有限和缺乏对照研究，奇神经节阻滞的效果和安全性还无定论。

四、总　　结

上腹下丛和奇神经节神经松解可分别治疗盆腔痛和会阴痛。目前只有少量低质量数据支持这两种治疗方法的效果和安全性，但是确实没有关于并发症发生的报道，严格执行操作规范对预防并发症很重要。另外，这两项技术不建议用于无明显内脏痛患者，尽管缺乏并发症发生的报道，不等于不发生。

（崔文瑶译，宋　涛校）

参 考 文 献

1. de Leon-Casasola OA, Kent E, Lema MJ. Neurolytic superior hypogastric plexus block for chronic pelvic pain associated with cancer. *Pain* 1993;54(2):145–151.
2. Plancarte R, Amescua C, Patt RB, et al. Superior hypogastric plexus block for pelvic cancer pain. *Anesthesiology* 1990;73(2):236–239.
3. Gamal G, Helaly M, Labib YM. Superior hypogastric block: transdiscal versus classic posterior approach in pelvic cancer pain. *Clin J Pain* 2006;22(6):544–547.
4. Nabil D, Eissa AA. Evaluation of posteromedial transdiscal superior hypogastric block after failure of the classic approach. *Clin J Pain* 2010;26(8):694–697.
5. Cariati M, De Martini G, Pretolesi F, et al. CT-guided superior hypogastric plexus block. *J Comput Assist Tomogr* 2002;26(3):428–431.
6. Mishra S, Bhatnagar S, Gupta D, et al. Anterior ultrasound-guided superior hypogastric plexus neurolysis in pelvic cancer pain. *Anaesth Intensive Care* 2008;36(5):732–735.
7. Plancarte R, de Leon-Casasola OA, El-Helaly M, et al. Neurolytic superior hypogastric plexus block for chronic pelvic pain associated with cancer. *Reg Anesth* 1997;22(6):562–568.
8. Rosenberg SK, Tewari R, Boswell MV, et al. Superior hypogastric plexus block successfully treats severe penile pain after transurethral resection of the prostate. *Reg Anesth Pain Med* 1998;23(6):618–620.
9. Carragee EJ, Don AS, Hurwitz EL, et al. 2009 ISSLS prize winner: does discography cause accelerated progression of degeneration changes in the lumbar disc: a ten-year matched cohort study. *Spine (Phila Pa 1976)* 2009;34(21):2338–2345.
10. de Leon-Casasola OA. Superior hypogastric plexus block and ganglion impar neurolysis for pain associated with cancer. *Tech Reg Anesth Pain Manag* 1997;1:27–31.
11. Gray H. *Gray's Anatomy*, Revised American, from the Fifteenth English Edition. New York, NY: Bounty Books, 1997.
12. Plancarte R, Amescua C, Patt RB. Presacral blockade of the ganglion impar (ganglion of Walther). *Anesthesiology* 1990;73:A751.
13. Nebab EG, Florence IM. An alternative needle geometry for interruption of the ganglion impar. *Anesthesiology* 1997;86(5):1213–1214.
14. Xue B, Lema MJ, de Leon-Casasola OA. Ganglion impar block. In: Benzon N, Raja S, Borook D, et al. eds. *Essentials of Pain Medicine and Regional Anesthesia*. Philadelphia, PA: Churchill Livingstone, 1999:329–331.
15. Wemm K Jr, Saberski L. Modified approach to block the ganglion impar (ganglion of Walther). *Reg Anesth* 1995;20(6):544–545.
16. Loev MA, Varklet VL, Wilsey BL, et al. Cryoablation: a novel approach to neurolysis of the ganglion impar. *Anesthesiology* 1998;88(5):1391–1393.
17. Swofford JB, Ratzman DM. A transarticular approach to blockade of the ganglion impar (ganglion of Walther). *Reg Anesth Pain Med* 1998;23:3S–103S.
18. Vranken J, Bannink I, Zuurmond WWA. Invasive procedures in patients with coccygodynia: caudal epidural infiltration, pudendal nerve block and blockade of the ganglion impar. *Anesth Pain Med* 2000;25:2S–25S.
19. Plancarte R, Velazquez R, Patt RB. Neurolytic blocks of the sympathetic axis. In: Patt R, ed. *Cancer Pain*. Philadelphia, PA: Lippincott-Raven, 1993:419.

C 部分　装置置入的并发症

第 *25* 章

鞘内给药系统相关并发症

F. Michael Ferrante　　James P. Rathmell

　　鞘内药物输送系统作为一种治疗方法，了解其发展演变史十分重要。1973 年，有数位研究者同时首次发现中枢神经系统内存在阿片类受体[1]。随着 1975 年大脑中内源性阿片肽物质（脑啡肽）受体和配体的发现[2]，研究者更倾向相信外源性阿片类物质的镇痛效果是模仿内源性阿片肽作用于阿片类受体。此后不久，在灵长类动物脊髓组织内发现了阿片类受体[3]，Yaksh 和 Rudy 证实了应用到老鼠脊髓的阿片类物质起到了有意义的镇痛作用[4]。1979 年，研究者在人类蛛网膜下隙注入吗啡[5]，脊柱内镇痛首次在人类取得成效，随之不久，又进行首次人类硬膜外吗啡镇痛[6]。在阿片类受体发现 6 年的时间内，科学工作者对脊柱内阿片药物镇痛的研究也逐渐开始。

　　首先，脊柱内镇痛是由皮下埋置或者插置皮下导管经缓释技术来监管药物的。其次，Shiley 式输药模式 400 泵（Norwood，PA）起初只是针对特定器官局部输入药物（化疗，肝素），之后才发展为鞘内输送系统。

　　Shiley-Infusaidhe 泵及其迭代产品和 Codman3000 置入式恒速输液输药系统（图 25-1，强生公司脊柱系列，Raynham，MA）都无需电池及电子元件系统。该装置由一种类似风箱的元件将装置分隔为内箱和外箱。外箱有一个推进器是由体温预热后在风箱上产生一个恒定压力。这种持续的压力使药物流向内箱，然后通过一个过滤器和流量限制器最终流入导管。Codman3000 恒速泵有 3 种容量模式（16ml、30ml、50ml）和 4 种工厂设置流速模式。由于它是一种恒速泵，因此只有通过调整填充的药物浓度来控制药物剂量[7,8]。

　　Shiley-Infusaid 泵有两个内置通路，一个是药物能够通过内置隔膜向内箱填充并储存起来，另一个是通过侧面注射孔向外间歇性注射。然而，没有默认的故障 - 安全系统来区分这两个孔，可能会有严重不良事件发生。与目前的 Codman 系统的间歇注射模式（图 25-1）比较，后者则能通过一个针轴孔径指示针来指导药物由储存器流向导管，并使用开放的指示针而不是针轴孔径来引导液体填充药物储存器。因此，Codman 系统需要一个适合的针型来指引填充或者注射，从而降低能引起药物过量的风险。

　　美敦力公司（Minneapolis，MN）生产一种恒速泵（Isomed 系统），因其能对鞘内药物输注系统编程而出名，特别是 Synchromed、Synchromed-EL 以及目前的 Synchromed2（图 25-2）。Synchromed 系统最早在 1991 年进入市场。该设计利用起搏器的可编程技术，由一个锂电池、一个药物储存器、一个芯片和天线组成，可以设置泵的参数。

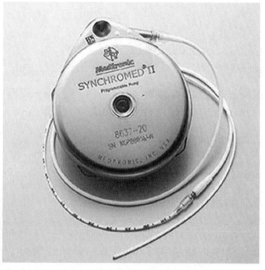

图 25-2　Medtronic 同步式二代，可编程、可置入的鞘内药物输送泵

此设计利用了起搏器的技术，可以程序化运行。这个泵由一个锂电池、一个蓄水系统、微处理器和标志杆组成。外面的程序员可以用泵传达信息来改变设置、允许程序化。端口的入口被一个线圈覆盖限制着，以此来限制针进入 25G 或者更小的孔。端口直接与鞘内导管连接着，通道可允许取 CSF 样，也可引导对药物的监管。限制针进入端口到更小的针孔，这样就减少了蓄水池填充物直接进入鞘内的疏忽监管的可能性

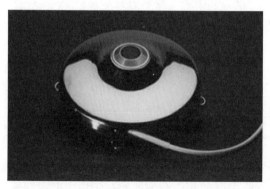

图 25-1　Codman 3000，非编程、可置入的鞘内药物输送泵

在 Codman 系统下，缓释针剂在针轴孔下通过一根密闭性的尖针而释放，这个针轴孔引导液体从药物储藏室流出随即流向导管。填充泵利用的是一根没有针轴孔的开放性尖针引导液体流入药物内部储藏室。因此，为了减小药物过量的风险，对于填充剂或桥接大剂量，Codman 系统需要依赖于合适的针型

　　皮下注射部位导管置入技术已经成功开发成鞘内药物注射系统，如 Port-a-Cath 系统（图 25-3，Smiths Medical，St. Paul，MN）。这种设计并不适用于长期（数年）使用，因为它是一个类似"开放"的系统，药物储存器需要重复填充，这很可能导致感染并发症的发生。皮下注射部位导管置入系统的确对硬膜外短中期管理有好处。本章的余下部分仅限于讨论鞘内置入药物输注泵的并发症，该输注泵目前广泛应用于治疗很多疼痛疾病（框 25-1）。

框 25-1　鞘内给药的适应证

对照研究支持使用鞘内给药有以下适应证：
· 痉挛性脑性麻痹和脊髓损伤，对口服药物没有反应
· 癌症相关的慢性疼痛，保守治疗反应不佳
有限的观测数据支持使用鞘内给药有以下适应证：
· 慢性腰痛
· 复杂区域疼痛综合征（CPRS）
· 其他形式的慢性神经病理性痛

一、概　述

鞘内给药系统相关并发症可以归类为外科性、感染性、设备相关性［导管和（或）泵］和药物相关性。鞘内药物给药系统已经广泛应用 20 多年，研究者对这些设备使用相关并发症积累了很多经验。报道的不良事件的发生率为 3% ～ 24%，其中大部分与药物输注相关[9]。大多数设备相关并发症发生在设备置入后的前几个月内，许多外科手术并发症可以通过精细的手术和最新的技术改进避免。可获得的最大数据表明，21.1% 的患者在置入后的前 9 个月发生设备或导管的相关并发症[10]。与药物有关的并发症常发生于置入后几个月[9]。近年来，人们已经认识到长期鞘内给药可导致硬膜囊内鞘内导管的尖端处形成炎性肿块。从炎性包块第一次被发现后，此类并发症的例数逐步增加，研究者开始更加关注显著神经损伤的风险[11]。最近的上市后监测报告了早期置入注射泵后一系列死亡事件，为自动定时给药装置的制造商拉响警报；这导致了大规模的流行病学研究，并提出鞘内注射药物治疗与死亡率增加相关[12]，其中原因尚不清楚，但在下面将讨论可能的机制。

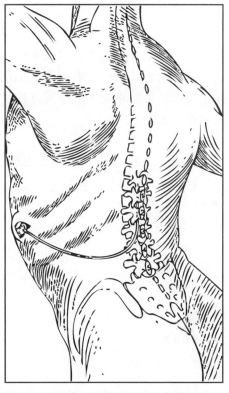

图 25-3　该端口导管用皮下注射端口置入导管

这些经皮置入系统通过使用外部容器和药物注射泵提供长期鞘内注射。但是这样的设计是不利于长期（以年为单位）输注的。它是一个隐形"开放"系统，需要进行重复的位置固定，总是导致感染性并发症。皮下注射的部位置入导管可持续短到中等的硬膜外麻醉效用（插图绘制说明端口系统，Smiths Medical，St.Paul，MN）

二、定义、发生率和诊断

（一）手术并发症

鞘内给药系统包括留置导管至硬膜囊内，而损伤的神经轴可以发生在多个环节。在初始置入时，针或导管的位置可能直接损伤脊髓或脊神经。由于马尾部位的脊神经自由浮动在平面低于 L_1 ～ L_2 的脑脊液中，如果进针低于这个水平，（损伤脊髓）这个问题则不可能发生。导管并发症的严重神经损伤可能是由于导管进入脊髓圆锥或其他部分脊髓，通常是下肢轻瘫或随之而来的完全截瘫[13, 14]。在直接放置导管进入脊髓实质并注入药物时，清醒的患者可能告知麻醉医师疼痛或感觉异常，特别是躯干两侧或双下肢疼痛。全身麻醉下进行置管时更容易发生导管并发症，一些学者认为应尽可能在镇静条件下置入泵，或者与患者语言沟通得到允许后，在一定镇静程度下放置导管[13]。其他并发症包括脑脊液漏、囊肿的形成以及慢性硬膜穿刺后头痛，可能发生在首次手术期间或者术后不久。导管置入后的第 1 个月常见并发症的发生率见表 25-1。

鞘内给药系统置入要求将组织损伤降至最低，仅限于皮下组织。然而，置入后可能发生活动性出血，并导致在术后早期需要再次伤口探查和血肿清除。囊内出血可导致血肿形成，如果不及时治疗，伤口可能裂开。诊断通常很容易：患者术后立即出现疼痛，并伴随着手术部位的逐渐肿胀。鞘内导管置入也可能引起椎管内出血，导致硬膜外血肿的形成。应注意对术后早期疼痛恶化的患者进行评估；如果存在硬膜外血肿并出现神经功能缺损，可行紧急磁共振成像（MRI）或计算机断层扫描（CT），并清除硬膜外血肿。

表 25-1　与鞘内药物输送系统置入相关的并发症发生频率

	数量（例）	百分比（%）
患者总人数	209	100
合并一项并发症 （与操作过程或导管相关）	37	18.6
合并两项或多项并发症 （与操作过程或导管相关）	9	5.7
不良事件	数量	人数（/人·年）
导管相关并发症		
导管切开、断裂或渗漏	3	0.02
导管移位	2	0.01
配件（导管泵接头）	1	0.01
导管泵断开	1	0.01
总数	7	0.05
手术相关并发症		
感染	15	0.10
导管移位	10	0.07
阻塞或成角（弯曲）	5	0.03
脑脊液漏/囊肿或脊髓性头痛	4	0.03
配件（导管泵接头）	3	0.02
导管断开、断裂或渗漏	2	0.01
导管泵断开	1	0.01
药效损失	1	0.01
其他（硬膜外置管/无药效）	1	0.01
总数	42	0.29

资料来源于 Follett KA，Naumann CP，A prospective study of catheter-related complications of intrathecal drug delivery systems. J Pain Symptom Manage. 2000，19：209-215. 已获允许

脑脊液漏可能会导致术后立即头痛和硬脊膜穿刺后头痛，典型特征：头痛原因不明

且端坐或站立时头痛加重。虽然这种头痛通常具有自限性，可给予保守治疗，但持续的脑脊液漏可能导致慢性体位性头痛。持续的脑脊液漏也可以沿着导管通路从硬膜囊流到导管固定处椎旁筋膜皮下。脑脊液的聚集（称为"水肿"；图 25-4）量会变得非常大，甚至可能穿透包裹的切口。那些位于脊柱旁切口，没有表现出疼痛的波动性肿胀患者最好应用磁共振成像确定诊断。

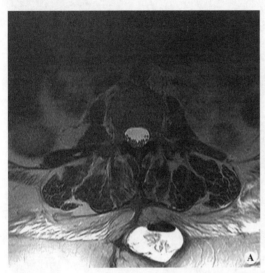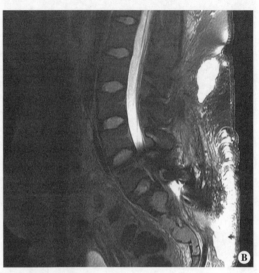

图 25-4　鞘内给药系统形成的皮下脑脊液囊肿的 MRI 表现

A：轴位 T_2 加权的 MRI 腰骶部；B：矢状面 T_2 加权的 MRI 腰骶部。这个患者的波动区域，正好位于腰椎棘突旁的切口以下。在这个区域没有疼痛、压痛或红斑。MRI 显示一个大的、高信号液体区域，以及在位于鞘内导管被锚定到皮下组织置入过程中在右侧脊柱旁皮下区域形成的气液面。手术探查可见清澈的液体，没有证据提示感染。除去的导管和泵被留在原处，数月后更换导管，与现有的泵和鞘内注射治疗连接，并无事故发生

　　导管打结、断裂、泄漏、从脑脊液中脱落以及与泵断开，这些意外的发生具有一定的规律性。一个大规模的研究显示，导管相关并发症在置入的时候立即发生的占 3.3%；即使在设备安置在数周或数月后，也有 9.7% 发生导管脱出。导管相关并发症的诊断是相当困难的。最常见的特征是不明原因的镇痛不足。通常几个负荷量后也不缓解疼痛，这使研究者想寻求镇痛不足原因。确定原因的最好方法是仔细检查整个导管，从它依附于皮下泵的一端到皮下（导管）通路的导管尖端。当导管从鞘内完全脱落、断线或断裂时，最简单的方法就是使用放射线照相检查：X 射线透视或 CT（图 25-5）。导管破洞或断裂引起的导管打结或泄漏诊断较难。最佳方法是通过侧口（图 25-6）进入鞘内注射泵，抽出足够的脑脊髓液以清除导管内的药物，并注入一种安全的脊髓造影剂——非离子型射线造影剂。导管如果有泄漏可以看到造影剂泄漏到皮下组织。当显示出正常的脊髓造影时，鞘内置管位置通常正确或有细微的错位。例如，硬膜下和硬膜外导管的位置也可以很容易地用这种方式检测到。

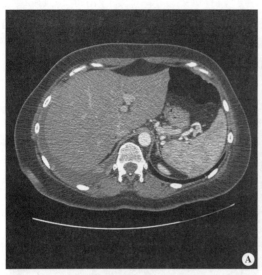
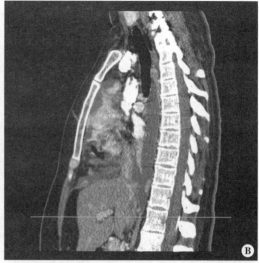

图 25-5 胸壁疼痛伴有转移性肺癌患者胸部矢状面（A）和轴向（B）CT：放置缓解疼痛的鞘内给药系统
导管尖端可以看到在硬膜囊后方 T_9/T_{10} 中线位置。在矢状参考线与水平轴显示的图像

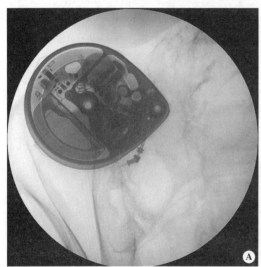
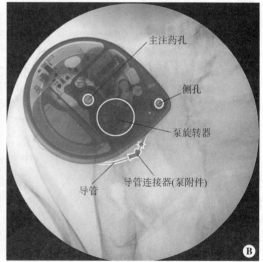

图 25-6 美敦力 Synchromed 2 的外形，40ml 容量的蛛网膜下隙注药泵的原位前后平面透视图（A）；
标记图像（B）

当使用由制造商提供的 22 号（无孔）针再次定期填充泵时，透视可以被用于鉴定药物储藏端口。两张连续的 X 线片被分为几个片段。透视还可以用于评估在蠕动泵中滚筒的转子自传是否正常，如果转子是运动的，它们的位置是不断变化的。最后，透视评估导管和导管侧口在脑脊液中的位置和完整性也是必需的。导管侧口可以用 25G 针去评估。导管侧口有特别设计，预防粗大的针心拖动导管。一旦针的位置正确，至少 0.3ml 的液体被回抽去清除导管内较高的药物浓度，预防蛛网膜下隙注入较多药物。一旦导管中药物被清除，注入造影剂，检查整个导管长度，发现有无导管脱出或渗漏。当导管位于硬膜囊中正确的位置，造影剂就会集聚在硬膜囊的内部边界，就会产生典型的腰椎脊髓造影。随着导管侧口的研究，输注泵必须小心地安装、输注精确的剂量，以便药物填充导管，防止出现一段时间内没有药物输注

（二）感染并发症

感染性并发症非常罕见，发生在神经轴内时可沿导管向内播散或局限在皮下泵内。与导管运输系统相关的神经轴内的感染，可以发生脑膜炎和横贯性脊髓炎（导管尖端附近脊髓感染导致）。置入泵或导管发生感染，可在必要的时候移除该设备。伤口感染的发病率为 0 ～ 4.5%，但更高的感染率已有报道。早期浅表性感染可能与积液或囊肿混淆。这有时难区分，因为外科并发症可涉及炎症、水肿，和波动性包块。发热、白细胞计数升高，C 反应蛋白升高，红细胞沉降率升高的出现，提示可能存在感染。免疫功能低下的患者，这些实验室值可能不会有明显改变。有脓性分泌物，伴或不伴伤口裂开情况下，诊断并不困难。在怀疑感染的大多情况下，培养和革兰染色对验证是否有感染和确定致病微生物是有帮助的。

（三）设备相关并发症

设备相关的并发症通常是导管或置入泵在长期置入后产生的问题。最常见的并发症与鞘内导管相关，但泵和皮下导管也可能出现问题。Follet 和 Naumann[10] 报道在置入后 9 个月内导管相关并发症发生率为 9.7%。最常见的并发症是鞘内导管脱出，这项研究发现，半数以上的脱管是由于导管没有被固定到骶棘肌筋膜。发生新的导管打结或者破损的概率较低。同一系列报道中提到泵被重新充满时发现被针刺破的导管的案例。

最常见的情况是移位的导管完全脱离椎管进入脊柱旁区的皮下组织，有时也会移位到硬膜下或硬膜外间隙[12]。出现这三种情况时，镇痛效果可能会消退。硬膜下导管移位可能会在硬脑膜和蛛网膜之间创建一个含有高浓度药物的包裹性区域。这个包块仅由脆弱的蛛网膜包裹着，极容易破裂，破裂后包裹性区域的药物释放进入鞘内间隙会导致骤然的药物过量。导管移位可以发生在椎间孔内或者接近神经根的部位，引起神经根痛或坐骨神经痛[17]。目前也有导管移位到脊髓的报道[18]，但是我们并不清楚是导管移位还是置入的时候已放至入脊髓，只有症状出现后才能发现[14, 18]。导管放置或移位到脊髓，直到出现明显的神经功能缺损方可确诊，MRI 成像是明确可疑的脊髓损伤的最佳方法。高度怀疑导管移位时可以行简单的放射线成像，X 射线或 CT 扫描（见设备相关的并发症）是建立诊断的最佳手段。

患者留置泵时，单次泵内药物维持的时间从 14 天至 120 天不等。在每次重装泵期间，必须经皮肤检查泵的储备量，皮下置入式药物及装置或鞘内感染是有风险的，这个风险往往被忽略。由于使用高浓度的药物和大剂量的药物，药物将被迅速吸收，如果是在皮下，通常会在几分钟内就威胁生命。经过足够培训并熟悉泵的人员替换泵芯，可以将不被重视的皮下放置的风险最小化。然而，当泵被放置在一个更深的层面时，检查泵可能存在困难，尤其是那些肥胖者。使用放射成像引导，可以简化识别泵的储层端口（图 25-6）。适当的无菌技术、使用抑菌过滤器、注入具有抗菌作用的局麻药液等可以最大限度地降低感染的风险。尽管替换泵芯时需要频繁地重复此过程，但感染率可以降低，并低于 1%[19]。未被授权的人试图通过通道并去除药物时，有时会导致药物过量和设备相关感染。有一病例，患者试图获得通畅通路，将泵内药物进行静脉注射时发生药物过量[20]。

蛛网膜下隙注药设备会引发大多数患者的炎性反应，机体会在设备周围产生纤维囊。纤维囊可以稳定设备的位置。在营养不良的患者中，设备会侵蚀皮下组织和其他结构。组织破坏会导致设备灾难性的侵蚀进入动脉或静脉[21]。

无感染性的皮下泵袋能够产生一种阻碍伤口愈合能力的积液（第26章）。这会引起疼痛、伤口分解、裂开。通常是通过出现在置入设备周围的疼痛、波动的红斑以及实验室检查正常、无发热、无盗汗而诊断积液的，可通过抽吸稻草色液体所验证，显微镜分析及随后的研究可证明是无菌的。由于皮下组织的脂肪坏死会发生长期的皮肤裂开。这些经常会伴随体重的变化，绝大多数表现为体重指数的下降。

蛛网膜下隙穿刺针会引起穿刺针尖端周围的纤维化，造成导管尖端侧口抽吸注射药物的困难。纤维化趋势是可变的。导管尖端微小的纤维化是不易被发现的，只有从导管侧孔回抽脑脊液时才会引起问题。广泛的纤维化会引起危险性炎性包块。长期蛛网膜下隙输注吗啡的导管尖端周围出现炎性包块于1999第一次被报道，最近几年，炎性包块的报道数量和人数有所增加。炎性包块出现在蛛网膜下隙导管尖端，数月或数年后发生慢性纤维化、非炎性包块。随着炎性包块的增大，患者会出现脊髓或神经元受压的直接神经症状和体征。炎性包块形成过程的理论包括肥大细胞脱颗粒造成周围组织的炎性反应。肥大细胞理论在动物模型中已被证实，包括狗和绵羊的模型[22]。其他的理论包括一氧化氮反应、过敏反应或对导管材料的排异反应，但是很少有理论的支持。这些反应是在导管尖端高浓度阿片类药物局部反应的结果。报道的这些案例，绝大多数与高浓度的吗啡和二氢吗啡酮有直接联系，尽管有巴氯芬[23]相关肉芽肿的报道，就像联合可乐定治疗一样[24]。

一项专家共识推荐吗啡的最高有效浓度为30mg/ml，二氢吗啡酮为20mg/ml。因为使用更小的、脂溶性更高的分子如芬太尼、舒芬太尼，与这两种药物合用的报道明显增加。这些药物引起的并发症增多，但目前的文献有限。炎性包块出现的正常过程是开始出现疼痛减轻的逐渐丧失。神经症状包括本体感觉丧失、导管尖端疼痛、感觉的改变、电活动丧失、最终导致膀胱和肠道症状。如果没有被诊断和治疗，会逐渐发展成截瘫。这个诊断要以医生对该并发症的怀疑为基础（框25-2）。诊断的金标准是MRI的T_1信号增强（图25-7）。如果患者没有做MRI，第二个选择是在CT下做脊髓造影。如果放射科医师不熟悉这种病变，应当进行培训。

框25-2　长期药物输注中炎性包块的诊断

- 保持高度的警惕
- 当已被控制的疼痛重新出现，要有怀疑
- 当新的神经信号或症状出现时，包括新出现的疼痛、感觉丧失或躯干和下肢活动减弱、新出现的尿潴留、肠功能膀胱功能失禁
- 可选择增强磁共振进行诊断研究

当前可以用的电子泵由转子驱动，要求电机要带齿轮。机械故障包括齿轮卡住、转子卡住，会导致泵卡住。定期通过透视检查泵，会发现泵的转子状况。

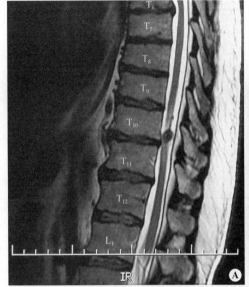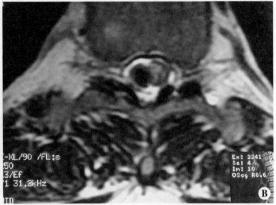

图 25-7　一位患者蛛网膜下隙注药在导管尖端形成炎性包块的磁共振影像表现

A：矢状位 T_2 加权影像，炎性包块包括脊髓背侧胸 10 水平下终板；B：冠状位 T_2 加权炎性包块的影像，包块占据脊髓左侧

（四）药物相关并发症

长期输注阿片类药物相关的并发症发生率见表 25-2。Paice 等[26] 多中心回顾性分析中表明，药物相关并发症很普遍，并且能够影响身体的很多系统。蛛网膜下隙使用阿片类药物会直接引起并发症，包括恶心和呕吐（25.2%）、皮肤瘙痒（13.3%）、水肿（11.7%）、出汗（7.2%）、虚弱（7.2%）、体重增加（5.4%）、性欲减退（4.9%）。Winkelmuller 和 Winkelmuller[27] 报道了在蛛网膜下隙使用阿片类药物均出现较高的不良反应事件。他们报道的并发症包括便秘（50%）、排尿困难（42.7%）、恶心（36.6%）、性无能（26.8%）、呕吐（24.4%）、噩梦（23.3%）、皮肤瘙痒（14.6%）、出汗（8.5%）、水肿（6.1%）、性欲降低（4.9%）。其他常见的不良反应发生在蛛网膜下隙输注阿片类药物过程中。在使用了阿片类药物（绝大多数情况是吗啡）后，会引起外周性下肢水肿。这一并发症的发生率为 1%～20%。这些并发症的发生与蛛网膜下隙使用阿片类药物造成皮肤瘙痒直接相关。导管尖端出现炎性包块是注入药物反应的结果，最多见的是吗啡。这一并发症在前一节已讨论过。

表 25-2　长期鞘内输注阿片类药并发症

并发症	发生率（%）
便秘	50
排尿困难	42.7
恶心和呕吐	24.4～36.6
性无能	26.8

续表

并发症	发生率（%）
噩梦	23.8
皮肤瘙痒	13.3 ～ 14.6
水肿	6.1 ～ 11.7
发汗	7.2 ～ 8.5
虚弱	7.2
体重增加	5.4
性欲减退	4.9

数据来源于 Paice JA，Penn RD，Shott S. Intraspinal morphine for chronic pain：a retrospective，multicenter study. J Pain Symptom Manage，1996. 11：71-80. 和 Winkelmuller M，Winkelmuller W. Long-term effects of continuous intrathecal opioid treatment in chronic pain of nonmalignant etiology. J Neurosurg，1996. 85：458-467.

　　还有其他几种药物也常在蛛网膜下隙中长期输注。可乐定作为 α 受体激动药，会引起低血压和嗜睡。突然撤药或减量，会引起严重的反弹性高血压[29]。齐考诺肽（SNX-111）是人工合成的 N 受体电压依赖性钙通道阻断药的类似物，最先在海洋蜗牛中分离出来。在 2004 年齐考诺肽被美国食品药品监督管理局批准在蛛网膜下隙中使用，被用于治疗癌症和 AIDS[20] 引起的顽固性疼痛。在这项双盲的、安慰剂 - 对照研究中，111 例参与者年龄从 24 岁到 85 岁不等，伴有癌症或 AIDS 引起的疼痛，使用距离超过 50 毫米的视觉模拟评分，随机分为蛛网膜下隙使用齐考诺肽组和安慰剂组。蛛网膜下隙输注齐考诺肽或安慰剂 5 ～ 6 天后，再给予为期 5 天的维持量。齐考诺肽组与安慰剂组比较，疼痛明显减轻，但齐考诺肽组普遍出现副作用（表 25-3）。的确，如此高的副作用只能小剂量长时间使用，这一新的阻断剂的使用受到了限制。在输注泵中放置错误的药物或错误的药物浓度会导致灾难性的后果。如重新填充储药池中的药物后出现镇痛程度的改变，并且嗜睡明显加重，要高度怀疑是否装错药了。这种情况下，药物必须送检。可能的原因有给其他的患者输注该患者拟定药物、药剂师贴错药物标签或者在准备和发放药物时计算错误[31]。放置不准确的药物，首先出现的症状是患者痛苦或呼吸抑制。由于诊断困难，所以药剂科和疼痛中心每次填充药物时进行双人核对以保证精确是至关重要的。另外，对药物浓度、药物稳定性、是否细菌污染的检测也是必需的[32]。

表 25-3　短期鞘内输注齐考诺肽引起并发症的（SNX-111）患者例数（%）

	齐考诺肽（n=72）	安慰剂并发症（n=40）
所有不良事件	70（97.2）	29（72.5）不良事件
所有严重不良事件	22（30.6）	4（10.0）严重不良事件
心血管系统	24（33.3）	4（10.0）
直立性低血压	17（23.6）	2（5.0）
低血压	6（8.3）	2（5.0）

续表

	齐考诺肽（$n=72$）	安慰剂并发症（$n=40$）
神经系统	60（83.3）	14（35.0）
头晕	36（50.0）	4（10.0）
眼球震颤	33（45.8）	4（10.0）
嗜睡	17（23.6）	2（5.0）
谵妄	15（20.8）	2（5.0）
步态异常	9（12.5）	0
泌尿生殖系统	23（31.9）	0
尿潴留	13（18.1）	0
尿路感染	7（9.7）	0

引自 Staats PS，Yearwood T，Charapata SG，et al. Intrathecal ziconotidein the treatment of refractory pain in patients with cancer and AIDS.JAMA，2003.291：62-70.

三、预防和治疗

（一）手术并发症的预防和治疗

绝大多数急性手术并发症的预防要依靠仔细地手术操作。伤口血肿最好的预防办法就是在解剖和缝合伤口时仔细地止血。术前使用抗生素能够明显降低伤口感染的发生率[33]。通过置入蛛网膜下隙输注系统提供镇痛是没有达成共识的。一些学者主张在刚开始置管时使用镇静剂，保持患者足够清醒，对置管的不适有反应，以便发现导管是否接触了神经。其他的学者在这一过程中使用全麻，任何情况下，在 X 线引导下置入腰麻针和导管都是可取的，在正中线脊髓圆锥以下平面，穿刺针遇到神经结构的可能性最小。

导管通过针心很容易退出，不会损伤导管，所以割断导管的风险被降到了最低。当穿刺针进入硬膜囊的角度比较小时，更容易接近硬膜囊平面（与硬膜囊平面的角度小于45°时）。这种比较小的角度能够保证当穿刺针尖端突然转弯时导管不会转弯，减少导管割断的概率，或者有斜角时损坏导管。一旦导管在蛛网膜下隙折断，就需要更换新的导管了。去除留在体内的导管残端是没有争议的。去除导管残端需要做椎板切除和硬脊膜切开术。导管折断的脑室腹腔引流术提供了很好的证据，蛛网膜下隙长时间保留导管是风险很小的，手术探查并去除导管残端的风险要比保留导管残端在原来的位置大很多。

直接损伤脊髓或神经根可以导致瘫痪、疼痛和创伤性脊神经根炎。一旦经 MRI 确诊就应该尽快开始治疗，脊髓的内在损伤会导致 MRI 表现为脊髓加权像增加。脊髓神经损伤后，MRI 并不会立即表现出异常。咨询神经外科，可以考虑初始静脉注射大剂量类固醇。如果损伤是因置管引起，应立即拔出所置管。脑脊液漏可给予适量输液，卧床休息和咖啡因治疗。如果上述治疗措施失败，可以考虑硬膜外自体血填充治疗。如果临床选用血液填充，必须考虑到两个重要危险因素。置管要谨慎小心，避免置管的针剪切导管和带入异物，一旦发生感染，异物、血液可能成为感染的培养基。

术后出血可以采用压迫止血并继续观察。如果血肿迅速扩大，需要立即手术探查。

清除血肿，冲洗伤口，鉴别出血源并止血。复发性出血表明可能存在凝血障碍，必要时咨询血液学家。术前抗凝治疗的注意点类似于外周神经阻滞（第 4 章）。应该与每位患者的主治医师讨论术前停用抗血小板药物的风险，关于复发性血栓栓塞事件风险的适当分析，可权衡围术期出血的风险。

置入后伤口边缘张力过高可导致皮肤破裂和（或）蜂窝织炎，必须清除装置。这通常发生在术后不久，但也可能在之后的治疗过程中表现出来。因此在置入的过程中，是要确保所创建的"容器"足够大以允许伤口边缘位置能达到无张力缝合。如果监管适当，泵可以适用于体重指数低的患者。这类患者包括营养状况差的癌症患者和儿童。关于痉挛的文献显示，如果能够给予伤口护理和口袋"容器"监测警示，幼儿是能够耐受泵的置入的[34]。

置入后该泵可在"容器"内翻转使接入端口朝向腹壁，这可能是由于身体特征的变化，导致腹壁组织的松弛。如果患者反复尝试在口袋里移动它，该泵还可以翻转。在这些情况下泵的位置可能会改变，泵和腹部粘接剂可以用来保持恰当的位置。最终可能会需要手术修正。这个过程中涉及去除一些周围的脂肪组织将泵固定到筋膜。在病态肥胖患者，这是很难做到的，因为它可能会导致泵离表面太远，以至于可以不再使用遥测装置通信编程。在这些情况下，Dacron 小袋能固定到周围组织加速纤维化，从而避免泵的进一步运动。

（二）感染性并发症的预防和治疗

严格使用无菌技术、轻柔剥离组织、完美缝合伤口才能最有效的预防感染性疾病。由于用于慢性疼痛治疗置入的装置延伸到椎管内，一旦感染则可能是灾难性的，所以所有患者必须常规使用抗菌药物预防感染（表 25-4）。1999 年疾病控制和预防中心发表了各手术部位感染预防方针[35]，详细讨论各方面的预防，最近一次回顾性研究指出了感染性并发症与慢性疼痛治疗的相关性。泵的感染是一个非常严重的问题，治疗方案因组织受累的程度而不同，浅表感染的治疗方案包括口服抗生素观察或开放切口引流。两种治疗方案的目标都是保护系统。一旦感染扩散到深层组织，就需去除泵和导管并开始口服或静脉途径给予抗生素治疗。感染病专家会诊可以帮助并确定适当的抗生素治疗方案。微生物培养可用于指导治疗，如果设备会重新置入，感染病专家可以指出术前的注意事项，对降低反复感染的风险可能会有所帮助。

表 25-4　推荐置入鞘内给药装置前预防性应用抗生素

抗生素	剂量和给药
头孢唑啉	1～2g，切口前 30 分钟静脉注射
克林霉素（β 内酰胺类过敏的患者）	600mg，切口前 30 分钟静脉注射
万古霉素（耐甲氧西林金黄色葡萄球菌携带者）	1g，切口超过 60 分钟后静脉注射

引自 Rathmell JP，Lake T，Ramundo MB.Infectious risks of chronic pain treatments：injection therapy，surgical implants，and intradiscal pain techniques. Reg Anesth Pain Med，20096.31：346-352.

椎管内感染发生后，需要快速干预。鞘内给药装置相关联的感染病例中脑膜炎所占比例小于 0.1%，与其他脑膜炎患者治疗的方式一致。脑膜炎患者是否需去除装置在文献中并没有达成共识。硬膜外脓肿是一个更严重的并发症，在大多数情况下，如果不迅速采取干预可能会导致瘫痪。出现典型术后背外部疼痛、发热、精神委靡可怀疑硬膜外脓肿，而明确诊断需经 MRI 或 CT 证实，往往需要拔除导管和手术引流。横断性脊髓炎的神经症状出现在中线两侧，被认为是脊髓内的炎性改变所致，是一种罕见的并发症，可能与炎性肉芽肿形成或感染相关。需大量应用糖皮质激素治疗，并请感染病专家识别这种疾病的病毒或细菌，进行对因治疗[15]。

因组织感染、伤口裂开或积液，置入装置取出后，临床医生必须要警惕突然停止阿片类药物、可乐定和（或）巴氯芬造成的戒断症状[9]。修改或移除泵最常见的原因是电池达到其使用寿命。一般的设备平均每 2～5 年需要更换。更换设备时一定要避免药物过量，正确识别药物剂量、导管长度和桥接剂量。这通常可以在门诊以最小的风险来完成，但泵在更新换代过程中桥接给药剂量不确定性增加，患者应入院仔细观察，直至整个桥接剂量已经完成，建立新的灌注基线需花费较长时间。

（三）设备相关并发症的预防和治疗

导管功能障碍是置入体内泵最常见的问题，这个问题可导致停药、疼痛加重，并且需要通过外科手术矫正。可通过与脊柱旁筋膜仔细固定预防导管移位。在实际工作中，如果这个简单的固定步骤省略，导管迁移的发生率则倍增[10]。这个步骤可以最大限度地减少扭结，导管应没有大的角度。导管故障可由 X 线平片诊断，侧端口使用放射造影显示（如前所述）或 MRI。治疗包括解决所发现的问题。如果导管已迁移至蛛网膜下隙，必须更换整个导管。如果导管的迁移形成穿孔或不在原来的水平，应将导管的位置恢复到中线位。导管迁移到脊髓是罕见的，需要咨询神经外科医生并系统去除。导管扭曲或断裂有必要更换整个导管。如果病变是在固定装置水平或接近正中切口，可用拼接套件，以便只能通过后路进行探查。如果导管折断在更近侧的位置，应更换整个导管。

导管纤维化（轻微纤维化无大的炎性肿块）会降低药效，并且通过侧口注射药物的时候疼痛明显，可通过向后牵拉导管或修正导管的远端部分来缓解。这种情况下，一些专家建议修正鞘内一部分导管，并将导管更换到不同的椎体水平。

精细的手术操作虽然不能完全避免积液，但可以减少其发病率。避免过度损伤组织和保持体内的动态平衡，可以减少血性浆液组织的漏出，随后皮下积液的发生也将减少。一旦皮下积液诊断成立，需要无菌穿刺取液体进行分析，排除感染的可能。稻草色液体但不伴有其他感染症状或体征表明这是非感染性积液。如果反复进行穿刺吸引，症状无改善，可能需要手术切开引流。放置引流可以避免重复收集液体，但因为可能增加感染风险目前仍有争议。复发性积液需要修改口袋的位置，将泵移动到新的位置。

长期的皮肤破裂可能导致蜂窝织炎以及设备的暴露，需要移除设备。因此，如果泵周围的疼痛加剧，应进行仔细检查，在皮肤破裂之前，要排除是否需要再次手术。

机械故障，包括一个可编程的泵内转子失速或齿轮被卡住，需要更换整个设备。如果侧端口发生泄漏或者接入端口完整性缺失，也需要更换泵。

导管尖端肉芽肿，即导管尖端炎性包块，它的表现各不相同。Deer[37] 研究一系列连续的 MRI 检查，患者可以有这些病变但不会表现出任何症状。Coffey 和 Burchiel 则指出一些患者的严重后果，包括截瘫。在无症状的患者，治疗可能包括重复 MRI 观察或导管的修正。动物研究表明，持续暴露于激动药物下可导致病变持续进展。注入生理盐水可能导致病变好转，但结果还是要停止治疗。因此，许多临床医生选择移除导管。任何时候导管修正计划，患者都应保持响应，行切口并暴露导管。一旦导管被固定，应轻柔解开。如果耐药性增强或疼痛突发，导管应留在原位，可用缝线将导管在韧带上阻断或手术夹闭并使其留在原位或手术切除肿物。如果没有明显的神经损害，通常是没有必要行手术切除的。病变初步诊断后，临床医师应立即消除致病因素、更换药物或滴注生理盐水。可以去除导管、将导管置于低于目前水平 1 ～ 2 个节段的水平或更换导管。最近一篇综述的主题关注的就是导管尖端肉芽肿外科处理的细微差别[38]。一旦导管位置已被纠正，应避免再次形成肿块，并使用替代药物。

（四）药物相关并发症的预防和处理

要将药品在鞘内给药物相关并发症最小化，最成功有效的措施是熟悉每种药物，避免使用文献报道中的不良反应药物。在极特殊情况下，如晚期癌症患者，可以选择使用一些特殊药物，如氯胺酮和哌替啶[39, 40]。

阿片类药物产生的并发症（如恶心和呕吐、瘙痒、排尿困难、便秘、水肿、出汗、虚弱、体重增加和性欲减低）通常没有任何特定治疗并且随时间推移而消散。所有这些问题中，水肿可能会持续较久并令人困扰。治疗方法包括保守方法，如利尿剂和弹力袜。在置入装置之前最大限度地控制引起水肿的因素，也有助于降低水肿发生。如果措施不成功，就需要换一种药物。

与其他阿片类止痛药给药途径相比，此类给药方式造成的便秘不常见，但便秘也需要治疗，可以给患者设置一个良好的排便方案，增加活动和饮食中的纤维。睾酮的减少与口服和鞘内应用阿片类药物相关（见第 34 章），这一问题已由实验室研究证实，可口服或经皮给予睾酮替代治疗。有数据表明补充睾酮可能导致前列腺癌的恶化，所以在给予替代疗法前，使血清特异性前列腺素达到正常水平很重要。

有些药物的并发症是由特定的受体介导的。可乐定作用于 α 受体，应慎重增加药物剂量以防止嗜睡或低血压发生。如果导管位于高胸段或颈段，这个问题发生的可能性更大，证实布比卡因是导致感觉丧失的明确因素，可降低初始剂量 1 ～ 2mg/d，并谨慎增加用量。

齐考诺肽与输液相关的具体问题（表 25-3）包括头晕、混乱、幻觉、嗜睡、恶心。近年来的后续研究表明[41, 42]，缓慢滴定可以减少这些问题的发生，提高患者对药物的耐受能力。

药物标签错误或污染引起的并发症必须在制药水平预防。医生应该与药局商讨，提供药物泵并确保该化合物及混合物是采用国际标准进行配制的。药剂师也应精通给药装置的药物安全浓度。

最后，近来的大规模人群研究表明，疾病严重程度的总体水平相当的两组，接受鞘内给药治疗慢性癌性疼痛的患者死亡率增加[12]。死亡率增加的原因尚不清楚，但通过美国食品药品监督管理局的 MedWatch 系统的小样本死亡报告，表明这些死亡案例发生在初始注入或修正置入的药物输送系统后的 24 ～ 48 小时内。分析表明，这些死亡可能与编程的错误或系统的故障间隔长时间没有给予药物后突然给药相关。放置一个新的系统或修改现有的系统时要密切关注设备的编程和初始药物输注速率，降低药物过量风险的具体步骤已经提出（框 25-3）[43]。

框 25-3　最初置入或修正现有鞘内给药系统的过程中尽量减少用药过量风险的具体步骤

- 启动鞘内注射治疗时，采用适宜最低预计有效剂量
- 置入后避免立即使用其他中枢神经系统抑制剂
- 鞘内药物泵，其构成和适当的编程应获得专家级的审查
- 亲自监督初始编程的各个方面
- 起始治疗时，避免为缩短输注速度缓慢所致药物起效延迟，而应用过高浓度药物溶液
- 常规计算新的药物剂量，首次鞘内注射时应告诫患者和家属注意观察患者情况

引自 Rathmell JP，Miller MJ.Death after initiation of intrathecal drug therapy for chronic pain：assessing risk and designing prevention. Anesthesiology，2009. 111：706-708.

四、会诊时机

出现并发症的情况下，重要的是要记住会诊医生的价值。当有永久性神经损害的风险时，必须要咨询神经外科医生或整形外科医生。同样，当怀疑装置或伤口感染时，感染科医生的指导治疗非常宝贵。对存在并发症的患者，明智地采用会诊意见，将能改善患者的治疗及预后。

五、总　　结

相对于长期口服药物制剂，鞘内给药是一种可行的替代治疗。鞘内给药已证明是有效的，如脊髓刺激，符合成本效益，对慢性和癌症相关疼痛患者满意度高。并发症的预防、识别和治疗是成功使用这些给药装置的重要组成部分。

（刘文勋　王　云　马增瑞译，叶青山　王俊科校）

参 考 文 献

1. Brownstein MJ. A brief history of opiates, opioid peptides, and opioid receptors. *Proc Natl Acad Sci U S A* 1993;90(12):5391–5393.
2. Hughes J, Smith TW, Kosterlitz HW, et al. Identification of two related pentapeptides from the brain with potent opiate agonist activity. *Nature (London)* 1975;258:577–580.
3. LaMotte C, Pert CB, Snyder SH. Opiate receptor binding in primate spinal cord: distribution and changes after dorsal horn resection. *Brain Res* 1976;112:407–412.
4. Yaksh TL, Rudy TA. Analgesia mediated by a direct spinal action of narcotics. *Science* 1976;192:1357–1358.
5. Wang JK, Nauss LA, Thomas JE. Pain relief by intrathecally applied morphine in man. *Anesthesiology* 1979;50:149–151.
6. Behar M, Magora F, Olschwang D, et al. Epidural morphine in treatment of pain. *Lancet* 1979;1:527–528.
7. Ferrante FM. Neuroaxial infusion in the management of cancer pain. *Oncology* 1999;13:30–36.
8. Faaber J, Koulousakis A, Staats P. Clinical protocols for titrating constant flow implantable pumps in patients with pain or spasticity. *Neuromodulation* 2005;8:121–130.
9. Thimineur MA, Kravitz E, Vodapally MS. Intrathecal opioid treatment for chronic non-malignant pain: a 3-year prospective study. *Pain* 2004;109:242–249.
10. Follett KA, Naumann CP. A prospective study of catheter-related complications of intrathecal drug delivery systems. *J Pain Symptom Manage* 2000;19:209–215.
11. Coffey RJ, Burchiel KJ. Inflammatory mass lesions associated with intrathecal drug infusion catheters: report and observations on 41 patients. *Neurosurgery* 2002;50:78–86.
12. Coffey RJ, Owens ML, Broste SK, et al. Mortality associated with implantation and management of intrathecal opioid drug infusion

systems to treat noncancer pain. *Anesthesiology* 2009;111:881–891.

13. Harney D, Victor R. Traumatic syrinx after implantation of an intrathecal catheter. *Reg Anesth Pain Med* 2004;29:606–609.

14. Huntoon MA, Hurdle MF, Marsh RW, et al. Intrinsic spinal cord catheter placement: implications of new intractable pain in a patient with a spinal cord injury. *Anesth Analg* 2004;99:1763–1765.

15. Ubogu EE, Lindenberg JR, Werz MA, et al. Transverse myelitis associated with *Acinetobacter baumannii* intrathecal pump catheter-related infection. *Reg Anesth Pain Med* 2003;28:470–474.

16. Torrens JK, Stanley PJ, Ragunathan PL, et al. Risk of infection with electrical spinal-cord stimulation. *Lancet* 1997;349:729.

17. Milbouw G. An unusual sign of catheter migration: sciatica. *Neuromodulation* 2005;8:233.

18. Albrecht E, Durrer A, Chedel D, et al. Intraparenchymal migration of an intrathecal catheter three years after implantation. *Pain* 2005;118:274–278.

19. Dario A, Scamoni C, Picano M. The infection risk of intrathecal drug infusion pumps after multiple refill procedures. *Neuromodulation* 2005;8:36.

20. Burton AW, Conroy B, Garcia E, et al. Illicit substance abuse via an implanted intrathecal pump. *Anesthesiology* 2005;89:1264–1267.

21. Narouze S, Yonan S, Malak O. *Inferior Epigastric Artery Erosion: A Rare Complication of Intrathecal Drug Delivery System. Abstract*. San Francisco, CA: American Society of Regional Anesthesia and Pain Medicine, 2003.

22. Yaksh TL, Horais KA, Tozier NA, et al. Chronically infused intrathecal morphine in dogs. *Anesthesiology* 2003;99:174–187.

23. Deer TR, Raso LJ, Garten TG. Inflammatory mass of an intrathecal catheter in patients receiving baclofen as a sole agent: a report of two cases and a review of the identification and treatment of the complication. *Pain Med* 2007;8:259–262.

24. Toombs JD, Follett KA, Rosenquist RW, et al. Intrathecal catheter tip inflammatory mass: a failure of clonidine to protect. *Anesthesiology* 2005;102:687–690.

25. Follett KA. Intrathecal analgesia and catheter-tip inflammatory masses. *Anesthesiology* 2003;99:5–6.

26. Paice JA, Penn RD, Shott S. Intraspinal morphine for chronic pain: a retrospective, multicenter study. *J Pain Symptom Manage* 1996;11:71–80.

27. Winkelmuller M, Winkelmuller W. Long-term effects of continuous intrathecal opioid treatment in chronic pain of nonmalignant etiology. *J Neurosurg* 1996;85:458–467.

28. Aldrete JA, Couto da Silva JM. Leg edema from intrathecal opiate infusions. *Eur J Pain* 2000;4:361–365.

29. Hassenbusch SJ, Gunes S, Wachsman S, et al. Intrathecal clonidine in the treatment of intractable pain: a phase I/II study. *Pain Med* 2002;3:85–91.

30. Staats PS, Yearwood T, Charapata SG, et al. Intrathecal ziconotide in the treatment of refractory pain in patients with cancer and AIDS. *JAMA* 2003;291:62–70.

31. Miele VJ, Price KO, Bloomfield S, et al. A review of intrathecal morphine therapy related granulomas. *Eur J Pain* 2006;10:251–261.

32. Coyne PJ, Hansen LA, Laird J, et al. Massive hydromorphone dose delivered subcutaneously instead of intrathecally: guidelines for prevention and management of opioid, local anesthetic, and clonidine overdose. *J Pain Symptom Manage* 2004;28:273–276.

33. Rathmell JP, Lake T, Ramundo MB. Infectious risks of chronic pain treatments: injection therapy, surgical implants, and intradiscal techniques. *Reg Anesth Pain Med* 2006;31:346–352.

34. Albright AL, Awaad Y, Muhonen M, et al. Performance and complications associated with the synchromed 10-ml infusion pump for intrathecal baclofen administration in children. *Neurosurgery* 2004;101(1 suppl):64–68.

35. The Centers for Disease Control and Prevention. Guideline for prevention of surgical site infection. *Infect Control Epidemiol* 1999;20:217–278.

36. Follett KA, Boortz-Marx RL, Drake JM, et al. Prevention and management of intrathecal drug delivery and spinal cord stimulation system infections. *Anesthesiology* 2004;100:1582–1594.

37. Deer T. A prospective analysis of intrathecal granuloma in chronic pain patients: a review of the literature and report of a surveillance study. *Pain Physician* 2004;7:225–228.

38. Zacest AC, Carlson JD, Nemecek A, et al. Surgical management of spinal catheter granulomas: operative nuances and review of the surgical literature. *Neurosurgery* 2009;65:1161–1164.

39. Benrath J, Scharbert G, Gustorff B, et al. Long-term intrathecal S(+)-ketamine in a patient with cancer-related neuropathic pain. *Br J Anaesth* 2005;95:247–249.

40. Souter KJ, Davies JM, Loeser JD, et al. Continuous intrathecal meperidine for severe refractory cancer pain: a case report. *Clin J Pain* 2005;21:193–196.

41. Wallace MS, Rauck R, Fisher R, et al. Intrathecal ziconotide for severe chronic pain: safety and tolerability results of an open-label, long-term trial. *Anesth Analg* 2008;106:628–637.

42. Webster LR, Fisher R, Charapata S, et al. Long-term intrathecal ziconotide for chronic pain: an open-label study. *J Pain Symptom Manage* 2009;37:363–372.

43. Rathmell JP, Miller MJ. Death after initiation of intrathecal drug therapy for chronic pain: assessing risk and designing prevention. *Anesthesiology* 2009;111:706–708.

Timothy R. Deer   Jason E. Pope

脊髓电刺激（SCS）是现代疼痛治疗中一个重要的部分。尽管它被认为是一种先进的治疗方法，但已被作为一种成熟的治疗方法运用于神经痛和混合性神经痛治疗多年。SCS 是在 20 世纪 60 年代末期由克里夫兰大学医院的 Norman Shealy 医生首次用于临床实践[1]。当时的观念是通过干扰或者改变传入大脑的疼痛信号，从而减轻痛苦。这一想法是基于 1965 年发表的闸门控制理论，它阐释了无痛刺激可降低疼痛感的现象，如高频触诊和按摩可以减轻疼痛。Wall 和 Melzack 假设疼痛的感觉是控制疼痛通路中抑制性和兴奋性纤维失衡所导致的（图 26-1）[2]，作为 SCS 应用的最初理论，闸门控制理论是非常重要的，但是至今仍然没有证实该理论是正确的。

在过去的 5 年里 SCS 系统的植入已经涉及了广泛的领域，包括患者的选择和技术，以及专注于改进的成果和改善卫生服务

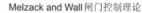

Melzack and Wall 闸门控制理论

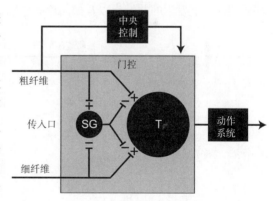

图 26-1　闸门控制理论示意图

由 Melzack 和 Wall 在 1965 年提出。该理论认为，外周感觉传入脊髓的次级神经元（T），再依次传入大脑。从第一级感觉传入到脊髓内第二级神经元这种信息传输被认为是"门控"感觉输入，是通过位于该胶质内的中间神经元整合处理实现的。非伤害性感觉的传入是通过粗神经纤维传递给第二级神经元，这种无痛冲动传入激发了"门控通道"的关闭，阻止了伤害性疼痛刺激的传入。SCS 以闸门控制理论想法为基础，电刺激激活了非伤害性神经纤维，从而关闭"门控通道"，阻断了对疼痛的感知。同时闸门控制理论简洁明了，非伤害性神经传导通路可以修饰疼痛感的理论被证明是正确的

利用。由于医疗社区和社会对疼痛治疗的高度关注，推动了医师的 SCS 植入，一方面是希望减少慢性阿片药物的需求，另一方面是达到改善功能的目标，随着接受 SCS 治疗患者的增加，目前更关注通过医师的努力和医疗设备的进步提高技术。

最早用于 SCS 治疗的是一个正极和一个负极组成的单极导联。这些早期的设备在程序上存在局限性，除了一个用磁铁控制触发的开关，没有其他任何组成部分。随着新设备和植入装置的发展，通过运用有很多个正极和负极组成的多级导联，增大了感觉异常的范围，而且较小的发生器提高了舒适性和耐受性。近年来充电电池和经皮植入电极，新的患者疼痛定位图软件已经出台，并承诺进一步改善 SCS 的益处。因为改善的标准不同，一些产品如出台的经皮植入电极和一些新的植入结构在美国可以使用之前已经在其他国家使用过。重要的是医生要不断发展技术，因为这些新的技术可以提高刺激成功率，减少并发症。

早期回顾性及前瞻性病例分析[3]和观察性试验[4]，都证实了 SCS 用于治疗腰椎手术后的慢性疼痛的益处，尤其是慢性根性疼痛。目前根据视觉模拟量表以及全球患者满意度显示，与有腰椎融合反复接受手术治疗的持续性反复发作的疼痛相比，SCS 被证实可以缓解急性疼痛[5]。从现代医学成本原则方面讲，现有证据表明 SCS 较保守的疼痛治疗技术更节约成本[6]。与单独的物理疗法相比，SCS 结合物理疗法，用于治疗复杂区域疼痛综合征在功能恢复方面取得了更好的效果[7]。如今，SCS 已成为治疗多种慢性疼痛的有效方法（框 26-1）。与其他外科技术一样，特别是那些需要放置留置装置的患者，少数患者会出现并发症。当为患者提供该治疗方法时，最重要的是明白其潜在的并发症。并发症可以分为与轴索相关的、与设备及其组件相关的以及那些脊柱以外的组织相关的。为了能够更好地处理并发症，医生必须明白可能发生的并发症以及如何诊断它们，并正确地处理（表 26-1）。

框 26-1　建立脊髓刺激的适应证

· 慢性腰椎神经根病	· 臂丛神经病变
· 慢性神经根型颈椎病	· 放射性神经炎
· 继发于初次手术后脊髓疾病的神经性肢体疼痛	· 复杂区域疼痛综合征（类型 I 和类型 II ）
· 颈椎手术失败综合征合并神经根损伤	· 雷诺综合征
· 腰椎手术失败综合征［包括背部和（或）四肢持续性疼痛］	· 肢体的缺血性疼痛
· 原发性背痛在鞘内给药	· 内脏疼痛综合征，包括胰腺炎引起的腹痛
· 椎管狭窄	· 内脏疼痛综合征，包括间质性膀胱炎引起的盆腔疼痛
· 带状疱疹后遗神经痛	· 心绞痛
· 外周神经损伤	· 糖尿病周围神经病变和其他上、下肢的糖尿病神经病变

表 26-1　SCS 相关的并发症、诊断及治疗

并发症	诊断	治疗
涉及神经的并发症		
神经损伤	CT、MRI、EMG/NCS 体检	类固醇方案、抗惊厥类药物、神经外科咨询
硬膜外纤维化	增加刺激幅度	调整导管尖端、重新设置导管
硬膜外血肿	CT、MRI 及物理检查	手术清除、类固醇方案
硬膜外脓肿	体检、CT、MRI、血常规、血液分析	手术清除、静脉用抗生素、ID 查询
PDPH（硬脊膜穿刺后头痛）	体位性头痛、视物模糊、恶心	静脉输液、休息、血液补充

续表

并发症	诊断	治疗
神经轴外并发症		
血清凝块	硬脊膜囊内血清渗出	吸引，如果没有应答，手术引流
血肿	硬脊膜囊内出血	加压、吸引、再次手术重置
疼痛敏感	疼痛触诊	高剂量利多卡因贴剂、注射剂、调整导管
伤口感染	发热、红肿、引流	抗生素、切开引流、清除
设备相关的并发症		
不被接受的治疗程序	在疼痛区域刺激缺乏	重新设计装置、导管重置
导管移位	程序无效、X 线	重置程序、再次手术
电流泄漏	高电阻、泄漏部位疼痛	重置连接器、发生器或导管
发生器故障	无法读取设备	更换发生器

一、概　述

据报道与脊髓刺激装置相关并发症的发生率为 0 ～ 81%，这取决于研究者和对不良事件报道的差异。

在一项更高质量研究的系统分析中，在检索了大量数据库后得出并发症平均发生率为 34%。同样的分析，需要外科治疗的为 23%，然而需要植入治疗的为 11%，威胁生命或严重的并发症发生率＜ 1%[8]。Cameron 对 3679 名患者进行了分析，其并发症为 36%；另外一项超过 10 年的长期研究，102 例植入治疗的患者，外科并发症发生率为 32%[9]。Burchiel 和他的同事发现，植入 1 年或 1 年以上的患者并发症发生率为 17%[10]。Kumar[11] 发现与电极相关并发症发生率为 5.3%，硬膜外纤维化发生率为 19%，感染发生率为 2.7%。此外，Kumar 等 [12] 在后续的研究中报道，与刺激频率相关的并发症为 25% ～ 33%，需要指出的是仍有 85% 的患者对治疗结果满意。

最严重的是脊柱及其相关结构的并发症。装置相关的并发症是很常见的，也是需要医师更加关注的。患者和临床医生都困扰的是周围并发症和设备的程序故障，但是与潜在的危及生命的脊柱并发症相比却显得微不足道。

神经轴以外结构并发症的严重程度不一，程度轻的如切口疼痛或装置故障，严重的如伤口感染导致败血症 [13-16]。Kemker 报道 [17]，SCS 导致的生物并发症通常发生在植入后 3 个月内，而装置并发症通常是在植入后 2 年内。

二、定义、发生率、诊断

（一）神经轴相关并发症

SCS 最严重最紧急的并发症是硬膜外血肿形成。该并发症发生率较低，尽管认为其发生率小于 1%，但现有文献无法准确估计它的发生率，因为 SCS 需要将一个大的穿刺针置入硬膜外隙，然后电极穿过椎管内的许多层，硬膜外血肿的发生率似乎高于单次或持续硬膜外镇痛。确切的数字无法获得。硬膜外血肿若不能及时治疗就会继续发展导致瘫痪[18]。患者可能在术后即刻主诉麻木，可伴有严重的背或腿部疼痛。术后乏力应当警惕硬膜外血肿的可能。导致这种并发症的危险因素包括用抗凝剂、阿司匹林、非甾体抗炎药，或其他影响血小板功能的药物。读者可以参照美国区域麻醉指南中抗凝治疗的患者区域麻醉注意事项[19]。其他风险包括含多导联通路导线电极置入困难，需要进行椎板切除放置导联线，以及在原先放置导联线的区域再次手术来解决这一问题。这种并发症较常见于需要广泛去除骨质的外科手术。硬膜外血肿的诊断需要计算机断层扫描（CT），如果不能接受 CT，磁共振成像也可以诊断。

　　对于有植入物的患者也可以接受 MRI 检查，美国食品药品监督管理局未批准 MRI 用于留置 SCS 电极的患者[20-22]，因为这可能导致强磁场内硬膜外电极引起感应加热，由此可导致组织损伤。

　　另一个严重的可能危及生命的并发症是脊髓结构感染，感染包括硬膜外脓肿、椎间盘炎和脑膜炎。感染的发生率很小，也没有数据记录，但是大多数作者引用的发生率为 < 1/1000[23]。硬膜外脓肿是这些并发症中最常见的，与硬膜外麻醉保持一致（见感染并发症章节）。Meglio 等[24]描述了最近脊髓刺激相关截瘫患者硬膜下和硬膜外脓肿的情况。硬膜外脓肿侵及周围组织进一步发展为椎间盘炎和脑膜炎。发展为硬膜外血肿的患者主诉植入电极部位剧烈疼痛。华氏 101 度以上的高温仍然可能提示脓肿形成和菌血症。皮肤或非皮肤性放射痛的发生提示脓肿的形成。脓肿形成的风险因素包括免疫功能低下、难控制的糖尿病、慢性透析，接受过器官移植正在使用免疫抑制药物，慢性皮肤感染史，曾感染过耐甲氧西林金黄色葡萄球菌和金黄色葡萄球菌，手术部位的局部皮肤感染或溃烂。硬膜外脓肿或椎间盘炎可以通过 CT 或 MRI 诊断。脑脊液（CSF）分析是诊断细菌性脑膜炎的金标准[23]。

　　脊髓或神经根的神经损伤是 SCS 的潜在风险。神经损伤最常见的原因是硬膜外穿刺针引入电极时对神经结构的直接损伤，其他原因包括电极植入、电极拔除造成的损伤，以及外科手术椎板对神经的牵拉。在许多神经损伤的病例报道中，患者在全身麻醉或深度镇静时损伤，是无法主诉触到神经时的异常感觉的。Meyer 等描述了这样一个病例[25]，在一个全身麻醉下本打算接受 IPG 置入而非电极置入的患者术后在 C_2 发现了经皮硬膜下电极，患者由于直接的脊髓损伤而导致四肢瘫痪[25]。应由患者描述的症状做引导评估。影像学检查不会发现任何单根的神经根损伤，即使是报道正存在急性神经毒性疼痛的患者。相反，任何患者出现提示脊髓损伤的体征或症状，应立即进行 CT（若硬膜外电极仍存在）或 MRI（若电极已拔除）。MRI 对脊髓本身的微小损伤是非常敏感的。在某些情况下，需要在开放性外科手术下直视证实脊髓或神经组织损伤。拔除电极或修复撕裂的硬脑膜。肌电图和神经刺激仪有助于确定神经损伤的位置，但可能在损伤的几周内不会显示异常（见神经损伤章节）[26]。

　　一个更频繁但不是十分令人担忧的轴索并发症是由于不慎穿透硬脊膜。一项由 Kemlar 报告的复杂性区域疼痛综合征的研究中，36 例患者的随机临床试验证明，11% 的患者有硬脊膜穿刺后头痛（PDPH）[21]。其他研究者也报道了相似的并发症发生率。可能导致此并发症的因素是前次手术针的位置韧带钙化、肥胖或者是患者运动。技术因素可能也发挥了作用，硬膜外穿刺率较高的是正中穿刺，针的角度（45°以上），以及使用针引导的逆行电极。一种极为罕见但更严重的并发症是随着慢性脑脊液漏的硬脑膜撕裂，这可能会导致体位性头痛、恶心、耳鸣、委靡不振。如果有异物进入硬膜外隙，可导致硬膜外瘢痕形成。Lenarson 等报道，一项组织学研究证实异物反应造成二次经皮硬膜外针刺电极压迫脊髓型颈椎病、硬膜外纤维化是电极植入硬膜外隙可预见的结果，也已经被描述为一种并发症[29]。瘢痕在电极植入后不久开始形成，由于刺激依赖于组织的阻力，可能会影响治疗的刺激特性。Kumar 等[30]描述了持续的感觉异常部分归因于硬膜外瘢痕。

那些需要接受 SCS 治疗的患者往往存在严重的脊椎病理改变，而且根据植入系统的位置，这种异常改变在数年内会继续发展。一旦在某个位置成功地植入电极，形成的脊椎狭窄可能导致脊髓组织受压迫。如果在硬膜外隙存在电极也可能导致椎管狭窄，或者出现新的脊髓病的根性症状或体征[31]。存在电极植入的患者根据病史、物理检查和神经外科医师的 CT 脊髓造影可以诊断脊髓狭窄。

（二）非脊髓组织并发症

植入式脉冲发生器（IPG）或电极的脊柱旁治疗可能会引起感染，有可能需要移除装置。伤口感染的概率为 0 ~ 4.5%，也有报道称感染概率可能更高[32]。诊断常常很简单，引线和（或）IPG 手术植入部位流脓、红疹、敏感即诊断为感染。深部感染或感染早期，一些检测数据可以帮助判定是否存在感染及感染的严重程度：白细胞计数上升，C 反应蛋白上升，红细胞沉降率升高，这些并不是感染的特异性指标，也可能会出现术后肺萎缩、血块或尿道感染。如果白细胞计数上升，中性粒细胞分类计数左移，同时其他两项检测有任一项不正常，植入手术的医生就应该加以警惕。感染可能会发生在植入式脉冲生成器内、引线安置切口或穿过的皮下组织。感染可能只涉及浅表组织，也可能牵涉从植入式脉冲生成器到硬膜外隙的广泛区域。

植入式脉冲发生器内非感染性血清血液的堆积形成血清肿，这会妨碍伤口愈合，导致疼痛，这样即使装置可以有效缓解疼痛，患者的满意度也会降低。虽然检测值正常，伤口革兰染色和细菌培养呈阴性，没有发热但伤口出现红斑、肿胀和凹凸时就可以诊断为血清肿。如果吸入显微镜分析或后续培养中显示淡黄色液体没有细菌就可以确诊血清肿。通过精细的手术可以降低血清肿的危险，但并不能完全消除[33]。

疾病控制和预防中心发布了手术部位感染围术期预防策略指南，其中包含了对外科医生、患者和环境因素的说明[34]。框 26-2 中列出的因素中，外科医生适当的手术准备、无菌手术室、皮肤消毒液类型（较聚维酮碘、氯己定更常用），手术切口前 30 分钟服用抗生素及伤口冲洗，这些因素都可以预防感染。术前洗浴、抗生素冲洗、闭合布帘、脱衣时间、抗菌药膏或术后应用抗生素并不是明确因素，可能会引起微生物对抗生素产生耐药性[35]。植入式脉搏生成器的伤口处或者引线安置部位可能会出血。可能是浅表的挫伤也可能是大出血，大出血时就需要进行治疗[36]。关于术后是否使用抗菌药膏，Bedder 等表示[37]，常规性地使用抗生素药膏可能会增加耐药性，增加机体对抗菌药物的过敏反应和提高皮肤坏死的敏感性。

框 26-2 避免感染和血清肿

- 术前看患者是否存在皮肤、口腔、尿道或肺部感染的迹象或症状
- 如果有提示感染的迹象或症状存在，术前应进行白细胞分类计数
- 在植入装置前 30 分钟预防服用抗生素
- 建议患者在手术的当天早上使用氯己定或相似制剂洗浴
- 如果患者有 MSRA 感染或定殖史，在手术前 72 小时使用鼻内莫匹罗星或类似抗生素（也可以考虑向感染病专家咨询如何清除 MRSA 定殖）
- 确保抗生素可以抵抗装置中检测到的常见微生物
- 皮肤消毒时，至少连续使用 6 次氯己定，至少延伸至疑似手术区外 24 英寸
- 使用葡萄糖酸氯己定作为手术中的消毒溶液
- 如果需要剔除毛发，最好是剪掉而不要刮掉。如果需要刮，应该在术前皮肤消毒前立即刮掉
- 在预计手术视野外至少 12 英寸的地方用布帘覆盖
- C 形臂移入侧卧位后避免与其直接接触
- 严格遵循精细的无菌手术技术
- 组织解剖时，严格遵循轻柔的手术技术，避免硬性解剖分离
- 确保植入器和刺突旁切口止血完全
- 确保所有的无效腔闭合，进行分层缝合
- 确保皮肤边缘平坦，缝合期间皮肤表面没有拉紧的部分
- 使用无菌敷料前可以考虑在切口处使用抗生素药膏

使用脊髓电刺激器和连接器的患者可能会出现术后疼痛，发生率较低，约为 0.8% ～ 5.6%，但是一旦出现就可能引起患者不满，甚至需要对患者进行解释或调整系统。鉴别诊断包括手术部位的神经瘤、皮下皮肤刺激，以及引入装置与髂前上棘或肋缘接触引起的骨刺激。诊断比较简单，是根据临床判断和体检来进行的。如果怀疑有神经瘤，可观察在局部麻醉后是否只有瞬间疼痛缓解。成功植入后，一些患者的体重可能会随着活动量的增加而减少，这会导致浅表脂肪的损失，并可能会导致浅表处引线、连接器和生成器部位的疼痛。装置太浅，就可能导致皮肤溃损和感染。如果没有及时进行治疗，就会导致装置失效。

（三）植入装置并发症

在已发表的报道中，都很难将装置引起的并发症与总体不良反应区分开来。Taylor 及其同事报道[38]，装置引起的并发症发生率为 43%，其中许多并没有多大意义。其他人估计，需要调整的装置引起的并发症为 25% ～ 33%，需要外植的并发症约为 11%[8, 12]。据 Alo 及其同事报道[39]，需要调整的装置引起的不良反应事件占 6%，装置移除引起不良反应事件也基本相似。

SCS 最常见的并发症是慢性疼痛区不能感知刺激重叠和不能捕捉异常感觉。许多病例中，这一并发症是由引线移动和硬膜外隙的无效腔，或患者疼痛模式改变引起的。"无效腔"是硬膜外隙的一片区域，即使在高振幅和脉冲宽度时患者也不能感知到刺激。现代引线技术使用了一个由 4 ～ 16 根电极组成的阵列。不能捕捉到感觉异常时，阵列内就会使用替代电极，这可以产生一种令人满意的刺激模式[40, 16]。可以使用平片来探究刺激模式发生变化或覆盖丧失的原因，将术后和刺激丧失后引线安置的不同

情况进行对比，电脑分析阻抗和振幅要求，对患者进行再次检查以评估疾病状态或疾病进展（框 26-3）。

框 26-3 使用植入式脊髓电刺激器来诊断电刺激丧失的原因

- 检查患者和装置
- 使用临床医生电脑程序进行分析
- 检查以确保植入式脉冲生成器功能正常电池有效
- 检查引线阻抗（阻抗过大或没有阻抗可能说明引线发生了断裂）
- 重新编排引线布局，试图重获电刺激
- 得到硬膜外脊髓电刺激引线区的普通 AP 和侧面 X 线片，与最初安置引线时获得的薄片进行对比
- 荧光透视检查引线 -IPG 接口确保连接正常

如果重新编排也不能解决刺激丧失，X 线不显示迁移，就必须分析系统是不是存在其他问题。可以采用电脑分检查线路是否有毁坏。高阻抗情况下可以确诊电流是否存在泄漏。此时最常见的问题是连接器或发生器部位电流的流失。这常常是由连接器里的液体引起的。其他的鉴别诊断包括电极或引线的断裂。要确定这类问题，检查引线、连接器和生成器常常是唯一的方法。

在长期导联线植入中，患者可能会发生刺激的丧失，这并不能通过重新编排、X 线分析或阻抗不正常来解释。在这种情况下，必须检查患者是否存在椎管狭窄症。这一诊断难度较大，因为所有其他参数可能都很正常，而刺激显著不同于先前的模型。诊断的金标准是 CT- 脊髓造影[41]。手术线迁移是装置相关的另一个并发症，可能会导致刺激的失败。近年来，由于固定技术的改善引线迁移的概率有所下降。有相关报道称手术线与经皮放置的引线相比迁移率比较低[42, 43]。IPG 的植入也会影响引线的迁移，IPG 植入腹部优于起初尝试对引线重新编排。如果重新编排不能重新捕捉刺激，就需要到引线置放区域的一系列前后和侧面的薄片。可以将其与术后最初的薄片进行对比来诊断是否发生迁移[44]。体系中电流泄漏、程序变化、引线迁移、疾病状况发生改变，这些都会导致刺激时发生疼痛。电脑分析显示，阻抗异常高时就可以诊断为电流泄漏。应该关闭装置直至完成诊断。引线破裂可能导致装置失效。这一并发症常见于手术桨式引线，首先会导致阻抗增加，最终会导致不能进行刺激[8, 16]。

患者活动导致引线脱离神经结构时就可能发生位置刺激，近来 Abejon 和 Feler 对此做了描述[45]。这一问题的其他原因有硬膜外纤维化的形成、硬膜外脂肪垫的出现或引线下存在血管。这些问题的诊断常常是通过诊断排除其他原因的方法来完成的，因为没有较好的方法来想象这些结构。一项分析显示 6% 的患者在连接器部位或生成器部位都有疼痛感。植入位点的疼痛可能是源于固定物硬度大、连接装置的刺激或是源于生成器的疼痛。这一现象在体重有所增加的患者身上更为常见[8, 16]。

报道的其他一些并发症有皮肤灼烧感，这是因可再充电装置过度充电造成的。电池充电的过程中就会发热，由于装置的这一表面特性，可能会导致不同程度的皮肤灼烧感。IPG 自身在植入器中也会翻动，这会导致程序无法运行或装置无法充电。生成器翻转，突然间就不能与外界遥测连通，可能是因为患者体重增加，导致皮下脂肪发生变化，从而创造了一个比装置更大的囊袋，也可能是因为患者习惯于手动操纵装置[46]。

三、脊髓电刺激相关并发症的治疗

（一）神经并发症治疗

椎管内最常见的术后并发症是硬脑膜刺破。如果出现这种情况，一般情况起始采取保守治疗，包括输液、口服或注射咖啡因，口服或注射镇痛药或者采用增加 CSF 压力的方法如使用腹带。使用预防性血液补片是否能够预防 PDPH 虽未得到证明，但还是比较常用。要使用血液补片常常需要下很大决心，因为血液引入蛛网膜下隙必定是异物。如果采用保守治疗方法仍不见效的话，还没有资料报道有更好的疗法。作者建议这些情况下可以将血液补片当作最后不得已的措施。通常，使用 16 ～ 18 号针后 PDPH 发生率约为 85%，所以使用 14 号脊髓电刺激针可能更高[47]。一旦出现头痛，就需要进行正确的诊断，因为其他头痛可以模拟 PDPH。硬膜外血液补片用于 PDPH 的成功率为 60% ～ 70%。

植入后硬膜外纤维化的形成大多数情况下不会导致不良反应。如果由于硬膜外纤维化而导致刺激发生变化，可重新编排进行治疗。可以通过改变振幅或频率、改变电极排列将负极移动到不存在纤维化的部位。如果重新捕捉到的刺激不能达到接受的水平，就需要进行手术更正[8]。

如果出现严重的潜在并发症，就需要做出紧急处理。如果出现硬膜外血肿，必须迅速诊断，在 8 小时治疗窗内进行治疗[48]。手术清除血块。如果血肿较小，需要进行认真观察。若诊断为硬膜外脓肿，及时进行手术减压、咨询感染科专家并使用适宜抗生素。神经损害或脊髓损害有时很难与神经根刺激区分开来。如果怀疑存在脊髓损伤，可咨询神经外科医生，考虑静脉注射高剂量类固醇。建议请神经外科医生会诊，但如果没有出现血肿或脓肿，用手术就不能解决这一问题[18, 23]。

（二）非脊髓组织并发症的治疗

因为用于慢性疼痛治疗的植入式装置已扩展至椎管内，其感染并发症是灾难性的，所以所有患者都需要常规应用抗生素预防（表 26-2）。疾病控制和预防中心在 1999 年发布了手术部位感染预防指南，该指南对预防的方方面面进行了详细讨论[49]，并对慢性疼痛治疗相关的感染性并发症做了回顾性分析[50]。浅表组织的感染可以采用口服和局部抗生素进行保守治疗（图 26-2）。如果选择保守治疗，就应该对患者进行细心监护。如果感染扩散至深部结构或周围组织，就可以选择进行手术切开（图 26-3）。使用含有抗生素溶液的大量冲洗剂进行冲洗可有助于降低微生物扩散至组织的风险。对不健康组织采用清创术也可解决这一问题。

表 26-2　推荐预防性使用抗生素，在植入刺激脊髓系统之前[49]

抗生素	剂量和用药
头孢唑啉	1 ～ 2g 静脉滴注 术前 30 分钟
克林霉素（β 内酰胺类过敏患者）	600 mg 静脉滴注 术前 30 分钟
万古霉素［耐甲氧西林金黄色葡萄球菌（MRSA）载体］	1g 静脉滴注 术前 1 小时

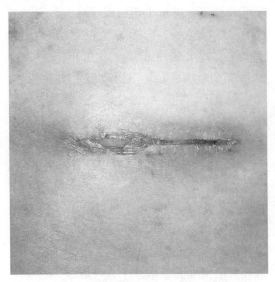

图 26-2　覆盖在发生器上的切口感染

目前很少有脓性分泌物从切口的内侧范围内流出。浅表组织的感染可以保守治疗，口服和外用抗生素。如果选择保守的方法，患者应密切监测（生命体征）。如果有迹象表明感染扩散，或者深层结构或周围组织被感染，手术切开和引流是首选的治疗方法

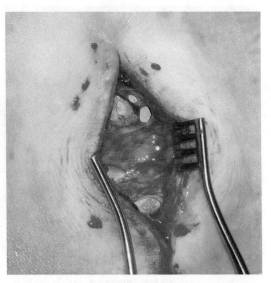

图 26-3　脓液沿着脊髓刺激器引流，导致椎旁区域深部组织感染

去除植入装置的所有组件，手术切开引流是首选的治疗方法。用大剂量含抗生素的溶液冲洗可能有助于减少机体组织内感染传播的危险性。任何组织出现感染迹象，采用清创术同样有助于问题的解决

　　有引线或生成器的组织若发生感染就需要进行清创，移除装置，多数情况下需要住院静脉注射抗生素。某些情况下，可以挽回装置，但可能性很小，移除的可能性较大。出现感染时，都应该进行细菌培养，评估机体对所用抗生素的敏感性。如果患者出现全身性不适，也要进行血液培养。开始时，患者应该使用广谱抗生素如万古霉素和庆大霉素。得到细菌培养结果后，就可以向感染类疾病专家咨询调整抗生素。严重感染中，应该静脉注射抗生素直至 72 小时内不再出现发热，然后如果细菌培养显示敏感再转用口服制剂。

　　血肿可能会导致伤口开裂，装置损坏。初始治疗可压迫组织进行观察。如果进行了传统治疗而血肿量仍有所增加，推荐进行无菌吸引。如果血肿经常复发，推荐对伤口进行手术探查。应注意进行良好的止血、冲洗以及对炎症组织的清创。血肿最好的治疗方法就是避免发生。最初植入装置时轻柔的操作，仔细关注内环境稳态，仔细调节囊袋大小以确保其与装置大小相匹配，这些都可以降低血肿的发生率。植入式容器内或引线植入部位出血可能会导致不适，一些情况下需要手术清除。起始治疗可以压迫止血，并停止使用任何可能会增加出血风险的药物。如果这些保守疗法失败，就需要进行手术治疗，清除血块和血肿。如果没有及时进行手术清除，就可能导致伤口开裂。

　　最初治疗神经瘤应采用保守疗法。可使用局麻药、抗惊厥药或非甾体类消炎药。一些情况下，皮肤电神经刺激器、按摩和超声波也可起到作用。如果这些保守治疗都失败，可以注射局麻药和类固醇，严重时可以采用手术更正。

（三）植入式装置相关并发症的治疗

　　这一章节的分析研究中关于装置最常见的问题就是不能合适地捕捉到刺激。初始治

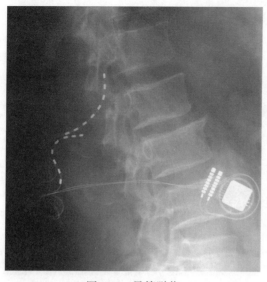

图 26-4　导管脱落

其中一个 SCS 导管脱出硬膜外间隙。X 线片即可检测出

疗可以对装置进行重新编程。可以改变脉冲宽度、电极排列、选择适宜连接线和频率。未来的治疗方法可能首选含有 16 根电极高频率刺激能力的系统。使用了这些复杂装置，需要手术治疗的就可能会减少。可以重新编程创建一种适宜患者耐受的刺激模式，但疼痛并不能缓解，有研究证明脊髓注射氯苯氨丁酸后，可能恢复刺激重新出现并改善效果。

如果刺激是由于导线移位（图 26-4）失效所致，不可能通过编程矫正，这时就需要手术纠正。手术后的 4 ～ 6 周内，由于固定器和制动，引线不能移位。固定引线时如果采用精细的手术技术也可以减少移位。Kumar 等认为将锚鼻置于组织中可以避免导线扭结（图 26-5）。许多医生通过调整导线来纠正导线移位，也采用经皮技术放置新的导线。如果经皮导线多次发生移位，应考虑使用。

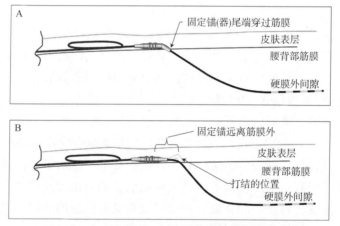

图 26-5　Kumar 等[12] 描述了合适的导线固定器位置

A：防打折导管连接线；B：易打折导管连接线

体位性刺激最常见于经皮电极。用外科电极可能解决这一问题，然而，这种方法并不总是有效。最初的治疗应该是支撑固定 6 周，观察位置变化的问题是否解决。

由于电极导线置入刺激，或电极导线移位刺激神经根或因电极导线刺激黄韧带及其他椎管内结构组织而出现疼痛刺激。神经根刺激的修复需要再次手术。因所出现的疼痛刺激图形呈环形，故说明经皮电极导线所引起的疼痛刺激是组织刺激，并非是脊髓刺激。初始治疗是重新编程，如重新编程还不能解除，则采用间接明电极导线取代经皮电极导线作为最终治疗。此新技术可经皮引导完成，而不需要部分椎板切除术。

椎管狭窄在电极植入前已存在，而在植入后又有所发展并出现典型症状。治疗手段是手术减压和调整电极位置。还没有植入的患者，在植入前进行狭窄区域的减压手术。对存在长期狭窄风险的患者，应签署知情同意书，并考虑应用新的小型电极，以及直径小的电极导线[37]。

四、会诊时机

出现并发症时，请求会诊极为重要。可疑有潜在永久性神经损伤危险时，神经外科医生或脊柱外科医生的意见尤为重要。同样，对于有既往感染史或高风险人群，感染科医生的意见是非常宝贵的，如免疫功能低下的患者。几种疾病的共存增加了患者的风险，这种情况下专科医生评估和围术期建议是很重要的，如请内分泌科医生会诊评估患者血糖和血红蛋白 A1 C 水平。

五、患者教育、知情同意书、法律文件

SCS 教育方法的培训对于医师、护士以及住院医师至关重要。许多设备公司提供教育材料、模型、视频和网站信息来更好地告知患者和患者家属。任何疼痛介入治疗过程中，对患者术前教育可以起到改善预后的效果。对将接受 SCS 治疗的患者会考虑使用 SCS，重要的是教育他们该项治疗预计将如何影响其疾病阶段的过程，和适合他们情况的可选择的替代治疗。教育的重要领域包括一套永久性导管系统植入的技术、需要术后护理、植入后康复过程和预计植入后的患者特殊活动受限等。也许对患者教育最重要的是树立现实的期望值。患者应该了解疼痛减轻和功能恢复的目标。如果他们的期望值不切实际，感觉性心理并发症的发生机会将大大增加。若患者的精神状况不稳定，异常的精神反应可能与实际的并发症相混淆。在耐心教育的过程中，应实施心理评估教育和评价心理稳定性。

获得 SCS 的知情同意书时，本章所提到的并发症问题应与其讨论。硬膜外血肿、硬膜外脓肿、神经损伤或者瘫痪发生率很低，而且此种风险很罕见，应使患者消除顾虑。

其他风险包括伤口感染、出血、PDPH、电极导线移位和机械设备故障。疼痛未能缓解并不是并发症，但我们应该在教育阶段讨论上述问题并做记录。

很多重要的事项都应该记录下来，包括并发症、医药费、医疗需求。当我们讨论这些治疗方法时，必须强调做好如下文件的记录：保守治疗的失败相关文件，对患者教育过程，签署知情同意书的见证人。同时还应记录患者应该承担的责任和术后对护理的要求。

六、总　　结

同其他任何手术一样，医生必须考虑脊髓刺激（SCS）对患者的利弊评估。本章节中，

我们介绍了很多不理想结果的同时，还讨论了如何避免这些不良事件的发生。基于低风险和有潜在治疗利益的患者，经保守治疗疼痛无缓解可以考虑 SCS 的治疗。

　　密切关注手术技术、患者的选择、成本效益以及总体结果评估等，对这种植入性技术获得最佳治疗效果是至关重要的。装置所致的并发症的预防、识别和治疗是该项治疗技术的重要组成部分。

（海克蓉　周小红　姜　鹤　李敬娟　叶振海译，叶青山　王俊科校）

参 考 文 献

1. Shealy CN, Mortimer JT, Hagfors NR. Dorsal column electroanalgesia. *J Neurosurg* 1970;32(5):560–564.
2. Melzack R, Wall PD. The gate control theory of pain mechanisms. *Science* 1965;150:170–179.
3. Burchiel KJ, Anderson VC, Wilson BJ, et al. Prognostic factors of spinal cord stimulation for chronic back and leg pain. *Neurosurgery* 1995;36(6):1101–1110;discussion 1110–1111.
4. Burchiel KJ, Anderson VC, Brown FD, et al. Prospective, multicenter study of spinal cord stimulation for relief of chronic back and extremity pain. *Spine* 1996;21(23):2786–2794.
5. North RB, Kidd DH, Farrokhi F, et al. Spinal cord stimulation versus repeated lumbosacral spine surgery for chronic pain: a randomized, controlled trial. *Neurosurgery* 2005;56(1):98–106;discussion 106–107.
6. Mekhail NA, Aeschbach A, Stanton-Hicks M. Cost benefit analysis of neurostimulation for chronic pain. *Clin J Pain* 2004;20(6):462–468.
7. Kemler MA, Barendse GA, van Kleef M, et al. Spinal cord stimulation in patients with chronic reflex sympathetic dystrophy. *N Engl J Med* 2000;343(9):618–624.
8. Turner JA, Loeser JD, Deyo RA, et al. Spinal cord stimulation for patients with failed back surgery syndrome or complex regional pain syndrome: a systematic review of effectiveness and complications. *Pain* 2004;108(1–2):137–147.
9. Quigley DG, Arnold J, Eldridge PR, et al. Long-term outcome of spinal cord stimulation and hardware complications. *Stereotact Funct Neurosurg* 2003;81(1–4):50–56.
10. Burchiel KJ, Anderson VC, Brown FD, et al. Prospective, multicenter study of spinal cord stimulation for relief of chronic back and extremity pain. *Spine* 1996;21(23):2786–2794.
11. Kumar A, Felderhof C, Eljamel MS. Spinal cord stimulation for the treatment of refractory unilateral limb pain syndromes. *Stereotact Funct Neurosurg* 2003;81(1–4):70–74.
12. Kumar K, Buchser E, Linderoth B, et al. Avoiding complications from spinal cord stimulation: practical management recommendations an international panel of experts. *Neuromodulation*. 2007;10:24–33.
13. North RB, Ewend MG, Lawton MT, et al. Failed back surgery syndrome: 5-year follow-up after spinal cord stimulator implantation. *Neurosurgery* 1991;28:692–699.
14. Krames E. Spinal cord stimulation: indications, mechanism of action, and efficacy. *Cur Rev Pain* 1999;3:419–426.
15. North RB, Wetzel FT. Spinal cord stimulation for chronic pain of spinal origin: a valuable long-term solution. *Spine* 2002;27:2584–2591.
16. Heidecke V, Rainov NG, Burkert W. Hardware failures in spinal cord stimulation for failed back surgery syndrome. *Neuromodulation* 2000;3:27–30.
17. Kemler MA, et al. Avoiding complications from spinal cord stimulation: practical recommendations from an international panel of experts. *Neuromodulation* 2007;10:24–33.
18. Franzini A, Ferroli P, Marras C, et al. Huge epidural hematoma after surgery for spinal cord stimulation. *Acta Neurochir (Wien)* 2005;147(5):565–567;discussion 567.
19. Horlocker TT, Rowlingson JC, Enneking FK, et al. Regional anesthesia in the patient receiving antithrombotic or thrombolytic therapy: American Society of Regional Anesthesia and Pain Medicine Evidence–Based Guidelines (Third Edition). *Reg Anesth Pain Med* 2010;35(1):64–101.
20. Advanced Neuromodulation Systems FDA Labeling (Plano, TX).
21. Medtronic Neurological FDA Labeling (Minneapolis, MN).
22. Advanced Bionics FDA Labeling (Boston, MA).
23. Martin RJ, Yuan HA. Neurosurgical care of spinal epidural, subdural, and intramedullary abscesses and arachnoiditis. *Orthop Clin North Am* 1996;27(1):125–136.
24. Meglio M, Cioni B, Rossi GF. Spinal cord stimulation in management of chronic pain. A 9-year experience. *J Neurosurg* 1989;70:519–524.
25. Meyer SC, Swartz K, Johnson JP. Quadriparesis and spinal cord stimulation: case report. *Spine* 2007;32(19):E565–E568.
26. Mailis-Gagnon A, Furlan AD, Sandoval JA, et al. Spinal cord stimulation for chronic pain. *Cochrane Database Syst Rev* 2004;(3):CD003783.
27. Kemler MA, Barendse GA, van Kleef M, et al. Spinal cord stimulation in patients with chronic reflex sympathetic dystrophy. *N Engl J Med* 2000;343(9):618–624.
28. Lennarson PJ, Guillen T. Spinal cord compression from a foreign body reaction to spinal cord stimulation: a previously unreported complication. *Spine* 2010;35(25):E1516–E1519.
29. Deer TR, Stewart CD. Complications of spinal cord stimulation: identification, treatment and prevention. *Pain Med* 2008;9:S93–S101.
30. Kumar K, Wilson JR, Taylor RS, et al. Complications of spinal cord stimulation, suggestions to improve outcome, and financial impact. *J Neurosurg Spine* 2006;5:191–203.
31. Barolat G. Spinal cord stimulation for chronic pain management. *Arch Med Res* 2000;31(3):258–262.
32. Torrens JK, Stanley PJ, Ragunathan PL, et al. Risk of infection with electrical spinal-cord stimulation. *Lancet* 1997;349(9053):729.
33. Winkler PA, Herzog C, Weiler C, et al. Foreign-body reaction to silastic burr-hole covers with seroma formation: case report and review of the literature. *Pathol Res Pract* 2000;196(1):61–66.
34. Mangram AJ, Horan TC, Pearson ML, et al. The Hospital Infection Control Practices Advisory Committee. Guideline for Prevention of Surgical Infection, 1999. *Infect Cont Hosp Epidemiol* 1999;20(4):247–278.
35. Bedder MS, Bedder HF. Spinal cord stimulation surgical technique for the nonsurgically trained. *Neuromodulation* 2009;12(1):1–19.
36. Mortimer H. Tissue viability. Post-operative wounds: a nurse-led change in wound dressings. *Nurs Stand*. 1993;8(7):56–58.

37. Access lead data on file for FDA IDE. Advanced Neurological Systems. Plano, Texas.
38. Taylor RS, Van Buyten JP, Buchser E. Spinal cord stimulation for chronic back and leg pain and failed back surgery syndrome: a systematic review and analysis of prognostic factors. *Spine* 2005;30(1):152–160.
39. Alo KM, Holsheimer J. New trends in neuromodulation for the management of neuropathic pain. *Neurosurgery*. 2002;50(4):690–703; discussion 703–704.
40. Deer TR. Current and future trends in spinal cord stimulation for chronic pain. *Curr Pain Headache Rep* 2001;5:503–509.
41. Burton A. Spinal Cord Stimulation. American Society of Anesthesiologists. Course Text Book. Annual Meeting. 2004.
42. Cameron T. Safety and efficacy of spinal cord stimulation for the treatment of chronic pain: a 20-year literature review. *J Neurosurg* 2004;100:254–267.
43. Rosenow JM, Stanton-Hicks M, Rezai AR, et al. Failure modes of spinal cord stimulation hardware. *J Neurosurg Spine* 2006;5:183–190.
44. Deer T. An Overview of Implantable Devices. American Society of Anesthesiologists. Course Text Book. Annual Meeting. 1999.
45. Abejon D, Feler C. Is impedance a parameter to be taken into account in spinal cord stimulation? *Pain Physician* 2007;10(4): 533–540.
46. North RB, Calkins SK, Campbell DS, et al. Automated, patient-interactive, spinal cord stimulator adjustment: a randomized controlled trial. *Neurosurgery* 2003;52(3):572–580;discussion 579–580.
47. Pope JE, Stanton-Hicks M. Accidental subdural spinal cord stimulator lead placement and stimulation. *Neuromodulation:Technology at the Neural Interface* 2011;14(1):30–32;discussion 33.
48. Vandermeulen EP, Van Aken H, Vermylen J. Anticoagulants and spinal-epidural anesthesia. *Anesth Analg* 1994;79:1165–1177.
49. Infection Control and Hospital Epidemiology 1999;20:217–278.
50. Rathmell JP, Lake T, Ramundo MB. Infectious risks of chronic pain treatments: injection therapy, surgical implants, and intradiscal techniques. *Reg Anesth Pain Med* 2006;31:346–352.

D 部分　椎管内入路并发症

第 27 章

硬膜外、小关节面和骶髂关节腔注射的并发症

Stephen E. Abram

　　在椎管内及其邻近位置注射长效皮质类固醇药物是用于治疗颈背部疼痛的常规手段。硬膜外类固醇药物的注射已被承认并广泛用于治疗坐骨神经痛及神经根型的颈椎病，这也是该治疗手段的主要应用指征。尽管缺少对下述疾病有益的证据[1, 2]，但该治疗方法仍被一些医生用于治疗低腰段和颈部的疼痛以及由椎管狭窄引起的神经性跛行。颈椎和腰椎的椎骨关节突（小关节）的注射常被用于治疗由于关节病理性改变导致的疼痛。许多

医生认为关节面注射仅适用于诊断性治疗，相反，其他人则坚持认为使用长效皮质类固醇药物配合局麻药的注射能减轻一些患者的症状（如6个月或更长的时间）[3]。同样的，骶髂关节的局麻药注射被用作判断是否是关节破坏导致的疼痛，同时一些患者从追加的药性持久的类固醇药物上获得了持久的益处（缓释药物是指注射药物具有一种减慢药物释放和延长药物持续时间的物质）[4]。

尽管有使用皮质类固醇药物进行轴索注射具有潜在的神经毒性的警告[5]，但是几乎没有关于长效皮质类固醇药物进行硬膜外、小关节和骶髂关节腔注射的严重并发症的报道。遗憾的是，在美国没有强制报告并发症的法律，因此确切的并发症和严重副作用的发生率就无法得到判定。美国麻醉医师协会已结案的索赔事件报告提供了一些参考，有114例由硬膜外注射类固醇激素引发的治疗不当的申诉。可惜，只有案件完成法律程序才能被报道，因此一些被起诉的个案数年间将无法被包含在内。那项报告中列举的各个种类的并发症现展示于框27-1。本章讨论硬膜外、小关节面和骶髂关节腔注射的相关并发症包括神经毒性、神经损伤、皮质类固醇的药理作用和联合使用的药物以及其他一些少见问题。

框 27-1　引起硬膜外类固醇激素注射相关诉讼的主要临床表现

• 神经损伤	28 例
• 感染	24 例
• 死亡/脑损伤	9 例
• 头痛	20 例
• 疼痛增加，没有减轻	10 例

引自 Fitzgibbon DR，Posner KL，Caplan RA，et al. Chronic pain management：American Society of Anesthesiologists Closed Claims.Project.Anesthesiology，2004.100：98-105.

一、神经毒性

神经毒性物质鞘内注射会引起蛛网膜炎或马尾综合征。硬脑膜和蛛网膜提供了重要的保护以避免药物对椎管内神经结构的化学损伤。尽管如此，如果有足够大的化学刺激或炎症也能引起蛛网膜炎和神经损伤。最初报道的蛛网膜炎的病例主要是传染病患者，主要是感染了梅毒或者肺结核。后来由于发现了油性放射性造影剂在椎管内注射可导致蛛网膜炎，于是医源性蛛网膜炎引起大家的重视。接受多种与脊髓相关的诊断性和外科性操作的患者常发生该病症，因此常常很难明确病因。然而脊髓手术是一种已被确认的致病因素。

（一）蛛网膜炎和马尾综合征

1.定义　蛛网膜炎是一种累及软脑膜及其深部神经结构的炎症，最轻的类型是蛛网膜粘连。粘连的蛛网膜是一种严重且常为进行性的病变，可以引起神经痛和神经功能障碍。一些病例与发炎的脑脊膜的钙盐沉积有关，被认为是蛛网膜的钙化。炎性反应引起纤维的分泌导致神经根之间以及同硬膜囊的粘连、在随后的修复过程中产生浓稠的胶原粘连、蛛网膜的透明样变和脑脊液的丢失[7]。常见的症状列举在框27-2。影像学特征可归纳为三种[8]，详见框27-3。

框 27-2　蛛网膜粘连的症状

• 腰腿部持续的烧灼痛	• 各种的感觉缺失
• 尿频，尿失禁	• 各种的运动功能障碍
• 腰腿部肌肉抽搐	

框 27-3　蛛网膜炎的影像学表现

下述的表现可以在标准脊髓造影、CT 脊髓造影或者 MRI 中见到
- 类型 1：硬膜囊中心神经根的粘连
- 类型 2：神经根被束缚在硬膜囊和蛛网膜的周边部分（空囊）
- 类型 3：炎症肿块取代了蛛网膜下隙

马尾综合征病因复杂多样，主要与硬膜囊内的腰段脊神经根包括马尾受压或损伤相关。这些症状可表现为双侧坐骨及鞍区感觉减退、下肢无力以及肠道、膀胱和性功能障碍。症状局限于腰骶神经根分布的区域，但是很难与蛛网膜炎相区分。马尾综合征可以由蛛网膜炎粘连以及其他异常的对马尾神经的影响引起（如大的中央型椎间盘突出、硬膜外血肿或脓肿从外部对马尾神经的压迫，图 27-1）。

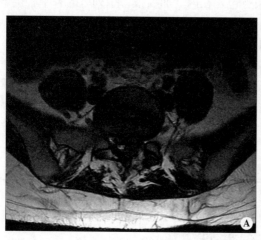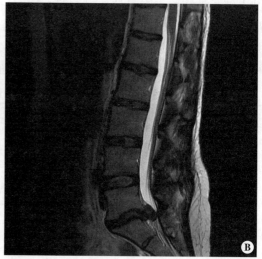

图 27-1　腰椎 MRI 论证了巨大的椎间盘突出压迫了马尾神经

患者 31 岁，经前路 L_5/S_1 椎间盘摘除手术史，因复发的椎间盘突出引起左侧 S_1 区域急性根性疼痛并接受了一种并不复杂的硬膜外隙类固醇药物注射治疗。硬膜外注射类固醇药物后第 2 天，她意外地出现会阴部麻木和小便无力症状，考虑可能与注射引起的硬膜外血肿有关。连续的腰椎 MRI 显示其中央和左侧的 L_5/S_1 区域有一个巨大的椎间盘膨出压迫马尾神经。A：L_5/S_1 横轴位 T_2 加权图像；B：近中线矢状位的 T_2 加权图像（来自于 J. P. Rathmell）

　　2. **概述**　蛛网膜炎和马尾综合征是一种少见的情况，在严重背部和腿部疼痛患者中只有少数患者发病。在接受了多种脊髓的诊断性或外科手术的患者中，这类症状的确切患病率还无从知晓。

　　3. **病理生理学**　硬膜外注射类固醇药物引起的潜在神经毒性主要与意外注入鞘内的皮质类固醇药物悬浮物有关。对这方面的认识很多来自鞘内注射醋酸甲泼尼龙（MPA）治疗晚期多发性硬化（MS）。最早的有关鞘内注射类固醇药物后出现蛛网膜炎的报道[9]来自两个病案，这两个病案来源于 23 例患者共接受了 83 次醋酸甲泼尼龙的注射治疗。这篇报道的作者提出了聚乙二醇作为药物介质引起炎症反应的可能性。第二篇关于蛛网膜炎的报道被作者描述成硬化性脑膜炎，而该例患者已被确诊了晚期多发性硬化症[10]。在类固醇治疗之前，她的症状包括小便失禁、腿部感觉改变和上运动神经元征。她在 1 年的治疗疗程里接受了 6 次硬膜囊内的 MPA 注射，有短暂的症状减轻并且没有明显的并发

症。她的疾病在接下来的 2 年里出现了急剧进展。她在死亡之前还接受了两次注射治疗但没有取得明显的疗效。尸检报告指出存在严重的蛛网膜炎伴坏死和出血性改变。第四个蛛网膜炎的病例是发生在一个 2 年内接受了多次 MPA 鞘内注射治疗的 MS 患者[11]。脊髓造影与诊断相符，在实施椎板切开术中发现增厚钙化的硬脑膜。

　　一个病案报道了脊髓造影发现的蛛网膜炎，该腰椎间盘病患者接受过鞘内 MPA 注射治疗[12]。该患者在注射时存在创伤性的穿刺伤及血管的可能。蛛网膜炎可以通过德拉马特分类的组 1 中描述的那样[8]，患者的症状可通过椎板切除术来治疗。一例马尾综合征的患者被报道曾在 18 个月里接受了 14 次鞘内注射和 4 次硬膜外注射 MPA 的治疗[13]。在第一次的治疗后，她最初的反应是症状减轻并且仅仅出现了一过性的小便失禁。在最后一次注射治疗后她出现了持久的骶丛神经麻醉和小便失禁。

（二）无菌性脑膜炎

1. 定义　无菌性脑膜炎常是一种良性病症反映神经受刺激的状态，包括腿部烧灼样疼痛、头痛、假性脑膜炎和在一些重症患者中可能出现的癫痫。常常会有发热及恶心呕吐。脑脊液检查显示细胞增多，蛋白增高，糖含量下降。几乎任何物质即使是生理盐水进入蛛网膜下隙也能引起该症状[14]。Seghal 等[15]记录鞘内注射 40 ～ 200mg MPA 后出现无菌性脑膜炎的情况。他们发现剂量相关性在 24 小时里脑脊液中性粒细胞缓慢升高的现象并能持续 6 天。剂量超过 80mg 时，他们发现脑脊液蛋白含量增高并且会出现脑膜刺激征。另一方面，Goldstein 等并没有在确诊为 MS 并使用 40mg MPA 治疗的患者中发现脑脊液的改变及脑膜刺激征。

2. 概述　报道的许多无菌性脑膜炎的病例都是接受过鞘内类固醇激素注射治疗的患者[1, 17-19]。一个严重的病例出现了头痛、发热、恶心呕吐、双侧腿部疼痛和癫痫样抽搐[1]。但脑脊液培养是阴性的。脑脊液里蛋白增高，白细胞及红细胞增多。症状延续了很长时间，3 周以后才完全消除。一例报道的无菌性脑膜炎的患者是在接受硬膜外 MPA 注射治疗后出现的[20]。注射类固醇的时候并没有使用局部麻醉药，因此，无法排除硬膜外被穿透、药物进入鞘内引起该症状的可能。

3. 神经毒性的机制　很难判断类固醇制剂的哪种成分引起了神经毒性。Nelson 等[9]认为聚乙二醇是罪魁祸首。这样的推测来源于一些研究显示的 70% ～ 80% 的聚乙二醇作为长效卡因类局麻药的原料会引起神经损伤[21, 22]。它的相对分子质量是 78。在类固醇激素悬浮液制备过程中使用的聚乙二醇相对分子质量是 3350，其制备的浓度是 2.8% ～ 3%。Benzon 等[23]对兔子的有鞘膜与没有鞘膜的神经元受聚乙二醇作用对神经传导的急性影响进行了研究。他们发现 3% 和 10% 的浓度对神经传导没有产生影响，而在浓度达到 20% 和 30% 的时候传导减慢。40% 的浓度能完全阻断神经传导，但是不论是有鞘膜还是没有鞘膜的神经元经过清洗后该阻断都是可逆的。0.9% 的苯甲醇是多种类固醇混悬液的制备剂，包括多种剂量类型的小瓶装商品名甲基泼尼松龙的 MPA（Pharmacia & Upjohn，Kalamazoo，MI）和商品名为曲安奈德的二醋酸曲安奈德（American Cyanamid，Madison，NJ）。两个动物实验报道了在轴索注射泼尼松龙或苯甲醇混悬液后出现了组织学的改变。Delaney 等[24]对接受了鞘内注射双醋酸泼尼松龙联合利多卡因的猫的神经根、神经根入脊髓处和脑膜进行了光学及电子显微镜下的观察研究。他们发现在注射 30 天后，相应部位出现了轻度的炎症反应，120 天后才完全消退。Abram[25] 对每 5 天注射一次，共鞘内注射了 4 次双醋酸泼尼松龙的老鼠的脊髓和脑膜进行了检查，发现动物没有表现出神经功能障碍，进行类固醇注射和生理盐水注射的脊髓和脑膜没有表现出组织学的不同。有一些在鞘内注射无热原质的血清蛋白加上 0.9% 的苯甲醇后出现无菌性脑膜炎的报道[26]。Deland[27] 因此对狗进行 0.9% ～ 9% 浓度的苯甲醇鞘内注射并分析其影响。最高的浓度（作为防腐剂用于药物制剂的 10 倍浓度）引起与局麻相关的短暂神经功能障碍，但是没有证据表明浓度与无菌性脑膜炎有关，且很少发现组织学上的异常，其发生率与注射生理盐水对照组相近。Hahn 等[28] 报道了一例因鞘内肿瘤接受了用含有 1.5% 浓度苯甲醇的无菌水配制的胞嘧啶阿糖胞苷化疗的患者出现了运动障碍，在接受生理盐水冲洗后功能得以恢复。该作者在随后的动物实验中证明了苯甲醇会引起神经损伤。

在澳大利亚，从 1990 年起就已经有大量的公众性的关于硬膜外 MPA 注射治疗后会出现蛛网膜炎的争论，一些医生已经开始使用复方倍他米松（Schering-Plough，Kenilworth，NJ）硬膜外注射。这种药剂每毫升含有倍他米松 5.7mg、倍他美松磷酸钠（水溶剂）3.9mg 和醋酸倍他米松（混悬剂）3mg，其水溶性载液包含磷酸钠、碱性磷酸钠、依地酸二钠、苯扎氯胺和水。尽管缺少聚乙二醇和苯甲醇，一项关于羊的研究表明，注射 2ml 或更多该种混悬液会引起蛛网膜炎样的病理生理学改变[29]。这种制剂在美国是可以使用的，叫倍他米松磷酸酯钠（Schering-Plough，Kenilworth，NJ）。目前市场上使用的所有皮质类固醇药物，尚没有任何一种适用于硬膜外注射治疗坐骨神经痛。

（三）神经毒性的预防

目前并不清楚单次鞘内注射是否可能会引起严重的损伤。如早期报道的病例中所描述的，出现蛛网膜炎的病例与多次的鞘内注射有关，而大部分病例先前已存在神经性疾病。最近的一项 89 例接受了 4 次 60mg MPA 鞘内注射治疗的带状疱疹后神经痛患者的研究并没有发现存在无菌性脑膜炎和蛛网膜炎的证据[30]。这些患者接受了 2 年的随访并进行过诊断性的腰椎穿刺和 MRI 检查。换句话说，蛛网膜炎、马尾综合征和无菌性脑膜炎是鞘内注射类固醇激素的并发症而不是硬膜外注射的，防止上述并发症最稳妥方法是不要使该类药物进入鞘内。采用局麻药试验剂量可以帮助预防鞘内注射的并发症。同样，采用荧光造影剂在注射的时候进行对比也是有帮助的，根据造影剂的扩散方式可以区别鞘内还是硬膜外。如果发生了意外的腰椎穿刺，即使选择另一个节段进行硬膜外穿刺也可能引起药物的鞘内扩散。这里还有另外一个原因需要在发生意外腰椎穿刺时临时终止操作，脑脊液流入硬膜外间隙可能会稀释注射的类固醇药物或者会被药物带离目标的神经结构。

（四）神经毒性的治疗

蛛网膜炎没有明确有效的治疗方法。对症治疗同其他类型的神经疼痛治疗方法相同。

对于无菌性脑膜炎，同时需要进行对症治疗和安慰疗法。

二、神经损伤

（一）概述及机制

在已结案的索赔中，有 14 例患者在接受硬膜外注射类固醇治疗后出现了神经损伤[6]。其中 6 例患者出现了截瘫，1 例患者是四肢瘫。穿刺针刺入脊髓可引起脊髓损伤，这种损伤常常不是很严重除非有出血进入脊髓内。更严重的损伤常常是由于药物注射进入了脊髓的实质内。另一种损伤机制是类固醇药物混悬液注射进入根动脉使脊髓的动脉出现栓塞。这种类型的损伤见于经椎间孔注射曲安奈德后出现致命的小脑损伤的一些严重病例[31]。这篇报道的作者指出，所有的类固醇药物混悬液含有足够大的药物颗粒可以引起毛细血管及动脉的栓塞。栓塞并非是在尾椎和硬膜外层间注射类固醇药物引起神经损伤的机制。尽管如此，供应后段硬膜外和蛛网膜下隙的动脉是与供应脊髓的动脉相通的，因此理论上可能被类固醇混悬液栓塞。当进行颈椎硬膜外层间注射类固醇药物的同时观察血管内染色剂的扩散[32]，所有报道的病例证明在静脉注射后并不会引起任何神经损伤。

颈椎关节面注射特定的类固醇混悬液后，理论上是可能发生根动脉栓塞的。Heckman 等[33] 报道了 1 例患者在接受了 $C_{5\sim6}$ 关节面注射 1% 利多卡因后出现短暂四肢瘫的病例。他们推测局麻药注入根动脉是导致上述症状的原因。操作的过程没有使用荧光造影引导，因此无法知道针尖的最终位置。毋容置疑的是，若注射药物中含有类固醇微粒则将引起灾难性的后果。

（二）直接脊髓损伤

针刺损伤或者注射药物进入轴索是颈椎、胸椎、上腰段硬膜外注射的高危风险。Hodges 等[34] 报道了 2 例颈椎硬膜外注射类固醇药物后出现脊髓损伤的病例。2 个病例都采用了荧光造影剂引导，都在 $C_{5\sim6}$ 间隙操作并都给予了咪达唑仑和丙泊酚镇静。可以推测患者因为镇静的作用而没有对穿刺针刺入轴索做出反应。2 例患者都出现了持久性的上肢剧烈疼痛和较短的下肢严重感觉障碍。4 个未报道的轴索损伤病例提起了诉讼，而作者是该病例的鉴定人（现在这些诉讼都已完结）。第一个源于麻醉后的患者接受了颈椎硬膜外注射类固醇药物引起了严重的高位颈椎轴索和颈髓的损伤。另两个颈椎注射类固醇激素的患者出现了明显而严重的疼痛以及神经损伤。所有这些颈椎注射操作都选择 $C_{5\sim6}$ 或以上的平面并联合了轻至深度的镇静。第四例患者是在没有荧光造影的引导下进行的腰椎硬膜外类固醇注射。该患者因为局麻药毒性反应接受了全身麻醉，注射后立即出现了单侧腿完全且持续的运动感觉障碍。MRI 检查提示出现了新的椎体损伤[35]。Field 还报道了 3 例清醒接受了颈椎类固醇药物注射的患者，过程中很平稳但之后仍出现了短暂的神经损伤。3 例患者均存在巨大的椎间盘突出并引起注射节段脊髓周围的硬膜外脂肪和脑脊液消失（图27-2）。作者推测即使在没有刺破硬膜的情况下，巨大的椎间盘突出部分减少甚至完全压闭了硬膜外隙也可以引起脊髓和背侧神经根的直接损伤。

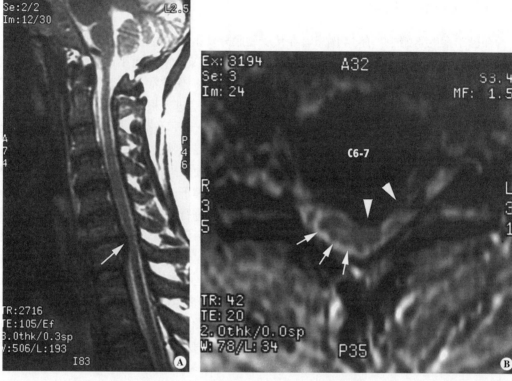

图27-2　Field等[35]报道了3例清醒状态下顺利接受了硬膜外类固醇药物注射后仍出现严重神经损伤的患者

3例患者均存在巨大的椎间盘突出并引起注射节段的脊髓轴索环绕的硬膜外脂肪和脑脊液消失。A：MRI检查中位线上的矢状位T_2加权图像显示在$C_{6\sim7}$水平（箭）巨大的椎间盘突出使脊髓轴索前方和后方的硬膜外脂肪和脑脊液信号消失；B：MRI检查横轴位T_1加权图像显示一个巨大的中央及左侧的椎间盘突出（箭头）取代了脊髓轴索（箭）到右后外侧范围的椎管（引自 Field J，Rathmell JP，Stephenson JH，et al. Neuropathic pain following cervical epidural steroid injection. Anesthesiology，2000. 93：885-888. 经允许）

（三）直接脊髓损伤的预防

有足够的病历资料可以支持下述预防硬膜外注射类固醇药物后出现直接脊髓损伤的指南：

（1）在操作前进行MRI的影像学检查：在脊髓向后移位的情况下避免进行颈椎和胸椎节段的注射。这种情况下可尝试从下方放置导管。

（2）避免在$C_{6\sim7}$以上进行硬膜外穿刺：MRI扫描和造影的研究指出，在$C_{5\sim6}$及以上黄韧带和硬膜外之间没有间隙。

（3）在注射前进行侧位荧光造影：确定针尖是在硬膜外隙的背面。低位颈椎穿刺时，肩部可能会遮挡侧方的视野。采用"游泳者姿态"（一只手臂举起180°超过头顶而另一只手臂放在身体侧方）可以使针和脊柱清楚地呈现[36]。

（4）在操作过程中避免深度镇静和全身麻醉：患者应该对针尖触及神经结构引起的感觉异常足够警醒，尽管这种预防措施并不能保证安全。

Simon 等[37] 报道了一例在 $C_{1\sim2}$ 注射造影剂行 X 线造影的患者。总共注射了 15ml 碘造影剂引起了单侧手臂的肌力下降及弥漫性的反射亢进。可以推测的是，该患者是清醒的（并没提及患者接受了镇静），同时报道还指出患者在穿刺过程中没有出现任何不适，但在注射造影剂后出现了面部、颈部和手臂的感觉异常。同样，Tripathi 等[38] 报道了一例清醒的患者在进行了一次 $T_{11\sim12}$ 硬膜外穿刺过程中及注射过程中都没有出现感觉异常，但之后出现了轴索损伤。

（四）直接脊髓损伤的治疗

对于大多数已经出现神经损伤的患者，可能很难用什么手段来减轻神经功能障碍的程度。高浓度类固醇激素静脉注射可能是有效的。在脊髓损伤后接下来的数小时内立即使用高浓度类固醇药物静脉注射治疗能够明显降低神经损伤的程度[39]。髓内注射造影剂的那例患者立即给予了 30mg/kg 的甲泼尼松龙静脉注射治疗，并在接下来的 48 小时内持续以 5.4mg/（kg·h）静脉泵注。报道描述她的症状在给予激素 4 小时后开始改善[39]。

三、类固醇激素的药理学作用

（一）肾上腺皮质功能亢进症和肾上腺抑制

1. 概述及病理生理学 Cushing 综合征是一种以肥胖伴随高血压为特征的病症，源于肾上腺皮质功能亢进引起的血液中皮质激素水平过高。长期的外源性糖皮质激素引起与自发性高分泌糖皮质激素相同的症状常被称作 Cushingoid 综合征。MPA 及其他长效类固醇激素混悬液中，类固醇激素的作用会缓慢释放持续数天至 1～2 周。在治疗后的最初 3 天常有一些副作用的报道。行硬膜外类固醇激素后有报道出现水潴留和体重增加[40]，同时伴随血压升高[36]和充血性心力衰竭[41]。Cushingoid 并发症常常在硬膜外类固醇激素注射一周至数周以后出现，这已经被很多研究者报道过[42-44]，包括面部浮肿、水牛背、皮肤花斑和鳞状皮肤损伤。最引人注目的病例是一个进行了一次颈椎硬膜外注射 60mg MPA 的患者。在接下来的数月里，他的体重增加了 20 磅（译者注：1 磅 =0.45kg），出现了满月脸、水牛背、皮肤花斑和颈部增粗。这些症状持续了近 1 年。实验室检查显示血浆类固醇激素显著下降而且对促肾上腺皮质激素（ACTH）没有反应。类固醇水平逐渐升高但仍然低于正常水平（6 个月后才恢复正常）。Jacobs 等[45] 证明了 12 位接受了硬膜外单次 MPA 80mg 注射的患者都出现了明显的血浆类固醇水平的抑制。血浆类固醇激素及 ACTH

水平在治疗后的第 1、7、14、21 天出现了明显抑制。外源性使用 ACTH 提高血浆类固醇激素水平的能力也降低了 3 周。Kay 等[46]评估了接受了一系列长达 3 周、每周 1 次硬膜外 80mg 二醋酸氢化泼尼松注射的患者的肾上腺反应能力,在最初注射后的 45 分钟,其血浆类固醇激素和 ACTH 就开始下降并在头两次注射后持续 7 天时间,在最后一次注射 30 天后激素水平才恢复正常。在操作过程中采用咪达唑仑镇静的患者其激素水平受抑制的时间会延长。另一个肾上腺皮质功能亢进引起的症状是皮质激素介导的肌病,其典型的特征是进行性的中央区肌肉坏死,血浆肌酸激酶水平升高以及肌病特征的肌电图(EMG)和肌肉组织病理切片改变。这里有一个接受了单次硬膜外类固醇激素注射剂量后的病例报道[47]。所有长期使用类固醇激素的患者均出现可逆性的肌原纤维萎缩,但这还不是类固醇肌病,除非这一过程发展成坏死性肌病。

2. **肾上腺功能亢进和肾上腺抑制的预防**　最严重的库欣综合征(Cushing syndrome)和肾上腺抑制的报道是发生在单次相对小剂量的类固醇激素注射以后,因此很难避免易感患者出现该并发症。当患者接受单次硬膜外注射治疗后出现了持久改善时不应重复进行该操作。

3. **肾上腺功能亢进和肾上腺抑制的治疗**　在数周内接受过长效激素治疗的患者,手术前应该评估肾上腺受抑制的程度或在围术期给予类固醇激素替代治疗,此外没有其他的特殊治疗。

(二)硬膜外脂肪增多症

1. **定义及概述**　在进行全身性类固醇治疗的患者里会发现一些出现了硬膜外隙脂肪增多的病例(见第 10 章)。硬膜外注射类固醇激素也同样有可能引起硬膜外隙脂肪增多的症状。虽然这仅仅是一种罕见的现象,但是有证据表明硬膜外脂肪增多症可以由硬膜外注射类固醇药物引起或加重。Standberg 及 Lavyne 等[48]发布了一个报道,是关于一位 68 岁患有右侧坐骨神经痛的老年男性,MRI 检查提示其有椎管狭窄但是硬膜外隙脂肪含量是正常的。他接受了两次间隔一个月的硬膜外 120mg MPA 的注射治疗。3 年后,他出现了双侧坐骨神经痛和神经源性跛行。MRI 检查证实了仍存在椎管狭窄和轻度的硬膜外脂肪增多症。他又接受了 3 次二醋酸氢化泼尼松 80mg 的注射治疗,每次间隔 1 个月。每次注射后都会出现短暂的症状改善但随后就出现持久的症状加重。在最后一次注射治疗 3 个月后复查 MRI 提示,$L_2 \sim L_5$ 节段硬膜外脂肪大量增加并压迫硬膜囊。他进行了多节段椎板切除硬膜外脂肪去除术,随后症状改善。另一个病例讨论了一个正在接受长期激素治疗的哮喘患者,他在进行硬膜外类固醇药物注射前没有进行椎体影像学检查。随后的 MRI 检查证实了具有严重的硬膜外脂肪增多症[49]。我们并不清楚硬膜外注射是否加剧了该病症。

2. **诊断、预防和治疗**　硬膜外类固醇药物注射不太容易引起硬膜外脂肪增多症这样的并发症。但是,在操作之前应该对有长期类固醇激素药物使用史的患者进行 MRI 的排除性检查。

（三）皮质类固醇药物过敏

虽然很罕见，皮质类固醇混悬液的过敏反应确是被证实存在的。Simon 等[50] 报道了一例在使用二醋酸氢化泼尼松硬膜外注射治疗 1 周后才出现的延迟性过敏反应。在该患者的恢复过程中，皮试后 12 小时再次引起了该症状的出现。

（四）葡萄糖耐量异常

1. 定义及概述　糖皮质激素的使用降低了胰岛素的降糖作用，同时干扰了糖尿病患者的血糖控制。接受长效类固醇激素注射以后，半数糖尿病患者都会被报道出现 48～72 小时的血糖水平升高和胰岛素需求量增加。意外的是，几乎没有关于长效皮质激素对糖尿病患者血糖控制影响的文献报道。有些是关于正常患者使用外源性类固醇激素后对血糖代谢影响的信息。

Pellacani 等[52] 进行了一项两次间隔 12 小时静脉注射 40mg 水溶性甲级泼尼松龙的实验。他们证实了在第 2 次注射 2 小时后出现了明显的糖耐量降低，24 小时后恢复到正常。注射 MPA 或者其他的类固醇混悬液被认为不会产生更强的糖耐量减低作用，但会延长该症状的持续时间。Ward 等[53] 对单次骶尾部注射丙酮氢化可的松影响代谢进行了研究。他们发现在注射 24 小时后，空腹血糖和胰岛素使用后的血糖明显降低，血浆胰岛素水平明显增高。所有这三个值均在 1 周后恢复正常。

2. 葡萄糖耐量异常的治疗　不论进行任何类型的长效皮质类固醇药物注射治疗后都应该严密监测血糖水平。患者应该被告知可能需要进行适当的胰岛素剂量的调整。脆性糖尿病的患者应该在类固醇药物治疗开始前通过内分泌医师进行药物间相互影响的评估。

（五）皮质类固醇药物治疗的其他不良反应和并发症

长效和短效的皮质类固醇药物治疗都与大量的不良反应有关。虽然许多关于不良反应和并发症的报道并不是发生在注射类固醇混悬液之后，但大多数可能是由注射引起的，特别是在间隔了很长时间后又重复进行注射治疗。框 27-4 中列举了许多这样的不良反应。

框 27-4　皮质类固醇激素的全身性不良反应

• 葡萄糖耐量异常	• 痴呆
• 低血钾	• 轻度颅内高压
• 高血压	• 癫痫
• 肌病	• 股骨头、肱骨头无菌性坏死
• 皮肤改变	• 肾上腺功能不全
• 向心性肥胖	• 眼内压增高
• 胰腺炎	• 白内障
• 精神病样反应	• 高脂血症

四、联合用药的药理学作用

（一）定义、概述和病理生理

局麻药常和硬膜外皮质类固醇药物联合使用。联合使用的主要原因是局麻药能帮助确认类固醇药物是否注射到正确的神经根位置。这样的设想是如果患者在给予局麻药物后出现了暂时的症状缓解，那么类固醇药物就到达了正确的位置。这样的目的可以通过给予很小剂量的局麻药来完成（如 20 ～ 30mg 的利多卡因）。然而，有时候会使用远远大于这样的局麻药物剂量，而这些药物注射入鞘内或进入血管可引起系统性的毒性反应或高危的脊髓麻醉（见第 7 章）。在颈椎的节段即使只意外地注射了小剂量的局麻药进入蛛网膜下隙也会严重影响血压、心排血量和呼吸。已结案的索赔报告中就有 5 例是在鞘内意外地注射了局麻药加类固醇药物导致死亡或脑损伤[6]。大多数患者在局麻药物注射前没有给予试验剂量。另一个引用的呼吸暂停合并心源性休克是在对一位 70 岁的老年女性的鞘内意外地注射了 1.5% 利多卡因 6ml 加 80mg 二醋酸泼尼松龙后出现的[54]。此病例没有使用试验剂量。这位患者虽然进行了心肺复苏但仍有 10 个小时没有恢复意识。过后她逐渐恢复，没有遗留永久性的损伤。阿片类药物很少与硬膜外皮质类固醇药物联合使用。已结案的索赔案件[6]包括 3 例脑损伤或者死亡的病例，他们都与硬膜外类固醇药物联合吗啡使用后出现延迟性的呼吸抑制有关。

（二）联合使用药物的药理学作用所导致并发症的预防

同硬膜外类固醇药物联合使用的局麻药的剂量应当限制在静脉注射后不会引起严重系统反应及注射入鞘膜内不会引起高位脊髓麻醉的剂量。在颈椎硬膜外注射的时候最好不要使用局麻药。对于门诊患者，硬膜外类固醇药物不应该联合阿片类药物使用，应完全避免上述尝试性的操作。

五、硬脊膜穿透的并发症

（一）概述

硬膜外注射时发生的意外硬脊膜穿透引起相关的头痛发生率在 50% 以上[55]。硬膜外注射类固醇药物的头痛发生率没有报道。硬脊膜注射后的头痛和相关并发症在第 9 章讨论。

硬膜外穿刺过程中空气进入硬膜下和蛛网膜下隙会引起颅内积气并立即出现头痛，可持续数天。硬脊膜穿刺引起头痛的最可能的原因是使用空气做阻力消失实验[56, 57]。此外，空气进入蛛网膜下隙引起的头痛也被证明是在颈椎硬膜外注射类固醇药物过程中采用液体悬滴法引起的[58]。

（二）硬脊膜穿透并发症的预防

使用更小尺寸的穿刺针而非常规的 17 ～ 18 号的硬膜外穿刺针很有可能会降低硬脊膜穿透头痛的发生率。但另一方面，我们并不知道使用更小号的穿刺针是否会增加意外硬脊膜穿刺的发生率。有证据显示使用更小号的穿刺针会增加穿刺进入不正确位置的发生率[59]。一旦确认意外的硬脊膜穿透发生，在退针前注射 10ml 不含防腐剂的生理盐水可能会降低硬脊膜穿刺后头痛的风险。

六、出血并发症

（一）概述

椎管内出血是一个潜在的灾难性的并发症，可以引起截瘫和四肢瘫。这个并发症在第 4 章中进行了详细的讨论。背部和头部的疼痛可能是主述。硬膜外[60]和硬膜下[61]的血肿都可以由硬膜外注射类固醇药物引起。硬膜外血肿可以通过手术成功清除。硬膜下的血肿首先出现的是四肢瘫。患者在接受手术后症状得到恢复，但在 8 天后出现了脑膜炎随后死亡。患者都没有凝血障碍。硬膜外血肿的患者在接受早先 6 次的硬膜外类固醇药物治疗的过程中服用过吲哚美辛。Benzon 等[62]报道了一例服用氯吡格雷和双氯酚酸的患者接受颈部硬膜外注射类固醇药物后出现四肢瘫的病例。在接受了手术清除血肿后，该患者上肢恢复肌力，但下肢仍旧是瘫痪的。已结案的索赔案件报告中引用了 2 例硬膜外注射类固醇药物后出现了硬膜外血肿引起的脊髓损伤[6]。2 例患者都服用了抗凝药物。这个报道并未指出硬膜外穿刺是在腰椎、胸椎还是颈椎水平。

（二）出血并发症的预防

最重要的危险因素是凝血功能障碍，不论是原发性的还是药物作用引起的。抗凝血药和抗血小板药物如氯吡格雷和噻氯吡啶在任何情况下都是硬膜外注射的禁忌证。但另一方面，非甾体抗炎药物（NSAIDs），包括阿司匹林，并不会明显增加硬膜外出血的发生风险。Horlocker 等[63]报道了 1035 例患者总共接受了 1214 次硬膜外注射类固醇药物治疗并没有发生大的出血并发症，其中 1/3 的人在治疗时使用了 NSAIDs（134 例使用阿司匹林，249 例使用其他非甾体类抗炎药物，还有 34 例联合使用了多种这类药物）。

公开报道的硬膜外血肿引起神经性并发症的病例都是在颈椎注射后出现的。因为罕有这类并发症的报道，因此我们无法对颈椎和腰椎硬膜外注射的风险对比得出结论。

七、感染性并发症：脊柱感染

（一）概述及病理生理

硬膜外及关节内注射后出现感染并发症是很罕见的（见第 5 章），但是在糖尿病患者其风险无疑大大增加。即使在没有进行椎管注射或操作的前提下，仍有可能自发出现硬膜外脓肿。Tang 等[64]回顾了 46 例自发性硬膜外脓肿的患者并发现 46% 发生在糖尿病患者身上。常见的症状包括瘫痪（80%）、局部脊柱疼痛（89%）、神经根性疼痛（57%）和寒战高热（67%）。红细胞沉降率均升高。几乎一半病例都是金黄色葡萄球菌感染。Hooten 等[65]最近在医学文献中回顾分析了硬膜外类固醇激素注射后出现硬膜外脓肿的病例，他们发现 14 例病例中有 2 例还出现了脑膜炎。这些患者的特征和预后以及一例没有纳入这篇综述的病例汇总[66]见框 27-5。有 24 例硬膜外类固醇激素注射后因感染而提起诉讼[6]。有 12 例出现了脑膜炎，3 例出现了骨髓炎。有 7 例患者出现了硬膜外脓肿，6 例接受了外科清除脓肿的手术，1 例出现了永久的下肢运动功能障碍。有 1 例索赔案例患者同时出现了脑膜炎、硬膜外脓肿，也有 1 例同时发生了脑膜炎、硬膜外脓肿和骨髓炎。也报道了 1 例在尾椎注射类固醇药物后出现细菌性椎间盘炎的病例[67]。这是一个 73 岁的老年女性合并轻度糖尿病在接受 120mg 泼尼松龙注射后发生的。在注射 1 个月后，她出现了背部疼痛的加剧。MRI 检查提示 $L_{4\sim5}$ 椎间盘炎及邻近节段的骨髓炎。组织学培养出了铜绿假单胞菌。通过静脉注射环丙沙星和庆大霉素成功治愈。还有一些没有进行硬膜外注射和操作的病例出现了败血症性的骶髂关节和小关节的关节炎。系统性回顾报道了 27 例小关节面注射感染[68]和 166 例细菌性关节炎的病例[69]。败血症性的关节面炎可能并发腰大肌间隙和硬膜外脓肿、脑膜炎、心内膜炎和全身的败血症。

这里已经有很多关于关节面类固醇药物注射后败血症的报道[70-77]。这些包括感染性关节炎[71,72]、椎旁脓肿[70,71]、硬膜外脓肿[73]、脑膜炎[74]、细菌性心内膜炎[76]和致死性的全身败血症[77]。仅 1 例患者确诊为糖尿病[75]。其中 1 例硬膜外脓肿的患者最终引起永久性的下肢运动功能障碍。其中 1 例椎旁脓肿的患者在接受穿刺吸引术后给予抗生素治疗获得了痊愈。大部分的患者都需要外科切开引流。

框 27-5　接受硬膜外类固醇药物注射后出现硬膜外脓肿患者的资料

· 患者的总数	15 例
· 1 周内发病	9 例
· 超过 1 周发病	6 例
· 合并糖尿病的患者	5 例
· 骶管注射	1 例
· 腰椎硬膜外注射	10 例
· 胸椎硬膜外注射	1 例
· 颈椎硬膜外注射	3 例
· 需行椎板切除术的患者	11 例
· 死亡病例	2 例
· 残留运动功能障碍	5 例

引自 Hooten WM，Kinney MO，Huntoon MA. Epidural abscess and meningitis after epidural corticosteroid injection. Mayo Clin Proc，2004. 79：682-686. 和 Huang RC，Shaprio GS，Lim M，et al. Cervical epidural abscess after epidural steroid injection. Spine，2004. 29：E7-E9.

有 1 例骶髂关节腔注射类固醇药物后出现细菌性骶髂关节炎的病例[78]，但是其细节无从得知。

硬膜外类固醇药物注射后出现真菌感染的并发症是极其罕见的。一个在鞘内 MPA 注射后出现 "酵母菌性脑膜炎" 的病例被 Shealy[79] 报道出来（酵母菌同酵母样菌与其他真菌一样不具有致病性但可以引起过敏反应；这个报道可能是不正确的，也有可能是指隐球菌感染）。这个报道没有关于该病例的诸如注射后多长时间出现并发症或者患者预后如何的相关信息。另一个病例是一个健康的 31 岁女性在接受共 3 次中的最后一次硬膜外类固醇药物注射治疗 6 周后出现了椎管内的曲霉菌脓肿[80]。她没有免疫系统疾病史。她表现出下肢肌力下降、肛周麻木和直肠括约肌松弛。MRI 检查显示 $T_{10\sim11}$ 和 $T_{12}\sim L_1$ 的鞘膜内包块。在第一次椎板切除术中发现了厚壁的硬膜内脓肿。她接受了外科引流和静脉注射两性霉素治疗。因为持续的背部疼痛，她又复查了 MRI，发现从 L_3 扩散到 S_1 的硬膜外脓肿、$L_{4\sim5}$ 椎间盘炎和骨髓炎，加上持久的 $T_{10\sim11}$ 硬膜内损伤。她接受了扩大的外科椎板切除术和引流，神经症状得到了改善但遗留了持久的背部疼痛。

（二）脊柱感染的预防

严格的无菌术以及精心的备皮准备可以避免大部分的感染并发症。任何有潜在细菌感染的患者应避免进行类固醇激素的注射，如尿路感染或鼻窦炎。预防性使用抗生素是有争议的。硬膜外和关节腔内注射类固醇激素后出现感染的发生率是非常低的，因此不能证明常规预防性使用抗生素是正确有效的，同时也没有数据表明预防性使用抗生素对免疫抑制的患者有益。仅仅推荐在放射介入治疗时预防性使用抗生素，但是在这个方面并没有进行随机对照的研究[81, 82]。对于常规预防性使用抗生素的另外一个顾虑是会导致病原菌抗药性的进展。万古霉素被广泛用于革兰阳性菌的感染，这是在类固醇药物注射后最常见的一种感染。现在耐万古霉素的肠球菌和耐甲氧西林金黄色葡萄球菌菌株变得更加普遍了[81]。

（三）脊柱感染的治疗

大多数的硬膜外和椎旁脓肿的病例需要外科引流。只要有任何的神经损伤都需要立即手术清除治疗。在等待培养结果的时候，先给予覆盖耐甲氧西林金葡菌的抗生素治疗是正确的，因为它是最常见的致病微生物。

八、其他副作用和并发症

已经报道过在硬膜外注射类固醇药物后出现视网膜出血并引起视力障碍的病例[83]。这些病例都使用了大量的（40～120ml）生理盐水或局麻药。其中 1 例视网膜出血的病例发生在硬膜外注射 80mg MPA 加 20ml 0.125% 布比卡因以后。这个患者在注射后表现出一只眼睛视力下降数小时。眼科检查发现双侧视网膜出血。过后患者视觉分辨力恢复了一些，但是患者遗留了部分视觉障碍和一只眼睛中央区的盲点。这起损伤的原因考虑是脑脊液压力迅速升高使视网膜静脉压力升高并出血。这类并发症可以通过限制硬膜外注射药物的药量来实现。如果需要注射大容量的药物，注射就应该尽量缓慢。

一个 42 岁男性在接受反复的硬膜外类固醇药物注射后被诊断为白内障[84]。这个患者在超过 6 年的时间里接受了 10 次 80mg MPA 硬膜外注射治疗。每两次注射时间间隔不短于 3 个月。症状在最后一次注射后 6 周出现。这种类型的白内障是一种已知的系统性皮质类固醇药物治疗的并发症。有报道 1 例胸椎硬膜外注射倍他米松和利多卡因后出现了 4 天持续性呃逆的患者[85]。在重复给予甲氧氯普胺（胃复安）治疗后患者呃逆减弱，在第二次硬膜外类固醇药物注射后又出现呃逆症状复发，再给予甲氧氯普胺后仍有效果。DeSio 等[86] 报道了 12 例在硬膜外注射了二醋酸泼尼松龙 80～120mg 后出现面部潮红和（或）全身红斑，其中 10 例接受了腰椎注射（2 例接受了颈椎注射），在注射后 24～48 小时后出现症状并持续了 72 小时。Cicala 等[87] 报道了 13 例颈椎硬膜外注射 MPA 后出现面部潮红的患者。这样的现象还被报道发生在肩关节囊注射类固醇药物以后[88]。这个副作用的诱因尚不清楚。

血管迷走反射会引起心动过缓和低血压以及常伴随恶心和意识障碍，它在接受过椎管内或椎管附近操作的患者中比较常见。血管迷走反射的发生率在硬膜外注射类固醇药物的患者中，颈椎硬膜外注射的发生率（8%）明显高于腰椎硬膜外注射的发生率（1%）[89]。在修正过一些相关变量后，如坐位，其发生率仍明显不同。

九、总　　结

硬膜外、小关节面和骶髂关节腔注射皮质类固醇药物的严重并发症发生率是很低的。尽管如此，一些并发症却是灾难性的。颈椎硬膜外注射与腰椎、骶椎硬膜外注射相比，严重的并发症如脊髓损伤和高位脊髓麻醉的发生率可能要高些。糖尿病和免疫抑制患者有更高的感染风险。仔细询问病史和查体可以帮助我们发现如糖尿病、免疫抑制、凝血障碍和隐性感染等风险。应该同时告知患者严重的并发症及较轻的并发症如意外的硬膜穿透和硬膜穿透后的头痛。应该指导患者正确地表达神经性改变、新出现或加重的疼痛、头痛和发热。晚上和周末的监测也应该覆盖到，患者应该知道如何去联系值班医生。

在出现意外的硬膜穿透后继续进行硬膜外注药是有争议的。在这样的情况下，药物可能向蛛网膜下隙扩散。虽然严重的并发症如脑膜炎和蛛网膜炎的风险很低，但还是可能发生的。此外，当一个患者由于疾病的进展或手术后出现了蛛网膜炎，那也有可能是由于注射引起的。当前尚无证据表明，在没有发生腰椎穿透的情况下，硬膜外注射类固醇药物后会引起无菌性脑膜炎或蛛网膜炎。

（陈　皎译，吴超然　刘　进校）

参 考 文 献

1. Abram SE. The use of epidural steroid injections for the treatment of lumbar radiculopathy. *Anesthesiology* 1999;91:1937–1941.
2. Delport EG, Cucuzella AR, Marley JK, et al. Treatment of lumbar spinal stenosis with epidural steroid injections: a retrospective outcome study. *Arch Phys Med Rehabil* 2004;85:479–484.
3. Carrera GF. Lumbar facet joint injection in low back pain and sciatica: preliminary results. *Radiology* 1980;137:665–667.
4. Slipman CW, Lipetz JS, Plastaras CT, et al. Fluoroscopically guided therapeutic sacroiliac joint injections for sacroiliac joint syndrome. *Am J Phys Med Rehabil* 2001;80:425–432.
5. Nelson DA. Dangers from methylprednisolone acetate therapy by

6. Fitzgibbon DR, Posner KL, Caplan RA, et al. Chronic pain management: American Society of Anesthesiologists Closed Claims Project. *Anesthesiology* 2004;100:98–105.
7. Wright MN, Denney LC. A comprehensive review of spinal arachnoiditis. *Orthop Nurs* 2003;22:215–219.
8. Delamarter R, Ross J, Masaryk T, et al. Diagnosis of lumbar arachnoiditis by magnetic resonance imaging. *Spine* 1990;15:4304–4310.
9. Nelson DA, Vates TS, Thompson RB. Complications from intrathecal steroid therapy in patients with multiple sclerosis. *Acta Neurol*

intraspinal injection. *Arch Neurol* 1988;45:804–806.

Scand 1973;49:176–188.

10. Bernat JL, Sadowski CH, Vincent FM, et al. Sclerosing spinal pachymeningitis. *J Neurol Neurosurg Psychiatry* 1976;39:1124–1128.

11. Carta F, Canu C, Datti R, et al. Calcification and ossification of the spinal arachnoid after intrathecal injection of Depo Medrol. *Zentralbl Neurochir* 1987;48:256–261.

12. Ryan MD, Taylor TKF. Management of lumbar nerve root pain by intrathecal and epidural injection of depot methylprednisolone acetate. *Med J Aust* 1981;2:532–534.

13. Cohen FL. Conus medullaris syndrome following multiple intrathecal corticosteroid injections. *Arch Neurol* 1979;36:228–230.

14. Bedford THB. The effect of injected solutions on the cell count of the cerebrospinal fluid. *Br J Pharmacol* 1948;3:80–83.

15. Seghal AD, Tweed DC, Gardner WH, et al. Laboratory studies after intrathecal corticosteroids. *Arch Neurol* 1963;9:74–78.

16. Goldstein NP, McKenzie BE, McGuckin WF. Changes in cerebrospinal fluid of patients with multiple sclerosis after treatment with intrathecal methylprednisolone acetate: a preliminary report. *Mayo Clin Proc* 1962;37:657–668.

17. Gutknecht DR. Chemical meningitis following epidural injections of corticosteroids. *Am J Med* 1987;82:570.

18. Plumb VJ, Dismukes WE. Chemical meningitis related to intrathecal corticosteroid therapy. *South Med J* 1977;70:1241.

19. Abram SE. Subarachnoid corticosteroid injection following inadequate response to epidural steroids for sciatica. *Anesth Analg* 1978;57:313–315.

20. Morris JT, Konkol KA, Longfield RN. Chemical meningitis following epidural methylprednisolone injection. *Infect Med* 1994;11:439–440.

21. Margolis G, Hall HE, Nowill WK. An investigation of efocaine, a long acting local anesthetic agent. *Arch Surg* 1953;61:715–730.

22. Chino N, Awad EA, Kottke FJ. Pathology of propylene glycol administered by perineural and intramuscular injection in rats. *Arch Phys Med Rehabil* 1974;55:33–38.

23. Benzon HT, Gissen AJ, Strichartz GR, et al. The effect of polyethylene glycol on mammalian nerve impulses. *Anesth Analg* 1987;66:553–559.

24. Delaney TJ, Rowlingson JC, Carron H, et al. Epidural steroid effects on nerves and meninges. *Anesth Analg* 1980;59:610–614.

25. Abram SE. Subarachnoid corticosteroid injection following inadequate response to epidural steroids for sciatica. *Anesth Analg* 1978;57:313–316.

26. Barnes B, Fish M. Chemical meningitis as a complication of isotope cisternography. *Neurology* 1972;22:83–91.

27. Deland FH. Intrathecal toxicity studies with benzyl alcohol. *Toxicol Appl Pharmacol* 1973;25:153–156.

28. Hahn AF, Feasby TE, Gilbert JJ. Paraparesis following intrathecal chemotherapy. *Neurology* 1983;33:1032–1038.

29. Latham JM, Fraser RD, Moore RJ, et al. The pathologic effects of intrathecal betamethasone. *Spine* 1997;22:1558–1562.

30. Kotani N, Kushikata T, Hashimoto H, et al. Intrathecal methylprednisolone for intractable postherpetic neuralgia. *N Engl J Med* 2000;343:1514–1519.

31. Tiso RL, Cutler T, Catania JA, et al. Adverse central nervous system sequelae after selective transforaminal block: the role of corticosteroids. *Spine J* 2004;4:468–474.

32. Kaplan MS, Cooke J, Collins JG. Intravascular uptake during fluoroscopically guided cervical interlaminar steroid injection at C6-7: a case report. *Arch Phys Med Rehabil* 2008;89:553–558.

33. Heckmann JG, Maihofner C, Lanz S, et al. Transient tetraplegia after cervical facet joint injection for chronic neck pain administered without imaging guidance. *Clin Neurol Neurosurg* 2006;108:709–711.

34. Hodges SD, Castleberg RL, Miller T, et al. Cervical epidural steroid injection with intrinsic spinal cord damage: two case reports. *Spine* 1998;23:2137–2140.

35. Field J, Rathmell JP, Stephenson JH, et al. Neuropathic pain following cervical epidural steroid injection. *Anesthesiology* 2000;93:885–888.

36. Abbasi A, Malhotra G. The "swimmer's view" as alternative when lateral view is inadequate during interlaminar cervical epidural steroid injections. *Pain Med* 2010;11:709–712.

37. Simon SL, Abrahams JM, Sean GM, et al. Intramedullary injection of contrast into the cervical spinal cord during cervical myelography: a case report. *Spine* 2002;27:E274–E277.

38. Tripathi M, Nath SS, Gupta RK. Paraplegia after intracord injection during attempted epidural steroid injection in an awake patient. *Anesth Analg* 2005;101:1209–1211.

39. Forrest JB. The response to epidural steroid injections in chronic dorsal root pain. *Can J Anaesth* 1980;27:40–46.

40. Hall ED, Springer JE. Neuroprotection and acute spinal cord injury: a reappraisal. *NeuroRx* 2004;1:80–100.

41. Goebert HW, Jallo SJ, Gardner SJ, et al. Painful radiculopathy treated with epidural injection of procaine and hydrocortisone acetate: results in 113 patients. *Anesth Analg* 1961;40:130–134.

42. Knight CL, Burnell JC. Systemic side effects of extradural steroids. *Anaesthesia* 1980;35:593–594.

43. Stambough JL, Booth RE, Rothman RH. Transient hypercorticism after epidural steroid injection. *J Bone Joint Surg* 1984;66A:1115–1116.

44. Tuel SM, Meythaler JM, Cross LL. Cushing's syndrome from methylprednisolone. *Pain* 1990;40:81–84.

45. Jacobs S, Pullan PT, Potter JM, et al. Adrenal suppression following extradural steroids. *Anaesthesia* 1983;38:953–956.

46. Kay J, Findling JW, Raff H. Epidural triamcinolone suppresses the pituitary-adrenal axis in human subjects. *Anesth Analg* 1994;79:501–505.

47. Boonen S, Van Distel G, Westhovens R, et al. Steroid myopathy induced by epidural triamcinolone injection. *Br J Rheumatol* 1995;34:385–386.

48. Sandberg DI, Lavyne MH. Symptomatic spinal epidural lipomatosis after local epidural corticosteroid injections: case report. *Neurosurgery* 1999;45:162–165.

49. Mchaourab AS, Hamill-Ruth RJ. Should imaging studies be routinely performed prior to epidural steroid injections? *Anesthesiology* 2001;95:1539–1540.

50. Simon DL, Kunz RD, German JD, et al. Allergic or pseudoallergic reaction following epidural steroid deposition and skin testing. *Reg Anesth* 1989;14:253–255.

51. Munck A. Glucocorticoid inhibition of glucose uptake by peripheral tissues: old and new evidence, molecular mechanisms and physiological significance. *Perspect Biol Med* 1971;14:265–269.

52. Pellacani A, Fornengo P, Bruno A, et al. Acute methylprednisolone administration induces a transient alteration of glucose tolerance and pyruvate dehydrogenase in humans. *Eur J Clin Invest* 1999;29:861–867.

53. Ward A, Watson J, Wood P, et al. Glucocorticoid epidural for sciatica: metabolic and endocrine sequelae. *Rheumatology* 2002;41:68–71.

54. Lee PKW, Kim JM. Lumbar epidural blocks: a case report of a life-threatening complication. *Arch Phys Med Rehabil* 2000;81:1587–1590.

55. Charsley MM, Abram SE. The injection of intrathecal normal saline reduces the severity of postdural puncture headache. *Reg Anesth Pain Med* 2001;26:301–305.

56. Abram SE, Cherwenka RW. Transient headache immediately following epidural steroid injection. *Anesthesiology* 1979;50:461–462.

57. Katz JA, Lukin R, Bridenbaugh PO, et al. Subdural intracranial air: an unusual cause of headache after epidural steroid injection. *Anesthesiology* 1991;74:615–618.

58. Simopoulos T, Peeters-Asdourian C. Pneumocephalus after cervical epidural steroid injection. *Anesth Analg* 2001;9:1576–1577.

59. Liu SS, Melmed AP, Klos JW, et al. Prospective experience with a 20-gauge Tuohy needle for lumbar epidural steroid injections: is confirmation with fluoroscopy necessary? *Reg Anesth Pain Med* 2001;26:143–146.

60. Williams KN, Jackowski A, Evans PJD. Epidural hematoma requiring surgical decompression following repeated epidural steroid injections for chronic pain. *Pain* 1990;42:197–199.

61. Reitman CA, Watters W. Subdural hematoma after cervical epidural steroid injection. *Spine* 2002;27:E174–E176.

62. Benzon HT, Wong HY, Siddiqui T, et al. Caution in performing epidural injections in patients on several antiplatelet drugs. *Anesthesiology* 1999;91:1558.

63. Horlocker T, Bajwa ZH, Zubaira A, et al. Risk assessment of hemorrhagic complications associated with nonsteroidal anti-inflammatory medications in ambulatory pain clinic patients undergoing epidural steroid injection. *Anesth Analg* 2002;95:1691–1697.

64. Tang HJ, Lin HJ, Liu YC, et al. Spinal epidural abscess-experience with 46 patients and evaluation of prognostic factors. *J Infect* 2002;45:76–81.

65. Hooten WM, Kinney MO, Huntoon MA. Epidural abscess and meningitis after epidural corticosteroid injection. *Mayo Clin Proc* 2004;79:682–686.

66. Huang RC, Shapiro GS, Lim M, et al. Cervical epidural abscess after epidural steroid injection. *Spine* 2004;29:E7–E9.

67. Yue WM, Tan SB. Distant skip level discitis and vertebral osteomyelitis after caudal epidural injection: a case report of a rare complication of epidural injections. *Spine* 2003;28:E209–E211.

68. Muffoletto AJ, Ketonen LM, Mader JT, et al. Hematogenous pyogenic facet joint infection. *Spine* 2001;26:1570–1576.

69. Vyskocil JJ, McIlroy MA, Brennan TA, et al. Pyogenic infection of the sacroiliac joint: case reports and review of the literature. *Medicine* 1991;70:188–197.

70. Cook NJ, Hanrahan P, Song S. Paraspinal abscess following facet joint injection. *Clin Rheumatol* 1999;18:52–53.

71. Orpen NM, Birch NC. Delayed presentation of septic arthritis of a lumbar facet joint after diagnostic facet joint injection. *J Spinal Disord Tech* 2003;16:285–287.

72. Alcock E, Regaard A, Browne J. Facet joint injection: a rare cause of epidural abscess formation. *Pain* 2003;103:209–210.

73. Magee M, Kannangara, S, Dennien B, et al. Paraspinal abscess complicating facet joint injection. *Clin Nucl Med* 2000;25:71.

74. Gaul C, Neundorfer B, Winterholler M. Iatrogenic (para-) spinal abscesses and meningitis following injection therapy for low back pain. *Pain* 2005;116:407–410.

75. Park MS, Moon SH, Hahn SB, et al. Paraspinal abscess communicated with epidural abscess after extra-articular facet joint injection. *Yonsei Med J* 2007;48:711–714.

76. Hoelzer BC, Weingarten TN, Hooten WM, et al. Paraspinal abscess complicated by endocarditis following a facet joint injection. *Eur J Pain* 2008;12:261–265.

77. Kim SY, Han SH, Jung MW, et al. Generalized infection following facet joint injection: a case report. *Korean J Anesthesiol* 2010;58(4):401–404.

78. Svendsen RN. Purulent arthritis after blockade treatment. *Ugeskr Laeger* 1993;155:2414–2415.

79. Shealy CN. Dangers of spinal injections without proper diagnosis. *JAMA* 1966;197:156–158.

80. Saigal G, DonavanPost MJ, Kozic D. Thoracic intradural *Aspergillus abscess* formation following epidural steroid injection. *Am J Neuroradiol* 2004;25:642–644.

81. Ryan JM, Ryan BM, Smith TP. Antibiotic prophylaxis in interventional radiology. *J Vasc Interv Radiol* 2004;15:547–556.

82. Spies JB, Rosen RJ, Lebovitz AS. Antibiotic prophylaxis in vascular and interventional radiology: a rational approach. *Radiology* 1988;166:381–387.

83. Purdy EP, Ajimal GS. Vision loss after epidural steroid injection. *Anesth Analg* 1998;86:119–122.

84. Chen YC, Garaj N, Clavo A, et al. Posterior subcapsular cataract formation associated with multiple lumbar epidural corticosteroid injections. *Anesth Analg* 1998;86:1054–1055.

85. Slipman CW, Shin CH, Patel RK, et al. Persistent hiccup associated with thoracic epidural injection. *Am J Phys Med Rehabil* 2001;80:618–621.

86. DeSio JM, Kahn CH, Warfield CA. Facial flushing and/or generalized erythema after epidural steroid injection. *Anesth Analg* 1995;80:617–619.

87. Cicala RS, Westbrook L, Anjel JJ. Side effects and complications of cervical epidural steroid injections. *J Pain Symptom Manage* 1989;4:64–66.

88. Jacobs LG, Barton MA, Wallace AW, et al. Intraarticular distension and steroids in the management of capsulitis of the shoulder. *BMJ* 1991;302:1498–1501.

89. Trentman TL, Rosenfeld DM, Seamans DP, et al. Vasovagal reactions and other complications of cervical vs. lumbar translaminar epidural steroid injections. *Pain Pract* 2009;9:59–64.

第**28**章

椎间孔注射的相关并发症

Nikolai Bogduk

一、定 义

椎间孔注射是通过脊柱椎间孔给药的注射方法。注射靶点一般是椎间孔下的脊髓段。用于诊断时，注射的药物通常为局麻药。当用于介入治疗时，则注射时采用局麻药和皮质类固醇制剂联合。大多数实施手术的医生使用利多卡因（浓度为 0.5%、1% 或 2%），有些使用小剂量的布比卡因（0.5 %）。类固醇制剂的选择一般依赖于实施手术医生的偏好以及所在医院是否有该药剂。选择范围包括倍他米松、地塞米松、曲安西龙和甲泼尼龙。在世界上的不同地区，一些类固醇制剂禁止应用于脊柱周围。

当影像研究结果不明确时，诊断性质的椎间孔阻断一般用于对特定脊椎神经导致的神经根痛进行精确定位。一些手术医生也将其用于椎间盘源性疼痛的诊断。对于诊断性质的椎间孔注射，尚无已公开发表的并发症报告，这主要是由于其属于非常规手段，或所注射的针剂一般无害。

对于治疗性质的皮质类固醇的椎间孔注射，情况有所不同。这一操作程序应用广泛，并有许多与并发症相关的专著陆续出版。

二、概述及病因学上的可能机制

（一）颈部椎间孔注射

可通过注射位点和注射药物来判定颈部椎间孔注射的危害（图 28-1）。针头置于脊椎神经旁，接近硬脊膜囊和脊髓的位置。同时，椎动脉位于椎间孔外侧，根动脉则位于孔内。

各种解剖学关系都或多或少与并发症相关。

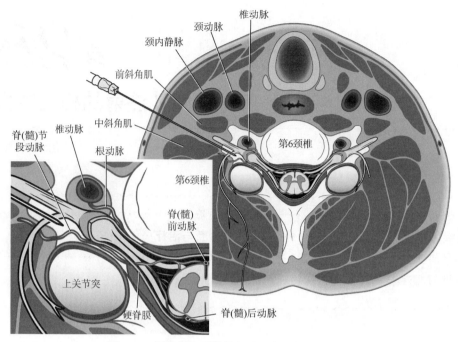

图 28-1 颈部第 6 颈椎椎间孔注射的横截面视图

针头已经沿孔轴插入，其最终位置对准椎间孔后部。椎动脉位于孔的前侧，沿该轴插入使针头位于脊椎神经和椎动脉的后方。插图：由椎动脉起始的一条脊髓动脉。它为该节脊柱供血。另一条脊髓动脉由颈升动脉或颈深动脉进入椎间孔。它为伴随神经根的根动脉分支供血，并最终抵达脊髓前和脊髓后动脉（改自 Rathmell JP. Atlas of image-guided intervention in regional anesthesia and pain medicin. 2nd ed. Philadelphia，PA：Lippincott Williams & Wilkins，2012. 经允许）

　　在病例报告[1-9]、临床实践统计[10-13]以及一项由 1340 名医师参与的研究中[14]，均对颈部椎间孔注射相关的并发症进行了描述。后者包含了相关并发症的 54 个案例，其中一些也在病例报告中有所论及。广义而言，这些并发症可分为多因素并发症和血管并发症两类（表 28-1）。

表 28-1 不同作者所报道的颈部椎间孔类固醇注射的相关并发症

病例的来源和数量							
多因素并发症	A	B	C	D	E	F	G
死亡（原因不明）	5						
短暂全局性遗忘							1
器质性脑综合征		1					
癫痫	2				1		
头痛	2			45			5
呼吸困难						1	
血管迷走神经晕厥	1					19	1
注射位点疼痛加剧			20				

续表

病例的来源和数量	A	B	C	D	E	F	G
硬脑膜外血肿	1						
椎旁血肿	1					1	
倍他米松过敏					1		
造影剂过敏						1	1
硬脊膜穿刺				1			
短暂交感神经阻断						6	
短暂上肢无力							6
神经根损伤	1	1					
直接的脊髓损伤			1				
高位脊髓麻醉	3						
血管并发症							
脊椎基底动脉梗死	16						
脊髓梗死	12						
脊髓和脊髓基底动脉梗死	2						
短暂缺血	3						
脊髓水肿	2						
脑干水肿	1						
脑水肿	1						
皮质性失明	1						

注：A，1340 位医师参与的调查 [14]；B，病例报告 [2]；C，病例报告 [3]；D，37 位患者 89 次操作实践统计结果 [12]；E，4612 次操作实践统计结果 [10]；F，799 次操作实践统计结果 [11]；G，1036 次操作实践统计结果 [13]。

一些多因素并发症令人困惑，主要是由于缺乏足够的信息，或难以知悉并发症的原因，如（原因不明的）死亡、短暂性遗忘、器质性脑综合征、癫痫、头痛和呼吸困难等。其他则可归因于针头在椎旁操作造成的损伤，如血管迷走神经晕厥、恶心、注射部位疼痛和血肿。

其他并发症可归因于注射的针剂，如对类固醇或造影剂过敏。一些并发症就颈椎上的注射位点而言具有特异性，如硬脊膜穿刺、交感神经阻断、神经根脆弱和神经根损伤。直接性脊髓损伤一般不应成为颈部椎间孔注射的并发症，因为操作指南规定针头的放置不会超过椎间孔的中间位置，并且在注射之前会对其位置进行放射性造影检查 [15, 16]。在之前报道的病例 [3]（表 28-1）中，造影剂注入脊髓之前未对针头的位置进行确认。与此类似的是，高位脊椎麻醉中，局麻药鞘内注射之前并未对针头位置进行确认。

虽然一些作者认为患者的投诉（如疼痛加剧、头晕目眩和恶心）是颈部椎间孔注射并发症 [11, 12]。不过，较之未进行注射的对照组，这些投诉的发生频率并不高 [12]。因此，不能直接将其视为椎间孔注射的并发症。

血管并发症的报道更为常见。除表 28-1 列出的案例之外，一些案例在病例报告中已进行详述（表 28-2）。血管并发症与椎动脉或根动脉的分布情况有关。

表 28-2　病例报告中颈部椎间孔注射皮质类固醇药物所导致的血管并发症的关键特征

来源	注射位点	病理学	相关动脉	注射药剂
Brouwers 等 [1]	C_6	脊髓梗死	根动脉	曲安西龙
Windsor 等 [2]	C_6	脊髓梗死	根动脉	倍他米松
Ludwig 与 Burns[4]	C_6	脊髓梗死	根动脉	曲安西龙
McMillan 与 Crumpton[5]	C_5/C_6	枕叶梗死	椎动脉	空气
Tiso 等 [6]	C_6	小脑梗死 枕叶梗死	椎动脉	曲安西龙
Rozin 等 [7]	C_6	脑水肿 脑干出血 小脑出血	椎动脉	甲泼尼龙
Suresh 等 [8]	C_5	脑干梗死	椎动脉	曲安西龙
Wallace 等 [9]	C_7	脑干梗死	椎动脉	不详
	C_5	短暂局部缺血	椎动脉	不详

在椎基底动脉梗死的病例中，病因可能包括气体栓塞[5]、血管痉挛[14]、动脉瘤[7, 14]和类固醇栓塞[6, 14]。如果通过注入空气来检验硬膜外针头的放置位置，无疑存在气泡栓塞的风险，但在椎间孔注射的常规操作中，这并不符合标准。血管痉挛听上去可能性较大，但其与临床实际经验不符，因为放射学家在血管造影术中已习惯于直接进行椎动脉穿刺。因此，夹层动脉瘤的产生、附壁斑块的松脱以及类固醇栓塞仍然是该颈部椎间孔注射导致椎基底动脉梗死的可能原因。椎动脉中针头的穿入可能导致附壁斑块的脱落。动脉壁内而非动脉腔内注射造影剂或其他药剂则可能导致夹层动脉瘤的产生。

类似的过程在两个病例的尸检中得以证实[9]。如果针头的位置未得到确认，或进入椎动脉的造影剂未被确认，则可能发生类固醇栓塞。

实验室研究显示曲安西龙、β- 氟甲强的松龙和甲泼尼龙制剂各自均能形成大于红细胞的颗粒或聚集物[6, 17]。因此这些颗粒或聚集物具有堵塞小血管的能力。地塞米松是唯一一种常用的、但不会形成颗粒或聚集物的皮质类固醇类。已报道的并发症只在颗粒类固醇使用的案例中发生，看来并非偶然（表 28-2）。使用地塞米松的情况下尚未见并发症的报道[14]。

两项动物研究证实，颗粒类固醇具有导致梗死形成的能力。其中一项研究中，将颗粒和非颗粒类固醇分别注入大鼠的颈内动脉；之后的中枢神经系统损伤只发生于特殊类固醇注射组中，而注射地塞米松的动物组则没有损害，也无不良临床症状[18]。另一项研究中在猪的椎动脉中分别注射了颗粒和非颗粒类固醇[19]。所有注射了颗粒类固醇的动物都无法恢复意识，在临床上，磁共振成像和组织病理学上均显示与脑血管损伤相一致的特征。注射非颗粒类固醇的动物在临床、成像或尸检方面则没有显示神经损伤的相关表征。

在脊髓梗死形成的病例中，主流观点认为椎间孔注射损伤了一根支配脊髓前动脉的根动脉（尽管在一个病例[2]中，一根脊髓后动脉受到牵连）。这类根动脉可能在任何高度的颈椎受到影响，不过似乎在较低的颈椎位置更为常见[20]。一些作者提出所使用的针头可能刺激到椎间孔的根动脉，并导致血管痉挛[1, 4, 21]。这些观点尽管在概念上存在合理性，但缺乏直接证据。与之相反的是，得到旁证支持的观点为，如误注入根动脉时，颗粒类固醇形成了栓子，并在脊髓前动脉支配的区域形成梗死。

在两个已报道的颈部椎间孔注射病例中，他们在注射试验剂量造影剂的过程中，通过使用数字减影血管造影来捕获根动脉影像[20, 22]。这些病例显示，即使针头正确放置在椎间孔的后侧 1/4 处（图 28-2），动脉内注射仍会发生。另一例病理报告显示，在高位孔处一条根动脉被注入的造影剂所填充[23]。这三个病例均发现了根动脉填充，注射过程被终止，患者没有受到不良影响。

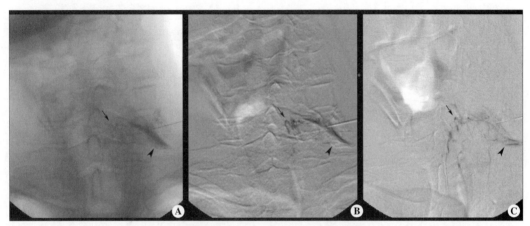

图 28-2　C_7/T_1 椎间孔注射过程中脊柱颈部的前后观（造影剂注射后的数字减影造影）

进行皮质类固醇椎间孔注射之前，先使用造影剂完成的血管造影前后观。A：荧光镜下图。针头位于 $C_7 \sim T_1$ 左侧椎间孔，不超过其中间外侧点。造影剂显现出神经根的轮廓（箭头所示）。根动脉在中间显示为注射位点伸出的一条细线（小箭所示）。B：数字减影造影将中央伸展的根动脉显示得更为清晰（小箭所示）。C：通过像素位移 - 重组（pixel-shift re-registration）矫正法处理后的数字减影血管造影，显示了根动脉（小箭所示）延伸至中线并入脊髓前动脉（引自 Rathmell JP，Aprill C，Bogduk N. Cervical transforaminal injection of steroids. Anesthesiology，2004.100：1595-1600. 经允许）

据另一例病例报告的描述，在患者注射试验剂量造影剂的过程中，数字减影血管造影没有显示血管内注入的发生，但在注射局麻剂之后，患者产生了与前侧和前外侧颈脊髓麻醉相一致的神经病理症状[24]。患者在 20 分钟内得到恢复，没有后续的不良效应。

综上所示，这些病例为支配型根动脉阻塞可能损害脊髓功能这一观点提供了旁证。如果颗粒类固醇在根动脉或脊髓前（后）动脉中形成栓子，就可能导致不可逆的损伤。

（二）腰部椎间孔注射

腰部椎间孔注射的并发症可分为轻微的和严重的两类。一项包含 322 例注射的统计显示，轻微并发症在病例中的发生比例约为 9%[25]。按照发生频率的降序排列，轻微并发症主要包括短暂性头痛（3%）、背痛加剧（2%）、面色潮红（1%）、腿痛加剧（0.6%）以及血管迷走反应（0.3%）。经回顾，这些并发症多与腰椎内及骶尾部注射有关。不存在持久的不良影响。

严重的并发症与支配型根动脉即 Adamkiewicz 动脉有关。尽管此动脉一般由胸部发出，实际上则可能在任何脊髓段形成[26]。前人对其在腰段和骶段的发生率评估结果并不一致。关于 Adamkiewicz 动脉的一例报告显示其在 L_1 的发生率为 10% 左右[27]，L_2 为 1%[28]，更低的发生位置就更为罕见。对于这些低位根动脉，腰部椎间孔注射存在危险性（图 28-3 ）。

8 个临床病例报道了在腰部椎间孔类固醇注射过程中发生的下身麻痹情况[26, 29-32]。这些病例中全部注射了颗粒类固醇类。所有这些患者均提示在未发现的动脉内注射之后，Adamkiewicz 动脉发生了类固醇栓塞。另一种可能的解释是针头导致的血管痉挛。

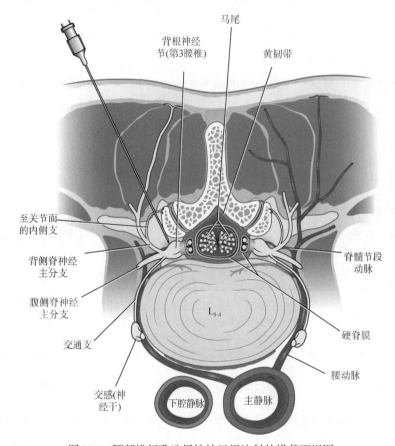

图 28-3　腰部椎间孔选择性神经根注射的横截面视图

在示意图右侧，针头置于椎间孔处，指向神经根丛。在左侧，一条根动脉与神经根伴行。在椎间孔注射过程中类似的血管可能容易被刺穿（改自 Rathmell JP. Atlas of image -guided intervention in regional anesthesia and pain medicine. 2nd ed. Philadephia, PA：Lippincott Williams & Wilkins，2012. 经允许）

三、预　防

颈部椎间孔注射的实施指南[15, 16]设计用来避免操作过程中并发症的产生。这些指南规定注射的靶点必须通过正确获得的斜视图加以确定（不能依据如侧视图一类的单一视图进行）。针头应首先以注射孔后方的上关节突作为指引。这两个测量可以预防在进针过程中触及前方的椎动脉。在此之后，针头应重新进行调整，从中央位置进入椎间孔，并与其后壁相切（图 28-4 ）。进针不应超出孔宽度的一半。一旦针头放置到位，注入测试剂量的造影剂并对液流进行小心的实时监控。这一注射测试两方面内容。首先在常规条件下，它将显示注入液流正确地沿着靶点神经纤维流动，并进入外侧硬膜外隙。同时更重要的是，它将监控血管内注射情况的发生。通过使用数字减影血管造影术可以提升对小动脉的辨别能力。

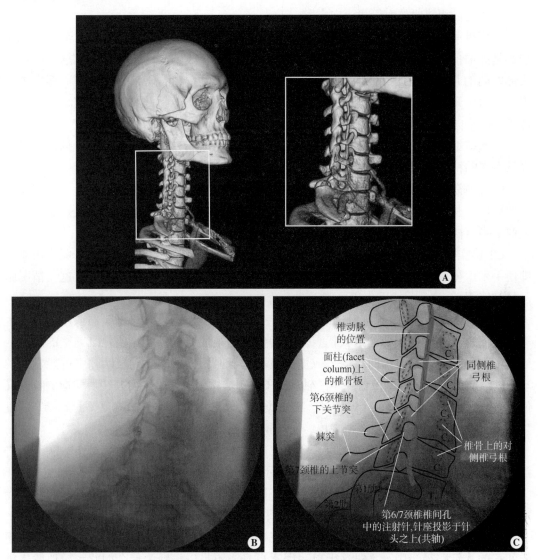

图 28-4　与颈部椎间孔注射相关的骨骼解剖学

A：用于颈部椎间孔注射的脊柱颈段三维重构 CT 的前斜面观。插图与图 6-3B、C 上 X 线照片中的解剖区域相对应。B：在右侧 C_6/C_7 椎间孔注射过程中脊柱颈段的右斜面观。针头放置于椎间孔后方的适当位置用以进行右侧 C_6/C_7 椎间孔注射（C_7 神经根）。请注意该患者之前具有 C_5/C_6 的椎体间融合，很难辨别这两节椎骨之间的椎间盘间距。C：靠近椎间孔前侧的椎动脉的大概位置以粗灰线标记出来（经允许引自 Rathmell JP. Atlas of image -guided intervention in regional anesthesia regional anesthesia and pain medicine. 2nd ed. philadelphia，PA：Lippincott Williams & Wilkins，2012.）

严密监控注射过程中是否发生动脉内注射。动脉内快速的液体流动意味着血管内造影剂的显影转瞬即逝。这一事件不大可能通过注射后的抓拍进行捕捉。造影剂液流必须在整个注射过程中通过荧光透视成像进行连续不断的监控。

动脉内注射不仅需要准确分辨，也必须进行正确解读。在一些病例中，沿椎动脉的造影剂液流被误认为在硬膜外隙的正确流动[22]。

同时，也需要相应地意识到，流入脊髓的动脉血流不仅仅存在于注射位点的脊柱区段。

有报道显示，在脊柱胸段能够发生逆向的根动脉填充，回到上一级血管当中，从那里注入液能够通过相邻段的血管再流向脊髓[33]。

腰部椎间孔注射[24]的指南也遵循相似的原则。试验剂量的造影剂与实时荧光透视监控都是必需的。此外，在测试的同时也需要获得脊柱腰段的全视图，其中包括注射位点头部方向的几段脊柱的成像信息。在一例未发表的病例中，尽管整个脊柱腰段都在视野当中，但由于注射位点为 L_1，而造影剂流入了屏幕上没有显示的胸段，造成手术医生错过了发现头向的造影剂动脉内流动。

一些研究者提倡在计算断层分析（CT）的引导下进行颈部椎间孔注射，据称其可以提供更高的精确性和安全性[7, 9]。不过，实际上 CT 并不会更精确或更安全。

CT 能够在单一视野中显示针头的位置，不过并不能提供更精确的成像；它仅仅是更方便而已。从图像角度来讲，荧光透视成像的精度并不低。它带来的不便仅是需要二次成像来确定插入深度。

CT 确实能够在入针过程中对椎动脉进行观察；不过即使如此，CT 也并非完全可靠。即使手术医生有 CT 作为引导，椎动脉血管内膜下注射的情况也时有发生[9]。这一情况暗示尽管使用了 CT，手术医生仍可能无法辨清椎动脉的穿入情况。

更关键的是，CT 只能显示操作区段的一个平面，而不显示该平面头向或尾向的发生事件。而这正是透视成像的最大优点。前后位的透视成像提供了脊柱颈段完整的成像。当测试剂量的造影剂注入时，这一成像将显示上行血管如椎动脉或根动脉中可能发生的动脉内液体流动。这样的液流在单一轴向的 CT 扫描中无法显示，而其转瞬即逝的特性又使其在连续的 CT 扫描中也难以捕捉。识别类似的动脉内液流，对于避免类固醇栓塞的发生显得至关重要。如果看到类似现象，需终止注射程序以避免类固醇栓塞的发生。

从准确性和安全性的角度来看，令人失望的是大多数中枢神经系统损伤的病理报告没有提供技术的示意图；即使是少数提供了示意图的报告，示意图也不够完善和准确。

因此观察者很难确定操作是否得到了正确实施。在未发表的病例当中，面向法律专家公开的材料表明，实际操作当中并非都是采用了正确的技术手段。

在颈部注射的一些病例中，并未得到正确的斜视图。在这些条件下，椎动脉就位于椎间孔的入针路径当中。不过这个单一因素自身尚不足以解释为什么如此频繁地发生椎动脉内注射事件。必须想办法弥补两种失败情况：在前后位视图中检查插入深度（或正确解读这些视图）的失败，以及注射试验剂量的造影剂（或正确解读其液流）的失败。

四、诊断与治疗

椎间孔注射所导致的神经病学上的并发症往往造成严重后果。其临床表征十分明显，往往在开始时发生脊柱无力和麻木，不需要专门检测即可辨识。脊髓和后脑的磁共振成像可以提供神经损伤的位点和程度的信息。不过使用该法时，可能会在损伤后 2 天甚至更久时间之后，才会明显出现脊髓或脑干的改变。

尚无能够扭转脊髓或脑干损伤局面的应急措施。如果有适应证和必要，应急治疗可能包括通气和心血管支持。后续的治疗和康复应按脊髓损伤或后脑梗死的标准处理方案进行。

五、总　结

原则上，如果按照指南进行操作，椎间孔注射是一种安全的操作程序[15,16,34]。迄今为止，尚未发表相关证据来推翻这些原则。已发表的并发症相关证据要么尚不完整，要么显示该原则中的关键步骤已被遗漏或忽视了。

（滕　翼译，吴超然　刘　进校）

参 考 文 献

1. Brouwers PJAM, Kottnik EJBL, Simon MAM, et al. A cervical anterior spinal artery syndrome after diagnostic blockade of the right C6-nerve root. *Pain* 2001;91:397–399.
2. Windsor RE, Strom S, Sugar R, et al. Cervical transforaminal injection: review of the literature, complications, and a suggested technique. *Pain Phys* 2003;6:457–465.
3. Lee JH, Lee JK, Seo BR, et al. Spinal cord injury produced by direct damage during cervical transforaminal epidural injection. *Reg Anesth Pain Med* 2008;33:377–379.
4. Ludwig MA, Burns SP. Spinal cord infarction following cervical transforaminal injection. A case report. *Spine* 2005;30:E266–E268.
5. McMillan MR, Crumpton C. Cortical blindness and neurologic injury complicating cervical transforaminal injection for cervical radiculopathy. *Anesthesiology* 2003;99:509–511.
6. Tiso RL, Cutler T, Catania JA, et al. Adverse central nervous system sequelae after selective transforaminal block: the role of corticosteroids. *Spine J* 2004;4:468–474.
7. Rozin L, Rozin R, Koehler SA, et al. Death during a transforaminal epidural steroid nerve root block (C7) due to perforation of the left vertebral artery. *Am J Forensic Med Pathol* 2003;24:351–355.
8. Suresh S, Berman J, Connell DA. Cerebellar and brainstem infarction as a complication of CT-guided transforaminal cervical nerve root block. *Skeletal Radiol* 2007;36:449–452.
9. Wallace MA, Fukui MB, Williams RL, et al. Complications of cervical selective nerve root blocks performed with fluoroscopic guidance. *AJR Am J Roentgenol* 2007;188:1218–1221.
10. Schellhas KP, Pollei SR, Johnson BA, et al. Selective cervical nerve root blockade: experience with a safe and reliable technique using an anterolateral approach for needle placement. *AJNR Am J Neuroradiol* 2007;28:1909–1914.
11. Pobiel RS, Schellhas KP, Eklund JA, et al. Selective cervical nerve root blockade: prospective study of immediate and longer term complications. *AJNR Am J Neuroradiol* 2009;30:507–511.
12. Huston CW, Slipman CW, Garvin C. Complications and side effects of cervical and lumbosacral selective nerve root injections. *Arch Phys Med Rehabil* 2005;86:277–283.
13. Ma DJ, Gilula LA, Riew KD. Complications of fluoroscopically guided extraforaminal cervical nerve blocks. An analysis of 1036 injections. *J Bone Joint Surg Am* 2005;87:1025–1030.
14. Scanlon GC, Moeller-Bertram T, Romanowsky SM, et al. Cervical transforaminal epidural steroid injections. More dangerous than we think? *Spine* 2007;32:1249–1256.
15. Standards Committee of the International Spine Intervention Society. Cervical transforaminal injection of corticosteroids. In: Bogduk N, ed. *Practice Guidelines for Spinal Diagnostic and Treatment Procedures.* San Francisco, CA: International Spine Intervention Society, 2004:237–248.
16. Rathmell JR, Aprill C, Bogduk N. Cervical transforaminal injection of steroids. *Anesthesiology* 2004;100:1595–1600.
17. Derby R, Date ES, Lee JH, et al. Size and aggregation of corticosteroids used for epidural injections. *Pain Med* 2008;9:227–234.
18. Dawley JD, Moeller-Bertram T, Wallace MS, et al. Intra-arterial injection of steroids used for transforaminal epidurals. *Spine* 2009;34:1638–1643.
19. Okubadejo G, Talcott M, Schmidt R, et al. Perils of intravascular methylprednisolone injection into the vertebral artery. An animal study. *J Bone Joint Surg* 2008;9:1932–1938.
20. Baker R, Dreyfuss P, Mercer S, et al. Cervical transforaminal injection of corticosteroids into a radicular artery: a possible mechanism for spinal cord injury. *Pain* 2002;103:211–215.
21. Nash T. Comment on 'a cervical anterior spinal artery syndrome after diagnostic blockade of the right C6-nerve root'. *Pain* 2002;96:217–218.
22. Bogduk N, Dreyfuss P, Baker R, et al. Complications of spinal diagnostic and treatment procedures. *Pain Med* 2008;6:S11–S34.
23. Verrils P, Nowesenitz G, Barnard A. Penetration of a cervical radicular artery during a transforaminal epidural injection. *Pain Med* 2010;11:229–231.
24. Karasek M, Bogduk N. Temporary neurologic deficit after cervical transforaminal injection of local anesthetic. *Pain Med* 2004;5:202–205.
25. Botwin KP, Gruber RD, Bouchlas CG, et al. Complications of fluoroscopically guided transforaminal lumbar epidural injections. *Arch Phys Med Rehabil* 2000;81:1045–1050.
26. Kennedy DJ, Dreyfuss P, Aprill CN, et al. Paraplegia following image-guided transforaminal lumbar spine epidural steroid injection: two case reports. *Pain Med* 2009;19:1389–1394.
27. Lazorthes G, Gouza A. Supply routes of arterial vascularization of the spinal cord. Applications to the study of vascular myelopathies. *Bull Acad Natl Med* 1970;154:34–41.
28. Lo D, Vallee JN, Spelle L, et al. Unusual origin of the artery of Adamkiewicz from the fourth lumbar artery. *Neuroradiology* 2002;44:153–157.
29. Houten JK, Errico TJ. Paraplegia after lumbosacral nerve root block: report of three cases. *Spine J* 2002;2:70–75.
30. Somyaji HS, Saifuddin A, Casey ATH, et al. Spinal cord infarction following therapeutic compute tomography-guided left L2 nerve root injection. *Spine* 2005;30:E106–E108.
31. Huntoon M, Martin D. Paralysis after transforaminal epidural injection and previous spinal surgery. *Reg Anesth Pain Med* 2004;29:494–495.
32. Glaser SE, Falco FM. Paraplegia following a thoracolumbar transforaminal epidural steroid injection: a case report. *Pain Phys* 2005;8:309–314.
33. Yin W, Bogduk N. Retrograde filling of a thoracic spinal artery during transforaminal injection. *Pain Med* 2009;10:689–692.
34. Standards Committee of the International Spine Intervention Society. Lumbar transforaminal injection of corticosteroids. k In: Bogduk N, ed. *Practice Guidelines for Spinal Diagnostic and Treatment Procedures.* San Francisco, CA: International Spine Intervention Society, 2004:163–187.

第 29 章

椎间盘造影和椎间盘治疗技术相关并发症

Leonardo Kapural　Karlo Houra　Andrej Radic

　　盘源性腰痛是因椎间盘发生病理生理改变而引起的，同时也可能是因椎间盘机械性承重能力减弱，从而改变脊柱的生物力学引起[1]。基于这个原因，近期椎间盘疼痛的治疗策略包含如下几个总体目标：破坏纤维环后缘撕裂伤后新血管形成和神经支配过程中形成的初级痛觉纤维的形成；恢复先前髓核和纤维环稳态下的细胞免疫；重建椎间盘的高度和纤维环的完整性[2]。为此，治疗措施各有不同，可能涉及临床上已经广泛应用的射频技术以及仍然处于实验阶段的如细胞因子抑制、基因调控和细胞替代[1-4]。这一章讨论关于目前可用于治疗盘源性疼痛的椎间盘治疗技术的相关并发症以及用于诊断的诱发性椎间盘造影（provocative discography）的相关并发症。

　　脊柱解剖结构的变异可能会直接导致相应并发症，包括脊髓异位血管和神经结构。然而，更常见的是由于缺乏经验、失误或（和）设备设计缺陷导致的不良后果。由于病理机制不同，不同并发症的首发临床症状不同。即刻并发症明显与操作相关，包括马尾综合征、急性椎间盘突出、造影剂相关性过敏、出血、肌肉痉挛和电极断裂[5]（表 29-1）。其他并发症在治疗后的几天或几周出现，如椎间盘炎、脊柱骨髓炎、硬膜外脓肿及早期灼痛。因为其他伴随疾病，也可能发生一些非特异性并发症。以下段落讨论的是椎间盘造影、椎间盘内注射、椎间盘加热和经皮椎间盘减压（percutaneous disc decompression，PDD）技术的相关并发症。

表 29-1　已报道的椎间盘内微创诊断及治疗盘源性疼痛和椎间盘突出的并发症

椎间盘治疗相关并发症	过敏/超敏反应
感染性并发症	造影剂相关性过敏
椎间盘炎	荨麻疹
硬膜外脓肿	**血管性并发症**
脊柱骨髓炎	腹膜后出血
硬膜下积脓	肌肉内血肿
细菌性脑膜炎	**其他并发症**
神经并发症	探针/电极断裂引起的异位存留
马尾综合征	肌肉痉挛
伴或不伴复杂区域疼痛综合征的脊神经损伤（灼痛）	烧伤
急性椎间盘突出	椎体缺血性坏死
	椎间盘退行性变加快

一、诱发性椎间盘造影相关并发症

由于其表现的非特异性，因此仅通过临床表现诊断盘源性疼痛并不容易。诱发性椎间盘造影和磁共振成像（magnetic resonance imaging，MRI）检查是诊断背痛病因的有用工具。虽然诱发性椎间盘造影的诊断性价值是有争议的[6-8]，但它确实是唯一一种与疼痛患者 MRI 上病理变化相关的检测手段[8-11]。椎间盘造影在透视引导下完成，可以连续显示骨骼标志。纠正腰椎脊柱前突时，患者俯卧位，在下腹部置入滚轴或柔软的楔子。在心电监护及轻度镇静下，在侧路或椎弓根外路径透视的情况下，运用管状视野辅助置放椎间盘盘内穿刺针[12]。

总体来说诱发性椎间盘造影所致的并发症发生率较低，报道的发生率为 0～2.5%。椎间盘炎、硬膜外脓肿、细菌性脑膜炎均有报道[5-11]。

更为常见的并发症包括急性感觉异常、肌肉痉挛和轻微出血。在诱发性椎间盘造影时，置入椎间盘内穿刺针前深部注射大量的局麻药时，离椎间盘/椎间孔更近，这样使病人和医生都不易发现穿刺针碰到了脊神经。为了避免潜在的神经损伤，穿刺针应该向脊神经下方的椎间盘水平刺入，并尽量贴近上关节外侧缘刺入间盘。当针刺入有丰富神经支配的外纤维环时，患者会感受到短暂、尖锐的疼痛。如果在进针过程中患者出现感觉异常，必须停止进针并调整穿刺针方向。

诱发性椎间盘造影可能导致急性腰椎间盘突出。有 5 名患者在椎间盘造影后出现椎间盘突出，并以急性恶化的根性腿痛为显著临床症状，其中一个患者还伴有足下垂。急剧的椎间盘压力增加导致已存在的突出加重或形成新的突出，这些可以通过腰椎 MRI 比较椎间盘造影前后的变化加以证实。作者得出的结论是纤维环薄弱可能是造成椎间盘造影相关性椎间盘突出的易发因素[13]。

慢性椎间盘炎是最为严重的椎间盘造影相关并发症，其发生率为 0～1.3%[14, 15]，具体讲[14-17]，每名椎间盘注射患者发生椎间盘炎的发生率为 0.15%，每个椎间盘进行椎间盘注射后出现椎间盘炎的发生率为 0.08%。椎间盘炎与穿刺针刺入椎间盘过程中将皮肤菌群带入椎间盘有关[14, 15]。虽然有革兰阴性菌导致关节盘炎的报道，但最常见的皮肤微生物菌群是金黄色葡萄球菌和表皮葡萄球菌[15-19]。

预先静脉内和（或）关节盘内用抗生素常常作为一种预防策略。通过水溶性造影剂混合抗生素在椎间盘内使用后，感染性椎间盘炎的发生率可能会降低。碘海醇与头孢唑林或庆大霉素合用时能够降低抗生素的最低抑菌浓度（minimal inhibitory concentrations，MIC）[20]。

静脉内使用某些抗生素时无法预计其在关节盘内的浓度。在兔静脉内使用克林霉素和万古霉素时，能够监测到关节盘内的抗生素浓度，而使用先锋霉素和苯唑西林时则不能监测到[21]。在人体，与其他头孢菌类和苯唑西林相比，庆大霉素和头孢唑林确实更能够渗透到椎间盘达到更高的药物浓度，这表明不同抗生素在椎间盘的可利用度是不同的[22, 23]。静脉注射头孢唑林 2g 后 15 ～ 81 分钟即达到最高椎间盘内药物浓度所谓的"黄金期"[24]。

一项对 200 名患者随访 3 个月的研究表明，椎间盘造影前预防性使用抗生素后无感染性椎间盘炎发生[15]。另一个大样本的研究报道，对 523 名患者行 1477 次诱发性椎间盘造影未出现并发症[25]。

椎间盘注射前可以将抗生素与造影剂混合，形成稳定、无沉淀的溶液。Osti 等的研究表明，将 1mg 头孢唑林与 1ml 造影剂混合用于 127 名行椎间盘造影的患者，无 1 例患者在临床或放射性指标方面提示出现了化学性或细菌性椎间盘炎[26]。

颈段、胸段和腰段的诱发性椎间盘造影后，椎间盘炎的发生率高低很难确定。颈段椎间盘造影后椎间盘炎的发生率为 0.16% ～ 3%。一项研究表明，在 1357 名颈段椎间盘造影的患者中，有 7 例患者发生椎间盘炎，他们的主要症状是椎间盘造影后不久的剧烈颈部疼痛[27]。有两项更小样本的研究报道了 31 例患者中有 1 例、269 例患者中有 2 例发生椎间盘注射后急性椎间盘炎[28, 29]。有报道称，20 例患者行 89 次胸段椎间盘造影，无 1 例发生感染性并发症[30]。

为了预防椎间盘炎，北美脊柱学会和国际脊柱介入协会的指南都提出使用双针穿刺，其中先用粗针刺入皮肤，再用细针通过粗针进入椎间盘[17, 31]。使用双针穿刺技术的理论基础在于进入椎间盘的细针不需要经过皮肤，这样就减少了针头接触细菌的机会。Fraser 等[18] 报道常规预防性使用抗生素后，单针穿刺与双针穿刺的椎间盘炎的发生率分别为 2.7%、0.7%。

椎间盘炎的患者在进行椎间盘操作后的几天或几周内会出现严重的持续性背部和颈部疼痛，伴或不伴发热。需要对患者进行完整的体格检查和实验室检查，包括血细胞分类计数、C 反应蛋白、血培养以及成像技术。MRI 是较为常用的成像技术[32, 33]，在症状出现 3 ～ 4 天时可出现椎间盘 T_2 信号的增强以及终板的充血。急性期在终板破坏前推荐进行靶点活检，因为此时免疫系统激活靶点尚处于无菌环境[34]。治疗椎间盘炎困难而漫长，通常需要长时间使用抗生素。椎间盘炎会导致邻近组织发生更多感染性并发症，进而形成脓肿，甚至可能需要手术干预[35, 36]。硬膜外脓肿形成是诱发性椎间盘造影的一种少见并发症。通常来说，需要进行腰椎椎板切除减压术引流脓肿[37]。椎前脓肿形成和脊髓硬膜下积脓是颈椎椎间盘造影的特有并发症[27, 36]。

一项对 250 例患者行 750 次椎间盘造影的研究中有 1 例报道荨麻疹[38]。

椎间盘造影后出现持续性疼痛常被误诊。首个关于椎间盘造影后持续性下背部疼痛的研究报道，纳入的是监禁病患，不恰当地使用了激惹性的碘离子造影剂泛影葡胺[39]。最近一项研究中[40]，6 位患者被诊断有躯体化障碍，心理测试异常，甚至诉求工伤赔偿。他们都有记录在案的椎间盘造影后持续性背痛。这种情况很难在普通人群中发生，因为普通人群常发生持续性躯体不适，包括慢性疼痛[40, 41]。

最后，最近的争论主要是围绕椎间盘造影本身在诊断性检查后加速椎间盘老化的可能性。Carragee 等[42] 比较 52 例对照组患者和 50 例行腰椎间盘造影的患者，分析他们随后 10 年的椎间盘影像，寻找进行性椎间盘老化的迹象。他们的结论是，与对照组相比，尽管现代椎间盘造影技术使用细针和压力限制技术，但仍然造成椎间盘老化加速、椎间盘突出、椎间盘高度减小、反应性终板改变等变化。作者推荐应在对椎间盘注射的利弊深思熟虑后再进行相关操作。这个病例对照研究有明显的不足，但是它的结论对椎间盘造影诊断盘源性疼痛的地位产生了巨大影响。

重要的是，腰椎间盘造影术应由经验丰富的医生在无菌条件下使用透视成像辅助，准确置放穿刺针，以尽量减少并发症的风险[5, 9]。

二、镇痛性椎间盘造影相关并发症

镇痛性椎间盘造影是传统诱发性椎间盘造影的一种替代方法，它的目标是为了增加诊断的精确度以确定有症状的椎间盘老化。这项检查是通过把小口径输注导管放入椎间盘的位置，然后输注局麻药。导管放置到位，定位引起节段症状后，相应节段椎间盘均可被成功麻醉。这种新技术几乎没有相关并发症。然而在镇痛性椎间盘造影中使用的穿刺针的直径明显大于诱发性椎间盘造影穿刺针的直径（图 29-1）。这对于通过其置放球囊导管，随后进行置管后位置测试是必需的[43]（图 29-1B）。如我们之前讨论过的，在使用穿刺针进行椎间盘穿刺时可能导致进行性椎间盘破坏[42]。椎间盘造影后还会发生更严重的退化性椎间盘疾病，使用直径越大的穿刺针进行椎间盘穿刺，患者发生椎间盘退化改变越快速，而且也越严重，这表明在镇痛性椎间盘造影时，使用大导管可能存在风险。

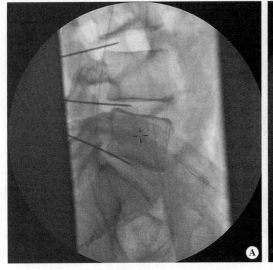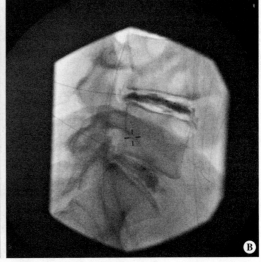

图 29-1　盘内置入 18G 引导针（A）用于镇痛性椎间盘造影，随后插入盘内球囊（B）在镇痛性椎间盘造影中使用。注意需要一个大直径的引导针定位椎间盘髓核

三、椎间盘盘内注射相关并发症

（一）木瓜凝乳蛋白酶

木瓜凝乳蛋白酶是近几年最常用于椎间盘髓核破坏（化学溶核术）的物质，治疗椎间盘突出以及有背痛和腿痛的患者。化学溶核术使用木瓜凝乳蛋白酶 B，它是一种可注射的蛋白酶。木瓜凝乳蛋白酶对长链黏多糖互相连接的非胶原蛋白产生水解作用，也能使椎间盘的游离神经末梢神经组织崩解。这一系列的生化反应使髓核发生解聚作用，从而降低椎间盘的压力。采用这种疗法的大多数患者患有椎间盘突出及明显腿痛，但它也可以用来治疗盘源性下背部疼痛。一项对 17 000 例急性椎间盘突出及腿痛的患者进行的分析[44, 45]中采用木瓜凝乳蛋白酶治疗的整体成功率为 72%。

其中 2.4% 的患者出现各种不同的不良反应[46]。最常见不良反应是注射后背痛和肌肉痉挛[44-46]，占不良反应的比率为 20% ～ 40%。主要由于一系列患者注射木瓜凝乳蛋白酶后发生严重的过敏反应，美国自 1999 后就没有再使用。然而这种治疗方法在世界上的其他国家仍在普遍使用[44]。通过使用前血浆 IgE 敏感性测试，木瓜凝乳蛋白酶的过敏反应可以从 1% 降到 0.3%[47]。化学溶核术在局麻下操作降低了过敏性反应的风险[48]。严重并发症如横贯性脊髓炎、出血、椎间盘炎的发生率很低。整个操作的相关并发症发生率[46]为 0.399%，死亡率为 0.02%。

（二）椎间盘内类固醇的使用

对于反复椎间盘注射类固醇治疗腰部疼痛是否有益于临床仍然是有疑问的，然而这种治疗仍然被一些从业者使用。一些观察性的研究表明，在盘源性因素导致的单纯轴性背痛的患者中，其功能和疼痛评分没有长期的改善[49, 50]。然而对终板炎症改变的患者行椎间盘内注射类固醇，有报道称其短期的疼痛评分和功能有显著性改善[38, 39]。

椎间盘注射类固醇最常见和严重的并发症是硬膜外钙化形成，主要是在使用曲安奈德时出现[51]。有时候这些并发症也会在椎间盘内注射药物后的数年首次出现[52]。钙化扩大会在 14% ～ 68% 的患者中引起症状[51, 52]。虽然这种治疗方法很少使用，但是大家应该牢记，这种貌似无害的治疗方法是存在风险的。

四、椎间盘成形术相关并发症

椎间盘成形术是治疗有症状的椎间盘退化性疾病的一组微创手术。纤维环外层的神经支配被认为是进行性椎间盘退化中，外层纤维环破裂所致腰背疼痛的原因。有很多不同的设备可以完成椎间盘成形术，但都是应用一些热能形式破坏游离神经末梢。不同的报道[53, 54]中，各种椎间盘成形术治疗盘源性疼痛的手术中及其后发生并发症的概率为 0 ～ 10%。这些并发症分为早期并发症（操作后立即出现或操作后几天内出现）和晚期并发症（操作后几周到几个月出现）。穿刺相关的神经损伤和（或）热损伤所引发的炎症、出血、烧伤是早期并发症。晚期并发症包括椎间盘老化加速、脊椎缺血性坏死、操作后椎间盘突出。操作过程中机器故障或治疗设备的损坏可能导致严重的神经血管结构的破坏（表29-1）。接下来的部分，我们将要讨论各种特定经皮椎间盘成形术的相关并发症。

（一）椎间盘电热治疗

椎间盘电热疗法（intradiscal electro-thermal therapy，IDET）是通过椎间盘放置的电阻线圈将控制的热能逐渐传递到后部纤维环的一种微创治疗[55]。IDET在患者轻度镇静、透视的指导下进行。治疗时一根17号引导针首先穿刺进入椎间盘的前外侧部分，然后把导管穿过纤维环中心部分。导管末端的长度约为5cm，一旦到位，在16～17分钟内导管逐渐加热到90℃。在这个过程中椎间盘内的温度为37～65℃[56]。

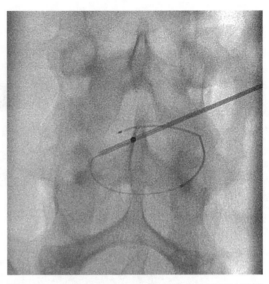

图29-2 反复置入IDET导管会导致导管打结及潜在导管断裂的风险

前后位结合头侧倾斜透视下显示IDET中抗阻性线圈打结的程度

导管放置不当和高温传递到椎间盘及周围的神经结构可能导致神经损伤和终板骨坏死，将表现为根性疼痛、轴性疼痛和一过性麻痹。这些并发症也可能发生在其他经皮穿刺操作中，并不仅针对IDET。导管破损[57]（图29-2和图29-3）、脊椎骨坏死[58]、马尾神经热损伤[59]都是IDET的严重并发症。导致导管破损和马尾热损伤的可能机制见图29-4。术后脊髓并发症常见的危险因素有肥胖、腿痛病史、吸烟、糖尿病，但背痛的持续时间并不能预示IDET后并发症有更高风险[53]。与单独进行髓核成形术比较（详见下面的进一

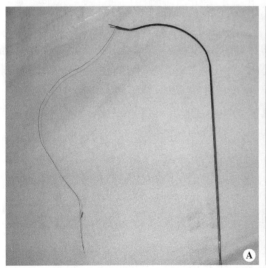

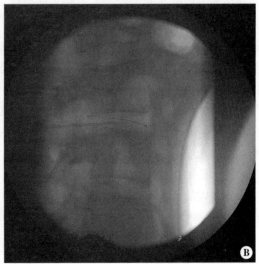

图29-3 未打结的IDET导管移出椎间盘，小段未打结的导管留在后纤维环

A：未打结的IDET导管；B：侧位透视下显示前面所述椎间盘内残留的IDET导管未打结的碎片（显示IDET导管引导器还未从椎间盘移出）

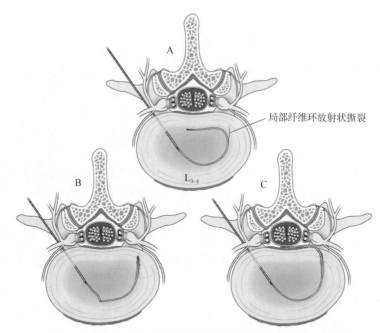

图 29-4 进行 IDET 导致导管断裂和马尾神经热损伤的机制

A：IDET 治疗过程中导管在正常的位置，加热导管的热活性部分沿后部纤维环的内侧部分分布。B：椎间盘退化疾病患者的共同特点是从髓核到纤维环的放射状撕裂。在 IDET 放置导管常常是延伸进入一个甚至更多放射状撕裂的部位。反复暴力增加导管深度导致导管打结和断裂。C：放射状撕裂可以从髓核延伸到纤维环外层。IDET 导管可以通过放射状撕裂的纤维环进出椎间盘从而进入硬膜外前间隙，导管可能被放置在靠近马尾神经的部位。导管放置在这个位置进行 IDET 会导致马尾神经的直接热损伤

步讨论），IDET 联合髓核成形术并不会增加并发症的风险[60]。Freeman 等[54]的研究报道中，38 名慢性盘源性背痛的患者行 IDET 后没有重大并发症。4 名患者出现短暂神经根病变，并在小于 6 周的时间内消退。另一项研究中，几例患者出现暂时性根性症状（小于 6 周），其中一名患者一条腿出现新发烧灼不适感，另一名患者有足下垂。另有两名患者有皮区定位不明确的感觉异常[57]。即使是技术纯熟的操作者，也有少数接受 IDET 的患者发生感觉异常。最近 Orr 和 Thomas 发表的个案报道中，一例 IDET 导管尖端由于在椎间盘扭曲打折而发生断裂，导管残端留在了椎间盘内。这个碎片随后迁移出了椎间盘到达硬膜囊。几周后患者诉背痛加重、腿部感觉异常和感觉迟钝，因此不得不使用外科方法移除导管碎片[61]。如果导管断了，应该把它留在椎间盘内，从目前的经验来看，除这例报道外，需要外科取出移位的导管碎片的概率是很低的。

椎间盘炎是 IDET 另外的一个潜在相关并发症。根据是否发生感染，椎间盘炎分为感染性和无菌性。操作前 30 分钟静脉给予抗生素（参见椎间盘造影部分对椎间盘炎的讨论），椎间盘内抗生素的使用应该在 IDET 治疗后进行。在拔出导管时，一些作者推荐注射头孢唑林和局麻药预防椎间盘炎及减轻操作后疼痛[57]。

一篇发表的 IDET 研究报道了一例椎间盘炎，患者出现腰部疼痛加重、嗜睡、盗汗和抽搐[62]。没有其他的关于 IDET 相关椎间盘炎的报道。

一位 56 岁的女性在 IDET 操作后发生马尾综合征[63]，然而这种并发症在文献中被低

估了。这个患者被深度镇静，IDET 线圈的最终位置并没有在侧位 X 线下确认[63]。马尾热损伤的机制可能是热导管进入硬膜外隙前份（图 29-4）。IDET 加热时缓慢、逐渐增加导管温度。一般即使当导管非常靠近马尾时也不太可能发生明显的伤害，除非患者被深度镇静。清醒或轻度镇静的患者在治疗的早期过程中会叙述不能忍受的疼痛，从而中断或减慢 IDET 治疗。

IDET 操作后椎间盘突出是一种少见的并发症，发生率为 0.3%。推测可能是热介导使胶原纤维失去张力强度[56]。Cohen 等[53] 报道一例复杂的椎间盘突出患者行 IDET 后背痛恶化，同时 MRI 显示行 IDET 治疗节段的椎间盘突出加剧。然而，椎间盘退化的自然进程也要考虑，腰椎间盘退化性疾病包括椎间盘突出加剧，或是出现新的椎间盘突出。

（二）射频纤维环成形术

射频纤维环成形术是在椎间盘放置电极（Covidien，Mansfield，MA），是另一种已被证实无效的治疗盘源性疼痛的椎间盘盘内技术[64-67]。这种方法将一种新颖的、有弹性的射频电极直接放置在椎间盘后外侧纤维环。电极的位置可以通过透视和电阻抗值引导。最近的一个随机前瞻性研究证明，椎间盘电极的放置对改善盘源性下背部疼痛患者的背痛及功能无明显益处[67]。椎间盘放置电极的研究都显示其无明显并发症[64-67]，但理论上讲，其他椎间盘盘内技术应注意的问题也适用于该项技术。

（三）双极射频椎间盘修复术

双极射频椎间盘修复术（Kimberly Clark，GA）是一种治疗轴性盘源性疼痛的新技术[68-70]。具体过程是在椎间盘内放置两个射频电极针，使它们尽量靠近纤维环的后缘，左右各置一个电极针。射频电流通过两个探针之间使纤维环后缘去神经化。水冷电极是内部中空并充满冷水，从而能够有效地使电极降温，在保持能量集中在纤维环的同时，防止过多的热能扩散到远离治疗的部位而造成神经根损伤。内部制冷电极比传统电极引起的损伤更大。迄今为止尚无使用双极射频技术进行纤维环修复后发生并发症的报道[68-70]。但是，其他椎间盘盘内技术应注意的问题也适用于该项技术。

五、经皮椎间盘减压术相关并发症

Hijikata 等[71] 于 1975 年首次提出使用这种微创的经皮外科技术治疗椎间盘突出。PDD 指的是任何能够有效地移除中央髓核部分从而减轻椎间盘压力的技术。从技术上来说，前面提到的化学溶核术是一种形式的 PDD。与纤维环成形术相比，它是用于治疗椎间盘退化相关性轴性下背部疼痛的方法。PDD 最初是用于治疗轻微椎间盘突出相关的持续神经根症状（如腿痛）的。另有多种操作及技术通过机械性移除髓核内容物或热能传递到髓核来减轻椎间盘压力，进而使突出的椎间盘从邻近神经消减，用这种方法消除根性疼痛。这种技术的围术期及术后并发症会在后面提到。

（一）自动经皮腰椎减压术

自动经皮椎间盘减压术（automated percutaneous disc decompression，APLD），是使

用电子系统（Clarus Medical，LLC，Minneapolis，MN）机械移除中心髓核部分[72-74]。与关节镜下半月板切除术所使用的侧锋钝尖设备类似，通过一个导管进入髓核去除髓核物质。通过同样的导管放置一把钳子，可以清除残余的椎间盘物质。导管安放处短暂肌筋膜炎性背痛在 APLD 术后恢复的患者中很常见。神经损伤、椎间盘炎、出血等并发症少见。

APLD 后椎间盘炎的发生率为 0.18%，棘突旁血肿的发生率为 0.09%[75]。并发症的总体发生率为 1%。在之前的一个关于这项技术的多中心对照研究中，仅报道了 1 例椎间盘炎，1 例短暂感觉异常，1 例腰大肌出血[76]。椎间盘炎的发生率甚至更低，在另一个大型研究[77] 中，1525 例患者有 9 例发生椎间盘炎，发生率为 0.06%。2 例行 APLD 的患者因深度镇静而发生了马尾综合征[78, 79]。大量的研究已证实，APLD 技术是最早成熟的 PDD 技术；从早期的工作来看，PDD 局限性已十分清楚。很多早期记载的 PDD 患者椎间盘突出大，包括椎间盘碎片被挤出的患者，行 APLD 后这些患者并没有改善。APLD 或其他的 PDD 技术只对那些轻微局限性的椎间盘突出患者才可能起作用。大家的共识是，在介入性经皮椎体手术中不应行深度镇静和全麻，因为其可能掩盖治疗即刻发生的临床征象和症状。

（二）微创椎间盘切除

微创椎间盘切除是通过使用旋切设备（Stryker Medical，Kalamazoo，MI）进行的，它由电动式旋转切除设备组成，通过阿基米德原理经由小直径的套管移除髓核中心部分。它和 APLD 技术的理念一样，仅仅是使用不同的途径机械性移除髓核物质。导管只是作为切除组织的一个通道。整个过程是在轻度镇静的情况下，在透视的指导下进行的。两个临床个案系列研究报道，这种减压设备用来治疗轻微的局限性椎间盘突出无并发症。这种手术可以在局麻下通过计算机断层扫描或透视引导进行[80, 81]。最近，有旋切探针断裂在目标椎间盘间内的报道[82]。

（三）经皮激光椎间盘减压

激光技术用于减轻轻微的局限性腰椎间盘突出患者髓核压力已有超过 20 年的历史。经皮激光椎间盘减压（percutaneous laser disc decompression，PLDD）探针的设计数年来有所改进，现在使用的套管直径与 1986 年第一次使用的相比已经有所减小。这种操作机制和其他技术相同，但它是依靠对髓核汽化而不是机械性切除。激光探针通过纤维环后外侧缘放入椎间盘。探针过大会加重进行性椎间盘退化性疾病，使背痛在治疗后加重。椎间盘炎和骨髓炎是 PLDD 术后少见的并发症[83-85]。根据是否有微生物的出现，这种并发症被细分为感染性和无菌性。神经根和血管结构的伤害更少见[83]。在一项关于 577 名患者接受椎间盘治疗的研究中[83]，与另一项关于 200 名患者行椎间盘术后随访超过 4 年的研究中，两项研究各报道了 1 例椎间盘炎[84]。PLDD 治疗后有 1 例出现灼痛的报道，可能与目标椎间盘邻近的脊神经的机械性或热损伤有关[86]。

（四）髓核成形术

髓核成形术使用射频技术（ArthroCare Corporation，Austin，Texas），通过消融和凝固髓核，减轻椎间盘的压力和缩小椎间盘局限性突出物的大小而发挥治疗作用[87]。这项技术对明显退化的椎间盘减压幅度小，而对那些非退化性椎间盘可能更有疗效[88]。髓核成形术中，一个射频治疗导管首先通过引导套管放入髓核。当射频能量通过一个特殊设计的导管传递时，导管才慢慢前进[89,90]。用于治疗的导管尖端形成局部能量区域，形成高能等离子，将髓核中的小块组织汽化，从而减轻椎间盘内压力。

在一项关于髓核成形术后的各种并发症最深入的研究中报道，短期不良反应如穿刺局部的疼痛（发生率76%），有26%的患者随后出现轻微的麻木和痛侧肢体的麻刺感。其他的研究报道先前的背痛加重（15%的患者）或出现新发部位的背痛（15%），但是大多数患者的不良反应在术后2周内消退。15%的患者有持续的轻微麻木和麻刺感，4%的经治患者背痛加重[91]。最近的一个随机前瞻性多中心试验中，因轻微腰椎间盘突出所致持续性腿痛的90例患者中，对比了髓核成形术与反复椎间孔注射的疗效[92]。接受髓核成形术的患者与反复椎间孔注射的患者相比，疼痛明显减轻且生活质量评分更高，且这种改善在术后2年随访中持续存在。治疗相关不良事件包括注射部位疼痛、腿痛和背痛加重、虚弱无力、头晕，在髓核成形术组的5名患者中观察到7项不良事件，在椎间孔注射组的7名患者中观察到14项不良事件。普遍认为髓核成形术的不良事件通常轻微且具有自限性。但是，所有PDD技术发生并发症的理论风险与其他讨论过的椎间盘盘内手术类似。

六、总　结

本文很好地阐述了经皮椎间盘手术治疗背痛和腿痛的相关严重并发症，但是其发生率并不高。椎间盘炎和其他感染是椎间盘造影、IDET和不同形式的PDD后最严重的并发症。使用这些技术时，如果神经结构受累，深度镇静和全身麻醉使患者无法及时报告疼痛与不适，因此深度镇静和全麻会增加患者神经损伤的风险。出血性并发症少见，主要是发生在使用抗凝剂或以前有未知出血性疾病的患者。

（阳　慧译，李　崎　刘　进校）

参 考 文 献

1. Hurri H, Karppinen J. Discogenic pain. *Pain* 2004;112(3):225–228.
2. Kapural L. Indications for minimally invasive disk and vertebral procedures. *Pain Med* 2008;9(S1):S65–S72.
3. Cassinelli EH, Hall RA, Kang JD. Biochemistry of intervertebral disc degeneration and the potential for gene therapy applications. *Spine J* 2001;1(3):205–214.
4. Freemont AJ. The cellular pathobiology of the degenerate intervertebral disc and discogenic back pain. *Rheumatology* 2009;48:5–10.
5. Kapural L, Cata J. Complications of minimally invasive procedures for discogenic pain. *Tech Reg Anesth Pain Med* 2007;11(3):157–163.
6. Carragee EJ, Alamin TF, Carragee JM. Low-pressure positive discography in subjects asymptomatic of significant low back pain illness. *Spine* 2006;31(5):505–509.
7. Carragee EJ, Lincoln T, Parmar VS, et al. A gold standard evaluation of the "discogenic pain" diagnosis as determined by provocative discography. *Spine* 2006;31(18):2115–2123.
8. Derby R, Howard MW, Grant JM, et al. The ability of pressure-controlled discography to predict surgical and nonsurgical outcomes. *Spine* 1999;24:364–371.
9. Guyer RD, Ohnmeiss DD. Lumbar discography. *Spine J* 2003;3:11S–27S.
10. Derby R, Lee SH, Kim BJ, et al. Pressure-controlled lumbar discography in volunteers without low back pain symptoms. *Pain Med* 2005;6(3):213–221.
11. Derby R, Lee SH, Kim BJ, et al. Comparison of discogenic findings in asymptomatic subject discs and the negative discs of chronic low back pain patients: can discography distinguish asymptomatic discs among morphologically abnormal disc? *Spine J* 2005;5(4):389–394.
12. Kapural L, Goyle A. Imaging for provocative discography and minimally invasive percutaneous procedures for discogenic pain. *Tech Reg Anesth Pain Med* 2007;11(2):73–80.
13. Poynton AR, Hinman A, Lutz G. Discography-induced acute lumbar disc herniation: a report of five cases. *J Spinal Disord Tech* 2005;18:188–192.
14. Tehranzadeh J. Discography 2000. *Radiol Clin North Am*

1998;36:463–495.

15. Willems PC, Jacobs W, Duinkerke ES, et al. Lumbar discography: should we use prophylactic antibiotics? A study of 435 consecutive discograms and a systematic review of the literature. *J Spinal Disord Tech* 2004;17:243–247.

16. Hoelscher GL, Gruber HE, Coldham G, et al. Effects of very high antibiotic concentrations on human intervertebral disc cell proliferation, viability, and metabolism in vitro. *Spine* 2000;25:1871–1877.

17. Guyer RD, Ohnmeiss DD. Lumbar discography. Position statement from the North American Spine Society Diagnostic and Therapeutic Committee. *Spine* 1995;20:2048–2059.

18. Fraser RD, Osti OL, Vernon-Roberts B. Discitis after discography. *J Bone Joint Surg Br* 1987;69:26–35.

19. Guyer RD, Collier R, Stith WJ, et al. Discitis after discography. *Spine* 1988;13:1352–1354.

20. Klessig HT, Showsh SA, Sekorski A. The use of intradiscal antibiotics for discography: an in vitro study of gentamicin, cefazolin, and clindamycin. *Spine* 2003;28:1735–1738.

21. Esimont FJ, Wiesel SW, Brighton CT, et al. Antibiotic penetration into rabbit nucleus pulposus. *Spine* 1987;12:254–256.

22. Thomas RW, Batten JJ, Want S, et al. A new in-vitro model to investigate antibiotic penetration of the intervertebral disc. *J Bone Joint Surg Br* 1995;77:967–970.

23. Rhoten RL, Murphy MA, Kalfas IH, et al. Antibiotic penetration into cervical discs. *Spine* 1995;37:418–421.

24. Boscardin JB, Ringus JC, Feingold DJ, et al. Human intradiscal levels with cefazolin. *Spine* 1992;17:S145–S148.

25. Maezawa S, Muro T. Pain provocation at lumbar discography as analyzed by computed tomography/discography. *Spine* 1992;17(11):1309–1315.

26. Osti OL, Fraser RD, Vernon-Roberts B. Discitis after discography. The role of prophylactic antibiotics. *J Bone Joint Surg Br* 1990;72:271–274.

27. Zeidman SJ, Thompson K, Ducker TB. Complications of cervical discography: analysis of 4400 diagnostic disc injections. *Neurosurgery* 1995;37:414.

28. Connor PM, Darden BV II. Cervical discography complications and clinical efficacy. *Spine* 1993;18:2035–2038.

29. Guyer RD, Ohnmeiss DD, Mason SL, et al. Complications of cervical discography: findings in a large series. *J Spinal Disord* 1997;10:95–101.

30. Wood KB, Schellhas KP, Garvey TA, et al. Thoracic discography in healthy individuals. A controlled prospective study of magnetic resonance imaging and discography in asymptomatic and symptomatic individuals. *Spine* 1999;24:1548–1555.

31. Bogduk N. Lumbar disc stimulation. In: Bogduk, N, ed. *Practice Guidelines for Spinal Diagnostic and Treatment Procedures*. San Francisco, CA: International Spine Intervention Society, 2004.

32. Modic MT, et al. Vertebral osteomyelitis: assessment using MR. *Radiology* 1985;157(1):157–166.

33. Ledermann HP, et al. MR imaging findings in spinal infections: rules or myths? *Radiology* 2003;228(2):506–514.

34. Aprill C. Diagnostic disc injections. In: Aprill C, ed. *The Adult Spine: Principles and Practice*. Philadelphia, PA: Lippincott-Raven, 1997:523–538.

35. Ravicovitch MA, Spallone A. Spinal epidural abscesses. Surgical and parasurgical management. *Eur Neurol* 1982;21(5):347–357.

36. Lownie SP, Ferguson GG. Spinal subdural empyema complicating cervical discography. *Spine* 1989;14(12):1415–1417.

37. Junila J, Niinimaki T, Tervonen O. Epidural abscess after lumbar discography. A case report. *Spine* 1997;22:2191–2193.

38. Bernard TNJ. Lumbar discography followed by computed tomography. Refining the diagnosis of low-back pain. *Spine* 1990;15:690–707.

39. Holt EP. The question of lumbar discography. *J Bone Joint Surg Am* 1968;50(4):720–726.

40. Carragee EJ, et al. Provocative discography in patients after limited lumbar discectomy: a controlled, randomized study of pain response in symptomatic and asymptomatic subjects. *Spine* 2000;25(23):3065–3071.

41. Ketterer MW, Buckholtz CD. Somatization disorder. *J Am Osteopath Assoc* 1989;89(4):489–490, 495.

42. Carragee EJ, Don AS, Hurwitz EL, et al. Does discography cause accelerated progression of degeneration changes in the lumbar

disc: a ten-year matched cohort study. *Spine (Phila Pa 1976)* 2009;34:2338–2345.

43. Alamin T, Arawal V, Carragee EJ. Fad versus provocative discography: comparative results and post-operative clinical outcomes. Proceedings of the NASS 22nd annual meeting. *Spine J* 2007;7:39S–40S.

44. Maroon JC. Current concepts in minimally invasive discectomy. *Neurosurgery* 2002;51(5 suppl):137–145.

45. Brown MD. Update on chemonucleolysis. *Spine* 1996;21(24 suppl):S62–S68.

46. Nordby EJ, Wright PH, Schofield SR. Safety of chemonucleolysis. Adverse effects reported in the United States, 1982–1991. *Clin Orthop* 1993;293:122–134.

47. Agre K, Wilson RR, Brim M, et al. Chymodiactin postmarketing surveillance. Demographic and adverse experience data in 29,075 patients. *Spine* 1984;9(5):479–485.

48. Hall BB, McCulloch JA. Anaphylactic reactions following the intradiscal injection of chymopapain under local anesthesia. *J Bone Joint Surg* 1983;65(9):1215–1219.

49. Simmons JW, McMillin JN, Emery SF, et al. Intradiscal steroids. A prospective double-blind clinical trial. *Spine* 1992;17:S172–S175.

50. Khot A, Bowditch M, Powell J, et al. The use of intradiscal steroid therapy for lumbar spinal discogenic pain: a randomized controlled trial. *Spine* 2004;29:833–836.

51. Duquesnoy B, Debiais F, Heuline A, et al. Unsatisfactory results of intradiscal injection of triamcinolone hexacetonide in the treatment of sciatica caused by intervertebral disk herniation. *Presse Med* 1992;21:1801–1804.

52. Darmoul M, Bouhaouala MH, Rezgui M. Calcification following intradiscal injection, a continuing problem? *Presse Med* 2005;34:859–860.

53. Cohen SP, Larkin T, Abdi S, et al. Risk factors for failure and complications of intradiscal electrothermal therapy: a pilot study. *Spine* 2003;28:1142–1147.

54. Freeman BJ, Fraser RD, Cain CM, et al. A randomized, double-blind, controlled trial: intradiscal electrothermal therapy versus placebo for the treatment of chronic discogenic low back pain. *Spine* 2005;30:2369–2377.

55. Saal JA, Saal JS. Intradiscal electrothermal treatment for chronic discogenic low back pain: a prospective outcome study with minimum 1-year follow-up. *Spine* 2000;25:2622–2627.

56. Kleinstueck FS, Diederich CJ, Nau WH, et al. Acute biomechanical and histological effects of intradiscal electrothermal therapy on human lumbar discs. *Spine* 2001;26:2198–2207.

57. Biyani A, Andersson GB, Chaudhary H, et al. Intradiscal electrothermal therapy: a treatment option in patients with internal disc disruption. *Spine* 2003;28:S8–S14.

58. Djurasovic M, Glassman SD, Dimar JR, et al. Vertebral osteonecrosis associated with the use of intradiscal electrothermal therapy: a case report. *Spine* 2002;27:E325–E328.

59. Wetzel FT. Cauda equina syndrome from intradiscal electrothermal therapy. *Neurology* 2001;56:1607.

60. Cohen SP, Williams S, Kurihara C, et al: Nucleoplasty with or without intradiscal electrothermal therapy (IDET) as a treatment for lumbar herniated disc. *J Spinal Disord Tech* 2005;18:S119–S124.

61. Orr RD, Thomas SA. Intradural migration of broken IDET catheter causing a radiculopathy. *J Spinal Disord Tech* 2005;18:185–187.

62. Davis TT, Delamarter RB, Sra P, et al. The IDET procedure for chronic discogenic low back pain. *Spine* 2004;29:752–756.

63. Hsia AW, Isaac K, Katz JS. Cauda equina syndrome from intradiscal electrothermal therapy. *Neurology* 2000;55:320.

64. Finch PM, Price LM, Drummond PD. Radiofrequency heating of painful annular disruptions: one-year outcomes. *J Spinal Disord Tech* 2005;18:6–13.

65. Erdine S, Yucel A, Celik M. Percutaneous annuloplasty in the treatment of discogenic pain: retrospective evaluation of one year follow-up. *Agri* 2004;16:41–47.

66. Kapural L, Hayek S, Malak O, et al. Intradiscal thermal annuloplasty ersus intradiscal radiofrequency ablation for the treatment of discogenic pain: a prospective matched control trial. *Pain Med* 2005;6:425–431.

67. Kvarstein G, Mawe L, Indahl A, et al. A randomized double-blind controlled trial of intra-annular radiofrequency thermal disc therapy-A 12-month follow-up. *Pain* 2009;145:279–286.

68. Kapural L, Mekhail N, Sloan S, et al. Histological and temperature

distribution studies in the lumbar degenerated and non-degenerated human cadaver discs using novel transdiscal radiofrequency electrodes. *Pain Med* 2008;9(1):68–75.

69. Kapural L, De la Garza M, Ng A, et al. Novel transdiscal biacuplasty for the treatment of lumbar discogenic pain: a 6 months follow-up. *Pain Med* 2008;9(1):60–67.

70. Kapural L. Intervertebral disc cooled bipolar radiofrequency (intradiscal biacuplasty) for the treatment of lumbar discogenic pain: a 12 month follow-up of the pilot study. *Pain Med* 2008;9(4):464.

71. Hijikata S, Yamagishi M, Nakagama T, et al. Percutaneous discectomy: a new treatment method for lumbar disc herniation. *J Toden Hops* 1975;5:5–13.

72. Onik G, Helms CA, Ginsburg LH, et al. Percutaneous lumbar diskectomy using a new aspiration probe. *AJR Am J Roentgenol* 1985;144:1137–1140.

73. Onik G, Maroon J, Davis GW. Automated percutaneous discectomy at the L5-S1 level. Use of a curved cannula. *Clin Orthop Relat Res* 1989;238:71–76.

74. Sortland O, Kleppe H, Aandahl M, et al. Percutaneous lumbar discectomy. Techinque and clinical result. *Acta Radiol* 1996;37:85–90.

75. Maroon JC, Allen R. A retrospective study of 1054 APLD cases: a twenty month clinical follow-up. *J Neurol Orthop Med Surg* 1989;10:335–337.

76. Onik G, Mooney V, Maroon JC, et al. Automated percutaneous discectomy: a prospective multi-institutional study. *Neurosurgery* 1990;26:228–232.

77. Teng GJ, Jeffery RF, Guo JH, et al. Automated percutaneous lumbar discectomy: a prospective multi-institutional study. *J Vasc Interv Radiol* 1997;8:457–463.

78. Onik G, Maroon JC, Jackson R. Cauda equina syndrome secondary to an improperly placed nucleotome probe. *Neurosurgery* 1992;30:412–414.

79. Epstein NE. Surgically confirmed cauda equina and nerve root injury following percutaneous discectomy at an outside institution: a case report. *J Spinal Disord* 1990;3:380–382.

80. Amoretti N, Huchot F, Flory P, et al. Percutaneous nucleotomy: preliminary communication on a decompression probe (dekompressor) in percutaneous discectomy. Ten case reports. *Clin Imaging* 2005;29:98–101.

81. Alo KM, Wright RE, Sutcliffe J, et al. Percutaneous lumbar discectomy: clinical response in an initial cohort of fifty consecutive patients with chronic radicular pain. *Pain Pract* 2004;4:19–29.

82. Domsky R, Goldberg ME, Hirsh RA, et al. Critical failure of a percutaneous discectomy probe requiring surgical removal during disc decompression. *Reg Anesth Pain Med* 2006;31:177–179.

83. Quigley MR. Percutaneous laser discectomy. [review] [17 refs]. *Neurosurg Clin N Am* 1996;7:37–42.

84. Gronemeyer DH, Buschkamp H, Braun M, et al. Image-guided percutaneous laser disk decompression for herniated lumbar disks: a 4-year follow-up in 200 patients. *J Clin Laser Med Surg* 2003;21:131–138.

85. Farrar MJ, Walker A, Cowling P. Possible Salmonella osteomyelitis of spine following laser disc decompression. *Eur Spine J* 1998;7:509–511.

86. Plancarte R, Calvillo O. Complex regional pain syndrome type 2 (causalgia) after automated laser discectomy. A case report. *Spine* 1997;22:459–461.

87. Chen YC, Lee SH, Saenz Y, et al. Histologic findings of disc, end plate and neural elements after coblation of nucleus pulposus: an experimental nucleoplasty study. *Spine J* 2003;3:466–470.

88. Chen YC, Lee SH, Chen D. Intradiscal pressure study of percutaneous disc decompression with nucleoplasty in human cadavers. *Spine* 2003;28:661–665.

89. Sharps LS, Zacharia I. Percutaneous disc decompression using nucleoplasty. *Pain Phys* 2002;5:121–126.

90. Singh V, Piryani C, Liao K. Percutaneous disc decompression using coblation (nucleoplasty) in the treatment of chronic discogenic pain. *Pain Phys* 2002;5:250.

91. Bhagia SM, Slipman CW, Nirschl M, et al. Side effects and complications after percutaneous disc decompression using coblation technology. *Am J Phys Med Rehabil* 2006;85:6–11.

92. Gerszten PC, Smuck M, Rathmell JP, et al. Plasma disc decompression compared with fluoroscopy-guided transforaminal epidural steroid injections for symptomatic contained lumbar disc herniation: a prospective, randomized, controlled trial. *J Neurosurg Spine* 2010;12:357–371.

第30章

影像引导在提高疼痛治疗安全性中的作用

James P. Rathmell　　Smith C. Manion

在 10 年前，影像引导在疼痛治疗中还并非常规，它仅限于一些重要的操作，如腹腔神经丛毁损。最近几年，有两个主要原因促进了影像引导在疼痛医学领域的广泛使用。首先，疼痛医生应该是诊断专家。患者及相关学科的医生希望疼痛医生熟悉影像学知识，并能在疼痛疾病的诊断中熟练应用。其次，疼痛医生自己也意识到影像引导可以帮助其将导管和穿刺针精确地放置到目标解剖位置。目前虽然没有充分的证据支持常规使用影像引导技术，但绝大多数医生凭直觉认为这种精确的方法更好，因而几乎所有的注射治疗都在透视引导下完成。另外，有些病例如转移癌引起的顽固性疼痛，在研究和实施镇痛治疗方案时，影像诊断往往起到了至关重要的作用。尽管影像诊断及影像引导如透视、CT 以及最近的超声在疼痛诊疗中的使用，可以提供精确的解剖结构信息，但这种方法是否可以提高疼痛治疗的安全性或治疗效果还缺乏充分的证据。在本章，我们将通过回顾现有的文献来分析影像诊断和影像引导在疼痛治疗方案的制定和实施中的有效作用。

一、定义和概述

（一）影像诊断提高安全性

影像诊断广泛应用于所有的医学领域，面对新发症状时，影像诊断往往用来发现该症状所对应的解剖学变化，而疼痛是疾病最普遍的症状之一。影像诊断是疼痛解剖学诊断的基石，如新发的根性疼痛往往与椎间盘突出相关。本章不打算广泛讨论影像诊断技术，但是我们会回顾一些影像诊断技术为制订疼痛治疗计划提供重要信息的病例。

有对照试验提供了中度证据支持，证明在急性腰椎间盘突出症最初几个月内硬膜外注射类固醇类激素能加速根性痛的缓解[1-3]。现在这项技术已经被广泛使用。除了腰椎椎间盘突出症，这项技术还被用于治疗胸椎和颈椎椎间盘突出的根性痛，以及与椎管狭窄有关的疼痛。从20年前开始，使用影像诊断技术定位椎间盘突出症的确切节段越来越普遍。然而实际上大多数医生进行硬膜外注射时没有认真学习这些影像学资料，他们通常使用阻力消失法盲穿来确定硬膜外隙。虽然缺少科学依据，当时认为应该注射于间盘突出位置来产生最佳效果。因此很多医生进行硬膜外穿刺简单地基于影像报告：如果 C_6/C_7 水平有间盘突出，那么就应该在这个节段进行穿刺注射。随之而来的是脊髓损伤的报告，分析认为这与脊髓穿刺和高度椎管狭窄有关[4]。的确，任何因素引起的高度中央型椎管狭窄，有可能使脑脊液和硬膜外脂肪消失，使脊髓面临直接的压力。这里提供了一个恰当的病例，是一小部分存在较大椎间盘脱出患者出现的情况（图 30-1）。在这个病例中，至关重要的是认识到硬膜外隙的后间隙缺乏足够的空间来允许安全进针和容纳类固醇激素。吸取了这些经验教训，现在硬膜外注射前进行影像检查并对图像进行研究已成为常规。

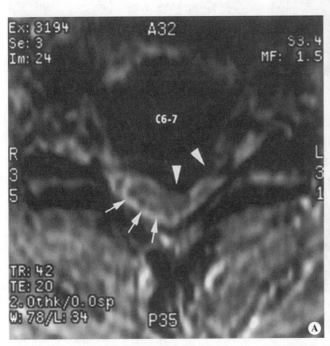
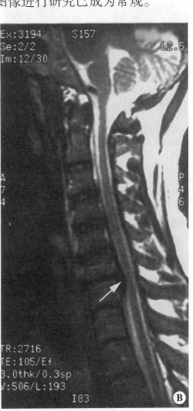

图 30-1　某患者颈椎 MRI 显示 C_6/C_7 巨大间盘突出造成严重中央型椎管狭窄

这名患者在 C_6/C_7 水平盲法行硬膜外激素注射，注射后发生了神经病理性疼痛，提示存在轻微脊髓损伤。在注射前如果研究这名患者的诊断性影像信息将会发现这一狭窄，然后使用透视技术找出狭窄较轻的节段注射可能会预防这一损伤。A：C_6/C_7 轴位 T_1 加权 MRI。显示有一个巨大的中央型间盘突出偏向左侧（箭头），脊髓受压移向椎管右后方（箭）。B：颈椎中线矢状位 T_2 加权 MRI。C_6/C_7 水平存在一个巨大间盘突出将脊髓压向椎管后方（箭）并且脊髓前方的脑脊液信号消失（引自 Field J，Rathmell JP，Stephenson JH，et al. Neuropathic pain following cervical epidural steroid injection. Anesthesiology，2000. 93：885-888. 经允许）

当存在严重椎管狭窄时，为避免在狭窄部位进行注射应该首先在诊断性影像检查中找到有足够空间的位置进针，然后在透视引导下将针尖精确地置入这一位置。

另外一种技术腹腔神经丛毁损术，也有对照实验提供中度证据，支持能使腹腔内恶性肿瘤尤其是胰腺癌患者的疼痛缓解并减少镇痛药的使用。关于这项技术的并发症包括肾损伤、腹腔内大血管损伤、气胸等已在第 23 章中详述。依据影像学对胰腺癌进行识别和分期是国际标准惯例；因此，当患者拟行腹腔神经丛毁损时可以使用这些可供使用的影像学资料进行详细的解剖学研究。仔细分析影像结果能协助制订治疗计划，包括确定进针的脊椎节段以及进针的角度及深度。这些可以简便地在诊断性影像中测量，并在随后 CT 或透视引导下的腹腔神经丛毁损中引导针尖置入最佳位置（图 30-2）。综上所述，在穿刺计划的制订阶段，研究现有的影像资料可以避免损伤相邻的结构，从而提高安全性。

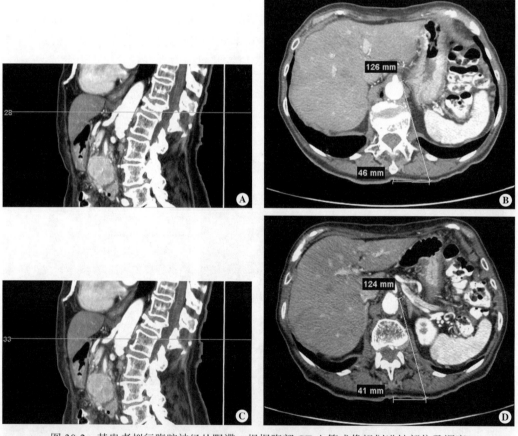

图 30-2 某患者拟行腹腔神经丛阻滞，根据腹部 CT 血管成像规划进针部位及深度

诊断性 CT 血管成像用来确定安全的进针路径及最终深度；无论用透视或 CT，这些测量结果都可以用来引导穿刺过程。A：通过腹腔动脉的矢状位图像。腹腔动脉在 L_1、L_2 椎体交界水平由主动脉发出。这名患者存在 L_1 椎体压缩性骨折。横穿图片的线与图 30-2B 中的轴位图对应。B：腹腔动脉从主动脉前方发出处的轴位图，这一平面是腹腔神经丛阻滞的典型部位。现代 CT 图像软件能测量主动脉前外侧面到皮肤表面的距离（126mm）以及从棘突到进针点的距离（46mm）。这名患者因 COPD 造成膈肌明显压扁。如图所示路径由 L_1 水平穿刺，穿刺针会经过胸膜造成气胸。C：腹腔动脉发出处向下 1cm 的矢状位图像。横穿图片的线与图 30-2D 中的轴位图对应。D：腹腔动脉从主动脉前方发出处向下 1cm 的轴位图，位于胸膜折返处以下。可测得主动脉前外侧面到皮肤表面的距离（124mm）以及从棘突到进针点的距离（41mm）；右侧进针也可以采用相同的测量方法。这名患者在腹腔动脉以下进行的腹腔神经丛阻滞获得成功：在这一平面，进针路径完全位于胸膜以下

（二）影像引导提高安全性

最早指出影像引导可提高硬膜外定位准确性的研究检验了盲穿法的成功率。一项最常被引用的 1980 年的研究表明，在使用阻力消失法时仅有 30% 的病例准确地定位了硬膜外间隙[5]。但是因为这项研究的操作者不经常使用阻力消失法，这项研究遭到了质疑。的确，当经验丰富的医生对临产和分娩的患者行硬膜外穿刺时，成功率上升到 61.7%，而硬膜外穿刺经验小于 10 次的医生成功率只有 47.7%[6]。而随后的调查显示，采用透视引导时，硬膜外穿刺的成功率可以达到 97.5%[7]。使用放射线引导可以显示脊椎所有节段在多个投影平面上的图像，而且若使用造影剂，在绝大多数情况下还能识别硬膜外隙（图 30-3 和图 30-4）。使用放射线引导的同轴技术能提高穿刺精度，减少

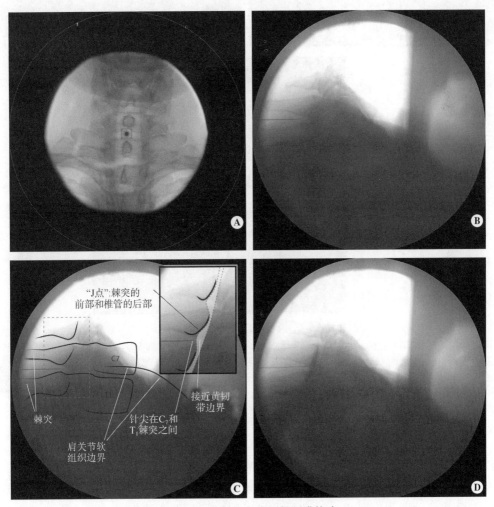

图 30-3　放射线定位颈部硬膜外隙

A: 椎板间注射时的颈椎前后位像。20G Tuohy 穿刺针位于 C$_7$ 和 T$_1$ 椎板及棘突之间。针尾的投影与针尖重叠并位于棘突间。B: 颈胸交界附近椎板间硬膜外注射颈椎侧位像。22G Tuohy 穿刺针位于 C$_7$/T$_1$ 间隙并刺向硬膜外隙后侧。C: 标记图。棘突最前方、黄韧带最后方和椎管三者交界处为 J 点，在此点棘突下缘向头侧形成弧形，显示出字母 "J" 的形状。图像左侧虚线区域被放大到右侧，黄韧带的大致边界被标记出来。D: 针尖位于硬膜外隙并注射 1ml 造影剂（碘帕醇 200mg/ml）后相同的侧位像。可以看出造影剂从针尖处向头侧和尾侧呈线性条带样扩散，并画出硬脊膜背侧（后缘）的轮廓

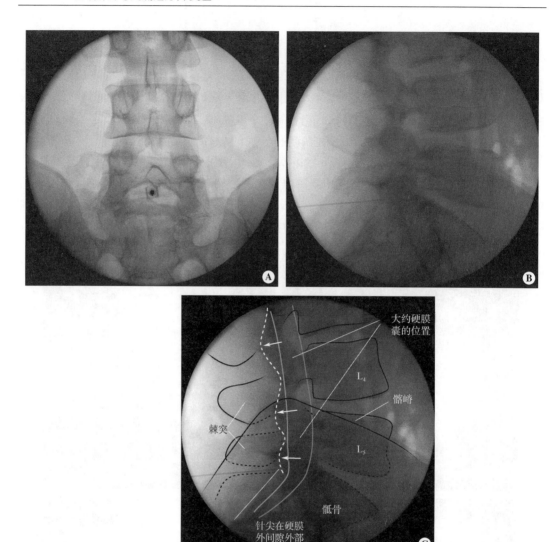

图 30-4　放射线定位腰部硬膜外隙

A：椎板间注射时的腰椎前后位像。20G Tuohy 穿刺针位于 L_5 和 S_1 椎板之间，针尾的投影与针尖重叠。B：椎板间腰椎硬膜外注射侧位像。Tuohy 穿刺针位于 L_5/S_1 间隙并刺向硬膜外隙后侧。腰椎椎侧位像往往受到髂嵴的覆盖而清晰度降低。C：标记图。在腰椎椎板间硬膜外注射时，可以使用侧位像测量深度，引导针安全穿刺。黄韧带最后方位于棘突和椎板交界处的稍前方（箭）。在针尖还剩最后几毫米通过黄韧带前，可以安全地进针到这个深度，然后使用阻力消失法精确定位硬膜外隙。沿着棘突下缘向前方，在侧位像中很容易找到棘突和椎板交界的地方（白虚线），这个连接处可以看做一条向下前方延伸的线。图中显示了硬膜囊的大致位置（灰线表示硬膜囊前方和后方的大致位置）

或杜绝硬膜外穿刺时反复调整进针方向的需要 [8]。调整角度使 X 线线束的轴线对齐放射线下的靶位，如硬膜外隙穿刺时的硬膜外隙中线，X 线照射下的皮肤上可以与这一靶点重叠的位置即为穿刺点，麻醉后针可以通过这条路径直接从皮肤表面准确刺向靶点。放射线的前后位图像可以显示针在内外侧及头尾侧的位置，而侧位图像可以显示针从皮肤开始的进针深度（图 30-3 和图 30-4）。然而，放射线下只有骨性结构显像，因此确定针尖最终进入硬膜外隙仍然需要使用阻力消失法。我们可以注射少量造影剂来最终确定针尖是否进入硬膜外隙。如果造影剂的扩散显现硬膜外隙特征性的模式，且没有进入血管的证据，即可确定针尖进入硬膜外隙（图 30-5）。但确定针尖位于血管内需要使用实时透视技术而不是单一的静态图像，因为造影剂进入血管后会被血流带走，不会出现在随后采集的静态图像中（进一步的讨论见下文）。另外一个难点在于脊柱融合术后或硬膜外隙存在瘢痕等情况下造影剂的扩散不规则，使判断变得困难；我们将在下面详细讨论这些问题。因此使用放射线引导不能完全保证注射的安全性，尽管如此，这项技术仍具有强大的吸引力，并且确实是提高安全性的有效手段。如果可以直接可视，或者更精确地推断出血管脊髓等重要结构的位置，那么理论上讲，使用影像引导技术就可以避开这些结构。然而由于图像可能会难以判断，医生技术水平参差不齐，所以虽然这种方法具有吸引力，却很少有证据支持影像引导技术能提高安全性。美国麻醉医师协会（ASA）最近发表的研究对一组医疗事故索赔案件进行了详细的调查，这些患者均被证实在颈椎注射过程中发生了脊髓损伤[9]。相对于没有使用影像引导的操作，脊髓损伤更常见于影像引导下的注射。这可能会误导人们得出影像引导更容易造成脊髓损伤的结论。具有说服力的理由是，那些易导致脊髓损伤的穿刺才会更常使用影像引导（此组病例中颈部硬膜外类固醇激素注射使用的是椎板间入路的穿刺方法），因此导致使用影像引导受伤的比例较高。因为无法获知总共有多少例注射使用或未使用影像引导技术，所以也无法获知每种方法实际的脊髓损伤发生率。尽管如此，ASA 索赔案例的研究清楚地表明，在颈椎节段注射时，即使采用影像引导技术，椎间孔注射、椎板间硬膜外注射以及痛点注射还是可能发生直接的脊髓损伤。

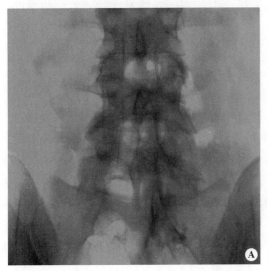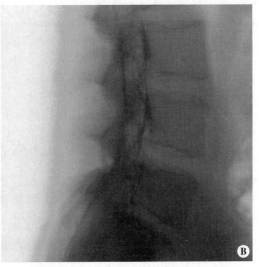

图 30-5　腰椎硬膜外隙造影

A：腰骶椎前后位像。当注射液大量注入时（10ml 含造影剂的溶液），会广泛扩散到硬膜外隙的前后并流出椎间孔，包围发出神经根。但当存在严重阻力时，像这例患者，右侧 L_4/L_5 间盘突出压迫右侧 L_4 发出神经根，注射液往往沿着阻力最小的路径从间盘突出相反的一侧流出椎间孔。B：腰骶椎侧位像。当注入大量注射液（10ml 含造影剂溶液），会广泛扩散到硬膜外隙的前后，产生双线形或轨道形外观（经允许改编自 Rathmell JP，Torian D，Song T. Lumbar epidurography. Reg Anesth Pain Med，2000. 25：542.）

误入血管会引起局麻药中毒，如果使用了颗粒状激素，更是会导致严重的脑或脊髓神经损伤。使用影像引导可以在注射局麻药或激素前很容易地发现针尖位于血管内。因此，使用影像引导技术很好地提高了注射的安全性。在颈部椎间孔注射时，针尖进入血管内的发生率超过 20%[10, 11]，但不清楚针尖进入静脉或动脉内的比例[12]。如果使用数字减影技术，会进一步增加检测到血管内注射的可能性[13]。颈部椎间孔注射经常会发生血管内注射，但其他疼痛治疗技术的血管内注射发生率还不清楚。虽然如此，当行星状神经节阻滞时会邻近椎动脉，行腹腔神经丛阻滞时会邻近腹主动脉，都很有可能造成血管内注射。因此在局麻药或激素注射前必须确认针尖不在血管内，这应该成为一项常规。

因为没有上报的制度，所以不可能准确估计出疼痛治疗过程中所有损害的发生率。ASA 索赔案例的研究虽然只涉及一小部分，但提示无论是否使用影像引导都可能发生损害。尽管这些损害的发生率极低，可能小于 1/10 000 或更低，然而准确估计这些损害带来的风险却很难。2006 年美国有近 80 万名患者接受硬膜外激素注射，发生灾难性神经损伤的不到 100 人[14]。从公开发表的研究中我们可以清楚地知道，美国在过去的 10 年中，注射疗法在疼痛治疗中的应用呈指数增长，在这些治疗中使用透视引导已成为常规而非例外。我们迫切需要大规模的研究来检验频繁使用这些治疗方法的安全性和有效性，从而指导临床医生对这些技术的使用做出合理决策。

二、机　　制

影像引导疼痛治疗的相关损伤包括几大类。其中出血和感染，包括硬膜外血肿和硬膜外脓肿很罕见，却具有很大破坏性——这些并发症已分别在第 4、5 章中详细讨论。使用影像引导技术不太可能减少这些并发症的发生，但诊断性影像对这些并发症的早期诊断及治疗是不可或缺的。而影像引导在避免直接损伤神经以及防止意外血管内及鞘内注射方面确实扮演着关键角色。

（一）直接损伤神经结构

疼痛治疗过程中神经的直接损伤都源于特定的穿刺注射，包括椎间孔水平的脊神经、马尾神经或脊髓本身。具体而言，椎间孔注射过程中针尖与脊神经接触的情况并不少见，这通常会引起一种瞬间的异感，解决方法为及时调整进针方向，但仍会使某些个体的疼痛持续性存在。而且椎间孔注射经常被用于治疗椎间孔狭窄或椎间盘突出压迫神经根引发的的根性痛。在这种情况下，神经根周围几乎没有空间容纳注射液，注射液可压迫神经加重异感。当在颈部水平行经椎间孔或经椎板间隙硬膜外注射时，由于脊髓位于进针路线的正前方，有可能直接损伤脊髓。严重中央型椎管狭窄患者会有发生脊髓损伤的特定风险，尤其是使用椎板间入路穿刺时。

（二）血管损伤

血管损伤发生在以下两种情况：腹腔神经丛毁损后的截瘫[15, 16]；与颗粒激素注射相关的灾难性神经损伤，特别是在颈部椎间孔注射时[17]。腹腔神经丛毁损后截瘫已在第 23 章中详细讨论。简要地讲，腹腔神经丛阻滞通常在 T_{12}/L_1 椎体水平进行，注射液注射到椎体的前外侧方向或者腹主动脉前外侧周围。腰膨大动脉（artery of Adamkiewicz）是最大的脊髓节段性动脉，发自腹主动脉的后外侧，位于 $T_{10} \sim L_2$ 椎体水平，通常在左侧。此动脉的位置非常接近腹腔神经丛阻滞时注射液的分布区域。这条动脉对下位胸髓的前外侧提供充足的血液供应至关重要。该动脉损伤可导致脊髓缺血和（或）梗死，类似于行外科手术修复动脉瘤或动脉夹层后的胸髓改变。在这个区域注射神经破坏药液被推测是导致这条至关重要的动脉痉挛的原因，虽然报道有1个病例只是发生了暂时的截瘫[15]，但更多的时候，这种神经损伤是永久的。损伤机制可能为动脉痉挛以及由此引起的缺血，就像颗粒激素注射到该血管后引起的脊髓损伤，但动脉内注射的神经破坏药液直接引起脊髓损伤似乎更合理。

　　颗粒状激素注射入动脉内可以引起灾难性神经损伤，如椎间孔注射[17]、星状神经节阻滞术[9]、颈椎小关节注射[18]。关于损伤机制的几种假说包括动脉痉挛和形成夹层，但目前没有证据支持这些假说。可能的机制为动脉内直接注射颗粒状类固醇激素混悬液，引起末梢动脉栓塞，导致组织缺血和梗死。在椎间孔注射时，注射到脊髓动脉内会导致脊髓梗死，椎动脉内注射会导致大脑后循环末端小动脉闭塞，导致皮质盲、小脑梗死，甚至死于颅内压增高。椎动脉内直接注射也见于星状神经节阻滞术和颈椎小关节注射。动物实验研究[19,20]和某些病例报告[18]都强烈支持这一损伤机制。一个精心设计的实验中[19]，在被麻醉的猪椎动脉内注射颗粒状类固醇激素后，脑MRI显示出大面积的后循环卒中和持续性无自主呼吸的昏迷。与此相反，动脉内注射非颗粒状激素地塞米松对大脑无明显损伤。一例详细描述的病例报告报道了1例患者接受C_1/C_2小关节注射，使用颗粒状激素注射到邻近的椎动脉内，导致大面积的致命的后循环卒中（图30-6）。这些报道强烈支持颗粒状激素导致末梢动脉栓塞而引起损伤的机制；而目前还没有证据支持动脉痉挛或夹层引起损伤这一假说。

三、预　　防

（一）直接损伤神经结构的预防

X线下不能直接看见神经结构；因此神经位置必须通过与X线下能显像的骨性结构

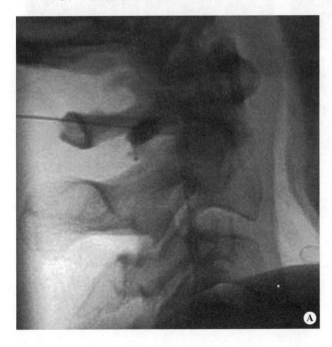
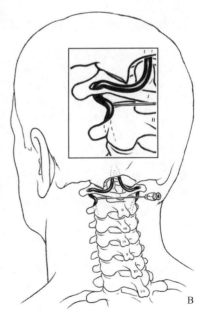

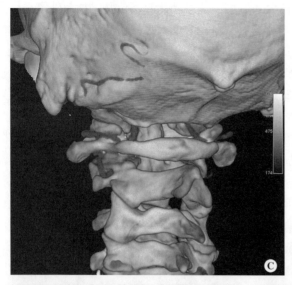

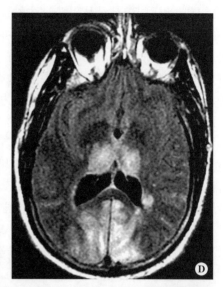

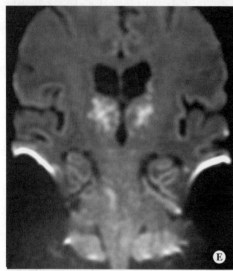

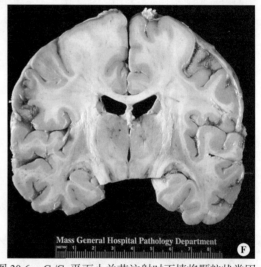

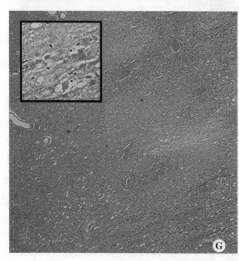

图 30-6 C_1/C_2 平面小关节注射时不慎将颗粒状类固
　　　醇激素注入左侧椎动脉，造成严重后循环卒中

这名患者在颈椎小关节注射颗粒状类固醇激素后立刻昏迷。A：X
线侧位像显示针尖位于 C_1/C_2 关节后方，造影剂覆盖了关节后部。
B：示意图。放大图表明注射点接近椎动脉上颈段部分。C：注射
5 小时后的左侧椎动脉三维 CT 血管造影（后位），无动脉夹层、
血管痉挛或闭塞的证据。D：轴位像 T_2 液体衰减反转恢复序列
MRI 显示后循环区域高信号。E：冠状位丘脑扩散加权成像序列
显示双侧丘脑及右侧脑桥扩散限制。F：脑标本可见双侧丘脑坏
死及微小出血的证据。G：苏木精 - 伊红染色可证实丘脑存在小
的、不规则的、独立的急性梗死。G，插图：与缺血性损伤一致，
可见球状轴突包绕了丘脑邻近损伤的区域。球状轴突连接起不
同区域微小的梗死灶证实缺血性病变的发生是由于远端血管床
闭塞，这与微血栓假说一致（经允许改编自 Edlow BL，Wainger
BJ，Frosch MP，et al.Posterior circulation stroke after $C_1 \sim C_2$ intraar-
ticular facet steroid injection：evidence for diffuse microvascular injury.
Anesthesiology，2010.112：1532-1535.）

的关系来推测。预防损伤应首先复习诊断性影像资料并确定进针位置。由颈椎关节病变和（或）椎间盘突出引起的严重椎管狭窄能使脊髓周围的硬膜外脂肪和脑脊液完全消失。在椎管这样严重狭窄的节段进针，即使没有侵及硬脑膜，也会直接损伤脊髓[4]。所以应避免在这样严重狭窄的节段行椎板间硬膜外注射。与此类似，如果椎间孔严重狭窄，即使椎间孔内注射少量液体也能导致神经受压。避免这种神经损伤的唯一办法是在注射过程中严密监视患者症状，如果出现根性痛，应减慢或停止注射。

在疼痛治疗中是否使用深度镇静或全麻引起广泛争论[21]。支持者表示当针尖靠近重要结构时，镇静使患者保持相对稳定，提高安全性。反对者表示镇静能消除患者对潜在神经损伤的早期反应和叙述。ASA 对诉讼案例的研究显示，在颈椎水平行疼痛治疗时如果使用深度镇静或者患者对损伤无反应时，会显著增加脊髓永久损伤的概率[9]。穿刺引起患者异感时，如果是单一下肢，可能是碰到了脊神经；如果为双上肢或双下肢剧痛，针尖可能接触或刺入脊髓。这时，应退针并换方向重新穿刺。针刺入脊髓可以不产生任何损伤；然而针刺入脊髓并注入任何物质，则可能引起严重的神经系统损伤。这一损伤似乎是由脊髓中注射物质后引起神经破坏造成的，而不是穿刺引起的直接创伤造成。但如果脊髓内的动脉被损伤引起脊髓内出血也可以造成严重后果。

当穿刺到位后，至关重要的是在多个平面内获得图像来确定针尖最终位置。前后位像用于针的内外侧定位，侧位像用于进针深度测定。结合这两个方位的图像，针尖的精确位置可以被三维重建（图 30-3 和图 30-4）。

利用超声引导在手术时进行外周神经阻滞麻醉已被广泛接受[22]。这是因为超声可以直接看到浅表神经结构，如臂丛神经。已证实超声可以增加多种浅表神经阻滞的成功率。然而，还不太清楚超声能否提高这些操作的安全性[23]。而且在超声引导下仍会发生直接神经内注射和血管内注射。在疼痛治疗中，超声的使用并没有很快发展，原因有两方面：首先疼痛医生已经使用 X 线透视技术很多年，并且透视技术可以直接精确地可视化椎管的骨性结构；其次超声图像显示神经结构被椎管骨性结构的回声所限制，这会导致很多结构无法显示。尽管如此，有些疼痛治疗技术使用超声会很好地提高安全性，首先就包括星状神经节阻滞。当使用 X 线透视时，颈部大血管、甲状腺、食管、椎动脉的位置只能从脊柱骨性结构的位置来推测（图 30-7A）。相反，使用超声可以直接看到这些结构（图 30-7B、C），利用超声来安全地进行这一阻滞的技术已有详细描述。因此，超声依靠优越的可视化程度可能迅速取代透视技术。同样，肋间神经阻滞时神经血管束及胸膜的位置只能通过肋骨下缘来推测（图 30-8A）。而超声可以直接看到这些结构（图 30-8B、C），便于精确注射到肋间神经附近，同时避免刺破胸膜。如果怀疑穿刺产生了气胸，即使是最小量的气胸，M 型超声也能提供简便的床旁检测手段（图 30-8D）。

（二）动脉内注射的预防

预防血管内注射关键是在注射局麻药或颗粒状激素前确认针尖或导管不在血管内。血管内注射的后果取决于注射液的成分和注射到了哪根血管。疼痛治疗中有些特殊操作需要使用较大剂量的局麻药和神经破坏药，但除了腹腔神经丛阻滞或发生血管内注射，一般很少能产生全身毒性。判断血管内注射的传统方法包括针或导管回抽时有血或患者产生血管内注射相关的症状体征。局麻药入血时会产生独特症状，耳鸣、口周麻木感、感到金属味等（见第 7 章），但这些症状并非总会发生，尤其是使用像布比卡因等更强力的局麻药时。当注射液中加入低浓度肾上腺素如 1 ∶ 200 000 时，如果发生血管内注射心率会增加，但这种方法依然不可靠，特别是在那些存在心脏疾病或接受 β 受体阻滞药治疗的患者。动脉或静脉内局麻药注射均能产生毒性，局麻药中毒的发现和治疗已在第 7 章中详细讨论。

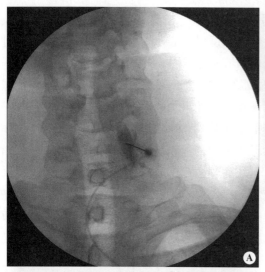

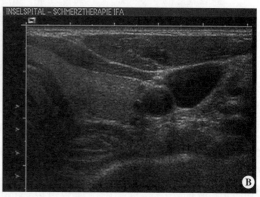

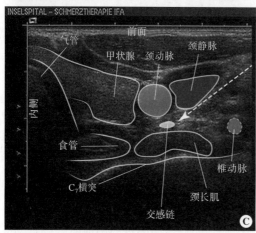

图 30-7　星状神经节阻滞

A：C_6 水平星状神经节阻滞时颈椎前后位像。针尖位于 C_6 横突和椎体的连接处，C_6 钩突正下方。造影剂（180mg/ml 碘海醇 1.5ml）注射后沿着 C_6 前外侧面向邻近椎体扩散。扩散到 T_1 水平的星状神经节通常需要 5 ～ 10ml 的容量。B：超声下星状神经节阻滞相关的解剖结构。C_7 横突水平超声横断面（短轴）图像。C：标记图。C_7 横突超声反射波的前方可以看到椎动脉。C_6 水平超声下不能看清椎动脉，因为椎动脉位于横突超声反射波后方的横突孔内。在 C_7 水平，甲状腺上缘位于气管旁。虚线箭头指示出了使用平面内技术时的最佳进针路径。本例中由外侧向内侧进针，超声横断面中可见针干（超声图像来源于 Urs Eichenberger MD，PhD，University Department of Anesthesiology and Pain Therapy，University Hospital of Bern，Bern，Switzerland，2011.）

动脉内注射颗粒状激素会导致灾难性的神经系统损伤。放射线引导可以提供一个独特而敏感的方法检测针尖或导管是否位于血管内，这一技术可以用来预防局麻药或颗粒状激素意外注入血管内，然而至关重要的是认识到只有注入造影剂的实时技术才能识别血管内注射这一点。造影剂注入后，如果只采集单一、静态的图像，将不会观察到血管内的任何造影剂，因为造影剂会被稀释，并从注射部位被血流冲走。因此造影剂必须在持续 X 线透视下注射。数字减影技术通过减去基准图像只留下动态图像，可以显著提高血管的可视化（图 30-9）。研究显示采用实时透视技术，带或不带数字减影均可显著提高发现针尖位于血管内的敏感性。实时透视下发现颈椎间孔注射时针尖位于血管内的发生率达 20%[10]，另外针尖位于血管内时只有 20% 回抽有血[11]，而数字减影技术的使用

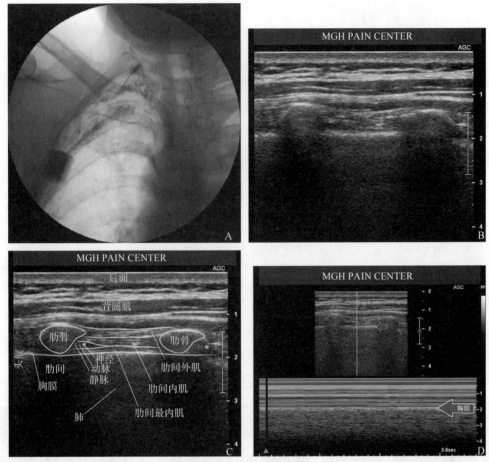

图 30-8　肋间神经阻滞

A：肋间神经阻滞时胸部前后位像。针尖位于第 2 肋下缘的下方，中线旁开约 5cm。注射了含苯酚的造影剂 3ml。注射液向内侧沿肋间神经扩散至椎旁间隙，向外侧扩散至离穿刺点几厘米。B：后外侧胸壁第 8 ～ 9 肋骨水平、肩胛中线附近的矢状面超声图像。C：标记图。描绘出相邻肋骨间的肌肉层以及 2 个相邻肋骨超声波的前表面以及胸膜的清晰轮廓。神经血管束位于每根肋骨下缘的下方。D：B 图、C 图中相同区域的 M（时间 - 运动模式，time-motion）型超声图像。使用 M 型超声可以看见肌肉层与胸膜（箭）的超声图像存在鲜明对比。M 型超声下肌肉层显示为一系列连续的平行线；相反，肺显示为斑点状图像，这与呼吸时肺泡不断地运动有关。M 型超声很容易分辨出胸膜界面，是早期发现即使是最小量气胸的简单工具

可增加发现血管内注射的敏感性[13]。一旦使用造影剂或者实时透视排除了针尖位于血管内，那么另外一点，保证针的位置不动则变得至关重要。许多医生推荐在注射开始时连接一个很短的易弯曲的延长管到针尾，使注射时注射器可以在不接触针的情况下连接或脱开这个延长管，从而减少针尖移动的机会。在联合使用实时透视和造影剂后，没有因注射颗粒状类固醇引起神经损伤的病例报告。然而，保持警惕仍十分重要，患者活动或造影剂不规则扩散很容易导致后续的实时透视被忽视，进而造成血管内注射。

（三）鞘内注射的预防

针尖是否穿透硬脊膜可以通过放射线引导以及注射少量造影剂来确认。在腰椎水平局麻药注入蛛网膜下隙会产生严重感觉和运动功能阻滞，在颈椎水平则会发生全脊麻及其带来的呼吸骤停。虽然仍存有争论，一般认为鞘内注入颗粒状激素可能会造成神经毒性（参

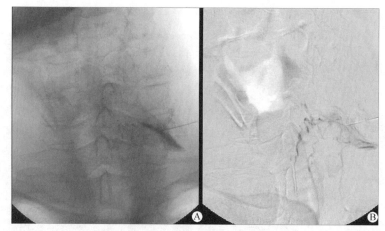

图 30-9　C₇/T₁ 椎间孔注射的前后位像，包括注射造影剂后的数字减影图像

在椎间孔注射皮质类固醇激素前，先注射造影剂后的一张前后位血管造影图。A：针尖位于左侧 C₇/T₁ 椎间孔，造影剂勾勒出神经根的图像。造影剂从注射部位向内侧流动使根动脉显示为一条薄的曲线。B：数字减影血管造影（digital subtraction angiogram，DSA）显示根动脉延伸到中线加入了脊髓前动脉，而大部分造影剂则位于包绕脊神经的正确位置（引自 Rathmell JP，Aprill C，Bogduk N. Cervical transforaminal injection of steroids. Anesthesiology，2004. 100：1597. 经允许）

见 27 章）。医生必须能够识别硬膜外（图 30-10）和鞘内（图 30-11）造影剂扩散的特征。识别造影剂不常见的扩散方式也很重要，例如造影剂呈包裹性后部聚集提示硬膜下注射（图 30-12）。硬膜外注射激素时，如果怀疑针位于硬膜下或鞘内时，明智的做法是放弃这次操作。

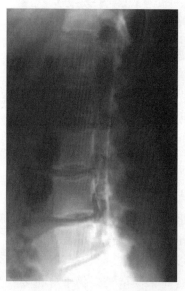

图 30-10　硬膜外注射造影剂后的腰椎侧位像（硬膜外造影）
造影剂沿硬膜外隙的前部和后部扩散，在侧位像上呈双线样或轨道样图像，是造影剂位于硬膜外隙的特征

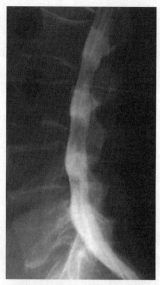

图 30-11　鞘内注射造影剂后的腰椎侧位像（脊髓造影）
穿刺针通过 L₂/L₃ 间隙进入。造影剂在硬膜囊内勾勒出腰神经根在鞘内向外走向椎间孔的图像

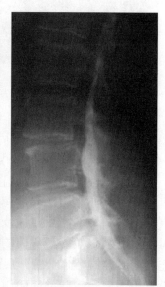

图 30-12　造影剂注入硬膜下隙的腰椎侧位像
造影剂密集地局限于椎管后方。集聚的造影剂后缘呈线性分布（硬脑膜），前缘（蛛网膜）则较为不规则

四、治疗和会诊指征

预防损害发生是影像引导的介入治疗中确保安全的唯一可靠的方法。一旦发生神经

损伤，不论是直接损伤神经或者动脉内注入颗粒状激素，目前都还没有改善预后的有效手段。治疗应立即进行包括呼吸道管理、复苏、控制痉挛在内的支持疗法。毫不拖延地进行诊断性影像检查以获悉损伤的性质和程度。此后，最好是转交给神经内科或神经外科医生以进行相关治疗。脊髓损伤时，有证据表明大剂量激素静脉内注射可改善脊髓横断损伤患者的预后[25, 26]，类似的脊髓针刺伤和缺血性损伤也可以采用这一方法治疗。但脊髓损伤往往会导致永久残疾。当病情趋于稳定后，大多数患者需接受康复治疗来恢复功能。

五、总　　结

影像引导已迅速在很多疼痛治疗技术中成为常规，但并没有足够的科学证据来断定这一技术的使用提高了安全性。现在还不大可能对大多数治疗技术进行使用或不使用影像引导的科学比较。本章旨在从实用的角度讨论影像引导在提高疼痛治疗安全性方面我们到底知道些什么。这可以用于指导今后的调查，即如何更好地应用新的影像技术以及在这个过程中如何严格地评估获益。

（宋　涛译）

参 考 文 献

1. Chou R, Atlas SJ, Stanos SP, et al. Nonsurgical interventional therapies for low back pain: a review of the evidence for an American Pain Society clinical practice guideline. *Spine (Phila Pa 1976)* 2009;34:1078–1093.
2. Sethee J, Rathmell JP. Epidural steroid injections are useful for the treatment of low back pain and radicular symptoms: pro. *Curr Pain Headache Rep* 2009;13:31–34.
3. Armon C, Argoff CE, Samuels J, et al.; Therapeutics and Technology Assessment Subcommittee of the American Academy of Neurology. Assessment: use of epidural steroid injections to treat radicular lumbosacral pain: report of the Therapeutics and Technology Assessment Subcommittee of the American Academy of Neurology. *Neurology* 2007;68:723–729.
4. Field J, Rathmell JP, Stephenson JH, et al. Neuropathic pain following cervical epidural steroid injection. *Anesthesiology* 2000;93:885–888.
5. White AH, Derby R, Wynne G. Epidural injections for the diagnosis and treatment of low back pain. *Spine* 1980;5:78–86.
6. Renfrew DL, Moore TE, Kathol MH, et al. Correct placement of epidural steroid injections: fluoroscopic guidance and contrast administration. *AJNR Am J Neuroradiol* 1991;12:1003–1007.
7. El-Khoury G, Ehara S, Weinstein JN, et al. Epidural steroid injection: a procedure ideally performed with fluoroscopic control. *Radiology* 1988;168:554–557.
8. Stevens DS, Balatbat GR, Lee FM. Coaxial imaging technique for superior hypogastric plexus block. *Reg Anesth Pain Med* 2000;25(6):643–647.
9. Rathmell JP, Michna E, Fitzgibbon DR, et al. Injury and liability associated with cervical procedures for chronic pain. *Anesthesiology* 2011;114:918–926.
10. Nahm FS, Lee CJ, Lee SH, et al. Risk of intravascular injection in transforaminal epidural injections. *Anaesthesia* 2010;65:917–921.
11. Kim do W, Han KR, Kim C, et al. Intravascular flow patterns in transforaminal epidural injections: a comparative study of the cervical and lumbar vertebral segments. *Anesth Analg* 2009;109: 233–239.
12. Rathmell JP. Toward improving the safety of transforaminal injection. *Anesth Analg* 2009;109:8–10.
13. McLean JP, Sigler JD, Plastaras CT, et al. The rate of detection of intravascular injection in cervical transforaminal epidural steroid injections with and without digital subtraction angiography. *PM R* 2009;1:636–642.
14. Manchikanti L, Pampati V, Boswell MV, et al. Analysis of the growth of epidural injections and costs in the Medicare population: a comparative evaluation of 1997, 2002, and 2006 data. *Pain Physician* 2010;13:199–212.
15. Wong GY, Brown DL. Transient paraplegia following alcohol celiac plexus block. *Reg Anesth* 1995;20:352–355.
16. Abdalla EK, Schell SR. Paraplegia following intraoperative celiac plexus injection. *J Gastrointest Surg* 1999;3:668–671.
17. Rathmell JP, Aprill C, Bogduk N. Cervical transforaminal injection of steroids. *Anesthesiology* 2004;100:1595–1600.
18. Edlow BL, Wainger BJ, Frosch MP, et al. Posterior circulation stroke after C1-C2 intraarticular facet steroid injection: evidence for diffuse microvascular injury. *Anesthesiology* 2010;112:1532–1535.
19. Okubadejo GO, Talcott MR, Schmidt RE, et al. Perils of intravascular methylprednisolone injection into the vertebral artery. An animal study. *J Bone Joint Surg Am* 2008;90:1932–1938.
20. Dawley JD, Moeller-Bertram T, Wallace MS, et al. Intra-arterial injection in the rat brain: evaluation of steroids used for transforaminal epidurals. *Spine (Phila Pa 1976)* 2009;34:1638–1643.
21. Bernards CM, Hadzic A, Suresh S, et al. Regional anesthesia in anesthetized or heavily sedated patients. *Reg Anesth Pain Med* 2008;33:449–460.
22. Sites BD, Chan VW, Neal JM, et al. The American Society of Regional Anesthesia and Pain Medicine and the European Society of Regional Anaesthesia and Pain Therapy joint committee recommendations for education and training in ultrasound-guided regional anesthesia. *Reg Anesth Pain Med* 2010;35(2 Suppl):S74–S80.
23. Neal JM. Ultrasound-guided regional anesthesia and patient safety: an evidence-based analysis. *Reg Anesth Pain Med* 2010;35 (2 Suppl):S59–S67.
24. Ueda K, Ahmed W, Ross AF. Intraoperative pneumothorax identified with transthoracic ultrasound. *Anesthesiology* 2011;115:653–655.
25. Delamarter RB, Coyle J. Acute management of spinal cord injury. *J Am Acad Orthop Surg* 1999;7:166–175.
26. Kwon BK, Tetzlaff W, Grauer JN, et al. Pathophysiology and pharmacologic treatment of acute spinal cord injury. *Spine J* 2004;4:451–464.

E部分　神经毁损术的并发症

第31章

神经毁损术相关并发症

Honorio T. Benzon　Farooq Khan

一、定　义

神经毁损术是指神经毁损，主要用于由于肿瘤进展和阻塞性血管疾病导致的顽固性疼痛的治疗。而在非恶性的慢性疼痛（如慢性胰腺炎）治疗中的应用则十分有限。Raj 提出了实施神经毁损术的 5 大要素[1]：①有剧烈疼痛的存在；②其他无创性疼痛治疗无效；③疼痛定位明确；④疼痛部位诊断性神经阻滞可缓解疼痛；⑤诊断性神经阻滞后无其他不良反应（框 31-1）。

框 31-1　神经毁损术适应证

• 严重疼痛	• 诊断性神经阻滞可缓解疼痛
• 其他疼痛治疗措施无效	• 诊断性神经阻滞后无其他不良反应
• 疼痛定位明确	

注：摘自Adapted from Raj PP. Peripheral neurolysis in the management of pain. In：Waldman SD, Winnie AP, eds. *Interventional Pain Management*. Philadelphia, PA：WB Saunders, 1996：392-400

神经毁损术有潜在的破坏性副作用，并可对患者生活方式产生巨大改变。在实施前，需就患者治疗后疼痛缓解的可能获益与治疗风险进行仔细权衡。因此，神经毁损术最适于那些预期生存时间不长、疼痛严重、积极治疗后疼痛缓解效果欠佳的患者。例如，神神经毁损术可有效缓解侵犯骨盆的恶性肿瘤引起的癌痛，但同时会引起肠道和（或）膀胱功能的丧失，并可能导致下肢无力。需要强调的是，因为引起癌痛原因的复杂性，神经毁损术常无法完全缓解癌痛。

外周神经、脊神经及内脏神经均可实施毁损术。其中，内脏神经毁损术最为常用，而脊神经及外周神经毁损术的应用则受到一定的限制。主要原因有外周神经毁损术会同时毁损运动及感觉神经，影响患者运动功能；毁损后的神经炎和去神经传入性疼痛可能更甚于毁损前的疼痛[1]；神经毁损术并不能保证持久的效果；患者可能对毁损所导致的局部麻木不能适应等（框 31-2）。

框 31-2　外周神经毁损术的缺点

• 外周混合性神经被毁损后可能导致运动功能障碍	• 无法保证持续的或长时间的作用效果
• 毁损后导致的神经炎及去神经传入性疼痛可能比治疗前的疼痛更为严重	• 患者常无法耐受外周神经毁损所致的感觉丧失

摘自 Adapted from Raj PP. Peripheral neurolysis in the management of pain. In：Waldman SD，Winnie AP，eds. *Interventional Pain Management*. Philadelphia，PA：WB Saunders，1996：392-400.

脊神经根毁损术包括蛛网膜下隙和硬脊膜外腔的乙醇或苯酚注射。由于目前椎管内使用阿片类药物已经可以安全、有效地治疗癌痛，脊神经根毁损术已很少应用。相比之下，椎管内药物输注系统可以提供广泛的镇痛，并可适应各种情况。而脊神经根毁损常需要多次进行，以应对新出现的疼痛（如新发的转移灶）。在这种情况下，风险较大的脊神经根毁损远不如留置于体内的可覆盖新出现疼痛区域的椎管内药物输注系统。因此，内脏神经毁损是目前最为有效、应用最广泛的神经毁损术。内脏通常由交感神经丛支配（如腹腔神经丛），易于毁损。正确实施的内脏神经毁损可不削弱运动功能，且镇痛作用可预测、有保障。本章主要讨论了神经毁损术实施过程中及毁损后相关并发症。

二、神经毁损药物相关并发症：药理和病理生理

神经毁损药物主要包括常用的乙醇、苯酚以及较少使用的甘油。乙醇通过萃取神经组织中的胆固醇、卵磷脂和脑苷脂，引起细胞内脂蛋白和黏蛋白的沉积引起神经毁损[2]。注射入外周神经的乙醇引起细胞发生沃勒变性，细胞轴突和施万细胞遭到破坏[3]。沃勒变性破坏轴突，使神经髓鞘皱缩，形成椭圆形髓鞘。包裹在椭圆形髓鞘中的轴浆被溶酶体酶水解[4]。损伤后 1 周，局部施万细胞增殖，巨噬细胞吞噬损伤细胞碎片，细胞再生开始。施万细胞 1 周内在神经内膜形成链状。2 周后，巨噬细胞消失，而施万细胞内填满神经内膜管（endoneurial tubes）。将神经毁损药物注射入蛛网膜下隙后，上述过程将在脊髓后角、背根及背外侧束发生[5]。

市售的乙醇浓度可高达 95%，远高于神经毁损所需浓度。有研究表明，33% 以上浓度的乙醇便足以满足神经毁损术的需要[6]。乙醇广泛用于多种神经毁损术，如内脏交感神经毁损（腹腔神经丛、上腹下神经丛）、腰交感神经、三叉神经节及蛛网膜下隙神经根

毁损等。由于乙醇具有刺激性，可引起注射痛，一些作者建议注射乙醇前先注射局麻药以缓解乙醇注射痛。外周神经毁损可使用无水乙醇。行腹腔神经丛毁损时，可用局麻药将无水乙醇稀释至 50% 浓度，以消除注射痛。乙醇比重较脑脊液轻，当椎管内注射时，应将患者置于患侧（疼痛侧）朝上体位。注射几天后，注射部位神经开始破坏，疼痛得到减轻，1 周后作用达到顶峰[1]。血管内注射 100% 乙醇 30ml 即可使血中乙醇浓度达到法律规定的醉酒水平，但低于乙醇中毒水平。静脉注射乙醇有导致血栓形成的风险[7]。乙醇神经毁损可能导致一过性截瘫或永久性脊髓损伤[8,9]。值得注意的是，目前乙醇神经注射术越来越多地用于脑卒中导致肌肉强直患者的康复治疗[10,11]。

苯酚，也称作石炭酸，通过使神经组织内的蛋白质凝结发挥神经毁损作用。由于其在低浓度时可作为局麻药使用，故注射时引起的不适感很小。苯酚对血管组织有很强的亲和力，神经组织内或周围的血管损伤可加重其神经毒性[12]。因此，许多临床医生在腹腔神经丛毁损时都倾向于选择乙醇而非苯酚，以免苯酚损伤神经丛附近的大血管。5% 苯酚的神经毁损效能等同于 40% 的乙醇[13]。鞘内注射苯酚引起的组织变化与乙醇相似，可破坏脊髓后柱和脊神经后根。外周神经损伤程度呈浓度依赖性，神经破坏表现为局部脱髓鞘到沃勒变性不等[14]。

苯酚用于神经毁损的浓度为 3% ～ 15%。笔者常使用 6% 的苯酚水溶液。在更低的浓度，苯酚具有局麻药效应，注射很少引起不适。苯酚相对不溶于水，配制大于 6% 浓度时还需加入甘油。在临床使用浓度下，苯酚溶液非常黏稠。苯酚具有双相效应。注射后的疼痛缓解首先来自其局麻药效应，该效应在注射后 24 小时内消退。之后 3 ～ 7 天内产生的持续性镇痛效应则来源于其神经毁损效应。苯酚比重较脑脊液重，当实施蛛网膜下隙注射时，需要将患者置于患侧（疼痛部位）在下的体位。血管内注射苯酚可导致中枢神经系统内兴奋性神经递质乙酰胆碱增加，导致患者惊厥[15]。全身大剂量使用苯酚（> 8.5g）可引起与局麻药中毒相似的效应，即全身痉挛及心血管系统衰竭。有文献报道，全身大剂量给予苯酚可能造成肾及肺衰竭，需要进行血液透析、呼吸支持等治疗[16]。临床使用剂量 < 1000mg 时不致引起严重毒性反应。与乙醇相同，苯酚不仅可用于治疗疼痛，还可用于缓解肌肉强直。

三、特定部位神经毁损术并发症

神经毁损药物可注射入外周神经，或通过蛛网膜下隙或硬脊膜外腔进入神经根，或被注射至内脏交感神经附近。以上部位的注射均伴有相应的并发症。外周神经毁损术包括三叉神经节、躯干、上下肢、扳机点等部位的注射，还包括肌肉强直的治疗[1]。

（一）头颈部神经毁损术

1. **半月神经节毁损术**　头颈部神经毁损术可用于多种情况（表 31-1），包括为治疗顽固性三叉神经痛而行三叉神经节毁损术，眼眶、上颌窦、下颌骨等部位浸润性肿瘤引起的癌痛，为治疗转移性肿瘤（特别是乳腺癌或前列腺癌）而行的垂体毁损术，另外还有针对头部外周神经的毁损术。

表 31-1　头部神经毁损适应证和并发症

神经毁损部位	适应证	并发症
三叉神经节	三叉神经痛	颞窝出血
		咀嚼障碍
		角膜麻痹 / 穿孔
		鼻腔黏膜溃疡
		颊部及鼻部永久麻木
		展神经麻痹
		营养障碍
		痛性感觉缺失
垂体 （化学性垂体切除）	转移性肿瘤	内分泌并发症（见正文）
		脑脊液鼻漏
		空气栓塞
		视野缺损
		动眼神经麻痹
		脑膜炎

　　半月神经节由位于脑干腹侧表面中点处的两支三叉神经束组成[18]。三叉神经束在后颅凹向前、侧方行进，绕过颞骨岩部，在颅中凹进入梅克尔腔。半月神经节发出三叉神经眼支、上颌支和下颌支。下颌支经卵圆孔出颅时有一小支运动神经加入其中。需要留意的是，由硬膜囊形成的三叉神经池位于半月神经节后方。实施半月神经节毁损时，穿刺针在口角旁开 2.5cm 处，垂直于同侧瞳孔方向进针，针尖向上，并向同侧外耳道方向推进，直至接触到颅底骨质，而后稍退针，针尖绕至后方进入卵圆孔[19]。此时通常可见到少许脑脊液流出，应通过 X 线检查确认针尖位置。位置正确后，少量分次（如 0.1ml/ 次）注入局麻药或神经毁损药物共 0.4 ～ 0.5ml。可用无水乙醇或 6.5% 苯酚甘油溶液完成毁损。因二药比重不同，使用无水乙醇时，患者保持仰卧位；使用苯酚时，患者取坐位，低头，以颏部接触胸壁，该体位可将苯酚局限于三叉神经的上颌支和下颌支，以免损伤眼支，造成角膜反射消失，引起角膜炎。

　　翼腭间窝内血管丰富，损伤后可引起面部巨大血肿和巩膜下血肿，穿刺损伤颞下区静脉可造成颞窝出血。半月神经节位于脑脊液池中，局麻药注射后可导致全脊髓麻醉。三叉神经中运动神经被毁损后可影响咀嚼功能[20]。动眼神经麻痹常引起一过性的复视和斜视。展神经麻痹通常也是一过性的，但临床上也有毁损导致永久性眼外直肌麻痹的报道[7]。若毁损剂注入面神经，可导致面肌麻痹，眼睑无法闭合，引起角膜炎或角膜溃疡。阻滞岩浅大神经则可导致泪液缺乏和结膜炎。听神经阻滞可导致失聪和眩晕。半月神经节毁损的延迟并发症包括营养相关并发症，如角膜炎、鼻部溃疡、口腔溃疡。这些营养问题多是由局部损伤导致。另一类延迟并发症包括痛性感觉缺失。鉴于半月神经节毁损术可伴发如此多的严重并发症，神经外科医生和疼痛科医生更倾向于选择射频神经节毁损术代替化学性神经节毁损术[7]。实施时，射频针可经由同样的路径到达半月神经节，通过刺激诱发疼痛确定病变的三叉神经分支，而后以射频电流选择性破坏病变的神经分支（神经根）。射频毁损术不使用化学药物，因此不会有毁损剂进入脑脊液或半月神经节周围组织的风险。射频半月神经节毁损术的并发症主要包括穿刺损伤及周围组织的热损伤。一些主要的并发症和各自的发生率为：咬肌无力（18%）、感觉异常/感觉障碍（20%）、复视（1.5%）、角膜炎（3%）[21]。其他并发症还包括穿刺不慎导致的周围组织损伤（如穿刺损伤海绵窦、颈总动脉、颈静脉孔、枕骨大孔）或动眼神经、滑车神经、展神经损伤等[22]。半月神经节化学及射频毁损术各自并发症的发生率见表31-2。由于半月神经节毁损术实施的技术难度和并发症，也有医生使用10%苯酚对三叉神经的外周分支（眶上神经、眶下神经、下颌神经）进行毁损，以治疗三叉神经痛[23]。

表 31-2　三叉神经节毁损术并发症

并发症	乙醇毁损术（SWERDLOW）	射频神经毁损术（LOESER）
脊神经根切断术（Loeser）		
听神经麻痹（一过性）	2%	
舌咽神经麻痹（一过性）	1%	
动眼神经麻痹（一过性）	4% ～ 6%	
失明	1%	
角膜麻痹（corneal anesthesia）	20% ～ 69%	
角膜溃疡	2%	
鼻黏膜溃疡	2% ～ 12%	
颊部、鼻部麻木	66%	
三叉神经运动功能减弱	1%	
感觉异常		12% ～ 20%
咬肌无力		5% ～ 24%
复视		0 ～ 2%
角膜炎		1.6% ～ 4%

注：神经麻痹均为一过性。

摘自 Adapted from （a）Swerdlow M. Complications of neurolytic neural blockade. In：Cousins MJ，Bridendaugh PO，eds. Neural Blockade in Clinical Anesthesia and Management of Pain. 2nd ed. Philadelphia，PA：JB Lippincott，1988：719-735.（b）Loser JD，Sweet WH，Tew JM，et al. Neurosurgical operations involving peripheral nerves. In：Bonica JJ，ed. *The Management of Pain.* 2nd ed. Philadelphia，PA：Lea & Febiger，1990：2044-2066.

（二）垂体消融术

以无水乙醇化学性消融垂体在20世纪70年代和80年代早期十分盛行，用于治疗垂体转移瘤，特别是乳腺癌和前列腺癌引起的癌痛，且对激素依赖性肿瘤的疗效似乎好于非激素依赖性肿瘤[24, 25]。从那时起，为简化穿刺途径，减少脑脊液漏的发生率及严重程度，对这项方法进行了多次改进[24, 26]。该项操作需要在气管插管全身麻醉下进行。在双平面X线透视引导下，将腰穿针自鼻腔进入，直至其尖端到达蝶鞍前壁，而后少量分次注入无水乙醇或苯酚，0.2ml/次，共给药4～6ml。给药过程中需要持续监测瞳孔大小。

瞳孔扩大表明有药液溢出蝶鞍，阻滞了动眼神经。这种情况一旦发生，需立即停止注射，同时重新定位穿刺针至蝶鞍前壁，再继续注射。穿刺针拔出前，需注射氰化甲基丙烯酸甲酯树脂（cyanomethacrylate resin）0.5ml，以防止脑脊液漏。射频垂体消融术和低温垂体毁损术临床上也有报道[27]。

　　垂体毁损术的并发症多与垂体腺被破坏有关。主要包括尿崩症、肾上腺皮质功能不全、甲状腺功能减退、低体温、性欲减退等[24, 25, 28]。其他并发症还包括脑脊液鼻漏、意识障碍、视野缺损、动眼神经麻痹、空气栓塞、脑膜炎等（表 31-1）。Swerdlow 和 Waldman[29] 对上述并发症的发生率进行了统计（表 31-2 和表 31-3）。Waldman 发现，脑脊液鼻漏的发生率为 1%，而 Swerdlow[7] 指出，在发表的文献中，脑脊液鼻漏的发生率为 1% ～ 20%，视野缺损的发生率为 1% ～ 10%，动眼神经麻痹的发生率为 1% ～ 32%，脑膜炎的发生率为 1% ～ 2%。垂体切除术的内分泌并发症无法避免，可采取激素替代治疗。X 线引导和谨慎操作可以避免一部分并发症的发生，围术期抗生素的使用和无菌技术则可以防止感染发生。

表 31-3　　垂体毁损术并发症发生率

并发症	发生率（%）
一过性双侧额部疼痛	100
尿崩症	40
低体温	35
肺分泌物增加	20
一过性视力障碍	10
永久性视力障碍	5
脑脊液漏	1
垂体出血	1
感染	0.5

经许可摘自 Waldman SD. Neuroadenolysis of the pituitary: indications and technique. In: Waldman SD, Winnis AP, eds. *Interventional Pain Management*. Philadelphia, PA: WB Saunders, 1996: 519-525.

　　1. 其他头颈部神经毁损术　神经毁损术还可以用于单根脑神经及其分支，相关并发症与神经的分布和其所支配区域有关。经圆孔（foramen rutundum）行上颌神经或眶下神经毁损术可引起翼部（ala）、鼻部、颊部皮肤的溃疡及脱皮，上腭缺血性坏死，上颌骨上崤后部脱皮[7]。经卵圆孔行下颌神经毁损可导致毁损侧咬肌无力。而面神经毁损则可导致面肌无力或面瘫。由于紧邻迷走神经、副神经及舌下神经，临床上很少进行舌咽神经毁损术。有研究者建议在 X 线引导下[30] 或进行射频舌咽神经毁损[31] 以免损伤邻近结构。舌咽神经的感觉支配区域包括鼻咽部、咽鼓管、腭垂、扁桃体、软腭、舌根部及部分外耳道，毁损后可导致咽部肌肉麻痹。

　　2. 星状神经节毁损术　颈交感干包含上、中、下颈神经节。80% 的人群其颈下神经节与第 1 胸神经节融合，形成颈胸神经节（星状神经节）。颈交感链位于椎前筋膜前方，环绕椎前肌肉。交感链位于翼筋膜内部，菲薄的翼筋膜分隔了颈交感链与喉返神经。颈总动脉鞘通过一层间皮样筋膜与翼筋膜相连，这层包绕交感链的筋膜可与臂丛、椎动脉、胸内筋膜、$T_1 \sim T_2$ 胸壁肌肉等结构与间隙有直接的交通。在 C_6 水平，颈交感干位于覆盖在颈长肌表面的椎旁筋膜的后外侧，颈总动脉位于其前方[32]。组成臂丛后干的神经根位于星状神经节外侧。椎动脉越过星状神经节，于 C_6 横突前结节后方进入椎间孔。前面提到的星状神经节表面筋膜与其他间隙、结构的交通，该神经节邻近组织如椎动脉、颈总动脉、膈神经、喉返神经等的密切关系可以部分解释星状神经节毁损术的潜在并发症[33]。

临床应用的星状神经节阻滞方法有几种，包括 C_6 水平阻滞、C_7 水平阻滞、胸椎后入路等[33]。采用 C_6 入路时，进针使穿刺针尖端位于 C_6 横突前结节或 C_6 椎体与横突前结节连接处（图 31-1），接着，后退穿刺针 2 毫米，给予初始剂量 0.5 ～ 1ml，总量 5 ～ 10ml。注射液向尾端扩散，到达星状神经节及胸交感神经节发挥作用[34]。采用 C_7 入路时，需减少给药量，因肺尖靠近穿刺点，此入路气胸发生率较高。经胸椎后入路需在 X 线定位 T_1

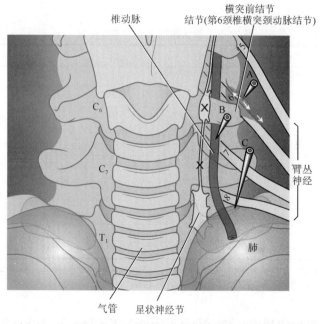

图 31-1　星状神经节毁损术并发症

星状神经节包含了传入和传出上肢及头颈部的交感神经纤维，该神经节由第 1 胸神经节和颈下神经节融合而成，因其梭形形状得名（一些人的胸 1 和颈下神经节仍是分开的）。星状神经节位于第 1 肋骨头端，第 1 胸椎横突与钩突交界处、肺尖中后方、椎动脉内侧两处为最易损伤的邻近结构。星状神经节阻滞通常在颈 6 或颈 7 水平实施，以避免发生气胸，并使用可以向下沿椎旁筋膜扩散的药量（通常为 10ml）。当不使用 X 线透视引导时，操作者首先扪及第 6 颈椎横突前结节（Chassaignac 结节），而后穿刺针到达该结节给药。当使用 X 线透视引导时，将穿刺针经过椎体送至颈 6 或颈 7 钩突下方更加容易且安全（穿刺针的正确位置由 X 线标记）。不正确的穿刺可能导致气胸、椎动脉损伤、药物误注入血管、臂丛神经阻滞等情况。造影剂也可能随神经扩散至硬脊膜外腔（获作者同意，修改自 Atlas of image-guided intervention in regional anesthesia and pain meducine. 2nd ed. Philadelphia, PA: Lippincott Qilliams & Wilkins, 2012, with permission.）

及 T_2 椎板，造影剂扩散速度可用于评估药液扩散速度。经该入路实施毁损时，针尖首先接触到 T_1 或 T_2 椎板，而后沿椎板外侧继续进针约 2cm，绕过肋横突韧带，阻力消失，表明穿刺针到位，也可通过造影剂确认针尖位置。

Kapral 提出了超声引导星状神经节阻滞的方法[35]。该方法自应用之初，便进行了多次改进，以提高阻滞的安全性、效率和速度[32, 36]。患者仰卧位，颈部轻度过伸，将超声探头置于患者 C_6 水平，显示横切面，可见气管、食管、甲状腺、颈总动脉、颈内静脉、颈长肌、C_7 横突等结构（图 31-2），在超声引导下，将 25 号 1.5 英寸的穿刺针以平面内法在气管旁向颈长肌方向进针，直至针尖到达椎旁筋膜，进针过程中注意避免伤及其他结构。穿刺针到位后，在直视下给予局麻药 5～10ml，在超声下可见药液沿椎旁筋膜扩散[37]。

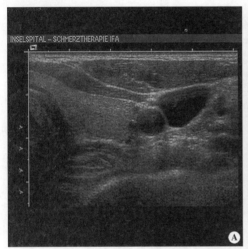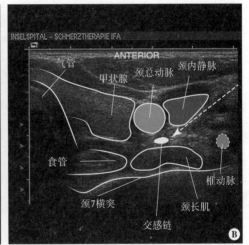

图 31-2 超声下星状神经节周围结构

A：横切面（短轴）经颈 7 横突超声图像；B：影像标记。注意：在颈 7 水平，可见椎动脉位于颈椎横突前方，而在颈 6 水平，椎动脉位于横突后方横突孔内，在超声下无法清晰显示。在颈 7 水平，甲状腺上缘位于气管外侧，虚线箭头指示了平面内法穿刺针的理想入路。如于横断面上显示穿刺针由外到内进入图像（Ultrasond image courtesy of Urs Eichenberger MD, PhD, University Department of Anesthesiology and Pain Therapy, University Hospital lf Bern, Bern, Bern, Switzerland, 2011. Reproduced from Rathmell JP. Atlas of image-tuided intervention in regional anesthesia and pain medicine. 2ne ed. Philadelphia, PA：Lippincott Williams & Wilkins，2012，经许可）

局麻药入血的并发症包括意识丧失、呼吸停止、低血压、抽搐等。星状神经节阻滞可用于治疗局部复杂疼痛综合征、上肢供血不足、面部及上肢多汗症等情况。当诊断性星状神经节阻滞可缓解局部复杂疼痛综合征但维持时间不长久时，可考虑实施星状神经节毁损术。总的不良反应发生率为 0.17%[38]。气胸发生率不详。除了霍纳综合征外，声嘶、臂丛神经阻滞、药物误入硬脊膜外腔或蛛网膜下隙、脊髓栓塞等并发症也有报道[39]。进针过于靠后或药液沿椎旁筋膜扩散可引起臂丛神经阻滞，上睑下垂可行上眼睑悬吊，喉返神经血肿轻者引起患者不适，重者可引起声门完全关闭（引起窒息）[40, 41]。尚有一种少见的并发症——一过性锁定（lock in）综合征，见于药物误入血管，患者呈麻痹状态，无法呼吸、言语，仅能活动眼球[42]。这些并发症促使一些医生选用其他方式进行颈胸交感神经切除术，包括射频神经毁损术、胸腔镜下交感神经切除术等。

对于头颈部肿瘤导致的疼痛，无法实施神经毁损术或有严重不良反应等情况者，可通过在患者颈段硬脊膜外腔置入导管给予阿片类药物，达到治疗的目的。

（三）躯干四肢神经毁损术

1. 肋间神经胸椎旁神经毁损术 肋间神经阻滞可用于治疗手术后的胸壁及腹壁疼痛[43, 44]。主要并发症有气胸、药物入血、肺内注射所致支气管痉挛、椎管内阻滞等（图31-3及表31-4）。由胸片确认的气胸发生率为0.082%～2%[45]。严重的气胸发生率较低，少有需要胸腔闭式引流。有术中行胸腔内注射引起全脊麻的报道。中线部位胸腔内注射可导致局麻药进入硬脊膜或神经内部，并向近侧扩散。还有报道称苯酚被误注射入肺组织可引起支气管痉挛[46]。

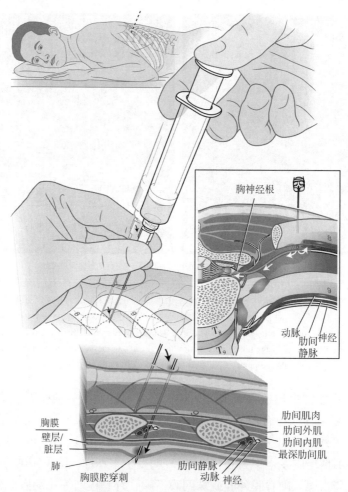

图 31-3　肋间神经毁损术并发症

胸神经根经椎间孔出椎管，并分为前后两支。前支向侧方走行，进入相应肋骨缘的肋间沟内，并在其中向外、向下跨过肋间动、静脉。实施肋间神经阻滞时，将穿刺针送至相应肋骨下缘给药。当针尖紧邻肋间神经时，也十分接近肋间血管，注射时易发生药物入血。若穿刺针过深，越过肋骨下缘，则可导致气胸，药液沿肋间神经向近端扩散则可造成硬脊膜外隙阻滞

以7.5%苯酚行肋间神经毁损后，导致截瘫的病例也有报道[47]，作者认为原因是苯酚通过椎间孔吸收，进入椎管，同时破坏了患者的运动神经根和感觉神经根[48]。与外周神经阻滞相似，超声引导可使胸膜清晰显示，避免被刺破造成气胸，可大大提高肋间神经

阻滞的安全性[49]。

表 31-4　躯干神经阻滞并发症

神经阻滞	并发症
肋间神经阻滞	气胸
	药物误入血管
	支气管痉挛（药物肺内注射）
	椎管内阻滞
胸壁神经阻滞	气胸
椎旁神经阻滞	药物误入血管
脊神经阻滞	低血压
	尿潴留
腰	药物误入蛛网膜下隙
腰椎旁神经阻滞	尿潴留
腰交感神经阻滞	神经根阻滞
	生殖股神经阻滞
	交感神经切断后感觉异常
	背痛

椎旁阻滞可替代肋间神经阻滞或硬膜外阻滞。虽然目前大多数研究都着眼于椎旁阻滞的术中应用，但椎旁阻滞同时也是疼痛门诊一项非常有用的诊断和治疗手段，尤其是胸壁癌性疼痛患者和慢性胸壁痛患者[50, 51]。与肋间阻滞相比，椎旁阻滞的穿刺次数更少，一个穿刺点可同时阻滞数个脊髓节段。椎旁阻滞的并发症有气胸、药物误入血管、低血压、尿潴留等（表 31-4）。在疼痛门诊实施椎旁阻滞时，应使用 X 线引导以避免气胸的发生。而超声的引入能够实时地反映椎旁间隙、邻近结构和穿刺针的情况，大大提高了这项技术的安全性[52]。

2. 髂腹股沟和髂腹下神经毁损术　围术期行髂腹股沟和髂腹下神经阻滞可用于治疗疝修补术后的疼痛。疝修补术前切口局部浸润可减少术后的疼痛评分和镇痛药用量。疝修补术前局麻药切口浸润的超前镇痛效应尚未完全得到证实。有一项研究认为其有超前镇痛作用[53]，而其他研究则持相反观点[54]。双侧髂腹股沟神经阻滞还可减少剖宫产后疼痛[55]。在疼痛门诊，髂腹股沟和髂腹下神经阻滞用于诊断和治疗下腹部手术或疝修补术后的腹股沟区或耻骨上区疼痛。并发症有股神经和股外侧皮神经阻滞，发生率不详。对髂腹股沟和髂腹下神经的化学性毁损目前已被脉冲射频神经调节术替代[56]。在进行毁损前需要以局麻药进行诊断性阻滞。

3. 椎旁交感神经毁损术　椎旁交感神经阻滞可用于治疗局部复杂疼痛综合征、下肢血管功能障碍、幻肢痛及其他情况如下肢多汗、战壕足病等。胸椎旁交感神经阻滞时气胸发生率高，故很少实施，腰交感神经阻滞则十分常用。进行腰交感神经阻滞时，穿刺针需与腰 2 及腰 3 椎体前外侧接触[57]。利用 X 线定位椎体，调整针尖位置，控制造影剂注射速度。尽管单点法可以完成阻滞[58]，但实施化学神经毁损时常用两点法（腰2和腰3）以减少每个穿刺点用药量。穿刺针到位后，每个穿刺点首先注射局麻药2ml，若伴随体温（局部皮温）上升，再给予6%～10%苯酚3～4ml。腰椎旁交感神经毁损术的主要并发症有椎间孔旁硬脊膜囊注射导致药液误入蛛网膜下隙，由神经根损伤、截瘫、背痛导致的感觉及运动障碍等（图31-4和表31-4）。穿刺损伤及苯酚导致的卵巢动脉栓塞均可能导致尿道损伤。毁损术导致的生殖股神经痛的发生率为7%～20%，并可持续4～5周[59]。

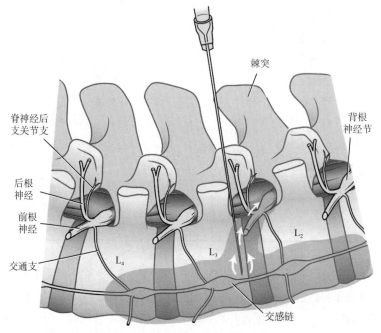

图31-4　腰交感神经毁损术并发症

实施腰交感神经毁损时，药液可能从其注射部位——腰椎椎体前外侧表面向后方扩散，通过出椎管的脊神经和神经根扩散进入硬脊膜外隙。腰交感神经毁损通常采用L_2、L_3、L_4多点注射，以达到每个点都能以小剂量毁损剂起到毁损效果，同时避免毁损剂扩散（修改自 Modified from Rathmell JP. Atlas of image-guided intervention in regional anesthesia and pain medicine. 2ne ed. Philadelphia，PA：Lippincott Williams & Wilkins，2012，with permission.）

交感神经切除后感觉障碍引起的大腿麻木和疼痛可持续数月。实施腰交感链毁损必须在X线辅助下进行。使用射频术毁损腰交感神经可避免毁损药物溢出所导致的周围结构破坏[60]。尽管射频毁损术可在早期达到交感阻滞效果，但其长期阻滞效果并不明显。与苯酚化学毁损相比，射频毁损术的毁损不全情况更加普遍[61]。但交感神经毁损后感觉障碍发生率苯酚组高于射频组（33%比11%）。一项纳入20名患者的随机、双盲临床试验对两种毁损方法进行了比较，结果显示，苯酚和射频毁损在缓解疼痛方面作用相近。苯酚组10例患者中1例发生了交感神经毁损术后感觉障碍，苯酚组1例患者，射频组2例患者感到有穿刺疼痛[62, 63]。

4. 其他外周神经毁损术　由于可造成肢体麻痹，四肢神经毁损术在临床几乎没有实施。Mullin报道了1例用10%苯酚为一名肺上沟瘤导致上肢痛的患者实施臂丛神经毁损术[64]，该名患者术后获得了短期的疼痛缓解，且运动功能几乎未受影响。外周神经毁损术的并发症有痛性感觉障碍、感觉及运动阻滞，这些并发症具体的发生率不明。

5. 肌筋膜痛及肌强直的神经松解术 外周神经松解术对获得性肌肉强直患者有较好的疗效，可促进肢体功能恢复，帮助肢体回复正常位置。在实施松解前，通常需要诊断性注射局麻药以评估神经松解的疗效。常用的有为臀内收所行的闭孔神经松解、为伸肘所行的肌皮神经松解、为跖屈所行的胫后神经松解等[65]。

使用苯酚实施外周神经松解可改善肌强直患者步态，提高平衡性，利于他们的康复治疗。此项阻滞主要针对运动或混合神经。可使用神经刺激器帮助穿刺针定位。小剂量注射 3%～5% 苯酚可以有效松解强直肌肉的附着点，治疗后，肌肉松弛效应可持续大概 2 个月，在此期间，可进行肢体功能训练。一项随机对照试验纳入了 20 例脑卒中后发生腓肠肌强直的患者，比较苯酚和乙醇阻滞胫神经运动支对患者的疗效。乙醇组中 9 名患者维持了持续 6 个月的疗效，而苯酚组有 6 名患者疗效持续 6 个月[66]。目前已有报道的并发症包括局灶性运动功能减弱，发生率为 15%，感觉障碍发生率为 10%。运动障碍一般持续 1 周，感觉障碍持续数天到数周。也有苯酚阻滞肱桡肌神经及肌皮神经后导致患者上肢动脉闭塞这种罕见并发症的报道[67]。

神经毁损还可缓解痛性神经瘤症状（5% 苯酚，0.2～0.5ml）[68]，缓解胸骨劈开后瘢痕瘤所致疼痛（6% 苯酚，2～3ml）[69] 及术后切口疼痛（1ml 无水乙醇）。目前尚无上述扳机点注射后发生神经炎的报道。

（四）内脏交感神经毁损术

1. 腹腔丛神经毁损术 腹腔丛支配着除左半结肠和盆腔脏器外的所有腹腔内器官，对其进行毁损可有效缓解腹腔恶性肿瘤引起的疼痛。最近有一项随机安慰剂对照研究评估了腹腔神经丛毁损术（NCPB）的治疗效果[71]。该研究纳入 100 例无法手术切除的胰腺癌患者，比较 NCPB 与全身给予镇痛药的镇痛效果。接受镇痛药物的患者同时接受假阻滞治疗（安慰剂治疗），具体方法为通过 X 线定位，在腹腔丛毁损进针点皮下局部给予布比卡因。两组患者每周随访 1 次，持续 1 年或直至患者死亡。结果表明，两组患者在治疗 1 周后疼痛均得到缓解，生活质量评分均有所提高；而 NCPB 组疼痛评分降低更加明显，整个随访过程中，NCPB 组疼痛缓解均更为明显。而两组间阿片类药物需要量、生活质量评分及生存率并无显著性差异。

腹腔神经丛毁损方法有以下几种穿刺途径：经主动脉入路法、经膈肌脚入路法、前路法、双侧内脏神经切断术等[72]。三种经皮 NCPB 方法（经主动脉法、经膈肌脚入路法和双侧内脏神经切断术）镇痛效果相似[72]。研究表明，三种方法在治疗后即刻直至患者死亡对疼痛缓解程度相似。几种方法引起的并发症均较小，而经主动脉入路低血压发生率较低。目前已有超声引导腹腔神经丛阻滞，但尚缺乏对照实验[73]。消化内科医生可在内镜超声引导下行腹腔神经丛毁损，但仅有几个对照研究评估过该方式的效果[74]。

NCPB 的并发症可分为神经、血管和内脏损伤，气胸和胸腔积液，代谢性并发症[75]（表 31-5）。神经性并发症包括硬脊膜外腔和硬脊膜下腔阻滞、脊神经根阻滞（表现为不对称性腿部无力、麻痹或麻木），药物误入腰膨大动脉导致截瘫等[76]。实验表明，苯酚及乙醇可引起犬腰部动脉节段性痉挛[77]，乙醇还可通过增加细胞内离子钙浓度引起人主动脉肌细胞收缩[78]。腹腔丛附近有几根大血管，阻滞时血管损伤发生率高。实施经主动脉法腹腔丛毁损时，苯酚入血可能导致惊厥[15]，而乙醇入血后血中浓度不高，一般不会引起醉酒状态[79]。亚洲人因缺乏乙醛脱氢酶，常会出现血中乙醛增高的症状，表现为面部潮红、心悸和低血压[80]。

表 31-5　内脏交感神经阻滞的并发症

神经阻滞	并发症
腹腔丛	神经性
	硬脊膜外腔／硬脊膜刺破
	脊神经根阻滞（截瘫、麻木、无力）
	药物误入腰膨大动脉（截瘫）
	血管性：血管损伤
	药物血管内注射
	苯酚：惊厥
	乙醇：面色潮红、心悸、惊厥
	内脏损伤
	肾（血尿、梗死）
	肺（气胸、胸腔积液）
	乳糜胸
	射精障碍
上腹下神经丛	腹膜后血肿
	下肢缺血

NCPB 的内脏损伤常见为肾损伤，表现为血尿，若毁损剂被注入肾实质，还可能导致肾梗死。穿刺针偏离中线超过 7.5cm，定位椎体过高（T₁₁），针尖与椎体接触位置过于偏外均可导致肾损伤。穿刺导致的胰腺损伤很少见，若有，则阻滞后表现为淀粉酶增高。腹腔丛阻滞后有发生气胸和胸腔积液的报道。胸腔积液可能是由乙醇溢出至膈下间隙[81]刺激膈肌引起，也可能是由阻滞后急性胰腺炎或出血导致[75]。NCPB 的其他并发症还包括乳糜胸[82]、射精障碍等[83]。一项纳入了 104 例腹腔神经丛阻滞的研究中报道的主要并发症及其发生率如下：胸 10 至胸 12 支配区域肌肉无力及麻木（8%）、下胸壁疼痛（3%）、直立性低血压（2%）、射精障碍（2%）、排尿困难（1%）、腿部热胀（1%）[83]。通过 X 线或 CT 定位，加上小心的操作，腹腔丛神经毁损的大多数并发症都能避免。请看第 23 章对腹腔丛神经阻滞并发症的描述。

2. 上腹下神经丛和奇神经节毁损术　上腹下神经丛毁损术主要用于治疗盆腔恶性肿瘤导致的癌痛[84-86]。上腹下神经丛位于双侧腹膜后，从腰椎下 1/3 延伸至第 1 骶椎上 1/3。毁损主要并发症包括腹膜后血肿、髂动脉粥样斑块脱落引起的急性下肢缺血。有研究报道，

200 名接受上腹下神经丛毁损术的患者中无 1 例神经并发症发生[86]。Plancarte 3 年内利用苯酚为 227 名患者实施了双侧上腹下神经丛毁损术发现，患者中有 159 人（79%）治疗取得效果，其中 115 人（72%）还减少了 43% 的阿片类药物用量。但该项研究没有就并发症进行报道[87]。

奇神经节位于骶尾连接部，负责传递会阴部疼痛[88]。目前关于奇神经节毁损术报道的研究较少，尚无相关并发症的报道。请参看第 24 章对上腹下神经丛和奇神经节阻滞相关并发症的详细描述。

（五）椎管内神经毁损术

蛛网膜下隙神经根毁损术（图 31-5 和图 31-6）用于预期寿命短，以躯体痛为主且疼痛局限于 2 ～ 3 个脊髓节段内，镇痛剂及其他辅助治疗无法完全缓解疼痛，而局麻药诊断性神经阻滞可完全缓解疼痛的终末期癌痛患者[89]。推荐用于蛛网膜下隙神经根毁损术的苯酚用量很小（0.1ml 缓慢推注，共用 0.8ml）。注射完毕后患者需保持体位至少 30 分钟，穿刺针退出前，需先用空气完全排出其中的苯酚。主要的并发症有头痛、无菌性脑膜炎、肠道及膀胱功能不全等[89]（表 31-6）。这些并发症的发生率为直肠、膀胱功能不全 1% ～ 26%，下肢不全瘫 1% ～ 14%，感觉丧失 1% ～ 21%，感觉障碍/神经炎 0.3% ～ 4%[90]。并发症的发生与阻滞部位有关。当行腰段或颈段阻滞时，常发生肢体运动功能不全，而膀胱功能障碍则常发生于胸段以下神经根毁损。由于该治疗并发症严重，实施前需慎重选择患者并充分告知患者并发症的风险，操作时，患者需摆好体位，并仔细进针至靶点部位。

经硬脊膜外腔行神经根化学毁损术可提高胸段及颈胸段毁损的安全性，且便于重复注射，并能很好地缓解双侧疼痛[91, 92]。放置胸段硬脊膜外腔导管操作远较多次蛛网膜下隙穿刺安全并避免伤及脊髓[93]。前文已提到，蛛网膜下隙使用乙醇时需患侧在上，而苯酚则需要患侧在下。而行硬脊膜外腔毁损时，药物的比重对治疗影响较小，可不予考虑。根据疼痛的部位，将导管置入相应节段的硬脊膜外腔，推荐在 X 线下观察经导管注入的放射造影剂，可确认导管位置，并观察药物扩散情况。经导管注入局麻药 3 ～ 4ml，观察患者反应，接着，经导管给予相同剂量（2 ～ 5ml）的 5.5% 苯酚溶液（以生理盐水稀释）或乙醇，0.2ml 每次缓慢推注，20 ～ 30 分钟给完。注射每天 1 次，连续 3 天[91]，或患者疼痛得到明显缓解后停止[92]。术后镇痛作用可持续 1 ～ 3 个月。目前尚无研究比较蛛网膜下隙和硬脊膜外腔神经毁损术疗效的研究。尽管在已发表的文献中，没有硬脊膜外腔毁损严重并发症的报道，但此治疗的安全性还是需要商榷。在灵长类动物，该毁损术可导致有临床症状的下肢无力，而该操作对脊髓后根神经的破坏也已有组织学的证明[94]。对接受过此项治疗患者的尸检报告表明，患者硬脊膜外 1/3 受到破坏，而脊髓和神经根未见异常[95]。

表 31-6　蛛网膜下隙神经毁损术并发症

硬脊膜刺破后头痛
肠麻痹
膀胱功能障碍
麻木
肌肉无力
感觉障碍

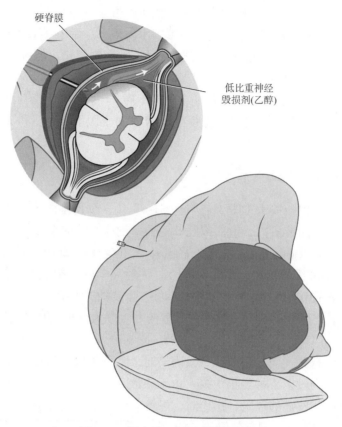

图 31-5　鞘内神经毁损术的并发症

鞘内神经毁损术偶尔用于局部浸润性肿瘤引起的躯干和下肢难治性癌痛的治疗。当使用低比重的乙醇进行毁损时，患者需位于侧卧位，疼痛部位朝上，或健侧朝上，同时将躯干向前旋转45°，以使脊神经后根在脑脊液中处于最高点。而后，分次少量注入乙醇溶液，低比重的乙醇溶液在脑脊液中上升，接触背根神经并发挥作用。由于毁损剂距离脊髓很近，故鞘内神经毁损可能造成脊髓损伤

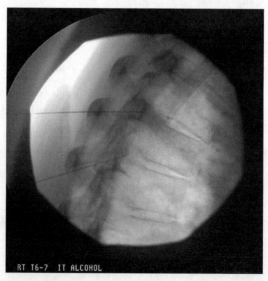

图 31-6　鞘内乙醇注射侧面观，可见两根穿刺针从椎管右后外侧进入蛛网膜下隙

该患者有严重的带状疱疹后神经痛，其他治疗（包括鞘内注射甲泼尼龙）无效。患者鞘内注射乙醇后疼痛得到明显缓解

目前，植入式鞘内阿片类药物泵已经取代了蛛网膜下隙神经毁损术。鞘内吗啡泵可以很好地缓解恶性肿瘤患者常出现的转移性肿瘤进展后新发的疼痛。

有作者报道了 1 例使用 5% 苯酚经椎间孔入路实施硬脊膜外隙神经根毁损术的病例，患者平滑肌肉瘤已侵犯硬脊膜外腔，但因患者便秘，无法接受麻醉性镇痛药物。患者表现为侧腹部及下腰部不间断的剧烈疼痛。根据椎管内转移瘤情况，作者选取了 3 个脊髓节段（$L_{3\sim4}$、$L_{1\sim2}$、$T_{12}\sim L_1$），经椎间孔入路，分两步为患者实施了神经根毁损术。患者术后疼痛完全消失，并且未发现不良反应，直至 11 天后患者去世[96]。

四、低温神经毁损术及其并发症

低温冷冻法是利用极度低温破坏外周神经、达到镇痛目的的方法[97]。冷冻后，神经细胞发生沃勒变性，轴突分解，髓鞘解体，而神经内膜和其他连接组织则无明显破坏。数周后，神经细胞开始修复，修复过程可持续 2 周到 5 个月[97]。低温冷冻已经用于治疗术后疼痛，如胸廓切开术和疝修补术等[98, 99]。在慢性疼痛治疗中，冷冻法已被用于治疗肋间神经痛、痛性神经瘤、脊柱小关节综合征导致的背部疼痛、头颈部疼痛等[100]。事实上，所有外周体神经均可实施低温神经毁损术。其并发症较轻，且主要与操作相关，特别是与欲毁损神经的部位相关。常见的并发症包括与穿刺针接触皮肤的全层冻伤等。过去的几年中，冷冻法的应用有减少的趋势，部分是因为其镇痛效应的暂时性。目前，热射频神经毁损术在脊柱小关节紊乱综合征的应用日渐广泛[101]，而脉冲射频神经调节术在外周神经毁损术中也越来越受欢迎[102]。关于射频治疗及其并发症的详细描述请参见第 32 章。

（喻 洁译，肖 红 刘 进校）

参 考 文 献

1. Raj PP. Peripheral neurolysis in the management of pain. In: Waldman SD, Winnie AP, eds. *Interventional Pain Management*. Philadelphia, PA: WB Saunders, 1996:392–400.

2. Rumsby MG, Finean JB. The action of organic solvents on the myelin sheath of peripheral nerve tissue-II (short chain and aliphatic alcohols). *J Neurochem* 1966;13:1509–1511.

3. Myers RR, Katz J. Neurolytic agents. In: Raj PP, ed. *Practical Management of Pain*. 2nd ed. St. Louis, MO: Mosby Year Book, 1992:701–712.

4. Jain S, Gupta R. Neurolytic agents in clinical practice. In: Waldman SD, Winnie AP, eds. *Interventional Pain Management*. Philadelphia, PA: WB Saunders, 1996:167–171.

5. Gallagher HS, Yonezawa T, Hoy RC, et al. Subarachnoid alcohol block. II: histological changes in the central nervous system. *Am J Pathol* 1961;35:679.

6. Labat G. The action of alcohol on the living nerve: experimental and clinical considerations. *Anesth Analg Curr Res* 1933;12:190–196.

7. Swerdlow M. Complications of neurolytic neural blockade. In: Cousins MJ, Bridenbaugh PO, eds. *Neural Blockade in Clinical Anesthesia and Management of Pain*. 2nd ed. Philadelphia, PA: JB Lippincott, 1988:719–735.

8. Wong GY, Brown DL. Transient paraplegia following alcohol celiac plexus block. *Reg Anesth* 1995;20:352–355.

9. McGarvey ML, Ferrante FM, Patel RS, et al. Irreversible spinal cord injury as a complication of subarachnoid ethanol neurolysis. *Neurology* 2000;54:1522–1524.

10. Kong KH, Chua KS. Intramuscular neurolysis with alcohol to treat post-stroke finger flexor spasticity. *Clin Rehabil* 2002;16:378–381.

11. Jang SH, Ahn SH, Park SM, et al. Alcohol neurolysis of tibial nerve motor branches to the gastrocnemius muscle to treat ankle spasticity in patients with hemiplegic stroke. *Arch Phys Med Rehabil* 2004;85:506–508.

12. Wood KM. The use of phenol as a neurolytic agent. *Pain*

1978;5:205–229.

13. Moller JE, Helweg-Larson J, Jacobson E. Histopathological lesions in the sciatic nerve of the rat following perineural application of phenol and alcohol solutions. *Dan Med Bull* 1969;16:116–119.

14. Schaumburg HH, Byck R, Weller RO. The effect of phenol in peripheral nerve: a histological and physiologic study. *J Neuropathol Exp Neurol* 1970;29:615–630.

15. Benzon HT. Convulsions secondary to intravascular phenol: a hazard of celiac plexus block. *Anesth Analg* 1979;58:150–151.

16. Gupta S, Ashrith G, Chandra D, et al. Acute phenol poisoning: a life-threatening hazard of chronic pain relief. *Clin Toxicol (Phila)* 2008;46:250–253.

17. Khalili AA, Betts HB. Peripheral nerve block with phenol in the management of spasticity: indications and complications. *JAMA* 1967;200:1155–1157.

18. Waldman SD. Blockade of the Gasserian ganglion and the distal trigeminal nerve. In: Waldman SD, Winnie AP, eds. *Interventional Pain Management*. Philadelphia, PA: WB Saunders, 1996:230–241.

19. Brown DL. Trigeminal (gasserian) ganglion block. In: Brown DL, ed. *Atlas of Regional Anesthesia*. Philadelphia, PA: WB Saunders, 1992:140.

20. Crimeni R. Clinical experience with mepivacaine and alcohol in neuralgia of the trigeminal nerve. *Acta Anaesthesiol Scand* 1966;10:173.

21. Loeser JD, Sweet WH, Tew JM, et al. Neurosurgical operations involving peripheral nerves. In: Bonica JJ, ed. *The Management of Pain*. 2nd ed. Philadelphia, PA: Lea & Febiger, 1990:2044–2066.

22. Ugur HC, Savas A, Elhan A, et al. Unanticipated complication of percutaneous radiofrequency trigeminal rhizotomy: rhinorrhea: report of three cases and a cadaver study. *Neurosurgery* 2004;54:1522–1524.

23. Wilkinson HA. Trigeminal nerve peripheral branch phenol/glycerol injections for tic douloureux. *J Neurosurg* 1999;90:828–832.

24. Katz J, Levin AB. Treatment of diffuse metastatic cancer pain by instillation of alcohol into the sella turcica. *Anesthesiology* 1977;46:115–121.

25. Corssen G, Holcomb MC, Moustapha I, et al. Alcohol induced adenolysis of the pituitary gland: a new approach to control of intractable cancer pain. *Anesth Analg* 1977;56:414–421.

26. Waldman SD, Feldstein GS. Neuroadenolysis of the pituitary: description of a modified technique. *J Pain Symptom Manage* 1987;2:45–49.

27. Yanagida H, Corssen G, Trouwborst A, et al. Relief of cancer pain in man: alcohol-induced neuroadenolysis vs. electrical stimulation of the pituitary gland. *Pain* 1984;19:133–141.

28. Katz J, Levin AB. Long-term follow-up study of chemical hypophysectomy and additional cases. *Anesthesiology* 1979;51:167–169.

29. Waldman SD. Neuroadenolysis of the pituitary: indications and technique. In: Waldman SD, Winnie AP, eds. *Interventional Pain Management*. Philadelphia, PA: WB Saunders, 1996:519–525.

30. Montgomery W, Cousins MJ. Aspects of the management of chronic pain illustrated by ninth cranial nerve block. *Br J Anaesth* 1972;44:383–385.

31. Pagura JR, Shnapp, M, Passarelli P. Percutaneous radiofrequency glossopharyngeal rhizotomy for cancer pain. *Appl Neurophysiol* 1983;46:154.

32. Gofeld M, Bhatia A, Abbas S, et al. Development and validation of a new technique for ultrasound-guided stellate ganglion block. *Reg Anesth Pain Med* 2009;34:475–479.

33. Nader A, Benzon HT. Peripheral sympathetic blocks. In: Benzon HT, Raja SN, Molloy RE, et al.,eds. *Essentials of Pain Medicine and Regional Anesthesia*. 2nd ed. Philadelphia, PA: Elsevier, 2005:689–693.

34. Christie JM, Martinez CR. Computerized axial tomography to define the distribution of solution after stellate ganglion nerve block. *J Clin Anesth* 1995;7:306–311.

35. Kapral S, Krafft P, Gosch M, et al. Ultrasound imaging for stellate ganglion block: direct visualization of puncture site and local anesthetic spread. A pilot study. *Reg Anesth* 1995;20:323–328.

36. Narouze S, Vydyanathan A, Patel N. Ultrasound-guided stellate ganglion block successfully prevented esophageal puncture. *Pain Physician* 2007;10:747–752.

37. Shibata Y, Fujiwara Y, Komatsu T. A new approach of ultrasound-

38. guided stellate ganglion block. *Anesth Analg* 2007;105:550–551.

38. Marples IL, Atkin RE. Stellate ganglion block. *Pain Rev* 2001;8:3–11.

39. Keim HA. Cord paralysis following injection into traumatic cervical meningocele: complication of stellate ganglion block. *NY State J Med* 1970;70:2115–2116.

40. Higa K, Hirata K, Hirota K, et al. Retropharyngeal hematoma after stellate ganglion block: analysis of 27 patients reported in the literature. *Anesthesiology* 2006;105:1238–1245.

41. Takanami I, Abiko T, Koizumi S. Life-threatening airway obstruction due to retropharyngeal and cervicomediastinal hematomas following stellate ganglion block. *Thorac Cardiovasc Surg* 2009;57:311–312.

42. Dukes RR, Alexander LA. Transient locked-in syndrome after vascular injection during stellate ganglion block. *Reg Anesth* 1993;18:378–380.

43. Moore DC, Bridenbaugh LD. Intercostal nerve block in 4,333 patients: indications, techniques, and complications. *Anesth Analg* 1962;41:1–11.

44. Molloy RE. Truncal blocks: intercostal, paravertebral, interpleural, suprascapular, ilioinguinal, and iliohypogastric nerve blocks. In: Benzon HT, Raja S, Molloy RE, et al., eds. *Essentials of Pain Medicine and Regional Anesthesia*. 2nd ed. New York, NY: Elsevier/ Churchill Livingstone, 2005:636–644.

45. Moore DC, Bridenbaugh LD. Pneumothorax: its incidence following intercostal nerve block. *JAMA* 1960;174:842.

46. Benumof JF, Semenza J. Total spinal anesthesia following intrathoracic intercostal nerve blocks. *Anesthesiology* 1975;43:124–125.

47. Atkinson GL, Shupack RC. Acute bronchospasm complicating intercostal nerve block with phenol. *Anesth Analg* 1989;68:400.

48. Kowalewski R, Schurch B, Hodler J, et al. Persistent paraplegia after an aqueous 7.5% phenol solution to the anterior motor root for intercostal neurolysis: a case report. *Arch Phys Med Rehabil* 2002;83:283–285.

49. Byas-Smith MG, Gulati A. Ultrasound-guided intercostal nerve cryoablation. *Anesth Analg* 2006;103:1033–1035.

50. Purcell-Jones G, Pither CE, Justins DM. Paravertebral somatic nerve block: a clinical radiographic, and computed tomographic study in chronic pain patients. *Anesth Analg* 1989;68:32–39.

51. Perttunen K, Nilsson E, Heinonen J, et al. Extradural, paravertebral and intercostal nerve blocks for post-thoracotomy pain. *Br J Anaesth* 1995;75:541–547.

52. Cowie B, McGlade D, Ivanusic J, et al. Ultrasound-guided thoracic paravertebral blockade: a cadaveric study. *Anesth Analg* 2010;110:1735–1739.

53. Ejlersen E, Andersen HB, Elaisen K, et al. A comparison between preincisional and postincisional lidocaine infiltration and postoperative pain. *Anesth Analg* 1992;74:495–498.

54. Dierking GW, Dahl JB, Kanstrup J, et al. Effect of pre-vs. postoperative inguinal inguinal field block on postoperative pain after herniorrhaphy. *Br J Anaesth* 1992;68:344–348.

55. Bunting P, McConachie I. Ilioinguinal nerve blockade for analgesia after cesarean section. *Br J Anaesth* 1988;61:773–775.

56. Cohen SP, Foster A. Pulsed radiofrequency as a treatment for groin pain and orchialgia. *Urology* 2003;61:645–647.

57. Umeda S, Arai T, Hatano Y, et al. Cadaver anatomic analysis of the best site for chemical lumbar sympathectomy. *Anesth Analg* 1987;66:643–646.

58. Hatangdi VS, Boas RA. Lumbar sympathectomy: a single-needle technique. *Br J Anaesth* 1985;57:285.

59. Cherry DA. Chemical lumbar sympathectomy. *Curr Concepts Pain* 1984;2:12–15.

60. Rocco AG. Radiofrequency lumbar sympatholysis: the evolution of a technique for managing sympathetically maintained pain. *Reg Anesth* 1995;20:3–12.

61. Haynsworth RF, Noe CE. Percutaneous lumbar sympathectomy: a comparison of radiofrequency denervation versus phenol neurolysis. *Anesthesiology* 1991;74:459–463.

62. Straube S, Derry S, Moore RA, et al. Cervico-thoracic or lumbar sympathectomy for neuropathic pain and complex regional pain syndrome. *Cochrane Database Syst Rev* 2010;(7):CD002918.

63. Manjunath PS, Jayalakshmi TS, Dureja GP, et al. Management of lower limb complex regional pain syndrome type 1: an evaluation of percutaneous radiofrequency thermal lumbar sympathectomy versus phenol lumbar sympathetic neurolysis—a pilot study.

Anesth Analg 2008;106:647–649.

64. Mullin V. Brachial plexus block with phenol for painful arm associated with Pancoast syndrome. *Anesthesiology* 1980;53:341–342.

65. Garland DE, Lucie RS, Waters RL. Current uses of open phenol nerve block for adult acquired spasticity. *Clin Orthop Rel Res* 1982;165:217–222.

66. Kocabas H, Salli A, Demir AH, et al. Comparison of phenol and alcohol neurolysis of tibial nerve motor branches to the gastrocnemius muscle for treatment of spastic foot after stroke: a randomized controlled pilot study. *Eur J Phys Rehabil Med* 2010;46:5–10.

67. Gibson JM. Phenol block in the treatment of spasticity. *Gerontology* 1987;33:327.

68. Ramamurthy S, Walsh NE, Schenfeld LS, et al. Evaluation of neurolytic blocks using phenol and cryogenic block in the management of chronic pain. *J Pain Symptom Manage* 1989;4:72.

69. Todd DP. Poststernotomy neuralgia: a new pain syndrome. *Anesth Analg* 1989;69:691.

70. Defalque RJ. Painful trigger points in surgical scars. *Anesth Analg* 1982;61:518–520.

71. Wong GY, Schroeder DR, Carns PE, et al. Effect of neurolytic celiac plexus block on pain relief, quality of life, and survival in patients with unresectable pancreatic cancer: a randomized controlled trial. *JAMA* 2004;291:1092–1099.

72. Ischia S, Ischia A, Polati E, et al. Three posterior percutaneous celiac plexus block techniques. *Anesthesiology* 1992;76:534–540.

73. Bhatnagar S, Gupta D, Mishra S, et al. Bedside ultrasound-guided celiac plexus neurolysis with bilateral paramedian needle entry technique can be an effective pain control technique in advanced upper abdominal cancer pain. *J Palliat Med* 2008;11:1195–1199.

74. Kaufman M, Singh G, Das S, et al. Efficacy of endoscopic ultrasound-guided celiac plexus block neurolysis for managing abdominal pain associated with chronic pancreatitis and pancreatic cancer. *J Clin Gastroenterol* 2010;44:127–134.

75. Waldman SD, Patt RB. Celiac plexus block and splanchnic nerve block. In: Waldman SD, Winnie AP, eds. *Interventional Pain Management*. Philadelphia, PA: WB Saunders, 1996:360–373.

76. Galizia EJ, Lahiri SK. Paraplegia following coeliac plexus block with phenol. *Br J Anaesth* 1974;46:539–540.

77. Brown DL, Rorie DK. Altered reactivity of isolated segmental lumbar arteries of dogs following exposure to ethanol and phenol. *Pain* 1994;56:139.

78. Johnson ME, Sill JC, Brown DL, et al. The effect of neurolytic agent ethanol on cytoplasmic calcium in arterial smooth muscle and endothelium. *Reg Anesth* 1996;21:6–13.

79. Jain S, Hirsch R, Shah N, et al. Blood ethanol levels following celiac plexus block with 50% ethanol. *Anesth Analg* 1989;68:S135.

80. Noda J, Umeda S, Mori K, et al. Acetaldehyde syndrome after celiac plexus block. *Anesth Analg* 65:1300–1302.

81. Fujita Y, Takori M. Pleural effusion after CT-guided alcohol celiac plexus block. *Anesth Analg* 1987;66:911–912.

82. Fine PG, Bubela C. Chylothorax following celiac plexus block. *Anesthesiology* 1985;63:454–456.

83. Black A, Dwyer B. Coeliac plexus block. *Anaesth Intensive Care* 1973;1:315.

84. Plancarte R, Amezcua C, Patt RB, et al. Superior hypogastric plexus block for cancer pain. *Anesthesiology* 1990;73:236–239.

85. de Leon-Casasola OA, Kent E, Lema MJ. Neurolytic superior hypogastric plexus block for chronic pelvic pain associated with cancer. *Pain* 1993;54:145–151.

86. Rosenberg SK, Tewari R, Boswell MV, et al. Superior hypogastric plexus block successfully treats penile pain after transurethral resection of the prostate. *Reg Anesth Pain Med* 1998;23:618–620.

87. Plancarte R, de Leon-Casasola OA, El-Helaly M, et al. Neurolytic superior hypogastric plexus block for chronic pelvic pain associated with cancer. *Reg Anesth* 1997;22:562–568.

88. Wemm K, Saberski L. Modified approach to block the ganglion impar (ganglion of Walther). *Reg Anesth* 1995;20:544.

89. Winnie AP. Subarachnoid neurolytic blocks. In: Waldman SD, Winnie AP, eds. *Interventional Pain Management*. Philadelphia, PA: WB Saunders, 1996:401–405.

90. Cousins MJ. Chronic pain and neurolytic neural blockade. In: Cousins MJ, Bridenbaugh PO, eds. *Neural Blockade in Clinical Anesthesia and Management of Pain*. 2nd ed. Philadelphia, PA: JB Lippincott, 1988:1053–1084.

91. Korevaar WC. Transcatheter thoracic epidural neurolysis using ethyl alcohol. *Anesthesiology* 1988;69:989–993.

92. Racz GB, Sabongy M, Gintautas J, et al. Intractable pain therapy using a new epidural catheter. *JAMA* 1982;248:579–581.

93. Molloy RE. Intrathecal and epidural neurolysis. In: Benzon HT, Raja S, Molloy RE, et al. *Essentials of Pain Medicine and Regional Anesthesia*. 2nd ed. New York, NY: Elsevier/Churchill Livingstone, 2005:550–557.

94. Katz JA, Selhorst S, Blisard KS. Histopathological changes in primate spinal cord after single and repeated epidural phenol administration. *Reg Anesth* 1995;20:283–290.

95. Hayashi I, Odashiro M, Sasaki Y. Two cases of epidural neurolysis using ethyl alcohol and histopathologic changes in the spinal cord. *Masui* 2000;49:877–880.

96. Candido KD, Philip CN, Ghaly RF, et al. Transforaminal 5% phenol neurolysis for the treatment of intractable cancer pain. *Anesth Analg* 2010;110:216–219.

97. Lloyd JW, Barnard JDW, Glynn CJ. Cryoanalgesia: a new approach to pain relief. *Lancet* 1976;2:932–934.

98. Gough JD, Williams AB, Vaughan RS. The control of post-thoracotomy pain: a comparative evaluation of thoracic epidural fentanyl infusion and cryo-analgesia. *Anaesthesia* 1988;43:780–783.

99. Wood G, Lloyd J, Bullingham R, et al. Postoperative analgesia for day case herniorrhaphy patients: a comparison of cryoanalgesia, paravertebral blockade, and oral analgesia. *Anaesthesia* 1981;36:603–610.

100. Barnard D, Lloyd J, Evans J. Cryoanalgesia in the management of chronic facial pain. *J Maxillofacial Surg* 1981;9:101–102.

101. Rallo-Clemans R, Benzon HT. Facet joint pain: facet joint injections and facet rhizotomy. In: Benzon HT, Raja S, Molloy RE, et al.,eds. *Essentials of Pain Medicine and Regional Anesthesia*. 2nd ed. New York, NY: Elsevier/Churchill Livingstone, 2005:348–355.

102. Shah RV, Racz GB. Pulsed mode radiofrequency lesioning of the suprascapular nerve for the treatment of chronic shoulder pain. *Pain Physician* 2003;6:503–506.

第**32**章
射频治疗慢性疼痛的相关并发症

James P. Rathmell   Adam J. Carinci

  早在 19 世纪 70 年代，人们就在动物实验中试图用电力来分离及凝固组织，20 世纪 30 年代开始在临床使用 [1]。Sweet 和 Mark 尝试使用直流电 [2]，但是他们发现这会导致不可预测的组织损伤，损伤的面积可相差 4 倍。Sweet 和随后的研究人员认为使用高频电流可能会产生更加可以预测的损伤。根据用于止血的试验结果，早在 20 世纪 50 年代 Aranow 便改进了一种可以引起神经损伤的射频技术 [3]。射频发生器可以生成 300～500kHz 的高频波来造成离子运动引起组织损伤。因为在这个范围内的高频波也在无线电发射机（radiotransmitters）上使用，因而该电流被命名为射频（radiofrequency）电流。传统的射频治疗是将射频套管针准确地穿刺到解剖位置，然后使用一个恒定输出的高频电流在射频套管针的针尖周围产生可控的组织破坏（图 32-1）。使用这种方法已经成功地治疗了一些慢性疼痛，包括挥鞭样损伤后引起的慢性颈部疼痛 [4] 和三叉神经痛 [5]。

  脉冲射频使用瞬时的"脉冲式"的高压射频（约 300kHz）电流，在治疗区域产生和传统射频治疗相同的电压波动但不加热到可以使组织凝固的温度（框 32-1）。尽管支持脉冲射频技术有效性的数据很少，但人们希望有一种可以治疗任何形式慢性疼痛且微创无损的治疗方式。因而在临床实践中，已经出现了大量使用这一新技术的倾向。这种治疗方式最大的优点是对神经无破坏性。而传统的射频技术，会引起新的神经病理性疼痛 [6]，有时疼痛还会加剧。一个小样本的回顾性病例研究 [7] 和一些临床经验丰富的医生认为，脉冲射频既不会加剧患者的痛苦也没有出现新的神经病理性疼痛的风险，同时也是患者从治疗到恢复都能很好耐受的治疗方式。但这种技术的有用性还需要进一步的研究来验证。

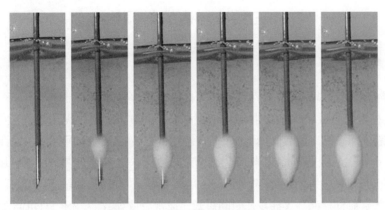

图 32-1　传统的射频技术引起的损伤

将裸端 5mm、长度 10cm 的射频套管针浸在鸡蛋清中，进行 80℃ 90 秒的热凝。损伤最严重的部位主要集中于裸端的中部，损伤最轻的位于针尖部。因此，为了使传统射频治疗方式发挥最佳效果，射频针裸端部位的中轴必须邻近病变组织。在治疗 60 秒后组织损伤达到最大，其后继续治疗范围未见明显改变（经允许引自 Rathmell JP. Atlas of image-guided intervention in regional anesthesia and pain medicine. 2nd ed. Philadelphia，PA：Lippincott Williams & Wilkins，2012.）

框 32-1　"射频"如何应用于疼痛治疗

- 射频发生器产生的高频电压为 300 ~ 500kHz，为无线电广播中的中频波段
- 传统射频治疗利用连续输出的射频电压波，在与"套管针"尖端、非绝缘的裸端相邻的组织中产生离子运动。离子运动使组织内产生热量。套管针尖端的温度通过插入针内的细针样电极连续监测，即温差电偶。调整射频的输出功率以保持套管针前端为恒定温度，通常为 80℃。射频针尖端非绝缘部分或"有效"部分的尺寸（通常是 2 ~ 10mm）和治疗过程中保持的温度一起决定了组织损伤的范围。组织在 45℃ 以上的温度就开始凝固，因此，传统的射频治疗也被称为"神经松解术""神经切断术"或"消融"
- 脉冲射频治疗使用与传统射频治疗相同的射频针及电极，产生 300kHz 的简短"脉冲波"。能量间断释放，通常能量持续 20 ~ 30 毫秒并且每秒重复两次（2Hz）。输出功率和脉冲时程，由射频发生器自动调节，以确保尖端温度不超过设定温度，通常为 42℃，以确保不发生组织凝固。已有实验证明，在特定的神经组织内给予上述能量的脉冲可以使脊髓后角神经元内的基因表达发生变化[8]。然而，这些基因表达如何或是否能够减轻疼痛及脉冲射频治疗的临床应用有待进一步证实[9]

一、定　　义

传统观点认为，射频治疗的优点在于可以在一个特定的解剖位置产生精确的小范围的组织损伤[10]。脉冲射频与传统射频一样在治疗区域产生相同的电压波动，但脉冲射频没有组织损伤。射频治疗的并发症可以分为两大类，一类是在射频套管针穿刺的过程中引起的损伤；另一类是使用传统射频行神经毁损时导致的神经损伤。就像任何需要穿刺的技术都可能发生穿刺部位附近神经血管的损伤一样，无论是传统射频还是脉冲射频在射频套管针穿刺的过程中均存在一样的风险。传统的神经射频毁损通过热损伤造成神经破坏，但神经破坏后会出现一些后遗症。传统射频即使操作完美，治疗后一部分患者仍会出现感觉丧失和神经病理性疼痛。其发生率及严重程度与特定的治疗部位有关，如颅内行三叉神经半月神经节射频热凝术后普遍会发生。有时也会发生相邻神经的损伤，在毁

损神经前通过恰当的感觉和运动刺激可以降低其发生率。

二、三叉神经痛的射频治疗

（一）概述

三叉神经痛是一种常见的特发性神经病理性疼痛，表现为三叉神经（第Ⅴ对脑神经）中的一支或多支神经支配区域的阵发性疼痛。本病好发于 60 岁以后，无预兆呈突发性，男女比例为 1 ∶ 2（表 32-1）[11]。患者常表现为三叉神经中的一支或多支支配区域阵发性剧烈疼痛。其中最常见的是第二、三支同时受累，其次是第二支或第三支单独受累。受累区域中通常会有某一特定局部区域可诱发阵发性疼痛，被称为"扳机点"，如咬牙或触碰嘴唇可引起整个受累神经支配区域的针刺样疼痛。疼痛发作时间短暂，通常只持续数秒，但每日可能发作数次[12]。

表 32-1　接受射频热凝治疗的 154 例三叉神经痛患者情况

特征	15 年随访（100 例）	＜ 15 年随访（54 例）
年龄（岁）	63（35%～82%）	62（44%～4%）
性别		
男性	35（35%）	19（35%）
女性	65（65%）	35（65%）
平均疼痛时间	6.4 年（3 个月至 21 年）	7 年（6 个月至 16 年）
疼痛位置		
右侧	35（35%）	15（28%）
左侧	65（65%）	39（72%）
疼痛区域		
CN Ⅴ 1	2（2%）	1（2%）
CN Ⅴ 2	15（15%）	10（19%）
CN Ⅴ 3	17（17%）	13（24%）
CNs Ⅴ 1、Ⅴ 2	20（20%）	9（17%）
CNs Ⅴ 2、Ⅴ 3	42（42%）	20（37%）
CNs Ⅴ 1、Ⅴ 2/ Ⅴ 3	4（4%）	1（2%）

注：CN，脑神经。引自 Taha JM，Tew JM Jr，Buncher CR. A prospective 15-year follow up of 154 consecutive patients with trigeminal neuralgia treated by percutaneous stereotactic radiofrequency thermal rhizotomy. J Neurosurg，1995. 83：989-993.

目前病因尚不明确，但有学者认为，三叉神经节内的二级神经元敏化，从扳机点区域传入的高频感觉神经信号触发周围神经元，从而表现出疼痛。另外有假说认为三叉神经毗邻颈内动脉管口的分支血管产生搏动性压迫作用，造成三叉神经反复受损，是导致三叉神经痛的潜在原因[13, 14]，基于本假说发展的开颅微血管减压术已被证明有效[15]。

疼痛初期，患者应进行全面的神经系统检查，以排除其他原因引起的类似症状，如颅内肿瘤或脱髓鞘疾病。在大多数情况下，可以明确排除其他原因后，开始使用抗癫痫药物进行治疗。长期以来卡马西平被列为首选药物，能够控制绝大部分患者的疼痛[16]。事实上，早期常将患者对卡马西平的反应作为诊断的依据。目前，由于卡马西平可能导致血液疾病及肝功能损害的副作用，新型抗癫痫药物（包括拉莫三嗪、奥卡西平、加巴喷丁、普瑞巴林和度洛西汀）逐渐成为卡马西平的替代品。

但是，有些患者用药后仅能缓解部分疼痛，或出现耐药及疼痛复发，这部分患者需要进一步治疗。临床上开展了各种三叉神经毁损技术，旨在毁损三叉神经节内支配疼痛分布区的少量神经细胞进而降低神经兴奋性[17]。可用的技术包括从甘油化学毁损到聚焦外照射放射治疗（radiosurgery），这些技术中应用最广泛的是的经皮三叉神经节射频热凝术（表 32-2）[17]。随着近年来 MRI 和放射治疗的迅速发展，许多学者认为放射治疗将是最好的[18]。在众多治疗方法中很难做出选择，但是对于没有共存的器质性疾病的患者来说，目前大多数学者推荐的经后颅窝微血管减压术的风险是难以接受的[17]。所有神经阻滞方法都会产生一定程度的感觉和（或）运动功能的丧失。微血管减压术是唯一一种成功率高而且不会造成神经功能损伤及药物依赖的治疗方法。然而，由于其是一个重大的颅内手术，发生重要神经系统损伤或死亡的概率虽然小但是后果很严重。

表 32-2 经皮技术和后颅窝探查术治疗三叉神经痛的情况（%）

	经皮技术			后颅窝探查术	
	射频神经毁损（n=6205）	甘油神经毁损（n=1217）	球囊压迫术（n=759）	微血管减压术（n=1417）	部分三叉神经根切断术（n=250）
手术完成	100	94	99	85	100
疼痛缓解	98	91	93	98	92
手术成功	98	85	92	83	92
疼痛复发	23	54	21	15	18
面部麻木	98	60	72	2	100
末梢感觉迟钝	14	11	14	0.2	5
主干感觉迟钝	10	5	5	0.3	5
痛性感觉缺失	1.5	1.8	0.1	0	1
角膜麻痹	7	3.7	1.5	0.05	3
角膜炎	1	1.8	0	0	0
三叉神经运动功能障碍	24	1.7	66	0	0
永久性脑神经损伤	0	0	0	3*	
围术期发病率	1.2	1	1.7	10*	
颅内出血或梗死	0	0	0	1*	
围术期死亡率	0	0	0	0.6*	

* 微血管减压术和部分三叉神经根切断术的组合值。

引自 Taha JM，Tew JM.Comparison of surgical treatments for trigeminal neuralgia reevaluation of radiofrequency rhiztomy. Neurosurgery，1996.38：865-871.

三叉神经节射频热凝术已应用了数十年，大样本回顾性研究显示了这种方法的实用性及相关并发症。目前，该治疗方法的应用明显下降，现仅被允许应用于药物治疗失败及不适合或拒绝进行微血管减压术的患者。外科手术的成功率为 92%-98%（表 32-2）。经皮穿刺技术中射频技术疼痛复发率（20%，9 年）与甘油神经毁损术（54%，5 年）和球囊压迫技术（21%，2 年）等相比是最低的。最常见的并发症及不良反应（其中一些在预期之内）包括面部麻木（98%）、感觉异常（24%）、痛性感觉缺失（1.5%）、角膜麻痹（7%）、角膜炎（1%）、三叉神经运动功能障碍（24%）（表 32-2）。近期发表的文献详细地阐述了一系列并发症的发生率（表 32-3）[19]。

表 32-3　三叉神经射频毁损术的并发症

并发症	发病率（%）
与三叉神经损伤相关	
麻木	71 ～ 98
感觉障碍	11 ～ 27
痛性感觉缺失	0.2 ～ 7.9
角膜麻痹	1 ～ 21
角膜炎	0.2 ～ 20
咀嚼力减弱（运动根）	1 ～ 25
与毗邻神经损伤 / 受累相关	
视神经病变	0.001
复视（CN Ⅲ、Ⅳ、Ⅵ）	0.5 ～ 2
听力问题	0.001 ～ 2
其他	
颅内出血（非穿刺针导致）	0.002
硬膜下出血	0.000 7
癫痫	0.000 2
偏瘫	0.000 3
围术期死亡率（包括各种原因）	0.000 6 ～ 0.002 6

引自 Lord SM，Bogduk N. Radiofrequency procedures in chronic pain. Best Pract Res Clin Anesthesiol，2002. 16：597-617.

（二）损伤机制

通过射频方式毁损神经引起的损伤主要与穿刺损伤和热凝损伤有关。射频针沿患侧口角刺破皮肤直至针尖通过颅底卵圆孔外口进入三叉神经节内。穿刺过程需要在短暂的深度镇静下完成。穿刺路径经过下颌骨内侧与口腔黏膜之间，如果刺破口腔黏膜，有将细菌带入颅内的风险。脑膜炎是一种罕见的并发症,而且细菌进入颅内的途径并不确定[20,21]。在颅内，三叉神经节位于鞍结节外侧、颈内动脉外侧、脑桥前侧、大脑颞叶内侧（图 32-2）。进针过深增加了损伤这些解剖结构的风险。事实上，已经有脑干损伤的病例报告[22]。进针角度过度向前可能会穿过翼腭窝，损伤眶上裂和视神经管，导致视神经损伤和单眼失明[23]。另外，三叉神经节的后方被硬脑膜紧密包绕，即使穿刺位置适当，也通常会有脑脊液（CSF）

从套管针流出。虽然基本不会造成长期后遗症，但会导致脑脊液鼻漏发生[24]，被认为是脑脊液沿穿刺路径逆流至咽鼓管所致。

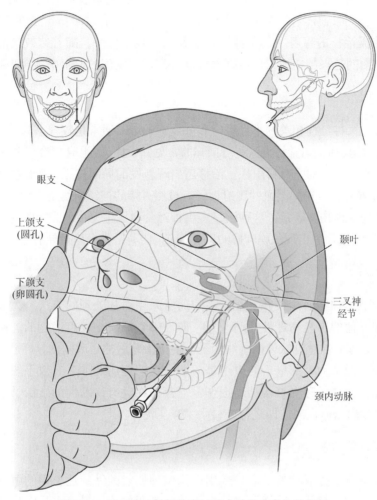

眼支

上颌支
(圆孔)

下颌支
(卵圆孔)

颞叶

三叉神经节

颈内动脉

图 32-2　三叉神经射频治疗过程中并发症产生的机制

射频针于口角外侧缘刺入，沿下颌骨内侧与口腔黏膜之间。操作者的示指放置在患者的口腔中，以确保射频针尖在穿刺卵圆孔的过程中不穿透口腔黏膜。注意邻近的颈动脉、颞叶和脑干与射频针的最终位置（插图）。前方和侧方图像显示了进针的轨迹及针尖的最终位置

　　三叉神经节射频热凝治疗过程中的神经损伤是普遍存在的，也是这种治疗方式的目的。其机制是通过直接破坏半月节或神经根的远端神经元从而缓解疼痛。穿刺时，使用带有低压高频电流的穿刺针进行穿刺，当可诱发出患者原有的典型疼痛时，表明穿刺针到达目标区域。然后，在短暂的全身麻醉下给予时长 60 秒、温度 60℃的射频热凝。治疗期间，患者可以完全恢复意识以进行疼痛区域皮肤的感觉测试。通过不断增加热凝的温度（一般每次增加 2℃）逐步毁损神经，直到患者感觉原疼痛区域出现轻微感觉减弱。这种方法最常见的副作用与热损伤的范围和程度有关（表 32-2 和表 32-3）。在麻醉作用的影响下，患者对于疼痛部位的感觉变化程度很难做出准确的判断。如果损伤的范围过大，感觉缺失的区域可以扩展到三叉神经眼支（V1）支配区域，可能导致角膜反射消失、角膜麻痹和角膜炎的发生。98% 患者术后会有不同程度的感觉丧失，而且会对他们的生活

产生影响。另外还有部分患者会有末梢神经麻痹及持续性神经病理性疼痛（痛性感觉缺失）。三叉神经第三支（V3）的治疗会累及运动纤维，通常表现为咬肌无力。直接对三叉神经根加热会导致血压急剧上升和颅内出血[25]。近来，有文献报道了在6205名接受三叉神经射频热凝治疗的患者中，这种并发症并未出现。也许，随着速效镇静催眠药物的应用及术中监测的越来越精细，血压剧烈波动等高危并发症的发生率会越来越低。

（三）诊断

射频治疗三叉神经痛相关的不良反应和并发症的诊断通常是较容易的。咀嚼无力、不同程度的感觉减退、痛性感觉缺失这些可预知的常见并发症，医生应在治疗之前向患者告知。脑脊液鼻漏通常是无痛的且有自限性。治疗后出现新发的局部神经功能缺损或头痛需要立即行颅脑MRI检查，以排除因血肿压迫神经。虽然直接的神经损伤是更为常见的原因，但应首先排除可逆性损伤。通常，这种治疗多由神经外科医生完成，必要时应立即请神经外科医生会诊。对于治疗后出现角膜麻痹的患者，应请眼科医生会诊指导治疗以预防角膜炎。

（四）治疗

射频治疗三叉神经痛相关并发症的治疗通常采用对症处理的方法。大多数症状都是自限性的。同其他的神经病理性疼痛一样，痛性感觉缺失是较难治疗的。抗癫痫药物和抗抑郁药物是处理痛性感觉缺失的一线用药。射频治疗后的短时间内，疼痛可能会加剧，阿片类镇痛药（通常为大剂量）的应用是短期内缓解疼痛的唯一有效手段。新的局灶性神经功能缺损往往提示存在直接神经损伤。治疗需在具有诊断性的影像学引导下完成。如果出现大量颅内出血，需立即进行外科手术减压治疗。

（五）预防

三叉神经射频治疗成功的核心是采用影像引导使射频针到达正确的解剖位置，在最小的解剖范围内进行操作，这样可以使出现感觉减弱的范围最小、程度最轻。正确的进针点位于下颌骨内侧与口腔黏膜之间。刺破口腔黏膜后再进针会增加颅内与口腔连通的风险。可将一只戴手套的手放在患者的口中，在进针过程中触摸口腔黏膜下的针尖。一旦针尖超过下颌骨后界刺向颅底，则没有穿透口腔的风险。使用影像学引导可以明显降低损伤颈动脉等颅底血管的风险。卵圆孔应定位在翼外肌底部附近，进针应并尽量避免偏离这个位置。一旦针尖进入卵圆孔，应该使用前后位和侧位的透视图像以免针尖进入颅内过深。在侧位像上针尖不能超过前后床突上方的连线，以避免损伤颞叶和脑干（图32-2）。针尖穿过卵圆孔后应立即进行感觉测试。每次短距离进针（2～3mm）后应重复进行感觉测试，以确保针尖到达正确的位置而没有过多进入颅内。

对于有眼支（V1）参与的三叉神经痛患者，许多学者质疑射频治疗的有效性。由于热凝治疗成功必然会导致感觉丧失，因此一定程度的角膜麻痹是可以被接受的。尽管存在角膜麻痹和后期出现角膜炎的风险，射频技术仍成功治疗了一些有V1参与且经其他治疗方法无效的患者。

三、射频治疗小关节源性疼痛

（一）概述

颈腰痛十分常见，且病因众多，脊柱不同组成部分的病变可引起不同的临床症状。小关节相关性疼痛是颈腰部轴性痛的常见原因[26]，对小关节相关疼痛的诊断主要基于临床症状，故没有确切的诊断标准。患者主诉往往是脊柱两侧或单侧的深在性疼痛，小关节最常见的病变是退行性变，如骨关节炎（"强直"）等。患者往往存在外伤史，特别是颈椎小关节相关的疼痛，最常见的是颈椎的扭曲和屈伸导致的损伤（"挥鞭伤"）。疼痛症状在后仰时加重。不同的关节病变会引起不同部位的牵涉痛，可根据牵涉痛位置决定治疗的靶点[27-29]。即使病变较重的小关节，影像学（MRI、CT）检查也可能完全正常。可在小关节射频去神经支配术前行试验阻滞，即对病变部位进行关节内注射或内侧支阻滞，若疼痛缓解，可进一步行射频治疗。

尽管目前小关节射频热凝技术开展广泛，但评估其安全性及相关并发症的文献数据很有限。没有公认的评估安全性的标准[30]，经验主要来源已经发表的相关文献。但通过已发表的文献来评估并发症的发生率和严重程度是困难的，作者报告的并发症的细节存在较大差异，有些作者既没有报告并发症也没有意识到这一缺失。然而，多数的文献确认了小关节射频去神经支配术的安全性，数个大规模的关于腰椎小关节射频去神经支配术的研究显示没有发生严重的并发症[31]，特别是几乎没有发生严重神经损伤的报告。小关节射频热凝最常见的并发症是一过性疼痛加重。该技术主要的局限性在于一部分患者治疗后无效或疼痛复发。

据报道，有一半以上的患者在神经毁损前未进行试验阻滞，而且并非全部患者在进行腰椎小关节射频去神经支配术后都可取得满意效果。对大量文献进行分析显示，疼痛缓解大于 50% 的患者比例为 17% ～ 82%，平均为 48%，但没有提及完全缓解的患者比例，而且随访时间大多不足 1 年[32]。最近的研究采取了严格的患者选择标准并做了假手术的空白对照组。其中一项前瞻性随机安慰剂（假手术）对照的研究，证明在颈痛（"挥鞭伤"）患者行小关节射频去神经支配术疼痛可以减轻 50%，治疗效果平均持续 9 个月。与之对应假手术组疼痛减轻仅持续 8 天[33]。最近的一篇高质量荟萃分析指出，经皮小关节射频去神经支配术对于小关节相关疼痛是安全性高、中度有效的治疗办法[34]。另外，许多对脉冲射频的观察和回顾性研究得出了许多不同的临床结论，其中只有一个是小样本的随机试验。该试验将 23 个慢性颈椎根性痛的患者随机分配，治疗组行背根神经节的脉冲射频，对照组行假手术。结果显示在 6 个月的随访期内治疗组的疼痛缓解优于对照组[35]。但这一治疗方法的有效性仍有待进一步研究。

近来，一篇综述列出了颈椎射频去神经支配术的详细并发症（表 32-4）[17]，一项纳入 28 个接受颈部射频治疗的研究报告显示没有发生任何并发症[36]，另一篇评论该研究的文献认为，在术前警告患者术后可能出现皮肤感觉迟钝以及术后疼痛、麻木（可持续 2 ～ 34 个月）非常重要[37]。这两个问题是射频去神经支配术术后普遍发生的，其发生是可以预见的结果，因而不被看做是并发症。颈神经内侧支毁损术最常见的并发症包括术后疼痛加重（97%），共济失调、空间定位混乱（23%），血管迷走性晕厥（2%）（表 32-4）。研究发现低位颈椎手术术后唯一的副作用就是疼痛，但第三枕神经毁损可出现共济失调[38]。因为第三枕神经包括很大一部分支配皮肤感觉的神经纤维，该神经毁损会常规带来皮肤的麻木感。如果手术成功，1～3周后麻木感可被感觉迟钝和瘙痒代替，若不成功，治疗1周后麻木感消失，疼痛复发。

表 32-4　颈椎内侧支射频毁损并发症

并发症	发生频率（%）	95%CI 可信区间
血管迷走性晕厥	2	0～6
术后疼痛	97	94～100
共济失调、空间定位混乱	23	14～32
皮肤麻木		
第三枕神经	88	75～100
C₃/C₄	80	55～100
下颈段	19	8～30
感觉迟钝		
第三枕神经	56	37～75
C₃/C₄	30	2～58
下颈段	17	6～27
皮样囊肿	1	0～4
一过性神经炎	2	0～6

腰部的脊神经内侧支射频热凝术的不良反应和并发症远远低于颈部，最常见的并发症为术后一过性疼痛加重，疼痛加重通常是暂时的，但是有个别神经炎性疼痛可持续数月或数年。关于并发症的报告多为病例报道（框 32-2）[31, 39-41]。一项关于腰椎射频手术并发症发生率的回顾性研究，报告了 92 例患者行 116 次、616 个腰椎小关节射频热凝术 5 年随访的结果。显示 1% 的患者出现术后疼痛，其中一半患者持续时间大于 2 周，没有感染、神经损伤等并发症出现[42]。另外一项对 122 例行颈椎、腰椎及胸椎射频热凝的患者进行的最少 1 年的随访结果表明，22% 的患者出现一过性不适或烧灼样疼痛，大部分 1 个月内可恢复[43]。

框 32-2　腰椎内侧支射频热凝后并发症个例报道

未曾报道的并发症
• 局麻药过敏
• 血肿
• 感染
发生医疗诉讼未报道的并发症
• 全身麻醉下患者腰脊神经前支损伤，因全身麻醉中一旦出现不必要的神经损伤患者无法感受到相应的下肢疼痛
• 因操作过程中应用非绝缘穿刺针出现了皮肤和肌肉的全层烧伤，即在整个穿刺针周围产生了烧伤
报道过的并发症
• 套管针绝缘层破损产生浅表损伤 4 例[44]
• 因射频仪失灵产生的电极板黏附部位烧伤 2 例[45]
• 一例无法解释的烧伤[46]

大部分的并发症都是以病例报告的形式报道的，发生严重并发症的报道很少。现有的证据无法进行有意义的荟萃分析。Kornick 等[30]记录了因电极针绝缘层破损、电极板损

坏及其他原因引起的小面积烧伤。并没有证据支持有感染和出血的风险。射频消融也可对实体肿瘤进行侵入性极小的治疗[48]。有 3 例腹腔内转移瘤射频消融后发生腰骶部神经根病的报道，表明射频消融有产生腰骶段神经根热损伤的可能[49]。

（二）损伤机制

与三叉神经射频治疗相似，内侧支射频热凝产生的损伤与套管针穿刺以及治疗过程中的热损伤有关。根据解剖学基础，毁损支配小关节的感觉神经并不影响肢体的感觉和运动功能。脊神经经椎间孔从椎管内发出，分成前支和后支（图 32-3），前支支配相应节段的躯体和四肢的感觉和运动，后支分为内侧支和外侧支，后支的外侧支支配竖脊肌的运动及少量棘突区域的皮肤感觉。背支的内侧支支配小关节的感觉，内侧支或支配小关节的神经纤维，沿上关节突根部与横突最内侧交界的位置走行，此处是影像学引导下穿刺的目标位置，在此治疗不会影响前支，无并发症产生（无躯干和四肢的运动感觉损伤）。

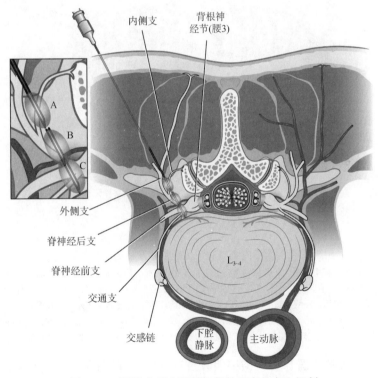

图 32-3　腰椎内侧支射频热凝并发症的产生机制

穿刺的轴位图（水平切面），22G 10cm 长、裸端 5mm 的穿刺针在横突根部刚刚进到前面与上关节突相邻。A：此为针尖正确位置，脊神经后支的内侧支和外侧支的分叉位置变异度较高，传统的射频治疗内侧支和外侧支都会累及。内侧支支配小关节的感觉，外侧支支配棘突旁肌肉的运动并支配覆盖棘突的少量的皮肤感觉。B：此位置可毁损外侧支，棘突旁肌肉受累程度尚无定论，但是可产生皮肤的超敏和（或）感觉减退。C：此位置直接损伤前支，产生永久及严重的根性疼痛

治疗过程的软组织或骨膜损伤可引起术后数天的局部疼痛，治疗时针尖位置应避免过于靠前以引起脊神经的直接损伤，否则会引起患者脊神经分布区的感觉异常，此感觉异常

并不少见，针尖位置改变，感觉异常即可消失，但是，一旦发生有可能遗留永久性感觉异常。

术中穿刺目标位置不正确可能引起相应的损伤[49]，内侧支和外侧支的分支部位解剖存在变异，穿刺针往往无法精确到完全避开外侧支而仅作用于内侧支（图 32-3 和图 32-4），外侧支支配腰椎旁肌肉组织。行射频毁损后，单节段肌群的肌电图检查可发现存在去神经支配电位（正向尖波和纤颤电位），而相邻节段肌群亦受累的现象表明了神经的多节段支配特点[52]，所以临床上一个节段的外侧支运动损伤，往往没有相应的临床运动功能减弱的症状。术中刺激可引起椎旁肌肉运动却不引起下肢肌肉运动时证明针尖位置可进行治疗。外侧支也有一定的感觉纤维，支配棘突表面的感觉，治疗后可引起相应位置的感觉异常，如灼晒感在颈椎较腰椎更为常见[19]。颈椎的内侧支有更加广泛的感觉支配，所以治疗后可产生更加明显的感觉减退和麻木，尤其是第三枕神经和 C_3、C_4 内侧支。

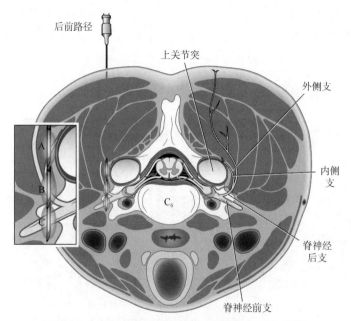

图 32-4　颈椎内侧支射频热凝术并发症的产生机制

穿刺的轴位图（水平切面）。采用后路入，针尖可首先抵达关节柱的外缘，沿关节柱向前 2 ～ 3mm，使针尖裸端沿内侧支走行。A：此为针尖正确位置，脊神经后支的内侧支和外侧支的分叉位置变异度较高，传统的射频治疗内侧支和外侧支都会累及，内侧支支配小关节的感觉，外侧支支配棘突旁肌肉组织的运动和覆盖棘突的少部分皮肤的感觉。B：此位置可毁损外侧支，棘突旁肌肉受累程度尚无定论，但是可产生皮肤的超敏和（或）感觉减退。因第三枕神经和 C_3、C_4 内侧支配皮肤感觉区域较大，上述现象易易发生。C：此位置直接损伤前支，产生永久及严重的根性疼痛

术中应关注针尖的位置，如在横突前方过远可能使裸端正好靠近脊神经（图 32-3 和图 32-4），通过神经毁损前感觉运动测试可很容易地发现这种情况（预防中将会提及）。但是测试后给予局部麻醉后，针尖若再次向前移动，神经损伤就有可能发生，但目前尚无射频后发生根性症状的任何临床报道。

（三）诊断

射频热凝引起的根性疼痛有明显的自限性，体格检查可发现有局部感觉缺失或痛觉过敏，无明显运动功能受累，在射频热凝中粗大的神经纤维较少发生损伤，诊断主要依

赖于熟悉操作过程中针尖的位置和术后的体格检查。如果出现大范围的感觉缺失或明显的局部肌肉力量减弱，可请神经科医生会诊，或行影像学检查排除神经压迫存在，如髓核压迫或血肿形成。

（四）治疗

大部分内侧支射频热凝术后出现的并发症是自限性的，不需要特殊处理，术前应向患者充分说明术后可能存在长达几天或数周的疼痛加重，口服止痛药可缓解，若有根性疼痛伴或不伴感觉异常的出现，应排查脊神经损伤的情况，并口服治疗神经病理性疼痛的药物如三环类抗抑郁药和抗癫痫药物。患者可自述局部灼晒感，高位颈椎比较常见（第三枕神经、C_3/C_4 内侧支），5% 的利多卡因贴剂可缓解症状，数天或数周可缓解。也存在长期麻木的报道，常常不需要特殊治疗。

（五）预防

预防射频热凝产生的脊神经损伤最好的方法就是在影像学引导下将穿刺套管针精准地刺入理想的解剖位置。穿刺时应将套管针缓慢穿刺到横突上缘与小关节上关节突交界处，再向前在横突上缘沿内侧支走行进针不超过 2 ～ 3mm（图 32-3）。针尖先碰到横突可以保证针不会刺入过深到椎间孔前方损伤脊神经。

同样地，在颈椎水平，通过合理设计患者治疗体位并在透视引导下完成穿刺，可以防止损伤颈髓和大血管。内侧支绕过关节柱，在上下关节突中间走行。穿刺可从后路（图 32-4）或侧路（图 32-5）进针。侧路对患者而言更为舒适，因为患者可侧卧，而不需要俯卧，针尖经过的组织较少，但是针尖方向可触及脊髓，患者颈部即使轻微旋转都有可能干扰双侧关节柱的判断，针尖有可能进入椎管损伤脊髓或向前刺入横突孔内的椎动脉（图 32-5）。

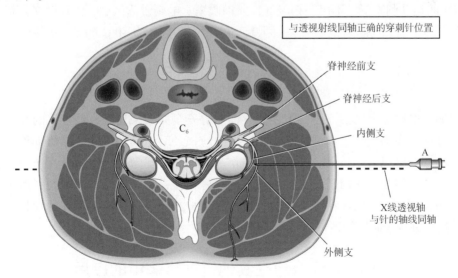

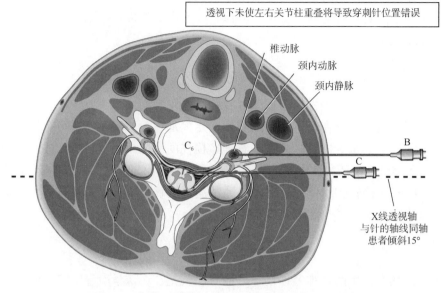

图 32-5　侧路颈椎内侧支脉冲射频并发症的产生机制

外侧入路行颈椎内侧支射频治疗的轴位图。许多临床医生采取外侧入路行颈椎内侧支脉冲射频治疗。此入路针尖直指椎管，穿刺过程中必须十分谨慎，确保针尖保持在骨性结构上。上图采用同轴技术侧路穿刺时，透视下左右关节柱重叠良好，针可置入正确的位置（A）。透视下重叠不良会干扰穿刺者对左右关节柱的判断。下图示左右关节柱未重叠导致穿刺针与轴向呈 15° 角穿刺。常发生在患者小幅度转动头部使颈椎旋转时，这时针尖可能穿入椎间孔刺入脊髓（B）或刺入椎动脉（C）。

　　穿刺后、治疗前的测试是避免并发症、确保这一神经毁损技术安全的必要手段。影像引导下穿刺后，准确的针尖位置可以用电刺激来定位，就如同周围神经阻滞麻醉时应用神经刺激器定位那样。恰当的电刺激测试采取感觉 - 运动分离的方式，即患者可在 50Hz、小于 0.5V 的感觉刺激模式下报告疼痛或异感；同时在 2Hz、感觉刺激阈值 3 倍以上或 3V 的运动刺激下，不出现相应部位肌肉收缩。电刺激测试后，治疗时必须极为小心防止套管针移动。局麻用 2% 利多卡因 0.5ml，毁损的参数为 80℃ 60 ～ 90 秒。·

四、会诊指征

　　内侧支射频热凝术治疗小关节相关疼痛十分安全并效果良好，最常见的并发症为治疗后一过性疼痛加重，当出现特殊的情况时，应该及时请其他科室会诊协助诊治。最常见的是治疗后出现治疗结果之外的神经损伤。大部分表现为短暂性的根性痛和皮肤的痛觉超敏，一旦出现运动损伤及进行性加重的神经损伤，都应该及时请神经科医生会诊。直接损伤脊髓和椎动脉往往十分凶险，应及时请神经外科医生根据现有的症状和体征及推测的损伤进行诊断性的评价并及时处理。

五、射频治疗在其他慢性疼痛中的应用

　　目前也有射频治疗在其他慢性疼痛中应用的报道，如脊髓背根入髓区射频毁损、背根神经切断术、背根节射频术、胸椎内侧支射频术、内脏神经射频术、骶髂关节射频术。脊髓背根入髓区（DREZ）射频毁损术可治疗难治性去神经支配性疼痛[10]，手术过程需要全身麻醉和外科椎板切开。应用电生理检查确定相应病变节段后，射频治疗在 DREZ 进行，用以破坏胶质区的细胞及背外侧束中向相邻节段走行的痛觉纤维。此治疗的适应证尚不明确，无大样本临床试验对此进行研究。最近一篇综述报道的不良反应发生率为 0 ～ 60%，平均为 38%[53]。此治疗靶点接近外侧皮质束和背柱，治疗风险高，神经损伤发生率为 12% ～ 40%[54, 55]。虽然风险较高，但该技术在那些已经有神经损伤的难治性去神经支配性疼痛（臂丛撕脱伤和脊髓损伤截瘫）中仍有一席之地[10]。

尽管背根切断术和背根节射频大量应用，但是其临床上的有效性和安全性证据不足[19]。背根节的射频热凝[55]和脉冲射频[35]在 RCT 实验中治疗颈部和上肢疼痛中被证明有效。背根节射频热凝术后高达 10% 患者出现皮肤严重的灼烧样痛，50% 出现轻度的灼烧样痛，35% 出现痛觉超敏[56, 57]，但是脉冲射频的患者中无不良事件发生[35]。

近年，射频被用来治疗骶髂关节相关疼痛，并出现了许多相应设备。骶髂关节综合征表现为骶髂关节产生的机械性疼痛，伴有或不伴有影像学改变[58]。骶髂关节疼痛是轴性腰痛的重要原因，达 15% ～ 25%[59, 60]。骶髂关节综合征临床表现复杂，体格检查很难明确诊断，有文献指出骶髂关节试验性阻滞是诊断的唯一标准[61]。骶髂关节来源的疼痛可产生于扭伤、骨折、脱位、化脓性及结晶性关节炎及强直性脊柱炎[62]。

对怀疑有骶髂关节炎的患者可进行关节周围或关节内的激素注射，但是无法确定治疗效果是短暂的还是长久的[63]。近年来骶髂关节射频术可代替骶髂关节注射，治疗难治性或重度的骶髂关节疼痛。

在骶髂关节后面从下方沿髂嵴向髂后上嵴射频热凝，形成一条索状毁损带可以使骶髂关节后部去神经支配。通常应用双极射频热凝技术在关节囊的后部产生这样一个索状毁损带。方法为两根平行的射频套管针在关节后部平行放置，相距 5 ～ 6mm，其中一根连接射频仪，另外一根连接地线，毁损范围在两套管针之间扩展（图 32-6）。通过沿骶髂关节后面顺序放置射频套管针就可以形成毁损带。最近，采用水冷射频直接毁损

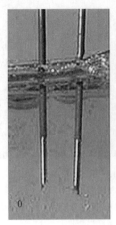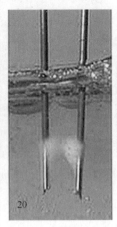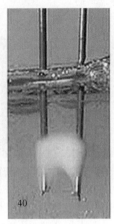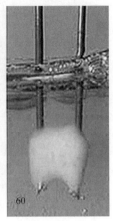

图 32-6　双极射频毁损

两根 10cm、裸端 5mm SMK 射频套管针插入蛋清中，90℃热凝 90 秒产生的变化。当两针距离在 6mm 以内时，在 90 秒时病灶面积最大，当两针距离大于 6mm，会产生两个分离的病灶

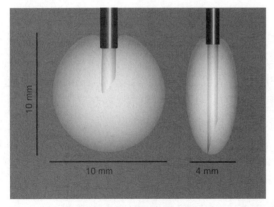

图 32-7　水冷射频（左）和传统射频（右）产生的
不同毁损范围和形状

L₄、L₅ 的内侧支及 S₁、S₂、S₃ 的外侧支也可以使骶髂关节后面去神经支配，水冷射频比传统射频的治疗面积更大（图 32-7）。一项小样本对照研究证实了水冷射频的显著效果（1/3 的患者疼痛减少 50% 或以上，平均持续 12 个月）[64]。

关于这一疗法的有效性，最近一篇荟萃分析[65]综合了已发表的大量对照或非对照研究，但由于文献质量不高，可纳入的数量少（共 10 篇），且缺乏随机对照研究（仅一篇），限制了其分析强度。尽管如此，该研究结果仍提示 60.1% 的患者在 3 个月随访时疼痛缓解可达 50% 以上，49.9% 的患者在术后 6 个月时疼痛缓解仍大于 50%。将来更多的随机对照实验可以更好地证实其效果。

关于骶髂关节射频术的并发症尚无详细分析的文献。和其他的射频技术一样，可发生术后疼痛加重。由于骶髂关节射频较其他部位毁损范围大，可达 10 个以上热凝部位，术后疼痛程度可能更重。骶髂关节射频治疗后有骶前软组织形成脓肿的病例报告（图 32-8）。另外，如果不注意套管针刺入过深穿过骶孔，可产生神经炎、血管损伤或下腹 / 盆腔脏器的损伤。影像引导下同时观察正侧位图像进行穿刺可有效避免穿刺过深。随着此技术的广泛开展，可能产生许多潜在的或无法预知的并发症，并出现相应的文献。

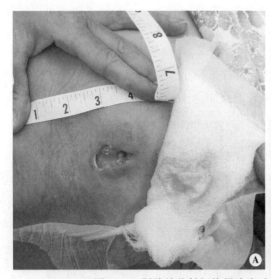

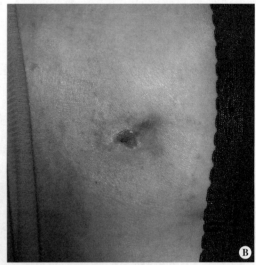

图 32-8　骶髂关节射频热凝治疗后产生的骶前软组织脓肿和皮肤破溃

中年女性治疗慢性右侧骶髂腰部疼痛行右侧骶髂关节热凝术后产生。22G 10cm、裸端 10mm 的射频套管针垂直于骶骨后平面（L₅、S₁、S₂、S₃、S₄ 水平）置入，分别行 5 次射频毁损。治疗后 1 周在每个治疗点出现明显皮肤烧伤，无明显波动感及渗出。
A：治疗 6 周后，尽管有烧伤科医生对伤口一直进行治疗，治疗区域皮肤仍出现破溃并出现脓性渗出，行切开引流。
B：6 个月后，真空伤口辅料对创面进行处理后伤口缓慢愈合

六、总　结

20 世纪 60 年代，White 和 Sweet[66] 首先利用电刺激引导针尖位置，进而通过射频能量产生的高温来进行神经毁损，并监测温度控制毁损程度。此后，射频技术广泛应用于慢性疼痛的治疗，其中，应用最为广泛的是三叉神经的射频热凝术和内侧支射频热凝治疗小关节相关性疼痛。尽管在定义上来讲射频对神经组织存在一定程度的损伤，但是此技术通过设定一定的治疗参数已被证实是十分安全的。现对其安全性的认识缺乏系统性的评估，且报道的并发症在完整性与细节的描述上差异较大。虽然如此，可认为射频技术治疗并发症少见且自限性高，不同的治疗过程可产生不同的并发症。目前最常见的并发症为一过性术后疼痛加重，其他严重的并发症确实存在，但不常见。

只有出现更多的关于射频治疗有效性及预后的标准化研究报告，才可以让我们更好地了解这一技术治疗的有效性、可预见的不良反应和并发症等问题。标准化的文献应该更加关注并仔细地描述射频技术毁损的方式、部位、数量等，同时在术后随访方面除了疼痛的减轻程度以外，要一丝不苟地记录细节性的内容（如功能方面的改善、回归工作的情况等）。在今后的临床研究中对并发症的定义、评估、报告方式等必须达成一致，才能完成有意义的系统性评估。

（宋　涛译）

参 考 文 献

1. Kirschner M. Zur elektrochirurgie. *Arch Klin Chir* 1931;161: 761–766.
2. Sweet WH, Mark VH. Unipolar anodal electrolyte lesions in the brain of man and rat: report of five human cases with electrically produced bulbar or mesencephalic tractotomies. *AMA Arch Neurol Psychiatry* 1953;70:224–234.
3. Aranow S. The use of radiofrequency power in making lesions in the brain. *J Neurosurg* 1960;17:431–438.
4. Lord SM, Barnsley L, Wallis BJ, et al. Percutaneous radiofrequency neurotomy for chronic cervical zygapophyseal-joint pain. *N Engl J Med* 1996;335:1721–1726.
5. Kanpolat Y, Savas A, Bekar A, et al. Percutaneous controlled radiofrequency trigeminal rhizotomy for the treatment of idiopathic trigeminal neuralgia: 25-year experience with 1,600 patients. *Neurosurgery* 2001;48:524–532.
6. Kornick C, Kramarich SS, Lamer TJ, et al. Complications of lumbar facet radiofrequency denervation. *Spine* 2004;29:1352–1354.
7. Mikeladze G, Espinal R, Finnegan R, et al. Pulsed radiofrequency application in treatment of chronic zygapophyseal joint pain. *Spine J* 2003;3:360–362.
8. Van Zundert J, de Louw AJ, Joosten EA, et al. Pulsed and continuous radiofrequency current adjacent to the cervical dorsal root ganglion of the rat induces late cellular activity in the dorsal horn. *Anesthesiology* 2005;102:125–131.
9. Richebe P, Rathmell JP, Brennan TJ. Immediate early genes after pulsed radiofrequency treatment: neurobiology in need of clinical trials. *Anesthesiology* 2005;102:1–3.
10. Lord SM, Bogduk N. Radiofrequency procedures in chronic pain. *Best Pract Res Clin Anesthesiol* 2002;16:597–617.
11. Taha JM, Tew JM Jr, Buncher CR. A prospective 15-year follow up of 154 consecutive patients with trigeminal neuralgia treated by percutaneous stereotactic radiofrequency thermal rhizotomy. *J Neurosurg* 1995;83:989–993.
12. Eller JL, Raslan AM, Burchiel KJ. Trigeminal neuralgia: definition and classification. *Neurosurg Focus* 2005;18:E3.
13. Dandy WE. Concerning the cause of trigeminal neuralgia. *Am J Surg* 1934;24:447–455.
14. Gardner WJ, Sava GA. Hemifacial spasm: reversible pathophysiologic state. *J Neurosurg* 1962;21:240–247.
15. Janetta P. Treatment of trigeminal neuralgia by micro-operative decompression. In: Youmans J, ed. *Neurological Surgery*. Philadelphia, PA: WB Saunders, 1990:3928–3942.
16. Canavero S, Bonicalzi V. Drug therapy of trigeminal neuralgia. *Expert Rev Neurother* 2006;6:429–440.
17. Taha JM, Tew JM. Comparison of surgical treatments for trigeminal neuralgia reevaluation of radiofrequency rhizotomy. *Neursurgery* 1996;38:865–871.
18. Aryan HE, Nakaji P, Lu DC, et al. Multimodality treatment of trigeminal neuralgia: impact of radiosurgery and high resolution magnetic resonance imaging. *J Clin Neurosci* 2006;13: 239–244.
19. Lord SM, Bogduk N. Radiofrequency procedures in chronic pain. *Best Pract Res Clin Anesthesiol* 2002;16:597–617.
20. Mitchell RG, Teddy PJ. Meningitis due to Gemella haemolysans after radiofrequency trigeminal rhizotomy. *J Clin Pathol* 1985;38:558–560.
21. Göçer AI, Çetinalp E, Tuna M, et al. Fatal complication of the radiofrequency trigeminal rhizotomy. *Acta Neurochir (Wien)* 1997;139:373–374.
22. Berk C, Honey CR. Brain stem injury after radiofrequency trigeminal rhizotomy. *Acta Neurochir (Wien)* 2004;146:635–636.
23. Egan RA, Pless M, Shults WT. Monocular blindness as a complication of trigeminal radiofrequency rhizotomy. *Am J Ophthalmol* 2001;131:237–240.
24. Ugur HC, Savas A, Elhan A, et al. Unanticipated complication of percutaneous radiofrequency trigeminal rhizotomy rhinor-

rhea report of three cases and a cadaver study. *Neurosurgery* 2004;54:1522–1526.

25. Sweet WH, Poletti CE, Roberts JT. Dangerous rises in blood pressure upon heating of the trigeminal rootlets: increased bleeding times in patients with trigeminal neuralgia. *Neurosurgery* 1985;17:843–844.

26. Cavanaugh JM, Lu Y, Chen C, et al. Pain generation in lumbar and cervical facet joints. *J Bone Joint Surg Am* 2006;88(suppl 2): 63–67.

27. Bogduk N, Marsland A. The cervical zygapophyseal joints as a source of neck pain. *Spine* 1988;13:610–617.

28. Boas RA. Facet joint injections. In: Stanton-Hicks MA, Boas RA, eds. *Chronic Low Back Pain*. New York, NY: Raven Press, 1982:199–211.

29. Dreyfuss P, Tibiletti C, Dreyer SJ. Thoracic zygapophyseal joint pain patterns. *Spine* 1994;19:807–811.

30. Kornick C, Kramarich SS, Lamer TJ, et al. Complications of lumbar facet radiofrequency denervation. *Spine* 2004;29:1352–1354.

31. North RB, Han M, Zahurak M, et al. Radiofrequency lumbar facet denervation: analysis of prognostic factors. *Pain* 1994;57: 77–83.

32. North RB, Misop H, Zahurak M, et al. Radiofrequency lumbar facet denervation: analysis of prognostic factors. *Pain* 1994;57:77–83.

33. Lord SM, Barnsley L, Wallis BJ, et al. Percutaneous radiofrequency neurotomy in the treatment of cervical zygapophyseal joint pain. *N Engl J Med* 1996;335:1721–1726.

34. Guerts JW, van Wijk RM, Stolker RJ, et al. Efficacy of radiofrequency procedures for the treatment of spinal pain: a systematic review of randomized clinical trials. *Reg Anesth Pain Med* 2001;26:394–400.

35. Van Zundert J, Patijn J, Kessels A, et al. Pulsed radiofrequency adjacent to the cervical dorsal root ganglion in chronic cervical radicular pain: a double blind sham controlled randomized clinical trial. *Pain* 2007;127:173–182.

36. McDonald GJ, Lord SM, Bogduk N. Long-term follow-up of patients treated with cervical radiofrequency neurotomy for chronic neck pain. *Neurosurgery* 1999;45:61–67.

37. Burchiel KJ. Comments. *Neurosurgery* 1999;45:67–68.

38. Lord SM, Barnsley L, Bogduk N. Percutaneous radiofrequency neurotomy in the treatment of cervical zygapophysial joint pain: a caution. *Neurosurgery* 1995;36:732–739.

39. Dreyfuss P, Halbrook B, Pauza K, et al. Efficacy and validity of radiofrequency neurotomy for chronic lumbar zygapophysial joint pain. *Spine* 2000;25:1270–1277.

40. van Kleef M, Barendse GA, Kessels A, et al. Randomized trial of radiofrequency lumbar facet denervation for chronic low back pain. *Spine* 1999;24:1937–1942.

41. Leclaire R, Fortin L, Lambert R, et al. Radiofrequency facet joint denervation in the treatment of low back pain: a placebo-controlled clinical trial to assess efficacy. *Spine* 2001;26:1411–1416.

42. Kornick C, Kramarich SS, Lamer TJ, et al. Complications of lumbar facet radiofrequency denervation. *Spine* 2004;29: 1352–1354.

43. Pevsner Y, Shabat S, Catz A, et al. The role of radiofrequency in the treatment of mechanical pain of spinal origin. *Eur Spine J* 2003;12:602–605.

44. Shealy CN. Percutaneous radiofrequency denervation of spinal facets. Treatment for chronic back pain and sciatica. *J Neurosurg* 1975;43:448–451.

45. Ogsbury JS III, Simon RH, Lehman RA. Facet "denervation" in the treatment of low back syndrome. *Pain* 1977;3:257–263.

46. Katz SS, Savitz MH. Percutaneous radiofrequency rhizotomy of the lumbar facets. *Mt Sinai J Med* 1986;53:523–525.

47. Standards Committee of the International Spine Intervention Society. Percutaneous lumbar radiofrequency medial branch neurotomy. In: Bogduk N, ed. *Practice Guidelines: Spinal Diagnostic and Treatment Procedures*. San Francisco, CA: International Spine Intervention Society, 2004:195–196.

48. Dupuy DA, Goldberg SN. Image-guided radiofrequency tumor ablation challenges and opportunities. *J Vasc Interv Radiol* 2001;12:1135–1148.

49. Coskun DM, Gilchrist J, Dupuy D. Lumbosacral radiculopathy following radiofrequency ablation therapy. *Muscle Nerve* 2003;28:754–756.

50. Mungliani R. The longer term effect of pulsed radiofrequency for neuropathic pain. *Pain* 1990;80:437–439.

51. Manchikanti L. The role of radiofrequency in the management of complex regional pain syndrome. *Curr Rev Pain* 2000;4:437–444.

52. Wu PB, Date ES, Kingery WS. The lumbar multifidus muscle in polysegmentally innervated. *Electromyogr Clin Neurophysiol* 2000;40:483–485.

53. Fazl M, Houlden DA. Dorsal root entry zone localization using direct spinal cord stimulation: an experimental study. *J Neurosurg* 1995;82:592–594.

54. Nashold BS Jr, Ostdahl RH. Dorsal root entry zone lesions for pain relief. *J Neurosurg* 1979;51:59–69.

55. Thomas DG, Jones SJ. Dorsal root entry zone lesions (Nashold's procedure) in brachial plexus avulsion. *Neurosurgery* 1984;15: 966–968.

56. van Kleef M, Liem L, Lousberg R, et al. Radiofrequency lesion adjacent to the dorsal root ganglion for cervicobrachial pain: a prospective double blind randomized study. *Neurosurgery* 1996;38:1127–1131.

57. van Kleef M, Spaans F, Dingemans W, et al. Effects and side effects of a percutaneous thermal lesion of the dorsal root ganglion in patients with cervical pain syndrome. *Pain* 1993;52:49–53.

58. McKenzie-Brown AM, Shah RV, Seghal N, et al. A systematic review of sacroiliac joint interventions. *Pain Phys* 2005;8:115–125.

59. Cohen SP. Sacroiliac joint pain: a comprehensive review of anatomy, diagnosis, and treatment. *Anesth Analg* 2005;101:1440–1453.

60. Dreyfuss P, Dreyer SJ, Cole A, et al. Sacroiliac joint pain. *J Am Acad Orthop Surg* 2004;12:255–265.

61. Dreyfuss P, Michaelsen M, Pauza K, et al. The value of medical history and physical examination in the diagnosis of sacroiliac joint pain. *Spine* 1996;21:2594–2602.

62. Ferrante FM, King LF, Roche EA, et al. Radiofrequency sacroiliac joint denervation for sacroiliac syndrome. *Reg Anesth Pain Med* 2001;26:137–142.

63. Cohen SP, Hurly RW, Buckenmaier CC, et al. Randomized placebo-controlled study evaluating lateral branch radiofrequency denervation for sacroiliac joint pain. *Anesthesiology* 2008;109:279–288.

64. Dreyfuss P, Henning T, Malladi N, et al. The ability of multi-site, multi-depth sacral lateral branch blocks to anesthetize the sacroiliac joint complex. *Pain Med* 2009;10:679–688.

65. Aydin SM, Gharibo CG, Mehnert M, et al. The role of radiofrequency ablation for sacroiliac joint pain: a meta-analysis. *PM R* 2010;9:842–851.

66. White JC, Sweet WH. *Pain and the Neurosurgeon*. Springfield, MA: Charles C. Thomas, 1969.

第33章

硬膜外粘连松解和硬膜外腔镜手术的并发症

Gabor B. Racz   James E. Heavner

    硬膜外粘连松解术是发展多年的疼痛介入治疗方法[1]。患者的硬膜外隙内会有一些阻隔粘连，其与疼痛进程有关，并且阻碍镇痛药物到达靶点。硬膜外粘连松解的目的就是解除这些阻隔粘连。硬膜外粘连松解技术的诞生与发展完全得益于硬膜外导管的问世。最近出现了硬膜外腔镜技术作为导管技术的替代或是补充方法。粘连松解术可用于整个椎管，但硬膜外腔镜松解通常局限于腰段和骶段。本章节将重点阐述松解术治疗颈部上段、后背部、肢端神经根疼痛及脊髓狭窄所引起的相关并发症。

    粘连松解技术的治疗目标是减少阻碍药物到达背根神经节的机械性屏障。该技术诞生于对影像引导注射治疗的观察；显而易见，一些患者硬膜外隙内形成的瘢痕组织，妨碍了液体的注入以及导管的置入。当实施外科麻醉、镇痛或产科麻醉时，在硬膜外隙内注入局麻药，此时产生的感觉障碍平面通常是对称的，这表明局麻药在这一人群的扩散是相对均匀的。但是，在那些慢性后背痛患者，造影剂的扩散是不规则的，许多患者可见大面积的充盈缺损。注入硬膜外隙的液体将顺着阻力小的通路扩散，难以扩散至瘢痕组织阻隔的区域。如果将导管置到瘢痕组织附近，之后注入局麻药、造影剂或其他液体，则可有效缓解疼痛，且疼痛缓解时间远远超过局麻药的作用时间。在硬膜外隙内注入大量液体时常常可延长镇通时间，且造影剂在整个硬膜外隙内的扩散更为均匀。上述表明在硬膜外隙内注入液体可减轻或解除腔内因瘢痕所致的机械阻隔。

　　1991 年 Kuslich 等[2]在局麻下行椎板切除术时在椎管内发现一个疼痛敏感的结构。通过机械刺激和电刺激，他们发现此结构包括环状纤维、神经根、关节面、后纵韧带、肌腱肌肉交界处（不包括肌肉本身）、韧带和筋膜。另外进一步研究发现神经根在遭遇受压、水肿、炎症、瘢痕阻碍等情况时会引发疼痛。神经纤维被瘢痕组织包裹时产生的疼痛为平素的 3.2 倍[3]。椎管侧面的凹陷区域为神经根的走行区域，瘢痕形成、肥厚性骨关节炎、椎间盘突出、手术及椎管内注射等并发症均可导致神经根受累。基于以上发现，Kuslich 等提出腹外侧硬膜外隙可作为硬膜外粘连松解术的手术入路，并得到广泛认同。随着导管材料和技术的发展，现已实现在影像引导下置入硬膜外导管。然而，在行硬膜外松解术的过程中仍然可能出现众多并发症。在一些病例中，硬膜外隙给予大容量注射可导致椎管内容物气压伤，继发供血不足而出现脊髓、神经根功能障碍。接下来我们将列举报道过的硬膜外松解术的相关并发症，并逐一分析每个并发症发生的机制，提供预防这些并发症的可行建议。

一、硬膜外松解技术

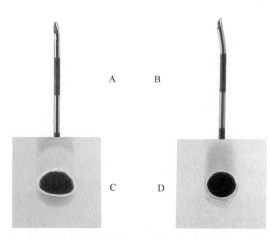

图 33-1　Tuohy 穿刺针，尖端弯曲（A）；RX Coude 穿刺针，尖端弯曲弧度更大（B）；Tuohy 穿刺针针头为椭圆形开口（C）；RX Coude 穿刺针针头为圆形开口（D）

　　这里主要介绍通过骶裂孔进入硬膜外隙这一过程。这一入路近似于硬膜外骶管麻醉。影像技术用于引导穿刺针和导管的置入以及实施硬膜外造影。若采用硬膜外腔镜技术，影像技术也需要用于引导镜子的移动。对于导管植入术，使用 15 ～ 16G 尖端弯曲的硬膜外穿刺针（RX-Coude 穿刺针，Epimed International，Johnstown，NY；图 33-1）于中线外 2 ～ 3cm 骶裂孔下方 4 ～ 5cm 处进行穿刺。为避免穿刺针进入硬膜，穿刺针的尖端不能超过骶 3 神经孔。缓慢注入 10ml 非离子造影剂进行硬膜外造影以检查是否存在充盈缺损（图 33-2）。然后将导管置入缺损区，注入 2 ～ 5ml 造影剂作为标志，再注入 10ml 含有 0.9% 生理盐水和透明质酸酶的溶液去除缺损。造影剂再次注入以确定没有充盈缺损。接着，局麻下缓慢注入皮质醇和局麻药共 10ml。30 分钟后，通过导管注入 10% 高渗生理盐水，并可每隔 12 ～ 24 小时重复注药共计 2 次或以上。最后移除导管。整个过程中应当注意预防感染，包括无菌穿刺技术、导管置入部位敷料的无菌以及抗生素的应用。除类固醇药物外的所有液体均从滤过器注入。

　　将导管置入目标位置的技术随着不断地学习和操作而得以提高。在距导管尖端 1 英寸处将导管弯曲 15° 将大有裨益。将导管沿中线置入至刚超过 S_3 时旋转尖端即可顺势进入邻近神经根的腹外侧靶点。

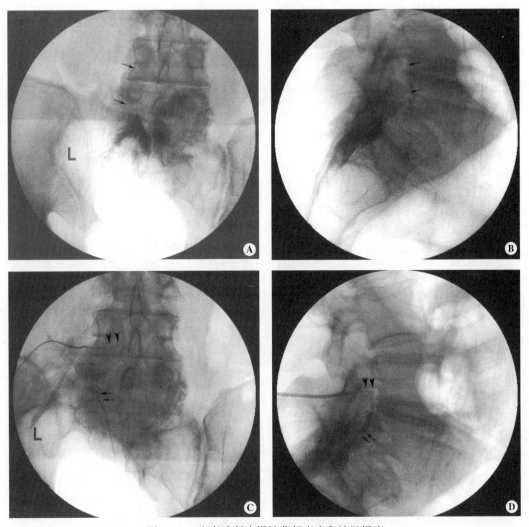

图 33-2　患者诊断为慢性背部疼痛和神经根痛

前后位观（A）和侧面观（B）分别为注射造影剂后的显影。向前扩散障碍致使瘢痕明显（L：左侧；箭为瘢痕所致充盈缺损）。
前后位观（C）和侧面观（D）为松解术后造影剂扩散至前方硬膜下间隙的显影。导管到达左腹外侧 L_5/S_1 平面硬膜外间隙（L：
左侧；箭头为导管；箭为导管尖端）

　　当采用硬膜外腔镜技术时，除有两点不同外，其余方法与导管技术相同。①进入硬膜
外隙的方法；②使用 0.9% 的生理盐水打开硬膜外隙提供手术视野，并可清除硬膜外隙中阻
挡视野的杂质。使用 Seldinger 技术进入硬膜外隙。将硬膜外穿刺针置于中央，放入引导钢丝，
在皮肤上做一小切口。然后置入 10F 扩张器和保护鞘。随后移除引导丝和扩张器，通过保
护鞘置入硬膜外腔镜。用 20ml 空针抽取 0.9% 生理盐水，再根据视野的需要注入。

二、定　义

　　随着松解术应用的增多以及技术的改善，该技术的并发症得到了认识。如果存在病
理改变，可能的并发症会更严重，特别是蛛网膜炎和广泛硬膜外瘢痕形成（通常存在于之

前做过脊柱手术的慢性疼痛患者，如背部手术失败综合征）。硬膜外松解术的并发症见表33-1，引起并发症的原因见表33-2。由于该技术需要技巧与经验，所以随着术者经验的增加，相应的并发症发生率也会降低。在我们的培训中，所有进修医生都必须严格训练5～7个月。

表33-1 硬膜外松解术的并发症
免疫反应
头痛
医源性库欣综合征
黄斑出血 *
躯体感觉神经元和躯体运动神经元功能障碍
肠道、膀胱、性功能障碍
感染
硬膜外穿刺部位疼痛
局部麻醉毒性作用：中枢神经系统、心血管

* 这些报道都是采用的硬膜外腔镜置入，而不是导管置入。

表33-2 硬膜外松解术的并发症发生机制	
对药物的反应	与操作相关
免疫反应	穿刺部位疼痛
抗生素	炎性反应加重
含碘物质	高张性盐水
造影剂	注入过量液体
消毒剂	气压伤
局麻药	神经或脊髓缺血性损伤
透明质酸酶	视网膜出血
药物吸收过多导致毒性反应	设备污染
局麻药	硬膜外血肿
糖皮质激素	导管断裂
	导管或穿刺针异位

三、药物所致并发症

（一）免疫反应

诊断和治疗过程中所有药物都可能导致免疫反应，如造影剂、消毒剂、抗生素、局麻药物、透明质酸酶。因此术前了解患者过敏史至关重要。对于某些过敏体质的患者，可酌情预防性使用皮质醇和抗组胺药物。文献报道中少有局麻药和透明质酸酶过敏事件[4]。

文献报道[5]透明质酸酶可使得硬膜外松解术失败率从18%降低至6%。透明质酸酶可促进溶液在腔内的扩散且有利于开放旁路。这样可减少注射溶液的局部堆积，防止神经、椎管内容物以及脊髓血供的受压。Moore研究[4]表明，在硬膜外松解过程中注入透明质酸酶，发生过敏的概率仅为3%。透明质酸酶为蛋白质源性物质，因此反复注射理论上可导致敏化作用。但是我们在临床观察中并未发现严重的过敏事件。透明质酸酶经常和局麻药一起用于球后神经阻滞，过敏反应的发生率也很低。即使如此，在使用透明质酸酶的过程中也应当警惕过敏反应的发生。恰当的处理措施包括注射用肾上腺素应当随时备用。在2005年，rHuPH20作为一种体外合成的纯化透明质酸酶问世，此药不同于其他动物源性透明质酸酶，它不包含外源性过敏原。

（二）高渗氯化钠

常规麻醉后注射高渗氯化钠在治疗肿瘤相关疼痛中效果显著[7]。目前实验室研究证据显示，硬膜外注射效果更优且更安全。因此，我们在临床工作中开始使用硬膜外注射高渗氯化钠。

通常而言，局麻药和类固醇药注射后20～30分钟后再注射高渗氯化钠是相对安全的。但是在脱髓鞘疾病如多发性硬化的患者中，应当避免注射高渗氯化钠。因为在多发性硬化的患者中，脱髓鞘后可能导致高渗氯化钠的作用被放大，可能直接导致神经元损伤。King 等关于猫的动物研究[9]发现，高渗氯化钠作用于脱髓鞘神经元（C 神经元）可导致持续神经阻滞。

在硬膜外粘连松解术的过程中，如果穿刺针和导管不慎刺破硬脑膜则可能导致鞘内注射。高渗氯化钠注入囊内后可导致严重后果，如相应节段的严重疼痛和肌肉震颤、高血压、心律失常、肺水肿以及脑梗死。局部的瘫痪可能持续数小时，严重情况下可能会持续数周。有文献[10]报道，骶管麻醉时鞘内注射高渗氯化钠后出现一过性偏瘫及永久性括约肌功能失调。根据注射量的不同，引发的后果不尽相同，大多数神经功能障碍是一过性的，仅予对症治疗就能缓解。只要严格遵守技术规范就可以避免蛛网膜下隙注射。由于尖锐的针尖可能刺透组织平面，所以应注意避免使用锐针注射高渗盐水。采用弹簧尖端的导管可降低移位至鞘内的发生率，且有利于导管顺利到达目标位置进行特定部位注射。局麻药（0.2% 罗哌卡因和 0.25% 布比卡因）注射后需等待 20 ～ 30 分钟，以确保未出现因硬膜下扩散导致的运动神经阻滞，也可确保靶点部位给药。

（三）类固醇药物

自从 1950 年以来，硬膜外类固醇药物注射广泛用于治疗神经根痛[11]。目前所面临的问题是选择何种类固醇药物以及防腐剂是否具有细胞毒性和产生粘连性蛛网膜炎。类固醇药物会沉积而形成长条状物也是一个需要考虑的问题（见第 27 章中硬膜外类固醇注射相关内容）。动脉内注射微粒类固醇药物可能引发血管阻塞，随后导致大面积神经元坏死，这一问题也得到越来越多的关注（见第 26 章中神经孔类固醇注射的讨论内容）。在我们的临床工作中，我们使用 4mg 地塞米松，因为它不是微粒的，并且给予 10ml 0.2% 罗哌卡因或 0.25% 布比卡因时容量只增加 2 ～ 3ml。在之前的工作中，我们还是用过醋酸氟羟氢化泼尼松和醋酸甲泼尼龙。有些临床工作者习惯使用倍他米松，因其水溶性好并且相对于曲安奈德和甲泼尼龙颗粒来讲更加安全。类固醇药物相关的副作用在硬膜外粘连松解术中较为少见。关于长期使用糖皮质激素的并发症见第 32 章。Abram 和 O'Connor 的一项关于硬膜外类固醇药物注射相关并发症的综述中指出，所有关于椎管内注射类固醇药物后出现的神经后遗症包括蛛网膜下隙注射或虽然进行硬膜外注射但不能排除蛛网膜下隙注射的情况。这些严重的并发症包括蛛网膜炎、细菌性脑膜炎。硬膜外注射类固醇药物与硬膜外感染（硬膜外脓肿）发生率增加有关，特别是在没有发现穿刺部位远端有慢性感染的情况下。

（四）造影剂

在水溶性造影剂出现之前，鞘内注射脂溶性造影剂导致大量蛛网膜炎病例的发生。因此，目前离子型造影剂得到广泛应用。但是在注射离子型造影剂后，药物从硬膜外隙扩散至蛛网膜下隙，可导致癫痫大发作和致命的后果[13]。基于以上结果，目前在全球范围内将非离子型造影剂用于所有类型的椎管内注射，其中最常用的造影剂为碘海醇。常见的离子型造影剂如泛影葡胺和泛影酸钠应避免用于硬膜外造影。其他常用的离子型造影剂包括二乙酰氨基三碘苯甲酸盐，碘酞酸盐和甲泛影钠。非离子型造影剂如碘海醇可用于进行诊断性脊髓造影，无论用于硬膜外还是鞘内注射，都具有良好的安全性和有效性。

临床常用的非离子型造影剂有碘海醇、碘帕醇和碘氟醇。这些造影剂最常见的不良反应是过敏，应识别一些高危患者（如已发现的对造影剂过敏的患者）。其他较少见的不良反应与渗透压相关，如急性肾衰竭，极少见的不良反应为蛛网膜炎。如若不慎使用错误的造影剂如离子型造影剂泛影葡胺，20～30分钟后便会出现血压升高、心率增快，患者诉发热，伴随强直阵挛性、癫痫样的躯干及四肢痉挛。一些专家建议一旦发现造影剂使用错误，应当立即抽出脑脊液，给予大量的不含防腐剂的生理盐水进行冲洗。另外还可以全身使用类固醇激素、积极控制痉挛，必要时使用抗惊厥药物。

（五）局麻药物

施行硬膜外粘连松解术时，常规使用10ml的0.2%罗哌卡因或0.25%布比卡因。在此之前，应当进行造影以确定导管位于硬膜外（不在血管内、硬膜下或蛛网膜下隙）。如果不慎进入静脉中，应当退出导管更换穿刺位置。静脉内注射布比卡因会致心脏毒性，但是使用造影剂可以在给予局麻药前辨别出血管内注射。在这个操作过程中使用的小剂量局麻药不会导致严重心脏毒性。关于局麻药相关并发症的详尽描述见第7章。

四、液体注射和穿刺针及导管置入相关并发症

（一）液体注射入狭窄腔隙：气压伤和缺血

硬膜外瘢痕形成可导致硬膜外隙变得狭窄。将液体注射入这些间隙或者硬膜下隙都会产生空间被侵占后的损伤，这些损伤可造成相关区域的气压伤和（或）阻断脊髓或圆锥的血供而导致缺血性损伤。因此"分室"这一术语用于描述这一现象。1997年，Rocco等[14]描述了硬膜外隙疾病中"区域填充"这一概念。液体首先充满其中一个隔室，再根据硬膜外瘢痕的形态和程度流入邻近的隔室。

将高渗氯化钠溶液注入硬膜外隙中一个封闭的隔室内会对周围神经结构造成挤压而导致直接损伤。高渗盐水氯化钠渗透压高，由于渗透压会使液体进入间隙，因此注射高渗盐水后会造成液体重新分布，进一步增加封闭腔隙中的容量和压力。为了达到平衡，10%的氯化钠要变成0.9%的生理状态，体积将扩大11倍。正常情况下，硬膜外隙中的液体在神经孔和椎管外的椎旁组织中自由流动。为了避免气压伤，让造影剂在硬膜外隙中自由流动至关重要，以防止产生过高的压力而对神经脊髓以及神经根（血液通过该路径供应脊髓）造成挤压。气压伤可带来严重的神经后遗症，轻者出现一过性感觉或运动功能障碍，重者可导致全身瘫痪。其临床表现各不相同，取决于受损伤的组织。避免产生这些严重并发症的唯一方法即是在粘连分解过程中确保所有可见的腔室均被打开，建立良好的引流后再注入高渗盐水。

图33-3显示的是一患者颈部的隔室，伴随患者头部前屈、旋转和下颌至肩的运动，通过药液注射得到明显改善。该患者因颈部过度屈伸造成慢性颈部疼痛，$C_5 \sim C_6$、$C_6 \sim C_7$椎体融合。该患者的颞部、耳朵、耳前至下腭分支区域存在严重触摸痛。该病需与非典型面神经痛和C_3神经根痛相鉴别。该患者拟行神经松解术。注射造影剂后将Racz Stim Cath（Epimed International，Johnstown，NY）从C_4区域左侧置入。置管过程较为困

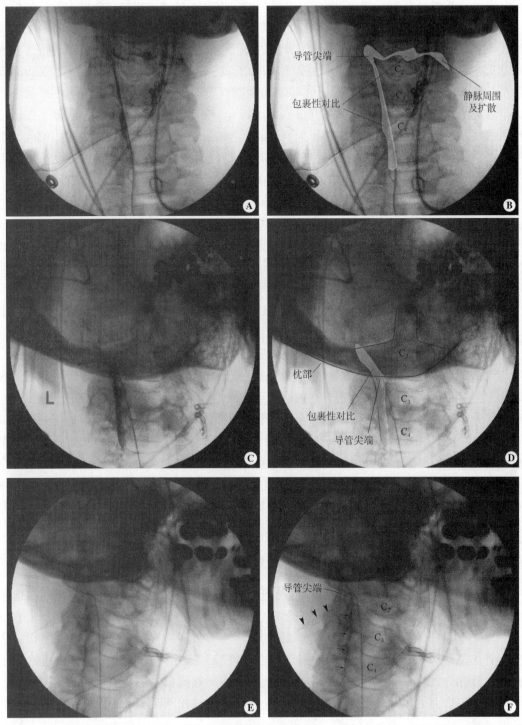

图 33-3　注射造影剂后的颈部前后位影像显示造影剂扩散受限（隔室）（A）；标记影像（B）；注射透明质酸酶和 0.9% 盐水后嘱患者旋转头部见造影剂进入神经孔（C）；标记影像（D）；造影剂在 C_2、C_3、C_4 区域的引流（E）；标记影像（F）

难，多次尝试后出现明确的落空感，导管向头端置入 C_3 神经根处。造影剂主要局限于左侧，且逐渐扩散至右侧 $C_2 \sim C_3$ 区域（图 33-3 A、B）。这一现象现在被称为静脉旁扩散（PVCS）。PVCS 是由于造影剂首先扩散至与静脉相邻的组织，提示有广泛的瘢痕以及造影剂扩散受限。PVCS 是椎管内压力升高的一个危险信号[15]。为了形成引流通路，屈颈可增大神经孔。旋转头部造成上下关节突的滑动，进一步扩大神经孔[16]。在注射仅 2ml 碘海醇（240mg/ml）后患者即诉双上肢和颈部疼痛，随即发现造影剂并未向侧方扩散。立即通过导管缓慢注射透明质酸酶（10ml，1500U），嘱患者将头从左侧转至右侧。在缓慢注入透明质酸酶的过程中，发现造影剂突然通过神经孔进入椎管外，脊髓的压力解除（图 33-3 C、D），患者疼痛迅速缓解。当直接刺激 C_3 神经根时引发患者疼痛，说明该患者可诊断为创伤后 C_3 神经根痛。在该治疗过程中可见 $C_2 \sim C_4$ 区域引流良好（图 33-3E）。此时，通过导管注射局麻药和类固醇药物（6ml 的 0.2% 罗哌卡因溶液，含有 4mg 地塞米松，共注射 4ml）。面部疼痛终止，固定导管并安装细菌过滤器。30 分钟后，患者于左侧位注入 3ml 10% 的氯化钠溶液。第二天，通过导管的细菌过滤器再次注入 5ml 0.2% 罗哌卡因，然后给予 4ml 10% 的氯化钠溶液。在同一天重复上述治疗方法一次。患者在出院时面部疼痛消失，随后的 6.5 年中患者疼痛并未复发，也没有采用其他治疗措施。

我们回顾分析了很多脊髓损伤的病例。这些病例在颈段注药（通常为单次注药）后出现疼痛、麻木和运动障碍（包括同侧下肢或双侧下肢），伴或不伴膀胱功能障碍。我们坚信在此过程中旋转患者头部有利于造影剂引流，减少对脊髓、神经根及滋养血管的挤压。我们在 20 年中不断改进这一方法，发现有隔室或出现疼痛时（特别是在进行颈部粘连松解时）会采用这种方法。少量的造影剂被作为示踪剂，然后给予黏稠度低的透明质酸酶溶液。患者所诉疼痛大多为初始注射时压力剧增引起的缺血性损伤。一旦发现隔室，切忌浪费时间进行磁共振（MRI）检查或进行外科咨询。应当立即按照上面描述的方法预防严重并发症或者死亡。值得注意的是，成功治疗后隔室的征象和症状消失的顺序同他们出现的顺序一样，也就是说，疼痛是首发症状也是首先消失的症状。怀疑存在含有无造影剂液体的隔室时可通过注射水溶性造影剂来证实。造影剂的注射会加剧症状的出现，但同时可以证实和引流隔室。

（二）大量硬膜外注射

硬膜外注射相对大量的液体可导致视网膜出血。具体多大容量会导致视网膜出血还不清楚。但注射量 < 65ml 被认为是安全的[17]。我们的经验是只要注射速度不快，大容量（100ml）注射也是安全的，因为有文献报道，只要硬膜外隙没有分隔，液体是可以（通过导管）从硬膜外隙流出来的。使用导管进行硬膜外松解术的过程中注射量通常小于65ml。且侧方置入导管的过程中液体可能从椎孔内向外流出，减少了可能的压力增加，降低视网膜出血的风险。如果导管位于中线、硬膜下或蛛网膜下隙，即使是中等的注射量也会导致脑脊液压力急剧升高，造成视网膜出血。我们没有发现关于导管松解术后视网膜出血的任何案例报道，但是有报道硬膜外腔镜治疗或硬膜外液体注射后有 12 例患者出现了视觉受损[18]，这些损伤是由于视网膜静脉出血。视力的完全恢复需数天至数月。一般而言，只要出血未破入玻璃体均不需特殊处理。一旦出现出血破入玻璃体，应当立即

行玻璃体切除术以防视力进一步受损。

（三）错误置入导管和穿刺针：硬膜下、蛛网膜下隙、神经内注射

粘连松解过程中最常见的问题是由于医师对手术器械不熟悉而造成的导管置入错误。初试者往往将导管置在中线上。在一项前瞻性研究中，Manchikanti 等[19]发现在非特异位点置入导管完全无效，就如同单独的骶管注药。另外，中线处的导管更易进入硬膜下隙（图33-4）。如果患者本身合并蛛网膜炎，则可能会出现肠道和膀胱功能失调。必须在注射其他药物之前识别出硬膜下造影剂扩散。硬膜下注射局麻药和类固醇药物可能导致运动阻滞，注射高渗氯化钠溶液可能导致肠道和膀胱功能丧失[1]。避免这些严重并发症的唯一办法即是高度集中注意力和严密观察：导管应在硬膜外隙的腹外侧，永远都不要置于中线上。

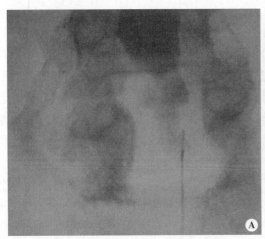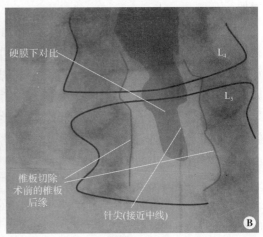

图 33-4 硬膜外粘连松解术腰椎前后位造影，该患者行椎板切除术。导管位于中线，可能系穿入硬膜下隙所致。造影剂在硬膜下区域扩散（A）。标记影像（B）

通常在注射造影剂时就能辨别是否误入硬膜下隙。通常造影剂进入硬膜下隙后在前后位和侧位X线成像时会观察到硬膜呈现出铁轨样外观。造影剂扩散广泛。如果原因是硬膜下置管，在前后位和侧位 X 成像时导管多位于椎管中线位置。如果尖锐穿刺针如 Husted、Tuohy、R-K，极易导致硬膜下置管。即使是穿刺针的尖端位于硬膜外隙，也极易刺破硬脑膜形成瓣状孔，随后导管便通过此孔进入硬膜下隙。导管置入非常容易，但是导管不能到达硬膜外侧方的目标区域，因此要考虑导管置入硬膜下。进行侧面观时，导管位于椎管中线，而不是位于背侧或腹侧。在中线进行硬膜下置管或置入腔镜时，可导致压力增高而干扰脊髓的血供。使用镇静药物是非常危险的。在操作过程中，医生需要同患者交流，如注射造影剂和透明质酸酶共20ml 后患者诉双腿疼痛，通过椎间板置入22G腰麻针，13ml 造影剂和液体从硬膜下被吸走，患者疼痛立即缓解。该技术也被其他医生所采用，大家认识到在诊断这类患者疼痛原因时侧位像具有和前后位像一样的重要性。在另一个镇静病例中，硬膜外腔镜置入了硬膜下间隙而没有得到及时的发现。患者出现肠道、膀胱和性功能障碍，并进行了起诉。

硬膜下隙若没有扩散阻碍时，硬膜下注射并不存在问题。若液体扩散受限，其产生的压力会阻碍血液由硬膜下隙流入脊髓。最终导致脊髓的缺血性损伤。预防硬膜下注射

的方法包括识别特征性造影剂扩散以及使用小剂量局麻药。如果医生始终在注药和给予试探剂量的局麻药时进行回抽，应该能发现是否注入了蛛网膜下隙。0.2% 罗哌卡因或 0.25% 布比卡因可在 15 ～ 20 分钟后产生明显的感觉和运动阻滞，并且突然出现呼吸肌瘫痪和心脏停搏。因此，在安全的医疗中心进行注射后的监测是必需的。

（四）导管断裂

避免导管断裂需要丰富的工作经验以及恰当的设备，特别是恰当的硬膜外穿刺针和导管。在我们的训练项目中有 5 名进修医生，我们发现如果这些进修医生折断了导管，那么在训练期的前 4 个月他们都会这样。使用 HuHusted、Tuohy、R-K 穿刺针通常也会导致导管断裂的发生。这些穿刺针都有锐利的边缘（图 33-1），穿刺针过小也容易导致断裂风险增加。

避免导管断裂需要在穿刺过程中注意导管和穿刺针尖端的方向。必须在穿刺过程中确保穿刺针和导管的方向一致。如果导管的方向和穿刺针方向不一致，穿刺针的尖端刺破导管的塑料外衣，造成导管外衣鱼钩样缺损。一旦发现穿刺针穿透导管，应当立即移除导管和穿刺针。如果在穿刺针拔出后发现导管拔出困难，一个行之有效的办法是等待数分钟，在拔导管前将导管边旋转边往里推，这样可以消除鱼钩样影响。因为穿刺针形成的洞径大于导管，因此边旋转边推进导管会使导管移除更容易。如果此过程中出现嵌顿，切勿强行拔出导管，强行拔出可导致导管在破损处断裂。有许多使用 P-K 针穿刺后成功移除部分受损导管的病例报道。

作为知情同意书的一部分，我们加入了导管断裂的可能性，如果导管断裂，会采用外科手段移除。目前的文献大多聚焦在急性疼痛管理（手术、分娩）中导管断裂的严重性上，而不是慢性疼痛管理。在进行急性疼痛治疗的医疗机构，大多数作者[20]建议保留导管断端于原位不予取出，除非导管断端引起严重疼痛和放射痛。但是在我们的工作中发现，一些慢性疼痛患者总认为导管断端是引起他们疼痛的原因之一。我们也注意到因导管断端留置而带来的许多医疗法律诉讼。因此我们会安排外科会诊以及移除断裂的导管。每个医师需在考虑不同患者情况的基础上做出移除断裂导管的决定。

Husted 和 Touhy 穿刺针的开口均为椭圆形（图 33-1）。这些穿刺针的尖端锐利易穿透导管的塑料外壳。RX-Coude 穿刺针尖端更为圆润，并且穿刺针背部相对于 Husted 和 Touhy 穿刺针有一定弧度。这一设计有利于穿刺针顺利到达目标位置。我们认为 RX-Coude 穿刺针不仅有利于穿刺，还有利于预防导管断裂。但是，在穿刺针尖端进入硬膜外后其移动的过程中可能刮伤硬脑膜。现在的新发明在 RX-Coude 穿刺针中加入前端圆钝的管芯，管芯超出穿刺针尖端 1mm。管芯可推开硬脑膜便于穿刺针旋转，因此导管能够顺利到达理想位置。同样的，14G 的穿刺针和管芯可用于置入脊髓刺激电极。

（五）其他

骶管裂孔入路行硬膜外粘连松解术常见并发症之一为会阴部麻木。这通常是自限性的。因 S_5 神经根位于骶管裂孔附近，导管和穿刺针对 S_5 神经根的挤压造成神经失用。极少数情况下术后会存在持续性骶管裂孔附近区域疼痛。这可能是由于神经瘤形成，其通常对在疼痛部位注射局麻药有反应。极为罕见的情况下，穿刺针尖端将 S_5 切断会导致长期甚至是永久性的会阴部麻木。我们没有发现骶管内血肿和分隔。积液可通过 S_3 神经孔或其他途径流入盆腔。

脊髓空洞的患者在操作的过程中可因硬膜外隙压力增高而导致损伤。比如，有一例患者因穿刺时阻力消失时的压力改变造成了瘫痪（个人交流）。而这种方法我们常用于脊髓刺激电极的置入。在脊髓空洞患者进行硬膜外粘连松解或硬膜外镜检的过程中没有压力相关并发症的发生。但是在对有脊髓空洞或其他脊髓病变的患者进行这些操作时必须提高警惕。

五、感染、血肿以及其他并发症

（一）感染

在进入硬膜外隙隙的任何一个过程中都应当警惕感染的可能。在进行操作前应当详细询问病史以排除化脓性鼻窦炎、膀胱炎、肺炎以及牙周炎。任何慢性感染都可能让患者处境危险，特别是在硬膜外隙注入类固醇药物后。先前存在慢性感染的患者在硬膜外注射后会出现迟发感染（脓毒血症）。这种感染通常发生于治疗后 12 ~ 13 天，且症状轻微。极少情况下这些患者可能会死于随后出现的多器官功能衰竭。硬膜外感染症状典型，如剧烈疼痛、颈部疼痛、头痛、乏力、麻木和畏光。体征包括体温升高，假性脑膜炎和一些神经功能障碍。实验室检查会发现白细胞计数上升，红细胞沉降率加快，脑脊液异常。通常硬膜外感染需要抗感染治疗 5 ~ 10 天（见第 5 章硬膜外脓肿讨论部分）。

我们预防感染的方法涵盖了置管的整个过程。患者在操作前预防性使用抗生素。我们将穿刺针位于骶管裂孔尾端 2 英寸，偏中线外 1 英寸，这样导管可在组织内打隧道。置管前，将导管浸泡在含 50 U/ml 杆菌肽的生理盐水中（50 000 U，稀释成 1L）。导管内注入类固醇药物时，在手术间内进行，应当确保全程无菌。类固醇药物注射完毕后，在导管上置入细菌过滤器。在接下来的治疗过程中不能移除过滤器，也不能再次注入类固醇药物。如果过滤器和连接器断开，应当立即移除导管。我们在穿刺部位涂抹抗生素药膏。穿刺部位覆盖两层纱布海绵，四周覆盖透明的敷贴，透明敷贴上还需要用胶布加压固定口服抗生素 5 天。我们按照上述程序处理后，并未发现一例需要外科引流的感染。

（二）血肿

粘连松解术中椎管血肿的发生率较低。究其原因可能为在松解术过程中，高压力的静脉血管变成了低压力的。大部分出血来自穿刺针和导管置入时静脉出血。患者的术前评估应包括详细的服药史，并评估血小板功能，因为患者可能服用一种或多种抗血小板药物而影响患者凝血功能。预防和治疗硬膜外血肿将在第 4 章中详细讨论。

颈部松解术时，上胸段的穿刺可能导致血肿，但在手术清除后经 MRI 诊断完全恢复。患者诉背痛、膀胱功能障碍及下肢乏力。也有一些患者没有采用外科清除，而是选择了观察，最后导致永久性脊髓损伤。我们治疗中发现一例患者胸部注射后形成隔室，造影剂、盐水和类固醇药物混合物（总体积 5ml）在硬膜下隙扩散，导致胸部疼痛、四肢麻木乏力。MRI 随访并未发现血肿（个人交流）。

　　知名的脊柱手术专家 Harry Crock 指出，背部手术失败的患者中存在高压力静脉（个人交流），他认为这种高压力静脉是静脉经神经孔引流受阻的结果。他通过进行单纯的椎间孔切开术来证实该猜测。术后高压力静脉转换成了低压力静脉，并且成功减少了高压力静脉出血。这个手术的原理和上肢松绑止血带的原理相同。我们的经验是我们所进行的松解术和液体椎间孔切开术相似。20 年中我们开展了 8000 例粘连松解术，没有发生一例需要外科引流的硬膜外血肿的病例。据我们所知，血肿多发生于单根穿刺针通过椎间硬膜外入路进行类固醇药物注射时，多见于背部手术失败患者。

（三）识别高危患者

　　中线穿刺注射，中线或近中线置管和小剂量注射可导致脊髓病变。注射的液体量不足以到达硬膜外隙外侧，开放一个神经孔。这样就形成了对脊髓有压迫的隔室。

　　隔室的临床病例来自于医疗单位里或医疗法律领域内的个人经验。我们关于硬膜外粘连松解的第一篇文章内报道了具有联合风险的一个病例，该病例为伴有神经根病的背部失败患者，硬膜外瘢痕广泛存在并患有没有识别或之前已经存在的蛛网膜炎。患者由于条件限制，并未事先行 MRI 或 CT 扫描。患者存在严重的疼痛、神经根病和足下垂，建议施行粘连松解术。注射造影剂、局麻药（10ml 的 0.25% 布比卡因）和类固醇药物。术后在恢复室出现运动阻滞，因此终止治疗，而进行运动阻滞的恢复。然而该患者出现了永久性肠道和膀胱功能失调，且疼痛仍然存在。脊髓造影显示患者患有严重的蛛网膜炎，这可能是由之前的多次手术和诊断性穿刺导致的。椎管内输注阿片类药物可提供长期的疼痛缓解。该报道强调了对患有蛛网膜炎和硬膜外瘢痕的患者实施硬膜外松解术具有很高的风险。不幸的是，此种情况在其他医生的操作中也有发生，并且不仅引起肠道和膀胱功能失调，还出现了截瘫。解决该问题的唯一办法即是高度重视存在蛛网膜炎时药物在蛛网膜下的扩散。硬膜外瘢痕和蛛网膜炎在一次或多次行脊柱手术的患者中都非常常见。在此类患者中，即使是单次穿刺针给药也可能导致永久性麻痹，这是由于液体易通过手术创口进入硬膜下隙切断脊髓重要的循环通路。

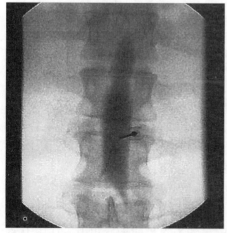

图 33-5　近腰骶关节处的腰椎造影，显示隔室及造影剂在硬膜下隙扩散范围
可见造影剂在硬膜下的扩散超过两个椎体平面。鞘内注射造影剂时，造影剂不仅局限于上下扩散，还可侧方扩散填充神经根硬脑膜袖口处。因此，影像学上较易鉴别硬膜下注射和鞘内注射

　　通过识别隔室和将硬膜下液体转移至硬膜外隙可预防长期的缺血（图 33-5）。这种并发症较为少见且不需干预。问题在于，当操作者发现硬膜外隔室积液后，何时采用多穿刺针抽吸引流或者手术干预减压。

六、总　　结

　　前瞻随机研究表明[21, 22]，硬膜外粘连松解术治疗慢性背部疼痛和神经根痛在短期随

访时具有显著效果，长期随访（如 12 个月）效果中等[21, 22]。另外还有大量回顾性研究支持这一结论。前瞻性随机研究证实，如果导管放置不准确会导致治疗无效。此手术需要一个长时间的操作和学习才能熟练掌握。术前必须详细询问患者病史和仔细查体。术者必须清楚患者如果合并蛛网膜炎和硬膜外瘢痕，术中会出现隔室和继发性脊髓缺血损伤导致圆锥和脊髓功能障碍。隔室和液体在硬膜外隙扩散的概念要时刻牢记于心。该技术不仅对于腰椎和骶椎病变的患者有效，对于颈胸椎病变也有效。选取硬膜外隙腹外侧作为目标位置治疗效果最佳。这对于累及脊髓的背痛综合征和神经根痛的患者效果良好。该技术用于椎管狭窄的治疗较单纯硬膜外类固醇药物注射效果更好[8]。

　　保守估计，此技术自从开展以来已经在全世界范围内各个医学中心施行超过 170 万次。该手术并发症的发生率低。感染和出血发生率极低。训练有素的操作者和精良的穿刺设备几乎不会导致导管断裂。

（黄　焜译，吕沛林　刘　进校）

参 考 文 献

1. Racz GB, Holubec JT. Lysis of adhesions in the epidural space. In: Racz GB, ed. *Techniques of Neurolysis*. Boston, MA: Kluwer, 1989:57–72.
2. Kuslich SD, Ulstrom CL, Michael CJ. The tissue origin of low back pain and sciatica. *Orthop Clin North Am* 1991;22:181–187.
3. Ross JS, Robertson JT, Frederickson RC, et al. Association between peridural scar and recurrent radicular pain after lumbar discectomy: magnetic resonance evaluation. *Neurosurgery* 1996;38:855–861.
4. Moore DC. The use of hyaluronidase in local and nerve block analgesia other than spinal block: 1520 cases. *Anesthesiology* 1951;12:611–626.
5. Heavner JE, Racz GB, Raj PP. Percutaneous epidural neuroplasty: prospective evaluation of 0.9% NaCl vs. 10% NaCl with or without hyaluronidase. *Reg Anesth Pain Med* 1999;24:202–207.
6. Dunn A, Heavner JE, Racz GB, et al. Hyaluronidase: a review of approved formulations, indications and off label use in chronic pain management. *Expert Opin Biol Ther* 2010;10:127–131.
7. Hitchcock ER. Hypothermic-saline subarachnoid injection. *Lancet* 1970;1:843.
8. Racz GB, Heavner JE, Singleton W, et al. Hypertonic saline and corticosteroid injected epidurally for pain control. In: Racz GB, ed. *Techniques for Neurolysis*. Boston, MA: Kluwer Academic Publisher, 1989:73–86.
9. King JC, Jewett DL, Sundberg HR. Differential blockade of cat dorsal root c-fibers by various chloride solutions. *J Neurosurg* 1972;36:569–583.
10. Swerdlow M. Complications of neurolytic neural blockade. In: Cousins MJ, Bridenbaugh PO, eds. *Neural Blockade*. Philadelphia, PA: Lippincott, 1980:543–553.
11. Larkin TM, Carragee E, Cohen S. A novel technique for delivery of epidural steroids and diagnosing the level of nerve root pathol-

ogy. *J Spinal Disord Tech* 2003;16:186–192.
12. Abram SE, O'Connor TC. Complications associated with epidural steroid injection. *Reg Anesth* 1996;21:149–162.
13. Junck L, Marshall WH. Neurotoxicity of radiological contrast agents. *Ann Neurol* 1983;13:469–484.
14. Rocco AG, Philip JH, Boas RA, et al. Epidural space as a starling resistor and elevation of inflow resistance in a diseased epidural space. *Reg Anesth* 1997;22:167–177.
15. Racz GB, Heavner JE. Cervical spinal canal loculation and secondary ischemic cord injury—PVCS—perivenous counter spread—danger sign! *Pain Pract* 2008;8:399–403.
16. Kitogawa T, Fujiwara A, Kobayashi N, et al. Morphologic changes in the cervical neural foramen due to flexion and extension (*in vitro* imaging study). *Spine* 2004;29:2821–2825.
17. Saberski LR, Brull SJ. Epidural endoscopy-aided drug delivery: a case report. *Yale J Biol Med* 1995;68:7–15.
18. Gill JBV, Heavner JE. Visual impairment following epidural fluid injections and epiduroscopy: a review. *Pain Med* 2005;6:367–374.
19. Manchikanti L, Rivera JJ, Pampati V, et al. One-day lumbar epidural adhesiolysis and hypertonic saline neurolysis in treatment of chronic low back pain: a randomized, double-blind trial. *Pain Physician* 2004;7(2):177–186.
20. Bromage PR. *Epidural Analgesia*. Philadelphia, PA: WB Saunders, 1978:664–665.
21. Boswell MV, Shah RV, Everett CR, et al. Interventional techniques in the management of chronic spinal pain: evidence-based practice guidelines. *Pain Physician* 2005;8:1–47.
22. Hayek SM, Helm S, Benjamin RM, et al. Effectiveness of spinal endoscopic adhesiolysis in post lumbar surgery syndrome. *Pain Physician* 2009;12:419–435.

Richard Rosenquist

　　有史料记载以来，人们就一直在探索快速、可靠控制疼痛的方法。人们熟知鸦片具有镇痛和改变人意识的作用已经有几个世纪了。1805 年，德国的药学专家 Serturner FW 成功分离并描述了鸦片中有强烈活性作用的生物碱成分，并用希腊梦之神"Morpheus"的名字将其命名为"morphium"，就是今日我们熟知的吗啡。随后在鸦片中又相继发现了其他生物碱，如 1832 年发现可待因，1848 年发现罂粟碱。在 19 世纪 50 年代，这些纯化的生物碱（不是早期的鸦片制剂的粗提物）就被描述为具有缓解疼痛、咳嗽和腹泻的作用。随后对于此类化合物进行深入研究，又产生出大量的阿片类镇痛化合物和释药系统。在近数十年中，许多机构都提出了疼痛治疗的重要性，同时一些正在开展的研究对于疼痛的类型和病因提供了更深入的认识，目前对于疼痛治疗的需求在不断增加。在缺少完善的实验设计和确切治疗方法的情况下，阿片类镇痛药仍然是慢性疼痛治疗的常见选择。应用阿片类药治疗慢性非癌性疼痛迅速发展，明显缓解了患者的疼痛并改善了功能。

然而，随着用量的增长，许多可预期和不可预期的不良反应也随之大幅度地增加。在许多病例中，患者仅被告知了一些常见的不良反应，他们因此认为长期使用此类药物的不良反应很小。另外，与处方阿片类药物相关的死亡数量异常增加，导致多种新型的抗药物滥用药物（abuse-resistant drug）的研发增加，同时需要确立其在治疗此类问题中的合理使用方案。本章将着重揭去阿片类药物的神秘面纱，澄清阿片类药物长期应用的并发症。

一、常见的阿片类药物相关不良反应

阿片类药物常见的不良反应包括便秘、尿潴留、镇静、谵妄、口干、呼吸抑制、多汗、瘙痒、肌痉挛、震颤、恶心和呕吐。由于与阿片类药物镇痛治疗相关的不良反应十分常见，所以就自然地被认为是治疗的一部分。有些不良反应可以发生耐受而逐渐减轻，但有的不良反应将贯穿治疗的全过程。长期接受阿片类药物治疗的患者，几乎都将面临部分或全部的不良反应。对于每一个患者而言，具体将发生哪些不良反应及其严重程度如何，存在很大的变异和个体差异，并且与药物的种类和剂量相关。

Moore 和 McQuay[1] 对 34 个随机的实验进行了系统回顾，检测了口服阿片类药物相关不良反应的流行病学特点。所纳入的实验研究期限都很短，其中仅有两个超过 4 周，一个超过 8 周。尽管实验研究期限相对很短，但是它们突出的特点是有大量文献支持在慢性疼痛治疗中适于采用阿片类药物。作者发现 51% 的患者口服阿片类药物将经历至少一种不良反应，而 22% 的患者因不良反应终止用药，这些不良反应包括口干、恶心、便秘、眩晕、困倦或嗜睡、瘙痒或呕吐（框 34-1）。发生这些不良反应的机制与大脑、脊髓、周围神经系统及肠道等部位的阿片受体有关。

框 34-1　阿片类药物常见的不良反应及发生率（口服用药）

· 22%	因不良反应退出治疗	· 14%	眩晕
· 25%	口干	· 14%	困倦或嗜睡
· 21%	恶心	· 13%	瘙痒
· 15%	便秘	· 10%	呕吐

引自 Moore RA，McQuay HJ. Prevalence of opioid adverse events in chronic non-malignant pain: systematic reviews of randomized trials of oral opioids. Arthritis Res Ther，2005. 7：R1046-R1051.

（一）便秘

1. 概述　便秘是使用阿片类镇痛药最常见的不良反应，通常需要采取多种方法进行治疗，包括饮食调整和药物治疗[2]。在极少数有慢性腹泻病史的患者当中，减少肠道动力反而是件好事。然而，绝大多数情况下便秘是需要积极预防和治疗的不良反应。

2. 病理生理　阿片类药物通过与肠道内 μ 受体结合，阻断了肠道动力所需的节律性肠壁收缩运动而损伤了肠道功能。阿片类药物还能通过直接作用于内脏神经系统而影响肠腔内消化液分泌。这些作用还常伴有胃排空能力下降、腹痛、肠痉挛、腹胀并导致肠蠕动频率下降，造成粪便干硬、排便疼痛、肠道排空不完全。另外，阿片类药物的肠道外周作用可引起恶心和呕吐。

3. **诊断** 便秘仅依据病史即可诊断。有时严重的便秘需要摄腹部 X 线片收集证据，但这只是例外的情况而不是常规。最后，在一些实验研究或进一步的胃肠功能评估中，还可以采用氢呼气实验检测胃肠转运时间，但该方法在临床很少采用[3]。

4. **预防 / 治疗** 对于阿片类药物引起的便秘，预防和治疗应同步进行。当开始阿片类药物治疗时，就应该预料到可能出现便秘，并采取治疗措施。最初的处理办法是饮食调节，包括增加液体、膳食纤维和水果的摄入。如果饮食调节不足以缓解，我们可以使用便软化剂，如多库酯钠；促胃肠动力剂，如番泻叶；渗透剂，如聚乙二醇；增容剂，如甲基纤维素。这些药物可以单独或联合用于治疗便秘[2, 4, 5]。

在未来，所应用的阿片受体拮抗药，如爱维莫潘将提高便秘的治疗效果。该药只阻滞肠壁的阿片受体而不影响中枢阿片受体，因此不影响镇痛作用。在一项为期 21 天的研究中，Paulson 等观察了爱维莫潘对阿片类药物引起的肠道功能不全的治疗作用，结论是爱维莫潘具有显著疗效。在 21 天的疗程中，使用 1.0mg 和 0.5mg 的爱维莫潘及安慰剂后，分别有 54%、43% 和 29% 的患者在用药 8 小时后出现有效的肠蠕动。最近，Jansen 等通过随机、安慰剂对照实验，检测了在非癌性疼痛治疗中爱维莫潘对阿片类药物引起的肠功能障碍的治疗作用，有效性的主要观察终点是在治疗期间内每周至少出现 3 次自发的肠蠕动（spontaneous bowel movements，SBM）；即在最初 24 小时内，不使用泻药的情况下出现的肠蠕动患者的比例，以及 SBM 从每周至少一次的基线水平增加的次数。与安慰剂组比较，爱维莫潘 0.5mg 每日两次组达到观测终点的患者的比例数明显增加（72% 对 48%，$P < 0.001$）。与安慰剂相比使用爱维莫潘日两次治疗还同时改善了其他症状，如大便干硬、排便费力、排不净、腹胀、腹痛和食欲下降等。阿片类药物导致的肠道功能障碍的症状改善评分（symptoms improvement scale，SIS）变化的比率，在爱维莫潘 0.5mg 每日两次组为 40.4%，而安慰剂组为 18.6%（$P < 0.001$）。积极使用爱维莫潘治疗并未增加阿片药物的用量，也没有增加患者的疼痛评分[7]。

（二）镇静和谵妄

1. **概述** 镇静在阿片类药物治疗的初期和大幅度增加剂量时很常见[8]。它与一过性嗜睡和认知功能损害有关。这些症状几天后可以缓解，在用药之初要确保并建议患者避免饮酒或驾驶是十分必要的。在大多数情况下，达到稳定治疗剂量后，与未使用阿片药物的患者相比，用药并不影响认知功能和驾驶能力[9, 10]。然而，在某些情况下症状持续存在，可能与并存其他疾病或同时使用了镇静药物有关。谵妄是一种急性的混乱状态，导致意识和理解力紊乱。镇静或轻度的认知功能损害（甚至幻觉）常见于用药初期或大幅度增量时。阿片药物导致的谵妄的鉴别诊断通常比较复杂。

2. **病理生理** 阿片药物产生镇静或谵妄的病理生理机制，与阿片药物及其代谢产物对大脑及脊髓部位的受体作用效应相关。下列因素可能促使谵妄的发生：肝、肾功能不全，长期使用大剂量阿片药物，预先存在的认知功能损害、脱水，以及同时使用精神类药物。

3. **风险因素** 使用阿片类药物出现镇静的风险因素包括初次应用阿片类药物、剂量增加过快、肾功能不全、肝功能不全、合用其他镇静药物以及并存代谢紊乱（框 34-

2）。尽管哌替啶以及其具有毒性的代谢产物去甲哌替啶是产生谵妄风险较大的化合物，但是，哪一种阿片类药物更具谵妄风险尚未被确切证实。阿片类药物的给药途径及其亲脂性也被视为是潜在的危险因素。

框 34-2　阿片类镇痛药镇静作用的风险因素

• 阿片类药物未耐受	• 肝功能不全
• 逐渐增加阿片类药物剂量	• 同时使用其他镇静药
• 肾功能不全	• 合并代谢紊乱

4. **诊断**　对镇静、认知功能障碍及谵妄的病因诊断应该包括详细的病史，并明确应用阿片类药物与产生精神症状的时间关系。同时应评价患者是否合并痴呆、肾功能不全、代谢性脑病、脑转移，以及是否同时应用其他具有中枢神经系统活性药物。例如，用药过量、剂量增加过快和更换其他药物引发的急性不良反应，可能与药物本身有关。相反，镇静或谵妄随着肾功能恶化而逐渐加重，可能与毒性代谢产物蓄积有关。

5. **预防**　镇静与谵妄的预防可通过限制初始剂量及剂量增加的速度，以及对药物代谢能力差和代谢产物排泄不良的患者避免应用该类药物来实现。此外，选择毒性代谢产物累积相对较少的药物对预防镇静与谵妄的发生是有利的。阿片类药物可以以原型经肾排泄，但不能通过此方式消除的药物即转化成水溶性代谢产物。老年患者或接受大剂量长疗程阿片类药物治疗的患者肾功能受损，发生镇静与谵妄的风险更大。去甲哌替啶是哌替啶的代谢产物，可引起神经毒性，尤其是在老年和肾功能不良的患者中更易产生，所以应用哌替啶治疗急性疼痛的时程应限制在 1 ～ 2 天内，且避免应用于慢性疼痛患者。

吗啡 -3- 葡糖苷酸和吗啡 -6- 葡糖苷酸是两种水溶性吗啡代谢产物，主要通过肾消除[11]。吗啡 -3- 葡糖苷酸有拮抗镇痛作用，且与痛觉超敏和肌阵挛有关[12, 13]。吗啡 -6- 葡糖苷酸具有强效镇痛作用，可能比吗啡的作用更强[14]。去甲吗啡是吗啡的另外一种降解产物，它与吗啡的镇痛作用和毒性有关。双氢吗啡酮的主要代谢产物是双氢吗啡酮 -3- 葡糖苷酸，该物质没有镇痛作用，但是有比吗啡 -3- 葡糖苷酸更强的神经兴奋作用[15]。羟考酮可代谢成双氢吗啡酮，可更安全地应用于老年患者或肾功能不良者，但是并无确切数据支持此观点。

6. **治疗**　镇静和谵妄的治疗方法包括减少阿片类药物的用量，避免单一药物持续使用，减少或停用其他镇静药物，或必要时加用神经兴奋药物。当伴有其他阿片药物相关不良反应时，基本的治疗方案是减少用量，多种药物交替使用，监测活性代谢产物潴留及减少或停止其他有神经活性物质的摄入。

（三）口干

1. **概述**　口干是长期使用阿片类药物极为常见的并发症，并伴有严重牙齿问题。一项研究表明，84% 的患者在药物治疗过程中间断或持续存在上述问题，65% 的受试者存在口干症状[16]。

2. **病理生理**　口干与阿片类药物及其代谢产物的直接作用有关[16]，具体机制尚不明确，可能与神经调节机制受到干扰和副交感神经冲动激活相关腺体的毒蕈碱受体和肾上腺素受体有关[17]。

3.风险因素 口干发生的风险因素与药物用量有关，若使用吗啡，则与吗啡 -6- 葡糖苷酸的生成量有直接关系。其他有抗胆碱作用的物质也可激发或加重口干症状。

4.诊断 目前并无关于此症状诊断的相关报道。

5.预防 目前尚无确切预防措施。

6.治疗 治疗措施包括减少阿片类药物的用量，避免单一药品持续使用，避免应用可加重口干的抗胆碱药物和抗惊厥药物及对症治疗。对症治疗措施为补液、使用人工唾液、应用口香糖或刺激唾液分泌的糖果等。此外，也可应用毛果芸香碱及氯化氨甲酰甲胆碱等促进唾液分泌的药物。

（四）呼吸抑制

1.概述 呼吸抑制是所有医护人员应用阿片类镇痛药时最为关注、也是最危险的不良反应，在治疗初期、药物增量期及活性代谢产物堆积期等整个治疗过程中都应该给予关注。对呼吸抑制的耐受往往发生在治疗后的几天或几周，长期应用阿片类药物治疗的患者发生呼吸抑制的现象很罕见[17]，一旦发生，多与近期剂量增加和更换阿片类药品种类有关。如果药量恒定，则应考虑其病因如合并肺炎、肺栓塞、心肌疾病或近期合用其他镇静药物[19, 20]。

阿片类药物应用于临终患者的重度疼痛治疗目前尚存在一定争议，因为阿片类药物具有潜在的有关"双重效应"。在道义上对"双重效应"的定义为：在已经被预期和接受的情况下善意地去缩短患者的生命是人道的，但在怀着美好的愿望去采取行动的过程中可能发生意料之外的副作用，而且目前认为有意地去结束或缩短患者的生命是错误的。在终末期治疗中使用镇静药控制临终患者的暴发痛，可能存在着缩短患者生命的效应。这使人们注意到，提供恰当的姑息治疗授权行动与执行安乐死之间很难鉴别，安乐死在很多地区是违法的也是受到道德反对的。提到"双重效应"是基于如下的担忧：医生的意图是控制病痛，不是缩短患者生命。医生良好意图的证据要体现在患者治疗计划中，而且使用阿片类药物镇痛应有药物剂量滴定和调整剂量的记录。总之，医生的行为是要进行恰当的姑息治疗，而非执行安乐死。

2.病理生理 高密度的阿片受体分布于多个脊髓上位的脑部呼吸中枢，包括孤束核、疑后核和疑核[22]。另外，在这些部位有化学感受带，参与介导阿片类药物导致的呼吸抑制作用。阿片类药物干扰脑桥及脊髓调节呼吸节律的呼吸中枢（图 34-1）。脑干呼吸中枢的 μ 受体通过对脑干呼吸中枢的直接作用，产生剂量相关的呼吸抑制，如大剂量应用可引起窒息。

μ 受体的不同亚型对呼吸功能的影响存在争议。不同的呼吸中枢，如通气动力、呼吸节律、化学感应及其神经整合中枢之间的确切作用机制尚不明确。最终的效应是在通气过程中呼吸中枢对 CO_2 的反应明显下降，导致通气 $-CO_2$ 闭合气压曲线斜率减小，使分钟通气量与 $PaCO_2$ 曲线右移（图 34-1 插图）。另外，呼气末 $PaCO_2$ 和屏气阈值增加。阿片类药物同样能降低缺氧对通气的驱动力[23, 24]。低剂量的阿片类药物即可削弱或消除颈动脉体化学感受器对缺氧的反应性。通常情况下，呼吸驱动力随着负荷如气道阻力增加而增加，阿片类药物能削弱该反应[23]。阿片类药物通过控制呼吸节律和模式发挥作用，使呼吸暂停增加，呼气延时，出现不规律和（或）周期性的呼吸，以及减少、不改变或增加潮气量[25-27]。

呼气时间延长对于呼吸次数的影响大于对潮气量的影响。多数情况下，治疗剂量的阿片类药物即可减少呼吸频率，但随之出现 CO_2 浓度增加，又代偿性地增加了呼吸频率。

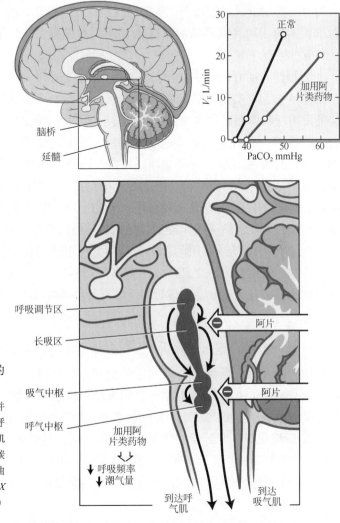

图 34-1　阿片类药物导致呼吸抑制的病理生理机制示意图

阿片与位于脑桥和延髓内的呼吸中枢结合并产生抑制作用，该中枢负责调节呼吸频率（呼吸调节中枢和长吸中枢）和呼气肌与吸气肌控制潮气量。右上角插图表示对进行性高碳酸血症通气反应。使用阿片类药物后通气曲线的斜率下降，呼吸暂停的阈值（斜线与 X 轴的交点，或出现呼吸暂停时的 $PaCO_2$ 值）右移

3. 风险因素　长期应用阿片类药物的患者发生呼吸抑制并不常见。当其发生时，尽管阿片类药物的影响不能排除但是应考虑其他原因，如肺炎、肺栓塞、心功能不全，合用其他镇静药物等。此外，合并睡眠呼吸暂停的患者，应用阿片类药物发生呼吸模式改变或阿片相关并发症的风险更大。

4. 诊断　呼吸抑制可根据患者症状和体征进行诊断，但是呼吸频率并不是诊断呼吸抑制严重程度的可靠指标。大剂量阿片类药物可消除自主呼吸，但是并不引起意识消失，所以，患者仍可对命令做出反应，可根据指令进行呼吸运动。阿片药物的作用还可表现为瞳孔缩小，临床上可根据此表现做出诊断。评价呼吸抑制主要通过临床检查和电子检测设备测定清醒或睡眠状态下的呼吸频率和氧饱和度。

电子监测设备可提供连续的监测，但设备报警装置可能失灵。另外，脉搏血氧的监

测并不能及时地发现呼吸抑制的发生，因为呼吸频率减低或呼吸停止很长一段时间后才可能通过氧饱和度的改变表现出来。在急性药物过量的情况下，血气分析是很必要的，表现为 PaO_2 下降，CO_2 增高和 pH 降低。有时我们在拮抗阿片类药物的其他作用时，患者的呼吸抑制情况得到改善，从而间接地证实了使用阿片类药物是发生呼吸抑制的原因。对于长期应用阿片类药物的家庭患者，因不能使用监测手段，轻度的呼吸抑制可能在无法察觉的情况下发生。

5. 预防 对呼吸抑制的预防措施有：限制药物的初始剂量和总量，避免代谢产物堆积，与其他可引起呼吸抑制的药物合用时减少阿片类药物的用量，对于存在睡眠呼吸暂停等可能发生呼吸抑制高危因素的患者应适当调整药物剂量。

6. 治疗 治疗包括减少药物的用量，减少或停用其他可引起呼吸抑制或有镇静作用的药物，必要时可给予阿片受体拮抗药。阿片受体拮抗药只能用在严重呼吸抑制的情况下，因为应用纳洛酮会引起急性戒断症状和其他严重的生理反应，如原有疼痛加重、恶心、呕吐、颤抖、代谢性应激、高血压、心动过缓、肺水肿、脑血管事件、心律失常、心脏骤停和死亡。而且纳洛酮半衰期较短，若不持续使用，呼吸抑制有再发的风险。

7. 多汗 多汗是口服阿片类药物的常见不良反应，但是鲜有文献予以关注。一篇关于美沙酮的报道指出，多汗的发生率高达 45%[36]，原因可能与肥大细胞脱颗粒有关，应用抗组胺药能减轻此症状。在多数患者，多汗并不影响其生活，故无需特殊治疗[37, 38]。

（五）肌阵挛

1. 概述 肌阵挛和震颤的发生与阿片类药物的使用有关，肌阵挛多数较轻，而且呈自限性，但在有些情况下持续发生并加剧，严重困扰患者及其家庭。表现形式从局部抽动到全身痉挛，并且不自主运动会加重原有疼痛的程度。大剂量使用阿片类药物的患者发生肌阵挛的概率更大，处于昏睡状态和浅睡眠状态时更易发生。

2. 病理生理 肌阵挛的病理生理尚未阐明，可能与代谢产物的堆积有关。吗啡和双氢吗啡酮的主要降解产物为吗啡 -3- 葡糖苷酸和双氢吗啡酮 -3- 葡糖苷酸。3- 葡糖苷酸类代谢产物镇痛作用较弱，有研究推测它可能会减弱其原型和 6- 葡糖苷酸的镇痛作用，也可能和耐受性的产生有关[39]。

一些对啮齿类动物的研究表明，脑室内或椎管内给予吗啡 -3- 葡糖苷酸或大剂量吗啡可引起痛觉超敏，异常性疼痛，运动兴奋，癫痫发作甚至死亡[39-46]，此类神经毒性现象的机制并未完全被阐明。目前，有许多关于纳洛酮对阿片相关神经毒性的逆转作用的研究，但是其结论尚存争议，并提出非阿片受体机制的假说[42-46]。甘氨酸拮抗药士的宁（马钱子碱）可以引发与大剂量吗啡和吗啡 -3- 葡糖苷酸相似的表现。但是，离体实验并未证明士的宁对吗啡和吗啡 -3- 葡糖苷酸的结合有抑制作用。NMDA 拮抗药可减轻大剂量吗啡和吗啡 -3- 葡糖苷酸引起的行为兴奋[41, 48]。

3. 风险因素 使用大剂量阿片类药物，毒性代谢产物的堆积以及同时应用多种方式给药（如口服、皮下给药、静脉注射、椎管内给药）都能增加肌阵挛发生的风险。给药方式的选择并不会对肌阵挛的发生率造成影响，而剂量过大和毒性代谢产物堆积是其发生的主要原因。与此不良反应发生关系最为密切的是 3- 葡糖苷酸类物质，同时，去甲哌替啶和去甲吗啡也和肌阵挛的发生有关。

4. **诊断**　诊断肌阵挛并没有确切的检测方法。尽管可以检测体内的药物浓度和代谢程度，但与人体症状的相关性不得而知，所以对肌阵挛的诊断多依据病史和体格检查。

5. **预防**　目前尚无确切的预防措施，在某些病例，选择避免代谢产物堆积的最佳药物可能有益。同时，更换其他阿片类药物，避免单一药物连续使用，加大非阿片类镇痛剂的用量，或实施介入治疗可能会降低肌阵挛的发生频率或程度。

6. **治疗**　目前尚缺乏关于肌阵挛治疗的前瞻性随机实验研究。常规治疗方法通常包括减少剂量、避免单一药品持续应用或者用其他种类镇痛药物。如果肌阵挛持续存在且已排除了其他因素，建议使用苯二氮䓬类、肌松药、可乐定、乙酰胆碱酯酶抑制药、丙戊酸、巴氯芬、丹曲林。

（六）恶心与呕吐

1. **概述**　阿片类药物引起恶心呕吐是十分常见的。恶心发生率为9% ～ 98%[1, 18, 61]，呕吐发生率为0 ～ 39%。

2. **病理生理**　恶心与呕吐的发生是由于阿片类药物通过激活 δ 受体，直接作用于延髓后区的化学感受带[62]，同时阿片类药物还可影响胃肠道蠕动，两种机制共同促进了恶心呕吐的发生。

3. **风险因素**　恶心、呕吐的发生没有特定的风险因素，多数药物均能引起该反应。与其他不良反应一样，刚开始用药时不良反应很大，随着耐受性的增加，不良反应会逐渐减少。

4. **诊断**　根据病史和症状可以诊断，尚无特殊实验室检查。

5. **预防**　恶心与呕吐尚无有效预防方法，对于一些特殊人群，某种阿片药更容易引起恶心和呕吐，应尽量避免使用该药物。在治疗慢性疼痛过程中，非阿片类镇痛药的应用是避免该不良反应的有效办法。对于某些患者而言，避免空腹服用可以减轻恶心、呕吐症状。目前尚无前瞻性的实验证据证明预防性应用抗呕吐药可以阻止恶心、呕吐的发生。

6. **治疗**　治疗恶心的药物很多。然而，许多前瞻性研究和回顾性系统评价并不支持此类药用于长期应用阿片类药物患者。一些病例报告推荐使用昂丹司琼、谷尼色创、甲氧氯普胺（灭吐灵）、异丙嗪、氯丙嗪、茶苯海明、吩噻嗪、东莨菪碱透皮贴、地塞米松等。有多篇病例报道指出，换用其他药物可降低恶心、呕吐的发生率和严重程度[63, 65]。有两项小型研究表明，口服转换为皮下给药可减轻恶心、呕吐[66, 67]。直肠给药方式尚存争议[68, 69]。在一些罕见的病例中，使用拮抗药或停药可终止恶心、呕吐症状。

二、长期应用阿片类药物引起的内分泌效应

（一）概述

有关阿片类药物的内分泌系统不良反应的研究已经持续了一个多世纪，但是在医学教育和讨论阿片类药风险中很少提及。此类并发症包括中枢性性功能下降，肾上腺皮质功能减退、生长激素缺乏（框34-3）。性腺功能低下表现为欲望低下、性功能障碍、不孕不育、

抑郁、焦虑、乏力、肌肉萎缩、闭经、月经不规律、溢乳、骨质疏松、骨折[70-80]。肾上腺皮质功能减退包括慢性进展性的乏力、虚弱、厌食、恶心呕吐、体重下降、皮下和黏膜色素沉着、低血压、偶发性低血糖[81-83]。临床表现依据肾上腺皮质功能减退发病时间和程度而有所差异，轻者仅表现为乏力，重者可突发休克。成人生长激素缺乏的临床表现尚不明确。

框 34-3　长期应用阿片类药物治疗的内分泌效应

• 中枢 性腺功能减退	• 肾上腺皮质功能减退
• 性欲丧失	• 隐匿出现的缓慢渐进性疲惫
• 阳痿	• 虚弱
• 无毛（男性和女性）	• 厌食
• 抑郁	• 恶心和呕吐
• 焦虑	• 体重下降
• 疲劳	• 侵袭皮肤和黏膜的色素沉着
• 肌肉的质量和力量减退	• 低血压
• 闭经和月经不调	• 偶发的低血糖
• 溢乳	• 生长激素缺乏
• 骨质疏松和骨折	• 成人生长激素的缺乏不确定

（二）病理生理

阿片类药物作用于下丘脑 - 垂体 - 性腺轴，影响性腺激素的分泌，从而产生相关的并发症（图 34-2）。正常激素分泌过程以促性腺激素释放激素（GNRH）的分泌开始，GNRH促使垂体分泌黄体生成素（LH）和卵泡刺激素（FSH），这两种激素进入循环系统，分别使睾丸和卵巢分泌睾酮和雌激素。下游产物反过来作用于下丘脑和垂体，形成一个复杂的负反馈环。

内源性和外源性阿片样物质通过与下丘脑、垂体及睾丸上的阿片受体结合来调节性腺功能[72, 84-87]。已有研究结果表明，改变垂体释放 LH 和 FSH 的过程，可影响下丘脑分泌促性腺激素释放激素（GHRH）[84, 85, 87]。阿片类物质也可直接作用于睾丸，使睾酮和睾丸组织间液的分泌减少[70]。这种临床效应已在阿片类药物成瘾者、美沙酮维持治疗者和接受口服、经皮或者鞘内阿片类药物治疗的非癌痛患者中得到证实。目前一些关于毒品导致性腺功能减退的研究表明，吸食海洛因和用美沙酮戒毒的受试对象，用药 4 小时后总睾酮水平显著降低[88, 89]。另外，这种影响与剂量显著相关，即随着阿片类药物的应用剂量增加，总睾酮水平降低程度也随之增加。

研究表明，在接受鞘内阿片类药物治疗的慢性非癌痛患者中，无论男性或女性，较低的 LH 水平及正常或较低的 FSH 水平，与性腺功能减退有关[73-75, 83, 90, 91]。激素水平异常伴随着男性性欲减退或阳痿、女性月经不规律或停经。目前有一些关于口服阿片类药物对男性远期影响的研究，Daniell 的一项研究中对比了 54 例应用缓释阿片类药物的患者和 27 例健康人的内分泌功能，用药组中 74% 的人群总睾酮水平低于正常，

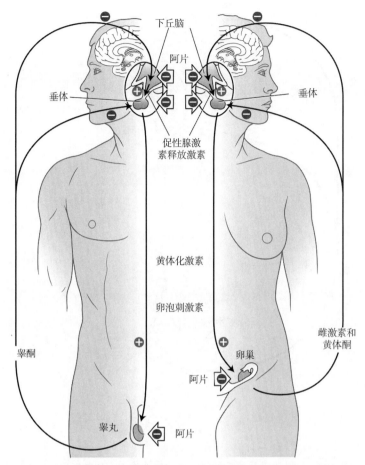

图 34-2　阿片类药物导致的性腺功能减退的病理生理机制

用药前勃起功能正常的男性在使用阿片类药物后，87% 出现了重度勃起功能障碍或性欲减退。

　　Rajagopal 等报道了一项研究，应用阿片类药物治疗疼痛的肿瘤患者，与对照组相比，90% 发生了性功能减退。用药组患者性功能和整体生存质量下降，焦虑和抑郁的发生率增加。不仅如此，男性性功能下降往往伴有骨密度的明显下降[76, 77, 80]，没有其他影响骨密度的因素存在时，此现象仍可发生。长期应用阿片类药物和发生肾上腺皮质功能减退之间的关系尚不明确，但是阿片类药物可以直接抑制下丘脑、垂体及肾上腺皮质激素的释放（图 34-3）。

　　一项研究评估了鞘内应用阿片类药物的长期效应，15% 的患者产生了肾上腺皮质功能减退症[83]。另外几项研究还指出阿片类药物可降低皮质醇水平，同时减弱促肾上腺皮质激素的作用[94, 95]。此结果对临床的远期影响尚不明确，但已有几篇阿片类药物抑制下丘脑 - 垂体 - 肾上腺轴引起肾上腺皮质功能减退的报道。有报道表明长期应用阿片类物质可伴发生长激素水平的下降，同样，此发现也缺乏临床意义[83]。目前尚无证据显示阿片类药物对甲状腺功能有明显影响[96, 97]。阿片类药物引起性功能减退已被证实，但是，在许多慢性疼痛的患者，以上症状也是很常见的。

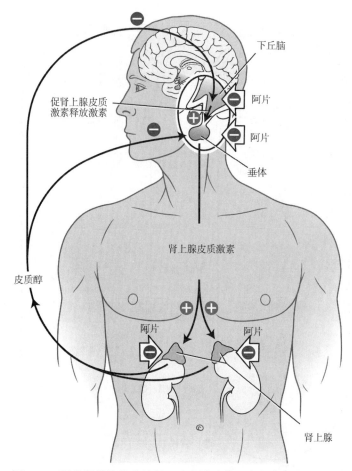

下丘脑

促肾上腺皮质
激素释放激素

阿片

阿片

垂体

肾上腺皮质激素

皮质醇

阿片

阿片

肾上腺

图 34-3　阿片类药物导致的肾上腺皮质功能不全的病理生理机制

（三）风险因素

所有长期接受阿片类药物治疗慢性疼痛的患者都有产生此并发症的风险。其产生与药物的种类无关，但与剂量有关，所以接受大剂量阿片类药物治疗的患者发生内分泌并发症的风险更高。

（四）诊断

所有长期应用阿片类药物治疗慢性疼痛的患者都应对其性腺功能减退症状进行评估，但目前尚缺乏实验室诊断标准。应常规监测用药者的激素水平，尤其是对使用大剂量药物的患者（框 34-4）。

实验室检查项目应该包括总睾酮、游离睾酮、雌二醇、LH 和 FSH，同时还应监测骨密度。监测骨密度对于高危患者尤其重要，因为性腺功能减退患者可能除了骨折之外没有其他症状[80]。目前尚不需要常规监测肾上腺皮质功能，存在肾上腺皮质功能抑制症状的患者可以行相关检查，如地塞米松抑制试验。

框 34-4　　长期应用阿片类药物治疗的患者内分泌功能监测

- 目前，对于应用阿片类药物治疗慢性疼痛的患者尚无通用的实验监测标准。然而，长期应用阿片类药物引发的性腺功能减退的发生率极高，表明用药期间应常规监测内分泌功能，尤其对于大剂量使用阿片类药物的患者。实验室检测的指标应包括总睾酮、游离睾酮、雌二醇、促黄体生成素、卵泡刺激素。长期接受阿片类药物治疗的患者还应检测骨密度。骨密度检查对于性腺功能减退的患者尤其重要，因为此类患者面临骨折风险，而同时缺乏其他的临床症状。目前，缺乏证据支持常规检测肾上腺皮质功能，当患者出现肾上腺皮质功能低下的症状时才进行检测。对于是否进行该项检测存在争议的病例，采用地塞米松抑制实验可能更适合

（五）预防

对阿片类药物引发的性腺功能减退、肾上腺皮质功能减退和生长激素缺乏，除了避免多种阿片类药物联合应用外，并无其他特殊预防手段。此类并发症也与剂量呈相关性，即大剂量用药可使激素抑制的发生率更高、程度更重。所以，以最低有效剂量用药对于避免不良反应的发生是至关重要的。

（六）治疗

阿片类药物引发的性腺功能减退的治疗方法尚不成熟。减少药物用量、多种药物交替使用或停药与激素替代都是此并发症的治疗方法，但并没有确定的标准和依据来衡量哪种方法是最优的。如果患者有性功能障碍和情绪改变，或者其他实验室指标提示性腺功能减退，应该考虑给予治疗，包括改用其他阿片类药物，增加非阿片镇痛药的用量或其他镇痛方式。如果以上方法效果不佳，可以采用激素替代疗法。

激素替代疗法的治疗目标是将血清睾酮提高到正常范围（300～1200ng/dl）[98-100]，给药途径有多种，如肌内注射、皮下注射及经皮凝胶。治疗开始可以采用透皮贴剂，保守治疗失败的患者，可给予肌内注射。Aloisi 等对吗啡诱导性性腺功能减退男性患者实施激素替代疗法，结果显示经 1 年的临床观察，患者激素水平和临床症状明显改善，包括总睾酮、游离睾酮和二氢睾酮、疼痛指数、SF-36 量表和性功能评价量表（aging males symptom scale，AMS）[101]。补充睾酮并不能阻止不良反应的发生，此疗法常见的不良反应包括睾酮作用于局部位点反应，睡眠呼吸暂停低通气综合征和血象异常（尤其是红细胞增多症）。补充睾酮对女性而言可引起月经失调和男性化，男性则表现为精子减少、异常勃起、脱发、女性化乳房发育等。男性更加严重的症状为前列腺良性或恶性增生，尽管目前尚无确切证据证明前列腺癌的发生与外源性睾酮应用有关，但是，应用睾酮的患者必须定期行肛诊，监测前列腺特异性抗体。

三、免　疫　抑　制

（一）概述

阿片类药物可通过影响神经内分泌功能或直接刺激免疫系统而导致免疫抑制，已有许多动物实验证实了这一结论，但免疫抑制引起的不良反应尚未完全阐明[102, 106]。临床中，静脉应用阿片类药物会增加细菌、病毒感染的发病率及严重程度，并增加病

死率[107-110]。

目前无法准确评估阿片类药物诱导免疫抑制的作用，主要是因为这类患者通常同时合并肝炎、HIV 感染、营养不良等复杂因素。尚无前瞻性或回顾性研究表明长期接受阿片类药物治疗与感染发生率增加的确切关系。目前尚无关于哪一种阿片类药物的免疫抑制作用强于同类其他药物的信息。

（二）病理生理

关于阿片类药物对免疫功能的影响已有大量人类志愿者研究报道[111, 112]。长期服用阿片类药物患者的免疫应答功能发生了一系列改变，包括 NK 细胞活性减低，有丝分裂引起的血液淋巴细胞增殖减少，以及复合免疫反应中的变化，包括抗体依赖细胞介导的细胞毒性反应和抗体的产生减少[103, 107-109, 113, 114]。阿片类药物同样抑制造血细胞的增殖，引起胸腺和脾的萎缩，减少鼠脾内巨噬细胞和 B 细胞的含量。HIV 感染患者，药物滥用与 HIV 感染有明显的相关性。人外周单核细胞培养显示，吗啡可促进 HIV-1 增殖。

有证据显示，阿片类药物与 CCR5 翻转作用直接相关，CCR5 是 HIV 进入巨噬细胞的初级共受体，临床治疗剂量的美沙酮可以通过上调 CCR5 的表达，促进 HIV 感染。动物实验表明，阿片类药物可影响免疫细胞的生长、分化及其功能。Hamra 和 Yaksh 指出，吗啡可抑制淋巴细胞的增殖，减少脾淋巴细胞的数量，影响细胞表面标志物的表达。

（三）风险因素

动物实验表明，与短期应用阿片类药物相比，长期应用对免疫功能的抑制更加明显，而且戒断反应也诱导免疫抑制。以人类为对象的研究数量有限，但是在 HIV 感染患者，已经发现阿片类药物的免疫抑制作用，并能使患者体内的病毒载量增加。疼痛也可损伤免疫功能，所以需应用大剂量阿片类药物而疼痛控制不佳者更易产生免疫抑制相关并发症。

（四）诊断

尽管阿片类药物引起的免疫抑制作用已经被证实，但是，并没有合适的实验室检测方法对其进行评估及诊断。

（五）预防

对阿片类药物诱导的免疫抑制尚无有效的预防手段。

（六）治疗

仅有的治疗手段包括药物的交替使用、减少用量以及必要时完全停药。

四、长期应用阿片类药物引起的痛觉超敏

尽管长期应用阿片类药物可作为治疗慢性疼痛的处方药，但有证据表明该类药物会

引起机体对疼痛异常敏感[121]，这可能解释了有些患者即使增加阿片类药物剂量却不能减轻疼痛。这种阿片类镇痛药不良反应的发生率尚不清楚，但当使用阿片类药物疼痛加重时应该考虑该种不良反应，而且此时逐渐增加剂量并不会更好地控制疼痛。

在使用阿片类药物治疗疼痛的患者和阿片成瘾者中，已可以观察到疼痛敏感性发生改变[122-125]，临床前及临床研究均表明这种改变与神经病理性疼痛的细胞机制有关[126, 127]。Mao等发现多次给药影响脊髓后角细胞NMDA受体产生异常疼痛敏感，另一方面，阿片类药物的神经毒性与吗啡耐受者的神经元凋亡有关。长期使用阿片类药物不仅能引起耐受性，而且能产生预痛状态。动物实验和人体研究都有证据表明，睾酮水平减低可能会增加痛觉敏感性，尽管二者的相关性并不十分显著。

动物及人体研究都未能明确临床上出现的药理学耐受性的原因。所以在长期阿片类药物治疗过程中所产生的脱敏和敏化均可引发镇痛效果的减弱，从而产生一系列复杂的临床表现。尚缺乏完善的诊断性试验，用以评估痛觉敏感性增加是否预示疾病进展、耐受性出现或发生阿片相关的异常感觉。完成上述评估需通过减量、更换药物或停药来实现。也没有明确的预防痛觉超敏的方法。NMDA拮抗药对耐受性和痛觉超敏有一定预防作用，但仍需进一步研究。与其他不良反应一样，限制药物剂量对镇痛效果的维持和防止痛觉超敏的产生是有利的。

五、阿片耐受患者急性疼痛处理

阿片耐受患者急性疼痛的治疗极为困难，尤其对于急性疼痛事件（手术或车祸）发生前曾服用阿片类药物的患者（框34-5）。在急性疼痛事件发生前，无论阿片类药物是合理应用还是滥用，这个问题都会发生。阿片类药物耐受是持续用药产生的药理现象，为了维持相同的药效需要增大药物剂量。

框34-5　阿片耐受或阿片成瘾患者急性疼痛的治疗

对长期大剂量使用阿片类药物或阿片类药物成瘾的患者而言，围术期镇痛治疗具有挑战性，对于此类患者的治疗原则如下：

- 采用局部镇痛技术（经硬膜外隙注射阿片类药物）来提高镇痛效能并减少阿片类药物的全身不良反应。切记，阿片类药物耐受患者对椎管内阿片类药物需求量要远高于常规剂量
- 当需要减少阿片类药物总量时，使用辅助镇痛药（如非甾体抗炎药）
- 手术后即刻应提供充足的阿片类药物进行镇痛，不要限制用量或停用阿片类药物。对阿片类药物耐受患者，控制急性疼痛的用药剂量远高于常规剂量
- 将术前的阿片类药物用量作为基础剂量，同时给予额外剂量控制急性疼痛。基础剂量可通过病人自控（patient-controlled analgesia，PCA）的方式经静脉连续使用，也可以继续使用术前的长效阿片制剂，同时给予PCA镇痛
- 已有阿片类药物滥用或既往成瘾病史的患者，住院期间可请专门治疗药物滥用的专家会诊
- 出院前，与看护人员充分沟通协调疼痛治疗计划。尽管在围术期需要提高阿片类药物的用量，但在患者出院前应有计划地将药物剂量减至入院前水平

阿片耐受现象与环境因素和心理因素有关，可能是机体通过受体下调作用、阿片受体脱敏和增加痛觉敏感性而产生的适应过程。无论其确切的病理生理机制是怎样的，这种急性疼痛一旦发生便难以治疗。在急性疼痛发作期间，诊断评估和预防措施都很难执行。

明确患者的既往用药剂量很重要，据此可以确定当前的基础用药剂量，以防止戒断反应的发生。必要时应采用其他非阿片类药物的镇痛方法，达到较好镇痛效果的同时避免阿片耐受的产生，如硬膜外镇痛和周围神经阻滞。

也可应用其他非阿片类镇痛药如非甾体抗炎药、氯胺酮、抗惊厥药等。如果只能选择阿片类药物镇痛，则选择一种不同于患者此前每天使用的阿片药物。可以预见到，对于阿片耐受的患者，为达到理想的镇痛效果，往往需要大幅度地增加镇痛药的剂量，医生应在处方上说明此情况。对于术前慢性疼痛患者，剂量可增加到原剂量的 300% ～ 350%[129-131]。因此，已有阿片耐受的患者治疗效果差，往往难以达到满意镇痛效果，同时也要时刻警惕痛觉超敏的发生。

六、成瘾性、躯体依赖、耐受、滥用、流弊和戒断

（一）概述

阿片类镇痛药的主要作用是减轻疼痛，适当剂量下可以显著缓解疼痛，改善机体各方面功能。除了这些积极作用外，也存在一些负面效应，如成瘾性、躯体依赖、耐受、滥用、流弊和戒断症状甚至死亡。成瘾性是指在一个过程中一种行为可以带来愉悦的体验和摆脱体内的不适感。其特点表现为：①无法控制自身行为（无助感）；②尽管会产生极大的消极后果，该行为仍反复出现（失控）（框 34-6）。成瘾的发生率与处方阿片类药物间的确切关系尚未明确。但是非医学目的和滥用处方药物已经成为一种严重的、日益突出的公共卫生问题[132, 133]。

框 34-6　阿片成瘾、躯体依赖和耐受的定义

- 阿片成瘾：成瘾规范的定义与其普遍的含义相似，即为了体验药物的精神效应而迫切地或无节制地去获取该药的行为。"成瘾"与"躯体依赖"的含义不同。虽然对于连续用药一段时间的患者而言，骤然停药将出现戒断反应，但没有发生强迫行为或成瘾所特有的精神依赖的情况
- 躯体依赖：被定义为一种适应状态，如果骤然停药、突然减量、血药浓度下降和（或）使用了拮抗药时，均将导致药物类别特异性（drug-class-specific）的戒断反应
- 耐受：耐受被定义为长期暴露于药物作用而产生的一种适应状态，身体将发生适应性变化导致药物的一种或多种效应减弱

引自 American Psychiatric Association.DSM IV.4th ed. Arlington，VA：American Psychiatric Publishing，2000：182-183.

美国国家药物依赖研究所 NIDA（National Institute on Drug Abuse）的一项报告显示：4800 万 12 岁以上人群在一生中因非医学目的使用过处方药[134]，相当于美国人口的 20%。2004 年 NIDA 对 8 年级、10 年级及 12 年级的学生进行调查，发现在过去的 1 年中 9.3% 的 12 年级青年使用过维柯丁（酒石酸氢可酮和对乙酰氨基酚片，美国药典；雅培公司，北芝加哥，伊利诺斯州），5% 的人在未有处方的情况下使用过奥施康定（盐酸羟考酮控释片，普度蒙蒂制药有限公司，桑佛德市康涅狄格州），这些是青年人最常见的滥用药物[134]。

Giolson 等发表了一篇文章，对 1997 ～ 2002 年间控制阿片类镇痛药物滥用和流弊的

情况进行了重新评估，此文章是 Joranson 等研究结果的后续研究[134]。4 年前，他们评估了芬太尼、双氢吗啡酮、哌替啶、吗啡、羟考酮的医用和滥用情况，并将其他药物与阿片类药物的滥用情况进行比较。结果显示 80% 的研究证明，阿片类镇痛药在医学或非医学条件下存在滥用。2002 年，所有药品中阿片类镇痛药的滥用比例从 1997 年的 5.75% 上升至 9.85%，相比有所提高。美国 2007 年，意外中毒在损伤性死因中排在第二位，而近乎 93% 意外中毒的死因都是药物中毒。这一不幸现象在部分州中尤为普遍，以佛罗里达州最为突出。疾病控制和预防中心（The Centers for Disease Control and Prevention，CDC）在 2011 年 7 月 8 日的周发病率及死亡率报告（Morbidity and Mortality Weekly Report）中，总结了佛罗里达州医疗检查委员会（Florida Medical Examiner Commission）的一项研究分析。这项分析发现从 2003～2009 年，每年因一种或多种药物达到致死浓度而引起死亡的人数增加了 61.0%，从每年 1804 例升至每年 2905 例，而死亡率从十万分之 10.6 升至十万分之 15.7，增高了 47.5%。2003～2009 年间，除可卡因和海洛因外所有药物导致的死亡率都有所增加，处方药引起的死亡率由十万分之 7.3 升至十万分之 13.4，增加了 84.2%，增加最多的是羟考酮（264.6%），其次为阿普唑仑（233.8%）、美沙酮（79.2%）。截止到 2009 年，佛罗里达州处方药物的致死率比非法使用药物导致的致死率总数高出 4 倍[137]。

　　尽管导致处方药物滥用的原因并不完全清楚，但其中必定与药物容易获得有关。药物流弊更准确的定义应该是以非法的途径应用合法药物[138]。

　　（二）病理生理

　　阿片药物成瘾的病理生理是以神经生理的再强化（奖赏）为基础，主要是中脑"奖赏通路"，同时也存在其他机制。这种途径与多巴胺能神经元有关，多巴胺能神经元起始于腹侧被盖区（VTA），投射至前脑，以伏隔核中居多。推测多巴胺能神经元在腹侧被盖区中被 GABA 持续抑制，而一旦多巴胺释放并作用在伏隔核的受体上时，将产生正强化作用[139]。

　　躯体依赖性是机体对药物产生的一种适应状态，当突然停药、快速减量、血药浓度降低、或使用拮抗药时，会引发药物相关性戒断症状。戒断症状则表现为成瘾者因停药、减量或应用拮抗药而产生的一系列临床症状。这种症状在急性戒断反应发生之后，仍会持续一段时间。

　　戒断反应的持续时间和严重程度取决于药物的用量和戒断方式，如使用拮抗药将立即诱发临床症状，而停药或减量可在 48 小时之后发生戒断反应。初始症状包括多动、瞳孔散大、流泪、流涕、哈欠、立毛、喷嚏、流汗、失眠和攻击行为。严重症状包括肌痉挛、背部疼痛、腹部绞痛、发热和发冷、失眠、恶心呕吐、腹泻、呼吸急促、高血压、低血压、心动过速、心动过缓和心律失常等。

　　尽管目前尚无关于阿片药物戒断反应的特异性检测实验，但是在症状发作之前使用阿片受体拮抗药或激动/拮抗药，可作为一种推断证据。如果症状缓慢出现，且有阿片药使用的病史，或药物尿液筛选实验呈阳性，对诊断有帮助。另外，应考虑到其他物质戒断的可能性，如酒精或苯二氮䓬类药，同时包括精神疾病或其他中毒状态。适于采用的实验室检查包括电解质、血糖、血红蛋白、血细胞比容、肾功能、动脉血气以及心电图。在全面评估的前提下，治疗戒断反应的方法有再恢复使用阿片药，或先用其他阿片药替代，然后逐渐减少阿片药物剂量。耐受性被定义为是一种适应状态，就是使用某一种药物经过一段时间后，药物的一种或多种效应表现为下降。

（三）风险因素

成瘾性不同于阿片类药物的其他不良反应，尽管它具有不可预测性，但是在生物学或心理学方面易受伤害的人群，成瘾性确是其特质性不良反应。下列情况如曾有药物滥用史、家庭或个人药物滥用史，或并存其他心理疾病者，是滥用阿片类处方药充分的预期风险因素[140]。

（四）诊断

药物滥用或流弊能用不同方法做出诊断。药物滥用患者表现出许多常见的行为特点（框 34-7）。

（五）预防

使用阿片类镇痛药的患者均应积极地预防药物滥用和成瘾性的发生。首先要预防具有高风险因素的患者出现嗜药行为。其次，在出现明显症状或问题之前，应及时发现具有潜在滥用倾向的药物。最后，预防因治疗药物滥用而出现的医疗后果，并促使患者进入规范的治疗程序，从而减少在维持治疗阶段的功能损害。

框 34-7　药物滥用和流弊的特点及行为表现

- 未经批准或以不恰当的方式使用处方阿片类药物
- 在医疗机构之外获取阿片类药物
- 不断地要求增加剂量或在已经充分镇痛的情况下提前取药
- 编造多种情景说处方药物丢失，或说要出远门
- 在没有通知最初处方医生的情况下，不断从其他医生或急诊室处寻觅并获取处方药，在受到警告后停止
- 有证据显示，患者在工作、家庭及社会方面的能力退化，并与用药相关
- 坚持拒绝改变原有的治疗方法，即使在躯体或精神方面已经出现了明显的不良反应
- 尿液药物筛查结果呈阳性，发现了其他滥用的物质，如可卡因、大麻、苯丙胺类药物或乙醇
- 符合诊断与统计手册（DSM）第 4 版中关于药物滥用的诊断标准[141]
- 以不良方式用药造成严重的临床损伤或伤害，并且在 12 个月内出现过如下一种或多种表现：
  1. 反复用药导致患者在工作、学习或家庭生活中无法承担应有的责任（如因为用药：经常旷工或工作表现很差；缺席、旷课或被学校开除；无心照顾孩子及家人）
  2. 在已造成身体伤害的情况下还反复用药（如在因服用药物已经对身体造成损伤的情况下，驾驶机动车或操作机器）
  3. 反复出现因用药而引发法律问题（如因为用药后出现行为异常而被捕）
  4. 即使用药已经引发了持续或反复出现的社会及人际关系问题，仍坚持用药（如因为醉酒与配偶争吵，身体对抗）
- 症状与此类药物依赖的诊断标准不符

另外，采用正式阿片类药物管理规范意见，有助于规范替代药物治疗、用处方药、

尿液药物筛查、违背知情同意后果情况的观察[142, 143]。在开始阿片类药物治疗之前，进行尿液药物筛查可以发现同时使用的其他处方药或非处方药。另外，在治疗期间随机的尿液药物筛查，能够发现患者私自使用非处方药或违禁药品，或存在药物流弊的情况下，完全检测不到医生的处方药物[144]。

（六）治疗与康复

药物滥用或成瘾的诊断一旦确立，应尽早采取相应治疗措施或心理咨询。采取何种治疗方式取决于个人的基本情况。有些情况下，首先采用心理咨询的方式。按照处方药物治疗十分重要，替代处方药重复给药原则也可以充分治疗。另外一些情况，可能需要接受强制的药物戒断治疗或参照物质滥用处理程序执行。如果长期接受阿片类药物治疗的患者想终止治疗，应考虑多种办法停药以预防或减轻戒断症状。

缓慢、逐渐地减少药物的用量可以减轻戒断症状。戒断症状大约在末次应用吗啡之后的 12 小时开始，48 ～ 72 小时达峰，数日后缓解。短效阿片类药物产生的临床症状更加迅速、更为严重。长效阿片类药物戒断症状的产生较缓慢，稍缓和，但会持续更长时间。如果症状严重，应用可乐定和苯二氮䓬类药物控制。必要时，可应用抗胆碱能药物，如溴丙胺太林（普鲁本辛）用以减轻胃痉挛，或阿托品用以减轻腹泻。多数情况下，戒断症状需住院治疗，1 ～ 2 周可缓解，此后，辅助用药应缓慢减量。

七、总　结

阿片类镇痛药物的应用会产生便秘、镇静、肌阵挛、性腺功能减退、免疫抑制、成瘾及死亡等并发症。通常避免或减轻不良反应的方法有减少药品用量、避免单一药品持续应用、减少具有协同作用的药物用量或加用非阿片类镇痛药物。必要时应行激素替代疗法、停用阿片类药物及其他支持治疗。在治疗过程中，关注其镇痛作用的同时，更应关注阿片类药物引起的并发症，需时刻警惕不良反应的发生。

（王秋石 译，王俊科 校）

参 考 文 献

1. Moore RA, McQuay HJ. Prevalence of opioid adverse events in chronic non-malignant pain: systematic review of randomized trials of oral opioids. *Arthritis Res Ther* 2005;7:R1046–R1051.
2. Fallon M, O'Neill B. ABC of palliative care: constipation and diarrhoea. *BMJ* 1997;315:1293–1296.
3. Yuan CS, Foss JF, Osinski J, et al. The safety and efficacy of oral methylnaltrexone in preventing morphine-induced delay in oral-cecal transit time. *J Clin Pharmacol* 1997;137:25–30.
4. Agra Y, Sacristan A, Ganzalez M, et al. Efficacy of senna versus laculose in terminal cancer patients treated with opioids. *J Pain Symptom Man* 1998;15:1–7.
5. Freedman MD, Schwartz HJ, Roby R, et al. Tolerance and efficacy of polyethylene glycol 3350/electrolyte solution versus lactulose in relieving opiate induced constipation: a double-blinded placebo-controlled trial. *J Clin Pharmacol* 1997;37:904–907.
6. Paulson DM, Kennedy DT, Donovick RA, et al. Alvimopan: an oral, peripherally acting, μ-opioid receptor antagonist for the treatment of opioid-induced bowel dysfunction, a 21-day treatment-randomized clinical trial. *J Pain* 2005;6:184–192.
7. Jansen JP, Lorch D, Langan J, et al. A randomized, placebo-controlled phase 3 trial (study SB-767905/012) of alvimopan for opioid-induced bowel dysfunction in patients with non-cancer pain. *J Pain* 2011;12:185–193.
8. Bruera E, Macmillan K, Hanson J, et al. The cognitive effects of the administration of narcotic analgesics in patients with cancer pain. *Pain* 1989;39:13–16.
9. Vainio A, Ollila J, Matikainen E, et al. Driving ability in cancer patients receiving long-term morphine analgesia. *Lancet* 1995;346:667–670.
10. Tassain V, Attal N, Fletcher D, et al. Long term effects of oral sustained release morphine on neuropsychological performance in patients with chronic non-cancer pain. *Pain* 2003;104:389–400.
11. Anderson G, Christrup L, Sjøgren P. Relationships among morphine metabolism, pain and side effects during long-term treatment: an update. *J Pain Symptom Manage* 2003;25:74–90.
12. Christrup L. Morphine metabolites. *Acta Anaesthesiol Scand* 1997;41:116–122.

13. Sjøgren P, Jensen N, Jensen T. Disappearance of morphine-induced hyperalgesia after discontinuing or substituting other opioid agonists. *Pain* 1994;59:313–316.
14. Hanna MH, Elliott KM, Fung M. Randomized, double-blind study of the analgesic efficacy of morphine-6-glucuronide versus morphine sulfate for postoperative pain in major surgery. *Anesthesiology* 2005;102:815–821.
15. Murray A, Hagen NA. Hydromorphone. *J Pain Symptom Manage* 2005;5:57–66.
16. Andersen G, Sjøgren P, Hansen SH. Pharmacological consequences of long-term morphine treatment in patients with cancer and chronic non-malignant pain. *Eur J Pain* 2004;8:263–271.
17. Götrick B, Åkerman S, Ericson D, et al. Oral pilocarpine for treatment of opioid-induced oral dryness in healthy adults. *J Dent Res* 2004;83:393–397.
18. McNicol E, Horowicz-Mehler N, Fisk RA, et al. Management of opioid side effects in cancer-related and chronic noncancer pain: a systematic review. *J Pain* 2003;4:231–256.
19. Lyss AP, Portenoy RK. Strategies for limiting side effects of cancer pain therapy. *Semin Oncol* 1997;24:516–534.
20. O'Mahony S, Coyle N, Payne R. Current management of opioid-related side effects. *Oncology* 2000;15:61–77.
21. Boyle J. Medical ethics and double effect: the case of terminal sedation. *Theor Med Bioeth* 2004;25:51–60.
22. Wamsley JK. Opioid receptors: autoradiography. *Pharmacol Rev* 1983;35:69–83.
23. Weil JV, McCullough RE, Kline JS, et al. Diminished ventilatory response to hypoxia and hypercapnia after morphine in normal man. *N Engl J Med* 1975;292:1103–1106.
24. Kryger MH, Yacoub O, Dosman J, et al. Effect of meperidine on occlusion pressure responses to hypercapnia and hypoxia with and without external respiratory resistance. *Am Rev Respir Dis* 1976;114:333–340.
25. Forrest WH, Bellville JW. The effect of sleep plus morphine on the respiratory response to carbon dioxide. *Anesthesiology* 1964;25:137–141.
26. Rigg JRA, Rondi P. Changes in rib cage and diaphragm contribution to ventilation after morphine. *Anesthesiology* 1981;55:507–514.
27. Arunasalam K, Davenport HT, Painter S, et al. Ventilatory response to morphine in young and old subjects. *Anaesthesia* 1983;38:529–533.
28. Farney RJ, Walker JM, Cloward TV, et al. Sleep-disordered breathing associated with long-term opioid therapy. *Chest* 2003;123:632–639.
29. Estilo AE, Cottrell JE. Naloxone, hypertension and ruptured cerebral aneurysm. *Anesthesiology* 1981;54:352.
30. Flacke JW, Flacke WE, Williams GD. Acute pulmonary edema following naloxone reversal of high-dose morphine anesthesia. *Anesthesiology* 1977;47:376–378.
31. Prough DS, Roy R, Bumgarner J, et al. Acute pulmonary edema in healthy teenagers following conservative doses of intravenous naloxone. *Anesthesiology* 1984;60:485–486.
32. Michaelis LL, Hickey PR, Clark TA, et al. Ventricular irritability associated with the use of naloxone hydrochloride. *Ann Thorac Surg* 1974;18:608–614.
33. Partridge BL, Ward CF, Lienhart A. Pulmonary edema following low-dose naloxone administration. *Anesthesiology* 1986;65:709–710.
34. Just B, Delva E, Camus Y, et al. Oxygen uptake during recovery following naloxone. *Anesthesiology* 1992;76:60–64.
35. Estilo AE, Cottrell JE. Hemodynamic and catecholamine changes after administration of naloxone. *Anesth Analg* 1982;61:349–353.
36. Yaffe GJ, Strelinger RW, Parwatikar S. Physical symptom complaints of patients on methadone maintenance. *Proc Natl Conf Methadone Treat* 1973;1:507–514.
37. Gutstein HB, Akil H. Opioid analgesics. In: Hardman JG, Limbird LE, eds. *Goodman and Gilman's the Pharmacological Basis of Therapeutics*. Ohio: McGraw-Hill International, 2001:586.
38. Quigley CS, Baines M. Descriptive epidemiology of sweating in a hospice population. *J Palliat Care* 1997;13:22–26.
39. Smith MT, Watt JA, Cramond T. Morphine-3-glucuronide: a potent antagonist of morphine analgesia. *Life Sci* 1990;47:579–585.
40. Labella FS, Pinsky C, Havlicek V. Morphine derivatives with diminished opiate receptor potency show enhanced central excitatory activity. *Brain Res* 1979;174:263–271.
41. Barlett SE, Cramond T, Smith MT. The excitatory effects of morphine-3-glucuronide are attenuated by LY274614, a competitive NMDA receptor antagonist, and by midazolam, an agonist at the benzodiazepine site on the GABA$_A$ receptor complex. *Life Sci* 1994;54:687–694.
42. Snead OC. Opiate-induced seizures: a study of μ and δ specific mechanisms. *Exp Neurol* 1986;93:348–358.
43. Woolf CJ. Intrathecal high dose morphine produces hyperalgesia in the rat. *Brain Res* 1981;209:491–495.
44. Yaksh TL, Harty GJ, Onofrio BM. High doses of spinal morphine produce a nonopiate receptor-mediated hyperesthesia: clinical and theoretic implications. *Anesthesiology* 1986;64:590–597.
45. Yaksh TL, Harty GJ. Pharmacology of the allodynia in rats evoked by high dose intrathecal morphine. *J Pharmacol Exp Ther* 1988;244:501–507.
46. Shohami E, Evron S, Weinstock M, et al. A new animal model for action myoclonus. *Adv Neurol* 1986;43:545–552.
47. Barlett SE, Dodd PR, Smith MT. Pharmacology of morphine and morphine-3-glucuronide at opioid, excitatory amino acid, GABA and glycine binding sites. *Pharmacol Toxicol* 1994;75:73–81.
48. Lufty K, Woodward RM, Keana JFW, et al. Inhibition of clonic seizure-like excitatory effects induced by intrathecal morphine using two NMDA receptor antagonists: MK-801 and ACEA-1011. *Eur J Pharmacol* 1994;252:261–266.
49. McClain BC, Probst LA, Pinter E, et al. Intravenous clonidine use in a neonate experiencing opioid-induced myoclonus. *Anesthesiology* 2001;95:549–550.
50. Slatkin N, Rhiner M. Treatment of opioid-induced delirium with acetylcholinesterase inhibitors: a case report. *J Pain Symptom Manage* 2004;27:268–273.
51. Krames ES, Gershow J, Glassberg A, et al. Continuous infusion of spinally administered narcotics for the relief of pain due to malignant disorders. *Cancer* 1985;56:696–702.
52. Parkinson SK, Bailey SL, Little WL, et al. Myoclonic seizure activity with chronic high-dose spinal opioid administration. *Anesthesiology* 1990;72:743–745.
53. Glavina MJ, Robertshaw R. Myoclonic spasms following intrathecal morphine. *Anaesthesia* 1998;43:389–390.
54. De Conno F, Caraceni A, Martini C, et al. Hyperalgesia and myoclonus with intrathecal infusion of high-dose morphine. *Pain* 1991;47:337–339.
55. Eisele JH Jr, Grigsby EJ, Dea G. Clonazepam treatment of myoclonic contractions associated with high-dose opioids: case report. *Pain* 1992;49:231–232.
56. Obeso JA. Therapy of myoclonus. *Clin Neurosci* 1995;3:253–257.
57. Caviness JN. Myoclonus. *Mayo Clin Proc* 1996;71:679–688.
58. Holdsworth MT, Adams VR, Chavez CM, et al. Continuous midazolam infusion for the management of morphine-induced myoclonus. *Ann Pharmacother* 1995;29:25–29.
59. Hagen N, Swanson R. Strychnine-like multifocal myoclonus and seizures in extremely high-dose opioid administration: treatment strategies. *J Pain Symptom Manage* 1997;14:51–58.
60. Mercadante S. Dantrolene treatment of opioid-induced myoclonus. *Anesth Analg* 1995;81:1307–1308.
61. Cherny N, Ripamonti C, Pereira J, et al. Strategies to manage the adverse effects of oral morphine: an evidence-based report. *J Clin Oncol* 2001;19:2542–2554.
62. Wang SC, Glaviano VV. Locus of emetic action of morphine and hydergine in dogs. *J Pharmacol Exp Ther* 1954;111:329.
63. de Stoutz ND, Bruera E, Suarez-Almazor M. Opioid rotation for toxicity reduction in terminal cancer patients. *J Pain Symptom Manage* 1995;10:378–384.
64. Maddocks I, Somogyi A, Abbott F, et al. Attenuation of morphine-induced delirium in palliative care by substitution with infusion of oxycodone. *J Pain Symptom Manage* 1996;12:182–189.
65. Ashby MA, Martin P, Jackson KA. Opioid substitution to reduce adverse effects in cancer pain management. *Med J Aust* 1999;170:68–71.
66. McDonald P, Graham P, Clayton M, et al. Regular subcutaneous bolus morphine via an indwelling cannula for pain from advanced cancer pain. *Palliat Med* 1991;5:323–329.
67. Drexel H, Dzien A, Spiegel RW, et al. Treatment of severe cancer

pain by low-dose continuous subcutaneous morphine. *Pain* 1989; 36:169–176.

68. De Conno F, Ripamonti C, Saita L, et al. Role of rectal route in treating cancer pain: a randomized crossover clinical trial of oral versus rectal morphine administration in opioid-naïve cancer patients with pain. *J Clin Oncol* 1995;13:1004–1008.

69. Babul N, Provencher L, Laberge F, et al. Comparative efficacy and safety of controlled-release morphine suppositories and tablets in cancer pain. *J Clin Pharmacol* 1998;38:74–81.

70. Cicero TJ, Bell RD, West WG, et al. Function of the male sex organs in heroin and methadone users. *N Engl J Med* 1975;292:882–887.

71. Yen SSC, Quigley ME, Reid RL, et al. Neuroendocrinology of opioid peptides and their role in the control of gonadotropin and prolactin secretion. *Am J Obstet Gynecol* 1985;152:485–493.

72. Cicero T. Effects of exogenous and endogenous opiates on the hypothalamic-pituitary-gonadal axis in the male. *Fed Proc* 1980;39:2551–2554.

73. Paice JA, Penn RD, Ryan WG, et al. Altered sexual function and decreased testosterone in patients receiving intraspinal opioids. *J Pain Symptom Manage* 1994;9:126–131.

74. Paice JA, Penn RD. Amenorrhea associated with intraspinal morphine. *J Pain Symptom Manage* 1995;10:582–583.

75. Doleys DM, Dinoff BL, Page L, et al. Sexual dysfunction and other side effects of intraspinal opiate use in the management of chronic non-cancer pain. *AJPM* 1998;8:5–11.

76. Ebeling PR. Osteoporosis in men: new insights into aetiology, pathogenesis, prevention and management. *Drugs Aging* 1998;13:421–434.

77. Jackson JA, Riggs MW, Spiekerman AM. Testosterone deficiency as a risk factor for hip fractures in men: a case-control study. *Am J Med Sci* 1992;304:4–8.

78. Rajagopal A, Vassilopoulou-Sellin R, Palmer JL, et al. Hypogonadism and sexual dysfunction in male cancer survivors receiving chronic opioid therapy. *J Pain Symptom Manage* 2003;26:1055–1061.

79. Rajagopal A, Vassilopoulou-Sellin R, Palmer JL, et al. Symptomatic hypogonadism in male survivors of cancer with chronic exposure to opioids. *Cancer* 2004;100:851–858.

80. Anderson FH, Francis RM, Selby PL, et al. Sex hormones and osteoporosis in men. *Calcif Tissue Int* 1998;62:185–188.

81. Allolio B, Deuss U, Kaulen D, et al. FK33-824, a met-enkephalin analog, blocks corticotropin-releasing hormone-induced adrenocorticotropin secretion in normal subjects, but not in patients with cushing's disease. *J Clin Endocrinol Metab* 1986;63:1427–1431.

82. Taylor T, Dluhy RG, Williams GH. Beta-endorphin suppresses adrenocorticotropin and cortisol levels in normal human subjects. *J Clin Endocrinol Metab* 1983;57:592–596.

83. Abs R, Verhelst J, Maeyaert J, et al. Endocrine consequences of long-term intrathecal administration of opioids. *J Clin Endocrinol Metab* 2000;85:2215–2222.

84. Genazzani AR, Genazzani AD, Volpogni C, et al. Opioid control of gonadotrophin secretion in humans. *Hum Reprod* 1993;8 (suppl 2):151–153.

85. Grossman A, Moult PJ, Gaillard RC, et al. The opioid control of LH and FSH release: effects of a met-enkephalin analogue and naloxone. *Clin Endocrinol (Oxf)* 1981;14:41–47.

86. Jordan D, Tafani JAM, Ries C, et al. Evidence for multiple opioid receptors in the human posterior pituitary. *J Neuroendocrinol* 1996;8:883–887.

87. Veldhuis JD, Rogol AD, Samojlik E, et al. Role of endogenous opiates in the expression of negative feedback actions of androgen and estrogen on pulsatile properties of luteinizing hormone secretion in man. *J Clin Invest* 1984;74:47–55.

88. Woody G, McLellan T, O'Brien C, et al. Hormone secretion in methadone-dependent and abstinent patients. *NIDA Res Monogr* 1988;81:216–223.

89. Mendelson JH, Inturrisi CE, Renault P, et al. Effects of acetylmethadol on plasma testosterone. *Clin Pharmacol Ther* 1976;19:371–374.

90. Finch PM, Roberts LJ, Price L, et al. Hypogonadism in patients treated with intrathecal morphine. *Clin J Pain* 2000;16:251–254.

91. Winkelmuller M, Winkelmuller W. Long-term effects of continuous intrathecal opioid treatment in chronic pain of nonmalignant etiology. *J Neurosurg* 1996;85:458–467.

92. Pelosi MA, Sama JC, Caterini H, et al. Galactorrhea-amenorrhea syndrome associated with heroin addiction. *Am J Obstet Gynecol* 1974;118:966–970.

93. Daniell HW. Hypogonadism in men consuming sustained-action oral opioids. *J Pain* 2002;3:377–384.

94. Oltmanns KM, Fehm HL, Peters A. Chronic fentanyl application induces adrenocortical insufficiency. *J Intern Med* 2005;257:478–480.

95. Facchinetti F, Volpe A, Farci G, et al. Hypothalamus-pituitary-adrenal axis of heroin addicts. *Drug Alcohol Depend* 1985;15:361–366.

96. Chan V, Wang C, Yeung RT. Effects of heroin addiction on thyrotrophin, thyroid hormones and prolactin secretion in men. *Clin Endocrinol (Oxf)* 1979;10:557–565.

97. Rasheed A, Tareen IA. Effects of heroin on thyroid function, cortisol and testosterone level in addicts. *Pol J Pharmacol* 1995;47:441–444.

98. Gooren LJ, Bunck MC. Androgen replacement therapy: present and future. *Drugs* 2004;64:1861–1891.

99. Behre HM, Kliesch S, Leifke E, et al. Long-term effect of testosterone therapy on bone mineral density in hypogonadal men. *J Clin Endocrinol Metab* 1997;82:2386–2390.

100. BMcClure RD, Oses R, Ernest ML. Hypogonadal impotence treated by transdermal testosterone. *Urology* 1991;37:224–228.

101. Aloisi AM, Ceccarelli I, Carlucci M, et al. Hormone replacement therapy in morphine-induced hypogonadic male chronic pain patients. *Reprod Biol Endocrinol* 2011;9:26–35.

102. Eisenstein TK, Hillburger ME. Opioid modulation of immune responses: effects on phagocyte and lymphoid cell populations. *J Neuroimmunol* 1998;83:36–44.

103. Molitor TW, Morilla A, Risdahl JM. Chronic morphine administration impairs cell-mediated immune responses in swine. *J Pharmacol Exp Ther* 1991;260:581–586.

104. Bryant HU, Bernton EW, Holaday JW. Immunosuppressive effects of chronic morphine treatment in mice. *Life Sci* 1987;41:1731–1738.

105. Freier DO, Fuchs BA. Morphine-induced alterations in thymocyte subpopulations of B6C3F1 mice. *J Pharmacol Exp Ther* 1993;265:81–88.

106. Singhal P, Sharma P, Kapasi A. Morphine enhances macrophage apoptosis. *J Immunol* 1998;60:1886–1893.

107. Layon J, Idris A, Warzynski M, et al. Altered T-lymphocytes subsets in hospitalized intravenous drug abusers. *Arch Intern Med* 1984;144:1376–1380.

108. Nair MPN, Laing TJ, Schwartz SA. Decreased natural and antibodydependent cellular cytotoxic activities in intravenous drug abusers. *Clin Immunol Immunopathol* 1986;38:68–78.

109. Brown SM, Stimmel B, Taub RN, et al. Immunological dysfunction in heroin addicts. *Arch Intern Med* 1974;134:1001–1006.

110. Donahoe RM, Falek A. Neuroimmunomodulation by opiates and other drugs of abuse: relationship to HIV infection and AIDS. *Adv Biochem Psychopharmacol* 1988;44:145–158.

111. Crone LL, Conly JM, Clark KM, et al. Recurrent herpes simplex virus labialis and the use of epidural morphine in obstetric patients. *Anesth Analg* 1988;67:318–323.

112. Biagini RE, Henningsen GM, Klincewicz SL. Immunological analysis of peripheral leukocytes from workers at an ethical narcotics manufacturing facility. *Arch Environ Health* 1995;50:7–12.

113. Morgan EL. Regulation of human B lymphocyte activation by opioid peptide hormones: inhibition of IgG production by opioid receptor class (m-, k-, and d-) selective agonists. *J Neuroimmunol* 1996;65:21–30.

114. Palm S, Lehzen S, Mignat C, et al. Does prolonged oral treatment with sustained-release morphine tablets influence immune function? *Anesth Analg* 1998;86:166–172.

115. Hilburger ME, AdlerMW, Rogers TJ, et al. Morphine alters macrophage and lymphocyte populations in the spleen and peritoneal cavity. *J Neuroimmunol* 1997;80:106–114.

116. Centers for Disease Control. *HIV/AIDS surveillance report, Vol. 7, No. 2.* Atlanta, GA: US Department of Health and Human Services, 1996.

117. Peterson PK, Sharp BM, Gekker G, et al. Morphine promotes the growth of HIV-1 in human peripheral blood mononuclear cell cocultures. *AIDS* 1990;4:869–873.

118. Chao CC, Gekker G, Hu S, et al. Upregulation of HIV-1 expression in cocultures of chronically infected promonocytes and human brain cells by dynorphin. *Biochem Pharmacol* 1995;50:715–722.

119. Li Y, Wang X, Tian S, et al. Methadone enhances human immunodeficiency virus infection of human immune cells. *J Infect Dis* 2002;185:118–122.

120. Hamra JG, Yaksh TL. Equianalgesic doses of subcutaneous but not intrathecal morphine alter phenotypic expression of cell surface markers and mitogen-induced proliferation in rat lymphocytes. *Anesthesiology* 1996;85:355–365.

121. Ballantyne JC, Mao J. Opioid therapy for chronic pain. *N Engl J Med* 2003;349:1943–1953.

122. Brodner RA, Taub A. Chronic pain exacerbated by long-term narcotic use in patients with non-malignant disease: clinical syndrome and treatment. *Mt Sinai J Med* 1978;45:233–237.

123. Taylor CB, Zlutnik SI, Corley MJ, et al. The effects of detoxification, relaxation and brief supportive therapy on chronic pain. *Pain* 1980;8:319–329.

124. Savage SR. Long-term opioid therapy: assessment of consequences and risks. *J Pain Symptom Manage* 1996;11:274–286.

125. Compton MA. Cold-pressor pain tolerance in opiate and cocaine abusers: correlates of drug type and use status. *J Pain Symptom Manage* 1994;9:462–473.

126. Mao J, Price DD, Mayer DJ. Thermal hyperalgesia in association with the development of morphine tolerance in rats: roles of excitatory amino acid receptors and protein kinase C. *J Neurosci* 1994;14:2301–2312.

127. Mao J, Price DD, Mayer DJ. Mechanisms of hyperalgesia and opiate tolerance: a current view of their possible interactions. *Pain* 1995;62:259–274.

128. Mao J, Price DD, Mayer DJ. Experimental mononeuropathy reduces the antinociceptive effects of morphine: implications for common intracellular mechanisms involved in morphine tolerance and neuropathic pain. *Pain* 1995;61:353–364.

129. Peacock JE, Wright BM, Withers MR, et al. Evaluation of a pilot regimen for postoperative pain control in patients receiving oral morphine pre-operatively. *Anaesthesia* 2000;55:1192–1212.

130. Carroll IR, Angst MS, Clark JD. Management of perioperative pain in patients chronically consuming opioids. *Reg Anesth Pain Med* 2004;29:576–591.

131. Mitra S, Sinatra RS. Perioperative management of acute pain in the opioid-dependent patient. *Anesthesiology* 2004;101:212–227.

132. Kouyanou K, Pither CE, Wessely S. Medication misuse, abuse and dependence in chronic pain patients. *J Psychosom Res* 1997;43:497–504.

133. Compton WM, Thomas YF, Conway KP, et al. Developments in the epidemiology of drug use and drug use disorders. *Am J Psychiatry* 2005;162:1494–1502.

134. NIDA Research Report. Prescription drugs: abuse and addiction. NIH Publication No. 01-4881, printed 2001, revised August, 2005.

135. Gilson AM, Ryan KM, Joranson DE, et al. A reassessment of trends in the medical use and abuse of opioid analgesics and implications for diversion control: 1997–2002. *J Pain Symptom Manage* 2004;28:176–188.

136. Joranson DE, Ryan KM, Gilson AM, et al. Trends in medical use and abuse of opioid analgesics. *JAMA* 2000;283:1710–1714.

137. Centers for Disease Control and Prevention (CDC). Drug overdose deaths–Florida, 2003–2009. *Morb Mortal Wkly Rep* 2011;60:869–872.

138. American Pain Society. Definitions related to the use of opioids for the treatment of pain. Consensus Document from the American Academy of Pain Medicine, American Pain Society and American Society of Addiction Medicine, 2001.

139. Koob GF. Neuroadaptive mechanisms of addiction: studies on the extended amygdala. *Eur Neuropsychopharmacol* 2003;13:442–452.

140. Nedeljkovic SS, Wasan A, Jamison RN. Assessment of efficacy of long-term opioid therapy in pain patients with substance abuse potential. *Clin J Pain* 2002;18(suppl):S39–S51.

141. American Psychiatric Association. *DSM IV*. 4th ed. Arlington, VA: American Psychiatric Publishing, 2000:182–183.

142. Jacobson PL, Mann JD. The valid informed consent-treatment contract in chronic non-cancer pain: its role in reducing barriers to effective pain management. *Compr Ther* 2004;30:101–104.

143. Fishman SM, Mahajan G, Jung SW, et al. The trilateral opioid contract: bridging the pain clinic and the primary care physician through the opioid contract. *J Pain Symptom Manage* 2002;24:335–344.

144. Katz NP, Sherburne S, Beach M, et al. Behavioral monitoring and urine toxicology testing in patients receiving long-term opioid therapy. *Anesth Analg* 2003;97:1097–1102.

第 35 章

类固醇长期应用并发症

Marc A. Huntoon　　Halena M Gazelka

　　内源性类固醇参与大量生理过程,包括调节免疫功能、行为、心血管功能、生长、代谢和炎性反应[1]。在区域麻醉和疼痛治疗中,外源性糖皮质类固醇(GCS)类是临床最常用药物。建立在 Hench 等[2]前期工作基础上,Thorn(未发表)首次应用类固醇注射关节炎关节，Hollander 等[3]随后应用。这些强效的、中至长效的外源性糖皮质类固醇（GCS）目前被用于靶点器官促进抗炎作用。应用途径包括口服、注射和透皮吸收。疼痛治疗目前最常采用注射方式。在众多潜在治疗靶点中，中至长效糖皮质类固醇已特异应用于鞘内 / 硬膜外、关节内、关节周、腱鞘或韧带、痛点、神经瘤或瘢痕及肌内注射[4-9]。

尽管 GCS 应用如此广泛与频繁，但尚缺乏有关使用剂量、频率的共识，或者关于监督治疗行为、管理或预防长期毒性的适当办法。很多 GCS 的毒性反应是迟发性的（常数月或数年），因此许多从业者对类固醇的潜在严重并发症或流行性缺乏认识[10]。

一、概　　述

外源性 GCS 抑制下丘脑 - 垂体 - 肾上腺轴 [血浆皮质醇降低、血浆促肾上腺皮质激素（ACTH）降低和肾上腺萎缩] 以及一系列其他潜在毒性反应（表 35-1）。此外，可能产生注射部位特异性不良反应（如鞘内注射后脊蛛网膜炎[11]、腱鞘注射后肌腱断裂[12]）。

本章仅关注长期应用类固醇的并发症。已知的一过性血糖升高和免疫损害可以预见。但多数可能的并发症对一般患者并不具临床意义。长期临床应用的并发症包括类固醇诱导的骨质疏松、肌病、胶原萎缩、缺血性骨坏死和脊蛛网膜炎。由于接受长效糖皮质激素（GC）治疗的患者高达 82% 会出现不良事件，本章主题适合此类患者的经治人员[13]。

表 35-1　外源性皮质类固醇潜在毒性作用

高血糖	易感染
脂肪生成，循环系统中脂肪酸增加	电解质紊乱
肌肉异化作用，肌病	精神症状，抑郁
皮肤萎缩	缺血性骨坏死
毛细血管扩张	白内障
类固醇诱导性骨质疏松	脂肪过多
淋巴组织增殖	向心性肥胖，脂肪重新分布
生长迟缓	库欣综合征（水肿、水牛背、满月脸、皮纹）
消化性溃疡	

二、糖皮质类固醇生理作用

GCS 通过与靶细胞细胞质中 GC 受体结合发挥作用（图 35-1）。GC 受体由一个基因家族中部分基因表达，该家族还表达其他激素的胞质受体，如黄体酮、雌激素、甲状腺激素、维 A 酸和维生素 D。尽管密度有所不同，但 GC 受体几乎在所有细胞中表达。

未激活 GC 受体与一个包括两个热休克蛋白 HSP90 亚单位的大蛋白复合物结合。HSP90 有利于最适结合的受体形成。一旦 GC 与 GC 受体结合，HSP90 脱离以利于进入细胞核并与 DNA 结合。类固醇通过激活 GC 受体调节某些靶基因转录产生作用。GC 受体形成二聚体与靶基因 DNA 结合于称为 GREs 的位点，诱导或抑制基因功能[13]。类固醇抑制一些细胞因子的转录（如 IL-1、TNF-α、IL-6）。类固醇是细胞因子介导炎性反应的强效抑制剂。

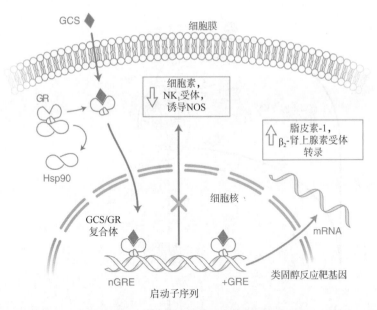

图 35-1 糖皮质类固醇（GCS）穿过细胞膜进入细胞质与糖皮质激素受体（GR）相互作用

一个与 GR 结合的 90 kDa 热休克蛋白脱离，GCS/GR 复合物与核 DNA 糖皮质激素响应元素（GRE 和 nGRE）相互作用，促进或抑制基因转录。细胞因子：TNFα（肿瘤坏死因子α）、IL-1、IL-3、IL-4、IL-5、IL-6 和 IL-8（白细胞介素）的转录可能被抑制。细胞因子诱导的 NOS（NO 合成酶）被有效抑制，在 NK$_1$（神经激肽 -1）和其他前炎性物质有同样作用。脂质质蛋白 -1 合成增加可能降低脂质诱导的炎性反应（白三烯、前列腺素、血小板 - 激活因子）。β$_2$ 肾上腺受体转录增加。GCS. 糖皮质类固醇，GR. 糖皮质激素受体，Hsp90. 90kDa 热休克蛋白，GRE and nGRE. 糖皮质激素影响元素和核 DNA 糖皮质激素影响元素

转导因素激活蛋白（AP-1）结合，通常由细胞因子如 TNF-α 启动，可能被类固醇抑制[14]。

除了作用于炎性因子，类固醇可能通过其他几个途径起到镇痛作用，包括阻断伤害性 C 纤维传导、与背角胶质中去甲肾上腺素和 5- 羟色胺（5-HT）神经元相互作用、抵消 P 物质对脊髓产生内源性类固醇的抑制作用、促进脊髓中有益的功能改变[15]。

三、下丘脑 - 垂体 - 肾上腺轴抑制

（一）概述

外源性皮质类固醇对下丘脑 - 垂体 - 肾上腺（HPA）轴的抑制作用已被认识达数十年。

（二）病理生理

正常情况下，肾上腺皮质醇分泌受下丘脑与垂体的负反馈调节。血浆皮质醇水平升高使下丘脑促皮质激素释放激素和垂体促肾上腺皮质激素水平降低，导致肾上腺皮质醇分泌减少。外源性皮质醇能够引起同样的抑制（图 35-2）。

（三）风险因素

有关类固醇注射所需安全（或至少有效）剂量所知甚少。早期研究中，鞘内或硬膜外皮质类固醇应用 1 ～ 4 个剂量的 80mg 甲泼尼龙，以数日或数周为疗程直至症状改善[4]。

在实践中，许多疼痛治疗医生处理疼痛短暂缓解的患者时，虽然考虑到类固醇并发症，但仍随意设定重复剂量。推荐在 6 个月内持续应用不超过 3 个剂量[16]。所推荐的封顶剂量 3mg/kg 甲泼尼龙是基于一项高剂量（280 ～ 600mg）甲泼尼龙经硬膜外导管连续应用 2 ～ 3 天的研究[17]。一项动物实验显示单剂量 2mg/kg 曲安西龙对血清皮质醇的影响，肾上腺显

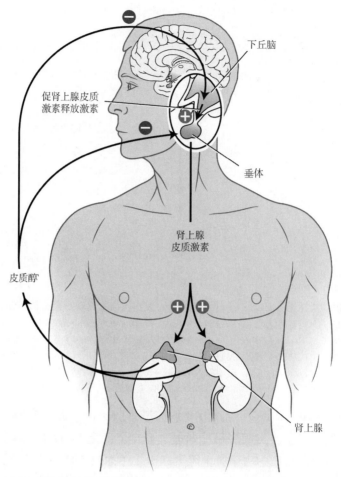

下丘脑

促肾上腺皮质
激素释放激素

垂体

肾上腺
皮质激素

皮质醇

肾上腺

图 35-2　正常的下丘脑 - 垂体 - 肾上腺（HPA）轴

著抑制达 4 周[18]。在一个大型硬膜外类固醇应用安全性回顾研究中，Abrams 和 O'Connor[19]注意到应用较小剂量安全且无重要并发症。

尿糖皮质激素筛查实验显示，最后一次注射类固醇后 9 个月仍可测出曲安西龙水平，HPA 轴明显抑制长达 5 个月[20]。

（四）诊断

患者呈库欣综合征面容，还包括体重增加、皮肤变薄、易淤青、嗜睡、多毛和皮肤斑纹。库欣综合征表示体内有过量糖皮质激素存在。虽然这类患者的表现类似皮质醇增多症，但检测显示存在 HPA 轴抑制。

低血浆皮质醇、低尿皮质醇分泌、低 ACTH 水平及促皮质素刺激反应消失均表明 HPA 轴抑制。此外，外源性皮质类固醇水平可通过尿及血清测得。

更常见的是，患者可测得 HPA 轴抑制但无库欣综合征表现[21]。

（五）预防

目前，虽然已发表的文献推荐皮质醇总剂量不超过 3mg/（kg·y），但是关于其有效剂量和可允许累计剂量并未达成共识。即使此剂量也不能保证安全[22]。已有单次硬膜外类固醇注射后出现 HPA 轴抑制的报道[23]。

（六）治疗

有皮质醇增多症或 HPA 轴抑制表现的患者需仔细监测直至正常生理活动恢复。此类患者可能不需要糖皮质激素替代治疗，但应考虑应用。应考虑请内分泌专家会诊，给予适当诊断及治疗。当然，应限制继续应用外源性糖皮质激素。

（七）小结

总之，HPA 抑制是糖皮质激素应用一个相对常见的并发症。尚未建立关于类固醇的有效剂量和最大允许累积剂量的指南。另外，医生间信息共享缺失，会导致患有多种疾病及疼痛患者所应用的糖皮质激素累积剂量过多。

四、糖皮质类固醇诱导的缺血性骨坏死

（一）概述

缺血性骨坏死（AVN），也称无菌性坏死或骨坏死，由于骨供血血管受损导致骨细胞死亡。糖皮质激素诱发的缺血性骨坏死可发生于体内任意骨。然而，髋部缺血性骨坏死会造成格外灾难性的功能后果。糖皮质激素诱导的 AVN 可在任何年龄出现，多见于30 ～ 40 岁。AVN 一般只出现于长期糖皮质激素应用后，但也可在糖皮质激素治疗初期仅 2 周至数周内发生[24]。

（二）病理生理

AVN 病因假说包括股骨头骨髓脂肪造成微血管阻塞，以及因此而产生的高压力、脂肪栓子及疲劳骨折修复功能受损的共同结果。也有认为 AVN 是由成骨细胞或骨细胞凋亡所致（程序性细胞坏死）[25]。Weinstein 等证实糖皮质激素诱导 AVN 患者软骨下骨折处有大量凋亡的成骨多层细胞。相反，酒精性或镰状细胞性 AVN 患者股骨头缺乏此种特征。因此，他们提出 AVN 这个称谓对这种糖皮质激素诱导状况并不适用，因为骨并没真正坏死。实际上是，骨细胞反应缺失使微小骨折得不到修复[25]。

（三）风险因素

Clinkscales 和 Cleary[26] 的一篇回顾文献发现，导致 AVN 的皮质醇平均等效剂量为17.5g，出现症状的平均时间为 60 周。一名 42 岁花粉热患者，共接受 16 次注射或是40mg 曲安西龙或是 80mg 甲泼尼龙治疗，此后该患者发生了与糖皮质激素使用相关的双髋 AVN[24]。Socie 等[27] 回顾了 4388 例骨髓移植患者，其中 77 例发生 AVN，其中只有 2 例没有接受糖皮质激素治疗。类固醇常用于治疗移植物抗宿主病（GvHD），这些患者平均应用 15 个月。高龄增加 AVN 风险[27]。相似地，Marsh 等发表类似报道，应用甲泼尼龙5mg/（kg·d）治疗血清病 2 ～ 4 周，AVN 的发生率为 21%。

与长期应用相反，急性损伤时应用类固醇未发现确凿证据显示短期应用（甚至大剂量）导致 AVN。根据国家急性脊髓损伤研究室 -2（NASCIS-2），Wing 等[30] 通过 59 例接受高剂量脊髓损伤治疗方案患者 [甲泼尼龙 30mg/kg，继以 5.4mg/（kg·h）连续输注 23 小时] 与

32 例未应用类固醇治疗的患者进行比较研究，尽管应用如此高剂量，在这些平均年龄 32 岁的患者中没有 AVN 病例报道。因此，23 小时短期超大高剂量治疗 AVN 的风险未超过 5%。

（四）诊断

AVN 通过影像检查确定诊断。磁共振成像（MRI）较普通 X 线（图 35-3）更能显示早期改变。大的承重关节最易受累。新发疼痛或功能失常的临床疑似患者应尽早检查。患者可出现减痛步伐或明显跛行，但也可能在 AVN 早期无症状。诊断上，众所周知高达 2/3 的患者双侧受累，因此在检查中应注意双侧的不对称性。当髋关节受累，检查者外展或内旋髋关节时患者会有明显疼痛。

（五）预防

AVN 的预防很困难，原因在于导致 AVN 的药物剂量差异很大并且缺乏特异性风险识别因素。但是现有证据提示 AVN 发生率随糖皮质类固醇应用剂量与时间的增加而升高。因此，按最小治疗剂量以最短疗程应用糖皮质激素可能降低 AVN 的发生率。

（六）治疗与康复

初期，患者应限制或停止负重性活动以免病理性骨折。请矫形、物理治疗及康复科专家会诊以制定治疗和防止进一步损伤的方案。AVN 治疗常需行关节置换，鉴于此类患者多较年轻，长期预后较差。关节置换对生活有一定限制，因此年轻患者最初常被建议采取保守治疗。其他手术方法如带血管腓骨移植，并不是都有效。如果患者不能通过手术成功治疗，将发展为慢性疼痛。手术失败的患者可能存在严重和进展性的行动障碍。可以考虑应用双膦酸盐治疗。Agarwala 等[31]研究，双膦酸盐治疗对 AVN 可能产生有益效果。60 例患者 100 个髋关节受损，应用阿仑磷酸钠 10mg/d 联合维生素 D、钙剂治疗，平均随访 37 周，观察到患者功能状态明显改善，除 6 例外均避免了手术治疗。

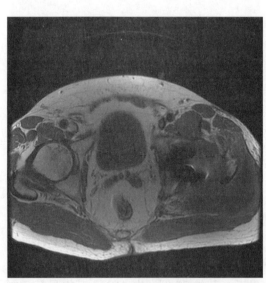

图 35-3　MRI 示左髋缺血性骨坏死
轴向 T_1 加权 MRI 显示左股骨头坏死区域

（七）小结

缺血性骨坏死多见于糖皮质激素应用患者，虽有个体差异，但是较大剂量更为常见。器官移植后或治疗移植物抗宿主病（GvHD）患者可能更易感。临床高度可疑 AVN 患者，尤其是年轻伴随新发功能障碍与疼痛的，应早期行影像检查。尽早会诊，早期适当治疗。

五、类固醇肌病

（一）定义

慢性类固醇肌病是最常见的药物源性肌病，尤以氟化类固醇如地塞米松、去炎松多见[32]。类固醇肌病有两个主要类型：①急性皮质类固醇肌病（ACM），速发的近端和远程肢体无力、膈肌无力，Ⅰ型和Ⅱ型肌纤维坏死；②慢性类固醇肌病，隐匿性发病和迟发性近端肢体无力与萎缩[32, 33]。

（二）病理生理

据推测，类固醇肌病病理过程是类固醇对肌节的直接毒性作用导致其断裂、粗肌球蛋白丢失和早期细胞死亡。认为生长激素（GH）或胰岛素样生长因子 -1（IGF-1）可阻止类固醇肌病进展[34]。此外，谷氨酰胺合成酶在类固醇肌病进展中起重要作用。GH 和IGF-1 可降低骨骼肌中类固醇诱导的谷氨酰胺合成酶活性[34,35]。IGF-1 是合成激素家族成员，帮助肌纤维克服应激源如 GCS 的分解代谢压力。IGF-1 的合成效果以磷脂酰肌醇 3- 激酶（PI3K）酶功能为标志。在非分解代谢应激下，PI3K 启动一种蛋白激酶反应，增加肌肉葡萄糖摄取和蛋白质合成并拮抗蛋白质分解。

正常情况下，PI3K 在胰岛素受体基质 -1 上以异二聚体形式产生。GCS，如地塞米松，诱导 P85α 亚单位上调。P85α 单体亚单位与异二聚体竞争结合点，导致 PI3K 活性下降。PI3K 作用下，凋亡（程序性细胞死亡）相应减少[33]。

在线粒体水平，已知 GCS 能引起线粒体扩大及形态改变。线粒体损伤可能与反应性氧簇（ROS）有关。线粒体功能障碍与氧化能力受损所致损伤有一定相关，因反应性氧簇（ROS）过度产生所致。地塞米松提高线粒体膜电位、ROS 产生和凋亡增加。应用过氧化物歧化酶处理后减轻 ROS 产生和凋亡，但是线粒体膜电位无改善，可见 ROS 产生在肌病发生中起重要作用[36]。

（三）风险因素

机械通气合并严重疾病如脓毒血症、电解质紊乱、内分泌障碍、饥饿及肝、肾功能障碍的患者具有多种分解代谢诱发因素，这些患者易进展为 ACM。ACM 合用非去极化肌松药常导致机械通气脱机失败[33]。

类固醇常在癌症患者中用于治疗脑水肿或脊髓压迫，也用于治疗恶病质、恶心和骨痛。Batchelor[37] 描述了 GCS 对成年癌症患者的影响。15 例患者中，有 9 例（60%）近端肢体无力影响正常日常活动，其中 8 例是在 GCS 开始应用 15 天内出现的。这些患者也表现出呼吸困难，意味着可能有呼吸肌受累。这些表现与类固醇累积剂量明显相关，停药后逆转。

（四）诊断

依据患者临床表现可以确定类固醇肌病的诊断，不过，可能在治疗末期才确诊。实验室检查经常是轻微异常或也被忽略。肌管坏死可有血清肌磷酸激酶（CPK）和尿肌酸增高表现。肌电图早期一般正常，可表现出异常自发性放电或波幅小、时程短的运动神经动作电位。肌肉活检可仅显示出非特异性的Ⅱ型纤维萎缩[32]。

（五）预防

长期使用皮质类固醇可造成肌肉损伤且与剂量相关。运动锻炼不是禁忌证并且可能有益。Braith 等[38] 观察了一组免疫抑制治疗方案中，包括接受 GCS 治疗的男性心脏移植受体患者。这些患者中的 14 例，随机分为腰部伸展练习 1d/w 加上 Nautilus 抗阻力锻炼

2d/w 与无系统锻炼的对照组进行比较。6 个月后，训练组患者非脂体重恢复并超过锻炼治疗前 3.9%±2.9%。对照组非脂体重在 6 个月后较锻炼前进行性下降了 7%±4.4%。另一项研究中，与无训练对照组相比，肺移植进行腰部伸展肌群抗阻力训练患者的腰椎骨丢失减轻[39]。类似观察中，Chromiak 和 Vandenburgh[40] 证实骨骼肌体外反复刺激可减缓肌肉萎缩。这个研究显示，GCS 诱发快肌纤维迅速萎缩。有 10% 的肌肉伸展持续 60 秒，每 5 分钟重复一次，连续 3 ～ 4 天，可减少萎缩[40]。

（六）治疗

类固醇诱发性肌病的治疗包括减少药物剂量或停药。有证据表明抗阻力锻炼如举重有益。事实上，采用注射方法缓解疼痛的治疗计划也包含后续的锻炼治疗或物理治疗。

（七）小结

总之，GCS 诱导线粒体氧簇产物的变化、增加成肌细胞凋亡、减少 IGF-1 介导蛋白合成过程中具有合成作用蛋白激酶的基因转录。引起这些改变的药物剂量并不一致，锻炼具有治疗意义。在 GCS 治疗过程中，对出现轻微肌肉无力的患者要定期检查，以使不良后果减到最小。已发生的肌病通过停药或减少剂量可改善。

六、糖皮质激素诱导的骨质疏松

（一）定义

糖皮质激素诱导的骨质疏松（GIOP）是最常见的药物诱导性骨质疏松，是高危人群骨折的明确原因。

（二）概述

长期应用 GCS 患者有 50% 可发生 GIOP[41]。骨折风险始于 GCS 疗程早期（前 12 个月）并长期存在。严重骨折包括椎体骨折、转子骨折或骶骨 / 骨盆不全骨折（图 35-4）。任何 GIOP 治疗策略中预防骨折都是最重要的目标。

（三）病理生理

GCS 导致骨代谢异常有两个主要途径：骨形成减少和骨重吸收增加。最一致的机制是 GCS 直接抑制成骨细胞活性。据文献报道，骨小梁减少变薄，原因在于成骨细胞绝对数量减少和凋亡导致其成熟前死亡。成骨细胞的功能异常引起骨重塑的修复功能障碍[42]。

GCS 导致的骨重吸收可能与骨保护素（OPG）及骨保护素配体（OPGL）之间平衡有关。OPG 是一种 TNFα 样细胞因子受体，在转基因鼠促进骨量增加（骨硬化症）。OPG 基因敲除鼠发生严重骨质疏松。相反，OPGL 刺激破骨细胞形成从而增加破骨细胞重吸收活性。GCS 显著影响这个重要的 OPG/OPGL 平衡。通过影响 OPG 和 OPGL m-RNA 的生成，GCS 使 OPGL/OPG 比率提高 20 ～ 40 倍[42]。GCS 还有抑制破骨细胞凋亡作用，意味着早期 GC 治疗患者，骨丢失是因为延长了现存破骨细胞生命周期（不被双膦酸盐预防）。长期应用双膦酸盐治疗的有效机制在于可能是延长了成骨细胞的生命周期[43]。

Dovio 等[44]在 13 例年轻多发性硬化症短期大剂量 GCS 治疗病例中，发现迅速而持续的骨形成减少和快速、一过性的骨重吸收增强。停药后有一高骨转化阶段。他们还注意到 GCS 使骨钙素和前胶原蛋白 α_1 基因表达下调并表现为血清骨钙素水平降低。

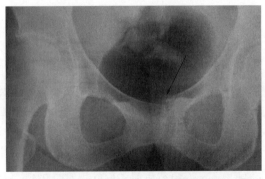

图 35-4　可见骨盆骨折（箭），一绝经期妇女因新诊断胶原 - 血管病应用大剂量皮质类固醇治疗 3 周后骨折非继发于创伤并导致严重疼痛

（四）风险因素

绝经后骨质疏松患者当然是 GIOP 易发人群，但是实际上所有患者均有风险。除绝经妇女外的其他高危人群还包括：有家族史、50 岁以上男性、长时间制动、低体重、曾发生或目前可疑椎体骨折、吸烟和共存风湿病[45]。目前在疼痛注射方案中，尚未实施风险分层管理以确定高危患者、怎样监测高危患者及何时启动恰当的治疗。

假设估计 1%～ 3% 人群使用 GCS 是事实[41]，潜在高危患者数量可能是巨大的。随着美国超过 50 岁人口不断增加，这个数量还可能增长。社区中预防骨丢失的治疗未能充分开展[46]。因此，需要针对 GIOP 设有特殊的专业治疗。

从吸入性类固醇的研究中，可找到类固醇诱导的不良反应流行病学线索。最近有研究回顾了 412 例吸入曲安西龙 1.2mg/d 治疗慢性阻塞性肺疾病的患者[47]。此剂量与每年 4～ 5 次硬膜外注射的剂量相似。经过 1～ 3 年，股骨颈和腰椎骨矿物质密度（BMD）均下降，但第 1 年内未出现。血清骨钙素在预测皮质类固醇诱导性骨质疏松中不是一个有用的指标。年龄＞ 56 岁和应用皮质类固醇与骨丢失风险增加相关，而与性别、吸烟史、运动、钙剂和维生素 D 摄入不相关。

（五）诊断评估

对高危患者（如低体重、男性＞ 50 岁、既往骨折等），应采用双能量 X 线骨密度仪扫描进行 BMD 检查。应切记尽管 GCS 治疗患者 BMD 较高仍可发生骨折。

（六）预防

美国风湿病学会皮质类固醇诱导性骨质疏松专门委员会针对长期应用类固醇治疗的建议比较合理[48]（表 35-2）。通常情况下，每天应用大于 5mg 泼尼松等效剂量并预计使用超过 3 个月的患者，应遵循所建议的流程处理。皮质类固醇诱导性骨质疏松的早期改变多在松质骨如脊椎。剂量＞ 10mg/d 骨丢失更明显。双膦酸盐是标准的预防治疗起始用药，但是 PTH1-34（特立帕肽）治疗作用正在显现。一项关于 51 例妇女绝经后激素替代治疗（HRT）的研究，发现应用特立帕肽后腰椎骨 BMD 明显增加[49]。相对于抗分解代谢药物双膦酸盐，特立帕肽是促合成代谢药物。van Staa 等[50]汇集了利塞膦酸钠和安慰剂组临床试验数据。安慰剂组患者的风险因素包括其腰椎 BMD 值和每日皮质类固醇用量而不是积累剂量。尽管相对年轻和高骨密度，这些患者应用 GC 治疗的骨折风险更高。这意味着松质骨微结构改变，对皮质类固醇诱导性骨质疏松具有决定意义。

（七）治疗

停用 GCS 对治疗（或预防性应用双膦酸盐治疗、补充钙剂和维生素 D）可能有帮助。因为不同慢性病，在应用 GCS 超过 1～2 年时，应用依替膦酸钠、帕米膦酸二钠、阿仑膦酸钠和利塞膦酸钠可有效预防或治疗椎体和髋骨骨丢失[51-53]。Adachi 等[51] 对 141 例男性及女性患者在开始应用泼尼松 100 天内规律应用依替膦酸钠，治疗 1 年时，安慰剂组 BMD 下降 3.2%，治疗组提高 0.6%[51]。一项多中心研究报道，477 例短期或长期应用 GC 患者，包括男性、绝经前期和绝经后妇女，应用阿仑膦酸钠可明显改善其后果[52]。阿仑膦酸钠 10mg 治疗组椎骨 BMD 提高 2.9%，与此同时安慰剂组降低 0.4%。另一项研究中，股骨大转子和小转子骨密度都增强，而股骨颈明显改善。还观察到椎体骨折减少 90%。除绝经妇女外，其他患者应用 5mg 和 10mg 阿仑膦酸钠的治疗效果在统计学上是相等的。在绝经妇女组，10mg 阿仑膦酸钠使腰椎骨 BMD 有更明显的增加[53]。

表 35-2　糖皮质激素诱导性骨质疏松预防和治疗的建议

开始应用糖皮质激素（泼尼松等效量＞ 5mg/d）预计持续治疗时间≥ 3 个月：
调整生活方式性骨质疏松风险因素
开始中断或停止吸烟
如饮酒过多开始减少乙醇摄入
接受负重锻炼指导
开始补充钙剂
开始补充维生素 D（常规或活性剂型）
应用处方药双膦酸盐（绝经前妇女谨慎应用）
长期糖皮质激素治疗（泼尼松等效量≥ 5mg/d）
调整生活方式性骨质疏松风险因素
开始中断或停止吸烟
如饮酒过多开始减少乙醇摄入
接受负重锻炼指导
开始补充钙剂
开始补充维生素 D（常规或活性剂型）
性激素替代治疗，如性激素缺乏或临床出现症状
测量椎体和（或）髋部 BMD
BMD 不正常（如 T 值低于 -1）
处方应用双膦酸盐（绝经前妇女谨慎应用）
有双膦酸盐应用禁忌或无法耐受者，降钙素可作为二线药物
如 BMD 正常
随访并每年或每两年重复检查 BMD

七、蛛网膜炎

（一）定义

蛛网膜炎定义为蛛网膜炎症反应，可发生于有创操作（手术）、椎管内注射、某些脊髓造影、感染、血液进入或其他创伤[54]。认为蛛网膜炎是损伤性因素（无论是穿刺针/手术损伤、刺激性物质、感染或其他损伤）导致蛛网膜或邻近组织局部炎性组织反应所致。多数患者表现为散在诱导痛、不明确的非皮肤节段性神经学改变；肠/膀胱功能变化以及所特有的慢性神经激惹状态。背部手术失败综合征、马尾综合征及其他非特异性原因掩盖真正的潜在原因。很遗憾，虽然影像检查也许有帮助（见后），但是物理检查不能鉴别诊断，组织活检也不可行[55]。

蛛网膜炎的报道始于一个世纪前，与可卡因开始用于鞘内注射时间吻合。Nelson 等[11]、Nelson 和 Landau[56]均主张蛛网膜下隙类固醇注射时需慎重。在美国，随着脊柱手术量增加与神经阻滞的普及，蛛网膜炎的发生率也随之上升[55]。

（二）病理生理

蛛网膜、软脑膜和邻近神经结构在炎症反应起始阶段即受损被侵及。患者易感体质或免疫因素不同，这种组织反应会进展成永久粘连、瘢痕和纤维形成等增生状态[55]。

（三）风险因素

油性脊髓造影剂注射后有蛛网膜炎的报道，主要是碘油（碘苯酯，拉斐特制药，拉斐特市，印第安纳州，1944 年始用，已经不再生产）。还包括血液不慎注入蛛网膜下隙、化学刺激或毒物、脓肿或其他感染因素（结核菌）、神经毁损剂、手术或穿刺针损伤、鞘内皮质类固醇和多种其他原因[55]。关于蛛网膜炎的病因，没有特异性长期数据，之所以追踪困难在于一些可能的蛛网膜炎病例被诊断为其他神经疾病。在瑞典，一个针对并发症的大型回顾性综述注意到，10 年间，在脊髓或硬膜外阻滞后共有 127 例发生严重神经系统病变[57]。有趣的是，蛛网膜下隙穿刺所致并发症低于硬膜外，产科发生病例少于整形科。骨质疏松作为此前未知的一个风险因素被提出来。在一大型文献综述中，Abram 和 O'Connor 发现硬膜外皮质类固醇注射非常安全。多数蛛网膜炎是由于多次鞘内注射，其他原因是椎间盘疾病或曾行椎板切开术。作者发现没有蛛网膜炎的原因是单独硬膜外注射类固醇。Latham 等[58]发现在绵羊鞘内注射与人类应用相当浓度的倍他米松是安全的，但是更大剂量可致蛛网膜改变。近期有系列病例应用甲泼尼龙鞘内注射治疗术后神经痛，令人吃惊的是，并未发现任何蛛网膜炎并发症的报道[59]。

（四）诊断评估

患者的诸多症状有助于蛛网膜炎诊断。可能有以下数种表现，如静息时持续存在的严重下腰烧灼痛、感觉缺失、会阴区／鞍区麻木、交感神经性或血管病变、皮疹及瘙痒[55, 60]。轴向 T2 加权快速自旋 MRI 成像可显示特征性的空虚的蛛网膜腔内神经根丛团块（链珠状）[55]并与外层硬膜囊粘连[61]。脊髓造影可判断有无假性脑脊膜膨出、硬脑膜炎、蛛网膜骨化、脊髓空洞症等其他特殊征象。这些影像学特征，能以更精确的术语而不是用类似"马尾综合征"这样含糊的术语来定义其真实的病理特点[55]。增强CT 也有助于诊断，尤其是不能耐受 MRI 检查的患者。脊髓造影可能使原有症状加剧。

（五）预防

避免鞘内类固醇注射，特别是大剂量，是减少并发症最可行的方法。新发神经改变要迅速检查。应请神经内科、神经外科和放射诊断专业医师会诊。

（六）治疗

蛛网膜炎的治疗很困难并且效果有限，以改善症状为主。可采用麻醉性镇痛药、口服类固醇或脊髓刺激器控制疼痛。外科手术可考虑作为最终治疗手段，包括瘢痕组织松解、椎板切开、硬膜减压移植或应用器械行后外侧融合[60]。

（七）小结

硬膜外 GCS 注射与粘连性蛛网膜炎的发生有关，但是文献综述显示鞘内注射是最可能的原因。MRI 有助于正确诊断。治疗是理论上的，并以改善症状为目的。

（崔文瑶译，王俊科校）

参 考 文 献

1. Chrousos GP. Adrenocorticosteroids and adrenocortical antagonists. In: Katzung BG, ed. Basic and Clinical Pharmacology. 9th ed. New York, NY: Lang Medical Books/McGraw-Hill, 2004: 641–660.
2. Hench PS, Kendall EC, Slocumb CH, et al. The effect of a hormone of the adrenal cortex (17-hydroxy-11-dehydrocorticosterone): compound E and of pituitary adrenocorticotropic hormone on rheumatoid arthritis. Mayo Clin Proc 1949;24:181–197.
3. Hollander JL, Brown EM, Jessar RA, et al. Hydrocortisone and cortisone injected into arthritic joints. JAMA 1951;147:1629–1635.
4. Winnie AP, Hartman JT, Meyers HL Jr, et al. Pain Clinic II: intradural and extradural corticosteroids for sciatica. Anesth Analg 1972;51:990–999.
5. Jacoby RK. The effect of hydrocortisone acetate on adult human articular cartilage. J Rheumatol 1976;3:384–389.
6. Friedman DM, Moore ME. The efficacy of intraarticular steroids in osteoarthritis: a double blind study. J Rheumatol 1980;7:850–856.
7. Devor M, Govrin-Lippmann R, Raber P. Corticosteroids suppress ectopic neural discharge originating in experimental neuromas. Pain 1985;22:127–137.
8. Anderson B, Kaye S. Treatment of flexor tenosynovitis of the hand ("trigger finger") with corticosteroids: a prospective study of the response to local injection. Arch Intern Med 1991;151:153–156.
9. Williams JM, Brandt KD. Triamcinolone hexacetonide protects against fibrillation and osteophyte formation following chemically induced cartilage damage. Arthritis Rheum 1985;28:1267–1274.
10. Buckley LM, Marquez M, Hudson J, et al. Variations in physician's judgment about corticosteroid induced osteoporosis by physician specialty. J Rheumatol 1998;25:2195–2202.
11. Nelson DA, Vates TS, Thomas RB. Complications from intrathecal steroid therapy in patients with multiple sclerosis. Acta Neurol Scand 1973;49(2):176–188.
12. Bedi SS, Ellis W. Spontaneous rupture of the calcaneal tendon in rheumatoid arthritis after local steroid injection. Ann Rheum Dis 1970;29(5):494–495.
13. Curtis JR, Westfall J, Allison J, et al. Population based assessment of adverse events associated with long term glucocorticoid use. Arthritis Rheum 2006;55(3):420–426.
14. Barnes PJ, Adcock I. Anti-inflammatory actions of steroids: molecular mechanisms. Trends Pharmacol Sci 1993;14:436–441.
15. Baqui A, Bal R. The mechanism of action and side effects of epidural steroids. Tech Reg Anesth Pain Manage 2009;13:205–211.
16. DeSio JM. Epidural steroid injections. In: Warfield CA, Bajwa ZH, eds. Principles and Practice of Pain Medicine. 2nd ed. New York, NY: McGraw-Hill, 2004:655–656.
17. Knight CL, Burnell JC. Systemic side effects of extradural steroids. Anaesthesia 1980;35:593–594.
18. Gorski DW, Rao TK, Glisson SN, et al. Epidural triamcinolone and adrenal response to stress. Anesthesiology 1981;55:A147.
19. Abrams SE, O'Connor TC. Complications associated with epidural steroid injections. Reg Anesth 1996;21:149–162.
20. Lansang MC, Farmer T, Kennedy L. Diagnosing the unrecognized systemic absorption of intra-articular and epidural steroid injections. Endocr Pract 2009;15(3):225–228.
21. Kay J, Findling J, Raff H. Epidural triamcinolone suppresses the pituitary-adrenal axis in human subjects. Anesthesia Analg 1994;79:501–505.
22. Deer T, Ranson M, Kapural L, et al. Guidelines for the proper use of epidural steroid injections for the chronic pain patient. Tech Reg Anesth Pain Manage 2009;13:288–295.
23. Horani MH, Siverberg AB. Secondary Cushing's syndrome after a single epidural injection of a corticosteroid. Endocr Pract 2005;11(6):408–410.
24. Nasser SMS, Ewan PW. Depot corticosteroid treatment for hay fever causing avascular necrosis of both hips. BMJ 2001;322:1589–1591.
25. Weinstein RS, Nicholas RW, Manolagas SC. Apoptosis of osteocytes in glucocorticoid-induced osteonecrosis of the hip. J Clin Endocrinol Metab 2000;85:2907–2912.
26. Clinkscales A, Cleary JD. Steroid-induced avascular necrosis. Ann Pharmacother 2002;36:1105.
27. Socie G, Cahn JY, Carmelo J, et al. Avascular necrosis of bone after allogenic bone marrow transplantation: analysis of risk factors for 4388 patients by the Societe Francois de Griffe de Moelle. Br J Haematol 1997;97:865–870.
28. Marsh JCW, Zomas A, Hows JM, et al. Avascular necrosis after treatment of aplastic anemia with anti-lymphocyte globulin and high dose methylprednisolone. Br J Haematol 1993;84:731–735.
29. Bracken MB, Shepard MJ, Collins WF, et al. A randomized controlled trial of methylprednisolone or naloxone in the treatment of acute spinal cord injury: results of the Second National Acute Spinal Cord Injury Study. N Engl J Med 1990;322:1405–1411.
30. Wing PC, Nance P, Connell DG, et al. Risk of avascular necrosis following short term megadose methylprednisolone treatment. Spinal Cord 1998;36:633–636.
31. Agarwala S, Jain D, Joshi VR, et al. Efficacy of alendronate, a bisphosphonate, in the treatment of AVN of the hip: a prospective open-label study. Rheumatology 2005;44:352–359.
32. Wald JJ. The effects of toxins on muscle: clinical neurobehavioral Toxicology. Neurol Clin 2000;18(3):695–717.
33. Singleton JR, Baker BL, Thorburn A. Dexamethasone inhibits insulin-like growth factor signaling and potentiates myoblast apoptosis. Endocrinology 2000;141:2945–2950.
34. Kanda F, Takatani K, Okuda S, et al. Preventive effects of insulinlike growth factor-1 on steroid-induced muscle atrophy. Muscle Nerve 1999;22:213–217.
35. Kanda F, Okuda S, Matsushita T, et al. Steroid myopathy: pathogenesis and effects of growth hormone and insulin-like growth factor-1 administration. Horm Res 2001;56(Suppl 1):24–28.
36. Oshima Y, Kuroda Y, Kunishige M, et al. Oxidative stress associated mitochondrial dysfunction in corticosteroid-treated muscle cells. Muscle Nerve 2004;30:49–54.
37. Batchelor TT, Taylor LP, Thaler HT, et al. Steroid myopathy in cancer patients. Neurology 1997;48:1234–1238.
38. Braith RW, Welsch MA, Mills RM, et al. Resistance exercise prevents glucocorticoid-induced myopathy in heart transplant recipients. Med Sci Sports Exerc 1998;30:483–489.
39. Mitchell MJ, Baz MA, Fulton MN, et al. Resistance training prevents vertebral osteoporosis in lung transplant recipients. Transplantation 2003;76:557–562.
40. Chromiak JA, Vandenburgh HH. Glucocorticoid-induced skeletal muscle atrophy in vitro is attenuated by mechanical stimulation.

Am J Physiol 1992;262:C1471–C1477.

41. Ettinger B, Pressman A, Shah HA. Who bears responsibility for glucocorticoid-exposed patients in a large health maintenance organization? *J Manag Care Pharm* 2001;7:228–232.

42. Hofbauer LC, Gori F, Riggs L. Stimulation of OPG ligand and inhibition of OPG production by glucocorticoids in human osteoblastic lineage cells: potential paracrine mechanisms of glucocorticoid-induced osteoporosis. *Endocrinology* 1999;140:4382–4389.

43. Weinstein RS, Chen JR, Powers CC, et al. Promotion of osteoclast survival and antagonism of bisphosphonate-induced osteoclast apoptosis by glucocorticoids. *J Clin Invest* 2002;109:1041–1048.

44. Dovio A, Perazzolo L, Giangiacomo O, et al. Immediate fall of bone formation and transient increase of bone resorption in the course of high-dose, short term glucocorticoid therapy in young patients with multiple sclerosis. *J Clin Endocrinol Metab* 2004;89:4923–4928.

45. Sambrook PN. How to prevent steroid induced osteoporosis. *Ann Rheum Dis* 2004;64:176–178.

46. Cohen D, Adachi JD. The treatment of glucocorticoid induced osteoporosis. *J Steroid Biochem Mol Biol* 2004;88:337–349.

47. Scanlon PD, Connett JE, Wise RA, et al. Loss of bone density with inhaled triamcinolone in lung health study II. *Am J Respir Crit Care Med* 2004;170:1302–1309.

48. American College of Rheumatology Ad Hoc Committee on Glucocorticoid-Induced Osteoporosis. Recommendations for the prevention and treatment of glucocorticoid-induced osteoporosis. *Arthritis Rheum* 2001;44:1496–1503.

49. Lane NE, Sanchez S, Modin GW, et al. Parathyroid hormone treatment can reverse corticosteroid-induced osteoporosis: results of a randomized controlled clinical trial. *J Clin Invest* 1998;102:1627–1633.

50. Van Staa TP, Laan RF, Barton IP, et al. Bone density threshold and other predictors of vertebral fracture in patients receiving oral glucocorticoid therapy. *Arthritis Rheum* 2003;48:3224–3229.

51. Adachi JD, Bensen WG, Brown J, et al. Intermittent etidronate therapy to prevent corticosteroid-induced osteoporosis. *N Engl J Med* 1997;337:382–387.

52. Saag KG, Emkey R, Schnitzer T, et al. Alendronate for the treatment and prevention of glucocorticoid-induced osteoporosis. *N Engl J Med* 1998;339:292–299.

53. Adachi R, Saag K, Delmas P, et al. Two-year effects of alendronate on bone mineral density and vertebral fractures in patients receiving glucocorticoids. *Arthritis Rheum* 2001;44:202–211.

54. Aldrete JA. Chronic adhesive arachnoiditis (Letter to the editor). *Br J Anaesth* 2004;93:301–303.

55. Aldrete JA. Neurological deficits and arachnoiditis following neuroaxial anesthesia. *Acta Anaesthesiol Scand* 2003;47:3–12.

56. Nelson DA, Landau WM. Intraspinal steroids: history, efficacy, accidentality, and controversy with review of United States Food and Drug Administration reports. *J Neurol Neurosurg Psychiatry* 2001;70:433–443.

57. Moen V, Dahlgren N, Irestedt L. Severe neurological complications after central neuraxial blockades in Sweden 1990–1999. *Anesthesiology* 2004;101:950–959.

58. Latham JM, Fraser RD, Moore RJ, et al. The pathologic effects of intrathecal betamethasone. *Spine* 1997;22:1558–1562.

59. Kotani N, Kushikata T, Hashimoto H, et al. Intrathecal methylprednisolone for intractable postherpetic neuralgia. *N Engl J Med* 2000;343:1514–1519.

60. Wright MH, Denney LC. A comprehensive review of spinal arachnoiditis. *Orthop Nurs* 2003;22(3):215–219.

61. Gundry CR, Fritts HM. Magnetic resonance imaging of the musculoskeletal system: the spine: part 8, section 3. *Clin Orthop Relat Res* 1998;346:262–278.

第三篇

医疗文书

A 部分　已结案的索赔案例

第36章

来自美国麻醉医师协会已结案的索赔案例的发现

Lorri A. Lee　　Dermot Fitzgibbon　　Linda S. Stephens　　Karen B. Domino

在谈到责任时，区域麻醉和慢性疼痛治疗通常被认为是存在高风险的。尽管大量研究表明区域麻醉具有许多优势[1-3]，但许多麻醉医师仍然认为针刺操作会造成潜在或者直接的神经损伤，所以相对于全身麻醉来说，会较少选择区域麻醉。尽管缺乏1级证据支持[4-6]，但是由于超声引导能增加操作的安全性已被推荐用于区域麻醉。同样，一些医生认为在有创疼痛管理过程中采用的诊断和治疗技术具有较低的效益风险比，因为这些操作可能导致神经损伤而慢性疼痛本身又难以治愈。应用阿片类药物进行非侵入性疼痛管理仍然有很大的风险，近来有报道与阿片类处方药物相关的死亡在过去十年有所上升[7]（第34、47章）。为了分析、评估区域麻醉和慢性疼痛管理中损伤的类型和责任，我们使用了美国麻醉医师协会已结案的索赔案例数据库。

这个数据库包含了麻醉相关不良事件的细节，它是从覆盖了美国60%从业麻醉医师的美国职业责任公司麻醉相关医疗事故结案保险索赔文件中提取出来的。数据的收集过程前面已有详细的描述[8, 9]。评审的麻醉医师到各个保险公司分公司回顾已结案的麻醉索赔文件。对每一次索赔，均对损伤（并发症）及损伤的机制（伤害性事件）进行评估，并将相关信息输入细化的数据收集表格中。如果客观的临床表现、解剖定位或者实验室检查与涉及的脊髓平面或外周神经损伤有一致性，我们则认定为神经损伤[10]。如果疼痛症状（如低位的背痛或肌肉疼痛）与相关受损神经的解剖定位不一致，则归为其他并发症。在这章讨论中，区域麻醉的数据是从一个包含 6 894 例索赔案件的数据库中提取出来的，并排除了与产科和急、慢性疼痛管理相关的案件。慢性疼痛管理相关的数据是从 2005 年至 2008 年间，与疼痛管理相关详细信息的 8 954 例案件（这些案件以前曾经详细地描述过）中得到的[11, 12]。

在对美国麻醉医师协会已结案的索赔案例数据库中得到的数据做出解释时，我们必须了解它的局限性[9, 13]。已有研究表明，25 个不良事件中只有 1 个会导致投诉并做出登记，并且伤害的严重程度越重越容易被记录。因此，由于全美麻醉相关不良事件的评定及所使用的麻醉药物没有统一标准，我们不能得出并发症的发生率。描述事件的偏倚主要来源于回顾性数据收集过程以及对直接参与者的部分信任。最后，随着时间的推移，对后果严重性的认识及操作方式都有所改变，导致由于标准处理流程改变而带来偏倚[14]。尽管存在局限性，这个数据库仍然为我们提供了关于这些小概率不良事件的有用信息（很难采用前瞻性研究进行分析），并且为麻醉医师提供了关于医疗责任的概观。

一、区 域 麻 醉

（一）区域麻醉投诉案例中与椎管内麻醉相关的问题

在美国麻醉医师协会已结案的索赔案例数据库中，1990 年以来与非产科手术时采用椎管内麻醉（硬膜外／蛛网膜下隙阻滞）相关的投诉案件有 443 例，而总的（除急、慢性疼痛案例外）非产科区域麻醉投诉案件有 652 例。非产科手术椎管内麻醉组的平均年龄是 57 岁（范围为 0.25 ～ 94 岁），而几乎一半（52%）的患者是 ASA 分级 1 ～ 2 级，另一半（48%）是 3 ～ 4 级。在这个资料组中没有 ASA 5 级的患者。椎管内麻醉的投诉案件中男女各占一半（分别为 51%、49%），其中 1/3（31%）的患者被评为肥胖患者。这些投诉案例中有 45% 采用的是蛛网膜下隙阻滞，45% 是腰段硬膜外阻滞，1% 是骶管麻醉，5% 是胸段硬膜外阻滞，2% 是蛛网膜下隙阻滞与硬膜外阻滞联合应用。虽然椎管内麻醉投诉案例中大部分是暂时性损伤（45%），但超过 1/3（37%）的案例与非常严重的损伤有关（死亡或永久性大脑损害），16% 与永久性神经损伤有关。（图 36-1）

所有椎管内麻醉索赔案例中的损伤机制有 41% 与神经阻滞相关，而剩下 59% 案例的损伤机制包括：没有问题（9%），其他的麻醉事件（6%），心血管事件（14%），呼吸事件（9%），不明原因事件（4%），外科问题或患者自身情况（8%），药物问题（4%），设备问题（7%）。阻滞技巧（50%，$n=88$）、中枢性心搏骤停（21%，$n=37$）、意外刺破硬脑膜（9%，$n=17$）、硬膜外或蛛网膜下隙阻滞平面过高（8%，$n=14$）是最常见的机制，占了阻滞相关损伤的 87%。阻滞技巧是指阻滞过程中与操作技术相关的并发症，通常与穿刺针或导管对神经或周围组织损伤有关。

在发生死亡或脑损伤等严重并发症的案例中（$n=163$），超过 1/4（$n=48$，29%）的案例损伤机制与神经阻滞相关。其中，中枢性心搏骤停（$n=34$，21%）及硬膜外或蛛网膜下隙阻滞平面过高（$n=11$，7%）是最常见的原因（图 36-2）。而发生死亡或脑损伤等严重并发症的非神经阻滞相关的损伤机制中最常见的原因有：心血管事件

（33%，例如肺部的空气或脂肪栓塞、脑卒中、低血压、心肌梗死），呼吸事件（20%，例如通气不足、气道梗阻、支气管痉挛、误吸）。其他事件包括外科问题或患者自身情况，使用了错误的药物或剂量，不明原因事件、多事件综合原因以及在与阻滞无关案例中药物残留的问题。

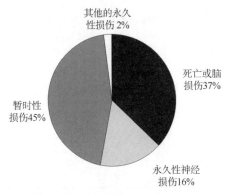

图 36-1　椎管内麻醉的不良事件（*n*=443）
这篇分析中不包括产科和急、慢性疼痛的椎管内阻滞

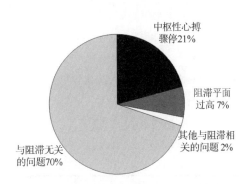

图 36-2　与死亡或脑损伤相关的椎管内阻滞案例的损伤机制（*n*=163）

1. 区域麻醉索赔案例中发生的中枢性心搏骤停　中枢性心搏骤停（表 36-1）在所有与神经阻滞相关的损伤中占 21%，而在导致死亡或脑损伤的椎管内麻醉的索赔案例中占了绝大部分比例（*n*=34）。在美国麻醉医师协会已结案的索赔案例数据库中，发生中枢性心搏骤停的案例绝大部分后果十分严重，> 90% 的案例导致了死亡或脑损伤。这些案例的平均年龄为 54 岁，30% 为 ASA 分级 1 ~ 2 级，54% 为 ASA 3 级，8% 是 ASA 4 级。

中枢性心搏骤停案例都监测了相关的指标，如从 1990 年以后已广泛应用的呼吸末二氧化碳及指脉搏氧（框 36-1）。大约 2/3 案例是在蛛网膜下隙阻滞后发生的，而 11% 的案例是硬膜外阻滞时发生了意外的蛛网膜下隙阻滞（表 36-1）。从 20 世纪 90 年代开始，常常在这类案例中应用镇静技术（76%），以前认为中枢性心搏骤停可能与氧合不足或通气不足有关[15]。但是，有 81% 的案例应用了指脉搏氧，32% 的案例应用了呼吸末二氧化碳监测，并没有在心搏骤停前记录到有低氧合或通气不足的情况。通常在患者出现发绀后才识别出心搏骤停，但很少有证据能证明在心搏骤停前常发生氧合不足和（或）通气不足[16, 17]。

框 36-1　中枢性心搏骤停

危险因素：
• 中、上段的胸段阻滞
• 患者基础心率较低
• 男性
应用蛛网膜下隙或硬膜外阻滞时，可在手术中的任何时候发生
可在发生前有突然的心动过缓或表现为突然的心搏骤停
椎管内阻滞的患者必须监测心电图和指脉搏氧
当患者为俯卧位或在手术台上改变体位时需提高警惕
在整个麻醉过程中抢救药物及气道管理设备必须随时备用

表 36-1　20 世纪 90 年代区域麻醉投诉案例中中枢性心搏骤停的相关因素（n=37）

相关因素	n（%）
蛛网膜下隙阻滞	24（65）
腰段硬膜外阻滞	13（35）
意外的蛛网膜下隙阻滞	4（11）
试探剂量不够	1（3）
指脉搏氧监测	30（81）
呼吸末二氧化碳监测	12（32）
镇静	28（76）
抢救延迟	18（49）
在俯卧位时发生心搏骤停	6（16）
在手术台上变换体位	7（18）
未使用肾上腺素	2（5）

　　监测心电图及指脉搏氧是十分有用的，它们可以在发生心动过缓时立即给予警告提示，以免继续发展成为中枢性心搏骤停。

　　不幸的是，这些案件中有一半（49%）与抢救复苏延迟相关，包括对心搏骤停的识别延迟和（或）给予适当的复苏药物延迟。其中 6 个案例是在俯卧位时发生心搏骤停，7 个案例是在手术台上变换体位或将患者在手术台与推床间挪动时发生心搏骤停的。现在仍不明确是否体位的变动会使危险的生理状态变得更糟；或者是因为体位变动时监测缺失、监测者注意力分散而致心搏骤停识别延迟；或者因为需要回到仰卧位而致复苏延迟。麻醉医生必须对这种并发症非常警惕，并在监测能有效报警时迅速采取抢救措施。

　　但是，当发生迅速、突然的心动过缓 / 心脏停搏时可能没有足够的时间来处理，紧接着就出现心搏骤停，此时，监测并不能有效预防中枢性心搏骤停 [16, 17]。在 19 个案例中有 17 例及时地采取了正确的抢救措施，但仍然导致了患者死亡或脑死亡。Rosenberg 等的研究对导致这种严重后果的可能原因做出了以下解释：全脊麻的狗发生心搏骤停时非常难以抢救，因为全脊麻时交感系统会受到严重抑制，导致循环血量下降，冠状动脉灌注压下降，这些都会使心肺复苏（CPR）变得没有效果 [18]。另外，对这组狗的其他研究表明，相较于没有全脊麻的对照组，试验组表现为全脊麻在心搏骤停时阻止了肾上腺素、去甲肾上腺素等儿茶酚胺类激素水平的上升 [19]。因此，在中枢性心搏骤停中导致严重后果的两个原因为严重的血管扩张和休克时神经内分泌系统反应的无效性。也有报道过中枢性心搏骤停后对治疗反应迅速而没有发生后遗症的案例，但这类患者通常不会提起赔偿诉讼 [16, 20]。因此，从这个数据库中不能反映出迅速的复苏措施、特异性复苏药物的应用、监测类型所致的复苏成功与失败的比例。

　　目前两种常用来解释中枢性心搏骤停的机制有：①由于左心室充盈降低，通过牵拉机械性刺激感受器引起一个反常的心率减慢，通常被称作 Bezold-Jarisch 反射；②当对交感神经的阻滞平面高于胸 4 时会导致心脏快反应纤维的阻滞 [17]。基础心率偏低的患者及男性患者在椎管内麻醉时更容易发生严重的心动过缓（< 40 次 / 分），而心动过缓的发生分散于整个麻醉过程的各个时段，持续时间长短不一 [17]。在椎管内麻醉的整个过程，都应监测患者的心电图及指脉搏氧，并保证随时可获得复苏药物和设备。

2. 硬膜外 / 蛛网膜下隙阻滞时麻醉平面过高 高位硬膜外 / 蛛网膜下隙阻滞，在 20 世纪 90 年代后所有非产科手术椎管内麻醉投诉案件中占 2%（n=14），而在 180 例损伤机制与阻滞相关的案例中占 8%。79% 阻滞平面过高的投诉案例中（n=11）的患者死亡或出现脑损伤。这 14 个案例中有 5 例为蛛网膜下隙阻滞，9 例为硬膜外阻滞（7 例腰段，1 例胸段，1 例骶管）。所有的硬膜外阻滞案例都认为与意外的蛛网膜下隙阻滞有关，而没有发现与哪种特殊的局麻药有关。案例的平均年龄为 52 岁（0.25 ～ 76 岁），没有发现性别差异（7 女 7 男）。发生高位硬膜外 / 蛛网膜下隙阻滞的手术种类有：8 例下肢手术，2 例泌尿系统手术，2 例妇产科手术，2 例腹部手术。在 6 个案例中进行了 CPR。

进行硬膜外阻滞时，应该从硬膜外导管回抽并注入 3ml 含肾上腺素的局麻药作为试探量，以排除血管内注射及蛛网膜下隙注射。在试探剂量后没有等待足够的时间会导致假阴性结果。在放置硬膜外导管前由硬膜外穿刺针给予试探剂量不能明确导管的位置。必须在硬膜外阻滞的整个过程中提高对意外蛛网膜下隙注射的警惕性，这样才能在必要时做出迅速的诊断和复苏，以避免低氧合或心血管系统衰竭。

3. 椎管内麻醉索赔案例中发生的永久性神经 / 脊髓损伤 在椎管内麻醉索赔案例中有 16%（n=71）与永久性神经损伤相关。在这 71 例永久性神经损伤中，77%（n=55）被判定为与神经阻滞相关，8%（n=6）与外科技术相关，4%（n=3）与患者情况相关，10%（n=7）与其他或未知机制有关（图 36-3）。这些永久性神经损伤中 93% 是腰骶部神经根及胸腰段脊髓损伤。引起阻滞相关永久性神经损伤（n=55）最常见的两个原因是合并或不合并针刺创伤性血肿（n=27），脊髓前动脉综合征 / 栓塞（n=8）。有 15 例椎管内麻醉投诉案例与马尾综合征有关，其中 13 例使用的是利多卡因，1 例

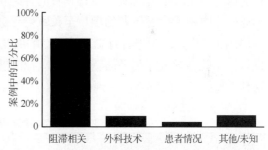

图 36-3 在椎管内麻醉投诉案例中发生永久性神经损害的机制（n=71）

是氯普鲁卡因，1 例没有注射局麻药而由针刺创伤引起。阻滞相关的永久性马尾损伤中有蛛网膜下隙阻滞（n=8），腰硬联合阻滞（n=2），意外的蛛网膜下隙注射（n=1），没有证据证实有蛛网膜下隙注射的腰段硬膜外阻滞（n=3）。

1990 年就有报道蛛网膜下隙注射利多卡因可导致短暂的神经症状或持久的马尾综合征 [21, 22]。尽管在临床上还没有发现二者具有很强的相关性，但在老鼠模型上使用 2% 利多卡因进行硬膜外注射时已表现出剂量相关性神经毒性 [23]。最近有实验表明，低浓度利多卡因可诱导细胞凋亡，在细胞培养时，通过线粒体通路出现程序性细胞死亡 [24]；高浓度利多卡因的毒性则表现为细胞坏死。

4. 椎管内麻醉索赔案例中的椎管内血肿 在 27 例椎管内血肿的索赔案例中手术类型

包括：血管手术（48%，$n=13$），整形外科手术（33%，$n=9$），腹腔骨盆手术（19%，$n=5$；框36-2）。硬膜外/蛛网膜下隙血肿最常见的相关因素为术前（医源性或患者自身的）、术中或术后的凝血功能障碍，这在这些投诉案例中占59%（$n=16$）。其他的相关因素包括：对脊髓/脊髓圆锥的针刺创伤（22%，$n=6$），在抗凝治疗的患者中拔出导管（15%，$n=4$）。在有相关数据的案例中，术后0天开始出现症状的患者占33%（$n=9$），术后1天出现症状的有19%（$n=5$），1天以后出现症状的有19%（$n=5$）（有8例未记录症状出现的时间）。有至少41%（$n=11$）的案例从症状出现到诊断、治疗经过了1天或更长的时间。最常见的症状是术后在恢复室或病房没有出现阻滞效果的消退（33%，$n=9$），运动阻滞加重（22%，$n=6$）。背痛仅在19%（$n=5$）的索赔案例中出现。

既往研究表明在血管手术中应用椎管内麻醉对患者十分有利：可减少移植血管血栓的发生，增加移植血管血流[25-27]。但是，最近一篇发表在循证医学数据库中的综述回顾了4篇比较椎管内麻醉与全身麻醉的随机研究。结果发现下肢血管重建手术中，死亡率、心肌梗死率和截肢率在两组间没有明显差异[28]。与全麻组比较，椎管内阻滞患者肺炎的发生率明显更低。而对椎管内阻滞及血管手术并发症的前瞻性研究表明，硬膜外/蛛网膜下隙血肿的发生率很低[29-31]。因此，在血管手术中会继续采用区域麻醉，但麻醉医生和其他医护人员应警惕这类患者可能发生椎管内血肿。接受椎管内麻醉的患者，一旦出现超出区域麻醉阻滞范围的神经阻滞症状（特别是逐渐增加的运动阻滞），必须立即对其进行检查以明确是否出现了椎管内血肿。磁共振（MRI）成像是发现这类损伤最有效的影像学检查。CT成像也可能发现硬膜外血肿，但如果没有进行脊髓造影，很容易造成椎管内血肿的漏诊。目前认为，出现椎管内血肿后，患者的神经功能恢复与开始减压的时间密切相关。因此，迅速的诊断和治疗对患者的预后至关重要。进行蛛网膜下隙阻滞时，部分椎管内血肿相关性损伤的发生是因为患者脊髓末端存在解剖变异，在常规穿刺部位（髂嵴连线与腰椎交点）进行操作就会导致穿刺平面错误[32,33]。把能够穿刺的最尾端的间隙作为穿刺点可能会减少这种类型并发症的发生，特别是在解剖标志难以触及的肥胖患者中。

框36-2　区域麻醉投诉案例中的椎管内血肿

危险因素
- 术前凝血功能障碍，通常是医源性的
- 血管手术
- 腰1及以上节段的针刺创伤

症状
- 阻滞效果不消退或超出区域麻醉范围的运动阻滞（最常见）
- 感觉阻滞平面的增加
- 背痛（最不常见）

诊断
- 磁共振的T_2加权影像（敏感性和特异性最高）
- CT的脊髓造影术[a]

治疗
- 迅速的外科减压
- 从出现症状到开始减压的时间以及减压前出现的神经功能障碍可预测神经功能恢复的程度

a. 未做脊髓造影的CT不被推荐用于硬脊膜外血肿探查。

5. 椎管内麻醉索赔案例中的暂时性损伤　大部分椎管内麻醉索赔案例为暂时性损伤（45%，*n*=198）。神经损伤是暂时性损伤中最常见的原因（44%），其次是背痛（17%）、头痛（10%）、情绪抑郁（6%）和镇痛不完全（3%）（图 36-4）。

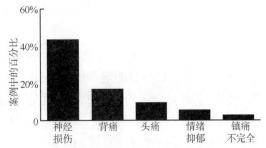

图 36-4　与椎管内阻滞相关的暂时性损伤（*n*=198）

在非产科手术的椎管内麻醉索赔案例中，导致死亡或脑损伤的案例有 45% 被判定为临床处理不恰当，永久性神经损伤案例为 34%，但暂时性损伤案例仅为 18%。赔付也与损伤的严重程度相关：死亡或脑损伤案例的赔付金平均（2008 年）为 536000 美元（3 350 ~ 8 220 000 美元）；永久性神经损伤案例的赔付金平均为 457 000 美元（7 000 ~ 2 647 000 美元）；而暂时性损伤案例的赔付金平均为 63 700 美元（1 000 ~ 1 876 000 美元）。

（二）区域麻醉索赔案例中与周围神经阻滞相关的问题

1990 年后非产科手术区域麻醉的投诉案例共有 652 例，其中 21% 与外周神经阻滞相关（*n*=135），但不包括急、慢性疼痛治疗的投诉案例。最常见的外周神经阻滞是经腋路的臂丛阻滞（36%），然后是肌间沟臂丛阻滞（30%）、局部静脉麻醉（15%）、踝周阻滞（6%）、锁骨上臂丛阻滞（4%）、其他神经阻滞（10%）。周围神经阻滞的投诉案例中只有 16% 发生了严重并发症如死亡或脑损害，13% 有永久性神经损伤，70% 为暂时性损伤。

这些发生死亡或脑损伤的案例（*n*=22）中损伤机制与神经阻滞相关的仅有 5 例（23%），并且全部与血管内注射 / 吸收有关。与神经阻滞无关的原因包括心血管事件（*n*=10，45%）、呼吸事件（*n*=3，9%）、药物相关（*n*=2，9%）、其他（*n*=2，9%）。这些案例中应用的区域麻醉技术有肌间沟阻滞（*n*=10）、经腋路的臂丛阻滞（*n*=6）、踝周阻滞（*n*=2）、局部静脉麻醉（*n*=1）、其他阻滞（*n*=3）。

在外周神经阻滞的 135 个索赔案例中 17 例发生了永久性神经损伤（13%，表 36-2）。暂时性损伤占大多数（*n*=95），包括神经损伤（*n*=46）、气胸（*n*=8），情绪抑郁 / 恐惧（*n*=7）、其他损伤（*n*=34）。在所有外周神经阻滞投诉案例中被认定与阻滞相关的占 44%（27% 与阻滞技术有关，6% 与意外血管内注射 / 吸收有关，6% 为气胸，2% 为对神经的针刺创伤，1% 为意外的蛛网膜下隙注射导致的高位阻滞，1% 为镇痛不完全，3% 未解释原因）。

一些前瞻性研究表明，外周神经阻滞发生严重伤害的比例相对较小，这与上述结果是一致的[34-36]。在法国，由 Auroy 等建立的一个自动报告系统在 10 个月内，从 23 784 例上肢神经阻滞的患者中仅发现了 7 例有严重伤害的案例，没有死亡的案例[34]。而下肢神经阻滞发生严重伤害的比例略高，20 162 个患者中有 15 例发生并发症。我们并不清楚为什么在已结案的索赔案例数据库中，相较于上肢神经阻滞，与下肢神经阻滞相关的案例如此之少，这或许是因为在美国与法国实施麻醉的方式不同（或许在美国，下肢手术更多地选用了椎管内麻醉）。

由于几乎一半的外周神经阻滞索赔案例的损伤机制与阻滞技术相关，因此需要提高技术或使用工具使神经的定位更加准确，避免损伤周围组织。一些较小的临床实验表明，超声引导下进行外周神经阻滞具有优势，包括缩短阻滞起效时间，提高阻滞效果，延长阻滞时间[37-38]。由于缺乏随机对照试验，超声引导下进行外周神经阻滞是否能降低阻滞相关严重伤害的发生率还不得而知（第 17 章）[6, 39]。

在谈到责任问题时，外周神经阻滞与椎管内麻醉类似，都与严重损伤相关。在导致死亡或严重脑损害组，被判定为处理不当的比例最高（41%），投诉项目中给予赔付的比例最高（86%），平均赔付金最高（543 750 美元，18 000 ～ 1 875 000 美元）。总的说来，在永久性神经损伤组，赔付比例是 41%，但只有 12% 被判定为处理不当，平均赔付金为290 000 美元（74 000 ～ 990 000 美元）。暂时性损伤组赔付比例是 24%，只有 14% 被判定为处理不当，平均赔付金为 31 000 美元（600 ～ 636 500 美元）。

（三）区域麻醉索赔案例总结

在非产科手术麻醉中，超过 1/3 的椎管内麻醉索赔案例与死亡或脑损伤有关，16% 与永久性神经损伤有关。而在死亡或脑损伤的索赔案例中，超过 1/4 的案例损伤机制与阻滞相关，其中最常见的两个原因是中枢性心搏骤停和阻滞平面过高。在这些数据中，尽管使用了指脉搏氧和呼吸末二氧化碳监测，发生中枢性心搏骤停患者的预后仍然很差，虽然有可能成功复苏的案例极少会有投诉。1/3 的案例是在俯卧位或是在手术台上体位变动时发生中枢性心搏骤停的。一半以上高脊髓 / 硬膜外阻滞案例是由于意外的蛛网膜下隙阻滞。虽然有大型前瞻性实验证实椎管内血肿的发生率很低，但在患者有自身或医源性的凝血功能障碍时，这种并发症时有发生，且易导致永久性脊髓损伤。如果提高警惕，做出快速的诊断和治疗，可能可以改善这三种并发症的预后。

与外周神经阻滞相关的投诉案例中绝大多数是暂时性损伤。永久性神经损伤在外周神经阻滞案例中仅占 13%，< 4% 的案例发生了与阻滞相关的死亡或脑损伤。与传统方法相比，应用超声是否会减少外周神经阻滞中永久性神经损伤的发生率则需要大型随机研究证实。

二、慢性疼痛管理

（一）颈部的有创操作——文献回顾

有创操作治疗在慢性疼痛管理中的作用是有争议的，效果也不确切[40, 41]。没有证据支持在未出现放射性疼痛的亚急性或慢性腰背痛患者中使用任何注射式治疗方案（如硬膜外、小关节或局部注射）。在疼痛的有创操作治疗措施中最常见的是对出现急性放射性疼痛的椎间盘突出或者椎管狭窄的患者，在硬膜外注射类固醇类药物；对于小关节退行性变，出现慢性颈部或腰背部疼痛的患者，进行小关节注射治疗。对于腰背痛的患者，虽然使用有创治疗、手术的比例增加，但患者的健康状况无明显提高。随机空白对照研究显示，多数非手术有创治疗对背部疼痛作用有限。虽然有效性未得到证实，但医疗保险数据显示，从1998年到2005年有创治疗的应用总体增长率达到179%。在1994年至2001年期间，医疗保险人群中，腰段硬膜外注射类固醇类药物的患者增加了271%，小关节内注射增加了231%。

经椎间孔在硬膜外隙注射类固醇类药物或是选择性神经根阻滞是对颈段神经根病常用的治疗、诊断措施。随着对疼痛有创治疗措施应用的增加，与之相关的意外并发症时有报道，特别是与疼痛治疗有创操作相关的神经损伤并发症的增多，包括脊髓梗死和脑卒中[47-50]。报道的严重并发症包括脊髓前动脉综合征[51, 52]、四肢瘫痪[53]、缺血性脑卒中[54, 55]、死亡[56]。这些灾难性的神经系统并发症发生的原因可能有神经根动脉对注射药物的吸收、由动脉贯穿导致的离断/血栓，以及针刺导致的血管收缩[48]。Nahm 等报道，经椎间孔注射时，血管内注射发生率最高的是在颈段。这可能是由于在不同的脊髓节段，对脊髓的血液供应来自不同类型的血管，而在颈段椎间孔内有血管。在胸腰段水平，脊髓动脉分支源于主动脉和髂动脉，而在颈段，供应脊髓的动脉源于椎动脉、颈升动脉、肋间上动脉和颈深动脉（表 36-2）。

表 36-2　外科手术麻醉时与外周神经阻滞相关的永久性神经损伤（n=17）

部位	n（%）
臂丛	6（35）
正中神经	6（35）
尺神经	3（18）
桡神经	2（12）
脊髓	3（18）
坐骨神经	2（12）

注：总和＞17且＞100%，是由于在一些投诉中存在多神经损伤。

颈段经椎间孔注射的严重并发症有脊髓前动脉综合征和小脑缺血。自从颈段经椎间孔注射类固醇类药物引起脊髓前动脉综合征或脑损伤的报道，引起大家对颈椎间孔注射安全性的关注[50, 51, 56, 58-61]。颈段经椎间孔注射的安全隐患可能是由于在椎间孔的后侧有一根与脊髓前动脉相交通的血管。颈升动脉和颈深动脉分支进入椎间孔后的外侧开口区域正好邻近行经椎间孔硬膜外注射的经典入路[62]。这些分支临时供应脊髓前根和部分通往脊髓的脊髓段动脉。因为这些动脉的血液会流入脊髓前动脉，药物注入这些血管或是对这些血管的损伤都能解释发生的缺血性神经事件（第 28 章）。

虽然通常来说，颈段正中入路比椎间孔入路更安全，但正中入路同样可能发生严重并发症[63]。颈段脊髓的解剖与腰段并不相同，到硬脊膜的距离以及硬膜外间隙的大小更加多变[64, 65]。一些作者建议不要在 $C_{6\sim7}$ 以上的节段注射，因为在这个节段硬膜外间隙是最大的，如果术前 MRI 显示在病变节段有明显的椎管狭窄，则在病变节段以下进行穿刺或者放弃操作[53]。在颈段硬膜外操作更易发生并发症是因为从黄韧带到脊髓的距离太短[63]。有报道在正中入路注射时发生严重神经损伤，机制是由于针刺而致脊髓或神经创伤[67-71]。目前广泛使用并提倡采用荧光镜指导，以获得穿刺针的准确位置，但无论是正中入路[72]还是椎间孔入路，都不能完全避免刺穿硬膜或刺伤脊髓[73]。

（二）颈部有创操作：对美国麻醉医师协会已结案的索赔案例的分析

1. 结果总结 2011 年有一篇发表在 *Anesthesiology* 上的文章，它对 2005 年至 2008 年期间由美国麻醉医师协会已结案的索赔案例收集的 294 例慢性疼痛治疗不当案例进行了二次分析[12]。它比较了 64 个颈段操作的投诉案例（22%）与其他在此期间收集到的慢性疼痛相关案例。大多数与颈段操作相关的投诉案例（83%）发生在 2000 年至 2006 年。

这些案例的损伤机制和在脊髓损伤案例中镇静剂的使用情况是这篇文章关注的重点。脊髓损伤的确定包括损伤部位（包括硬膜外、蛛网膜下隙或者其他部位）的解剖定位以及损伤机制。损伤机制可能是压迫、缺血 / 栓塞、直接创伤或其他。脊髓损伤的临床表现有四肢瘫痪或四肢轻瘫、截瘫或下肢轻瘫、单侧传导束损伤症状（包括以同侧肢体轻偏瘫为症状的皮质脊髓束损伤，以对侧肢体疼痛或暂时性感觉丧失为症状的脊髓丘脑束损伤，以同侧本体感觉丧失为症状的背侧柱损伤）、双侧传导束损伤症状、网状脊髓束和脑灰质损伤症状。

在这 64 例与颈段操作相关的投诉案例中，绝大多数（91%）是颈部神经阻滞或注射治疗，4 例（6%）是射频消融术。58 例阻滞中有 43 例（67%）是硬膜外操作（其中 41 例是类固醇类药物注射——12 例是椎间孔入路，28 例正中入路），7 例（11%）是星状神经节阻滞，6 例（9%）是扳机点注射。进行这些操作的原因有颈部放射性疼痛（占 50%）、肌肉骨骼源性颈部疼痛（占 28%）、复杂局部疼痛综合征（占 11%）、椎管狭窄（占 5%）。投诉颈段有创操作治疗不当的患者多为女性（73%；$P < 0.011$），与其他慢性疼痛患者相比更健康（$P < 0.001$）。

接受颈段有创操作的患者中几乎 60% 受到脊髓损伤，而接受其他慢性疼痛治疗措施的仅有 11%（$P < 0.001$）（图 36-5），其中大部分（91%）发生于硬膜外操作过程中（20 例是正中入路注射，10 例是椎间孔入路注射）。有趣的是，其他的颈段操作如扳机点注射、星状神经节阻滞、小关节注射也与脊髓损伤有关。38 例脊髓损伤患者中大部分（87%）导致了永久性残疾，临床表现为四肢瘫痪 / 四肢轻瘫（27%）、截瘫 / 下肢轻瘫（18%）、偏瘫 / 轻偏瘫（9%）。53% 的脊髓损伤是由直接的针刺创伤引起的，16% 是由动脉内注射导致的脊髓梗死，8% 是由血肿导致的脊髓受压。在这些投诉中 52% 被判定为处理不当。51% 的案例做出了赔偿，颈段操作的平均赔付金为 388 600 美元（642 ～ 2 681 720 美元）。

80% 的损伤与操作实施相关（图 36-6）。直接针刺创伤或由动脉内注射导致脊髓梗死 / 脑卒中的投诉该特征明显。在 9 例（14%）由动脉内注射导致脊髓梗死 / 脑卒中的颈部操作投诉案例中，5 例是经椎间孔入路注射特定类固醇类药物后导致脊髓梗死（3 例注射曲安西龙，1 例甲泼尼龙，1 例未注明），另外 3 例为经椎间孔注入特定类固醇类药物（甲泼尼龙）后导致脑卒中，推断可能是由于将特定类固醇类药物注入了椎动脉。还有 1 例可能发生于星状神经节阻滞的动脉内注射。

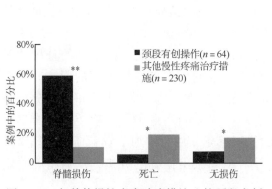

图 36-5　与其他慢性疼痛治疗措施比较颈段有创操作的后果

*P ＜ 0.01；**P ＜ 0.001

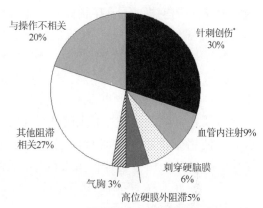

图 36-6　与颈段有创操作相关损伤的机制（n=64）

80% 伤害性事件与操作相关

* 似乎与全麻或镇静有关（P ＜ 0.01）

67% 与脊髓损伤相关的索赔案例使用了镇静或全麻，与脊髓损伤无关的颈段操作投诉案例中只有 19% 使用了镇静或全麻（P ＜ 0.001）。进行颈段操作出现脊髓损伤的患者中 1/4 对操作无反应，处于镇静 / 全麻状态，而未合并脊髓损伤的患者有仅 5% 对操作无反应（P ＜ 0.05）。

在这篇分析中不是所有的索赔案例都提供了是否使用影像引导的信息，但在 76% 有脊髓损伤的颈段操作索赔案例中都使用了影像学引导。其中 57% 有脊髓损伤的颈段操作做了增强，而无脊髓损伤的颈段操作仅 17% 使用了这种方法。现场的审查人员指出，使用恰当的放射影像进行引导可以避免 45% 投诉案例中有脊髓损伤的颈段操作带来的损伤，以及 17% 索赔案例中无脊髓损伤颈段操作所带来的损伤。

2. 对已结案的索赔案例分析得到的启示　虽然很少有数据能证实这些治疗慢性疼痛的有创操作的安全性和有效性[74, 75]，但近年来对它们的应用却有所增加。这篇对已结案的索赔案例数据的分析，使我们更能理解这些损伤的发生机制。与颈部有创操作相关的损伤通常来自于直接的针刺创伤，并常导致永久性损害。与椎间孔入路相比，直接针刺创伤在正中入路中更常见。但这可能是由于相较于椎间孔入路，人们更多使用正中入路，而不是因为正中入路更危险。经椎间孔入路注入类固醇类药物的安全性已有定论。在这篇文章中，64 个颈段操作索赔案例中有 8 例在颈段经椎间孔注入颗粒状固醇药物时发生了栓塞，其中 5 例导致了脊髓梗死，3 例导致脑卒中。

镇静和（或）全麻的使用仍然有争议。支持者认为镇静和（或）全麻可以减少由于患者突然体动带来的伤害，反对者认为当穿刺针碰触脊髓或周围神经时，镇静状态会限制患者说出相关症状的能力。在操作过程中，确实有与使用镇静或全麻相关的损伤：在操作过程中，患者没有反应，因而也没有能力对针刺创伤立即做出反馈。在颈段操作过程中，镇静或全麻的使用仍然有争议。美国区域麻醉和疼痛医学协会中针对在麻醉或深镇静状态下进行区域麻醉的顾问小组提出，警示性迹象（如与区域麻醉穿刺部位不一致的感觉异常或疼痛）预示穿刺针与脊髓有接触。全麻或深镇静使患者没有能力辨识并报告这些警示性迹象，因此，建议应尽可能少地在全麻或深镇静状态、感觉中枢被抑制的成年患者中实施椎管内麻醉。

在这些操作中，影像学引导的使用仍有争议。对已结案的索赔案例的分析并没能得到科学的证据来判断影像学引导在疼痛治疗有创操作安全性方面的影响。虽然强烈建议在穿刺的过程中应用引导，特别是荧光镜多维影像[77-80]，但终审案例分析显示，当使用影像学引导时脊髓损伤发生率更高。这可能是由于未正确使用影像学引导，给操作者一种穿刺针位置准确、安全的错误感觉，从而增加了脊髓损伤的风险。我们建议，在有指针时使用多维荧光镜，并对结果做出正确的分析，从而精确确定穿刺针的准确位置。

3. 颈段椎管内注射的建议　经颈段椎间孔入路进行硬膜外注射已被认定较经椎间板入路注射更有效（框36-3）。但还需要前瞻性研究来比较这两种技术。这两种操作都有可能带来灾难性的并发症。现在还不知道是否一种技术比另一种更安全。或许正中入路刺破硬脑膜的风险比椎间孔入路更高[81]。在颈段做正中入路硬膜外注射有损伤脊髓的风险。黄韧带在颈段正中线上

框36-3　颈段椎管内注射的建议

- 尽量减少或不用镇静
- 可应用多维荧光镜对比增强做引导
- 使用单剂量的短效局麻药（利多卡因）做试探剂量
- 予试探剂量后5分钟严密监测，以减少神经系统后遗症

可能是不完整的，而棘间韧带在这个位置有缺失[82]。因此，如果采用落空法，由于没有棘间韧带而黄韧带又不完整，不能提供足够的阻力，可能导致意外的硬脑膜和脊髓穿刺。理想的方法是在荧光镜下完成穿刺过程，以降低发生严重并发症的风险，确保药物准确注入硬膜外间隙。

（三）慢性疼痛的药物管理——文献回顾

与有创治疗措施相比，对慢性疼痛管理的药物治疗已经很成熟[83-85]。应用非阿片类镇痛药（对乙酰氨基酚、非甾体类抗炎药）、三环类抗抑郁药、特殊的抗惊厥药和阿片类药物已能得到良好的临床效果[84, 86, 87]。阿片类药物可以明显减轻伤害性疼痛和神经病理性疼痛[88]。从1990年开始，大家已达成共识：慢性癌性和非癌性疼痛患者使用阿片类药物控制疼痛可以获得益处，并且身体功能更好[89, 90]。此外，对一些如神经病理性疼痛的难治性慢性疼痛来说，阿片类药物是作为长期药物治疗中的一部分而推荐使用的[84, 91-93]。总的来说，还没有关于处方类阿片药物在患有慢性疼痛的美国人群中使用的文章，但是

在过去 15 年，阿片类药物的处方量大幅上升[94]。一些学者估计，美国非癌症的一般人群中几乎 3% 的人 1 年中有 1 个月或更长的时间在常规使用阿片类药物[95]。

对慢性疼痛长期使用阿片类药物治疗的总体评价基于一个相对来说理解不是很充分的效价平衡理论[96]。一些人担心，因阿片类药物中毒而导致的死亡率在上升[97-101]。1999～2002 年期间报道的由阿片类药物中毒导致的死亡增长了 91%[98]。最近的研究发现，11%～24% 的药物治疗患者有异常的药物相关行为[102-104]，而且，尿液毒理筛查显示 15% 接受药物治疗的疼痛患者使用了非法药物[102]，据此，中毒死亡率的增加也就不足为奇。丹麦一项研究显示，使用了阿片类药物的慢性疼痛患者与没有慢性疼痛的患者相比，死亡的风险更高（HR 为 1.67，95%CI 为 1.03～2.70）[105]。Dunn 等报道，由于医学原因接受高剂量处方类阿片药物的患者更易发生药物过量，而且超剂量的阿片类药物通常会导致严重的医学后果，12% 是致死性的[106]。

无医生处方或仅仅是为了药物引起的感受或体验（非医疗使用）而使用处方类镇痛药，是继大麻使用之后，在美国第二个最常见的使用非法药物的形式。国家药物使用及健康监测局估计，在 2007 年刚刚过去的 1 个月中，2.1% 的 12 岁以上人群（约 5 200 000 万人）因非医疗目的使用处方类镇痛药[107]。药品滥用警告网络（DAWN）估计，2004～2008 年由于非医疗原因使用阿片类镇痛药而到急诊室的人次增加了 111%（由 144 600 人次增加到 305 900 人次）。羟考酮、氢可酮和美沙酮是最常见的滥用药物，而这三种药物在 5 年间使用量都有明显增加[108]。根据疾病控制和预防中心（CDC）数据显示，从 20 世纪 90 年代，在美国，非蓄意的药物过量导致的死亡已有显著上升，并成为导致意外死亡的第二大原因，2007 年有 27 658 例。1997 年至 2002 年期间，羟考酮和美沙酮的销售量几乎翻了 4 倍。虽然 50 个州之间，人均阿片类药物的销售量和药物导致的死亡率有很大的不同，研究仍发现在不同州之间，最高的药物中毒死亡率和最高的阿片类药物消耗量有很强的相关性；人均销售量与羟考酮和美沙酮有关死亡率密切相关[99]。

几乎在每一个年龄组，与药物过量有关的死亡率男性都高于女性。在两种性别中，死亡率最高的年龄段都是在 45～54 岁之间，虽然年轻的成年人阿片类药物和其他药物滥用的情况更多，而且在急诊室更易见到与药物相关的症状。长期每天使用大剂量阿片类药物的患者发生药物过量的风险更高[106]。在西弗吉尼亚州，2006 年药物过量相关的死亡中大部分与非医疗性使用、药物转移、特别是阿片类镇痛药相关[109]。Cone 等报道了与羟考酮有关的药物滥用所致的死亡，并发现其中大多数案例（919 例中有 889 例，96.7%）有多种药物滥用[110]。在这 889 例多种药物滥用的案例中，从毒理测试可确定，除羟考酮之外，平均还使用了 3.5 种药物。与羟考酮合用的最普遍的药物有苯二氮䓬类药物、乙醇、可卡因、其他的阿片类药物、大麻和三环类抗抑郁药。

随着对慢性疼痛治疗的增多，与麻醉医生实施的慢性疼痛治疗相关的不良后果也随之增多，我们可以预期对慢性疼痛治疗不当的索赔案例也会增加。以前的一个对美国麻醉医师协会已结案的索赔案例数据库中治疗不当案例的回顾性分析发现，1970～1994

年间，在所有投诉案例中有 2% 与慢性疼痛治疗相关[111]。对同一数据库的跟进分析发现，1995～1999 年间，在所有投诉案例中有 8% 与某种形式的慢性疼痛治疗相关[112]。由于这种与慢性疼痛相关的责任增加，美国麻醉医师协会已结案的索赔案例从 2005 年开始，对所有的慢性疼痛投诉案例收集了额外的数据，包括药物治疗和有创操作。我们修订了数据收集表，对 2005 年以后，慢性疼痛管理治疗不当的已结案的索赔案例，特别收集了慢性疼痛治疗措施的相关细节。

这部分回顾的重点在于，慢性疼痛治疗中麻醉相关医疗事故的药物管理问题，与颈段有创操作相关的伤害和责任。

（四）药物管理：对美国麻醉医师协会已结案的索赔案例的分析

1. 结果总结　2010 年 *Anesthesiology* 上发表了一篇文章[11]，使用美国麻醉医师协会已结案的索赔案例数据库，对 2005～2008 年间收集的与药物管理相关的投诉案例与其他慢性疼痛投诉案例做了比较。与药物管理相关的医疗事故投诉案例中，与患者死亡有关的因素是最受关注的。

在 2005～2008 年间收集的 294 个案例中，51 例（17%）与药物管理有关。与其他类型的慢性疼痛索赔案例相比，这些患者多是年轻男性（$P < 0.01$）；88% 为 51 岁以下；35% 是 17～35 岁，患有背痛（53%）。这些患者中 94% 由医生开处方接受了阿片类药物，58% 同时接受了精神药物。羟考酮的控释片或缓释片（41%）、美沙酮（35%）和氢可酮（22%）是医生最常开处方的阿片类药物。与其他慢性疼痛投诉案例相比，在药物管理相关的投诉案例中死亡是最常见的结果（分别为 57%，9%，$P < 0.01$，图 36-7）。患者使用长效的阿片类药物和精神药物（在开药者不知道的情况下被开处方或使用），患者表现出三种或三种以上通常与药物滥用有关的行为因素时，似乎更容易发生死亡。在所有药物管理索赔案例中有大约 1/4 的患者声称有药物成瘾。在不认为患者死亡是由于药物引起的案例中，最主要的死亡原因包括自杀、可能自杀或患者的其他合并症。

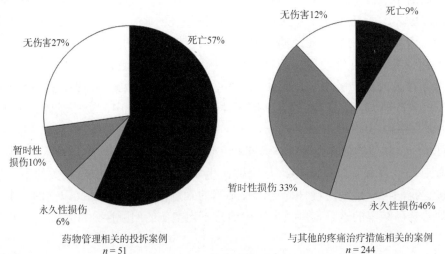

图 36-7　伤害的严重性

　　药物管理索赔案例中，80%的患者显示出至少有一种药物滥用相关的常见因素，1/4的患者有三种以上。与药物滥用相关的常见因素包括患者过去的性格特点和现在的行为特征。在这篇分析中，51位患者中有23位（45%）第一次在麻醉医生处就诊时有抑郁的病史，18位（35%）有药物和（或）乙醇滥用史。在麻醉医生治疗时，51位患者中有17位从多个医生处获得处方，10位在服用药物时合并使用乙醇或非法药品，7位在没有医生允许的情况下自行提高了服用剂量。35位（69%）患者在治疗中不配合。表36-3列举了相关行为。

表 36-3　治疗过程中患者不配合的最常见形式

行为	案例数
从多个医生处获得处方	17
在疼痛管理医生不知道的情况下服用阿片类药物	14
在疼痛管理医生不知道的情况下服用精神类药物	11
同时服用乙醇	2
同时滥用非法药物	8
在没有医生允许的情况下自行提高处方药物服用剂量	7
声称遗失处方	2
服用其他医生开出的精神类药物	2
压缩药片（用于注射或吸入）	2
出售处方类药物	1

注：有这些行为的患者一半以上（57%）死亡。总的案例数>35，因为许多患者同时有一个以上的行为。

　　在这些医疗事故索赔案例中许多麻醉医生也没能提供恰当的药物管理。没有与其他的有处方权的医生良好沟通（18%），没有通过检测或核对药物数量的方法监测患者服药的依从性（18%）是涉案医生中最常见的不当行为。其他的不当行为包括处方药量过大、对提供的药物治疗没有良好的文件记录、没有充分的监测患者的心理、与患者发生了不适当的性关系、销售处方（表36-4）。

表 36-4　最常见的医生在药物管理方面的不当行为

行为	案例数
没有与其他的处方医生良好地沟通以调整治疗方案	9
没有通过检测试验或核对药物剂量的方法监测患者药物服用的依从性或没有认出药物滥用的迹象	9
开出不合适的太多的药量	3
与患者发生了不适当的性关系	2
其他[a]	7

a：其他包括使用错误的剂量、对药物治疗没有良好的文件记录、没有充分的监测患者的心理问题、麻醉医生不恰当的出售阿片类药物处方。

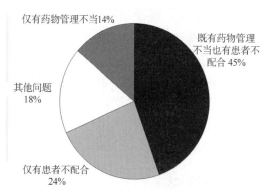

图 36-8 在药物管理索赔案例中的问题（*n*=51）
（ 摘 自 Fitzgibbon DR, Rathmell JP, Michna E, et al. Malpractice claims associated with medication management for chronic pain. Anesthesiology, 2010. 112（4）: 948-956. 已获授权）

在几乎 70% 的案例中，患者的问题行为与最终结局有关（图 36-8）。此外，医生对患者不恰当的药物管理导致其发生有害结果，在药物管理投诉案例中几乎占 60%（图 36-8）。超过 80% 的案例至少因上述原因中的一种而导致不良后果。几乎一半的投诉案例中，不仅有医生的药物管理问题，也有患者不恰当的危险行为。在这些案例中，如果医生有药物管理问题，则比没有问题的案例更可能需要给予赔偿。

2. 得到的教训 对于药物治疗的临床建议总结在框 36-4 中。对提供药物治疗的医生来说，在开出阿片类药物和其他精神类药物处方时永远保持警惕是最重要的，许多由于慢性疼痛而需要药物治疗的患者，都有个人的和（或）家庭的与发生药物中毒甚至死亡相关的既往史。对已结案的索赔案例的分析发现，45% 的患者在他们第一次在麻醉医生处就诊时就有抑郁的病史，35% 有药物和（或）乙醇滥用病史。如果在开出阿片类药物和其他精神类药物时没有对慢性疼痛患者的这些问题有充分的认识，就可能使患者有发生觅药或其他异常行为的危险。这篇文章发现，许多患者都有异常的与药物相关的行为（从不同的医生获得处方，在服药时合并使用乙醇或非法药物，在未得到医生允许的情况下自行提高药物剂量，用开给他人的处方，提前要求获得药物，不能通过药物筛查试验，报告有处方或药品的丢失）。

索赔案例中大多数患者都有药物滥用和同时使用长效阿片类药物、其他精神类药物的危险行为。虽然使用长效阿片类药物，合并使用长效阿

框 36-4　药物管理方面的建议

- 彻底评估和诊断患者的主诉
- 概括出一个综合的治疗方案
- 告知患者长期使用药物可能的风险和收益
- 避免或尽量减少合用多种药物
- 定期检查患者的依从性和治疗是否适当
- 告知其他医护人员治疗的进程和行为

片类药物与其他精神类药物和更高的死亡率相关，但还不能说二者是否有因果联系。但是，鉴于后果的严重性，医生必须认识到这些因素的联合可能使患者处于危险之中。最重要的是，必须对联合使用阿片类药物与其他精神类药物的危险性有充分的认识，并在长期治疗中尽一切努力减少或排除这些药物的使用。

在业内，慢性疼痛治疗中阿片类药物应用的增加十分明显。开具这类处方或许遵照了发布的治疗指南，或许没有。对慢性疼痛的标准治疗方案和长效阿片类药物的应用是服从现行联邦或州的相关法律、管理指南和政策声明的[113-116]。专业协会也在这个领域发布了治疗指南[74, 117]。对已结案的索赔案例的回顾发现，医生不正规的药物管理与更高的死亡率相关。大约 60% 的麻醉医生没有能恰当地管理患者的服药情况，他们没有和患者的其他医生或以前的医生进行沟通，没有下医嘱进行药物过量筛查测试或清点患

者使用药量，没有在适当的时候推荐患者进行心理评估，即使有记录也没有检查药物使用记录或回顾药物过量筛查测试结果，特别是记录保存的不完整，以至于没有发现患者明显的药物滥用迹象和觅药行为。大多数涉案医生没有遵从联邦或州的关于如何管理服用阿片类药物或其他管制药物患者的指南。当然，在有些案例中没有明显的药物滥用的迹象，但大多数案例是有明显迹象的，或者只要医生开出标准监测试验，与该患者的其他医生和（或）以前的医生联系就能发现明显迹象。当然这种低水平的药物管理在大多数医生中并不常见，这些已结案的医疗事故案例告诉我们，当药物管理不恰当时可能导致灾难性的后果。

在所有的索赔案例中有大约 1/4 患者声称有药物成瘾。这篇回顾分析很难从那些有限的信息中知道患者是真的有药物成瘾还是仅仅自觉如此。同样，很难确定成瘾的时间，患者究竟是在接受麻醉医生的治疗以前就有问题还是治疗以后才发生了问题。但是值得注意的是，只有当医生药物管理不当的证据确切时，才对那些声称有成瘾性的案例做出了赔偿。由于确定患者是否有成瘾危险有困难，因此在鉴定这个问题时，应遵从标准的推荐流程，例如在刚开始对患者实施治疗时，收集患者本人及家庭是否有滥用药物、乙醇的病史，通过药物筛查试验和清点药物数量，规律地监测所有患者是否不遵医嘱[118]。

三、总　结

随着慢性疼痛治疗管理越来越多，对相关并发症的投诉也明显上升。对美国麻醉医师协会已结案的索赔案例的分析结果，强调了慢性疼痛治疗中的药物管理和颈段椎管内注射的相关风险。

（雷晓红译，吕沛林　刘　进校）

鸣　谢

感谢美国麻醉医师协会（ASA）Park Ridge、Illinois 等的支持。在此，作者感谢 Karen Posner 博士在数据分析方面做的工作，Lynn Akerlund 在稿件方面的准备工作。

参 考 文 献

1. Rodgers A, Walker N, Schug S, et al. Reduction of postoperative mortality and morbidity with epidural or spinal anaesthesia: results from overview of randomised trials. *BMJ* 2000;321:1493–1496.
2. Wulf H, Biscoping J, Beland B, et al. Ropivacaine epidural anesthesia and analgesia versus general anesthesia and intravenous patient-controlled analgesia with morphine in the perioperative management of hip replacement. Ropivacaine Hip Replacement Multicenter Study Group. *Anesth Analg* 1999;89:111–116.
3. Rasmussen LS, Johnson T, Kuipers HM, et al. Does anaesthesia cause postoperative cognitive dysfunction? A randomised study of regional versus general anaesthesia in 438 elderly patients. *Acta Anaesthesiol Scand* 2003;47:260–266.
4. Orebaugh SL, Williams BA, Vallejo M, et al. Adverse outcomes associated with stimulator-based peripheral nerve blocks with versus without ultrasound visualization. *Reg Anesth Pain Med*

2009;34(3):251–255.
5. Liu SS, Gordon MA, Shaw PM, et al. A prospective clinical registry of ultrasound-guided regional anesthesia for ambulatory shoulder surgery. *Anesth Analg* 2010;111(3):617–623.
6. Neal JM, Brull R, Chan VW, et al. The ASRA evidence-based medicine assessment of ultrasound-guided regional anesthesia and pain medicine: executive summary. *Reg Anesth Pain Med* 2010;35:S1–S9.
7. Okie S. A flood of opioids, a rising tide of deaths. *N Engl J Med* 2010;363(21):1981–1985.
8. Cheney FW, Posner KL, Caplan RA, et al. Standard of care and anesthesia liability. *JAMA* 1989;261:1599–1603.
9. Cheney FW. The American Society of Anesthesiologists Closed Claims Project: what have we learned, how has it affected practice, and how will it affect practice in the future? *Anesthesiology*

1999;91:552–556.
10. Lee LA, Posner KL, Domino KB, et al. Injuries associated with regional anesthesia in the 1980s and 1990s. *Anesthesiology* 2004;101:143–152.
11. Fitzgibbon DR, Rathmell JP, Michna E, et al. Malpractice claims associated with medication management for chronic pain. *Anesthesiology* 2010;112(4):948–956.
12. Rathmell JP, Michna E, Fitzgibbon DR, et al. Injury and liability associated with cervical procedures for chronic pain. *Anesthesiology* 2011;114:918–926.
13. Lee LA, Domino KB. The closed claims project: has it influenced anesthetic practice and outcome? *Anesthesiol Clin North America* 2002;20:485–501.
14. Caplan RA, Posner KL, Cheney FW. Effect of outcome on physician judgements of appropriateness of care. *JAMA* 1991;265:1957–1960.
15. Caplan RA, Ward RJ, Posner KL, et al. Unexpected cardiac arrest during spinal anesthesia: a closed claims analysis of predisposing factors. *Anesthesiology* 1988;68:5–11.
16. Lovstad RZ, Granhus G, Hetland S. Bradycardia and asystolic cardiac arrest during spinal anaesthesia: a report of five cases. *Acta Anaesthesiol Scand* 2000;44:48–52.
17. Lesser JB, Sanborn KV, Valskys R, et al. Severe bradycardia during spinal and epidural anesthesia recorded by an anesthesia information management system. *Anesthesiology* 2003;99:859–866.
18. Rosenberg JM, Wahr JA, Sung CH, et al. Coronary perfusion pressure during cardiopulmonary resuscitation after spinal anesthesia in dogs. *Anesth Analg* 1996;82:84–87.
19. Rosenberg JM, Wortsman J, Wahr JA, et al. Impaired neuroendocrine response mediates refractoriness to cardiopulmonary resuscitation in spinal anesthesia. *Crit Care Med* 1998;26:533–537.
20. Geffin B, Shapiro L. Sinus bradycardia and asystole during spinal and epidural anesthesia: a report of 13 cases. *J Clin Anesth* 1998;10:278–285.
21. Zaric D, Pace NL. Transient neurologic symptoms (TNS) following spinal anaesthesia with lidocaine versus other local anaesthetics. *Cochrane Database Syst Rev* 2009;(2):CD003006.
22. Loo CC, Irestedt L. Cauda equina syndrome after spinal anaesthesia with hyperbaric 5% lignocaine: a review of six cases of cauda equina syndrome reported to the Swedish Pharmaceutical Insurance 1993–1997. *Acta Anaesthesiol Scand* 1999;43(4):371–379.
23. Muguruma T, Sakura S, Saito Y. Epidural lidocaine induces dose-dependent neurologic injury in rats. *Anesth Analg* 2006;103(4):876–881.
24. Werdehausen R, Braun S, Essmann F, et al. Lidocaine induces apoptosis via the mitochondrial pathway independently of death receptor signaling. *Anesthesiology* 2007;107(1):136–143.
25. Christopherson R, Beattie C, Frank SM, et al. Perioperative morbidity in patients randomized to epidural or general anesthesia for lower extremity vascular surgery. Perioperative Ischemia Randomized Anesthesia Trial Study Group. *Anesthesiology* 1993;79:422–434.
26. Hickey NC, Wilkes MP, Howes D, et al. The effect of epidural anaesthesia on peripheral resistance and graft flow following femorodistal reconstruction. *Eur J Vasc Endovasc Surg* 1995;9:93–96.
27. Tuman KJ, McCarthy RJ, March RJ, et al. Effects of epidural anesthesia and analgesia on coagulation and outcome after major vascular surgery. *Anesth Analg* 1991;73:696–704.
28. Barbosa FT, Cavalcante JC, Jucá MJ, et al. Neuraxial anaesthesia for lower-limb revascularization. *Cochrane Database Syst Rev* 2010;(1):CD007083.
29. Rao TL, El-Etr AA. Anticoagulation following placement of epidural and subarachnoid catheters: an evaluation of neurologic sequelae. *Anesthesiology* 1981;55:618–620.
30. Odoom JA, Sih IL. Epidural analgesia and anticoagulant therapy. Experience with one thousand cases of continuous epidurals. *Anaesthesia* 1983;38:254–259.
31. Baron HC, LaRaja RD, Rossi G, et al. Continuous epidural analgesia in the heparinized vascular surgical patient: a retrospective review of 912 patients. *J Vasc Surg* 1987;6:144–146.
32. Kim JT, Bahk JH, Sung J. Influence of age and sex on the position of the conus medullaris and Tuffier's line in adults. *Anesthesiology* 2003;99:1359–1363.
33. Render CA. The reproducibility of the iliac crest as a marker of lumbar spine level. *Anaesthesia* 1996;51:1070–1071.
34. Borgeat A, Ekatodramis G, Kalberer F, et al. Acute and nonacute complications associated with interscalene block and shoulder surgery: a prospective study. *Anesthesiology* 2001;95:875–880.
35. Auroy Y, Benhamou D, Bargues L, et al. Major complications of regional anesthesia in France: the SOS Regional Anesthesia Hotline Service. *Anesthesiology* 2002;97:1274–1280.
36. Stan TC, Krantz MA, Solomon DL, et al. The incidence of neurovascular complications following axillary brachial plexus block using a transarterial approach. A prospective study of 1,000 consecutive patients. *Reg Anesth* 1995;20:486–492.
37. Williams SR, Chouinard P, Arcand G, et al. Ultrasound guidance speeds execution and improves the quality of supraclavicular block. *Anesth Analg* 2003;97:1518–1523.
38. Marhofer P, Sitzwohl C, Greher M, et al. Ultrasound guidance for infraclavicular brachial plexus anaesthesia in children. *Anaesthesia* 2004;59:642–646.
39. Neal JM. Ultrasound-guided regional anesthesia and patient safety: an evidence-based analysis. *Reg Anesth Pain Med* 2010;35:S59–S67.
40. Henschke N, Kuijpers T, Rubinstein SM, et al. Injection therapy and denervation procedures for chronic low-back pain: a systematic review. *Eur Spine J* 2010;19:1425–1449.
41. Staal JB, de Bie R, de Vet HC, et al. Injection therapy for subacute and chronic low-back pain. *Cochrane Database Syst Rev* 2008:(3):CD001824.
42. Staal JB, de Bie RA, de Vet HC, et al. Injection therapy for subacute and chronic low back pain: an updated Cochrane review. *Spine* 2009;34:49–59.
43. Martin BI, Deyo RA, Mirza SK, et al. Expenditures and health status among adults with back and neck problems. *JAMA* 2008;299:656–664.
44. Chou R, Atlas SJ, Stanos SP, et al. Nonsurgical interventional therapies for low back pain: a review of the evidence for an American Pain Society clinical practice guideline. *Spine* 2009;34:1078–1093.
45. Boswell MV, Trescot AM, Datta S, et al. Interventional techniques: evidence-based practice guidelines in the management of chronic spinal pain. *Pain Phys* 2007;10:7–111.
46. Friedly J, Chan L, Deyo R. Increases in lumbosacral injections in the Medicare population: 1994 to 2001. *Spine* 2007;32:1754–1760.
47. Edlow BL, Wainger BJ, Frosch MP, et al. Posterior circulation stroke after C1-C2 intraarticular facet steroid injection: evidence for diffuse microvascular injury. *Anesthesiology* 2010;112:1532–1535.
48. Malhotra G, Abbasi A, Rhee M. Complications of transforaminal cervical epidural steroid injections. *Spine* 2009;34:731–739.
49. Rathmell JP. Toward improving the safety of transforaminal injection. *Anesth Analg* 2009;109:8–10.
50. Rathmell JP, Aprill C, Bogduk N. Cervical transforaminal injection of steroids. *Anesthesiology* 2004;100:1595–1600.
51. Brouwers PJ, Kottink EJ, Simon MA, et al. A cervical anterior spinal artery syndrome after diagnostic blockade of the right C6-nerve root. *Pain* 2001;91:397–399.
52. Rosenkranz M, Grzyska U, Niesen W, et al. Anterior spinal artery syndrome following periradicular cervical nerve root therapy. *J Neurol* 2004;251:229–231.
53. Bose B. Quadriparesis following cervical epidural steroid injections: case report and review of the literature. *Spine J* 2005;5:558–563.
54. Beckman WA, Mendez RJ, Paine GF, et al. Cerebellar herniation after cervical transforaminal epidural injection. *Reg Anesth Pain Med* 2006;31:282–285.
55. Scanlon GC, Moeller-Bertram T, Romanowsky SM, et al. Cervical transforaminal epidural steroid injections: more dangerous than we think? *Spine (Phila Pa 1976)* 2007;32:1249–1256.
56. Rozin L, Rozin R, Koehler SA, et al. Death during transforaminal epidural steroid nerve root block (C7) due to perforation of the left vertebral artery. *Am J Forensic Med Pathol* 2003;24:351–355.
57. Nahm FS, Lee CJ, Lee SH, et al. Risk of intravascular injection in transforaminal epidural injections. *Anaesthesia* 2010;65:917–921.
58. Baker R, Dreyfuss P, Mercer S, et al. Cervical transforaminal injection of corticosteroids into a radicular artery: a possible mechanism for spinal cord injury. *Pain* 2003;103:211–215.

59. Karasek M, Bogduk N. Temporary neurologic deficit after cervical transforaminal injection of local anesthetic. *Pain Med* 2004;5:202–205.

60. Ludwig MA, Burns SP. Spinal cord infarction following cervical transforaminal epidural injection: a case report. *Spine* 2005;30:E266–E268.

61. Tiso RL, Cutler T, Catania JA, et al. Adverse central nervous system sequelae after selective transforaminal block: the role of corticosteroids. *Spine J* 2004;4:468–474.

62. Huntoon MA. Anatomy of the cervical intervertebral foramina: vulnerable arteries and ischemic neurologic injuries after transforaminal epidural injections. *Pain* 2005;117:104–111.

63. Abbasi A, Malhotra G, Malanga G, et al. Complications of interlaminar cervical epidural steroid injections: a review of the literature. *Spine (Phila Pa 1976)* 2007;32:2144–2151.

64. Han KR, Kim C, Park SK, et al. Distance to the adult cervical epidural space. *Reg Anesth Pain Med* 2003;28:95–97.

65. Lin CH, Lu CH, Ning FS. Distance from the skin to the cervical epidural space. *Acta Anaesthesiol Sin* 1995;33:161–164.

66. Goel A, Pollan JJ. Contrast flow characteristics in the cervical epidural space: an analysis of cervical epidurograms. *Spine (Phila Pa 1976)* 2006;31:1576–1579.

67. Abram SE, O'Connor TC. Complications associated with epidural steroid injections. *Reg Anesth* 1996;21:149–162.

68. Botwin KP, Castellanos R, Rao S, et al. Complications of fluoroscopically guided interlaminar cervical epidural injections. *Arch Phys Med Rehabil* 2003;84:627–633.

69. Breccia M, Gentilini F, Alimena G. Cocaine abuse may influence the response to imatinib in CML patients. *Haematologica* 2007;92:e41–e42.

70. Bromage PR, Benumof JL. Paraplegia following intracord injection during attempted epidural anesthesia under general anesthesia. *Reg Anesth Pain Med* 1998;23:104–107.

71. Hodges SD, Castleberg RL, Miller T, et al. Cervical epidural steroid injection with intrinsic spinal cord damage. Two case reports. *Spine (Phil Pa 1976)* 1998;23:2137–2142; discussion 2141–2142.

72. Khan S, Pioro EP. Cervical epidural injection complicated by syrinx formation: a case report. *Spine (Phil Pa 1976)* 2010;35:E614–E616.

73. Lee JH, Lee JK, Seo BR, et al. Spinal cord injury produced by direct damage during cervical transforaminal epidural injection. *Reg Anesth Pain Med* 2008;33:377–379.

74. Practice guidelines for chronic pain management: an updated report by the American Society of Anesthesiologists Task Force on Chronic Pain Management and the American Society of Regional Anesthesia and Pain Medicine. *Anesthesiology* 2010;112:810–833.

75. van Eerd M, Patijn J, Lataster A, et al. Cervical facet pain. *Pain Prac* 2010;10:113–123.

76. Bernards CM, Hadzic A, Suresh S, et al. Regional anesthesia in anesthetized or heavily sedated patients. *Reg Anesth Pain Med* 2008;33:449–460.

77. De Cordoba JL, Bernal J. Cervical transforaminal blocks should not be attempted by anyone without extensive documented experience in fluoroscopically guided injections. *Anesthesiology* 2004;100:1323–1324; author reply 1324.

78. Eckel TS, Bartynski WS. Epidural steroid injections and selective nerve root blocks. *Tech Vasc Interv Radiol* 2009;12:11–21.

79. Pobiel RS, Schellhas KP, Eklund JA, et al. Selective cervical nerve root blockade: prospective study of immediate and longer term complications. *AJNR Am J Neuroradiol* 2009;30:507–511.

80. Schellhas KP, Pollei SR, Johnson BA, et al. Selective cervical nerve root blockade: experience with a safe and reliable technique using an anterolateral approach for needle placement. *AJNR Am J Neuroradiol* 2007;28:1909–1914.

81. Huston CW. Cervical epidural steroid injections in the management of cervical radiculitis: interlaminar versus transforaminal. A review. *Curr Rev Musculoskelet Med* 2009;2:30–42.

82. Hogan QH. Epidural anatomy examined by cryomicrotome section. Influence of age, vertebral level, and disease. *Reg Anesth* 1996;21:395–406.

83. Argoff CE, Silvershein DI. A comparison of long- and short-acting opioids for the treatment of chronic noncancer pain: tailoring therapy to meet patient needs. *Mayo Clin Proc* 2009;84:602–612.

84. Dworkin RH, O'Connor AB, Backonja M, et al. Pharmacologic management of neuropathic pain: evidence-based recommendations. *Pain* 2007;132:237–251.

85. Portenoy RK. Opioid therapy for chronic nonmalignant pain: a review of the critical issues. *J Pain Symptom Manage* 1996;11:203–217.

86. Chou R, Huffman LH. Medications for acute and chronic low back pain: a review of the evidence for an American Pain Society/American College of Physicians clinical practice guideline. *Ann Intern Med* 2007;147:505–514.

87. Hauser W, Bernardy K, Uceyler N, et al. Treatment of fibromyalgia syndrome with gabapentin and pregabalin–a meta-analysis of randomized controlled trials. *Pain* 2009;145:69–81.

88. Kalso E, Edwards JE, Moore RA, et al. Opioids in chronic non-cancer pain: systematic review of efficacy and safety. *Pain* 2004;112:372–380.

89. No authors listed. The use of opioids for the treatment of chronic pain. A consensus statement from the American Academy of Pain Medicine and the American Pain Society. *Clin J Pain* 1997;13:6–8.

90. No authors listed. Management of cancer pain guideline overview. Agency for Health Care Policy and Research Rockville, Maryland. *J Natl Med Assoc* 1994;86:571–573, 634.

91. Finnerup NB, Sindrup SH, Jensen TS. The evidence for pharmacological treatment of neuropathic pain. *Pain* 2010;150:573–581.

92. Attal N, Cruccu G, Baron R, et al. EFNS guidelines on the pharmacological treatment of neuropathic pain: 2010 revision. *Eur J Neurol* 2010;17:1113-e88.

93. Zin CS, Nissen LM, Smith MT, et al. An update on the pharmacological management of post-herpetic neuralgia and painful diabetic neuropathy. *CNS Drugs* 2008;22:417–442.

94. Compton WM, Volkow ND. Major increases in opioid analgesic abuse in the United States: concerns and strategies. *Drug Alcohol Depend* 2006;81:103–107.

95. Sullivan MD, Edlund MJ, Steffick D, et al. Regular use of prescribed opioids: association with common psychiatric disorders. *Pain* 2005;119:95–103.

96. Sullivan MD, Von Korff M, Banta-Green C, et al. Problems and concerns of patients receiving chronic opioid therapy for chronic non-cancer pain. *Pain* 2010;149:345–353.

97. Fernandez W, Hackman H, McKeown L, et al. Trends in opioid-related fatal overdoses in Massachusetts, 1990–2003. *J Subst Abuse Treat* 2006;31:151–156.

98. Paulozzi LJ, Budnitz DS, Xi Y. Increasing deaths from opioid analgesics in the United States. *Pharmacoepidemiol Drug Saf* 2006;15:618–627.

99. Paulozzi LJ, Ryan GW. Opioid analgesics and rates of fatal drug poisoning in the United States. *Am J Prev Med* 2006;31:506–511.

100. Shah NG, Lathrop SL, Reichard RR, et al. Unintentional drug overdose death trends in New Mexico, USA, 1990–2005: combinations of heroin, cocaine, prescription opioids and alcohol. *Addiction* 2008;103:126–136.

101. Wysowski DK. Surveillance of prescription drug-related mortality using death certificate data. *Drug Safety* 2007;30:533–540.

102. Fishbain DA, Cole B, Lewis J, et al. What percentage of chronic non-malignant pain patients exposed to chronic opioid analgesic therapy develop abuse/addiction and/or aberrant drug-related behaviors? A structured evidence-based review. *Pain Med* 2008;9:444–459.

103. Ives TJ, Chelminski PR, Hammett-Stabler CA, et al. Predictors of opioid misuse in patients with chronic pain: a prospective cohort study. *BMC Health Serv Res* 2006;6:46.

104. Martell BA, O'Connor PG, Kerns RD, et al. Systematic review: opioid treatment for chronic back pain: prevalence, efficacy, and association with addiction. *Ann Intern Med* 2007;146:116–127.

105. Sjogren P, Gronbaek M, Peuckmann V, et al. A population-based cohort study on chronic pain: the role of opioids. *Clin J Pain* 2010;26:763–769.

106. Dunn KM, Saunders KW, Rutter CM, et al. Opioid prescriptions for chronic pain and overdose: a cohort study. *Ann Intern Med* 2010;152:85–92.

107. Results from the 2007 National Survey on Drug Use and Health: National findings (NSDUH Series H-34. Rockville, MD). Substance Abuse and Mental Health Services Administration, Office of Applied Studies, 2008.

108. Centers for Disease Control and Prevention. Emergency depart-

ment visits involving nonmedical use of selected prescription drugs - United States, 2004–2008. *MMWR Morb Mortal Wkly Rep* 2010;59:705–709.

109. Hall AJ, Logan JE, Toblin RL, et al. Patterns of abuse among unintentional pharmaceutical overdose fatalities. *JAMA* 2008;300:2613–2620.

110. Cone EJ, Fant RV, Rohay JM, et al. Oxycodone involvement in drug abuse deaths: a DAWN-based classification scheme applied to an oxycodone postmortem database containing over 1000 cases. *J Anal Toxicol* 2003;27:57–67.

111. Fitzgibbon DR, Posner KL, Domino KB, et al. Chronic pain management: American Society of Anesthesiologists Closed Claims Project. *Anesthesiology* 2004;100:98–105.

112. Liau DW, Fitzgibbon DR, Posner KL, et al. Trends in chronic pain management malpractice claims. *Anesthesiology* 2007;107:A1892.

113. Gilson AM. State medical board members' attitudes about the legality of chronic prescribing to patients with noncancer pain: the influence of knowledge and beliefs about pain management, addiction, and opioid prescribing. *J Pain Symptom Manage* 2010;40:599–612.

114. Gilson AM. The concept of addiction in law and regulatory policy related to pain management: a critical review. *Clin J Pain* 2010;26:70–77.

115. Gilson AM, Joranson DE, Maurer MA. Improving state pain policies: recent progress and continuing opportunities. *CA Cancer J Clin* 2007;57:341–353.

116. Joranson DE, Gilson AM, Dahl JL, et al. Pain management, controlled substances, and state medical board policy: a decade of change. *J Pain Symptom Manage* 2002;23:138–147.

117. Chou R, Fanciullo GJ, Fine PG, et al. Clinical guidelines for the use of chronic opioid therapy in chronic noncancer pain. *J Pain* 2009;10:113–130.

118. Turk DC, Swanson KS, Gatchel RJ. Predicting opioid misuse by chronic pain patients: a systematic review and literature synthesis. *Clin J Pain* 2008;24:497–508.

B 部分　委　托　书

第37章

阿片类镇痛药物的使用：法律和管理问题

Diane E. Hoffmann

　　虽然医学专家对在慢性疼痛治疗中使用阿片类药物的合法性已经有了清楚的认识，但疼痛治疗不足的问题仍然存在。对这个问题忽视的主要原因是医生害怕刑事起诉、医学会惩处以及医疗事故诉讼的各种法律制裁。由于存在违反医疗补助规范以及违反预防欺诈和滥用法规的可能，医生在疼痛控制中开具阿片类药物处方也受到了限制。美国联邦法律将阿片类药物列为管制药品，同时阿片类药物存在成瘾和滥用的可能，由于阿片类药物的这些特征，开具阿片类药物处方会受到法律监控。经验性证据表明一些医生由于这个原因对疼痛治疗不足[1-3]。这一章节阐述了限制医师开具阿片类药物处方行为的法律基础，并给出一些医生受到制裁的个案实例。

一、美国州医学会的惩处

　　在一些研究中，医生已将美国州医学会的监控列为在疼痛治疗中开具阿片类药物处方的障碍之一。美国政府的"药物战争"增加了20世纪80年代和90年代州医学会在处理"过度处方"阿片类药物的医生上的压力。在一些案例中也涉及处理疼痛患者的医生。虽然有几个案例被推翻或提起上诉，但仍有许多这类案例受到了媒体相当大的关注。在美国佛罗里达州，Katherine Hoover 医生被指控为7个慢性疼痛患者"不合适地和过度地"

开具多种管制药物处方而受到州医学会的惩处。处罚包括 4000 美元的罚单，参加开具"成瘾性药物"处方的继续教育，以及 2 年的试用期。虽然听证官认定医学会不能证明 Hoover 医生的罪名，但处罚仍被州医学会强制执行。Hoover 医生向美国佛罗里达州地方上诉法院提起了上诉。在 Hoover 医生与卫生行政管理部门的对峙中，法院推翻了医学会的决定，并指出"出庭支持医学会行为的医生并未治疗慢性疼痛患者"，同时，"虽然缺乏证据，缺乏相关认识，也似乎缺少专家意见"，但医学会专家仍指证 Hoover 医生的行为低于医疗标准[4]。法庭同时指出医学会对疼痛处方的政策是一个"严苛的"政策[4]。

另一个引起巨大关注的是 William E. Hurwitz 医生的案例。Hurwitz 医生是美国华盛顿特区医学会和美国维吉尼亚州医学会惩处的对象。在 1996 年，美国维吉尼亚州医学会基于"无医疗目的地任意或过度开具处方，并违背充分的医学判断"的理由，撤销 Hurwitz 医生的行医执照 3 个月。州医学会的行为导致 Hurwitz 医生的 2 名疼痛患者死亡。虽然"专家证言已经在本质上反驳了州医学会认为 Hurwitz 医生存在错误的观点"，但处罚仍被执行。基于证据，州医学会认识到存在慢性疼痛的个体常常需要大剂量的麻醉剂并放弃了最初对 Hurwitz 医生的看法，但基于其没有足够的医疗记录仍然继续对其进行处罚[5]。

从 20 世纪 90 年代中期开始至今，这些案例被提出以教育州医学会，同时提供针对疼痛的合理的阿片类药物处方指南，已缓和了医学会和医生之间对大剂量阿片类药物处方的对峙关系。在 1998 年，州医学会联盟（FSMB）公布了关于疼痛治疗的管制药物使用标准指南。

指南包括了被州医学会接受的推荐性语言，并在序言中写明"医生不应因合法的医疗目的或常规专科诊疗中处方、调配或给予管制药物，包括阿片类镇痛药物而'害怕'来自州医学会或其他国家管理机构的'惩处行为'，并且在接受该指南的州、州医学会'对于基于疼痛治疗科学知识或充分临床理由的处方、提供、给予或调配管制药物用于疼痛治疗的行为都认为是合法的医疗行为'"。

指南也明确指出，医学会应在个体化基础上对每个疼痛治疗处方进行评价，同时，对于未能严格遵照指南规定的医生，"如果是由于好的原因而产生这种误差"，不应对其采取处罚措施。接受指南的州，也应"基于医生对患者的治疗以及可获得的文件资料，而不是基于处方的数量和频度，来判断处方的有效性"。

这些指南在 24 个州得到了完全或部分接受。2002 年对州医学会的一个研究发现，许多州医学会改变了他们对阿片类药物处方处罚措施的观点。研究指出，许多医学会试图找出确定对慢性疼痛患者不合理过度处方的医生和合理处方医生间的适当的平衡点；医学会正在抛弃将容量或数量作为调查开具阿片类药物处方医师的主要基准的做法[6]。

为了给予充分治疗疼痛的医师以额外的鼓励，2004 年州医学会联盟（FSMB）改进了 1998 年的指南，并发布了一个针对使用管制药物治疗疼痛的模式化策略（框 37-1）。新的策略不仅试图消除医生的顾虑，并使医生知道，如果使用合理，他们不会因为大剂量的疼痛治疗药物处方而受到处罚，同时也使医生了解，疼痛治疗不足会被认为是没有达到治疗标准。在序言中，策略指出"不合理的疼痛治疗包括不治疗、治疗不足、过度治疗以及继续使用无效的治疗"[7]。

框 37-1　州医学会联盟的要素——2004 年关于使用管制药物治疗疼痛的标准指南

评估疼痛治疗包括管制药物使用的标准

患者的评估：必须获得病史和进行体格检查，评估并记录于医疗文档中。医疗文档应该记录疼痛的性质和强度、现在和过去的疼痛治疗情况、潜在或合并存在的疾病或情况、疼痛对生理和心理功能的影响以及物质滥用的情况。医疗文档也应记录一个或多个存在的已被公认的使用管制药物的指征

治疗计划：书面的治疗计划应把决定治疗成功与否的指标作为目标，例如疼痛缓解和生理及心理社会功能的改善，并在以后的诊断性评估或制订其他治疗计划时注明。在治疗开始后，医生应根据每个患者个体的药物需求调整药物。根据疼痛的病因以及对生理和心理社会功能损害的程度，制订其他的治疗模式或者康复计划是必要的

治疗的知情同意和协定：医生应该与患者、患者指定人或在患者没有医疗决定能力时与其代理人或监护人讨论使用管制药物的利与弊。只要可能，患者应从一个医生和一个药房那里获得处方。如果患者具有药物滥用高风险或具有药物滥用史，医生应考虑在医生与患者间使用书面协议以列出患者的责任，包括以下几点：①必要时进行尿／血浆药物浓度测定；②所有处方重复使用的次数和频度；③药物治疗被终止的原因（如违反协定）

定期的回访：医生应定期回访疼痛治疗的进程，以及任何关于疼痛病因的新信息或患者的健康状况。继续或修正疼痛治疗使用的管制药物取决于医生对治疗目标进程的评估。对治疗满意的反应可能表现为患者疼痛减轻、功能水平提高或生活质量改善。功能改善或减退的客观证据应被监测，来自患者家庭成员或其他护理人员的信息应在决定患者治疗效果时被考虑。如果患者对治疗进程不满意，医生应评估继续使用目前治疗方案的适当性，并考虑改用其他治疗模式

会诊：医生应该自觉为患者进行额外的评估和治疗以达到治疗目标。应该给予那些存在药物错用、滥用或散布风险的疼痛患者以特别的关注。具有药物滥用史或合并精神障碍的患者在进行疼痛治疗时需要额外的护理、监护、档案记录，并请有相关治疗经验的专家会诊或转诊

医疗记录：医生应保留准确完整的记录，包括以下几方面：①病史和体格检查；②诊断、治疗和实验室结果；③评估和会诊；④治疗目标；⑤风险和受益的讨论；⑥知情同意；⑦治疗；⑧药物（包括处方日期、类型、剂量和总量）；⑨说明和协议；⑩定期的回访

记录应该保持更新，并可随时获取和查阅

服从管制药物法令和管理：医生处方、分配、给予管制药物必须在州获得执照，并遵从适当的联邦和州的管理。医生应参考毒品管理局关于节制管制药物特别守则的医生手册，同时服从州的管理

　　本着关注疼痛治疗不足的目的，至少有两个医学会因为疼痛治疗不足处罚了医生。在 1999 年，美国俄勒冈州医学会对一名未给予终末期癌症患者足够镇痛药物（如只给予对乙酰氨基酚）的医生进行了处罚；典型的是，虽然收容所的护士建议给予额外剂量的吗啡，但对患有充血性心力衰竭的患者只给予部分剂量的吗啡；机械通气的患者没有给予后续的镇痛药物。医生被医学会要求完成一个关于医生 - 患者交流的教育计划，并接受心理健康治疗[8]。

　　2004 年 1 月，美国加利福尼亚州医学会对一个医生进行了处罚，因为他没有给予一个 85 岁的间皮瘤患者足够的镇痛治疗。患者了解到这种情况可能导致剧烈疼痛，要求他的律师执行一个事先的指示，指示中患者表示在生命的最后阶段愿意接受一切必要的药物以减轻他的疼痛。虽然是这样，但在他的最后日子里充满了无情的疼痛和据说是无关紧要的治疗。在初次诊断后不到一年的时间内，患者出现了呼吸困难，被送到了一个邻近的医学中心。入院前，患者在家中不停地服用氢可酮／对乙酰氨基酚控制疼痛，但在医学中心时，医生的处方只是在"需要时"给予氢可酮／对乙酰氨基酚。4 天后，患者被转运到一个疗养院。医学中心的医生填写了一张清单，列出了多种的药物，但其中没有一种治疗疼痛的药物。在疗养院，患者遇到了第二个医生，这个医生只在患者入院后的第

16 天见过患者一次。虽然患者的叫喊整夜都在持续，但患者在入院后的第 4 天才得到止痛药物，而药物也只是零星地给予。医学会要求疗养院的医生完成 40 小时的疼痛管理课程，接受 2 天的生理和心理健康评估（医生已经 80 岁），同时完成医生 - 患者交流课程[9]。这个个案促动了加利福尼亚立法机构在 2001 年通过一部法案，法案要求该州治疗患者的医生完成疼痛管理课程和临终关怀课程，同时委托州医学会监测疼痛治疗不足的申诉[10]。

二、医疗事故诉讼

除了州医学会的处罚外，医生同时也因疼痛治疗不当受到医疗事故诉讼的威胁。虽然诉讼的威胁十分低，但已有几个案例发生，这些案例中，据说医生都给予了超大剂量的镇痛药物。其中一些案例涉及患者药物成瘾造成的非正常死亡。基于医生没有对使用镇痛药物的患者给予足够的监护，或者没有对服用药物 的患者充分告知驾驶风险，这些诉讼的原告已经胜诉。在 Weaver 和 Lentz 的诉讼中，William Weaver 由于 Lentz 医生开出的联合镇痛药物（丙氧酚 / 对乙酰氨基酚）过量而死亡[11]。美国南卡罗来纳州上诉法院肯定了审判法院的发现，认为 Lentz 在应该已经知道 Weaver 存在药物成瘾和滥用的情况下，仍疏忽地给予过量镇痛药物。陪审团发现 Lentz 医生和 Weaver 先生本人对 Weaver 的死亡负有同等责任，判定 Weaver 的实际财产损失为 792 577 美元，惩罚性损失为 10 000 美元。基于 Weaver 的共同过失，实际损失降至 396 288.50 美元。在 Burroughs 和 Magee 的诉讼中，Judy Burroughs 代表她在车祸中丧生的亡夫控告 Magee 医生[12]。另一辆车的驾驶人是 Magee 医生的患者。Burroughs 宣称 Magee 医生"疏忽地开具药物处方给一个已知的药物成瘾者，疏忽地开具了两种相互存在禁忌的药物（例如异丙基甲丁双脲和布他比妥 / 对乙酰氨基酚）处方给患者，疏忽地没有警告患者在这些药物影响下存在的驾车风险"。法庭没有找到两种药物间存在禁忌的证据。法庭也没有发现 Magee 医生具有患者存在药物滥用并且可能对他人造成危害而避免为该患者开具药物处方的责任。但是，法庭仍然确定 Magee 医生在对患者联合使用这两种药物时没有对患者驾车风险给予足够的警告。

最近，关于医生开具控释镇痛药物羟考酮（OxyContin，Purdue Pharma L.P.，Stamford，Connecticut）的几个医疗事故和非正常死亡的诉讼已经被备案。这些诉讼的要求包括没有公开药物的潜在成瘾性而未获得足够的知情同意，以及没有对与药物相关的成瘾和其他风险给予足够警示[13]。在 Walsh 和 Tabby 的诉讼中，Joann Walsh 和她的丈夫控告 David Tabby 医生[14]。Tabby 医生在 1997 年到 2001 年期间为 Walsh 开具了控释羟考酮的处方以治疗她的反射性交感神经营养不良。虽然 Walsh 向他表明了对药物潜在成瘾性的担心，Tabby 医生仍然在 1999 年加大了她的药物用量。Tabby 医生"据称向 Walsh 保证她的药物剂量并非过高"。根据原告的意愿，案件由美国联邦法院返还至美国宾夕法尼亚州的一个法院。位于美国宾夕法尼亚州东区的美国地方法院对案件进行了以下的进一步陈述：

在 2001 年 10 月，两个来自首席检察官办公室的代理人找到 Walsh，并告知将对她的奥施康定的使用进行调查，因为她的处方量被认为异常的高。代理人告知 Walsh，他们相信她和 Tabby 医生在非法散布处方药奥施康定。当 Walsh 告知 Tabby 医生关于首席检察官办公室的调查后，Tabby 医生拒绝继续治疗她，并拒绝推荐另一位医生治疗她。此后 Walsh 开始使自己脱离奥施康定，并最终在 2002 年将自己送入药物康复中心治疗对止痛药物的成瘾。Walsh 宣称她在持续忍受由于奥施康定成瘾所带来的伤害。

这个案例以及许多类似案例的最终结果还不能获得，原因是一些诉讼已经结案，结案后的资料还处于保密阶段，而另一些诉讼还未最终裁定。

与不适当的或"过度"处方的诉讼相反，几乎没有公正的观点来讨论疼痛治疗不足。在 2001 年，美国加利福尼亚州一个医生因对患者疼痛治疗不足而被成功起诉的案例受到了巨大的关注[15]。Bergman 先生（85 岁）因为不能耐受的疼痛于 1997 年在美国加利福尼亚州 Costro 山谷的 Eden 医学中心住院治疗。他的主要诊断是肺癌伴骨转移。护士记录他的疼痛水平为 7 ～ 10 分，10 分为最大值。他的医生是 Chin 医生，此时只给予了注射 25mg 哌替啶的处方。在 Bergman 先生出院的当天，他描述他的疼痛是 10 分。Chin 医生给出了一个口服镇痛药物（氢可酮 / 对乙酰氨基酚）处方，这没有遵循当时加利福尼亚州强制要求的三联处方原则。Bergman 的女儿确信这不足以缓解他父亲的疼痛，并要求医生给予更强的药物。作为回应，Bergman 先生被给予了另一剂哌替啶注射和一剂芬太尼透皮贴剂。由于 Bergman 先生到家时处于持续的疼痛中，他的孩子联系了日常的医生，这个医生给予了另一种镇痛药物。在这个诉讼中，原告认为 Chin 医生没有遵循美国卫生保健政策研究所（AHCPR，现在为美国健康保健和质量研究所）在 1992 年发布的癌性疼痛管理临床指南。健康政策和研究委员会指南指出，镇痛药物应是按时不间断而不是根据患者反应给予以预防疼痛反复发生。

在美国加利福尼亚州的医疗事故法律中，原告不能受到疼痛和苦难的伤害。结果，Chin 医生因违背反老年人虐待法被起诉，法律要求原告提供证据证明被告的行为不仅是单纯疏忽的，也是不计后果的[16]。美国加利福尼亚州的陪审团判决赔偿 Bergman 的孩子 1 500 000 美元。虽然之后赔偿被法院减少了，但它对医学团体来说仍是个引人注意的消息。

三、州管理规则：医疗补助方案的限制

州的医疗补助政策旨在预防药物分配和医疗补助资金的不合理使用，这也可能妨碍充分的疼痛治疗的实施。这些政策包括限制可一次性处方的药物剂量，以及限制处方反复使用的次数。州可能也会使用医疗补助欺诈和滥用的法规锁定为医疗补助患者不合理开具阿片类药物处方的医生（框 37-2）。

框 37-2　医疗补助限制对治疗疼痛患者的药物处方的影响
- 限制一次可以开具的药物剂量和数量
- 限制每张处方重复使用的次数
- 特殊药物要求提前授权的政策

在 2000 年左右，美国大约一半的州限制通过一张处方所能获取药物的数量，和（或）限制处方反复使用的次数。少数州限制医疗补助患者在 1 个月内获得的处方量或反复使用处方的次数。一些专家已经指出"进行疼痛控制的患者常常需要频繁的药物剂量，有

时一天需要 30 ～ 50 粒药片，这些限制可能成为实现充分治疗的障碍"[17]。这些法规使患者和医生都不方便。

有几个州的医疗补助项目已经制定政策，要求在医疗补助支付药物费用前，需要对特殊药物进行预先的审批。这些政策旨在"控制欺诈、滥用和分配管制药物，并降低费用"[18]。至少有 9 个州已经在它们的医疗补助计划中开始实行，控释羟考酮必须得到预先的审批。虽然几乎没有设计良好的研究观察这样的预先审批是否会对患者获取需要的镇痛药物造成消极的影响，但美国癌症协会报告称，从美国南卡罗来纳州实行对控释羟考酮预先审批计划的第 1 个月以来，9 个患者在预先审批时被拒绝，380 个患者转为使用其他镇痛药物[19]。南卡罗来纳州随后改变了政策，使大多数的控释羟考酮处方不需要预先审批。由于这些计划可能对某些镇痛药物在合法的疼痛患者身上使用造成负面影响，因此美国癌症协会已经建议各州依靠药物使用计划而不是预先审批来实现药物的合理利用[20]。

美国联邦法律要求每个州的医疗补助计划建立一个前瞻性和回顾性的药物使用回顾（DUR）计划。这些计划的目的是回顾门诊患者药物处方的合理性和医学必要性。在完成他们的工作时，DUR 计划可以向医生发布书面通知，告知他们观察他们的处方计划，或者让医生加入州的监视和使用回顾计划。虽然 DUR 计划同时具有促进和阻碍适当的镇痛药物处方的可能，并且可能更倾向于要求预先审批，但一些疼痛治疗专家已经担心这些计划，认为"如果 DUR 计划常规地对使用高于平均剂量的管制药物的医生发出警告提醒，而不充分考虑开具药物处方的情况，那么 DUR 计划可能吓退合理的处方，阻碍适当的疼痛治疗"[17]。

四、处方的监控

处方监控计划也可能干扰医疗的实施。在 20 世纪 90 年代中期，少数州具有"双联"或"三联"处方计划。这些计划要求医生使用特殊的多部分政府处方格式，以便使处方和分配给患者某些药物可以被指定的州管理和管制部门监控。事实上，美国毒品管理局（DEA）报告说多联处方计划的实施使药物处方量在计划实施后减少了 50% 或更多，在此后的数年中降低了州人均药物消耗量，并显著降低了医生对三联处方的使用。目前所有州都已放弃了这些计划，但有些州已经接受了一个现代化的副本作为代替：电子监控和监管。通常，作为这些新计划的结果，药房将管制药物的处方信息录入一个电子数据库，并将这些信息通过电子方式传送至一个州部门。对这些数据进行接收和分析的部门在州与州之间是不同的。有些州是州医学会、健康部门，或是消费者保护协会，另一些州则是司法部门或州警察部门。目前这些计划是否会对疼痛治疗产生负面影响仍在争论中[21]。

五、美国毒品管理局的审查

虽然罕见，医生可能也会因为开具阿片类药物处方而面临刑事起诉。在很大程度上，这些行为违反了联邦管制药品法案或类似的法律。该法案及其附加条款为追踪所有涉及管制药品分配的组织和个人提供密集的记录，并由毒品管理局进行管理和执行。

联邦条例要求开具目录中药物的从业人员在毒品管理局进行注册。对于无"合法的医学目的"[22]以及超出临床惯例范围而开具处方将受到处罚，包括撤销医生的注册、取消其开具目录药物处方的能力、刑事拘留以及被起诉。

当毒品管理局收到一个关于个体从业者的投诉，他们必须调查或将投诉提交给一个类似的州部门。大多数调查始于一个来自担心的市民、消费者、同事、州或地方法律执行部门的投诉。虽然对特别"严重的"投诉会进行联合调查，但通常毒品管理局会将投诉提交给州政府官员。如果调查显示有不道德行为的证据，那么政府官员会暂停或撤销从业人员的管制药物注册。州和联邦的政府官员也可能决定对从业者采取行政的、民事的或刑事的处罚。

虽然对医生的刑事起诉相当罕见，但从 20 世纪 90 年代中期以来，许多医生由于开具阿片类药物处方而被监禁，其中有几位与治疗疼痛相关。那些案例中的少数医生，由于其开具处方的结果也被指控杀人。这些案例的大部分涉及开具控释羟考酮处方。从 1996 年到 2000 年，控释羟考酮的处方数量增加了 20 倍。在同一时期，法医、药物治疗中心、法律执行部门以及药剂师报告药物滥用大量增加。作为应对，毒品管理局提高了压制控释羟考酮分配的力度。在 2002 年 2 月，James Graves 医生成为第一个因控释羟考酮相关死亡而被刑事定罪的医生。他被判处 62.9 年的监禁。Graves 被发现犯有四起过失杀人罪，他给患者开具控释羟考酮处方，而这些患者在之后死于药物过量。他也犯有一起诈骗罪和五起非法开具管制药物罪。起诉认为 Graves 将药物出售给已知的药物滥用者，这些人反复到他的诊所以满足药物成瘾。被告辩解认为虽然 Graves 的记录保持较差，但仍是一位尝试治疗患者疼痛的合法医生。

在小部分的案例中，虽然医生给予了疼痛患者合理的治疗，但起诉人仍坚持试图将被告定罪。在少量案例中，他们成功了，虽然判决在随后的上诉中被推翻。Frank Fisher 医生的案例是一个例证，他在加利福尼亚 Redding 开了一家私人疼痛诊所。在 1999 年 2 月，加利福尼亚首席检察官控告 Fisher 医生开具了过量的管制药物，据称导致了几例患者死亡。到他被监禁时，他接诊了大约 3000 名患者。约 10% 的患者承受着难治的严重慢性疼痛，他给予了其中大部分患者阿片类药物。

因为不能支付 15 000 000 美元的罚金，他在首次听证会前在监狱中待了 5 个月。在 1999 年 7 月的听证会，被告成功地减少了过失杀人的控告，因为没有足够证据证明患者是因服用了被告开出的药物而导致死亡的，而这正是他最初被起诉的原因。例如，其中一名死者是一场交通事故中的乘客。另一例死亡案件是，一名女性从 Fisher 医生的患者处偷窃了处方药并将药物给予一名健康人，而这名健康人服药过量死亡。第三名患者，有疼痛病史并需要吗啡治疗，因为不能获取镇痛药物，在 Fisher 医生入狱后坚决地自杀了。在听证会上，Fisher 医生被允许在交纳 50 000 美元后释放。

虽然起诉的案件主要集中于 Fisher 医生开具的阿片类药物处方的量（他是州内开具最大剂量控释羟考酮处方的医生），但一个专家证明对 Fisher 医生阿片类药物处方量的起诉是没有理由的，这位专家常常会开具更大剂量的处方。Fisher 医生也声称他的诊所在治疗疼痛患者时坚持接受护理和实践的标准，包括以下几点：①严格的治疗前筛选以排除疼痛药物滥用者。②由一个有执照的专业人员对所有慢性疼痛患者进行强制性的心理健康评估。③发现患者撒谎、嗑药或使用非治疗剂量药物时，中止该患者的治疗。

由于这些原因，有 400 名患者由于不能完全满足 Fisher 医生的要求而被中止治疗 [23]。3 年后，对 Fisher 医生过失杀人和分配药物的起诉被撤销了。其他由于医生为疼痛患者开具大剂量阿片类药物处方而被监禁的引人瞩目的案例包括 Cecil Knox 医生、William E. Hurwitz 医生和 Jeri Hassman 医生的案例。

六、美国毒品管理局在医生开具阿片类药物处方中的位置

在 2004 年 8 月（一系列对开具阿片类药物处方医生的起诉引起了"冷冻效应"），毒品管理局、州医学会联盟以及其他机构共同发布了指南，从毒品管理局的观点向医生说明构成"安全处方"的要素有哪些。指南以"常见问题"的形式向医生建议怎样识别可能存在药物滥用或嗑药行为的患者。指南也对真正的药物成瘾和药物耐受或生理依赖之间的区别进行了说明。虽然毒品管理局对于向医生说明了阿片类药物处方被监禁的行为底线的作用表示赞赏，但在 2004 年 10 月毒品管理局撤销了指南，原因是指南含有一些错误的信息。在 2005 年 1 月，毒品管理局出版了原版的修订版，并要求医学团体对其提出意见 [24]。

七、欺诈和滥用

在一些医生因为开具控释羟考酮和其他阿片制剂而违反联邦或州的管制药物法案而被监禁的同时，美国政府也有许多医生因为违反欺诈和滥用法规而被起诉的案例。这些起诉主要是对医生出于"非医学需要"开具药物而触犯联邦医疗补助和医疗保险法规的控诉 [25]。除医疗补助和医疗保险法规外，美国政府也根据各种联邦和州的虚假申请法令进行起诉。虽然基于虚假申请而成功定罪的案例在美国很罕见，然而申请已经被放到了起诉的主要阶段，经常起到支持非法开具处方的政府案例立案或推动案件解决。为了在一个虚假申请案例中成功，政府必须证明被告向政府递交了一个付款申请，被告知道申请是虚假或欺骗性的，而且申请确实是虚假或欺骗性的 [26]。

几个被广泛宣传的针对疼痛治疗医生的起诉表明，政府在使用虚假申请法令来起诉这些医生。这些案例很复杂，包含了各种各样的起诉，而虚假申请很少被违反。在 William E. Hurwitz 医生的起诉中，政府起诉 Hurwitz 医生违反两项卫生保健欺诈法令（18 U.S.C. §1347），此外还有其他 60 项的各类起诉，从非法药品交易到参加违法企业 [27]。政府控告 Hurwitz 医生向患者反复提供药物处方，政府声称该患者是药物滥用者，且常常在街面出售药物。

卫生保健欺诈的两个声明包括政府声称给予两个维吉尼亚州医疗补助受益人的处方

并非出于合理医疗目的，并超过临床实践所需药量。政府起诉 Hurwitz 医生通过开具处方故意地使医疗补助受益人向弗吉尼亚州医疗补助部门申请药物处方费用。在 2004 年 12 月 17 日，案例经陪审团审查，发现 HurWitz 医生没有违反卫生保健欺诈，但违反了其他 62 项被起诉条款中的 50 项[28]。

在一个类似案例中，政府对 Cecil Knox 医生提出了 69 项指控，包括敲诈阴谋、犯罪阴谋、邮件欺诈、卫生保健欺诈（18 U.S.C. §1347）、非法回扣以及违规[29]。政府控告 Knox 医生（维吉尼亚州劳阿诺克的疼痛治疗专家）超出合法医疗范围开具控释羟考酮等药物，开具错误的处方以欺骗医疗补助项目，因为他的处方习惯造成数名患者死亡或严重人身伤害[30]。经过 7 周的审讯和 1 周的商议后，陪审团发现对 Knox 医生的 69 项起诉中有大约 30 项是无罪的[31]。审判法官承认当陪审员对剩下的指控不能达成结论时给出了错误审判[32]。

除了美国联邦虚假申请法令外，医生也会被州虚假申请法令起诉。在 Commonwealth 和 Pike 的诉讼中，马萨诸塞州最高审判法院肯定了下级法院对一个精神科医生的定罪，这个医生非法调配管制药物并填写虚假医疗补助申请，违反了马萨诸塞州管制药物法案（Mass. Gen Laws Ann. Ch. 94C§§19，32A，and 32B）和马萨诸塞州虚假医疗补助申请法案（Mass. Gen Laws Ann. Ch. 118E§§40）[33]。政府控告精神科医生 Pike 故意非法开具管制药物处方并高价卖给药物滥用患者，其处方经常会在街面上出售。此外，政府认为 Pike 医生通过开具不合理的处方确保患者再回来就诊和开具药物，这使 Pike 医生维持（在一些案例中增加）他在医疗补助中的费用。

Pike 医生的一部分工作是致力于治疗药物或乙醇依赖合并各种精神问题的医疗补助患者。在作为政府指控基础的 10 个医疗补助患者中，大多数都是寻求 Pike 医生的专业意见以克服他们对海洛因或其他药物的依赖。Pike 医生几乎总是开具美沙酮、地西泮、可乐定、氯硝西泮等药物或这些药物的组合。其中大多数的药物本身就具有成瘾性或具有很高的黑市价格。另外，这些药物都在患者第一次就诊时开具的处方，且仅仅是根据患者自己的叙述，未经过 Pike 医生任何客观的调查。Pike 医生也治疗自称有慢性疼痛的患者，在没有进行查体和实验室检查以确定患者声称的疾病时便常规开具美沙酮处方。由于与疼痛治疗相关的一些美沙酮处方剂量很高，因此政府声称处方"不是为了合法的医疗目的，完全与药物应该在合法医疗目的下使用的原则相违背"。法院维持下级法院对 Pike 医生的定罪，将案例与合法开具镇痛药物处方相区别，并注意到政府在这种情况下会有更大的困难证明违反虚假申请法令的必要性。

八、结　　论

医生由于不能合理开具阿片类药物、对患者疼痛治疗不足、处于医学目的使用大剂量药物或对患者造成明显危害等原因，都将面临各种法律起诉的风险，从治疗不当和州医学会的惩罚行为，到因违反美国联邦和州的管制药物法规或者欺诈和滥用法规而被刑事起诉。因此医生应该知道并坚实地执行州医学会对开具阿片类药物处方的政策，并且在对这一问题最近的医疗标准或官方意见不清楚时参加额外的阿片类药物处方培训。

编者按：Hoffman 教授好心地允许我们从《区域麻醉和疼痛治疗并发症》第一版开始深层分析了阿片类镇痛药物使用的相关法律和管理问题。分析在 2005 年下半年写成，讨论在现在也像 5 年前一样是中肯的。尽管如此，在此后的几年中对处方药物使用和滥用的关注还是意义重大且持久的，主要集中于在美国出于非医疗目的的被察觉的过量使用和频繁散布阿片类镇痛药物。在 2011 年 5 月 24 日，毒品管理局行政官 Michele Leonhart 在美国参议院司法委员会犯罪与恐怖主义分委会前作了题为"对处方药物表象的应对：降低滥用、错用、散布和欺诈的策略"[i] 报告。Minehart 行政官强调药物性管制物品的散布和滥用仍是美国一个意义重大且不断增长的问题。详细的证据列于下方：

（1）根据物质滥用和精神健康服务机构（SAMHSA）在 2009 年对全美国药物使用和健康的调查（NSDUH），700 万美国人正在出于非医学目的使用精神治疗药物，与 2008 年相比显著增加达 12%。其中超过 3/4 的 530 万美国人滥用止痛药物。

（2）全美国药物使用和健康的调查（NSDUH）也指出非医学目的使用处方药物仅次于滥用大麻。

（3）每天平均有超过 7000 名 12 岁及以上的人开始出于非医学目的使用管制药物。

（4）疾病控制和预防中心（CDC）报告涉及各种阿片类药物的中毒死亡人数从 1999 年的 4014 人上升到 2007 年的 14 459 人，在 8 年间增加超过 3 倍[ii]。

（5）物质滥用和精神健康服务机构（SAMHSA）的治疗事件数据集显示在 1998 年到 2008 年之间，由于各种止痛药物滥用而接受治疗的患者增加了超过四倍。

（6）根据药物滥用警示网络（DAWN）的数据，在 2004 年到 2009 年之间，由于错用或滥用药物而到急诊科就诊的患者增加了 98.4%。处方药物涉及最多的是阿片类镇痛药物，羟考酮制剂增加了 242%，氢可酮制剂增加了 124%。

（7）在 2001 年到 2009 年之间，由州或地方法律机构向法医实验室提交的案例的大概数量明显增加（羟考酮增加 330%，氢可酮增加 314%，美沙酮增加 281%）。

毒品管理局行政官 Minehart 列举了一系列阻止阿片类处方散布的策略。她重申了毒品管理局需要设立强制限额以限制处方药物过度生产，并警示说这些限额有时可能会对有效的供应造成暂时的干扰。毒品管理局也进行了重组以期增加对药物散布的发现效率，组成战略小组，雇用新的研究专家，对在毒品管理局注册的生产者和处方者加强监管。毒品管理局已经将效率集中于问题区域，到这篇文章写作时，最突出的问题是羟考酮滥用和散布不成比例的增长。在 2010 年 10 月，2010 年安全责任处理药物法案经国会通过由奥巴马总统签署成为法律，旨在建立安全有效的方式以处理过多的和非必要的药物处方。在 2010 年 9 月 25 日，毒品管理局前所未有地调整了全国性回收计划。与超过 3000 名的州或地方法律机构的伙伴一起工作，在全美国超过 4000 个地点建立了回收点，结果有 121 吨有害或过期的药物被收集处理。

很明显，毒品管理局和美国国家领导人将处方药物滥用视为一个严重问题。他们已经开始进行新的努力使管制药物流入非医疗使用者手中的可能性最小化，同时尽可能地保护分配系统的完整性。当从业者治疗疼痛患者时，我们将确实地促进建立最佳的平衡，

---

i Leonhart MM. Testimony before the United States Senate Committee on the Judiciary, Subcommittee on Crime and Terrorism. Responding to the Prescription Drug Epidemic: Strategies for Reducing Abuse, Misuse, Diversion, and Fraud. May 24, 2011. Available at http://www.justice.gov/dea/speeches/110524_testimony.pdf, last accessed September 9, 2011.

ii Centers for Disease Control and Prevention, Morbidity and Mortality Weekly Report, August 20, 2010.

使非常需要这些治疗的患者获得充足的镇痛药物，同时在不会因为使用阿片类药物而受益的患者中尽量降低剂量增长速度和消除阿片类药物使用。

（张　翔译，吴超然　刘　进校）

参 考 文 献

1. Von Roenn JH, Cleeland CS, Gonin R, et al. Physician attitudes and practice in cancer pain management: a survey from the Easterns Cooperative Oncology Group. *Ann Intern Med* 1993;119:121–126.
2. Turk DC, Brody MC, Okifuji EA. Physicians' attitudes and practices regarding the long-term prescribing of opioids for non-cancer pain. *Pain* 1994;59(2):201–208.
3. Weissman DE, Joranson DE, Hopwood MB. Wisconsin physicians' knowledge and attitudes about opioid analgesic regulations. *WMJ* 1991;90:671–675.
4. Hoover v. Agency for Health Care Administration, 676 So. 2d 1380, 1380–1385 (Fla. Dist. Ct. App. 1996).
5. Hurwitz v. Virginia Board of Medicine, No. 96-676, 1998 WL 972259 (Va. Cir. Ct. June 30, 1998).
6. Hoffmann DE, Tarzian AJ. Achieving the right balance in oversight of physician opioid prescribing for pain: the role of state medical boards. *J Law Med Ethics* 2003;31:21.
7. Federation of State Medical Boards of the United States. Model policy for the use of controlled substances in the treatment of pajn.
   http://www.fsmb.org/pdf/2004_grpol_Controlled_Substances.pdf (last accessed 11 June 2006).
8. Oregon Board of Medical Examiners, 2003 Board Actions, April 14, 2003, at http://www.bme.state.or.us/NewActions.html.
9. Sandy Kleefman, Doctor Disciplined Over Pain Treatment, Contra Costa Times (CA), January 17, 2004, at a03, available at http://nl.newsbank.com/nlsearch/we/Archives?p_action=list&p_topdoc=101; California Board of Medical Examiners, at http://www2.dca.ca.gov/pls/wllpub/WLLQRYNA$LCEV2.QueryView?P_LICENSE_NUMBER=3739&P_LTE_ID=790.
10. Cal. Bus. & Prof. Code §§ 2190.5 & 2313 (West, 2003).
11. Weaver v. Lentz, 561 S.E. 2d 360, 360–373 (S.C. Ct. App. 2002).
12. Burroughs v. MaGee, No. 2001-00238-COA-R3-CV, 2002 WL 1284291 (Tenn. Ct. App. June 11, 2002).
13. See e.g., Walsh v. Tabby, No. CivA 02-8283, 2003 WL 1888856 (E.D. Pa. April 17, 2003); Cornelius v. Cain, No. CACE 01-020213(02), 2004 WL 48102 (Fla. Cir. Ct. Jan. 5, 2004).
14. Walsh v. Tabby, No. CivA 02-8283, 2003 WL 1888856 (E.D. Pa. April 17, 2003).
15. Tanya Albert, Doctor guilty of elder abuse for undertreating pain. amednews.com, July 23, 2001, at http://www.ama-assn.org/amednews/2001/07/23/prl20723.htm.
16. Bergman v. Eden Medical Center, No. H203732-1 (Sup. Ct. Alameda Co., CA June 13, 2001).
17. Jost T. Public financing of pain management: Leaky umbrellas and ragged safety nets. *J Law Med Ethics* 1998;26(4):290–307.
18. American Cancer Society, Position Statement on Medicaid Prior Authorization for Pain Medications, Dec. 2001, available at http://www.aacpi.wisc.edu/regulatory/ACSpa.pdf.
19. Bauerlein, Valerie, Popular Painkiller Mired in Controversy, The State (Columbia, SC), Sept. 23, 2001, at B1.
20. American Cancer Society Position Statement on Prescription Monitoring and Drug Utilization Review Programs, 2001, available at http://www.painfoundation.org/marylandpain/Policy/ACS_PMPsDURs.doc.
21. Joranson DE, Carrow GM, Ryan KM, et al. Pain management and prescription monitoring. *J Pain Symptom Manage* 2002;23(3):231–238.
22. 21 C.F.R. 1306.04(a).
23. Sam Stanton, Murder Case dissolved, but so did doctor's life, The Sacramento Bee, May 23, 2004, at A1, available at http://nl.newsbank.com/nlsearch/we/Archives?p_action=doc&p_docid=102C5DE498E7A. Fisher claimed that state undercover agents "visited him at least seven times trying to obtain prescriptions using bogus ailments, and that he refused to provide them with medicine."
24. Solicitation of Comments on Dispensing of Controlled Substances for the Treatment of Pain, 70 Fed. Reg. 2883 (Drug Enforcement Agency Jan. 18, 2005).
25. 42 U.S.C. § 1320c-5(a).
26. 31 U.S.C. § 3729(a); 42 U.S.C. 1320a-7b(a); 18 U.S.C. § 287; 18 U.S.C. § 1347.
27. United States v. Hurwitz, Second Indictment of William Eliot Hurwitz, Eastern District of Virginia, July 27, 2004.
28. Ken Moore, Pain Doctor's Trial: Convicted, The Connection, December 17, 2004, at http://www.connectionnewspapers.com/article.asp?article=44352&paper=0&cat=176.
29. USA v. Knox, Et Al, No. 7:02CR00009 (W.D. Va. Feb. 1, 2002).
30. Jen McCaffery. The Roanoke pain specialist and his office manager are scheduled to be tried in November. The Roanoke Times, Aug. 24, 2004, available at http://www.cpmission.com/main/knox.html.
31. Rex Bowman. No convictions against physician: accusations against pain doctor end in not guilty verdicts and indecision, Times-Dispatch (VA), Nov. 2, 2003, at http://www.cpmission.com/main/knox.html.
32. Subsequent to the mistrial, the federal government re-indicted Knox on several charges. On September 2, 2005, Knox pled guilty to racketeering, illegal distribution of prescription drugs, and health care fraud, pursuant to a plea agreement.
33. Commonwealth v. Pike, 718 N.E. 2d 855, 855–863 (Mass. Supp., 1999).

第 38 章

知情同意和必备文件

M. Kate Welti   John D. Cassidy

　　知情同意法赋予医师向患者告知病情并在实施治疗措施前取得同意的责任。该项法律是一个复杂的州立法律体系，是长期以来医疗决策和患者自主权之间获取平衡的体现。根据司法规定，患者知情同意可由案例法或现行法律体系进行界定。知情同意案例法，即知情同意法律法规，历经一百多年的发展演变，体现了医患关系背景下尊重患者自主权的司法理念[1]。近来，美国许多州已经针对知情同意建立了一整套法律框架。

　　事实上，法律规定，关于健康治疗方面的任何决定都应该在医师和患者紧密合作的基础上进行，并最终由患者根据情况做出接受或拒绝的决定。法律规定，若原告能证明被告未获得知情同意就进行治疗或超出知情同意的范围，即可就损害申请赔偿。若原告能证实被告未能提供足够的医学信息，致使患者无法对是否接受治疗做出决定，原告也可能胜诉。后者胜诉的理由是知情同意过程中医生存在过失，即缺乏正确的知情导致患者决定权的偏差。

　　根据司法规定，法庭采用一种或两种标准来判断这些知情同意过失类案件中医师是否向患者充分告知病情。第一种标准是医疗常规，第二种标准则是从患者角度看待问题。但是没有任何一种标准能明确界定究竟哪些医学信息必须被告知，哪些风险必须要讨论。在临床工作中，很难明确医师在知情同意过程中负责提供医学信息的责任范围，以及记录该过程充分性所必需的文件资料。众所周知，任何有行为能力的成年人都有权决定对其身体的任何处置[2]。但获取真正的知情同意是一个复杂的过程，容易导致因医疗操作不当而产生纠纷。本文从医疗操作不当导致诉讼的角度出发，详细阐述知情同意的过程。

首先，我们回顾知情同意法律历史发展的过程，进而明确目前临床工作中法律应用情况。然后，我们制定基本原则：何时获取知情同意，怎样使该过程更有效更安全。最后，我们讨论哪些文件资料有助于确保知情同意的充分性。

一、知情同意的法律规定

（一）知情同意的定义

患者根据对相关医学信息的理解，在没有外界因素的影响下同意治疗措施，从而签署知情同意书[3]。其核心内容由法庭和伦理学家进行界定，在案例法和州立法律体系中得到体现，并由医疗机构评审联合委员会（the Joint Commission on Accreditation of Healthcare Organizations，JCAHO）和美国医学协会（the American Medical Association，AMA）颁布实施[4]。在治疗开始之前，医师至少要向患者告知以下信息：①医疗操作的实质，包括其目的是治疗性的还是诊断性的；②相关的风险，尤其是最有可能发生和最严重的风险；③预期的受益；④其他备选措施和相关风险[5]（框 38-1）。在后文，我们还会谈到某些知情同意的特例，如紧急情况下患者无法签署知情同意书。

框 38-1 知情同意的关键因素
• 治疗方案的本质：诊断性或治疗性
• 治疗方案的风险：尤其是常见的、严重的风险
• 预期收益
• 合理的备选措施：包括不治疗的风险

（二）知情同意的法律规定

直至 1975 年，知情同意法律才在法庭系统内建立，制定出一套关于知情同意的法律规定[6]。20 世纪 50 年代之前，涉及知情同意的案例主要侧重患者的自主权，保证医患之间平等自愿进行交流，但没有涵盖治疗的相关信息[7]。那时，医师只要获取患者对预定治疗措施的授权即可，无需讨论其他治疗方案。20 世纪初，许多法庭都认定医师有义务向患者告知医疗措施的风险、受益和备选治疗方案，并需取得知情同意。这些案例有助于规范医师的法律权利和义务，构建知情同意法的框架并沿用至今。

有关知情同意这类案例出现在 1900 年[8]。这些早期案例主要涉及手术治疗，常因为外科医师在患者麻醉后改变手术方案[9]。这些案例中，医师的辩护方声称患者是咨询医学专家后才决定的知情同意[10]。

法庭权衡患者的权利，保护患者身体的完整性，防止医师误导患者并获取知情同意后私自决定手术方案。患者才是决定是否接受手术的最终仲裁者[11]。20 世纪 20 年代末期，法庭普遍认为医师必须在患者知情同意的范围内进行治疗，不能越界[12]。

1957 年，加利福尼亚州法庭规定医师不仅需要获得患者认可授权，且必须向患者充分告知病情并获取知情同意[31]。Salgo 与小利兰斯坦福大学理事会（Leland Stanford Jr. University Board of Trustees）的案例具有时代意义：首次提出了"知情同意"这个名词，并明确指出医师有告知病情的义务[14]。其他州法庭以这个案例为典范，经多年完善后作为知情同意的基本要求[15]。Salgo 将知情同意的司法重心从是否获取知情同意转移为知情同意是否充分，并沿用至今。但不幸的是，这种观点并未有助于明确定义：何为充分知情？医师在知情前应进行何种风险分析？法庭常建议医师在知情过程中应告知必要的医学信息，但对那些令人害怕的信息应谨慎地予以保留，但这种做法往往会造成困惑[13]。这体现了那个时期思想方面的矛盾性：一方面，在治疗过程中逐渐重视自主权的保护；但另一方面，仍然依赖医师对患者最大利益的独立判断[16]。

（三）诉讼起因：是人身侵犯还是过失

诉讼起因是指原告在诉讼过程中寻求胜诉所依赖的责任认定。早期的知情同意类案例中，原告对未经授权的医疗措施申请补偿。在法律诉讼中主要适用人身侵犯法（law of battery）[17]。人身侵犯法中民事诉讼的目的是无论是否造成损伤后果，都要保护患者身体的完整性[18]。若原告抱怨医师未经授权进行医疗活动或在身体其他未经允许的部位进行医疗活动，则这项法律具有很好的适用性[19]。尽管目前仍存在人身侵犯的民事诉讼指控，但在 20 世纪 50 年代中后期，知情同意案例的焦点转为知情是否充分，这项法律的适用性逐渐降低[20]。很多法庭建议将医师未获取知情同意判定为医师错误或医疗过失，属于侵权法范畴（或个人伤害）[21]。侵权法是州立法律，不同州差异较大。在过失诉讼中原告想胜诉，必须证明被告违反了其对原告所负有的法律责任，未能达到预期的治疗效果，导致原告的损伤[22]。

医疗操作不当主要是由医疗领域中的过失造成的。原告指控的损害行为是否达到过失的判断标准是医疗常规，即相似环境中，大多数医师所能达到的平均诊疗标准[23]。这种诊疗标准是通过该领域的专家证言制定的。法庭上，原告和被告陈述各自专家的证言，阐述医疗实践中的具体标准，以及被告是否违背这些标准。法官或陪审员则根据专家证言以及其他证据进行判断。

根据知情同意的司法解释，医师在知情同意过程中有责任充分告知相关信息，否则即为过失。同时，医师应告知治疗措施的实质、预计风险、备选措施以及相应的风险，然后取得患者的知情同意[24]。原告可以在医生未充分告知的情况下以其侵犯知情同意权提起诉讼。原告指责医师未能充分告知病情，而且声称如果充分知情，患者可能不会选择此种治疗措施，就不会造成伤害。这类知情不充分的案例主要围绕的是如何判定医师需要告知的信息范围，尤其是那些可能造成伤害的治疗措施。

二、医师具有获取知情同意的责任

（一）知情的专业性标准和大众性标准

根据司法解释，判断知情是否充分的标准主要有以下两种：一个是医疗常规，另一个是以患者角度判定。在早期案例中，知情的界限主要由医师谨慎地决定。只要符合当时医疗领域普遍标准即视为充分知情，这就是专业化标准[25]。专业化标准需要医师向患者告知在相同或相似情况时医师通常所要告知的信息[25]。"相同或相似的情况"常狭义地指患者所处的医疗环境，但非医疗专业的人士则认为每个患者的情况都不尽相同[26]。适当知情的范围包括当时的医疗环境、医学教育水平、临床技能培训、继续教育、同事之间信息的交流。医师常常愿意选择此项标准[27]。

专业化标准体现的是衡量医疗操作不当的法律学标准，是指在相同或相似情况下，医师当时的平均治疗水平。在司法过程中，双方均需提供专家证言，明确被告的知情同意是否符合当时的标准。

专业化标准曾广泛适用并直至 1972 年。当时，哥伦比亚区上诉法庭正式宣布一项影响深远的决定，颁布了一套新的标准来判定知情同意是否充分。在 Canterbury 与 Spence 的诉讼中，法庭宣布患者诉讼不再依赖知情同意的医疗常规，并废弃了专业化标准[28]。法庭的判定标准从本质上由医师角度转变为患者角度。判定知情同意是否充分，取决于医师是否提供了充分的信息，使一个有行为能力的成年人对是否进行下一步治疗做出决定[28]。这就是大众性标准。该项标准迅速被许多法庭采纳[27]。

根据大众性标准，知情的界限不仅局限于医疗习惯或医师的实践经验。相反，医师有责任对患者病情进行评估，并制订相应的知情方案。该标准促使医师积极地了解每个患者的具体情况，以便在知情之前对患者情况有大概的了解[29]。医师有责任将对治疗措施有决定性影响的相关信息告知患者。这些重要的信息对于有行为能力的患者具有重要意义[30]。有的法庭认为重要信息往往决定损害的严重程度和发生概率。有行为能力的人是指行为谨慎的普通人。法官据此来制定行为判定的共同标准[27]。评审团认为，一个普通人得知将要进行某种医疗治疗时可能存在严重风险，则该信息对患者的决定具有决定性意义。

与专业性标准相比，大众性标准更需要深入了解患者的具体情况。实际上，法庭并没有对医师采取更加严格的标准，常常只是要求医师了解并说明患者的医疗环境[31]。例如，他（她）的临床状况和拟定措施。但事实上，医师至少要明确患者的状况和治疗目的[32]。例如，有两位军医对患有盆腔疼痛的患者实施子宫切除手术之前，未能告知相关的备选治疗措施[33]。法庭认定这两位医师忽视了患者要保留生育能力的要求，从而负有责任[33]。这个案例说明患者应明确自己的病情及治疗目的，尤其是治疗措施可能造成的直接影响。

大众性标准的深远影响在于它减轻了原告举证的压力，因为法庭调查的焦点是有行为能力的患者。原告作为外行，无需取得医学专家的支持来证实医师没有告知对患者决定有重要影响的风险。然而，谈到对相关风险的了解，医师仍需遵照医疗惯例。需要专家证言来处理治疗措施的技术性问题，包括治疗风险、备选措施、备选措施的风险和拒绝治疗可能产生的后果[34]。

目前，所有州法庭对未能获取知情同意都有诉讼补救方法[35]。利用案例法进行补救的州政府往往采用大众性标准[36]。1975 年至 1977 年间，由于医师的游说，许多州都通过立法采纳专业化标准[37]。但司法界内部分为两派，分别选用各自的标准[38]。有些人将这两种标准进行整合或进行了修改，但重要的是，司法机构选用的标准只是具有司法意义，并不影响医患关系或知情同意的过程。医师应更加谨慎全面地告知拟定的治疗措施可能存在的风险、受益以及备选措施。

（二）知情过程存在过失引发诉讼

不同州法庭判定标准不同。原告以知情存在过失提起指控，需要的背景资料及标准也不尽相同。有些州颁布法令为这些诉讼提供法律依据，有些州通过案例法建立起一整套法律框架[39]。总之，知情同意存在过失的个别案例可以反映这类案件的某些特点。为了证实存在知情过失，原告必须提供：①医师有知情的责任；②未能知情则违规；③如果医师未隐瞒信息，患者不会同意接受治疗方案；④医师未能告知病情是导致原告伤害的主因[40]。

问题常常是医师是否有责任告知治疗信息，诸如治疗措施的某种风险。这可以从以下两点加以分析：首先，是否有告知的责任；其次，是否有告知特定信息的责任。对于前者，当医师拟为患者制定治疗措施时，就存在责任。患者拒绝治疗、紧急情况或病人情感脆弱等情况使这类诉讼更为复杂。

（三）知情责任的特例

若患者拒绝治疗，知情的责任即从治疗的相关风险转为拒绝治疗可能产生的后果。如果患者拒绝治疗，医师仍具有责任问题。加州的一个宫颈癌死亡病例就是典型案例[41]。患者起初由全科医师诊疗，医师建议她进行 PAP 涂片检查，但并没有说明拒绝此项检查存在的风险。患者由于费用问题先后两次拒绝该检查。最终，患者被送至妇科医师并被诊断为癌症。患者死亡时才 30 岁。加利福尼亚州高等法庭认定患者由于未能知情而拒绝做涂片检查，所以这种拒绝行为是无效的。这个案例表明，接受或者拒绝治疗都需要知情。

急诊情况下，患者意识消失或无法签署知情同意书。法律规定此种情况可以例外，无需获取知情同意[42]。这主要基于法律学上的一种假定。虽然无法签署知情同意书，患者仍应当接受挽救生命的治疗。有两个因素应优先考虑：首先，患者无行为能力，无法做出知情选择，如外伤、酒精或药物中毒、休克、创伤或潜在的精神或躯体疾病、智障。其次，病情危及生命，需要紧急救治[43]。上述两种因素必须同时存在并记录在案。此外，当患者能够做出知情选择时，病情的变化不能成为忽视知情同意的借口[44]。

（四）治疗措施的知情

当原告举证医师负有告知责任后，他（她）必须指证医师有责任告知某些特定信息、风险及备选措施。这往往是争论的焦点。如前文所述，不同法庭对知情的界定各不相同。因此，原告必须表明医师违背了医疗救治标准未能告知决定性信息，或其他能证明医师存在过失的材料。尽管我们提供关于知情同意的某些指南或操作规程，但对于充分知情尚无统一界定。知情是否充分将由陪审团进行裁决。

（五）诱因和伤害

患者不仅要举证其应该被告知风险，还要证明如果他（她）对医疗措施充分知情，则不会签署知情同意[45]。有些法庭采用"实际患者标准"（actual patient standard）。该标准注重患者的证言：如果知情，能否同意。这就涉及"可信性"的问题[46]。原告往往有"早知如此，何必当初"的倾向，并试图赢得诉讼。有些法庭采用判定行为能力标准：如果一个有行为能力的人面对患者所处的环境，充分知情后会如何处理[47]。尽管"有行为能力"只是一个虚拟的法律学构件，但这种标准以事实为依据，并根据具体情况进行判定。这两种标准都强调知情过程中患者具体情况的重要性。往往根据过失判定的原则，原告必须举证由于医师未能充分知情而导致确实发生了伤害。如果医师在告知风险中的违规行为没有导致患者身体伤害，则原告无法胜诉。

（六）在临床机构中获取知情同意

与知情同意相关的案例法、司法章程和司法解释已经制定严格的措施，明确规范应告知哪些治疗信息，哪些风险是决定性的，还有何种备选措施应该加以讨论。与临床实践相似，知情同意法的规章并不是不能变通的。由于各州法律、临床实际条件或司法倾向各不相同，不可能制定出放之四海而皆准的知情要求。但可以从法律和规章中总结出普遍规律和原则，以指导医师在诊疗过程中获取知情同意（框38-2）。

框 38-2　临床警示
充分知情尚无统一的标准，医师和患者应充分讨论知情同意：
• 建立相互对话，讨论风险、收益和备选措施
• 注重患者具体病情和个人情况
• 允许患者提出问题
• 在病志中书面记录知情过程
• 由负责治疗的医师亲自知情同意

首先，知情同意是医师与患者之间的相互过程，而不仅仅是单纯签署的文件资料[48]。治疗需要患者配合以及医患之间良好的沟通。尽管专业性标准与大众性标准对医师了解患者具体情况的要求不同，不论采用何种标准，了解患者情况和治疗目的越多，就能更好地避免知情过程中存在的隐患。换而言之，保证患者充分知情的最佳方法是与之对话，增强患者对治疗措施的理解，了解治疗所带来的影响，提高了患者签署知情同意的可能性。充分了解病史是了解病情的第一步，有利于患者对治疗措施充分知情。

哪些医疗信息能确保患者充分知情？关键在于医师能够提供足够的主要治疗措施信息，保证患者充分知情后做出决定。确切地讲，医师应充分讨论治疗措施的本质、相应风险和收益，以及备选措施、相应的风险和收益。医师应使用大众化语言详细解释治疗措施的本

框 38-3　临床警示
应讨论拟定治疗措施的本质：
• 解释治疗过程
• 预期结果
• 任何永久性后果，如瘢痕

质[49]。在治疗过程中，医师应尽可能对具体情况加以阐述，包括医疗或外科干预可能造成的后果，任何永久性后果如手术瘢痕或体表结构和功能改变都应向患者通告（框38-3）。

患者的治疗收益常常是术后立即显现的，但医师仍应谨慎讨论预期收益。当医疗措施为诊断性而非治疗性，无法改善任何症状时，尤其应该谨慎[50]。如果预期收益短期内无法缓解患者患者痛苦，医师应告知患者该治疗措施效果有限[50]。让患者了解治疗收益程度，可以保证患者的期望值比较理性和现实（框38-4）。

绝大多数医师和法庭所面临的困难是，应该向患者告知哪些与治疗措施相关的风险。任何治疗措施的潜在风险可能非常多。不可能将所有的风险全部告知（从最可能发生的到最不可能发生的）。有些州立法专门解决这类问题[51]。夏威夷、得克萨斯和路易斯安那州设立调解委员会，专门负责知情的要求，建立措施应对风险告知（哪些是最不可能发生的风险）[52]。艾奥瓦州通过立法，要求医师告知下列

框 38-4　临床警示
• 讨论拟定治疗措施的预期收益时，医师应讨论患者的收益程度，确保患者的预期是现实的

风险，如死亡、脑损伤、四肢瘫痪、下肢瘫痪、器官或肢体功能丧失、瘢痕[53]。医师应了解现行法律和行业规范，认识到一旦违背规章将很难面对过失指控。

那些没有相关法律规定的司法机构也设立一些指导原则。医师应告知治疗措施的潜在风险。每个风险都有四个层面的含义：①风险的本质；②风险的大小；③发生风险的可能性；④风险的急迫性[54]。通常，风险告知的程度取决于风险的大小和可能性[55]。知情过程中医师应告知那些可预见的风险，尤其对那些高危患者。

有些风险少见但可能造成潜在的伤害，如死亡、下肢瘫痪、肢体缺失、脑损伤或其他，也应被告知[56]。例如，延长患者恢复时间的风险为5%，可以被忽略。而导致下肢瘫痪的风险即使是1%（或更低的风险可能导致死亡）也应该被告知。在诉讼过程中，风险高低由法官判定。不同案件或不同的司法机构，其判定标准也不同。有的法庭认为3%或更低的为低风险，不需告知[57]。然而有些法庭认为对于特定患者，即使0.1%～0.3%的风险也应被告知[58]。这些均表明将风险的大小和可能性告知患者十分重要，而且这也应由医师来判断（框38-5）。

框 38-5 临床警示

- 评估可能发生并发症的严重程度和可能性。尽管没有明确界定，应讨论常见的和严重的并发症

有时候向患者告知风险的急迫性以及持续时间非常重要。患者应该了解风险是否会在术后立即、术后一段时间内或在术后逐渐出现[59]。例如，患者宁愿术后一段时间内出现不适，也不愿意长时间受到影响。有些患者由于经济原因不能长时间不工作或有小孩需要照料而不能长时间活动受限。众所周知，手术后常会出现某些不适，但医生应该清楚患者是否真正理解治疗措施中的医学名词，是否了解患者的理解能力[60]。近来有个案例，尽管患者已经在一定程度上被告知病情，医师仍然有责任排除任何可能妨碍患者自主权的因素[61]。法庭建议患者已知的风险无需告知，医师也不了解的风险也无需告知[62]。

患者应被告知的备选治疗措施以及相应的风险和收益。按常规，应根据患者具体情况来讨论合理的备选治疗措施[63]。讨论备选措施时应包括治疗结果的比较、对患者生活和恢复的影响、不同措施各自的风险。通常，只讨论那些与拟定治疗措施风险和收益相似的备选措施。尽管有些法庭认为医师的责任不应仅局限于提供最安全的治疗措施[64]。当然，有些时候并没有备选治疗措施（框38-6）。

框 38-6 临床警示

- 应讨论与拟定治疗措施具有相同或相似风险和收益的备选措施，以及患者有拒绝治疗的选择权

知情同意通常在医疗操作开始之前进行充分的讨论，而且患者不会觉得匆忙或者有压力。有些原告抱怨只有在医疗措施开始的前一刻才匆忙进行知情同意。焦虑的心情和周围医疗监护仪器妨碍了他们对医疗措施的后果以及知情同意书的正确理解。有些医师采用"两步知情同意方法"[65]：治疗的前一天与患者讨论拟定的治疗措施，向患者提供治疗过程中风险、收益和备选措施的书面材料，以便给患者充裕的时间进行考虑。进行治疗的当天，医师再次与患者讨论，回答患者提出的问题并签署知情同意书。

这种方法的优点是患者无需匆忙地做出决定，并有机会提出问题。但困难的是，此种方法对医师并不实用。很多医师在治疗前只有几小时的时间，并不能进行充分的讨论。而且，如果第一次和第二次讨论的时间间隔过长，患者可能已经忘记了第一次讨论的关键点，减弱了这种方法的有效性[66]。

当医师只能在治疗前匆忙进行知情同意时，也能满足知情同意的基本要求。但重要

的是，清楚告知知情同意的各个要点及意义需要医患之间良好的沟通。医师应保证患者了解所要签署的内容，并且患者具有同样的接受或拒绝治疗的权利。医师工作繁忙或医护人员人手不足不能成为借口。如果不是急诊或其他特例无法取得知情同意，医师必须获取患者知情同意后方能进行医疗操作。

三、诉讼过程所需资料

知情同意书应该反映医患之间积极地相互沟通获取知情同意的过程。通常，详细记录患者诊疗过程是诉讼中最有利的证据。获取知情同意书也不例外。一份成功的知情同意书反映了一种深思熟虑的积极治疗过程，注重患者的具体情况和要求。这就要求知情同意不仅是具有患者签字的治疗措施基本内容的详细列表，更应是患者与医师之间的讨论过程。患者提出问题并对治疗措施、风险、收益及备选措施与医师达成共识。最重要的是，知情同意书本身不是讨论的重点，也不仅仅是一个法律学术语。

在诉讼中，患者签署的知情同意书的法律意义各不相同，主要取决于原告是否指控医师缺乏知情同意、特定的司法规定、文件内容、双方证词以及案件的具体情况。简而言之，在缺乏知情同意的指控中，知情同意书本身并不是决定性的，而更重要的是知情同意过程是否充分。如果根本没有签署知情同意书，原告胜诉的机会很大。但现实中更多的是，医患之间有知情同意书，但原告指控知情同意不充分。

任何形式的知情同意书都不能完全避免日后以"知情存在过失"为由提起的指控[67]。但有许多方法可以记录知情过程，并成为证实充分知情的依据。医师选用标准化的表格，包括详细的临床资料、知情同意列表以及医患对治疗措施的决定[68]。不论何种格式，每份知情同意书都应包括医疗措施的本质、风险及收益、备选措施、患者答疑以及患者对拟定治疗措施术后影响的理解。所有知情同意书都有签署的日期、签署人员，以避免日后对"知情同意是否及时"进行指控（框38-7）。在实际工作中，各医疗机构和规章制度决定了知情同意书的格式。研究表明，许多医院使用的知情同意书没有包括知情同意所需的参考资料[69]，因此需要医师在知情同意之前另外附加和补充。

框 38-7 知情同意书的关键因素

- 阐述治疗方案的本质、风险、收益和备选措施
- 患者可以提出问题
- 标明患者已经了解知情同意
- 患者及证人签署知情同意书的日期、时间并书面记录

患者或法律代理人员常常签署标准化格式的知情同意书，但对其格式所反映的细节内容观点不一。长表格知情同意书和短表格知情同意书就代表了上述不同的观点。长表格知情同意书明确列明知情同意的各项要点，以及标明"患者疑问已被解答"的条款。这种知情同意书可能很详细很具体，尤其是关于风险、可能的收益以及备选措施。而短表格知情同意书只是记录医师对知情同意各要点进行了解释，并没有明确说明讨论的细节内容（图38-1）。这两种知情同意书格式各自有其优缺点。

---

1. 我 ___，或 ___（代理人），确实同意由___医师施行_____（医疗操作名称），以及他（她）认为必要的医疗操作。

2. 医师已经向我解释了医疗操作的本质和后果。我已了解这个医疗操作过程_____。

3. 我已经了解该医疗操作的风险和收益。我也知道除此方案外，还有某种医学和手术备选方案。

4. 我在这里自由且自愿签署本次医疗操作的授权。

5. _____（病人签名）

6. _____（证人签名）

7. _____（日期和时间）

图 38-1 治疗方案知情同意书

长表格知情同意书的优点在于：如果发生不良反应，而发生不良反应的风险已经列在知情同意书中，患者或其代理人的签字表明已经了解治疗措施的本质且表示认可。这表明患者至少在表面上已被知情，有利于医师避免知情不充分的指控。然而，知情同意书太过详细也有其缺点：因知情同意书页数很多，原告可能声称没有彻底阅读或理解充斥医学术语的内容。有些患者受医疗环境的压抑，看到医师很繁忙，认为提问可能会冒犯医师。尽管知情同意书内容很详尽，医师仍然需补充医疗记录、知情同意书签署时间以及知情的整个过程。

短表格知情同意书由于缺乏知情过程的书面细节，其证据意义主要集中在证人证言。控辩双方围绕知情过程可能出现不同版本的证言，这就涉及"信用度"。若医师提供可信的资料证明知情同意内容已经告知，则他（她）可能胜诉。相反，若陪审团不认同医师，或非常同情原告，则患者胜诉的机会很大。短表格知情同意书的另一个缺点是：如果知情同意书设有风险告知栏，而该栏为空白，则陪审团认为医师是匆忙间获取知情同意，并没有与患者详细交流。同长表格知情同意书一样，使用短表格知情同意书时，医师也应该在病志中补充知情同意的相关细节、记录患者的问题及解答情况、知情同意的证人[70]。补充的材料也应明确记录日期和时间。

通常，知情同意书越详尽，则在诉讼中越占据优势。此外，知情同意书的内容应超出知情同意的基本要求。

四、总 结

知情同意的相关法律很少有明确的规定。在诉讼过程中，司法机构对知情同意范围及制定标准的判定各不相同。而且，陪审团会根据诉讼的具体情况来判定知情是否充分，这样就很难从案例法中总结出普遍适用的规则。而且，医师在知情同意过程中应非常谨慎。首先，知情同意是医患之间针对患者具体情况、治疗目的、治疗过程的了解程度等展开的对话与交流的过程。其次，我们认为最重要的是，必须详细记录关于患者病情的实质、拟定治疗方案的风险、收益和备选措施。尽管不能完全避免知情同意存在过失的指控，但适当详细的知情同意书能最大限度地保护医师。

（袁治国 译）

参 考 文 献

1. Furrow B, Greaney T, Johnson S, et al. *Health Law*. 3rd ed. St. Paul, MN: West Group, 1997:397.
2. Schloendorff v. Society of New York Hospital. 211 N.Y. 125, 105 N.E.2d 92, 1914.
3. Faden R, Beauchamp T. *A History and Theory of Informed Consent*. New York, NY: Oxford University Press, 1986:54.
4. Faden R, Beauchamp T. *A History and Theory of Informed Consent*. New York, NY: Oxford University Press, 1986:93–96. See also, Bottrell MM, Alpert H, Fischbach RL. Hospital informed consent for procedure forms: facilitating quality patient-physician interaction. *Arch Surg* 2000;135(1):26–33.
5. Appelbaum P, Lidz C, Meisel A. *Informed Consent: Legal Theory and Clinical Practice*. New York, NY: Oxford University Press, 1987:14.
6. Szczygiel A. Beyond Informed Consent, 21 OHIO N.U. L. REV. 171, 191, 1994.
7. Appelbaum P, Lidz C, Meisel A. *Informed Consent: Legal Theory and Clincal Practice*. New York, NY: Oxford University Press, 1987:36.
8. Faden R, Beauchamp T. *A History and Theory of Informed Consent*. New York, NY: Oxford University Press, 1986:119.
9. Mohr v. Williams. 95 Minn. 261, 104 N.W. 12 (physician obtained consent to operate on right ear, decided left ear required treatment instead); Rolater v. Strain, 39 Okla. 572, 137 p. 96 (1913) (physician obtained consent to drain an infection, and then removed a bone in the patients toe in spite of specific instructions not to remove any bones), 1905.
10. Pratt v. Davis. 224 Ill. 300, 79 N.E. 562, 565, 1906.
11. Mohr v. Williams. 95 Minn. 261, 104 N.W. 12, 1905:14–15, quoting Kinkead's Commentaries on the Law of Torts, section 375 (1903).
12. Szczygiel A. Beyond Informed Consent, 21 OHIO N.U. L. REV. 171, 188, 1994.
13. Salgo v. Leland Standford Jr. University Board of Trustees, 317 P.2d 170, 1957.
14. Faden R, Beauchamp T. *A History and Theory of Informed Consent*. New York, NY: Oxford University Press, 1986:125.
15. Appelbaum P, Lidz C, Meisel A. *Informed Consent: Legal Theory and Clincal Practice*. New York, NY: Oxford University Press, 1987:40, citing Natanson v. Kline, 350 P.2d 1093 (Kan. 1960); Mitchell v. Robinson, 334 S.W.2d11 (Mo. 1960).
16. Faden R, Beauchamp T. *A History and Theory of Informed Consent*. New York, NY: Oxford University Press, 1986:59.
17. Faden R, Beauchamp T. *A History and Theory of Informed Consent*. New York, NY: Oxford University Press, 1986:27.
18. Faden R, Beauchamp T. *A History and Theory of Informed Consent*. New York, NY: Oxford University Press, 1986:26.
19. Szczygiel A. Beyond Informed Consent. 21 Ohio N.U. L. Rev. 171, 1994:184–185, citing Mohr v. Williams, 104 N.W. 12, 14–15 (Minn. 1905) and Cobbs v. Grant 502 P.2d 1, 8 (1972).
20. Faden R, Beauchamp T. *A History and Theory of Informed Consent*. New York, NY: Oxford University Press, 1986:127.
21. Faden R, Beauchamp T. *A History and Theory of Informed Consent*. New York, NY: Oxford University Press, 1986:129.
22. Keeton WP, Dobbs DB, Keeton RE, et al. *Prosser and Keeton on the Law of Torts*. 5th ed. St. Paul, MN: West Publishing, 1985.
23. Plaintiffs may also occasionally recover via other alternative theories such as res ipsa loquitor (literally, "the thing speaks for itself"), such as in instances of retained instruments after surgery. The fact of the retention raises a rebuttable presumption of negligence.
24. Szczygiel A. Beyond Informed Consent. 21 OHIO N.U. L. REV. 171, 191, 1994.
25. Appelbaum P, Lidz C, Meisel A. *Informed Consent: Legal Theory and Clincal Practice*. New York, NY: Oxford University Press, 1987:41.
26. Gatter R. Informed Consent Law and the Forgotten Duty of Physician Inquiry. 31 LOY. U.CHI.L.J. 557, 568, 2000.
27. Appelbaum P, Lidz C, Meisel A. *Informed Consent: Legal Theory and Clincal Practice*. New York, NY: Oxford University Press, 1987:45.
28. Canterbury v. Spence. 464 F.2d 772, 787 (District of Columbia), 1972.
29. Gatter R. Informed Consent Law and the Forgotten Duty of Physician Inquiry. 31 LOY. U.CHI.L.J. 557, 564, 2000.
30. Precourt v. Frederick. 481 N.E.2d 1144 (Mass.), 1985.
31. Gatter R. Informed Consent Law and the Forgotten Duty of Physician Inquiry. 31 LOY. U.CHI.L.J. 557, 568, 2000. Mr. Gatter argues that the physician's duty to inquire into patients' subjective circumstances should be further developed in the interests of facilitating a patient's autonomous medical decision making.
32. Gatter R. Informed Consent Law and the Forgotten Duty of Physician Inquiry. 31 LOY. U.CHI.L.J. 557, 570, 2000.
33. Redford v. United States. Civ. A. No. 89–2324 (CRR), 1992 WL 84898 (D.D.C. April 10, 1992), 1992.
34. Furrow B, Greaney T, Johnson S, et al. *Health Law*. 3rd ed. St. Paul, MN: West Group, 1997:407, citing Cross v. Trapp, 170 W. Va. 459, 294 S.E. 2d, 446,455 (1982), Festa v. Greenberg, 354 Pa. Super. 346, 511 A.2d 1371 (Pa. Super.1986); Sand v. Hardy, 281 Md. 432, 379 A.2d 1014 (Md. 1977); see also Precourt v. Frederick, 481 N.E.2d 1144 (Mass. 1985).
35. Szczygiel A. Beyond Informed Consent. 21 OHIO N.U. L. REV. 171, 1994:189–190.
36. Szczygiel A. Beyond Informed Consent. 21 OHIO N.U. L. REV. 171, 1994:190–191.
37. Szczygiel A. Beyond Informed Consent. 21 OHIO N.U. L. REV. 171, 1994:192.
38. Szczygiel A. Beyond Informed Consent. 21 OHIO N.U. L. REV. 171, 1994:190; Rozovsky F. *Consent to Treatment: A Practical Guide*. 3rd ed. New York, NY: Aspen, 1:103.
39. Rozovsky F. *Consent to Treatment: A Practical Guide*. 3rd ed. New York, NY: Aspen, 2000:1:103, citing ALASKA STAT. §09.55.556 (Michie 1976); ARK. CODE ANN. §16-114-206 (Michie 1979); DEL. CODE ANN. tit. 18, §6852 (1982); FLA. STAT. ANN. §766.103 (West 1988); N.H. REV. STAT. ANN. §507-C:2 (1977); UTAH CODE ANN. §78-14-5 (1976); MacDonald v. United States, 767 F. Supp. 1295 (M.D. Pa. 1991) (applying Pennsylvania law); Cross v. Trapp, 294 S.E.2d 446 (W.Va. 1982); McPherson v. Ellis, 305 N.C. 266, 287 S.E.2d 892 (1982); Cobbs v. Grant, 8 Cal. 3d 229, 502 P.2d 1, 104 Cal. Rptr. 505 (1972); Canterbury v. Spence, 464 F.2d 772 (D.C. Cir. 1972), cert. Denied, 409 U.S. 1064 (1973); Wilkinson v. Vesey, 110 R.I. 606, 295 A.2d 676 (1972).
40. Rozovsky F. *Consent to Treatment: A Practical Guide*. 3rd ed. New York, NY: Aspen, 2000:1:104.
41. Truman v. Thomas. 27 Cal. 3d 285, 611 P.2d 902, 1980.
42. Rozovsky F. *Consent to Treatment: A Practical Guide*. 3rd ed. New York, NY: Aspen, 2000:2:6, citing Luka v. Lowrie, 171 Mich. 122, 136, N.W. 1106 (1912); Pratt v. Davis, 224 Ill. 300, 79 N.E. 562 (1906); DEL. CODE ANN. tit. 16, § 2510 (1996); GA. CODE § 31-9-3 (1971) IDAHO CODE §39-4303 (1975); KY. REV. STAT. ANN. §304.40–320 (Banks-Baldwin 1976); (MISS. CODE ANN. § 41-41-7 (1966); PA. STAT. ANN. tit. 35, §10104 (West 1970) (emergency treatment for minors); WASH. REV. CODE ANN. §7.70.050 (West 1975–1976).
43. Rozovsky F. *Consent to Treatment: A Practical Guide*. 3rd ed. New York, NY: Aspen, 2000:2:7.
44. Rozovsky F. *Consent to Treatment: A Practical Guide*. 3rd ed. New York, NY: Aspen, 2000:2:11.
45. Rozovsky F. *Consent to Treatment: A Practical Guide*. 3rd ed. New York, NY: Aspen, 2000:1:108.
46. Shelter v. Rochelle. 2 Ariz. App. 358, 409 P.2d 74, modified, 411 P.2d 45 (1966), 1965; Arena v. Gingrich, 748 P.2d 547 (Or. 1988).
47. Rozovsky F. *Consent to Treatment: A Practical Guide*. 3rd ed. New York, NY: Aspen, 2000:1:108, citing, e.g., NEB. REV. STAT. §44-2820 (1976); N.Y. PUB. HEALTH LAW §2805-d (McKinney 1986); UTAH CODE ANN. §78-14-5 (1976); WASH. REV. CODE ANN. §7.70.050 (West 1975–1976); Bernard v. Char, 903 P.2d 667 (Haw. 1995); Pardy v. United States, 783 F.2d 710 (1986); Largey v. Rothman, 540 A.2d 504 (N.J. 1988); Philips By and Through Philips v. Hull, 516 So.2d 488 (Miss. 1987); Latham v. Hayes, 495 So.2d 453 (Miss. 1986); Leonard v. New Orleans E. Orthopedic Clinic, 485 So.3d 1008 (La. Ct. App. 1986); Adams v. El-Bash, 338 S.E.2d 381 (W.Va. 1985); Fain v. Smith, 479 So.2d 1150 (Ala. 1985).

48. Rozovsky F. *Consent to Treatment: A Practical Guide*. 3rd ed. New York, NY: Aspen, 2000:1:1.

49. Rozovsky F. *Consent to Treatment: A Practical Guide*. 3rd ed. New York, NY: Aspen, 2000:1:69.

50. Appelbaum P, Lidz C, Meisel A. *Informed Consent: Legal Theory and Clincal Practice*. New York, NY: Oxford University Press, 1987:55.

51. DEL. CODE ANN. tit. 18, §6852 (1981); FLA. STAT. ANN. §766.103; NEB. REV. STAT. §44-2816 (1976); and TENN. CODE ANN. §29-26-118 (1976).

52. HAW. REV. STAT. §671-3 (1983); TEX. STAT. ANN. art. 4590i (Vernon 1976); LA. REV. STAT. ANN. §40:1299.40E (West 1990).

53. IOWA CODE ANN. §147.137 (West 1975).

54. Applebaum P, Lidz C, Meisel A. *Informed Consent: Legal Theory and Clincal Practice*. New York, NY: Oxford University Press, 1987:51.

55. Furrow B, Greaney T, Johnson S, et al. *Health Law*. 3rd ed. St. Paul, MN: West Group, 1997:407.

56. Furrow B, Greaney T, Johnson S, et al. *Health Law*. 3rd ed. St. Paul, MN: West Group, 1972:407, citing Cobbs v. Grant, 8 Cal.3d.229, 104 Cal.Rptr. 505, 502 P.2d 1 (1972).

57. Rozovsky F. *Consent to Treatment: A Practical Guide*. 3rd ed. New York, NY: Aspen, 1972:1:13.1, citing Collins v. Itoh, 160 Mont. 461, 503 P.2d 36 (1972).

58. Furrow B, Greaney T, Johnson S, et al. *Health Law*. 3rd ed. St. Paul, MN: West Group, 1997:407, citing Hartke v. McKelway, 707 F.2d 1544, 1549 (D.C.Cir.1983).

59. Appelbaum P, Lidz C, Meisel A. *Informed Consent: Legal Theory and Clincal Practice*. New York, NY: Oxford University Press, 1987:52.

60. Rozovsky F. *Consent to Treatment: A Practical Guide*. 3rd ed. New York, NY: Aspen, 2000:1:80.2.

61. Rozovsky F. *Consent to Treatment: A Practical Guide*. 3rd ed. New York, NY: Aspen, 2000:1:80.1, citing Geler v. Akawie, 818 A.2d 402 (N.J. Super. Ct. App. Div. 2003).

62. Rozovsky F. *Consent to Treatment: A Practical Guide*. 3rd ed. New York, NY: Aspen, 2000:1:82–83, citing Precourt v. Frederick, 481 N.E.2d 1144 (Mass. 1985); Sard v. Hardy, 281 Md. 432, 379 A.2d 1014 (1977).

63. Rozovsky F. *Consent to Treatment: A Practical Guide*. 3rd ed. New York, NY: Aspen, 2000:1:72.

64. Logan v. Greenwich Hosp. Ass'n, 465 A.2d 294 (Conn. 1983).

65. Rozovsky F. *Consent to Treatment: A Practical Guide*. 3rd ed. New York, NY: Aspen, 2000:12:17. Professor Rozovsky expresses reservations about this process, citing the likelihood that the patient will either forget key parts of the conversation, or else develop a list of questions that will create difficulties for time-pressed physicians.

66. Rozovsky F. *Consent to Treatment: A Practical Guide*. 3rd ed. New York, NY: Aspen, 2000:12:17.

67. Rozovsky F. *Consent to Treatment: A Practical Guide*. 3rd ed. New York, NY: Aspen, 2000:12:2.

68. Rozovsky F. *Consent to Treatment: A Practical Guide*. 3rd ed. New York, NY: Aspen, 2000:12:2–12:3. See also Bottrell, MM., Alpert H, Fischbach RL. Hospital informed consent for procedure forms: facilitating quality patient-physician interaction. *Arch Surg* 2000;135(1) (suggesting a medical decision worksheet).

69. Bottrell MM, et al. Hospital informed consent for procedure forms: facilitating quality patient-physician interaction. *Arch Surg* 2000;135(1):26–33.

70. Rozovsky F. *Consent to Treatment: A Practical Guide*. 3rd ed. New York, NY: Aspen, 2000:12:3.

名词对照

A

Absorption of LAs 局麻药的吸收

Accidental dural puncture（ADP）意外性硬脊膜穿刺

Acetaldehyde dehydrogenase 乙醛脱氢酶

Addiction 阿片成瘾

Addictive for LAs 局麻药成瘾

Adenosine 腺苷

Adhesive arachnoiditis 粘连性蛛网膜炎

Adjuvants 佐剂

Administration of LAs 局麻药的给药途径

Adrenal suppression 肾上腺抑制

Adrenocortical deficiency 肾上腺皮质功能不全

Alcohol neurolysis 乙醇神经分离术 / 乙醇溶解术

Alendronate 阿仑膦酸钠

Allergic reactions 过敏反应

Alvimopan 爱维莫潘

American College of Chest Physicians（ACCP）美国胸内科医师学会

Antithrombotic therapy guidelines 抗凝治疗指南

American Society of Anesthesiologists（ASA）美国麻醉医师协会

American Society of Regional Anesthesia and Pain Medicine（ASRA）美国区域麻醉和疼痛医学协会

Aminophylline 氨茶碱

Amitriptyline 阿米替林

Analeptics 兴奋剂

Analgesic discography 镇痛的椎间盘造影术

Analysis of risk 风险分析

Anaphylaxis 过敏反应

Anesthesiologist 麻醉医师

Anesthetic agents，neurotoxicity 麻醉药，神经毒性

Anesthetic risk factors 麻醉危险因素

    LMWH therapy 低分子量肝素治疗

Ankylosing spondylitis 强直性脊柱炎

Annuloplasty 瓣环成形术

Anterior approach，superior hypogastric plexus block 前路手术，上腹下神经丛阻滞

Anterior spinal artery 脊髓前动脉

Anterior spinal artery syndrome（ASAS）脊髓前动脉综合征

Antibiotic treatment，for infection prevention 预防性抗感染治疗

Anticoagulants 抗凝药

Anticoagulation 抗凝

Anticonvulsants 抗惊厥药

Antiplatelet agents 抗血小板药

Antithrombotic therapy 抗血栓治疗

Apnea 窒息

Arachnoiditis 蛛网膜炎

Arrhythmogenicity from LAs 局麻药的致心律失常性

Arterial supply 动脉血液供应

Artery of Adamkiewicz 腰膨大动脉

Arthroscopic knee surgery，TNS resulting from 膝关节镜手术引起的短暂神经症

American Society of Anesthesiologists（ASA）Closed Claims Study 美国麻醉医师协会的已结案索赔案例研究

Anterior spinal artery syndrome 脊髓前动脉综合征

Aseptic meningitis 无菌性脑膜炎

Atherosclerotic disease 动脉粥样硬化性疾病

Atrioventricular blocks from LAs 局麻药导致的房室传导阻滞

Atropine 阿托品

Automated percutaneous lumbar decompression（APLD）自动经皮腰椎减压

Avascular necrosis（AVN），glucocorticosteroid induced 糖皮质激素导致的缺血性坏死

Axonal regeneration 轴突再生

Axonotmesis 轴索断伤

B

Baclofen 巴氯芬 / 氯苯氨丁酸

Bacteremia 菌血症

Behavioral issues with opioid use 阿片类药物的使用行为问题

Benzocaine 苯佐卡因

Benzodiazepines 苯二氮䓬类药物

Benzyl alcohol 苯甲醇

Beta blockade β 肾上腺素能阻断

Betamethasone 倍他米松

Bethanechol chloride 氯化氨甲酰甲胆碱 / 氯贝胆碱

Bezold-Jarisch reflex 贝 - 亚二氏反射，贝佐尔德 - 亚里施反射

Bias in reporting of complications 并发症报告的偏倚

Bicarbonate 碳酸氢盐

Binding，of LAs 局麻药的结合

Bisphosphonates 双膦酸盐

Bisulfite 重亚硫酸盐，亚硫酸氢盐

Bleeding 出血

Blood pressure，Hypotension 血压，低血压

Diabetes 糖尿病

Diagnosis 诊断

Diaphragm 膈

Diaphragmatic paresis 膈肌麻痹

Dihydroergotamine 双氢麦角胺

Diplopia 复视

Disc herniation 椎间盘脱出

Discitis 关节盘炎

Distribution of LAs 局麻药的分布

Diversion of opioids 阿片类药物流弊

Documentation，Legal documentation 文件，法律文件

Docusate 多库酯钠，多库酯（阴离子表面活性物质）

Dopamine 多巴胺

Dorsal rhizotomy（DRG）背神经后根切断术

Dorsal root entry zone（DREZ）脊髓背根入髓区

Doses 剂量

Double crush 双卡综合征

Double effect 双重作用

Droperidol 氟哌利多

Dural root sleeves 神经根硬脊膜鞘

Durocaine 杜拉卡因

Dyspnea 呼吸困难

E

Electro diagnostic techniques 电子诊断技术

Electromyography（EMG）肌电图学

Embolization 栓塞

Endocrine effects of chronic opioid therapy 长期阿片类药物治疗的内分泌影响

Endocrine monitoring 内分泌监测

Ephedrine 麻黄碱

Epidural abscess 硬膜外脓肿

Epidural adhesions lysis 硬膜外粘连松解术

Epidural analgesia，Continuous epidural analgesia 硬膜外镇痛，连续硬膜外镇痛

Epidural blocks，malpractice claims for 硬膜外阻滞，医疗事故索赔

Epidural blood patch（EBP）硬膜外血液补片

Epidural hematoma 硬膜外血肿

Epidural injection 硬膜外注射

Epidural lipomatosis 硬膜外脂肪增多症

Epidural placement，Chronic 硬膜外针置入，长期的

Epidural therapies for MPH 硬膜穿刺后头痛的硬膜外疗法

Epiduroscopy complications of 硬膜外腔镜治疗，并发症

Epinephrine 肾上腺素

Estradiol 雌二醇

Ethanol for neurolysis 乙醇用于神经松解术

Ethlene diamine tetra acetate（EDTA）乙二胺四乙酸

Etidocaine 依替卡因

Etidronate 依替膦酸盐，依替膦酸二钠

Extradural mass lesions 硬膜外肿块

Extraocular muscle 眼外肌

Eye，myotoxicity 眼睛，毒性

F

Facet joint injections 小关节注射

Facet-related pain 椎间关节相关性疼痛

Facial flushing 颜面潮红

Factor Ⅹ A，inhibition 凝血因子Ⅹ A，抑制

Failed spinal 脊麻失败

Fentanyl 芬太尼

Fibrillation from LAs 局麻药性颤动

Fibrin glue 纤维蛋白胶

Fibrinolytic therapy 纤维蛋白溶解疗法

Fibrosis 纤维化

Fibrous capsule from intrathecal drug delivery 鞘内给药形成纤维囊

Flow-metabolism coupling 代谢流耦合

Flumazenil 氟马西尼

Follicle stimulating hormone（FSH）卵泡刺激激素

Fondaparinux 磺达肝癸钠

Food and Drug Administration（FDA）食品药品监督管理局

Forced expiratory volume in 1 second（FEV_1）一秒用力呼气量

Forced vital capacity（FVC）用力肺活量

Fracture，osteoporotic 骨折，骨质疏松症

Fraud，opioids 欺诈，阿片类药物

Fungal infection 真菌感染

G

Ganglion impar blocks 奇神经节阻滞

Garlic，bleeding complications 大蒜，出血并发症

Gasserian ganglion，neurolytic blocks 半月神经节，神经松解阻滞

Gate control theory 闸门控制学说

Gelatin 明胶

Ginkgo 银杏

Ginseng 人参

Glucocorticoid administration 糖皮质激素给药方法

Glucocorticoid-induced osteoporosis（GIOP）糖皮质激素引起的骨质疏松症

Glucocorticosteroids（GCS）糖皮质激素

Glucose 葡萄糖

Glucose tolerance，corticosteroid alteration 葡萄糖耐量，皮质类固醇激素的改变

Glycoprotein Ⅱ b/ Ⅲ a antagonists 糖蛋白Ⅱ b/ Ⅲ a 拮抗药

Gonadotropin-releasing hormone（GNRH）促性腺激素释放激素

Growth hormone deficiency 生长激素缺乏症

Neural blood flow（NBF）神经血流量

Neural edema 神经性水肿

Neural pathways 神经通路，硬膜刺破后头痛

Neuraxial anesthesia 椎管内麻醉

Neuraxial blocks 神经阻滞

Neuraxial cardiac arrest 椎管内心搏骤停

Neuraxial hematoma 椎管内血肿

Neuraxial injections 椎管内注射

Neuraxial neurolysis 椎管内神经松解术

Neuraxial opioids 椎管内阿片类用物

Neuraxis 神经轴索

Neuroleptics　神经松弛剂

Neurolytic blocks 神经破坏性阻滞术

Neurolytic celiac plexus block（NCPB）腹腔神经丛破坏性阻滞术

Neurolytic LSB 腰丛 - 坐骨神经破坏性阻滞术

Neurolytic superior hypogastric plexus 上腹下神经丛破坏性阻滞术

Neuroma，with spinal cord stimulation 神经瘤，脊髓电刺激镇痛术

Neuropraxia 神经失用症

Neurotmesis 神经断伤

Neurotoxicity 神经毒性　.

Normeperidine 去甲哌替啶

Normorphine 去甲吗啡

Nosocomial contamination，as source for meningitis 院内感染，脑膜炎源性的

NSAIDs，Nonsteroidal anti-inflammatory agents 非甾体抗炎药

Nucleoplasty 髓核成形术

O

Obstetrics 产科学

Opiates，ventilatory control response 安眠药，阿片制剂的通气控制反应

Opioid（s），Neuraxial opioids abuse 椎管内阿片类药物滥用

Opioid-induced neurotoxicity（OIN）阿片类药物导致的神经毒性

Orthostatic hypotension 直立性低血压

Overdose of opioids 阿片类药物过量

Oxycodone 羟考酮

OxyContin 盐酸羟考酮控释片剂

P

Pain，chronic pain 疼痛，慢性疼痛

Pain management，Chronic pain management 疼痛管理，慢性疼痛管理

Pamidronate 氨羟二磷酸二钠

Papaverine 罂粟碱

Parabens，as additive 苯甲酸脂类，作为添加剂

Paraplegia 截瘫

Paravertebral sympathetic neurolysis，neurolytic blocks 脊椎旁交感神经破坏阻滞术

Paresthesia 感觉异常

Patent failure 专利失败

Pathophysiology 病理生理

Patient education 患者教育

Patient factors 患者因素

Patient positioning 患者定位

Patient-controlled analgesia（PCA）患者自控镇痛

Pelvic pain 盆腔疼痛

Percutaneous anterior approach 经皮前入路

Percutaneous laser disc decompression（PLDD）经皮激光椎间盘减压术

Perineural LA infusion，Continuous PNBs 周围神经局部麻醉浸润，连续周围神经阻滞

Perineuraxis injection 周围神经注射

Peripheral nerve（s）周围神经

Peripheral nerve blocks（PNBs）周围神经阻滞

Peripheral nerve injury 周围神经损伤

Peripheral nerve stimulation（PNS）周围神经刺激

Peripheral nerves，neurolytic blocks 周围神经，破坏性阻滞

Peripheral RA 周围神经区域阻滞麻醉

Permanent nerve injuries 永久性神经损伤

Permanent neurologic deficit 永久性神经功能缺损

Persistent hiccup 持续性呃逆

Persistent neurologic deficit 持续性神经功能缺损

pH adjusters pH 调节剂

Pharmacologic actions 药理学作用

Pharmacology 药理学

Phasic block 时相性阻滞

Phenol 苯酚

Phenylephrine 去甲肾上腺素

Phrenic nerve block 膈神经阻滞

Phrenic nerve paralysis 膈神经麻痹

Phrenic nerve paresis 膈神经麻痹

Phrenic paralysis 膈麻痹

Physical dependency on opioids 阿片类药物的生理性依赖

Physostigmine 毒扁豆碱

Pilocarpine 毛果芸香碱

Pituitary ablation，neurolytic blocks 垂体消融，破坏性神经阻滞

Plaque dislodgement 斑块移位

Platelet aggregation 血小板凝聚

Pneumocephalus 颅腔积气

Pneumothorax 气胸

Polyethylene glycol（PEG）聚乙二醇

Positional stimulation 位置刺激

Postdural puncture headache（PDPH） 硬脊膜刺破后头痛

Posterior approach 后路

Posterior spinal artery 脊髓后动脉

Post-herpetic neuralgia（PHN）疱疹后神经痛

Postoperative nausea and vomiting（PONV）术后恶心呕吐

Postoperative neurologic symptoms（PONS）术后神经症状

Practitioner bias in reporting of complications 执行者偏倚

Prednisone 泼尼松

Preeclampsia 子痫前期

Pregnancy 妊娠

Prescription monitoring 处方监管

Preservatives 防腐剂

Pressure ulcerations 压力性溃疡

Prevention 预防

Prilocaine 丙胺卡因

Primary degeneration 原发性变性

Procaine 普鲁卡因

Procedure 操作

Propantheline 溴丙胺太林（普鲁本辛）

Propofol 丙泊酚

Pruritus 瘙痒

Pseudomonas aeruginosa 铜绿假单胞菌

Publication bias 发表偏倚

Pulmonary complications 肺部并发症

Pulmonary function tests（PFTs）肺功能检查

Pulmonary gas exchange 肺部气体交换

Puncture 穿刺

Q

QRS prolongation，from LAs 局麻药引起的 QRS 间期延长

R

Radicular veins 根静脉

Radicularis magna 根髓

Radiofrequency annuloplasty 射频二尖瓣成形术

Radiofrequency（RF）treatment 射频治疗

Radiographic guidance 放射引导

Radiographic identification 放射线检查鉴定

Rare-event analysis 罕见的事件分析

Recurrent laryngeal block 喉返神经阻滞

Regional anesthesia（RA）区域阻滞麻醉

Reporting 报道

Respiration 呼吸

Respiratory arrest 呼吸抑制

Respiratory depression 呼吸抑制

Respiratory failure 呼吸衰竭

Respiratory rate 呼吸频率

Resuscitation，after LA-induced cardiac arrest 复苏，局部麻醉引起的心搏骤停

Retention of catheter 导管留置

Retinal hemorrhage 视网膜出血

Retrobulbar injection 球后注射

Retrocrural approach 腿后入路

Retrograde degeneration，Primary degeneration 退行变性，原发性变性

Rib cage 胸腔

Risedronate 双膦酸盐

Risk 风险

Risk factors 风险因素

Risk homeostasis 风险动态平衡

Root cause analysis 根本原因分析

Ropivacaine 罗哌卡因

S

Sacroiliac joint injections 骶髂关节注射

Sacroiliitis 骶髂关节炎

Saline 生理盐水

Sarcoplasmic reticulum（SR）肌质网

Scarring，of epidural tissue 瘢痕，硬膜外组织

Sciatic nerve block 坐骨神经阻滞

Scopolamine 东莨菪碱

Secondary block failure 二次阻滞失败

Secondary degeneration 继发变性

Secondary insult as risk for peripheral nerve injury 周围神经二次损伤的风险

Sedation 镇静

Segmental arteries 节段性动脉

Seizure 癫痫发作

Self-check strategy 自检策略

Senna 番泻叶

Sepsis 败血症

Septic arthritis 化脓性关节炎

Sequential strategy 序贯策略

Seroma 血清肿

Serotonin antagonists 羟色胺拮抗药

Severity of MPH 硬膜刺破后头痛的严重性

Shearing of catheter 导管切断

Shoulder surgery 肩部手术

Side effects 副作用

Single-injection spinals 单注射脊麻

Skin breakdown from intrathecal drug delivery 鞘内给药引起的皮肤破裂

Skin burn 皮肤烧伤

Soft tissue，unintended LA spread 软组织，局麻药的不确定性蔓延

Somatosensory-induced sensory nerve action potentials（SNAPs）躯体感觉诱发的感觉神经动作电位

Somatostatin 生长激素抑制素

Spina bifida occulta 隐性脊柱裂

Spinal cord blood flow（SCBF）脊髓血流量

　　CSF pressure impact on 脑脊液压力对脊髓血流量的影响

Spinal cord blood supply 脊髓的血供

Spinal cord injury，Neuraxis ischemic injury，Neuraxis me-

Use-dependent block 使用依赖性阻滞

V

Valproic acid 丙戊酸

Vancomycin 万古霉素

Vascular anatomy，Intravascular injection 血管解剖，血管内注射

Vascular compromise 血管损害

Vascular injury，pathophysiology 血管损伤，病理生理学

Vascular physiology，of spinal cord 血管生理，脊髓

Vascular supply，for peripheral nerve 血管供应，周围神经

Vasoactive additives 血管活性添加剂

Vasoconstrictors，Epinephrine 血管收缩剂，肾上腺素

Vasopressin 加压素

Vasopressor infusions 血管加压输注

Vasopressors 升压药

Vasospasm 血管痉挛

Venous supply of spine 脊柱静脉供应

Ventilation 通风

Verapamil 维拉帕米

Vertebral artery 椎动脉

Vicodin 维柯丁

Visceral pain 内脏痛

Visceral sympathetic 内脏交感神经

Vomiting，Postoperative nausea and vomiting（PONV） 恶心，术后恶心呕吐

W

Wallerian degeneration，Secondary degeneration 华勒变性，继发变性

"War on drugs" "战争药物"

Warfarin 华法林

Winnie technique Winnie 法

Withdrawal from opioids 退出阿片类药物

Z

Ziconotide 齐考诺肽

（王以亮译，唐 冰校）